ENZYKLOPAEDIE DER KLINISCHEN MEDIZIN

HERAUSGEGEBEN VON

L. LANGSTEIN
BERLIN

C. von NOORDEN
FRANKFURT A. M.

C. von PIRQUET
WIEN

A. SCHITTENHELM
KÖNIGSBERG I. PR.

SPEZIELLER TEIL

DIE KRANKHEITEN DES NEUGEBORENEN

VON

A. von REUSS
WIEN

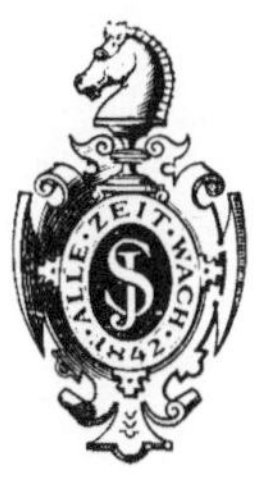

SPRINGER-VERLAG BERLIN HEIDELBERG GMBH

1914

DIE KRANKHEITEN DES NEUGEBORENEN

VON

Dr. AUGUST RITTER von REUSS

ASSISTENT AN DER UNIVERSITÄTS-KINDERKLINIK,
LEITER DER NEUGEBORENEN-STATION AN DER I. UNIVERSITÄTS-FRAUENKLINIK
ZU WIEN

MIT 90 TEXTABBILDUNGEN

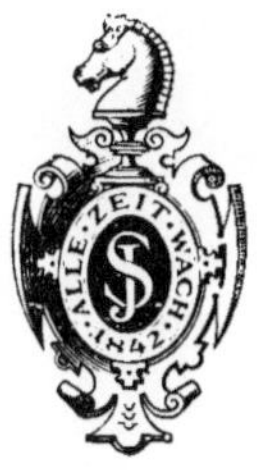

SPRINGER-VERLAG BERLIN HEIDELBERG GMBH

1914

ISBN 978-3-642-52539-1   ISBN 978-3-642-52593-3 (eBook)
DOI 10.1007/978-3-642-52593-3

Vorwort.

Man pflegt das Gebiet der Kinderheilkunde, welches die menschliche Physiologie und Pathologie vom Tag der Geburt bis zur Vollendung der Geschlechtsentwicklung umfaßt, nach den verschiedenen Entwicklungsetappen in mehrere Altersperioden zu gliedern. Durch diese Gruppierung sollen nicht etwa verschiedene medizinische Sonderspezialitäten geschaffen werden; sie geschieht vielmehr im Interesse der Übersichtlichkeit und ergibt sich ganz logisch aus den Verschiedenheiten der körperlichen und geistigen Entwicklung, der allgemeinen diätetischen und hygienischen Maßnahmen während der einzelnen Lebensperioden, aus den Differenzen in der Art, im Auftreten und Verlauf pathologischer Prozesse.

Innerhalb jener Periode, welche man als Säuglingsalter bezeichnet, und welche etwa durch den Abschluß des ersten Lebensjahres begrenzt wird, nehmen wieder die allerersten Lebenstage und -wochen eine gewisse Sonderstellung ein, welche es rechtfertigt, daß man sie aus der Säuglingsperiode als die des Neugeborenen speziell hervorhebt. Wie die verschiedenen Perioden des Kindesalters überhaupt ohne scharfe Grenzen ineinanderfließen, grenzt sich auch diejenige Zeit, während der man ein Kind als „neugeboren" bezeichnet, gegen das übrige Säuglingsalter nur ganz unscharf ab. Sie umfaßt theoretisch den Zeitraum, in welchem die Lebensvorgänge noch unter dem Einfluß jener gewaltigen Umwälzungen stehen, welche der plötzliche Übergang vom intra- zum extrauterinen Leben mit sich bringt. Die Vorgänge des Fetallebens wirken noch nach, die unmittelbaren Folgen der Geburt dauern noch an, die intestinale Ernährung kommt erst allmählich in Gang, das Kind reagiert auf die Reize der Außenwelt, deren Einwirkung es zum erstenmal ausgesetzt ist, vielfach noch in anderer Weise als später, die Stoffwechselvorgänge weisen gegenüber denen des „fertigen Säuglings" noch gewisse Differenzen auf. Die Eigenart des neugeborenen Zustandes ist in den ersten Tagen nach der Geburt am größten; sie nimmt allmählich ab, wenn nach einer 2—3 tägigen Gewichtsabnahme das Körpergewicht wieder ansteigt und die Ernährung an der mütterlichen Brust in Gang kommt. Doch bedarf es noch einer gewissen Zeit, ehe der Organismus nach der plötzlichen Änderung aller Lebensbedingungen gleichsam in die regelmäßigen Lebensbahnen eingelenkt hat. Dies alles bringt es mit sich, daß dem neugeborenen Kind auch eine Reihe von Erkrankungen eigentümlich ist, die wir im späteren Leben entweder nicht mehr oder doch nicht in derselben Form antreffen; dafür kommen andere Erkrankungen in der ersten Lebenszeit überhaupt nicht vor.

Wie lange soll man nun ein Kind als „neugeboren" bezeichnen? Man hat versucht, äußere Merkmale zur Abgrenzung dieser Lebensperiode heranzuziehen und bezeichnet vielfach den Tag, an welchem der Nabelstrangrest abfällt, als ihren Endtermin. Da es sich aber gerade beim Abfall dieses nekrotischen Gewebsrestes um einen für die physiologischen Vorgänge gänzlich belanglosen und zudem noch zeitlich sehr variablen Vorgang handelt, wird man ihn wohl kaum als Basis für eine Abgrenzung wählen dürfen. Dabei ist noch zu berücksichtigen, daß die vom Nabel ausgehenden Erkrankungen, die man allgemein zu den Krankheiten des Neugeborenen zählt, über den Termin des Restabfalles hinaus andauern. Physiologisch begründeter, weil auf innere Vorgänge bezugnehmend, ist die Abgrenzung des Begriffes „neugeboren" nach dem Verlauf der Gewichtskurve. Die Gewichtskurve des Fetus und Säuglings bildet keine kontinuierlich ansteigende Linie. Die im Moment der Geburt eintretende plötzliche Änderung der Lebensbedingungen bringt eine Reaktion mit sich, welche in mancher Hinsicht ein Stocken in der Entwicklung zur Folge hat. Die Ernährung hat während der ersten Tage vorwiegend den Zweck, die Ausgaben zu decken; vom Moment der Geburt bis zu dem Tage, an welchem das Geburtsgewicht wieder erreicht wird, findet weniger ein eigentliches Wachstum statt, als vielmehr ein Ersatz der verbrauchten Stoffe und insbesondere des Wassers, welches der Organismus in den ersten Lebenstagen verliert. Das erste Ansteigen der Gewichtskurve hat deshalb eine wesentlich andere Bedeutung wie die das Wachstum wiedergebenden Zunahmen, welche nach jenem Zeitpunkt erfolgen, an dem das Körpergewicht wieder auf sein Ausgangsniveau zurückgekehrt ist. Man könnte nicht ohne Berechtigung diesen Tag als Ende des Neugeborenenzustandes bezeichnen. Er fällt unter idealen Verhältnissen etwa in die Mitte der zweiten Woche, häufig jedoch erst auf einen späteren Zeitpunkt, so daß auch durch ihn keine scharfe Grenze gegeben wird. Die Heranziehung eines weiteren äußeren Merkmals, nämlich der Brustdrüsensekretion, erweist sich, obwohl es sich hier um ein für die erste Lebenszeit absolut charakteristisches Symptom handelt, deshalb als ungeeignet, weil die Sekretion bis zu einer Zeit anzudauern pflegt, wo man das Kind kaum mehr als neugeboren bezeichnen möchte. Ebenso variabel sind die Grenzen, welche durch die Dauer eines Ikterus neonatorum gegeben sind. Auch der Ablauf der verschiedenen in den ersten Lebenstagen beginnenden eigentlichen Erkrankungen des Neugeborenen gibt keine sicheren Anhaltspunkte. Im allgemeinen wird man die ersten zwei bis drei Wochen als die Periode des Neugeborenen bezeichnen können, wenn auch mit dem Vorbehalt, daß manche Kinder früher die klinischen Eigentümlichkeiten des Neugeborenenzustandes verlieren, andere gleichsam ein längeres Persistieren des letzteren erkennen lassen.

Wenn es aus klinischen Gründen gerechtfertigt erscheint, die Neugeborenenperiode in zusammenfassender Darstellung einer gesonderten Besprechung zu unterziehen, so erscheint eine solche auch aus rein praktischen Gründen nicht unangebracht. Wir befinden uns hier auf einem Grenzgebiet des Pädiaters und des Geburtshelfers, und es wird oft darüber debattiert, ob die Behandlung des neugeborenen Kindes und die Leitung seiner Ernährung Aufgabe des Frauen- oder Kinderarztes sei. Es ist ganz klar, daß das Wissen des Kinderarztes das gesamte Kindesalter umfassen soll, und daß die ersten Lebenswochen keine Ausnahme bilden dürfen; andererseits kann nicht geleugnet werden, daß die Sorge für das Neugeborene oft ganz von selbst demjenigen Arzt zufällt, welcher die Entbindung der Mutter geleitet hat. Bei diesem Grenzstreit kann das Streitobjekt leicht Schaden nehmen. Dem Pädiater mangelt meist die Gelegenheit, sich gründliche Kenntnisse über das neugeborene Kind zu erwerben, und viele Geburtshelfer nützen diese Gelegenheit nicht aus, weil das Studium des Kindes ihrem Spezialgebiet im Grunde genommen ziemlich fern liegt. Eine Folge davon ist, daß die meisten pädiatrischen Lehrbücher das neugeborene Kind mit den von alters her gangbaren „Krankheiten des Neugeborenen" abtun und auf die praktisch wichtigste Seite dieses Gebietes, die Ernährungstechnik, nur ganz flüchtig eingehen, während viele Lehrbücher der Geburtshilfe die Physiologie und Pathologie des Kindes gar nicht oder in unvollkommener und veralteter Weise besprechen.

Auf die Frage, wem die Sorge für das neugeborene Kind obliege, gibt es eigentlich nur eine Antwort: dem Sachverständigen. Ob letzterer Kinder- oder Frauenarzt ist, ist dann ziemlich gleichgültig. Aber gerade so wenig wie die Kenntnisse eines „Säuglingsarztes" mit der Säuglingsperiode abschließen dürfen, sollen die des „Neugeborenenarztes" durch die Wochenbetts-periode der Mutter beschränkt sein: ein wenig „Kinderarzt" soll ein Jeder sein, der an die Behandlung des neugeborenen Kindes herantritt, sei es auch an die prophylaktische des gesunden.

In vorliegendem Buch ist der Versuch gemacht, auf Grund unserer derzeitigen Kenntnisse eine Übersicht über die auf dem Gebiet der Physio-logie und Pathologie des Neugeborenen gesammelten Erfahrungen und Be-obachtungen zu bringen. Hierbei wurde insbesondere die Literatur des letzten Jahrzehntes in eingehender Weise berücksichtigt (bis Ende des Jahres 1912). Der Begriff „Krankheiten des Neugeborenen" ist so weit gefaßt, daß nicht nur diejenigen Erkrankungen besprochen werden, welche ausschließlich während der ersten Lebenszeit vorkommen, sondern daß ein möglichst vollständiger Überblick über alle während dieser Periode vor-kommenden Krankheitszustände gegeben wird. Es wurde hierbei versucht, die Beziehungen zum späteren Säuglings- und Kindesalter nach Möglichkeit zu berücksichtigen; leider weisen unsere Kenntnisse gerade in dieser Hin-sicht noch viele Lücken auf. Die fetalen Erkrankungen, insbesondere die Mißbildungen, werden nur insoweit eingehender besprochen, als sie charak-teristische klinische Krankheitsbilder zur Folge haben. Alle jene Zustände, welche ein Weiterleben des Kindes ausschließen, sowie jene, welche während des späteren Lebens stationär bleiben, werden nur flüchtig erwähnt. Eine etwas eingehendere Besprechung, als es in analogen Zusammenfassungen bisher der Fall war, findet die überaus wichtige und speziell in der ersten Lebenszeit bedeutungsvolle Frage der Ernährung.

Ich war während der letzten Jahre in der glücklichen Lage, an dem großen Material der I. Universitäts-Frauenklinik in Wien in reichstem Aus-maß eigene Erfahrungen sammeln zu können. Einer Anregung Escherichs folgend hat Hofrat Schauta gestattet, daß in seiner Klinik eine Neu-geborenenstation errichtet und deren Leitung einem Assistenten der Kinder-klinik übertragen werde. Von der Überzeugung geleitet, daß dem neugeborenen Kind vom menschlichen, praktisch-ärztlichen und wissenschaftlichen Stand-punkt in der geburtshilflichen Klinik dieselbe sachgemäße Behandlung ge-bührt wie der Wöchnerin, hat Schauta, wie er in seinem Nachruf an Escherich sagte, eine Säuglingsklinik innerhalb der Frauenklinik erstehen lassen. Ich glaube, daß ihm die Pädiatrie hiefür zu allergrößtem Dank verpflichtet ist! Mir persönlich, dem die Leitung der Neugeborenenstation seit Beginn des Jahres 1911 anvertraut ist, sei es an dieser Stelle gestattet, Herrn Hofrat Schauta, sowie den Herren seiner Klinik für das dem Gast entgegengebrachte Wohlwollen wärmstens zu danken!

Seit dem Sommersemester dieses Jahres bin ich ferner damit betraut, die Schülerinnen der Hebammenschule an der III. geburtshilflichen Klinik in Wien in der Kinderpflege zu unterrichten. Herr Regierungsrat Prof.

Piskaček hat durch die Heranziehung eines Kinderarztes für den Hebammenunterricht eine Neuerung von weittragender Bedeutung ins Leben gerufen. Es braucht wohl kaum hervorgehoben zu werden, wie unendlich wichtig es ist, daß die Hebammen, welche vielfach bis über das Säuglingsalter hinaus die „pädiatrischen" Beraterinnen der Mütter sind, über die prophylaktischen Maßnahmen auf dem Gebiet der Ernährung und Pflege des Kindes (nicht bloß des Neugeborenen!) hinlänglich orientiert sind. Auch Herrn Prof. Piskaček und seinen Assistenten bin ich für die überaus freundliche Aufnahme an seiner Klinik und die Überlassung des Beobachtungsmaterials zu größtem Dank verpflichtet.

Die Abbildungen des vorliegenden Buches entstammen zum großen Teil der Sammlung der Universitätskinderklinik, die mir mein verehrter Chef, Herr Prof. Freih. v. Pirquet, in bereitwilligster Weise zur Verfügung stellte. Eine große Anzahl der photographischen Aufnahmen verdanke ich Herrn Assistenten Dr. E. Nobel. Ihm sowohl, wie allen jenen Herren, welche mir Vorlagen zur Reproduktion überließen, sage ich besten Dank!

Wien, im Januar 1914.

A. v. Reuss.

Inhaltsverzeichnis.

Seite

Vorwort . . . . V—VIII

I. Abschnitt. Physiologie.
  A. Gewichtsverhältnisse und Körpermaße. 1
    Geburtsgewicht 1
    Gewichtsverlauf während der ersten Lebenswochen 2
    Körperproportionen 6
  B. Stoffwechsel und Verdauung 10
    Die chemische Zusammensetzung des Neugeborenen 10
    Die Stoffwechselvorgänge während der Neugeborenenperiode 12
      N-Stoffwechsel 12
      Salz-Stoffwechsel 16
      Respirationsstoffwechsel 17
    Der Harn des neugeborenen Kindes. 22
    Die Verdauung 26
      Die Vorgänge im Magendarmtrakt 26
      Die Darmentleerungen 30
  C. Das Blut 33
  D. Zirkulation und Respiration 39
  E. Die Körpertemperatur 44
  F. Die Haut. 46
    Der Ikterus neonatorum 47
    Die kindlichen Brustdrüsen (Anh. Mastitis neon.) 59
  G. Nerven- und Sinnesorgane. Psychisches Verhalten 62

II. Abschnitt. Die Ernährung.
  A. Die Ernährung an der Mutterbrust unter physiologischen Verhältnissen 68
    Die Frauenmilch in der ersten Zeit der Laktation 68
    Die Bedeutung der Kolostralmilch 75
    Die Ursachen der Laktation 77
    Die Brustdrüsensekretion und der Saugakt des Kindes 79
    Technik der Brusternährung 82
    Nahrungsbedarf und Trinkmengen 88
  B. Stillschwierigkeiten 99
    1. Stillschwierigkeiten seitens des Kindes 99
      a) Trinkschwäche 99
      b) Brustscheue Kinder 100
    2. Stillschwierigkeiten seitens der Mutter 101
      a) Schlechte Entwicklung der Brustwarzen, ungeeignete Form
        der Brüste 101
      b) Rhagaden der Brustwarzen 103
      c) Stillschwierigkeiten während des Milcheinschusses, bei Mastitis
        und schwer gebender Brust. 106
      d) Hypogalaktie. Begriff der Stillfähigkeit. Gefahren der Unter-
        ernährung 107
  C. Künstliche Ernährung und Allaitement mixte. Kontraindikationen gegen
    das Stillen 117
  D. Die Ernährung durch eine Amme. 124

Seite

III. Abschnitt. Das frühgeborene Kind 127

IV. Abschnitt. Debilitas vitae, konstitutionelle Minderwertigkeit, Diathesen, Konstitutionskrankheiten 146

V. Abschnitt. Geburtsverletzungen.

  I. Verletzungen der äußeren Weichteile 150

     A. Verletzungen im Bereich der Haut und des Unterhautzellgewebes . 150

       1. Die Geburts- oder Kindesteilgeschwulst 150

       2. Druckmarken oder Druckspuren. 153

       3. Anderweitige Verletzungen der äußeren Weichteile 154

     B. Verletzungen im Bereich der Muskeln (Caput obstipum cong.). . . 155

     C. Subperiostale Blutung (Kephalhämatom) 157

     D. Verletzungen der Nerven. 160

       1. Entbindungslähmungen 160

         a) Der oberen Extremität 160

         b) Der unteren Extremität 166

       2. Traumatische Fazialislähmung 167

         a) nach Zangengeburten. 167

         b) nach Spontangeburten 167

  II. Verletzungen der Knochen 169

     A. Verletzungen der Schädelknochen 169

       1. Die Schädelimpressionen 169

       2. Schädelfrakturen. 172

         a) Frakturen des Schädeldaches 172

         b) Frakturen der Schädelbasis 173

         c) Frakturen des Gesichtsschädels 173

     B. Verletzungen des Rumpfskeletts 174

     C. Verletzungen der oberen Extremitäten 174

       1. Die Clavicularfraktur. 174

       2. Verletzungen im Bereich des Schultergürtels 176

       3. Verletzungen des Oberarms 176

       4. Verletzungen des Unterarms 179

     D. Verletzungen der unteren Extremitäten 180

       1. Verletzungen im Bereich des Oberschenkels 180

       2. Verletzungen im Bereich des Unterschenkels 182

  III. Verletzungen der inneren Organe 182

     A. Verletzungen im Bereich der Schädelhöhle und des Wirbelkanals . 182

       1. Verletzungen in der Schädelhöhle 182

         a) Intrakranielle Hämorrhagien 183

         b) Contusio cerebri 190

       2. Verletzungen innerhalb des Wirbelkanals 192

     B. Verletzungen des Auges 193

     C. Verletzungen im Bereich der Brust- und Bauchhöhle 193

VI. Abschnitt. Erkrankungen einzelner Organe und Organsysteme.

  1. Kapitel. Digestionstrakt.

     A. Erkrankungen der Mundhöhle und der Kiefer 197

       Gaumenflecke, Ulcera pterygoidea, septische Munderkrankungen . . . 198

       Andere Arten der Stomatitis. 200

       Die gangränöse Zahnkeimentzündung 202

       Tonsillitis. 203

       Geschwülste im Bereich der Mundhöhle 203

       Anomalien und Mißbildungen im Bereich des Mundes und der Kiefer
       (Anh. Hygroma colli cong.) 203

     B. Erkrankungen der Mundspeicheldrüsen 205

       1. Angeborene Anomalien und Erkrankungen 205

       2. Entzündungen der Mundspeicheldrüsen (Sialoadenitis acuta purulenta) 207

     C. Erkrankungen des Magen-Darmtraktes 209

       Erbrechen 210

       Darmerkrankungen 212

       Darmkatarrh (Dyspepsie) 213

       Enteritis und enterale Infektion 216

       Obstipation 219

       Schleimkonkretionen im unteren Dickdarm und Mastdarm 220

       (Anh. Angeborene Tumoren) 221

Inhaltsverzeichnis. XI

Seite

Das Meckelsche Divertikel 221
Stenosen und Atresien im Bereich des Verdauungstraktes 222
   1. Ösophagus 222
   2. Magen 223
      a) Atresien des Pylorus 223
      b) Die kongenitalen Pylorusstenosen 224
   3. Dünndarm 226
   4. Dickdarm 228
   5. Rektum und Anus 230
Die Hirschsprungsche Krankheit und verwandte Krankheitsbilder . . 231
D. Erkrankungen des Peritoneums 235
   1. Die fetale Peritonitis 235
   2. Die akute Peritonitis 236
E. Erkrankungen der Leber und der Gallenwege 238
   1. Erkrankungen des Leberparenchyms 238
   2. Erkrankungen der Gallenausführungsgänge 240
   3. Kongenitale Tumoren der Leber 242
   4. Erkrankungen im Bereich der Lebergefäße 243
F. Die Hernien 243
   Die kongenitale Zwerchfellhernie 243
   Die Hernia ventralis lateralis 243
   Der Leistenbruch 243
   Der Nabelbruch 244

2. Kapitel. Respirationstrakt.
   I. Scheintod (Asphyxie) 244
  II. Erkrankungen der oberen Luftwege 257
    A. Erkrankungen der Nase und des Nasenrachenraums 257
    B. Die mit Stridor einhergehenden Erkrankungen der oberen Luftwege 260
      a) Stridor laryngis inspiratorius congenitus 261
      b) Stridor thymicus (Anh. Mors thymica) 262
      c) Stridor cong. anderer Ätiologie 267
 III. Erkrankungen der Bronchien und Lungen. 269
   1. Angeborene Anomalien 269
     Fetale Bronchiektasie 269
     Agenesie, Hypoplasie und Hyperplasie einer Lunge 269
   2. Lungenatelektase 270
   3. Stauungslunge 271
   4. Entzündliche Erkrankungen der Lungen und Bronchien 272
   5. Emphysem 274
 IV. Pleuritis 275

3. Kapitel. Schilddrüse.
   Die angeborenen Vergrößerungen der Thyreoidea 276
 1. Die passageren Vergrößerungen 276
 2. Die persistierenden Vergrößerungen 278
      a) Der kongenitale Kropf 278
      b) Die kongenitalen Teratome der Schilddrüsengegend 279

4. Kapitel. Zirkulationsapparat.
 1. Lageanomalien des Herzens 282
 2. Angeborene Hypertrophie und Dilatation 282
 3. Die kongenitalen Anomalien und Veränderungen im Herzen und an den
   großen Gefäßen 283
      a) Die Persistenz fetaler Kommunikationswege 283
      b) Die kongenitalen Herzfehler 286
 4. Die Störungen des Herzmechanismus 290
 5. Akute Endokarditis und Perikarditis 291
 6. Erkrankungen im Bereich der Blutgefäße 292

5. Kapitel. Blut 292
   Milz 293

6. Kapitel. Urogenitaltrakt.
   Erkrankungen im Bereich des Harnapparats 294
   Erkrankungen im Bereich der äußeren Genitalien 299

Seite
a) männliche Genitalien 299
b) weibliche Genitalien 300
c) Pseudohermaphroditismus 301

7. Kapitel.   Nervensystem.

I. Die Krämpfe 303
   1. Die funktionellen Krämpfe 303
   2. Die organischen Krämpfe 307
II. Die organischen Erkrankungen des Zentralnervensystems 307
   1. Wachstumsstörungen und Mißbildungen 307
      Anenzephalie 307
      Enzephalokele 308
      Spina bifida 310
      Aplasien und Dysplasien im Bereich des Großhirns 311
         a) Kongenitale Hirnnervenlähmungen 312
         b) Die angeborenen Formen der zerebralen Kinderlähmung . 312
   2. Entzündliche Erkrankungen im Bereich des Gehirns 313
         a) Enzephalitis 313
         b) Meningitis 314
         c) Hydrozephalus congenitus 314
   3. Rückenmarkserkrankungen 316
III. Erkrankungen der peripheren Nerven 316

8. Kapitel.   Auge und Ohr.

A. Erkrankungen des Auges 317
   1. Angeborene Erkrankungen 317
         a) Lider und Tränenwege 317
         b) Konjunktiva, Kornea und Sklera 318
         c) Inneres Auge 319
         d) Bulbus 319
   2. Intra oder post partum akquirierte Erkrankungen 320
      Blutungen 320
      Conjunctivitis gonorrhoica 320
      Konjunktivitiden anderer Ätiologie 326
      Dakryozystoblenorrhoea neonatorum 327
B. Erkrankungen des Ohres 327

9. Kapitel.   Skelett.

I. Angeborene Anomalien und Stellungsveränderungen 328
   1. Rumpf 328
   2. Extremitäten 329
         a) Defektbildungen und Transpositionen 329
         b) Stellungsveränderungen und Kontrakturen 330
         c) Kongenitale Luxationen 331
         d) Kongenitale (intrauterine) Frakturen 331
   3. Schädel 332
II. Knochenerkrankungen 333
         a) Die Frage der kongenitalen Rachitis 333
         b) Die fetalen Skeletterkrankungen 336
   1. Chondrodystrophie fetalis (Mikromelie) 336
   2. Die Osteogenesis imperfecta (Osteopsathyrosis fetalis) 338
         c) Akute Erkrankungen der Knochen und Gelenke 340
   Anhang: Sakraltumoren 341

10. Kapitel.   Haut.

I. Angeborene Hautveränderungen 342
   Kongenitale Hautdefekte und Narben 342
   Sekretstauungen in den Talg- und Schweißdrüsen 344
   Teleangiektasien, Angiome, Naevi 346
   Angeborene Hauttumoren 347
   Ichthyosis congenita 348
   Ichthyosis sebacea 350
II. Exantheme 351
   Das physiologische Erythema neonatorum 351
   Erythema toxicum neonatorum 352
   Intertrigo und intertriginöse Exantheme 355
   Lokalisierte Exantheme 355

Seite
III. Parasitäre und bakterielle Hauterkrankungen 357
    Der Pemphigus neonatorum und verwandte Erkrankungen 357
        1. Pemphigus neonatorum benignus 358
        2. Schwere Formen des Pemphigus neonatorum (Pemphigus malignus) 360
        3. Dermatitis exfoliativa 371
IV. Mit Verhärtung, Schwellung und Ödem des Unterhautzellgewebes ein-
    hergehende Erkrankungen 366
        1. Sklerema neonatorum 366
            a) Sklerema adiposum 366
            b) Sklerödem 367
        2. Sklerodermie 370
        3. Genitalödeme 370
        4. Seltenere Ödemformen 372
        Allgemeines idiopathisches Ödem 372
        Oedema lymphangiektaticum 373
        Hydrops foetus universalis 373
        5. Elephantiasis congenita 374

11. Kapitel. Nabel.
    A. Nabelpflege 374
    B. Nabelerkrankungen 378
        1. Anomalien der Nabelgegend 378
            Nabelschnurbruch 378
            Amnionnabel und Kutisnabel 383
        2. Erkrankungen des Nabelstranges 383
            Verletzungen 383
            Tumoren 385
            Gangrän des Strangrestes 385
        3. Erkrankungen der Nabelwunde 384
            Verzögerte Wundheilung und leichte entzündliche Erkrankungen
                (nässender Nabel; Excoriatio umbilici; Blennorrhoea umbilici;
                Omphalitis catarrhalis) 385
            Die schweren entzündlichen Erkrankungen des Nabels (Ulcus um-
                bilici; Omphalitis; Phlegmone und Gangrän) 386
            Geschwülste im Bereich des Nabels 390
        4. Erkrankungen der Nabelgefäße 392
            a) Arteriitis umbilicalis 392
            b) Phlebitis umbilicalis 394

VII. Abschnitt. Hämorrhagien und hämorrhagische Erkrankungen . . 395
    Blutungen im Magendarmtrakt (Melaena neonatorum) 398
    Nebennierenblutung 406
    Blutungen in anderen inneren Organen 408
    Genitalblutungen 409
    Nasenblutung 410
    Blutungen in und aus der Mundschleimhaut und der Bindehaut 410
    Nabelblutung 410
    Hautblutungen 412
    Ätiologie und Therapie der hämorrhagischen Erkrankungen 413

VIII. Abschnitt. Allgemeinerkrankungen unklarer Ätiologie.
    A. Mit Organdegeneration, Hämorrhagien und Ikterus einhergehende All-
        gemeinerkrankungen 418
        1. Die Buhlsche Krankheit (akute Fettdegeneration) 418
        2. Die Winckelsche Krankheit 419
        3. Den beiden vorstehenden Typen verwandte Erkrankungen 420
        4. Ikterus gravis 421
    B. Das transitorische Fieber der Neugeborenen 425

IX. Abschnitt. Infektiöse und septische Erkrankungen.
    Einleitung 430

1. Kapitel. Akute Infektionskrankheiten.
    Variola (Vakzination) 433
    Varizellen 435
    Morbilli 435

Seite

Rubeolae 437
Skarlatina. 437
Diphtherie 437
Parotitis epidemica 439
Pertussis 439
Influenza 439
Typhus und verwandte Erkrankungen 440
Tetanus 440
Erysipel 444
Malaria 447

2. Kapitel.   Chronische Infektionskrankheiten.

I. Die Tuberkulose 448
    a) Die kongenitale (und hereditäre) Tuberkulose 449
    b) Die akquirierte Tuberkulose 454
    c) Der Einfluß der Tuberkulose der Mutter auf das Kind ohne tuberku-
       löse Erkrankung des letzteren (Paratuberkulose) 457
II. Die Syphilis 458
    Die klinischen Symptome der Lues der Neugeborenen 460
    Die während der Neugeborenen-Periode klinisch latente Form der
       Lues hereditaria; die akquirierte Lues 474
    Die Stillfrage 475
    Prognose und Therapie 477

3. Kapitel.   Die Sepsis der Neugeborenen.

    Begriff und Infektionspforten 479
    Klinische Symptome, Prognose und Therapie 485
    Prophylaxe, Pflege des Neugeborenen 488

Literaturverzeichnis 493
Autorenregister 530
Sachregister 539

Physiologie.

A. Gewichtsverhältnisse und Körpermaße.

Geburtsgewicht.

Das Gewicht des normalen reifen Kindes nach der Geburt beträgt nach den Angaben vieler Autoren im Durchschnitt etwa 3250 g bei Knaben und 3000 g bei Mädchen (Gundobin). Diese Mittelzahlen dürfen jedoch nicht in dem Sinn verallgemeinert werden, daß starke Abweichungen nach oben oder unten für etwas Pathologisches gehalten werden müssen. Die Grenzen des normalen Geburtsgewichts sind etwa durch die Zahlen 2600 und 4300 gegeben.

Die Kinder mit niedrigem Geburtsgewicht, etwa unter 2800 g, gehören, wenn es sich nicht um frühgeborene handelt, zum Teil unter die debilen und lebensschwachen, doch können sich solche Kinder trotz ihrer Kleinheit auch völlig normal verhalten und ohne jede Störung gedeihen, oft weitaus besser als manche Kinder mit viel höherem Geburtsgewicht.

Die obere Grenze des Normalgewichts liegt nach Winckel schon bei 4 kg; er bezeichnet Kinder mit darüber reichenden Geburtsgewichten schon als „Riesenkinder", wie solche von Fuchs, Jacoby, Schubert, Oyamada u. a. beschrieben worden sind. Während Kinder mit einem Geburtsgewicht zwischen 4 und 5 kg nicht so selten vorkommen, sind schwerere Riesenkinder etwas Ungewöhnliches, — Winckel fand unter 30 000 Geburten kein Kind von 6 kg verzeichnet. Oyamadas Statistik aus der Münchener Frauenklinik ergibt bei 34 859 Geburten ein Gewicht von

über 4000 g in 821 Fällen
,, 4500 ,, ,, 96 ,,
,, 5000 ,, ,, 14 ,,
,, 5500 ,, ,, 1 Fall

Merkwürdigerweise kamen unter diesen Kindern bloß vier asphyktisch zur Welt und betrug die Mortalität nicht mehr als 4,08 %; die Prognose der Geburt ist demnach bei dieser Kategorie von Riesenkindern eine auffallend günstige. Bei höheren Geburtsgewichten (6—9 kg) ist das Schicksal der Kinder ein minder gutes; von den bisher beschriebenen Fällen von so hohem Gewicht starben die meisten vor der Geburt ab und wurden in mazeriertem Zustand geboren. Die höchsten bisher beobachteten Geburtsgewichte sind 10 733 g bei 76 cm Körperlänge und 11 300 g bei 70 cm Körperlänge (Dubois). Einen guten Überblick über die Anfangsgewichte der Kinder gibt folgende, sich über einen Zeitraum von 20 Jahren erstreckende Statistik Heckers (München):

2500—2999 g bei 25,8 % aller Säuglinge
3000—3499 ,, ,, 44,4 ,, ,, ,,
3500—3999 ,, ,, 24,7 ,, ,, ,,
4000—4499 ,, ,, 4,6 ,, ,, ,,
4500—4999 ,, ,, 0,48 ,, ,, ,,
5000—5499 ,, ,, 0,02 ,, ,, ,,

Heidemann fand bei 360 Kindern (1911) folgendes Verhältnis:

$$
\begin{array}{llll}
1500\text{---}1999\ \text{g bei} & 0{,}5\% & \text{aller Säuglinge} \\
2000\text{---}2499\ \text{,,} \ \text{,,} & 6{,}7\ \text{,,} & \text{,,} & \text{,,} \\
2500\text{---}2999\ \text{,,} \ \text{,,} & 27{,}8\ \text{,,} & \text{,,} & \text{,,} \\
3000\text{---}3499\ \text{,,} \ \text{,,} & 40{,}5\ \text{,,} & \text{,,} & \text{,,} \\
3500\text{---}3999\ \text{,,} \ \text{,,} & 21{,}6\ \text{,,} & \text{,,} & \text{,,} \\
4000\text{---}4499\ \text{,,} \ \text{,,} & 2{,}9\ \text{,,} & \text{,,} & \text{,,}
\end{array}
$$

Es ergibt sich mithin, daß Geburtsgewichte von 3—3½ kg am häufigsten sind.

Gewichtsverlauf während der ersten Lebenswochen.
(Physiol. Gewichtsabnahme).

Während der ersten 2—4 Lebenstage nimmt bei allen Neugeborenen das Körpergewicht ab. Ausnahmen von dieser Regel sind so selten, daß man Befunde wie die von Laure, daß Kinder zuweilen nicht abnehmen oder ihr Anfangsgewicht am 2.—3. Lebenstag wieder erreichen, kaum noch als physiologisch betrachten darf. Pies hat unter 150 Fällen kein einziges Mal die Abnahme vermißt und auch Verf., der über ein noch weit größeres Beobachtungsmaterial verfügt, hat niemals eine den Laureschen Angaben entsprechende Gewichtskurve gesehen.

Die Dauer der Gewichtsabnahme beträgt unter normalen Verhältnissen 2—3 Tage, so daß am 3. oder 4. Lebenstag das Gewichtsminimum erreicht wird. Selten fällt letzteres schon auf den 2. Tag; nach dem 4. Tag findet es sich nur bei mangelhafter Nahrungs- oder Flüssigkeitszufuhr, also unter Verhältnissen, welche, obzwar keineswegs besorgniserregend, doch nicht mehr als ganz physiologisch angesehen werden dürfen.

Die Größe der Abnahme schwankt gewöhnlich zwischen 150 und 300 g. Der Gewichtsverlust kann bei sehr günstigen Stillverhältnissen und bei frühzeitigem Beginn der Nahrungs- und Flüssigkeitszufuhr auch ein geringerer sein und bloß 100 g oder noch weniger betragen; recht häufig ist er aber beträchtlich größer. Die als Extrem angegebene Zahl von 700 g (Czerny-Keller) wird wohl nur äußerst selten erreicht und dürfte doch wahrscheinlich immer durch ausgesprochen krankhafte Vorgänge begründet sein. Abnahmen von 400—500 g finden sich jedoch bei Kindern, welche keinerlei klinisch erkennbare Störungen aufweisen und sich in der Folgezeit ganz normal entwickeln. Die Größe der Gewichtsabnahme ist im allgemeinen dem absoluten Körpergewicht proportional und beträgt etwa 6—9 % des letzteren. Die diesbezüglichen Angaben der einzelnen Autoren sind recht divergierend. Die Abnahme ist bei Kindern Mehrgebärender gewöhnlich geringer wie bei solchen von Erstgebärenden, was wahrscheinlich durch die im allgemeinen besseren Stillverhältnisse bei den ersteren zu erklären sein dürfte. Die folgenden Tabellen mögen diese Verhältnisse veranschaulichen.

Tabelle von Hery:

a) Kinder von Frauen, welche noch nicht gestillt haben.

Anfangsgewicht	Zahl der Kinder	Gesamtabnahme im Mittel
2010—2500 g	32	199,4 g = 9,3%
2510—3000 ,,	119	194,98 ,, = 7,1 ,,
3010—3500 ,,	135	240,18 ,, = 7,4 ,,
3510—4000 ,,	42	223,78 ,, = 6,0 ,.
4010—4500 ,,	8	278,75 ,, = 6,6 ,,
Mittel	336	225,42 ,,

b) Kinder von Frauen, welche schon gestillt haben.

Anfangsgewicht	Zahl der Kinder	Gesamtabnahme im Mittel
2010—2500 g	11	171,80 g = 7,6%
2510—3000 „	43	173,02 „ = 6,3 „
3010—3500 „	75	182,50 „ = 5,6 „
3510—4000 „	46	228,70 „ = 6,1 „
4010—4500 „	6	250,00 „ = 5,9 „
Mittel	181	201,20 „

Tabelle von Pies.

Anfangs-gewicht	a) Erstgebärende Zahl der Kinder	Abnahme im Durchschnitt	b) Mehrgebärende Zahl der Kinder	Abnahme im Durchschnitt
—2500 g	3	240 g = 11,2 %	4	195 g = 8,2 %
2510—3000 „	20	235 „ = 8,3 „	8	180 „ = 6,2 „
3010—3500 „	50	295 „ = 9,0 „	15	265 „ = 8,1 „
3510—4000 „	31	360 „ = 9,7 „	10	325 „ = 8,7 „
4010—4500 „	4	245 „ = 8,4 „	5	366 „ = 8,3 „
Mittel	108	300 „ = 9 „	42	270 „ = 8 „

Daß die Größe der Gewichtsabnahme zum Teil von der jeweilig geübten Ernährungstechnik abhängt, geht daraus hervor, daß sie durchschnittlich etwas geringer ist, wenn die Kinder schon am ersten Tag und in kürzeren Intervallen angelegt werden. Die von Gundobin angeführten Beobachtungen Sadoffskys betreffen Kinder, welche während der ersten 24 Stunden 12mal an die Brust gelegt wurden, später zweistündlich am Tage und viermal während der Nacht; der Gewichtsverlust betrug bei einem durchschnittlichen Körpergewicht von 3300 g 188 g = 5,69 % (Maximum 6,8 %; Minimum 4,7 %), war also wesentlich geringer wie bei den von Pies beobachteten Kindern, welche innerhalb 24 Stunden bloß fünf Mahlzeiten erhalten hatten und am ersten Lebenstag gar nicht angelegt worden waren. Es soll hieraus jedoch keineswegs die Konsequenz gezogen werden, daß nicht die letztgenannte Ernährungsmethode, wie später ausgeführt werden soll, die weitaus bessere sei. Ein größerer Gewichtsverlust ist für das Kind sicher ohne Schaden. Daß übrigens auch bei vierstündlichem Anlegen bezüglich Dauer und Größe der physiologischen Abnahme sehr günstige Resultate erzielt werden können, ergibt sich aus den Mitteilungen Heidemanns. Er fand eine durchschnittliche Gewichtsabnahme von 246,6 g innerhalb 3,03 Tagen; dabei erreichten fast 75 % aller Kinder das Anfangsgewicht nach durchschnittlich 7½ Tagen.

Landois glaubt, daß bei der Größe der Abnahme auch der Termin der Abnabelung eine Rolle spiele. Er fand sie (unter 50 Neugeborenen) bei spät abgenabelten Kindern geringer als bei früh abgenabelten (5,9 gegen 7,4 %). Die größte Abnahme (8,8 %) fand er bei ikterischen Kindern; über einen etwaigen kausalen Zusammenhang zwischen Ikterus und Gewichtsverlauf siehe S. 49.

Die Gewichtsabnahme beruht vor allem auf der physiologischen Tatsache, daß ein neugeborenes Kind während der ersten Tage mehr abgibt als es aufnimmt. Die durchschnittliche Mekoniummenge eines Kindes wird gewöhnlich mit 70—90 g angegeben (Camerer). Hirsch fand wesentlich höhere Werte, meist zwischen 150—200 g (Maximum 320 g). Er glaubt deshalb, daß die Gewichtsabnahme zum allergrößten Teil auf die Ausstoßung des Mekoniums zu beziehen sei. Sicherlich kommen aber noch andere wichtige Faktoren in Betracht. Das Kind entleert während der ersten Tage auch Harn, schon vor der ersten Flüssigkeitsaufnahme, und auch später in einer das aufgenommene Flüssigkeitsquantum manchmal übersteigenden Menge. Immerhin dürfte der Anteil der Harnausscheidung an dem Gewichtsverlust wahrscheinlich ein relativ geringer sein. Dasselbe gilt von dem Nabelschnurrest, resp. von dem bei seiner Austrocknung verloren gehenden Wasser. Ein nicht zu unterschätzender Faktor bei der Gewichtsabnahme ist das von vielen Kindern während der ersten 24 Stunden erbrochene Fruchtwasser, mütterliche Genitalsekret und Blut.

Man braucht jedoch ein neugeborenes Kind während der Periode des Gewichtsverlustes nur einmal gründlich anzusehen, um zur Einsicht zu gelangen, daß nicht bloß eine Abgabe der genannten, im Körper befindlichen, aus der Fötalzeit stammenden Substanzen stattfindet. Die p. p. pralle oder sukkulente Beschaffenheit der kindlichen Haut erfährt bis zum Tage des Gewichtsminimums eine ganz auffallende Veränderung, indem die Haut ihren ursprünglichen Turgor einbüßt, schlaff und faltig wird. Daraus kann geschlossen werden, daß der Körper an seinen eigenen Bestandteilen eine Einbuße erlitten haben muß. Diese rührt, wie Stoffwechseluntersuchungen ergeben haben, zu einem gewissen Teil von einem Zerfall fester Substanzen her, in erster Linie wahrscheinlich von Fett und Glykogen, aber auch von Eiweißsubstanzen; zum größeren Teil ist er aber nicht auf eingeschmolzenes Gewebe, sondern auf den Verlust von Wasser zu beziehen, welches von der Haut und den Lungen abgegeben wird (Birk). Die große Bedeutung der Wasserabgabe beim Zustandekommen der physiologischen Abnahme geht auch aus der während der ersten Trinktage bestehenden, geradezu gierigen Neigung des Körpers zur Wasserretention hervor, aus der Tatsache, daß auf eine vorwiegend aus Wasser bestehende Nahrung rasche Gewichtszunahmen eintreten können, — es ist, um einen etwas drastischen Vergleich zu gebrauchen, wie wenn man einen ausgepreßten Schwamm wieder mit Wasser in Berührung bringt.

Nimmt man während eines Tages mehrmals Wägungen vor, so sieht man, wie die Kurve des Körpergewichts bis zu dem Moment, wo etwas größere Flüssigkeitsmengen aufgenommen werden, fast in einer geraden Linie absinkt, und zwar ziemlich unabhängig von der Stuhl- und Harnabgabe. Das Gefälle der Kurve pflegt am ersten Tag am stärksten zu sein und sich gegen den Punkt des Gewichtsminimums hin etwas abzuflachen. Die Größe der Abnahme am ersten Tag übertrifft die des zweiten Tages häufig beträchtlich.

Die Schwankungen in der Größe der Gewichtsabnahme hängen demnach, abgesehen von den früher erwähnten variabeln Größen (Mekoniummenge usw.) wahrscheinlich zum großen Teil von dem Wasserreichtum des Körpers unmittelbar nach der Geburt ab, der bei größeren Kindern, absolut betrachtet, selbstverständlich ein relativ großer ist, der aber auch bei gleich schweren Kindern in den einzelnen Fällen beträchtliche Differenzen aufweisen dürfte. Doch scheint auch bei ungefähr gleichem Wassergehalt der Gewebe die Wasserabgabe in den einzelnen Fällen unter sonst gleichen Verhältnissen eine verschieden große sein zu können. Es ist schwer zu entscheiden, wo hier das Normale aufhört und das Pathologische anfängt. Im allgemeinen darf man wohl die starken Schwankungen im Wassergehalt des Organismus, wie sie in der physiologischen Abnahme zum Ausdruck kommen, auf die dem Neugeborenen eigentümliche funktionelle Rückständigkeit beziehen, welche es mit sich bringt, daß bei fehlender oder relativ geringer Flüssigkeitszufuhr der Organismus sein Wasser nicht in entsprechender Weise retinieren kann. Jedenfalls muß man sich darüber im klaren sein, daß man hier ganz physiologische Verhältnisse vor sich hat, ebenso physiologisch wie die geringe Trinkneigung des Kindes während der ersten Tage oder die erst allmählich zustande kommende Sekretion der mütterlichen Brust; es liegt absolut keine Indikation vor, die Gewichtsabnahme therapeutisch zu beeinflussen, es sei denn, daß sie exzessive Grade erreicht oder über den normalen Termin hinaus andauert. In den letzteren Fällen kann man dem eintretenden Exsikkationszustand durch Zufuhr von indifferenter Flüssigkeit vorbeugen.

Das Verhalten des Körpergewichts während der dem Gewichtsminimum folgenden Tage ist in den einzelnen Fällen ein recht verschiedenes. In erster Linie ist in dieser Hinsicht die Menge der vom Kind aufgenommenen Nahrung und Flüssigkeit maßgebend. Die jeweilige Trinkkraft des Kindes, die Milchsekretion der Brust, überhaupt die Stillverhältnisse sind auf den Verlauf der Gewichtskurve unzweifelhaft von großem Einfluß; doch scheinen sich auch schon um diese Zeit individuelle Differenzen in der Wachstumsenergie, in der Fähigkeit der Wasserretention usw. geltend zu machen. Auch leichte, klinisch kaum als krankhaft imponierende Störungen (z. B. stärkere Darmreizung u. dgl.) mögen von Einfluß sein.

Pies unterscheidet zwei Arten des physiologischen Gewichtsverlaufes beim Neugeborenen. Der erste Typus entspricht dem Verlauf der von Budin als normal hingestellten Kurve: das Körpergewicht steigt nach zwei bis dreitägigem Abfall sofort regelmäßig an, so daß etwa bis zum 10. Tag das Anfangsgewicht wieder erreicht wird; die Kurve bildet einen spitzen Winkel. Beim zweiten Typus zeigt sie einen mehr rechtwinkligen oder bogenförmigen Verlauf, so daß das Kind viel später, oft erst nach Wochen, sein Anfangsgewicht erreicht. Die Einbeziehung solcher Kurven unter die physiologischen widerspricht der allgemein verbreiteten Ansicht, daß gerade die Erreichung des Geburtsgewichts vor dem 10. Tag als Kriterium des Normalen anzusehen sei. Auch Gundobin lehrt, daß das neugeborene Kind sein Anfangsgewicht zwischen drei und elf Tagen erreicht. Verf. möchte sich jedoch der Auffassung von Pies vollinhaltlich anschließen. Die Statistiken, welche die Ernährungserfolge und Gesundheitsverhältnisse der Kinder auf den Termin der Erreichung des Geburtsgewichts beziehen, stammen ausschließlich aus Gebäranstalten, welche die Wöchnerinnen in der Regel zwischen dem 8. und 10. Tag verlassen, und um diese Zeit läßt sich kein definitives Urteil abgeben. Es steht zweifellos fest, daß einerseits Kinder, welche die oben erwähnte Forderung bezüglich ihres Gewichtsverlaufs erfüllen, in der Folgezeit zuweilen Störungen aufweisen, und anderseits solche, welche ihr Geburtsgewicht erst nach 2—3 Wochen erreichen, nicht nur äußerlich alle Kriterien der Gesundheit an sich tragen, sondern sich auch im übrigen ganz ausgezeichnet entwickeln können. Ein jeder, der nicht nur die Gewichtszahlen, sondern auch die Kinder selbst ansieht, muß dies zugeben.

Wird das Geburtsgewicht noch innerhalb der ersten Woche erreicht, so ist dies, wenn das Gewicht nicht durch Überfütterung gewaltsam in die Höhe getrieben wurde, meist eine Folge besonders günstiger Stillverhältnisse. Die Budinsche Kurve, welche am 10. Tag oder früher ihr Ausgangsniveau erreicht, darf deshalb ohne weiteres als Idealkurve hingestellt werden, aber nicht als einzige Repräsentantin des normalen Gewichtsverlaufs. Die Gewichtskurve darf solange als normal gelten, als sie vom Tag des Gewichtsminimums an bei täglichen Wägungen ein stetiges Ansteigen oder doch eine stetige Tendenz zur Zunahme zeigt. Man kann mit Pies auch einen solchen Gewichtsverlauf als normal bezeichnen, bei welchem nach dem initialen Abfall ein mehrtägiger Stillstand und dann ein langsamer, unregelmäßiger, treppenförmiger Anstieg erfolgt, oder die Gewichtskurve erst einige Tage steil ansteigt, dann abfällt und weiterhin unregelmäßig und schwankend verläuft. Eine zweite stärkere Gewichtsabnahme kann nicht mehr als physiologisch betrachtet werden. Verfolgt man den Gewichtsverlauf bei vierstündigen Wägungen, so sieht man, daß das Gewicht, welches während der ersten Tage gleichmäßig abgefallen ist, nun im Zickzack oder in Wellenlinien ansteigt; besonders nach den ersten größeren Mahlzeiten findet man oft steile Anstiege, welche während der Nachtpause mitunter wieder von stärkerem Abfall gefolgt sind. Berechnet man das 24 stündige Durchschnittsgewicht, so erhält man auch aus sehr stark flackernden Kurven meist eine schön gleichmäßig ansteigende Linie. (S. Abb. 14—21 auf S. 93—97.)

Körperproportionen.

Die Körperlänge des ausgetragenen neugeborenen Kindes schwankt etwa zwischen 47 und 54 cm. Die Mädchen sind durchschnittlich etwas leichter und kürzer. Die vollkommen exakte Bestimmung der Körperlänge begegnet beim Neugeborenen auch dann, wenn man sich eines Meßtisches bedient, gewissen Schwierigkeiten. Camerer gelangte bei seinen Messungen zu dem Ergebnis, daß die Körperlänge in den drei ersten Lebenswochen, verglichen mit der Länge bei der Geburt, nicht zunimmt, häufiger sogar geringer wird als diese. Er erklärt diese merkwürdige Erscheinung damit, daß der Schädel reifer Kinder während der Geburt etwas in die Länge gezogen wird und außerdem durch die Kopfgeschwulst verlängert werden kann. Camerer hält deshalb die gewöhnlichen Angaben über die Länge des Neugeborenen, bei welchem die Deformation des Schädels nicht berücksichtigt wurde, für zu hoch (etwa 1—2 cm); die tatsächliche Länge des neugeborenen Kindes ist nach seiner Ansicht 48—49 cm. Dieser Fehler ließe sich dann wohl leicht vermeiden, wenn man die Messungen nach dem Verschwinden der Kopfgeschwulst und nach dem Ausgleich der Schädelkonfiguration, also nach etwa 1—2 Tagen vornähme. Variot fand denn auch im Gegensatz zu Camerer am Tage nach der Geburt eine durchschnittliche Länge von 49,5 cm, am 10. Tage eine solche von 51,8 cm.

Eine praktische Bedeutung kommt dem Längenwachstum innerhalb der Neugeborenenperiode kaum zu; die sich allenfalls ergebenden Unterschiede sind zu gering, als daß in einem so kurzen Zeitraum aus ihnen Schlüsse gezogen werden könnten.

Über die Größenverhältnisse der einzelnen Körperteile des Neugeborenen und ihr Verhältnis zu den entsprechenden Maßen des Erwachsenen gibt die folgende tabellarische Zusammenstellung von Weißenberg Aufschluß:

Körpermaß	Knaben			Mädchen		
	Min.	Max.	Mittel	Min.	Max.	Mittel
Körperlänge	475	540	508	435	530	500
Klafterbreite	450	520	486	420	520	480
Scheitel-Schulter	115	135	124	105	135	121
Sitzhöhe	312	365	338	300	364	333
Schulterbreite	90	122	107	90	120	104
Hüftbreite	70	87	78	68	83	77
Kopfumfang	305	355	327	290	350	326
Brustumfang	255	320	282	250	320	285
Rumpflänge	195	240	214	190	240	212
Armlänge	195	235	214	185	225	210
Beinlänge	180	222	205	170	218	203
Handlänge	58	70	64	58	75	64
Fußlänge	73	83	78	65	83	78

Die für das Neugeborene charakteristischen Eigentümlichkeiten der Körperproportionen bestehen demnach in folgendem: Die Körperbreite ist kürzer als die Körperlänge. Nicht nur die Sitzhöhe, sondern auch die eigentliche Rumpflänge ist größer als das Bein. Die eigentliche Rumpflänge ist länger als der Arm. Der Arm ist länger als das Bein. Der Kopfumfang ist größer als der Brustumfang. Zuweilen sind Kopf- und Brustumfang ungefähr gleich; bei sehr kräftig gebauten Kindern übertrifft aber manchmal auch der Brust- den Kopfumfang.

Eine Sonderstellung bezüglich seiner Proportionen nimmt der Schädel ein, welcher durch den Geburtsakt mannigfache Umformungen erfährt. Die wahre intrauterine (pränatale) Form des Kopfes ist ovoid; beim Durchtritt durch den Geburtskanal erfolgt jedoch eine Gestaltsveränderung, die man als Konfiguration des Schädels bezeichnet. Sie tritt je nach dem Grade des Mißverhältnisses zwischen Kopf und Geburtswegen, je nach der Härte des Schädels und der Intensität der Wehentätigkeit verschieden deutlich in Erscheinung. Stumpf ist der Ansicht, daß die Stärke der Konfiguration vor allem durch die individuelle Nachgiebigkeit des Kopfes bedingt ist, und daß die Umformung lediglich durch die Weichteile des Geburtskanals zustande kommt.

Die Konfiguration wird durch die Biegsamkeit und Elastizität der Schädelknochen, sowie durch ihre Verschieblichkeit in den Nähten ermöglicht. Die

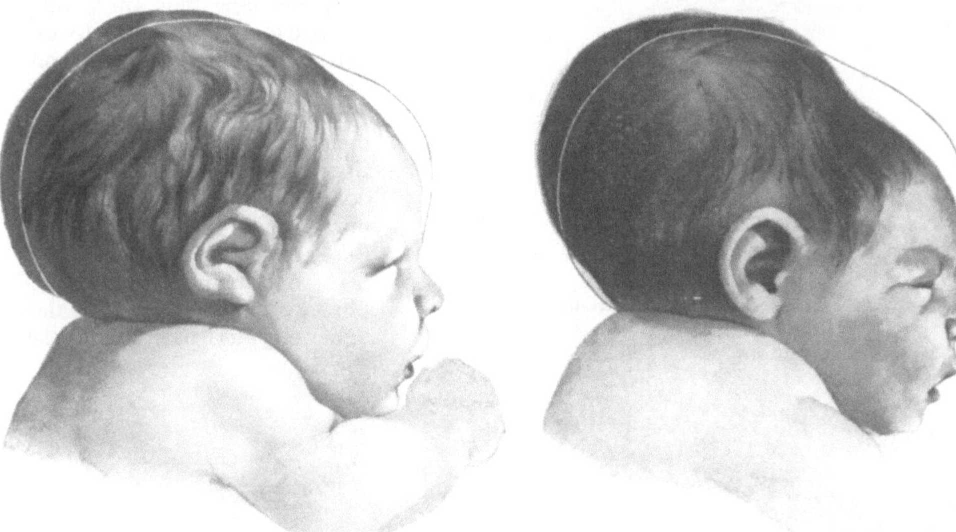

<table>
<tr><td>Abb. 1. Mäßige Konfiguration des Schädels bei Hinterhauptlage. (Nach Bumm.)</td><td>Abb. 2. Starke Konfiguration des Schädels bei hinterer Hinterhauptlage. Beutelförmige Abschnürung des Hinterschädels, Delle an der großen Fontanelle. (Nach Bumm.)</td></tr>
</table>

Verschiebung findet, entsprechend der Häufigkeit der Hinterhauptslagen, besonders an den Scheitelbeinen und im Bereich der Sagittalnaht statt: das bei der Geburt nach hinten zu gelegene, häufig etwas abgeplattete Scheitelbein wird unter das vordere geschoben. Meist rücken auch das Okziput und das Stirnbein unter das vorliegende oder unter beide Scheitelbeine. Seltener als die Höhenverschiebung der beiden Seitenhälften des Schädeldaches ist eine Verschiebung der beiden Schädelhälften gegeneinander im wagrechten Sinn, so daß an der Stirn die eine Schädelhälfte gegen die andere vorsteht. Man findet dann ein Zurückstehen eines Scheitelhöckers, Ungleichheit der Schläfengruben, Abplattung eines Scheitelbeins (Olshausen). Die Form des Schädels wird also gewöhnlich in der Weise verändert, daß derselbe der Breite nach zusammengedrückt oder walzenförmig in die Länge gezogen wird, letzteres besonders bei gleichmäßig verengtem Becken (Bumm). Wenn sich über dem vorliegenden Scheitelbein eine starke Kopfgeschwulst ausgebildet hat, so kann der Schädel unmittelbar nach der Geburt eine hochgradige, höchst entstellende Deformierung aufweisen.   Man darf diese Gestaltsveränderungen des Schädels, da eine Verletzung hierbei nicht erfolgt, noch unter die physiologischen Erscheinungen rechnen. (Abb. 1, 2 und 3.) Das Gesamtvolumen erfährt durch die Konfiguration nur eine geringeVerminderung, da dieZerebrospinalflüssigkeit ausweicht.

Im Lauf der ersten Tage bilden sich die Gestaltsveränderungen des Kopfes zurück und sind längstens am 7. oder 8. Tage meist völlig verschwunden. Die den typischen Konfigurationen ähnelnden Kopfformen Erwachsener dürften meist nicht als erhaltene Konfiguration, sondern als ererbt oder durch länger dauernde intra- oder extrauterine Einflüsse erworben anzusehen sein. Das was man als dolichozephalen und brachyzephalen Schädeltypus bezeichnet, ist

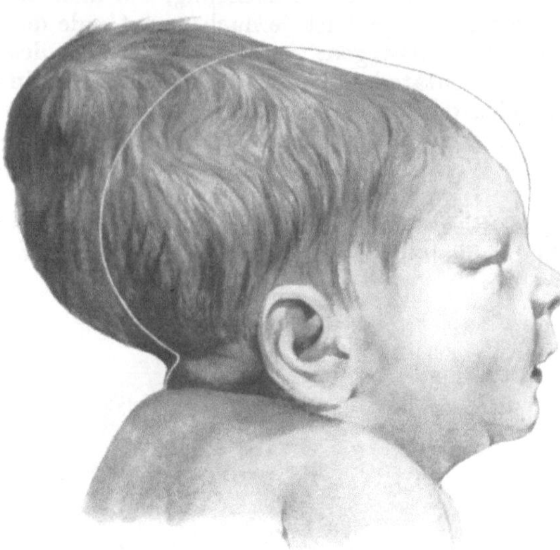

Abb. 3.   Starke Konfiguration des Schädels bei Hinterhauptlage.   (Nach Bumm.)

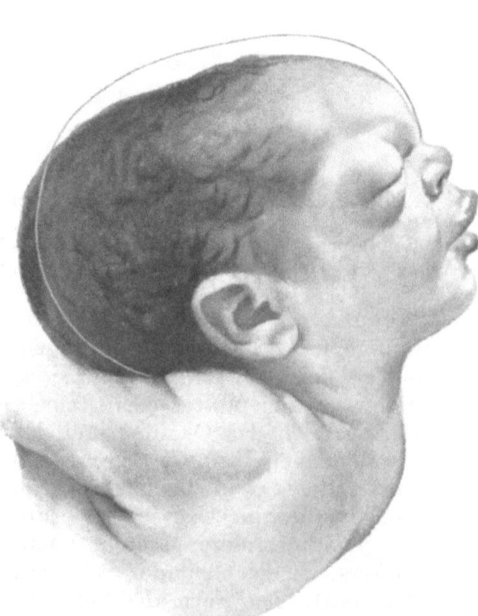

Abb. 4. Konfiguration des Kopfes bei Gesichtslage. (Nach Bumm.)

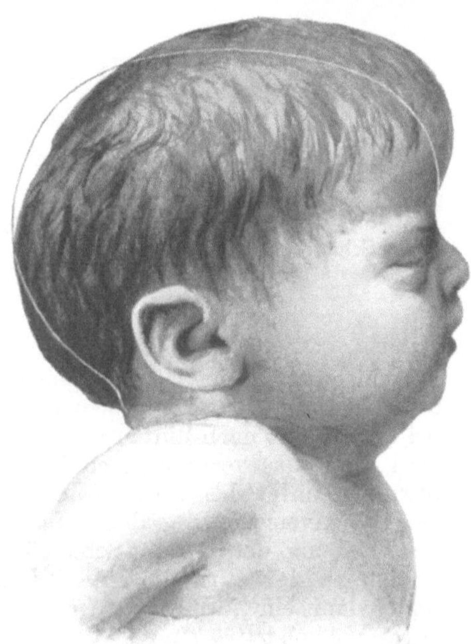

Abb. 5. Konfiguration des Kopfes bei Stirnlage. (Nach Bumm.)

wahrscheinlich schon vor der Geburt vorhanden (A. Müller). Von dieser
Überlegung ausgehend, wären die eigentümlichen Kopfformen, die man nach
selteneren Kindeslagen findet, insoweit sie persistieren, nicht die Folge, sondern
vielmehr die Ursache der betreffenden Kindslage. (Abb. 4 und 5.) Während der in
Hinterhauptslage geborene Schädel eine ovale oder mehr elliptische, dolicho-
zephale Gestalt zeigt, ist die nach Geburten in Vorderscheitellage erscheinende
Kopfform durch eine hohe, äußerst
steile Stirne, kurzen frontookzipitalen
Durchmesser und bedeutende Höhe des
Kopfes ausgezeichnet; diese Schädel
sind die am meisten brachyzephalen.
Die Form des in Stirnlage geborenen
Kopfes ist nach der Stirne zu keil-
förmig zugespitzt, der verkürzte Durchmesser ist der mento-okzipitale; dagegen ist der fronto-okzipitale erheblich verlängert. Der Schädel der in
Steißlage geborenen Kinder zeigt eine
runde, brachyzephale Form, welche
durch den Mangel der Kopfgeschwulst
noch auffallender wird (Abb. 6); an
diesen Schädeln sieht man denn auch
unter allen am seltensten Knochen-
verschiebungen (Olshausen).

Die Durchschnittsmaße der Schä-
deldurchmesser sind beim reifen
Neugeborenen folgende (Schauta):

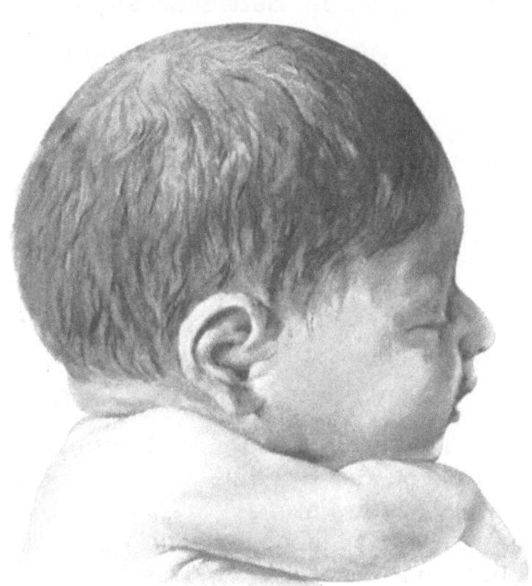

Abb. 6. Schädelform bei der Geburt in
Beckenendlage. (Nach Bumm.)

1. Diameter suboccipito-breg-
maticus (von der hinteren
Umrandung des großen Hinterhauptloches zum vorderen Winkel der
großen Fontanelle): 9 cm.
2. Diameter fronto-occipitalis (von der Glabella zum Tuber occipitale):
11 cm.
3. Diameter mento-occipitalis (von der Kinnspitze zum entferntesten
Punkt des Hinterhauptes): 13 cm.
4. Diameter verticalis (vom Scheitel zur Schädelbasis): 9½ cm.
5. Diameter biparietalis (zwischen den beiden Tubera parietalia): 9 cm.
6. Diameter bitemporalis (zwischen den entferntesten Punkten der beiden
Kranznähte): 8 cm.

Die individuellen Unterschiede sind auch hier recht beträchtliche.

**Durchschnittsgewicht der inneren Organe des Neugeborenen
in g (nach Gundobin).**

Gehirn	389 (♂)—354,5 (♀)
Herz	17,24 (♂)—16,5 (♀)
Lungen	57 (r. 32; l. 25)
Leber	120—130
Bauchspeicheldrüse	2,63
Milz	7,2
Niere	11—12
Nebenniere	2,5
Hoden	0,2
Nebenhoden	0,12
Ovar	0,2
Schilddrüse	1,6 (Max. 2,8; Min. 1,3) (s. auch S. 275)
Thymus	11,7 (s. auch S. 263)

Größe der Körperoberfläche.

Aus der folgenden Gegenüberstellung von Ssytscheff ist ersichtlich, daß die Oberfläche des Körpers im Verhältnis zum Gewicht beim Neugeborenen, insbesondere beim Frühgeborenen, am größten ist und im Laufe des Wachstums stetig abnimmt. Die Kenntnis dieser Tatsache ist wichtig, um den bedeutenden Energiebedarf des jungen Säuglings zu verstehen, der mit der relativ großen Wärmeabgabe in Beziehung steht.

Alter	Gewicht	Größe der Körperoberfläche in qcm	Größe der Körperoberfläche pro kg Körpergewicht in qcm
4 Tage alte Frühgeburt. . . .	1505 g	1266,4	841,4
Neugeborenes	2097 „	1476	704
15 Tage	2980 „	2129	711
6 Monate	5138 „	2961	576,2
1 Jahr	9095 „	4800	527

B. Stoffwechsel und Verdauung.

Die chemische Zusammensetzung des Neugeborenen.

Die grob-chemische Zusammensetzung des Körpers nach der Geburt dürfte von der des einige Wochen oder Monate alten Kindes nicht wesentlich abweichen (Camerer). Camerer und Söldner untersuchten die Leichen von sechs Neugeborenen und erhielten nach den unter sich übereinstimmenden Einzelanalysen folgende Durchschnittswerte für ein Kind:

	Körpergewicht	Wasser	Fixa	Fett	Asche	Eiweiß	Extraktivstoffe
Absolute Werte	2820	2026	795	348	75	330	42
Auf 100 g Leibessubstanz kommen. . . .	—	71,8	28,2	12,3	2,7	11,7	1,5
Auf 100 g Trockensubstanz kommen. . . .	—	—	—	43,8	9,4	41,5	5,3

Elementare Zusammensetzung:

	C	H	N	O
Absolute Werte	449,6	67,15	55,8	147,45
Auf 100 g Leibessubstanz kommen . . .	15,9	2,38	1,98	5,36
Auf 100 g Trockensubstanz kommen . .	56,5	8,4	7,0	18,7

Der Körper des neugeborenen Kindes ist relativ reich an Wasser und Fett, dagegen ärmer an N-haltigen Substanzen und an Asche. Der relativ hohe Wassergehalt ist ein Residuum aus der Fetalzeit. Der Fetus ist nach den Untersuchungen Fehlings um so reicher an Wasser, je jünger er ist. Der Prozentgehalt des Körpers an Wasser nimmt unter gleichzeitiger Einlagerung fester Bestandteile von der 6. Woche bis zum neunten Monat des Embryonallebens von 97,54 auf 71,7 % ab. Der in diesen Zahlen zum Ausdruck kommende Austrocknungsprozeß dauert während des extrauterinen Lebens weiter an, so daß der Körper des Erwachsenen einen Wassergehalt von etwa 58,5 % aufweist. Der Aschengehalt zeigt demgegenüber ein Ansteigen.

Die Zusammensetzung der Asche ist vom vierten Schwangerschaftsmonat an im allgemeinen eine feststehende („Konstanz der relativen Aschenzusammensetzung des Fetus"). Nur das Kalzium wird in viel stärkerem Maße eingelagert (32—34 % der Gesamtasche im vierten Monat, 40 % beim reifen Kind); der Fetus hat dementsprechend einen sehr hohen Kalkbedarf.

Nach Hugouenenq ist während des letzten Drittels der Schwangerschaft auch die Aufnahme von Eisen eine äußerst rege. Er empfiehlt deshalb, der Mutter in den letzten Monaten der Gravidität eine kalk- und eisenreiche Nahrung zukommen zu lassen.

Über den Mineralbestand des Körpers bei der Geburt gibt Birk folgende Übersicht:

CO_2	= 1,16	CaO	= 40,68
Cl	= 4,54	K_2O	= 7,56
P_2O_5	= 36,26	Na_2O	= 5,96
SO_3	= 1,23	Fe_2O_3	= 0,40

Besonders eingehende Studien liegen über die Zusammensetzung des Fettes vor, welches beim Neugeborenen etwa die Hälfte der Trockensubstanz des Körpers bildet; letzterer besteht etwa zu 12 % aus Fett. Die Befunde sind deshalb von Interesse, weil zwischen der Beschaffenheit des Fettes und gewissen pathologischen Zuständen des Unterhautzellgewebes, welche in der ersten Lebenszeit vorkommen, vermutlich Beziehungen bestehen. Das Fett stellt im wesentlichen ein Gemenge von Triglyceriden der Palmitin- und Stearinsäure (feste Fettsäuren) und der Oleinsäure (flüssige Fettsäuren) dar; die flüchtigen Fettsäuren spielen ihnen gegenüber quantitativ eine untergeordnete Rolle. Die Verteilung der Fettarten ist nun beim Erwachsenen und beim Kind eine verschiedene. Langer fand

	beim Erwachsenen	beim Kind
Oleinsäure	89,8 %	67,75 %
Palmitinsäure	8,16 „	28,97 „
Stearinsäure	2,04 „	3,28 „

Diese Untersuchungen, welche eine relative Armut des kindlichen Fettes an Oleinsäure ergeben hatten, wurden von Knöpfelmacher insofern erweitert, als er auch innerhalb des Säuglingsalters vergleichende Untersuchungen anstellte. Er fand:

beim Neugeborenen	44,49 % flüssige Fettsäuren		
„ 10 monatlichen Kind	61,09 „	„	„
„ 12 „ „	70,77 „	„	„

Der Gehalt an Ölsäure nimmt mit zunehmendem Alter des Säuglings zu, was sich in einem Ansteigen der anfangs niedrigen Jodzahl zu erkennen gibt (Knöpfelmacher und Lehndorff, Siegert, Thiemich, Jäckle, Engel, Dobatowkin). Sie beträgt beim Neugeborenen etwa 43—45, beim Erwachsenen 60—70.

Die chemische Zusammensetzung des Fettes bringt es mit sich, daß das Fett des Neugeborenen einen relativ hoch liegenden Erstarrungspunkt hat (38⁰), dessen Höhe mit zunehmendem Alter des Säuglings sinkt. Bemerkenswert ist ferner, daß das Fett des Neugeborenen je nach der Lokalisation verschieden zusammengesetzt ist, an der Fußsohle enthält es z. B. 67,28 % Ölsäure, nähert sich also diesbezüglich der Zusammensetzung des Fetts beim Erwachsenen.

Das Fett des Neugeborenen ist ferner durch einen relativ hohen Gehalt an flüchtigen Fettsäuren ausgezeichnet. Er beträgt nach Engel und Bode rund 3—5 % gegenüber 1½—2 % beim älteren Säugling; beim Erwachsenen findet man zuweilen beträchtlich niedrigere Werte. Durch die genannten Eigenschaften nimmt das Fett des Neugeborenen den Charakter des Milchfettes an. Engel und Bode, welche auf dieses Verhalten hinweisen, führen es auf die Wirkung eines von der Mutter gelieferten Körpers (vom Charakter der Hormone) zurück, welcher ebenso wie für die Milch, so auch für den Fötus das zugeführte Material zur Fettbildung charakteristisch umforme. Nach der Geburt setzt sich der Einfluß fort, so daß sich jetzt ohne ersichtliche Mitwirkung von alimentären Einflüssen das menschliche Normalfett entwickeln kann. Den Milchfettcharakter verliert das Säuglingsfett innerhalb einer noch nicht näher bekannten Zeit, sicher bis zum Ende des ersten Lebensjahrs

Die Stoffwechselvorgänge während der Neugeborenen-Periode.

Unsere Kenntnisse über die Stoffwechselvorgänge im Organismus des Neugeborenen gründen sich im wesentlichen auf die Ergebnisse der Harnuntersuchungen, welche insbesondere bezüglich der N-haltigen Substanzen mancherlei Besonderheiten aufweisen. Stoffwechselversuche, welche sowohl Einnahmen wie Ausgaben berücksichtigen, liegen bisher nur in geringer Zahl vor. Die technischen Schwierigkeiten solcher Versuche sind während der ersten Lebenswoche besonders groß, da hier, abgesehen von den Schwierigkeiten, die sich aus der quantitativen Gewinnung der Ausscheidungen ergeben, auch die Beschaffung des für die Bestimmung der Einnahmen notwendigen Analysenmaterials (Kolostralmilch) in entsprechender Menge auf mancherlei Hindernisse stößt. Wenn man reife Frauenmilch verfüttert, so entspricht dies, streng genommen, nicht mehr den physiologischen Verhältnissen. Birk ging deshalb in der Weise vor, daß er das Kind an der einen Brust der Mutter trinken ließ, während er die andere durch Abdrücken ad maximum entleerte und ihr Sekret zur Analyse verwendete.

N-Stoffwechsel.

Orgler hat die Ansicht ausgesprochen, daß Säuglinge in den ersten 14 Lebenstagen am meisten Stickstoff retinieren und den höchsten Nutzungswert zeigen; er beträgt nach seiner Berechnung etwa 78,3 % des zugeführten N gegenüber einem Nutzungswert von 40,8 im zweiten bis dritten und 23,1 im fünften Monat. Langstein und Niemann, welche zum erstenmal exakte Stoffwechselversuche an neugeborenen Kindern ausführten, kamen jedoch zu einem andern Resultat. Sie fanden bei drei normalen Kindern während der ersten Lebenstage negative Stickstoffbilanzen. Die Ernährung bestand in abgespritzter Frauenmilch und setzte am zweiten Lebenstag ein. Dabei dauerten die negativen N-Bilanzen in einem Fall fünf, im zweiten drei, im dritten bloß zwei Tage; doch traten im letzten Fall, während die Bilanz in den beiden ersten Fällen in der Folgezeit positiv blieb, nach drei Tagen neuerlich negative Werte auf, welche bis zum 8. Tag anhielten. Auch Birk erhielt in einem analogen Versuch während vier Versuchstagen eine negative Bilanz. Hingegen verlief dieselbe bei zwei Kindern, welche an der Brust, also mit Kolostralmilch, ernährt wurden, von dem Tage an, wo dem Kind überhaupt Nahrung zugeführt wurde, (2. und 3. Tag) positiv, obzwar in einem Fall die Laktation ganz ungenügend in Gang kam, das Kind schlecht trank und sein Gewicht dauernd abnahm. Auch bei Ernährung mit Kuhmilch (½-Milch) erhielt Birk eine positive N-Bilanz.

Obzwar demnach bei der physiologischen Ernährung mit Kolostrum die Bilanz positiv verläuft oder doch verlaufen kann, ist nach den übereinstimmenden Ergebnissen vieler Untersuchungen die Menge des während der ersten Lebenstage ausgeschiedenen Stickstoffs, absolut betrachtet, eine sehr große (Vogt, Langstein und Niemann, Weigert und Steinitz, Simon, Birk usw.). Die durchschnittliche N-Ausscheidung während der ersten Woche veranschaulicht folgende Übersicht von Gundobin-Kotscharowski:

1. Tag	131,17 mg	=	7,83 %
2. „	213,97 „	=	6,85 „
3. „	272,87 „	=	3,26 „
4. „	304,42 „	=	1,91 „
5. „	425,60 „	=	2,08 „
6. „	423,52 „	=	1,72 „

Es nimmt somit die absolute Stickstoffmenge mit jedem Tag zu, während der N-Gehalt des Harns, nach Prozenten gerechnet, entsprechend der Zunahme der Harnmenge sinkt.

Birk bestimmte bei einer Reihe von Kindern, welche mit Kolostralmilch ernährt wurden, den Ges.-N im Urin während der ersten 6—7 Lebenstage; er betrug pro Tag berechnet 0,1481—0,3072 g. „Vergleicht man diese Werte mit den in der Literatur zu findenden Angaben über den N-Gehalt des Urins bei älteren Säuglingen, so ergibt sich folgendes: Beim neugeborenen Kind ist die N-Ausscheidung zunächst sehr hoch, sinkt im Verlauf der ersten Lebenswoche etwa um die Hälfte, steigt dann von neuem an, diesmal aber parallel mit dem Nahrung-N. Am 40. Lebenstag etwa ist die Menge des im Urin ausgeschiedenen N wieder so hoch wie gleich nach der Geburt." Faßt man die Veränderungen der N-Ausscheidungen an den einzelnen Lebenstagen näher ins Auge, so ergibt sich, daß die Werte im Harn am ersten Lebenstag meist noch beträchtlich niedriger sind wie an den folgenden Tagen, daß etwa bis um die Mitte der ersten Woche ein Ansteigen und dann wieder ein allmähliches Absinken der Zahlen zu konstatieren ist. So steigt in einem Falle Birks der N-Gehalt des Harns während der ersten drei Lebenstage von 70 über 336 auf 392 und sinkt am 5. Tag auf 357 mg; in einem Falle von Langstein-Niemann beträgt er am 1. Tag 69 mg, steigt am 5. Tag bis 331 und beträgt am 9. Tag 135 mg.

Wenn man sich über die Ursachen der hohen N-Ausscheidung informieren will, so muß man die N-Verteilung im Harn näher ins Auge fassen. Die Befunde über den Harnstoffgehalt des Neugeborenenharns, welche in der älteren Literatur in ziemlich großer Menge vorliegen, haben deshalb keinen sehr großen Wert, weil sie meist nur die absoluten Mengen berücksichtigen, ohne die Relation zum Gesamt-N festzustellen. Nach Hofmeier erfährt die Harnstoffbildung in den ersten Tagen eine starke Steigerung, so daß am 4. Tage mehr als das Vierfache des am 1. und ungefähr das Doppelte des am 8.—9. Tage ausgeschiedenen Harnstoffs im Urin enthalten ist. Schiffs und Reusings Befunde, welche sich auf insgesamt fast 50 Fälle erstrecken, haben jedoch ergeben, daß dieses Verhalten durchaus nicht der Regel entspricht. Berechnet man die absoluten Mengen des im Verlauf von 24 Stunden ausgeschiedenen Harnstoffs, so ergeben sich folgende Mittelwerte (mg):

	p. p.	1.	2.	3.	4.	5.	6.	7.	8.	9.	10. Tag
Reusing	20	60	260	520	500	780	780	810			
Schiff	—	115	420	458	590	596	638	664	715	872	783
Kotscharowski Max. . .	—	617	712	783	763	1114	1160	—	—	—	—
„ Min. . .	—	42	139	255	265	380	432	—	—	—	—
„ Durchschn. . .	—	187	338	465	497	711	740	—	—	—	—

Das Verhältnis des N des Harnstoffs zum Ges.-N des Harns stellt sich nach Kotscharowski folgendermaßen dar:

N	1. Tag	2.	3.	4.	5.	6.
Gesamt-N	131,17	213,97	272,87	304,42	425,60	423,52
N des Harnstoffs	87,44	157,70	216,35	232,13	331,60	345,37
Verh. d. Gesamt-N zum N d. Harnstoffs	$\frac{1}{0,736}$	$\frac{1}{0,736}$	$\frac{1}{0,793}$	$\frac{1}{0,762}$	$\frac{1}{0,779}$	$\frac{1}{0,817}$

Der Harnstoffkoeffizient steigt demnach innerhalb der 1. Woche von ca. 73% auf 81%. Ein wesentlicher Unterschied gegenüber dem gesunden älteren Säugling liegt in dieser Hinsicht nicht vor. Nach L. F. Meyer und Rietschel beträgt der Harnstoffkoeffizient bei demselben 60—80%. Mag der untere Grenzwert, wie Vogt meint, auch etwas zu niedrig angegeben sein, so dürfen Werte von etwa 75% auch beim älteren Säugling als normal betrachtet werden.

Während die Menge des ausgeschiedenen Harnstoffs ansteigt, bleibt nach Reusing die Menge der ausgeschiedenen Harnsäure mit Ausnahme des 3. Tages nahezu stationär, auf jeden Fall zeigt sie keine ausgesprochen progressive Zunahme; Reusing glaubt, daß die ziemlich unvermittelte Zunahme der Harnsäureausscheidung, die er am 3. Tage fand, darauf zurückzuführen sei, daß ein Teil der bereits in den ersten Lebenstagen gebildeten Harnsäure infolge Flüssigkeitsmangel nicht sofort, sondern erst am 3. Tage zur Ausscheidung kommt. Die absoluten in 24 Stunden ausgeschiedenen Harnsäuremengen betragen im Durchschnitt von 6 Fällen in mg:

1.	2.	3.	4.	5.	6.	7. Tag
41,0	41,1	83,0	39,5	56,6	46,3	37,3

Nach Sjöqvist ist die Harnsäureausscheidung vor und insbesondere während der sog. Infarktperiode, d. i. in den Versuchen des genannten Autors im Harn der zweiten Hälfte des 1. und in dem des 2. Tages, eine sehr hohe und bleibt während der ersten Woche auch nach der Infarktperiode auf einem höheren Niveau als beim Erwachsenen. Das Verhältnis von Harnsäure zu Harnstoff beträgt:

vor dem Infarkt: 1 : 6,77

während des Infarkts: 1 : 6,42

nach dem Infarkt: 1 : 17,1.

Reusing erhielt für das Verhältnis $\overset{-}{Ur} : \overset{+}{Ur}$ folgende Zahlen:

Am 1. Tag = 1 : 1,5

„ 2. „ = 1 : 6,5

„ 3. „ = 1 : 6,5

„ 4. „ = 1 : 12,8

„ 5. „ = 1 : 13,9

„ 6. „ = 1 : 17,1

„ 7. „ = 1 : 21,9

Mit diesen Befunden der älteren Literatur stimmen auch die neueren Untersuchungsergebnisse von O. M. Schloß und Crawford überein. Sie fanden die Harnsäureausscheidung der Neugeborenen sowohl absolut wie relativ ziemlich hoch, und zwar insbesondere während der drei ersten Lebenstage; von da an nimmt sie ab.

Niemann erhob folgende Befunde:

Tag:	1.	2.	3.	4.	5.	6.	7.	8.	9.	10.
$\overset{-}{Ur}$	Spuren	20,21	79,67	99,07	57,53	44,56	22,23	29,70	40,50	32,70 mg
	—	0,09	0,15	0,08	0,04	0,04	0,02	0,03	0,04	0,03 %
Purin-Basen	Spuren	1,73	52,92	6,83	2,50	6,81	4,56		Spuren	

In diesem Fall war also die Ausscheidung der Harnsäure am 3.—4. Tag am höchsten, um dann allmählich auf niedrigere Werte abzusinken. Am 3. und 4. Tag zeigte sich dabei gleichzeitig eine sehr hohe Konzentration des Urins an Harnsäure (0,1%). Vom 5. Tag beginnt die $\overset{-}{Ur}$-Ausscheidung sich auf ein annähernd konstantes Niveau von 30—40 mg täglich einzustellen, obwohl auch später noch Schwankungen bemerkbar sind.

Nach Gundobin ist in den ersten vier Lebenstagen der Harnsäuregehalt ziemlich starken Schwankungen unterworfen; nach Prozenten gerechnet, vermindert er sich aber im Laufe der ersten 6 Tage konstant. „Der Harn des Neugeborenen enthält sowohl absolut wie auch prozentuell 2—3 mal soviel Harnsäure als der von Kindern im späteren Säuglingsalter.“ Über das Verhältnis der Harnsäure zum Gesamt-N und zum Harnstoff ergeben sich nach Kotscharowski folgende Werte:

Verhältnis

Tage	des Gesamt-N zum N der Harnsäure	des N des Harnstoffs zum N der Harnsäure	der Harnsäure zum Harnstoff
1.	1 : 0,060	1 : 0,090	1 : 7,9
2.	1 : 0,059	1 : 0,089	1 : 8,0
3.	1 : 0,043	1 : 0,058	1 : 12,2
4.	1 : 0,041	1 : 0,055	1 : 12,9
5.	1 : 0,029	1 : 0,038	1 : 18,8
6.	1 : 0,029	1 : 0,037	1 : 19,3
7.	1 : 0,012	1 : 0,014	1 : 50,2

Birk, welcher bei einer größeren Reihe von Kindern der ersten Lebenswoche den Harnsäuregehalt des Harns bestimmte, um sich über den Einfluß der Nahrung und des Abnabelungstermins auf jenen zu orientieren, erhielt folgende Zahlen (mg):

	1.	2.	3.	4.	5.	6.	7.	8.	9. Tag
1.	—	—	17,37	9,4	11,9	16,1	—	—	—
2.	15,3	16,9	20,3	18,2	35,4	—	—	—	—
3.	7,7	—	—	5,2	7,7	—	—	11,9	—
4.	10,5	28,7	—	47,7	22,4	22,4	18,4	—	—
5.	23,25	15,7	64,0	14,8	14,0	—	—	—	—
6.	—	—	12,0	—	—	—	25,4	14,9	55,6
7.	6,0	8,0	39,2	36,3	36,7	37,1	—	—	—
8.	106,0	43,4	25,8	26,9	35,4	21,1	—	—	—
9.	74,9	20,7	45,5	27,5	11,5	—	—	—	—
10.	22,0	—	11,0	40,0	23,3	16,1	—	—	—

Wie man aus dieser Zusammenstellung ersieht, schwanken die Werte innerhalb ziemlich weiter Grenzen, ohne daß die Schwankungen zeitlich ein gesetzmäßiges Verhalten erkennen lassen. Nach Birks Berechnungen liegen auch die für die erste Woche sich ergebenden Durchschnittswerte der täglich ausgeschiedenen Harnsäuremenge recht verschieden hoch.

Auch aus Simons Befunden, welche die Relation des Harnsäure-N zum Gesamt-N wiedergeben, läßt sich kaum ein gesetzmäßiges Verhalten entnehmen. Die von ihm erhobenen Werte für die ersten 9 Tage bewegen sich zwischen 1,0 und 3,3, nur in einem Fall findet sich am 2. Lebenstag der relativ hohe Wert von 9,9, welcher bis zum 6. Lebenstag auf 4,5 absinkt.

Über die Ausscheidung von Purinbasen im Harn des Neugeborenen liegt ein Versuchsergebnis von Niemann vor (siehe Tab. S. 14). Er fand einen täglichen Durchschnittswert von 2—7 mg und, parallel der hohen Harnsäureausscheidung, am 3. und 4. Tag auch einen außerordentlich hohen Basenwert. Im Gegensatz hierzu konnte Birk bei täglichen Untersuchungen des Harns in keinem Fall Purinbasen nachweisen. Er erhielt erst bei der Untersuchung größerer Mengen Sammelharns von 5—7 Tagen ein positives Resultat; die von ihm in 9 Fällen ermittelten täglichen Durchschnittswerte schwanken zwischen 0,19 und 0,76 mg. Er schließt daraus, daß der Wert der täglichen Purinbasenausscheidung ein so geringer ist, daß man eigentlich nur von Spuren sprechen könne.

Die Ammoniakausscheidung fand Sjöqvist im Harn des Neugeborenen ziemlich hoch. Mit seinen Befunden stimmen die Ergebnisse einiger Untersuchungen von Keller an fünf gesunden, 1—10 Tage alten Kindern gut überein: die Menge des Ammoniak betrug 9,5—12,5 % des Gesamt-N. Nach Simon ist die Ammoniakausscheidung in den ersten Tagen ziemlich gering, steigt aber bald an und erreicht am Schluß der 1. Woche ziemlich hohe Werte. Verf. kam zu analogen Resultaten.

Auch der Aminosäuren-N weist, verglichen mit denen des Erwachsenen, ziemlich hohe Werte auf. Simon fand ihn während der ersten 3 Lebenstage = 5—8 %; dann steigen in seinen Fällen die Werte bis auf 10—12 % am 7.—8. Tag. Verf. erhielt bei der Analyse von Mischharnen der ersten Lebenswoche folgende Werte:

	NH$_3$-N	Aminosäuren-N
1. Tag	6,4	7,1
2. „	5,8	8,0
3. „	8,5	11,1
4. „	10,6	7,8
5. „	12,6	4,6
6. „	10,2	2,5
7. „	11,8	3,4
8. u. 9. Tag	9,3	2,1

Die hohen Werte für den Aminosäuren-N fallen hier auf die ersten 4 Tage; in der 2. Hälfte der 1. Woche nähern sie sich jenen Zahlen, welche Hadlich und Großer bei älteren gesunden Brustkindern gefunden haben (2—5 %).

Der sog. Reststickstoff weist je nach der zur Ausfällung des Harnstoffs verwendeten Methode verschiedene Werte auf. Vogt fand ziemlich hohe Zahlen, aber nicht nur bei Neugeborenen, sondern überhaupt bei mit Frauenmilch ernährten Kindern. Auch Simon konnte für den Reststickstoff hohe Zahlen feststellen, doch sinken dieselben in seinen Versuchen während der 1. Woche parallel mit dem Gesamt-N bis zum 7.—8. Tag beträchtlich ab. Simon fand weiter, daß trotz der Größe der Aminosäurenausscheidung doch noch der größere Teil des Rest-N in der 1. Lebenswoche ungedeckt bleibt. Ein Teil desselben wird von der Oxyproteinsäure eingenommen, welche Simon bei allen seinen mit Frauenmilch ernährten Neugeborenen, aber auch bei älteren gesunden Säuglingen bis zu 10 % und mehr (des Gesamt-N) nachweisen konnte. Da der Erwachsene nur 3—5 % Oxyproteinsäuren ausscheidet, ergibt sich, daß der Säugling ungefähr auf das Doppelte kommt; das ist aber nur für den Säugling und nicht speziell für das Neugeborene charakteristisch. Hingegen konnte Simon feststellen, daß das neugeborene Kind während der ersten Lebenstage Polypeptide in großer Menge ungespalten ausscheidet. Er fand in zwei Fällen

$$\begin{array}{llll}
\text{im Harn des} & 1.—3. & \text{Tages} & 20;\ 18,0\,\% \\
\text{,,} \quad \text{,,} \quad \text{,,} & 4.\,\text{u.}\,5. & \text{Tages} & 19,3;\ 12,8\,\% \\
\text{,,} \quad \text{,,} \quad \text{,,} & 6.\,\text{u.}\,7. & \text{Tages} & 14,9;\ 17,0\,\% \\
\text{,,} \quad \text{,,} \quad \text{,,} & 8. & \text{Tages} & 13,6;\ 13,9\,\%
\end{array}$$

Andere N-haltige Bestandteile spielen im Harn des Neugeborenen, wenigstens quantitativ, eine untergeordnete Rolle. Allantoin fehlt oder kommt höchstens in geringen Spuren vor (Schittenhelm und Wiener, Simon). Ältere positive Befunde (Prout) dürften auf Unverläßlichkeiten der Methode zurückzuführen sein. Kreatinin wurde bei Untersuchung der 24 stündigen Harnmenge mehrerer Säuglinge im Alter von 7—14 Tagen von Amberg und Morill in Mengen von 2,56—3,6 % des Gesamt-N nachgewiesen. Glykokoll (Aminoessigsäure) konnte Verf. in Mischharnen der 1. Lebenswoche an jedem Lebenstag nachweisen.

Salzstoffwechsel.

Unsere Kenntnisse über den Mineralumsatz während der Neugeborenen-Periode sind noch sehr dürftige. Es liegen nur drei Stoffwechselversuche von Birk vor, und zwar bei je einem mit Kolostrum, fertiger Frauenmilch und Kuhmilch ernährtem Kinde.

Beim Kolostrumversuch ergab sich eine ausgesprochene Neigung zur Retention. Die Bilanz verlief während der Zeit der physiologischen Gewichtsabnahme durchwegs positiv. Es wurden von den eingeführten Aschebestandteilen retiniert:

Gesamtasche selbst	= 56,4 %
Kalk	= 72,5 „
Magnesium	= 70,1 „
Kalium	= 62,9 „
Natrium	= 45,4 „
Phosphor	= 79,3 „

Dabei ist bemerkenswert, daß die Retention der P_2O_5 und des Ca, also der das Skelett aufbauenden Substanzen, am höchsten ist. Aber auch die Retention der Alkalien ist eine hohe.

Auch beim künstlich ernährten Kind verlief die Bilanz positiv und war die Retention nur um weniges schlechter als im Kolostrumversuch. Am ungünstigsten lagen die Verhältnisse bei Ernährung mit fertiger Frauenmilch; hier finden sich negative Bilanzen, wohl durch nichts anderes bedingt als durch den Mangel an angebotenem Material. Es sei übrigens schon an dieser Stelle hervorgehoben, daß aus diesen theoretisch gewiß sehr interessanten Versuchen nicht etwa der Schluß gezogen werden darf, daß die künstliche Ernährung beim Neugeborenen der Ernährung mit reifer Frauenmilch (Ammenmilch) vorzuziehen sei.

Eine besondere Beachtung gebührt den Verhältnissen der Phosphorausscheidung wegen der Beziehungen zwischen P- und N-, insbesondere Harnsäurestoffwechsel. In den ersten Harnportionen ist der Phosphorgehalt ein niedriger. In einem Versuche W. Heubners betrug er 0,0018 % P (= 0,004 P_2O_5); der Phosphorgehalt des Harns war fast derselbe wie der des Fruchtwassers. Man darf daraus den Schluß ziehen, daß der am 1. Lebenstag ausgeschiedene P nicht von einem Zerfall P-haltiger Gewebe herrührt, sondern dem physiologischen Gehalt der Körperflüssigkeiten an löslichen Phosphaten entspricht. Langstein und Niemann, welche den P-Gehalt des Harns an den folgenden Lebenstagen untersuchten, konnten jedoch nachweisen, daß die Phosphorwerte vom 2. Tag an allmählich ansteigen; nach dem 7.—9. Tag beginnen sie wieder abzusinken, doch werden auch am zwölften Tag die geringen Werte von 10—20 mg, die Moll für das gesunde Brustkind gefunden hat, noch nicht erreicht. Die Beobachtungen stimmen in dieser Hinsicht mit denen Michels überein, der bei Kindern zwischen dem 5. und 11. Lebenstag ebenfalls höhere P-Werte fand (22—29 mg). Die höchsten Werte, welche Langstein und Niemann bei gesunden Kindern innerhalb der 1. Lebenswoche fanden, betrugen 120—138 mg. Auch O. M. Schloß und Crawford fanden die P-Ausscheidung während der ersten 3 Lebenstage hoch; dann folgte ein starker Abfall. Nur Kotscharowski gibt an, daß die durchschnittliche Menge der in 24 Stunden ausgeschiedenen P-Säure beim Neugeborenen mit jedem Tag zunimmt.

Über den Chlorstoffwechsel in den ersten Lebenstagen liegen keine Untersuchungen vor, welche die Bilanz berücksichtigen. Aus dem Chlorgehalt des Harns allein lassen sich wenig Schlüsse ziehen. Gundobin führt Chloranalysen von Schiff, Kotscharowski und Gein an, nach welchen die Menge des in den ersten 3—4 Lebenstagen ausgeschiedenen Chlors nur wenig differierte, während die Menge des in demselben Zeitraum eingeführten NaCl bedeutend zugenommen hatte. Er sieht in diesem Verhalten eine gewisse Analogie zu dem Chlorstoffwechsel des hungernden Erwachsenen.

Kotscharowski hat auch Schwefelsäurebestimmungen ausgeführt. Er fand, daß die täglich ausgeschiedene Schwefelsäuremenge während der ersten 6 Tage von 7,14 auf 24,75 mg ansteigt; der ältere Säugling zeigt nicht wesentlich höhere Werte.

Respirationsstoffwechsel.

Birk und Edelstein haben ein neugeborenes Kind während der ganzen Zeit der physiologischen Gewichtsabnahme im Voit-Pettenkofferschen Respirationsapparat untersucht. Das Kind wurde künstlich (mit ½-Milch) ernährt. In der folgenden Tabelle sind die in Betracht kommenden Faktoren zusammengestellt:

Versuchstage	Nahrungs-zufuhr	Persp. insens.		Auswurfstoffe			Gew.
		CO_2	H_2O	Mekonium g	Urin g	Summe	g
Erste 12 Stunden	—	28,74	44,12	8,96	14,0	22,96	— 126
2. Tag	57,58	44,25	89,57	3,25	13,1	16,35	— 70
3. Tag	229,09	45,12	153,50	39,83	14,3		+ 30

Die Verfasser berechnen aus ihren Versuchsergebnissen, daß etwa 0,22 g C aus Eiweiß, 7,87 g C aus Fett oder Kohlehydraten stammen müssen, und daß während der Versuchsperiode etwa 0,43 g Eiweiß und 10,2 g Fett verbrannt worden sein dürften. Der Hauptanteil der dem Körper verloren gehenden Substanzen entfällt auf das von der Haut und den Lungen abgegebene Wasser.

Camerer berechnet für die ersten 3 Lebenstage einen Verlust von etwa 20 g C, wofür beiläufig 25 g Körperfett zersetzt würden. Er stützt sich bei dieser Berechnung auf eine Beobachtung von Camerer sen. an einem gesunden Brustkind, dessen Ergebnis aus der folgenden Tabelle ersichtlich ist:

Tag	Nahrung an Milch	Verluste Urin	Kot	Persp. insens.	Summe der Verluste	Gewicht
1.	10 g	48 g	51 g	98 g	197 g	— 187
2.	91 „	53 „	26 „	79 „	158 „	— 67
3.	247 „	172 „	3 „	85 „	260 „	— 13
4.	337 „	226 „	3 „	92 „	321 „	÷ 16

Wesentlich niedrigere Zahlen für die Perspiratio insensibilis erhielt Cramer. Er ist der Ansicht, daß „die gasförmigen Ausscheidungen beim Neugeborenen infolge der geringeren Intensität seines Stoffwechsels und der Reflexe und infolge seiner Wasserarmut absolut und relativ erheblich geringer sind als beim älteren Säugling".

Scherer ist der Ansicht, daß die Intensität des respiratorischen Gaswechsels beim Neugeborenen weit bedeutender ist als beim erwachsenen Menschen.

$$\text{beim Kind:} \qquad \frac{CO_2}{O_2} = \frac{330}{470} = 0,702$$

$$\text{beim Erwachsenen:} \qquad \frac{CO_2}{O_2} = \frac{216}{243} = 0,89.$$

Scherer zieht folgende Schlüsse: Der relativ niedrige respiratorische Quotient steht mit dem bedeutenden O-Verbrauch des neugeborenen Kindes in Zusammenhang. Bei niedriger Temperatur der Umgebung ist der Gaswechsel noch reger und der O-Verbrauch besonders erhöht, so daß der respiratorische Quotient im Durchschnitt auf 0,582 sinkt. Der Gaswechsel sinkt in den ersten Stunden nach der Geburt etwas; von der neunten Stunde beginnt er bis zur ersten Hälfte des zweiten Tages schnell zu steigen, und von nun an ist ein beständiges, aber mehr allmähliches Steigen des Gaswechsels zu konstatieren.

Nach Babák ist die Steigerung des Gaswechsels in den ersten Tagen nach der Geburt als „Zeichen einer ausgiebigen Tätigkeit der chemischen Wärmeregulation aufzufassen, welche aber ausbleibt oder früher oder später zurücktritt, je nachdem gleich nach der Geburt oder etwas später die physikalische Wärmeregulation ihre Tätigkeit entwickelt".

Wenn man versucht, sich nach den Untersuchungsergebnissen ein ungefähres Bild von den Besonderheiten der Stoffwechselvorgänge im Organismus des neugeborenen Kindes zu machen, so ergibt sich etwa folgendes: der Organismus gibt während der ersten Lebenstage beträchtliche Mengen Wasser ab, welche — mögen sie, absolut betrachtet, größer oder geringer sein wie beim älteren Säugling — infolge der geringen Flüssigkeitszufuhr vorläufig nicht wieder ersetzt werden. Es findet während dieser Zeit aber auch eine Einschmelzung fester Körperbestandteile statt. In dieser Hinsicht dürften die N-freien Substanzen, insbesondere das Fett, quantitativ die erste Stelle einnehmen. Diese Vorgänge sind wohl lediglich als eine

Folge der noch mangelhaften Nahrungszufuhr zu betrachten, aber deswegen natürlich nicht als krankhaft aufzufassen; es sind eben Reserven da, um den Organismus während der ersten Tage mit genügendem Brennmaterial zu versehen. Weniger klar liegen die Verhältnisse bei den N-haltigen Substanzen. Die Zahlen des ausgeschiedenen Gesamt-N und mit ihm des Harnstoff-N liegen während der ersten Tage auffallend hoch. Czerny und Keller erklären auch diese Erscheinung nur durch die unzureichende Nahrungszufuhr, welche es mit sich bringe, daß der Körper gezwungen werde, Material vom eigenen Körper zu verbrennen. „Bei dem Reichtum des Körpers an Fett wird dieser Bestandteil in erster Linie verbrannt und dadurch bei dem gesamten Stoffumsatz Eiweiß möglichst gespart. Infolgedessen ist die Gesamt-Stickstoffausscheidung in den ersten Tagen niedriger als dann, wenn Nahrung in hinreichender Menge zugeführt wird, um den Bedarf des Körpers zu decken. Dazu kommt noch, daß möglicherweise infolge unzureichender Wasserzufuhr und -Ausfuhr in den ersten Tagen eine Retention der Endprodukte des Stoffwechsels veranlaßt wird. Nach Ablauf der ersten Tage, die gewissermaßen eine Periode des Hungers, zum mindesten unzureichender Ernährung darstellen, kommt es beim Neugeborenen ebenso wie beim Erwachsenen nach einer Hungerperiode zu einem allmählichen Ansteigen der Stickstoffausscheidung, bis sich der Körper auf die Größe der Stickstoffzufuhr eingestellt hat. Am deutlichsten treten alle diese Eigentümlichkeiten des Stoffwechsels bei den Kindern hervor, die von den eigenen Müttern gestillt werden. Sie fehlen aber auch nicht bei den Säuglingen, die Ammenmilch oder Kuhmilch als Nahrung erhalten."

Die eigentümliche Verteilung der stickstoffhaltigen Substanzen des Harns mit dem relativ hohen Wert des Rest-N stünde mit der Auffassung, daß auch der Zerfall von Eiweißsubstanzen nur eine Folge des Hungerzustandes sei, nicht in Widerspruch. Nun haben aber die Stoffwechselversuche ergeben, daß die N-Bilanzen von den ersten zwei Tagen abgesehen, bei der physiologischen Ernährung an der Mutterbrust keineswegs negativ sein müssen, daß man also kaum berechtigt ist, für die Zeit der hohen N-Ausscheidungswerte einen „Eiweißhunger" anzunehmen. Trotzdem finden wir nicht nur im allgemeinen eine ziemlich hohe N-Ausscheidung, sondern auch eine solche von unvollständigen Eiweißabbauprodukten, welche darauf hinzuweisen scheinen, daß während der ersten Lebenstage ein Gewebszerfall ganz eigentümlicher Art stattfindet, welcher von der Nahrungsaufnahme bis zu einem gewissen Grad unabhängig ist. Auch die hohe Phosphorausscheidung während der ersten Lebenswoche spricht mit großer Wahrscheinlichkeit dafür, daß ein Zerfall von Körpergewebe vor sich geht, der von den im Verlauf der Inanition eintretenden Veränderungen wesentlich verschieden ist (Langstein und Niemann). Die Unvollständigkeit des Eiweißabbaues erklärt Simon durch eine relative Armut des Körpers an Fermenten, infolge welcher der Organismus den Eiweißspaltungsprodukten, welche seinen Stoffwechsel überschwemmen, nicht gewachsen ist. Eine relative Insuffizienz der Leberfunktion mag dabei ebenfalls von Bedeutung sein. Möglicherweise spielen beim Gewebszerfall auch toxische Agenzien eine Rolle, welche zur Zeit der Geburt von der Mutter auf das Kind übergehen (Schwangerschaftstoxine). Wir befinden uns bezüglich des Wesens und der Bedeutung einer solchen Stoffzerfallsperiode am Beginn des extrauterinen Lebens noch ganz auf dem Boden der Hypothese. Vielleicht liegt aber gerade in diesen uns derzeit noch dunklen Stoffwechselvorgängen der Schlüssel für die Erklärung mancher ätiologisch unklarer Krankheitszustände der ersten Lebenstage.

Eine besondere Bedeutung kommt dem Harnsäure- und Purinstoffwechsel zu. Wie aus der Mehrzahl der früher angeführten Analysen hervorgeht, ist die Menge der im Laufe der ersten Lebenswoche ausgeschiedenen Harnsäure eine ziemlich reichliche; wenn die Versuchsergebnisse nicht in allen Punkten übereinstimmen, so hat dies vielleicht darin seine Ursache, daß die Ausscheidung ungleichmäßig erfolgt. Die Harnsäurebildung darf man beim Neugeborenen mit größter Wahrscheinlichkeit als eine relativ reichliche bezeichnen. Da das Kolostrum ziemlich reich an Zellen ist, konnte man daran denken, daß es sich vielleicht um exogene, aus den Nukleinen der Nahrung stammende Harnsäure handeln könne. Nach Birks vergleichenden Untersuchungen bei Kolostrum-, Frauen- und Kuhmilchernährung darf man jedoch annehmen, daß die Nahrung auf die Menge der vom neugeborenen Kind ausgeschiedenen Harnsäure keinen oder einen nur sehr geringen Einfluß hat. Es muß sich also um endogene Harnsäure handeln. Der Parallelismus zwischen Harnsäure und P-Ausscheidung, welcher von einigen Autoren während der ersten Lebenstage festgestellt werden konnte, weist auf einen gemeinsamen Ursprung aus Zellkernen hin. Brugsch und Schittenhelm, welche selbst eine starke Anreicherung des Neugeborenenharns mit Harnsäure nachweisen konnten, bringen die Erscheinung mit dem Zerfall von Leukocyten zusammen, wie ihn Horbaczewski zur Erklärung des Harnsäureinfarktes angenommen hat. Bei dem Zellzerfall werden Kernsubstanzen frei, welche in ihren Nukleoproteiden die Muttersubstanz der Harnsäure, die Purinbasen, führen. Diese überschwemmen nun plötzlich den Organismus und es kommt so zu einer starken Steigerung der Harnsäurebildung und damit zur vermehrten Harnsäureausfuhr mit dem Urin. Die gelegentlich vorkommende Mehrausscheidung der Purinbasen erklärt Niemann durch einen unvollkommenen Abbau der Purine infolge überstürzten Umsatzes von Leukonukleinen.

Den Einfluß des Leukocytenzerfalls suchte Birk, wie schon Czerny und Keller anregen, in der Weise näher zu beleuchten, daß er die Harnsäureausscheidung bei früh und spät abgenabelten Kindern verglich; entsprechend der größeren Blutmenge, welche das spät abgenabelte Kind aus der Plazenta mitbekommt, ist auch die Menge der in den Körper überströmenden Leukocyten eine größere, woraus wiederum zu folgern wäre, daß bei ihrem Zerfall auch die Menge der ausgeschiedenen Harnsäure eine größere sein müsse. Birks Versuche ergaben jedoch kein eindeutiges Resultat.

Die vermehrte Harnsäureausscheidung wird meist mit dem sog. Harnsäureinfarkt in Zusammenhang gebracht. Mit diesem Namen bezeichnet man bekanntlich die Bildung eines roten Niederschlags im Bereich der Nierenpyramiden. Er besteht nach Flensburg aus dreifach harnsaurem Ammonium, nach Gundobin-Ssumzoff zum größeren Teil aus Harnsäure, zum kleineren aus harnsaurem Natron und oxalsaurem Kalzium; insgesamt besteht der Infarkt zu 96,3% aus organischen Stoffen. Czerny und Keller, welche die Genese des harnsauren Infarkts auf Grund einer erschöpfenden Darlegung der Literaturangaben eingehend erörtern, fixieren die etwa bis zum Jahre 1901 feststehenden Tatsachen mit folgenden Worten: „In den ersten Lebenstagen besteht eine Hyperleukocytose, die bei spät Abgenabelten höhere Grade als bei frühzeitig Abgenabelten erreicht. Der Gehalt des sauren Urins an Harnsäure während der Infarktperiode ist erheblich größer als zu irgend einer Zeit im späteren Leben. In den Harnkanälchen ist als Produkt der Zellsekretion in den Tubuli contorti eine hyalinartige Substanz vorhanden, die wie der Faden in einer konzentrierten Salzlösung wirkt und die harnsauren Salze auf sich sammelt. Die letzte Phase der Infarktbildung, soweit sich die Vorgänge in der Niere abspielen, wird uns dadurch verständlich, nämlich die Entstehung mehr oder weniger dicht mit Uraten besetzter organischer Formelemente. Wenn wir nun auch die vermehrte Harnsäureausscheidung direkt mit der bestehenden Hyperleukocytose in Zusammenhang bringen können — gleichgültig, ob die Harnsäure aus dem Zerfalle von Leukocyten hervorgeht oder als Stoffwechselprodukt derselben oder in irgend einer anderen Weise bei ihrer Neubildung entsteht — so würde uns dies höchstens erklären, warum beim Neugeborenen in den ersten Lebenstagen in reicher Menge Material zur Bildung von Harnsäure vorhanden ist. Aber es ist nicht klargestellt, warum es zu einer gesteigerten Ausscheidung von Harnsäure und zur Entstehung des typischen Harnsäureinfarkts kommt, einer Erscheinung, die wir beim erwachsenen Menschen niemals finden, obgleich unter pathologischen Verhältnissen sehr wohl die verschiedenen Momente zusammentreten können, die mit der Entstehung des Infarkts in Verbindung gebracht werden: Hyperleukocytose, vermehrte Harnsäureausscheidung, saure Reaktion des Harns und reichliche Sekretion eiweißartiger Substanz in der Niere."

Spiegelberg konnte zwar beim Hund nachweisen, daß ausgewachsene Tiere ein höheres Harnsäurezerstörungsvermögen zeigen als junge; bei Injektion von Natriumurat ins Blut von neugeborenen Tieren konnte Infarktbildung in der Niere erzielt werden, beim erwachsenen Tiere jedoch nicht. Beim Menschen scheint aber die urikolytische Fähigkeit auch schon in den ersten Lebenstagen voll entwickelt zu sein (Schittenhelm). Vielleicht handelt es sich um ein mangelhaftes Lösungsvermögen des Neugeborenenharns für Harnsäure. Die Versuchsergebnisse Spiegelbergs scheinen für eine solche Auffassung zu sprechen. Die Konzentration des Harns allein erklärt zwar das Ausfallen der Urate im Harn, aber nicht die Niederschlagsbildung in der Niere, da bei älteren Individuen unter analogen Verhältnissen niemals ein Niereninfarkt auftritt[1]).

Die Verhältnisse der Infarktbildung und der Harnsäureausscheidung beim Neugeborenen können noch nicht als völlig geklärt betrachtet werden. Wir dürfen jedoch auf Grund der vorliegenden Arbeiten als wahrscheinlich annehmen, daß beide Vorgänge miteinander in Beziehung stehen und auf einen Zellzerfall zurückzuführen sind. Je nach der Ausschwemmung der in der Niere niedergeschlagenen Urate sind die zeitlichen Ausscheidungsverhältnisse in den einzelnen Fällen verschieden.

Die seinerzeit von Virchow vertretene Ansicht, daß der Niereninfarkt nur bei solchen Kindern vorkomme, welche p.p. gelebt haben, hat sich als irrig erwiesen. Man hat ihn wiederholt, wenn auch seltener, auch in den Nieren totgeborener Kinder gefunden. Der Obduzent findet den Harnsäureinfarkt am häufigsten bei 2—5 Tage alten Kindern, doch kann sich seine Ausscheidung auch über Wochen hinziehen (Miller).

Die Harnsäureausschwemmung durch den Harn ist nicht nur chemisch nachweisbar, sondern äußert sich vor allem in der Entleerung eines trüben Urins, der oft schon unmittelbar nach dem Verlassen der Blase ein körniges, rötliches Sediment enthält. Man spricht deshalb von einem Niereninfarkt und einem Harninfarkt und versteht unter letzterem die mit dem Harn entleerten Uratmassen, die zuweilen als ziegelrotes Pulver in den Windeln sichtbar sind und sich bei mikroskopischer Untersuchung als ein teils amorpher, teils kristallinischer Niederschlag darstellen. Das Erscheinen des sog. Infarkturins muß als etwas durchaus physiologisches betrachtet werden, wenn man ihn auch in einzelnen Fällen vermißt. Den Niereninfarkt faßt Gundobin als patho-

---

[1]) Nachtrag bei der Korrektur. Diese Behauptung kann nicht in vollem Umfang aufrecht erhalten werden. Man hat auch in den Nieren älterer Personen Harnsäureinfarkte gefunden, insbesondere als Folge von Leukämie. Nach M. B. Schmidt („Über Harnsäureinfarkte nach Zellzerfall", Zentralbl. f. allg. Pathol. u. path. Anat.. 24. 1913. 407) entstehen sie hierbei durch den Untergang zirkulierender Leukocyten; der gesteigerte Abbau purinreichen Materials führt zu einer Vermehrung der Harnsäure im Blut und im Urin.

logische Erscheinung auf; es muß jedoch als sehr fraglich bezeichnet werden, ob hierzu eine Berechtigung vorliegt. Wenn man den Infarkt bei Sektionen nur in einem gewissen Prozentsatz der Fälle findet (39—42% der Lebendgeborenen), so kann dies darin seinen Grund haben, daß ein großer Teil der untersuchten Kinder vor der Infarktbildung zur Obduktion kommt.

Der Harn des neugeborenen Kindes.

Menge, Konzentration und Aussehen des Harns ist von der jeweiligen, innerhalb ziemlich weiter Grenzen schwankenden Flüssigkeitsaufnahme während der ersten Lebenstage abhängig. Auch das absolute Körpergewicht, der absolute und relative Wassergehalt des Körpers und die von der Flüssigkeitszufuhr unabhängige Wasserabgabe durch die Nieren sind von Bedeutung.

Über die Größe der 24stündigen Harnmengen gibt folgende Zusammenstellung von Reusing Aufschluß:

	Minimum	Maximum
nach der Geburt .	2 ccm	61 ccm
2. Tag	11 „	145 „
3. „	13,3 „	171 „
4. „	17,5 „	179 „
5. „	22,5 „	222 „
6. „	70 „	280 „
7. „	93 „	338 „
8. „	100 „	331 „

Die von verschiedenen Autoren gewonnenen Durchschnittszahlen gibt folgende Tabelle wieder:

	1.	2.	3.	4.	5.	6.	7.	8. Tag
Schiff	17,1	43,2	49,7	116,1	167,9	213,7	232,5	256,8
Reusing:								
a) Brustkinder . .	18,9	38,6	64,9	84,0	121,5	147,7	175,5	217,2
b) künstl. ernährte	28,8	59,7	111,4	153,8	198,9	237,7	278,7	371,0
Aronstamm . . .	5,8	25,2	37,4	62,0	90,5	108,6	—	—
Kotscharowski:								
a) v. d. Mutter ern.	9,6	27,4	68,7	127,7	171,6	215,3	—	—
b) auch v. anderen								
Frauen gestillt	63,5	65,8	96,5	193,0	224,0	283,5	—	—
Gein	16,8	29,7	49,0	93,8	131,0	205,8	—	—

Das Verhältnis der Harnmenge zur aufgenommenen Nahrung ist von der absoluten Menge der letzteren abhängig. Wenn die Flüssigkeitszufuhr eine geringe ist, so scheidet der wasserbedürftige Körper des Neugeborenen verhältnismäßig wenig Harn aus, ist die Menge der getrunkenen Flüssigkeit eine größere, wie dies gewöhnlich bei künstlicher Ernährung der Fall ist, sind nicht nur die absoluten Harnmengen größer, sondern auch der Prozentsatz der durch die Nieren ausgeschiedenen, mit der Milch zugeführten Flüssigkeit. So fand z. B. Cramer bei reichlicher Milchzufuhr vom 3.—6. Lebenstag 54—60 g Urin auf 100 g getrunkene Milch, Reusing innerhalb der ersten 4 Tage bei Brustkindern einen Prozentsatz von etwa 22—28, bei künstlich ernährten Kindern von 37—74, vom 5.—8. Tag bei ersteren einen Prozentsatz von 44—62, bei letzteren von 66—79.

Die Häufigkeit der Harnentleerungen bleibt in den ersten Lebenstagen hinter der im späteren Säuglingsalter erheblich zurück. Das Kind entleert oft unmittelbar nach der Geburt, auch während derselben, Harn. Während des ersten und gewöhnlich auch noch während des zweiten Lebenstages erfolgen die Entleerungen meist sehr selten, 1—2, höchstens 3—4 mal innerhalb 24 Stunden. Es kommt auch nicht so selten vor, daß ein Kind während des ersten Tages gar nicht uriniert, nach Kotscharowski sogar in 34% der Fälle; diese Anurie ist also klinisch nicht als beunruhigendes Symptom zu deuten. Wenn Schiff beobachtete, daß in einzelnen Fällen bis zum 4. Lebenstag kein Urin entleeert wurde, so handelte es sich hierbei wohl schon um Anomalien der Harnentleerung (s. S. 301). Vom 3.—4. Lebenstag an pflegt zugleich mit dem Einsetzen der größeren Trinkmengen die Zahl der Harnentleerungen rasch zu steigen, wenn sie auch noch immer seltener erfolgen wie beim älteren Säugling. In der zweiten Hälfte der ersten Woche findet man beim Umwickeln gewöhnlich schon vor jeder Mahlzeit die Windel durchnäßt; die Zahl der Entleerungen beträgt dann innerhalb 24 Stunden mindestens 6—8.

Das spezifische Gewicht des Harns beträgt am Ende des ersten Lebenstages 1006—1012, in der Zeit vom 2.—4. Tag gewöhnlich etwas mehr: 1008—1013; dann sinkt es allmählich zu der für den normalen Säugling charakteristischen niedrigen Konzentration von 1003—1004. Je nach der Größe der Trinkmengen und überhaupt der Flüssigkeitsaufnahme dauert die höhere Konzentration längere oder kürzere Zeit an.

Der unmittelbar oder in den ersten Stunden nach der Geburt entleerte Harn hat gewöhnlich eine ziemlich niedrige Konzentration, ist klar und farblos oder von lichtgelber Farbe. In der zweiten Hälfte des ersten Tages nimmt er meist schon das für die Periode der physiologischen Abnahme charakteristische Aussehen an. Er ist um diese Zeit ziemlich intensiv gelb, zuweilen geradezu bräunlichgelb gefärbt, und trübt sich nach kurzem Stehen. Diese Trübung rührt von den beim Auskühlen ausfallenden Uraten her, ist gewöhnlich ziemlich dicht und von hellgelber Farbe; in den abhängigen Partien des Sammelgefäßes findet man ein dunkler gelbes oder rötliches Sediment (Harninfarkt). Beim Erwärmen klärt sich der Harn und läßt seine Eigenfarbe erkennen. Während des 2. bis 4. Tages wird der Harn gewöhnlich schon in ausgesprochen trübem Zustand entleert. Vom 4. oder 5. Tag an wird, vorausgesetzt, daß das Kind genügend Flüssigkeit erhält, die Harnfarbe meist lichter, die Urattrübung verschwindet. Mit steigenden Trinkmengen nimmt der Urin allmählich die fast farblose, wäßrige Beschaffenheit an, welche für den Harn des normalen Brustkinds charakteristisch ist. Bei reichlicher Nahrungs- und Flüssigkeitszufuhr kann dies schon am Ende der ersten Woche der Fall sein; oft bleibt der Harn aber bis in die 2. oder 3. Woche stärker gefärbt.

Die Reaktion des Harns ist sauer, und zwar zur Zeit der höchsten Konzentration gewöhnlich ziemlich stark, nach dem Verschwinden der Trübung meist weniger intensiv.

Die Albuminurie des Neugeborenen.

Fast alle Kinder scheiden während der ersten Lebenstage geringe Mengen von Eiweiß aus. Die Quantitäten sind jedoch stets äußerst klein, $\frac{1}{4}{}^{0}/_{00}$ darf als ein Maximum betrachtet werden, das nur selten erreicht wird. Bei Anstellung der Essigsäure-Ferrozyankaliumprobe kommt fast stets die gesamte im Harn vorhandene Eiweißmenge durch die Essigsäure zur Ausfällung; die nach Säurezusatz zum (verdünnten, eventuell durch Anwärmen oder Filtration geklärten) Harn eintretende Reaktion zeigt in den einzelnen Fällen eine verschieden ausgesprochene Intensität, bald ist es nur eine leichte Opaleszenz, bald eine ziemlich dichte, milchige Trübung. Zusatz von Ferrozyankalium zum Filtrat dieses Niederschlags ruft nur in seltenen Ausnahmefällen eine neuerliche Trübung hervor. Dementsprechend bezeichnet auch Ssesenewski die „Albuminurie" bei Neugeborenen als ein seltenes, die „Mucinurie" dagegen als ein wenigstens in den ersten Lebenstagen fast regelmäßig zu beobachtendes

Vorkommnis. Daß die auf Säurezusatz ausfallenden Eiweißkörper weder Mucin noch Nukleoalbumin sind, wird heute ziemlich allgemein anerkannt. Wenn man die Essigsäurefällung, der Auffassung Mörners entsprechend, auf die Anwesenheit von eiweißfällenden Substanzen bezieht (in erster Linie Chondroitinschwefelsäure, ferner Nukleinsäure, Gallensäuren), so erlaubt der Ausfall der Säureprobe den Schluß, daß der Harn der ersten Lebenstage außer Spuren von Eiweiß auch relativ reichliche Mengen solcher Substanzen enthält. Letztere sind, wie Verf. nachweisen konnte, sogar häufig im Überschuß vorhanden, was sich durch eine bei Zusatz einer schwachen Eiweißlösung zum essigsauren Harn neuerlich eintretende Trübung zu erkennen gibt. Abgesehen von den allerersten Harnportionen, welche mitunter ganz oder nahezu eiweißfrei zu sein scheinen, fällt das Maximum bezüglich Häufigkeit und Intensität der Eiweißausscheidung auf den 1.—3. Lebenstag. Verf. fand während der ersten 4 Tage nur in etwa 4% der untersuchten Fälle den Harn vollkommen eiweißfrei. Die Reaktion auf eiweißfällende Substanzen (Trübung des sauren Harns bei Eiweißzusatz) fiel während der ersten 3 Tage niemals negativ aus. In den folgenden Tagen pflegt die Eiweißreaktion rasch zu verschwinden oder doch bis auf minimale Spuren zurückzugehen. Wenn die stärkere Konzentration des Harns über die gewöhnliche Zeit hinaus persistiert und letzterer die Beschaffenheit des Infarktharns beibehält, dauert gewöhnlich auch die Eiweißausscheidung etwas länger an. Die konzentrierten uratreichen Harne enthalten meist die relativ reichlichsten Eiweißmengen, doch findet sich Eiweiß auch vor der Infarktperiode, in klaren Harnproben des ersten Lebenstages. Spuren eiweißfällender Substanzen findet man auch während der zweiten Hälfte der ersten Woche und später nicht selten. Im wäßrigen Harn des älteren Brustkindes scheinen sie jedoch, ebenso wie das Eiweiß selbst, unter normalen Verhältnissen zu fehlen.

Die Albuminurie der Neugeborenen gehört (neben andern Besonderheiten in der Zusammensetzung des Harns, des Bluts, dem Ikterus neonatorum) zu jenen Erscheinungen der ersten Lebenstage, die wir im späteren Leben nur als Symptome krankhafter Zustände zu beobachten gewohnt sind. Sie wird deshalb von verschiedenen Seiten bald als etwas Physiologisches, bald als pathologische Erscheinung aufgefaßt und mit infektiösen oder toxischen Faktoren in kausalen Zusammenhang gebracht. Unter den verschiedenen Deutungen, welche die Eiweißausscheidung während der ersten Lebenstage erfahren hat, scheint diejenige am ungezwungensten, welche sie mit Zirkulationsstörungen, insbesondere Stauungsvorgängen in den Nieren in Beziehung bringt, wie solche bei jeder Geburt in mehr oder minder ausgesprochenem Grade eintreten. Daß Stauungen im Bereich der Nieren eine Albuminurie hervorrufen können, ist aus der Pathologie des späteren Lebens bekannt — es sei nur an die orthotische Albuminurie erinnert, die ja heute ziemlich allgemein auf Zirkulationsstörungen in der Niere bezogen wird; sie weist auch bezüglich der Ausscheidung des „Essigsäurekörpers" und der eiweißfällenden Substanzen mit der Albuminurie der Neugeborenen gewisse Analogien auf. Hofmeiers Einwand, daß die Entbindung keinen Einfluß auf einen mehrere Tage fortbestehenden Prozeß haben könne, ist nicht stichhaltig: denn die Stauungshyperämie der inneren Organe dauert mehrere Tage an und die Eiweißausscheidung erfährt bezüglich ihrer Intensität nach 3—4 Tagen ohnedies meist einen erheblichen Rückgang. Auch darf man annehmen, daß die durch die Stauung verursachte Alteration der Niere eine gewisse Zeit zur Reparation in Anspruch nimmt. Die mangelhafte Durchblutung und Durchspülung der Nieren, welche aus dem Wasserverlust und der geringen Flüssigkeitsaufnahme der ersten Tage resultiert, dürfte auf den Verlauf der Eiweißausscheidung von nicht zu unterschätzendem Einfluß sein.

In diesem Sinn mag auch dem Harnsäureinfarkt in der Ätiologie der Albuminurie des Neugeborenen eine Bedeutung zukommen. All dies darf man noch in den Bereich des Physiologischen einbeziehen. Doch ist es leicht verständlich, daß die physiologischerweise „alterierte" Niere für pathologische Einflüsse einen locus minoris resistentiae darstellt. Infektiöse Prozesse, auch solche leichtester Art, sowie toxisch wirkende Substanzen, seien sie nun enteraler Abkunft oder von der Mutter herstammend, können die Dauer und Intensität der Eiweißausscheidung gewiß beeinflussen, doch dürfen sie kaum als primäre Ursache der so überaus häufigen, bei klinisch völlig gesunden Kindern vorkommenden geringgradigen Albuminurie aufgefaßt werden.

Sonstige Harnbestandteile.

Hoeniger beobachtete in mehreren Fällen bei Kindern, welche mittelst Forceps geboren worden waren, eine ephemere, nur 3—4 Tage andauernde, allmählich abklingende Zuckerausscheidung. Da der Harn des spontan geborenen Kindes auch bei länger dauernder Geburt zuckerfrei gefunden wurde, nimmt Hoeniger an, daß das auslösende Moment für die Glykosurie in der plötzlichen Einwirkung der Gewalt des operativen Eingriffs liegen müsse. Umfassendere Untersuchungen über die Häufigkeit einer solchen traumatischen Glykosurie liegen bisher nicht vor.

Die bei älteren kranken Säuglingen vorkommenden Formen der alimentären Mellituria wurden bei neugeborenen Kindern bisher nicht nachgewiesen; nur bei frühgeborenen Kindern wurde Ausscheidung von Milchzucker beobachtet (Nothmann). Über den Übertritt anderer Zuckerarten in den Harn (Rohrzucker, Galaktose, Lävulose, Maltose) liegen für das Neugeborene keine Beobachtungen vor.

Die Acetonkörperausscheidung, insbesondere die Acetonurie, kommt im Kindesalter bei fieberhaften Erkrankungen und Inanitionszuständen bekanntlich sehr leicht zustande. Geringe Acetonmengen findet man auch bei knapp oder unterernährten Neugeborenen im Harn recht häufig; die Acetonbildung kann man meist an einem deutlich wahrnehmbaren Geruch der Atemluft leicht erkennen. Dieser geringgradigen Acetonämie kommt nur eine symptomatische Bedeutung zu. Stärkere Acetonkörperausscheidung, insbesondere solche von Acetessigsäure und β-Oxybuttersäure gehört beim Neugeborenen zu den seltenen Vorkommnissen.

Gallenfarbstoffe. Bilirubin kommt beim Ikterus neonatorum im Harn vor, jedoch nicht in gelöster, sondern nur in präzipitierter Form (masses jaunes). Bei stärkerem Ikterus (nach Blutungen, bei septischen Erkrankungen usw.) findet man gelegentlich auch gelöstes Bilirubin. Die Reduktionsprodukte des Gallenfarbstoffs, das Urobilin und Urobilinogen, findet man, entsprechend der Seltenheit von Reduktionsprozessen im Darmkanal des Neugeborenen und Brustkindes, auch im Harn der letzteren nur ausnahmsweise; doch hatte Verf. immerhin schon einige Male Gelegenheit, gegen Ende der ersten Lebenswoche gleichzeitig mit dem Auftreten reduzierter Farbstoffe im Stuhl eine deutliche Urobilinurie zu beobachten.

Ebenso selten wie Reduktionsprozesse kommen im Darm des Neugeborenen die mit letzteren gewöhnlich parallel verlaufenden Fäulnisprozesse vor. Auffallenderweise findet man trotzdem im Harn der ersten Lebenswoche recht häufig Indikan, mitunter in beträchtlicher Menge, ohne daß klinisch irgendwelche pathologische Erscheinungen bestehen. Man findet es bei sehr gutem Gedeihen und bei mangelhafter Gewichtszunahme, bei reichlicher und knapper Nahrungsaufnahme, bei häufigen Stuhlentleerungen und bei Neigung zu Obstipation. Die Indikanurie fehlt in der Regel am ersten Lebenstag, ist am zweiten Tage selten und findet sich am häufigsten und intensivsten am dritten und vierten Tag; aber auch während der folgenden Tage ist sie keine allzu seltene Erscheinung (Verf., Leo, Passini). Akzeptiert man die Annahme einer parenteralen Genese des Harnindikans, so könnte man die Indikanurie beim Neugeborenen als ein Zeichen des Gewebszerfalls auffassen und mit andern Symptomen eines solchen in Analogie bringen. Andererseits muß die Möglichkeit zugegeben werden. daß das Indikan doch vielleicht Fäulnisprozessen im Darm seine Entstehung verdankt, da das Mekonium fäulniserregende Bakterien enthält (Passini). Dementjeff verabfolgte neugeborenen Kindern Eiweißwasser und fand im Anschluß daran unter sieben Fällen dreimal Indikan im Harn. Mayerhofer konnte im Harn eines Neugeborenen am ersten Lebenstag Glykuronsäure, also einen Paarling des Indoxyls, nachweisen und erinnert bei dieser Gelegenheit an einen Befund von Momidlowski, welcher einige Stunden nach der Geburt Indikan im Harn fand.

Gundobin berichtet über Versuche von Kotscharowski und Gein, das Vorkommen toxisch wirkender Substanzen betreffend. Beide Autoren kamen zu dem Resultat, daß der Harn Neugeborener bedeutend giftiger sei als der des Säuglings und daß er stärker toxisch sei als der Harn des Erwachsenen. Besonders toxische Eigenschaften besitze der Harn am zweiten bis vierten Lebenstag. Gundobin nimmt an, daß die hohe Toxizität des Harns durch Giftstoffe bedingt werde, die in den Geweben ihren Ursprung hätten. Weitere Studien auf diesem Gebiet wären sehr wünschenswert.

Das Harnsediment enthält während der Infarktperiode reichlich körnige und kugelige Gebilde, sowie Stäbchen von amorphen Uraten, Harnsäurekristalle, Kristalle von Natriumurat, Kalziumoxalat usw., ferner zur Zeit des Ikterus die goldgelben Körner und Schollen von Gallenfarbstoff. Außerdem findet man recht häufig Epithelien, die wohl zum Teil den untern Harnwegen, zum Teil aber auch der Niere entstammen dürften; ferner Leukocyten und rote (oft ausgelaugte) Blutkörperchen. Die zelligen Elemente finden sich in vielen Fällen, jedoch im allgemeinen in ziemlich spärlicher Menge. Hier und da sieht man auch vereinzelte hyaline Zylinder oder zylindroide Gebilde, welche oft mit Uratniederschlägen inkrustiert sind; sie sind dann ziemlich schwer zu diagnostizieren. Die letztgenannten Befunde sind wahrscheinlich auf dieselbe Alteration der Niere zurückzuführen, welche die Albuminurie hervorruft: eine pathologische Bedeutung kommt ihnen nicht zu.

Die Verdauung.

Die Vorgänge im Magendarmtrakt.

Im Hinblick auf die Empfindlichkeit des jungen Säuglings gegenüber alimentären Schädlichkeiten und auf das relativ leichte Zustandekommen von Ernährungsstörungen bei frühzeitiger Einleitung der (aphysiologischen) Kuhmilchernährung muß man sich die Frage vorlegen, ob das neugeborene Kind bezüglich der Verdauungsvorgänge im Darminnern und der Assimilation der Nahrung gegenüber dem ältern Säugling irgendwelche Besonderheiten erkennnen läßt. Es soll vorerst besprochen werden, ob sich betreffs des enteralen Abbaues der Nährstoffe und der Resorptionsverhältnisse im Bereich des Darmtrakts zwischen neugeborenem Kind und älterem Säugling Unterschiede feststellen lassen.

Über die Verdauungsfermente, welche dem Neugeborenen zur Verfügung stehen, liegt bereits ein größeres Versuchsmaterial vor (Ibrahim):

a) **Fermente für den Eiweißabbau.** Pepsin ist, wie schon seit langem bekannt, nicht nur in der Magenschleimhaut des Neugeborenen, sondern auch in der des Fetus vom vierten Embryonalmonat an vorhanden. Nach Rosenstern ist die Pepsinmenge im Anfang allerdings eine etwas geringere wie beim ältern Säugling; sie steigt nach seinen Untersuchungen beim gesunden (künstlich genährten) Kind etwa bis zum Ablauf des ersten Vierteljahrs an, um von da an eine konstante Größe zu bilden. Auch die Salzsäure und das Labferment sind schon vom ersten Lebenstag an im Mageninhalt des Neugeborenen nachweisbar (Szydlowski, Hamburger und Sperk).

Cohnheim und Soetbeer konnten nachweisen, daß neugeborene Hunde schon am ersten Lebenstag „psychischen Magensaft" sezernieren, daß nämlich durch das Saugen an den Zitzen des Muttertieres von den Rezeptionsorganen des Kopfes aus reflektorisch die Sekretion angeregt werden kann. Es ist wohl ohne weiteres gestattet, diese Erfahrungen auf den Menschen zu übertragen. Der Saugakt bildet einen integrierenden Bestandteil der Verdauungsarbeit.

Trypsin wurde schon von älteren Untersuchern im Pankreasextrakt Neugeborener nachgewiesen. Negative Resultate sind nach Ibrahim darauf zurückzuführen, daß in den betreffenden Versuchen die Aktivierung des Trypsinogens unterlassen wurde. Er konnte letzteres schon im sechsten Fetalmonat nachweisen. Der Nachweis der zur Überführung des Trypsinogens in Trypsin notwendigen Enterokinase gelang Ibrahim ebenfalls sowohl beim ausgetragenen wie beim frühgeborenen Kind. Es fand sich sowohl in den Extrakten der Darmschleimhaut (wobei sich das untere Drittel des Dünndarms als am wirksamsten erwies) als auch im Darminhalt. Auch das die Sekretion des Pankreas auslösende Hormon, das Sekretin, findet sich nach den Untersuchungen von Ibrahim und W. Groß im Dünndarmextrakt von reifen Neugeborenen; allerdings war die Wirksamkeit desselben eine geringe, so daß Ibrahim, auch im Hinblick auf die Versuchsergebnisse von Wendworth den Schluß zieht, daß die Sekretinbildung bei menschlichen Neugeborenen noch rückständig ist.

Das albumosen- und peptonspaltende Ferment der Dünndarmschleimhaut, das Erepsin, wurde von Cohnheim, Jaeggis, Langstein und Soldin bei reifen Neugeborenen und Frühgeborenen nachgewiesen .

b) **Fermente für den Kohlehydratabbau.** Die Laktase, das milchzuckerspaltende Ferment, findet sich bei reifen Neugeborenen sowohl in den Stühlen (Mekonium) und im Darminhalt, als auch in der Darmschleimhaut (Pautz und Vogel, Weinland, Orban, Ibrahim). Merkwürdigerweise scheint aber dieses Ferment in einer relativ späten Zeit des Embryonallebens aufzutreten, da es bei frühgeborenen Kindern aus den letzten Monaten der Schwangerschaft manchmal fehlt. Auch Nothmann konnte es nur bei einigen Frühgeborenen in den Stühlen nachweisen. Die Laktase nimmt wahrscheinlich unter dem Einfluß der milchzuckerhaltigen Nahrung an Menge und Wirksamkeit zu. Daß bei Frühgeborenen die Spaltung des Milchzuckers eine mangelhafte sein dürfte, ergibt sich auch aus dem von Nothmann bei solchen Kindern wiederholt erhobenen Befund einer Laktosurie; möglicherweise ist hier die Fermentbildung in der Darmwand noch eine unzureichende.

Das rohrzuckerspaltende Ferment (Invertin, Saccharase) gehört auffallenderweise zu den im Embryo am frühesten auftretenden Fermenten (Cohnheim, Ibrahim), obzwar es bei den unter physiologischen Verhältnissen mit Milchzucker ernährten Säuglingen monatelang nicht gebraucht wird. Im Dünndarm des Neugeborenen wurde es von Miura nachgewiesen. Auch das Mekonium enthält rohrzuckerspaltendes Ferment.

Malzzuckerspaltendes Ferment (Maltase) fand Ibrahim bei Neugeborenen und frühgeborenen Kindern in allen Abschnitten des Dünndarms und im Darminhalt.

Amylolytisches Ferment (Diastase) scheint sowohl in den Mundspeicheldrüsen als auch in der Bauchspeicheldrüse von Neugeborenen vorhanden zu sein. Ptyalin fand Ibrahim sowohl in der Parotis wie in der Submaxillaris, auch in der Speichelflüssigkeit. Mit Pankreasextrakten Neugeborener wurden teils positive, teils negative Resultate erzielt (Moro, Stauber). Ibrahim glaubt, daß die diastatische Funktion des Pankreas beim Neugeborenen immerhin eine gewisse Rückständigkeit aufweist. Die alte Vorschrift der Kinderärzte, junge Säuglinge nicht mit stärkereichen Nährgemischen zu ernähren, ist demnach physiologisch begründet.

c) **Fettspaltendes Ferment.** Pankreassteapsin wurde schon von Zweifel bei reifen Neugeborenen nachgewiesen. Seine Befunde wurden von Ibrahim und Hartge bestätigt und durch positive Versuchsergebnisse an Feten erweitert. Auch das Mekonium enthält fettspaltendes Ferment. Aus der Magenschleimhaut von Feten konnten Ibrahim und Kopec eine sehr wirksame Lipase darstellen. Auch Finizio fand, daß Glyzerinextrakte der Magenschleimhaut von Säuglingen ein ziemlich beträchtliches Fettspaltungsvermögen besitzen.

Wie man sieht, bringt das neugeborene Kind sämtliche, dem enteralen Abbau der Nahrung dienende Fermente mit auf die Welt. Die Kenntnis dieser Tatsache hat auch ihre praktische Wichtigkeit; sie läßt es z. B. überflüssig erscheinen, junge, künstlich ernährte Säuglinge anstatt mit gewöhnlichen Kuhmilchverdünnungen mit solchen Gemischen zu ernähren, welche vorverdautes Eiweiß enthalten. Eine Fermenttherapie dürfte beim Neugeborenen ebensowenig wirklichen Nutzen bringen wie beim ältern Säugling. Sollte auch bezüglich Quantität und Wirksamkeit der Verdauungsfermente in den ersten Lebenstagen eine gewisse Rückständigkeit vorhanden sein, so darf man mit großer Wahrscheinlichkeit annehmen, daß dieselben nach Einleitung der Ernährung bald in entsprechender Menge gebildet werden.

Wenn auch die groben Werkzeuge der enteralen Verdauung dem neugeborenen Kind zur Verfügung stehen, so ist es immerhin möglich, daß dasselbe bezüglich der Art des Abbaues und insbesondere der Resorption gegenüber dem spätern Säuglingsalter gewisse Unterschiede aufweist. Mancherlei experimentelle Tatsachen sprechen dafür, daß die Darmwand in den ersten Lebenstagen nicht jenes Bollwerk gegen die im Darminnern befindlichen körperfremden Substanzen darstellt wie beim ältern Individuum.

Unsere Kenntnisse über die **Durchlässigkeit der Darmwand des** Neugeborenen gründen sich vor allem auf die Ergebnisse von Tierversuchen, und es ist nicht ohne weiteres gestattet, diese Resultate auf den Menschen zu übertragen. Immerhin ergeben sich aus ihnen manche Anhaltspunkte für das Verständnis einiger Besonderheiten der Neugeborenenperiode. Was hat man sich unter „Durchlässigkeit der Darmwand" vorzustellen? Man darf nicht glauben, daß die Darmwand ein bloßes Filter darstellt, welches z. B. für hochmolekulare, kolloide Substanzen undurchlässig, für kristallinische Körper aber durchlässig ist. Die Darmwand, resp. ihre Schleimhaut ist ein viel komplizierter funktionierendes Organ, das nur in sehr beschränktem Maß nach Art einer toten Membran wirkt. Man denke nur daran, daß sie für manche Krystalloide, wie die Disaccharide, unter normalen Verhältnissen scheinbar undurchlässig ist, während vermutlich sehr hochmolekulare Eiweißspaltungsprodukte von ihr resorbiert werden können. Der Durchtritt der Nährstoffe erfolgt in der Weise, daß entweder Spaltungsprodukte von der Darmzelle aufgenommen und unverändert an Blut oder Lymphe abgegeben werden, oder daß erst in der Darmwand eine Spaltung eintritt (wie z. B. bei manchen Disacchariden) oder endlich, daß hier schon Synthesen vollzogen werden. Was unter normalen

Verhältnissen den Darm verläßt, ist also keineswegs dasselbe, wie das, was von der Darmschleimhaut aufgenommen wird. Die Durchlässigkeit der Darmwand kann demnach eine verschiedene Bedeutung haben: entweder es treten Bestandteile des Darminhalts in die Darmwand ein und durch sie hindurch, welche unter normalen Verhältnissen in unverändertem Zustand nicht aufgenommen werden,— das kann eine Folge der Undichtigkeit des „Filters" oder einer (angeborenen oder erworbenen) Zellinsuffizienz sein; oder die Darmwand nimmt zwar, wie unter normalen Verhältnissen, Bestandteile des Darminnern auf, gibt sie aber unverändert wieder ab, ohne die Spaltungen und Synthesen zu vollziehen, welche sie bei normalem Ablauf des Verdauungsprozesses zu leisten hat. Es ist nicht ausgeschlossen, daß die Darmwand des Neugeborenen sowohl bezüglich Aufnahme als Verarbeitung funktionell rückständig ist.

Die vorliegenden Versuche wurden hauptsächlich von dem Gesichtspunkt aus angestellt, um nachzuweisen, ob beim Neugeborenen im Gegensatz zum älteren Individuum einerseits Antigene, andererseits Schutzstoffe auf enteralem Wege in den Körper gelangen können. Da diese Substanzen in innigen Beziehungen zu den Eiweißkörpern stehen, hat man den letzteren eine besondere Aufmerksamkeit zugewendet. Von mancher Seite wird behauptet, daß das artgleiche Laktalbumin der Milch ohne Spaltung ins Blut übertreten könne, da es mit dem Serumalbumin identisch sei, was eine „Assimilation" überflüssig erscheinen lasse. So nimmt Bauereisen an, daß die Kolostrumproteine dank der besonderen anatomischen Beschaffenheit des Magendarmkanals des Neugeborenen unverändert intestinal in den Körper aufgenommen werden, und daß dem Organismus mit dem reichlichen genuinen Eiweiß Komplemente zugeführt werden. Ein gewisses Bedenken gegen diese Annahme scheint dadurch gerechtfertigt, daß man zugleich annehmen müßte, daß die eiweißspaltenden Fermente des Verdauungstraktes gerade das Laktalbumin gänzlich oder doch zum großen Teil schonen sollten. Andererseits ist der Annahme eines tatsächlichen Durchtritts von Eiweißsubstanzen der Milch dadurch eine Stütze gegeben, daß es gelungen ist, den Durchtritt von Antitoxin durch die Darmwand des jungen Säuglings nachzuweisen, wenn letzteres mit dem dem Säugling homologen, artgleichen Albumin der Milch einverleibt wird (Salge, Bertarelli). Daß Antitoxine, hämolytische Antikörper, Agglutinine usw. den Magendarmkanal des neugeborenen Individuums, wenn auch nicht bei allen Tierarten, passieren können, nicht aber den älterer Individuen, ist durch mehrfache Untersuchungen erwiesen worden (Römer, Ganghofner und Langer, Uffenheimer, Hamburger, Bertarelli). Diese Substanzen scheinen auch dann überzugehen, wenn sie mit körperfremdem Eiweiß dem Darm einverleibt werden. Diese Permeabilität des Darms für genuine Eiweißkörper einer andern Tierspezies bildet einen sehr prägnanten Gegensatz zwischen neugeborenen und älteren Individuen, deren Darm nach Hamburger eben die Funktion hat, den Organismus vor dem Eindringen artfremden Eiweißes zu schützen. Ganghofner und Langer geben bei Tieren (Hund, Katze, Kaninchen, Zicklein) als Altersgrenze für den Durchtritt von Eiweiß den siebten Lebenstag an; sie fanden auch beim menschlichen Säugling ein ähnliches Verhalten, vermuten aber, daß der Darm bei letzterem vielleicht nur während der ersten vier Lebenstage durchgängig sei.

Die praktische Bedeutung der erhöhten Durchlässigkeit der Darmwand beim Neugeborenen liegt auf der Hand; sie ist für dasselbe einerseits von Vorteil (Resorption vom Kolostrumeiweiß, von Schutzstoffen der mütterlichen Milch), andererseits von Nachteil (Auslösung von Antikörperbildung jenseits des Darms bei Verfütterung artfremder Eiweißkörper, Durchtritt von Toxinen und toxisch wirkenden Abbauprodukten der Nahrung usw.).

Über das Schicksal der vom Darm resorbierten Verdauungsprodukte beim Neugeborenen, über für diesen spezifische Vorgänge im intermediären Stoffwechsel sind wir nur wenig unterrichtet. Ob es eine paraportale Resorption gibt, eine Resorption durch den Ductus venosus Arantii mit Umgehung der Leber (Römer, Geßner), resp. ob ein solcher Vorgang von erheblicher Bedeutung ist, darf noch nicht als erwiesen betrachtet werden. Die vollständige Obliteration des Ductus venosus erfolgt allerdings in den meisten Fällen erst nach zwei Monaten (Haberda), doch beginnt der Obliterationsprozeß schon in den ersten Tagen; und wenn es auch gelingt, bei Leichen von Kindern in den ersten Lebenswochen den Ductus bis zur Vena cava mit Injektionsflüssigkeit zu füllen (Nikitin), so dürfte die tatsächlich durchströmende Blutmenge wahrscheinlich eine geringe sein. Möglicherweise weist die Leber selbst eine gewisse Insuffizienz ihrer Funktionen auf, so daß auch die auf ganz normale Weise ihr zuströmenden Verdauungsprodukte des Darms nicht in jener Weise weiter verarbeitet werden, wie es im späteren Leben der Fall ist. Gundobin führt z. B. die relativ hohe Ammoniakausscheidung während der ersten Lebenstage auf eine Unvollkommenheit der „oxydierenden Funktionen" der Leber zurück; er meint, daß die wichtigsten Funktionen der Leber qualitativ dieselben sind wie beim Erwachsenen, daß sie jedoch unvollkommen ausgebildet seien; möglicherweise ist auch die entgiftende Funktion der Leber noch eine mangelhafte. Man braucht nicht so weit zu gehen wie Gundobin, welcher annimmt, daß sich das neugeborene Kind überhaupt infolge der „Unvollkommenheit seines Stoffwechsels" in einem Zustand einer leichten Intoxikation befindet; unter physiologischen Verhältnissen, d. h. insbesondere bei der physiologischen Ernährung mit Muttermilch, erweisen sich die Funktionen sowohl im Bereich des Darms wie im intermediären Stoffwechsel gewiß als vollkommen ausreichend. Wenn jedoch infolge abnormer Zustände im Darminnern, infolge Erkrankungen der Darmwand, infolge aphysiologischer Ernährung mit Kuhmilch usw. Abweichungen von den für das neugeborene Kind physiologischen Vorgängen im Darminnern und in der Darmwand eintreten, so kann sehr leicht ein Mißverhältnis zwischen Belastung und Funktionsbreite der Organe eintreten. So erklärt es sich, warum vom Verdauungstrakt ausgehende Schädlichkeiten in der ersten Lebenszeit im allgemeinen noch schwerere Folgen nach sich ziehen wie im späteren Säuglingalter.

Die Darmentleerungen des Neugeborenen.

Den Darminhalt, welcher während des Fetallebens etwa vom vierten Monat an gebildet und durch die während der Geburt einsetzende Darmperistaltik im Verlauf der ersten Lebenstage ausgeschieden wird, bezeichnet man als Mekonium oder Kindspech. Es enthält außer den Sekreten des fetalen Verdauungstraktes abgestoßenes Epithel und verschlucktes Fruchtwasser. Das während des ersten Tages zur Ausscheidung gelangende Mekonium stellt eine schwarzgrüne, zähe, klebrige, homogene, geruchlose Masse dar. Zuweilen sitzt der zuerst entleerten Portion ein grauweißes oder gelbliches, glasiges Gebilde, der sog. Mekoniumpfropf auf, welcher aus Sekreten des untersten Darmabschnitts, Schleim und zelligen Elementen besteht (siehe S. 220). An das schwarzgrüne Mekonium, welches aus dem Dickdarm stammt, schließen sich gewöhnlich am zweiten Tage mehr braun gefärbte Massen an; der Übergang von dem (von Huber als „Mekonium hepaticum" bezeichneten) grünen zu dem braunen Mekonium („Mekonium amnioticum") wird durch olivgrün gefärbte Entleerungen gebildet. Es folgt nun zuerst dunkelbrauner, dann gelblichbrauner, bisweilen auffallend hell gefärbter Darminhalt, der sich aber in seiner Konsistenz noch deutlich als Mekonium präsentiert.

Die Menge des Mekoniums wird verschieden angegeben, von Cramer mit 60—90 g, von andern mit weit höheren Werten (siehe S. 3). Es ist nicht ganz leicht, das Ende der Mekoniumausscheidung abzugrenzen; der Übergang zu den bei spät einsetzender Ernährung auftretenden Hungerstühlen oder zu den sog. Übergangsstühlen ist ein allmählicher. Nach Berster, welcher die Auscheidung des Mekoniums bei 74 Neugeborenen prüfte, liegt der Zeitpunkt seines Verschwindens zwischen 48 und 96 Stunden. Die Zahl der Mekonium-entleerungen ist sehr verschieden; es wird entweder in großen Einzelportionen 1—3 mal täglich abgesetzt, oder in zahlreichen kleineren Stühlen entleert.

Die charakteristische Farbe des Kindspechs rührt von Gallenfarbstoffen her; es enthält sowohl Bilirubin als Biliverdin. Auch andere Gallenbestand-teile, insbesondere Gallensäuren (Taurochol- und Glykocholsäure) sind in ziem-lich reichlicher Menge vorhanden. Der N-Gehalt des Mekoniums beträgt 2½ bis 5% des Trockenrückstands. Der Ätherextrakt (15% des Trockenrückstands) besteht außer Farbstoffen und unbekannten Körpern zum geringeren Teil aus Fettsäuren und Fett; Schmelzpunkt und Jodzahl der Fettsäuren im Mekonium ist ähnlich den Konstanten im Fettgewebe Neugeborener (Knöpfelmacher). Außerdem ist im Mekonium Cholesterin enthalten; hingegen fehlt Koprosterin. Leucin und Tyrosin wurden von einigen Untersuchern gefunden. Produkte von Fäulnis- und Reduktionsprozessen kommen im Mekonium, welches wäh-rend der ersten Stunden p. p. bakterienfrei und auch später meist bakterien-arm ist, unter normalen Verhältnissen nicht vor; man findet dementsprechend weder Phenol und Indol, noch Hydrobilirubin. Nach Schmidt „gibt es keinen einzigen flüssigen oder breiförmigen Bestandteil des menschlichen Körpers, der wie das Kindspech viele Monate lang inner- und außerhalb des Kadavers in fast unverändertem, bzw. unzersetztem Zustand verharrt". Übel-riechend wird Mekonium nur dann sehr bald, wenn es mit Wasser angefeuchtet wird (Czerny-Keller). Gar nicht selten gibt das Mekonium eine positive Reaktion auf Blutfarbstoff; wahrscheinlich rührt dieselbe von mütterlichem Blut her, welches während der Geburt verschluckt wird. Die Asche des Mekoniums, welche etwa 4½% der Trockensubstanz ausmacht, ist nach Fr. Müller folgendermaßen zusammengesetzt:

Unlöslich in HCl	0,67%
Fe_2O_3	0,87 „
CaO	8,0 „
MgO	4,32 „
P_2O_5	10,66 „
SO_3	47,05 „
Alkalien	24,24 „
Cl	—

Das Vorwiegen der löslichen Salze im Mekonium weist darauf hin, daß eine Resorption im Darmkanal des Fetus nui innerhalb gewisser Grenzen stattfindet.

Bei der mikroskopischen Untersuchung des Mekoniums findet man folgendes (Schmidt, Dementieff): Große, kernlose Plattenepithelzellen und solche mit deformiertem Kern, nach Tissier der Mundschleimhaut entstammend, daneben Vernix caseosa, Zylinder- und Becherzellen, Schleimfäden, Bilirubin-kristalle in Form feiner fuchsroter Prismen und Körner, Cholesterinkristalle, spärliche Fetttropfen und Fettsäurekristalle, Kalkseifen. Über die Häufig-keit des Vorkommens von Lanugohaaren, welche durch Verschlucken von Fruchtwasser in den Darm gelangen können, differieren die Angaben. Als Mekoniumkörperchen bezeichnet man rundliche oder elliptische, gelbe oder gelbgrünliche körnige Gebilde, die gelegentlich Schründe aufweisen und sich mit Anilinfarben stark tingieren. Die Annahme, daß es sich um Gallenfarbstoffschollen handelt, ist durch diese Farbenreaktion widerlegt; wahrscheinlich handelt es sich um geschrumpfte Zellen (Hecht).

Die braunen Entleerungen nehmen am zweiten oder dritten Lebenstag eine etwas dünnere Beschaffenheit an; sie sind weicher, weniger zäh und klebrig und substanzärmer. Bleibt die Nahrungsaufnahme längere Zeit eine geringe, so kann sich die Ausscheidung der Mekoniummassen verzögern; am dritten und vierten Tag erscheinen schließlich dunkelbraune substanzarme, mehr minder dünne oder schmierige Stühle vom Aussehen des sog. Hungerstuhles. Kommt die Milchernährung zur gewohnten Zeit in Gang, so treten Entleerungen auf, welche einen Übergang vom Mekonium- zum Bruststuhl darstellen und als Übergangsstühle bezeichnet werden können. Es sind meist sehr schleimreiche, je nach der Menge der getrunkenen Flüssigkeit mehr wasserreiche oder schmierige, braune oder braungrüne Entleerungen, welche nicht selten Gasbläschen enthalten, manchmal auch kleine gelbe Flocken. Diese Stühle besitzen gewöhnlich einen deutlich säuerlichen Geruch; doch ist es meist noch nicht der typische Geruch des Brustmilchstuhls, zuweilen erinnert er ausgesprochen an Wildbretsauce.

Die Stühle nehmen nun immer mehr den Charakter der Milchstühle an. Anfangs ist ihre Farbe noch braungrün, dann mehr gelbbraun oder braungelb, schließlich ausgesprochen gelb oder etwas grünlich; es treten die hellgelben kleinen Seifenbröckelchen auf. Das erste Symptom, welches den Bruststuhl als solchen erkennen läßt, ist meist der ungemein charakteristische sauere Geruch. Die gelbe Farbe erscheint selten vor dem fünften bis sechsten Tag und nur bei reichlicher Milchaufnahme. Die „normalen" Milchstühle der ersten Periode sind fast immer schleimhaltig und bröcklig. Salbige, homogene Stühle gehören zu den Ausnahmen; sie finden sich häufig bei etwas zu reichlich ernährten Kindern und gar nicht selten abwechselnd mit dünnen wässerigen Entleerungen (Näheres s. S. 213).

Die Erstinfektion des Darms mit Bakterien erfolgt nach Escherich schon 3—7 Stunden p. p. Tissier, welcher bei seinen Untersuchungen zweistündlich Mekonium aus dem Rektum entnahm, gibt die 10. bis 12. Stunde als Zeitpunkt des ersten Auftretens von Bakterien an. Nach Sittler macht sich dasselbe im allgemeinen ca. 12 Stunden nach der Geburt bemerkbar. Nach seinen Angaben beginnt die Erstinfektion des Darmes mit dem Auftreten von vereinzelten Exemplaren des Enterokokkus; später gesellen sich ev. noch einige Individuen von Bact. coli hinzu. Innerhalb der folgenden 12 Stunden vermehren sich diese Keime nur wenig, es tritt aber außerdem noch eine andere, anaerobe Bakterienart auf, welche der von Grasberger und Schattenfroh als „unbeweglicher dimorpher Buttersäurebazillus" bezeichneten Gruppe angehört, der Bac. perfringens oder Gasphlegmonebazillus. Nach Passini beteiligen sich wahrscheinlich auch andere Keime an der Bildung der eigentümlichen Mekoniumstäbchen, doch ist der Gasphlegmonebazillus jener Anaerobier, welcher den Hauptanteil der charakteristischen Mekoniumflora ausmacht. Dieser Bazillus zeigt einen ziemlich stark ausgeprägten Polymorphismus; er erscheint einerseits als sog. Trommelschlägelform, in Gestalt der spermatozoenähnlichen „Köpfchenbakterien" Escherichs (ovale Sporen mit langem dünnen Faden) oder dickerer Stäbchen mit endständigen Sporen (Clostridienformen), andererseits als langes, dünneres, fadenförmiges Gebilde. Der Bazillus perfringens färbt sich nach Gram positiv; doch ist diese Färbbarkeit keineswegs immer deutlich ausgesprochen, manchmal vermißt man sie gänzlich, oder findet ungleichmäßig gefärbte scheckige Bazillen, offenbar absterbende Formen.

Die weiteren Verhältnisse der bakteriellen Infektion des Darminhalts schildert Sittler folgendermaßen: Die fadenförmige Form des Baz. perfringens überwuchert die andern beiden Mikroorganismen, um am Ende des zweiten oder anfangs des dritten Tages die maximale Entwicklung zu erreichen. Mit dem Verschwinden des Baz. perfringens beginnt sofort oder nach einer vorübergehenden Zunahme des Enterokokkus, gleichzeitig mit dem Auftreten der Milchstühle, das bleibende Hauptbakterium des Stuhles, der Bazillus bifidus, aufzutreten. Vor dem Auftreten des Bazillus bifidus können sich, besonders in der Periode der Übergangsstühle, die schon vorhandenen Gasphlegmonebazillen in ihre sporenhaltigen Formen umwandeln; der Bazillus scheint im Mekonium nur dann zur Sporulation zu kommen, wenn gleichzeitig das Bacterium coli vorhanden ist (Passini). Der Übergang dieser Flora in die endgültige Bifidusflora erfolgt dann auf die gleiche Weise wie vorher angegeben, entweder direkt oder unter Einschaltung einer Periode von überwiegendem Enterokokkenwachstum. (Letzteres gleichzeitig dann, wenn dünne „dyspeptische" Stühle zur Ausscheidung kommen; — Herabwandern der normalen Dünndarmflora in das Kolon.) Der Bazillus acidophilus tritt nach Sittler erst nach dem Bazillus bifidus, frühestens in der Mitte des fünften Lebenstages auf. Mit dem vierten bis sechsten Tag pflegt die Stuhlflora im allgemeinen jenes Bild angenommen zu haben, das sie auch später darbietet (Bazillus bifidus fast in Reinkultur).

Ob die Erstinfektion des Darmkanals vorwiegend vom After aus erfolgt (Escherich, Passini) oder ob der Mund den Hauptinfektionsweg darstellt (Tissier, Sittler), ist noch nicht sichergestellt. Die prävalierende Bedeutung der oralen Infektion wird vielleicht dadurch wahrscheinlich gemacht, daß man eine Anzahl von Darmbakterien (Enterokokkus, Bacterium coli, Bazillus perfringens) auch in der Mundhöhle des Neugeborenen findet, in welche sie hauptsächlich aus dem mütterlichen Genitale gelangen. Die Luft- und Badewasserinfektion dürfte nur eine untergeordnete Bedeutung haben. Immerhin sind die Verhältnisse der Außenwelt auf den Termin und das Ausmaß der Bakterieneinwanderung sicher nicht ohne Einfluß; so machte Passini die Beobachtung, daß das Kindspech aus einer geburtshiflichen Klinik bei 24 Stunden alten Säuglingen noch fast keimfrei war, während gleichalte Kinder einer andern Anstalt bereits eine reichhaltige Bakterienflora aufwiesen. Eine weitere Infektionsquelle für den Verdauungstrakt bildet die Brust der Mutter, sowohl die Warze als auch das Drüsensekret. Da sich auf der äußern Haut und in den Ausführungsgängen der Brustdrüse Mikroorganismen finden — Kokken, Bazillus acidophilus (Moro) usw. —, mag auch dieser Infektionsmodus für die weitere Infektion des Darmkanals von Wichtigkeit sein. Über die Herkunft des Bazillus bifidus ist man sich noch nicht im klaren.

C. Das Blut.

Die Zusammensetzung des Blutes weist beim Neugeborenen sowohl in morphologischer wie in chemischer Hinsicht gegenüber dem späteren Säuglingsalter mancherlei Besonderheiten auf.

Der Hämoglobingehalt ist nach den übereinstimmenden Angaben der meisten Autoren in den ersten Tagen ein auffallend hoher. E. Schiff bringt folgende Tabelle:

	Prag	Budapest
1. Tag	104,6%	144,0%
2. „	104,2 „	135,0 „
3. „	100,1 „	135,0 „
4. „	96,5 „	130,2 „

	Prag	Budapest
5. Tag	94,0 %	132,3 %
6. „	94,5 „	127,7 „
7. „	93,5 „	120,8 „
8. „	97,7 „	118,1 „
9. „	96,3 „	118,1 „
10. „	96,0 „	119,6 „

Nach Gundobin beträgt der Hgb-Gehalt beim Neugeborenen 90 bis 115%, nach Trumpp 110% und darüber. Takasu fand in den ersten Tagen bei der Mehrzahl der japanischen Kinder Werte von mehr als 140%. Es scheinen somit, wie auch aus der obigen Zusammenstellung Schiffs hervorgeht, nationale und Rasseeigentümlichkeiten eine Rolle zu spielen. Heimann fand den Hgb-Gehalt des Blutes bei ikterischen Kindern bedeutend niedriger als bei nicht ikterischen. Als allgemein geltendes Gesetz darf man es jedoch betrachten, daß die Hämoglobinwerte entweder vom Tag der Geburt an oder nach 3—4-tägigem geringen Ansteigen im Verlauf der ersten zwei bis drei Wochen sukzessive absinken, um allmählich die für das Säuglingsalter normale Höhe von etwa 70—80% zu erreichen.

Die Zahl der roten Blutkörperchen ist beim Neugeborenen eine relativ große; sie liegt in den ersten Tagen gewöhnlich höher als 5 Millionen im Kubikzentimeter, niedrigere Werte gehören zu den Seltenheiten. Zuweilen werden über 8 Millionen gezählt. Bei starkem Ikterus fand Heimann eine geringere Anzahl, — bis 5½ Millionen gegenüber 6½ Millionen bei nicht ikterischen Kindern. Gundobin fand durchschnittlich 6 700 000 mit Schwankungen zwischen 7 500 000 und 5 000 000. Scibiades gibt eine Durchschnittszahl von 6 980 000, Biffi und Galli eine solche von 7 Millionen an. Sehr hohe Werte finden wir ferner bei Perlin (6,1—6,2 Millionen im Mittel am 2.—4. Tag), Fehrsen (über 6 Millionen am ersten Tag), Bidone und Gardini (6 Millionen). Takasu gibt als Mittelwert nur 4 679 000 an, wobei Kinder bis zum vierten Lebenstag nicht eingerechnet sind. Nach Viereck zeigt das Blut männlicher Früchte einen größeren Reichtum an Erythrocyten. Die Maximalzahl fällt gewöhnlich auf den zweiten, seltener auf den dritten bis vierten Lebenstag. Dann sinken die Werte allmählich und erreichen ungefähr in der dritten bis vierten Woche die Durchschnittszahl von 4½ Millionen. Nach Heimann zeigen Hämoglobingehalt, rote Blutkörperchen und spezifisches Gewicht bei ikterischen Kindern vom dritten zum vierten Tag einen Anstieg, während bei nicht Ikterischen die Abnahme bereits vom dritten Tag an zu konstatieren ist. Die Abnabelungszeit hat nach Schiff insofern einen Einfluß auf die Zahl der roten Blutkörperchen, als diese bei spät Abgenabelten bis zum zweiten bis vierten Tag steigt, während bei früh Abgenabelten das Sinken sofort eintritt.

Über die Beschaffenheit der roten Blutkörperchen des Neugeborenen lassen sich die vorliegenden Befunde etwa in folgendem zusammenfassen (Gundobin):

1. Die Größe der roten Blutkörperchen weist bedeutende Schwankungen zwischen 3,25 und 10,25 μ auf; die größten derselben sind größer, die kleinsten kleiner als beim Erwachsenen (Hayem).

2. Die innere Struktur der roten Blutkörperchen unterscheidet sich von der des Erwachsenen: sie nehmen Feuchtigkeit schneller auf, und werden durch dieselbe sowie durch Reagenzien eher verunstaltet; kleine Zellen nehmen besonders leicht eine sphärische Gestalt an (Hayem). Hofmeier hat sehr häufig mangelnde Geldrollenbildung beobachtet, Fischl und Heymann konnten dies jedoch nur selten konstatieren.

3. Das Hämoglobin haftet an den roten Blutkörperchen nicht besonders fest, wodurch auch das Vorkommen einer größeren Menge von Blutschatten zu erklären ist (Silbermann, Scherenziß).

4. Die roten Blutkörperchen enthalten mehr Stroma (Scherenziß).

5. Im Laufe der ersten Lebenstage kann man im Blute der Neugeborenen recht oft kernhaltige rote Blutkörperchen sehen (Wojno-Oranski), besonders zahlreich bei Frühgeborenen (de Vicariis). Carstanjen sah sie während der ersten drei, Scibiades während der ersten fünf Tage.

6. Mikrocyten kommen im Blute des Neugeborenen viel häufiger als beim Säugling vor (Hock).

7. Die 24stündigen Schwankungen der Gesamtzahl der roten Blutkörperchen sind beim Neugeborenen sehr stark.

Cathala und Daunay fanden im Moment der Geburt (Nabelstrangblut) ziemlich zahlreiche fein granulierte Erythrocyten (Hématies granuleuses), welche sich in den nächsten Stunden noch vermehren; vom ersten Tag an nehmen sie ab, sind gegen den fünften bis siebten Tag selten, nach acht Tagen nur ausnahmsweise zu finden. Nach Sabrazès und Leuret hat der ikterische Neugeborene dreimal mehr feingranulierte Erythrocyten als der nicht ikterische; es handelt sich um nichts wesentlich anderes als um die bekannten polychromatophilen roten Blutkörperchen (Lehndorff).

Über die Resistenz der roten Blutkörperchen siehe S. 57.

Auch die Leukocytenzählung ergibt in der ersten Zeit nach der Geburt stets hohe Zahlen. Man kann wohl mit Recht von einer Leukocytose der Neugeborenen sprechen; wenn auch die von den verschiedenen Autoren angegebenen Durchschnittszahlen recht erheblich differieren, so betragen sie doch kaum je weniger als das Zwei- bis Dreifache der Normalzahl des späteren Lebens.

Hayem	in den ersten 24 Stunden	18 000
Otto		23—25 000
Schiff	in den ersten 24 Stunden	24—36 000
Cadet		19 400
Zangemeister und Meißl		11 930—26 050
Scibiades		19 268
Perlin	am ersten Tag	17 146
Fehrsen	am ersten Tag	7 600—32 500
Takasu	am 1. bis 4. Tag	12 000—28 000
Birnbaum	bald nach der Geburt	20 000

In den ersten Stunden p. p. steigen die Werte gewöhnlich an; so fand Wojno-Oranski gleich nach der Geburt im Durchschnitt 16 980, 12 Stunden p. p. 20 980, am zweiten Tag 25 580 Leukocyten. Von da an nimmt die Leukocytenzahl ziemlich rasch ab. Einige Autoren konnten zwar etwa zwischen drittem und siebtem Tag wieder ein geringes Ansteigen konstatieren, doch liegen die Leukocytenwerte am Ende der ersten oder am Anfang der zweiten Woche gewönlich schon zwischen 8000 und 12 000.

Die folgenden Durchschnittszahlen geben die Veränderungen der Leukocytenwerte während der ersten Woche wieder:

a) Scibiades:

1. Tag	19 268
2. „	14 248
3. „	10 234
4. „	9 104
5. „	8 893
6. „	9 450
7. „	10 564
8. „	11 000
9. „	10 535
10. „	9 180

3*

b) Gundobin:

   Blut aus der Nabelschnur 18 000
    sofort nach der Geburt 18 000
    6 Stunden p. p. 22 000
   24 Stunden p. p. 23 000
   48 Stunden p. p. 19 000
    5 Tage p. p. 8 500
    7 Tage p. p. 11 000

Die Leukocytose der Neugeborenen ist eine polynukleäre. Carstanjen faßt das Ergebnis seiner Untersuchungen über die prozentualen Verhältnisse der verschiedenen Leukocytenformen während der Neugeborenenperiode folgendermaßen zusammen: Im Moment der Geburt und innerhalb der ersten 24 Stunden ist das Blut sehr reich an polynukleären Leukocyten und arm an Lymphocyten. Nach dem ersten Tag nimmt die Zahl der polynukleären Leukocyten zugunsten der Lymphocyten ab. Zwischem sechstem und neuntem Tag p. p. sind beide Formen etwa in gleicher Anzahl vorhanden. Von da an nimmt die Anzahl der polynukleären Leukocyten noch mehr ab und die der Lymphocyten zu. Gegen den 12. Tag zu findet man zwischen den beiden Leukocytenarten gewöhnlich schon jenes Verhältnis, wie es für die ersten Lebensmonate charakteristisch ist, nämlich eine relative Lymphocytose. In der von Carstanjen gewonnenen Durchschnittskurve zeigen die polynukleären Zellen einen Abfall von 73% am ersten Tag, bis etwa 66% am dritten und 42% am sechsten Tag; zwischen neuntem und zwölften Tag sind sie bereits bis auf etwa 36% gesunken. Diese Befunde stimmen mit denen anderer Autoren im wesentlichen überein. Pittaluga fand in den ersten Stunden nach der Geburt einen etwas geringeren Wert der Polynukleären (50—60%).

Die Übergangsformen sind nach Carstanjen beim Neugeborenen relativ zahlreich, er fand besonders zwischen dem sechsten und neunten Tag ungewöhnlich hohe Werte. Bezüglich der eosinophilen Zellen sind die Befunde nicht vollkommen übereinstimmend. Carstanjen fand sie gegenüber dem Blut älterer Kinder nicht vermehrt, auch Gundobin gibt 1—3% als Normalzahl an. Nach Warfield schwankt der Prozentsatz der Eosinophilen zwischen weiten Grenzen. Heimann fand bei nicht ikterischen Kindern durchschnittlich fast doppelt so viele eosinophile Zellen wie bei ikterischen (7—8% gegen 3—4%). Myelocyten und Mastzellen sind nur selten und in kleiner Anzahl vorhanden (Warfield).

Arneth hat das Verhalten der neutrophilen Polynukleären nach seiner Methode studiert, welche bekanntlich darin besteht, daß die Zellen je nach der Zahl ihrer Kernteile und Schlingen in fünf Gruppen eingeteilt werden. Während das normale Blut beim Erwachsenen ein Überwiegen der zwei- bis vierteiligen und ein Zurücktreten der ein- bis fünfteiligen Kerne erkennen läßt, fand Arneth in den ersten Lebenstagen ein stets stark nach links, d. h. in der Richtung der jungen Zellen verschobenes Blutbild; speziell am fünften Tag sei das Vorherrschen der jungen und Zurücktreten der älteren Zellen am stärksten ausgesprochen. Heimann konnte jedoch bei Nachprüfung dieser Befunde die „Verschiebung nach links" niemals konstatieren.

Über das Verhalten der Blutplättchen liegen Untersuchungen von Rebaudi und Morse vor. Ersterer gibt für das Neugeborene eine Zahl von 95 000 Plättchen im ccm an (gegen 300 000 beim Erwachsenen). Letzterer fand unmittelbar nach der Geburt entweder sehr hohe Zahlen (412 000) oder niedrige (100 000); in den ersten Lebenstagen gleichen sich diese Unterschiede einigermaßen aus, so daß sich die Zahl der Blutplättchen nach der ersten Woche zwischen 350 000—400 000 bewegt. Beim Ikterus, insbesondere zur Zeit seines Abklingens, kann die Plättchenzahl bis auf eine Million ansteigen.

Das spezifische Blutgewicht des Neugeborenen zeigt nach Schiff individuell verschiedene absolute Werte: 1,080—1,060; in den ersten sechs Tagen überwiegen die höheren, zwischen sechstem und zehnten Tag die niedrigeren Werte. Das spezifische Gewicht nimmt vom ersten bis zum zehnten Lebenstag allmählich ab, im Mittel von 1,0760 auf 1,0652. Nach Karnitzki beträgt das spezifische Gewicht des fetalen Blutes im Moment der Geburt 1,0616; es ist dem spezifischen Blutgewicht des erwachsenen Mannes gleich, und etwas höher als das der schwangeren Frau.

Der Trockenrückstand des Blutes beträgt während der ersten 10 Tage 21,4—27,7%, der Aschengehalt 0,79—1,34%, der Eiweißgehalt 17,5—27,4%. Trockenrückstand und Aschengehalt zeigen am ersten Tag die höchsten Werte. Der Trockenrückstand nimmt bis zum zehnten Tag allmählich ab, am stärksten nach dem ersten Tag. Der Aschengehalt nimmt bis zum dritten Tag ab, steigt dann bis zum siebten Tag wieder in die Höhe, um dann wieder abzunehmen. Der Eiweißgehalt verhält sich je nach der Abnabelung verschieden. Bei sofort abgenabelten Kindern fallen auch hier die höchsten Werte auf die ersten Lebenstage und folgt bis zum zehnten Tag eine allmähliche Abnahme; bei spät abgenabelten Kindern steigt der Anfangswert bis zum dritten Tag allmählich an und nimmt erst nachher ab (Schiff).

Der Eiweißgehalt des Serums sinkt nach Bauereisen gewöhnlich während der ersten Lebenstage zugleich mit dem Körpergewicht von 6—7% bis auf 4—5% ab — man darf daraus vielleicht auf einen Verbrauch von Organeiweiß schließen —, nur selten steigt er an, während das Gewicht sinkt. Nach dem vierten bis fünften Tag nehmen Körpergewicht und Eiweißgehalt des Serums gleichmäßig zu. E. Reiß fand beim 1½ Tage alten Kind 6,7%, am siebten Tag 6,2% Eiweiß im Serum.

Von sonstigen chemischen Besonderheiten des Neugeborenen-Blutes seien folgende Angaben von Karnitzki hervorgehoben: der Eisengehalt des Blutes beträgt 0,0512% und ist größer als im Blut der Mutter. (Nach van Vyve schwankt der Wert beim ausgetragenen Neugeborenen um 0,045%.) Der Gehalt an unlöslichen Salzen ist mit 0,3551 doppelt so groß als im Blut des Erwachsenen, das Plasma enthält ungefähr die gleiche Menge unlöslicher Salze wie beim Erwachsenen. Der Durchschnittsgehalt an Basen (K + Na) ist kleiner, der Durchschnittsgehalt an Chlor größer als beim Erwachsenen. Das Fetalblut ist reicher an Na und bedeutend ärmer an K als das Blut des Erwachsenen. Die Summe der nicht an Cl gebundenen Basen (Na + K) ist im Fetalblut kleiner als in dem des Erwachsenen.

Die Alkaleszenz des fetalen Blutes ist nach Ubbels gleich der des mütterlichen Blutes, welche in der Schwangerschaft herabgesetzt ist. Pfaundler fand im Blut von lebensschwachen Frühgeborenen eine durchwegs niedrige Blutalkaleszenz. Er glaubt, daß die geringe Widerstandsfähigkeit Frühgeborener gegen septische und andere infektiöse Erkrankungen sich mit dem niedrigen OH-Ionengehalt des Blutes in Einklang bringen lasse, da nachgewiesen worden ist, daß bei erhöhter Alkaleszenz des Blutes eine erhöhte Resistenz gegenüber bakteriellen Prozessen besteht.

Bezüglich der osmotischen Verhältnisse kamen Kroenik und Füth zu dem Resultat, daß mütterliches und kindliches Blut zur Zeit der Geburt im osmotischen Gleichgewicht stehen. Der Gefrierpunkt dieser Blutarten liegt durchschnittlich höher als der des Blutes normaler Erwachsener (—0,520° gegen 0,550°); Mathes fand zwischen mütterlichem und kindlichem Blut nur geringe Unterschiede, die Versuchsergebnisse sind oft recht widersprechend (Heymann).

Die Viskosität des Blutes der Neugeborenen ist eine auffallend hohe. Der Viskositätswert liegt gewöhnlich höher als 6,0 (Trumpp); Amerling gibt einen Durchschnittswert von 6,7% an.   Er übertrifft den der Mutter durchschnittlich um ein Drittel.   Der Heßsche Hämoglobin-Viskositätskoeffizient hält sich beim Neugeborenenblut meist an der unteren Grenze der Norm, häufig noch unter derselben.   Dies läßt Trumpp vermuten, daß die hohen Viskositätswerte auf die Kohlensäurestauung und den damit verbundenen Übertritt von viskösen Substanzen — wohl auch Hämoglobin — aus den Erythrocyten in das Plasma zurückzuführen sind; das Blut zeigt eine auffallend dunkelrote Farbe.   Der CO_2-Gehalt des Blutes Neugeborener beträgt nach Rieländer 37,1% bei sofort Abgenabelten und 40,9% bei spät Abgenabelten und ist besonders bei früh geborenen und asphyktischen Kindern ein relativ hoher.   Cyanotische Neugeborene zeigen dementsprechend die höchsten Viskositätswerte (12,0; Trumpp).   Rusz erklärt die hohe Viskosität des Blutes in folgender Weise: Bei der heute üblichen Art der Abnabelung kommt es zu einem Überschuß von etwa 50—100 g Blut; in diesem überflüssigen Blutquantum geht der Austritt von Plasma aus der Blutbahn rascher vor sich als die Vernichtung der überflüssigen Blutkörperchen, und so wird das Blut in den ersten Tagen immer reicher an Zellen, also an jenem Bestandteil, welcher die Viskosität in erster Reihe bestimmt.   Letztere zeigt dementsprechend während der physiologischen Gewichtsabnahme ein Ansteigen.   Da das Blut während dieses Zeitraums an dem allgemeinen Wasserverlust der Organe teilnimmt, wird die Viskosität noch mehr erhöht.   Sobald das Gewicht wieder zunimmt, nimmt die Viskosität ab.

Die refraktometrische Untersuchungsmethode, die in der Bestimmung des Lichtbrechungsvermögens einer Flüssigkeit besteht und einen Schluß auf die Konzentration der Zellen erlaubt, ergibt beim Blutserum des Neugeborenen, daß die Refraktionskurve ein getreues Spiegelbild der Gewichtskurve darstellt. In den ersten Tagen erfolgt ein Emporschnellen des Wertes für das Brechungsvermögen des Serums: das Blut verarmt an Wasser.   Gleichzeitig mit dem Stillstand der Gewichtskurve wird der stärkste Grad der Wasserverarmung beobachtet, und mit der Zurückerlangung des Geburtsgewichts hat auch das Blutserum den ursprünglichen Wassergehalt erreicht (Rott).   Bis dahin nimmt also auch die Refraktion wieder ab.   Wenn das Gewicht nach Erreichung des Geburtsgewichts während der folgenden Wochen gleichmäßig zunimmt, so findet man wieder ein langsames Ansteigen der Refraktionskurve als Ausdruck der mit zunehmendem Alter allmählich eintretenden Abnahme des Wassergehalts im Organismus (Rusz).

Die Eigentümlichkeiten des Neugeborenenblutes und die Veränderungen, welche in demselben im Lauf der ersten Woche vor sich gehen, lassen sich, wie die eben erwähnten Befunde bezüglich Viskosität und Refraktion, zum Teil durch die Änderungen der Konzentration erklären, aber keineswegs vollständig. Weder hinsichtlich des spezifischen Gewichts, der Trockensubstanz, des Aschenund Eiweißgehaltes, noch bezüglich der morphologischen Verhältnisse läßt sich ein mit dem physiologischen Gewichtsverlauf vollkommen korrespondierendes Verhalten erkennen.   Gewisse Schwankungen während der ersten Lebenstage, wie das Ansteigen der Erythrocyten- und Leukocytenzahlen, können als Zeichen der Eindickung erklärt werden.   Wir sehen jedoch, daß die Blutkörperchen während des ersten Tags die jener Tage, an welchen das Geburtsgewicht und dementsprechend der Wassergehalt des ersten Tags noch nicht erreicht ist, an Zahl weit übertreffen; wir sehen ferner, daß der Eiweißgehalt des Serums während der Gewichtsabnahme sinkt.   Dies weist jedenfalls darauf hin, daß sowohl bezüglich der korpuskulären Elemente als auch bezüglich der gelösten Bestandteile des Blutes ein Verbrauch stattfindet.   Als Ausdruck eines Verbrauchs roter Blutkörperchen ist der Farbstoffreichtum der Darmentleerungen

und vielleicht der Icterus neonatorum, als der des Leukocytenzerfalls der Harnsäureinfarkt und die relativ starke Harnsäureausscheidung zu betrachten.
Die Blutbefunde weisen also gleich den Ergebnissen der Stoffwechselversuche
darauf hin, daß während der ersten Lebenstage ein Stoffzerfall eintritt, den man
zwar nicht als pathologische Erscheinung, aber jedenfalls als eine Besonderheit
dieser Lebensperiode betrachten muß. Das neugeborene Kind bringt ein
Reservedepot mit auf die Welt, das die physiologische Unterernährung der
ersten Lebenstage kompensiert.

Die Leukocytose der ersten Lebenstage wird in verschiedener Weise erklärt. Rieder glaubt, daß die nach der Geburt im kindlichen Organismus
platzgreifenden Umwälzungen, wie die Änderung des Blutkreislaufes und des
Blutbezuges, die ungewohnte Inanspruchnahme des Magendarmtraktes usw.
die Vermehrung der Leukocytenzahl zur Folge haben. Schiff nimmt ein Ein-
strömen von Lymphflüssigkeit in das Blut nach der Nahrungsaufnahme an;
auch dem Hungerzustand der ersten Tage wird eine ätiologische Bedeutung
beigemessen. Gegen diese Annahme spricht wohl der Umstand, daß das Plus
der polynukleären Zellen schon auf die Welt mitgebracht wird und somit aus
dem intrauterinen Leben übernommen sein muß. Arneth erklärt die Verhältnisse der Leukocytenzahlen in den ersten Lebenstagen in der Weise, daß er
den ganzen Vorgang als den Ausdruck der Reaktion auf die mit dem Moment
der Geburt und auch weiterhin an die Leukocyten herantretenden hoch-
gespannten Anforderungen auffaßt. ,,Diese, wenn auch bei der Geburt in reichlicher Zahl vorhandenen, aber vielfach jugendlichen Elemente werden in den
ersten Tagen bei der Eröffnung der Funktionen aller Organe, des Eigenstoff-
wechsels etc. aufgebraucht, die Zahl wird geringer, die älteren Zellen spärlicher,
und als Gegenreaktion auf diese Verminderung tritt nun eine gesteigerte Funktion der hämatopoetischen Organe ein, die in bezug auf die Neutrophilen nach
einer zunächst stärkeren Produktion von hauptsächlich jugendlichen Elementen
die Zahl und die Blutmischungsverhältnisse in die für den Organismus des
Säuglings angepaßten Bahnen hinüberleitet.‘‘

D. Zirkulation und Respiration.

Während der Übergang von der plazentaren zur intestinalen Ernährung
insofern ein allmählicher ist, als letztere erst im Verlauf von einigen Tagen in
Gang kommt und der Organismus seinen Stoffwechselbedarf aus Reserven des ·
Fetallebens bestreiten muß, vollzieht sich die Änderung des Gasaustausches
mit großer Raschheit. Sobald der plazentare Kreislauf unterbrochen ist, setzt
die Respiration ein. Wenn auch Residuen der fetalen Zirkulation noch längere
Zeit während des extrauterinen Lebens bestehen bleiben (allmähliche Obliteration der fetalen Kommunikationswege), wenn auch der erste Atemzug noch nicht
zur völligen Entfaltung der Lungen führt, so sind die Verhältnisse der Zirkulation und Respiration, wenigstens vom klinischen Standpunkt aus betrachtet,
während der ersten Lebenstage nicht wesentlich andere wie während der folgenden
Perioden des Säuglingsalters.

Daß immerhin gewisse Unterschiede in der Funktion des Herzens bestehen,
geht aus dem Ergebnis von elektrokardiographischen Untersuchungen
hervor; sie haben beim Neugeborenen insofern eine charakteristische Gestalt des
Elektrokardiogramms ergeben, als der junge Säugling eine besonders tiefe J_p-Zacke
aufweist (Heubner, Funaro, Nicolai). Hecht hat das Verhältnis der J_p-Zacke
zur J-Zacke bei einer großen Zahl von Kindern bestimmt und kam zu dem Ergebnis, daß die J_p-Zacke beim Neugeborenen am größten ist und mehr als das
Dreifache der J-Zacke beträgt, im Verlauf des Säuglingsalters die J-Zacke

kaum mehr um die Hälfte übertrifft und im späteren Kindesalter ziemlich unabhängig von der Altersgrenze durchschnittlich halb so groß ist als die J-Zacke.
Die sog. Überleitungszeit, das Intervall zwischen der Vorhofs- und Ventrikel-

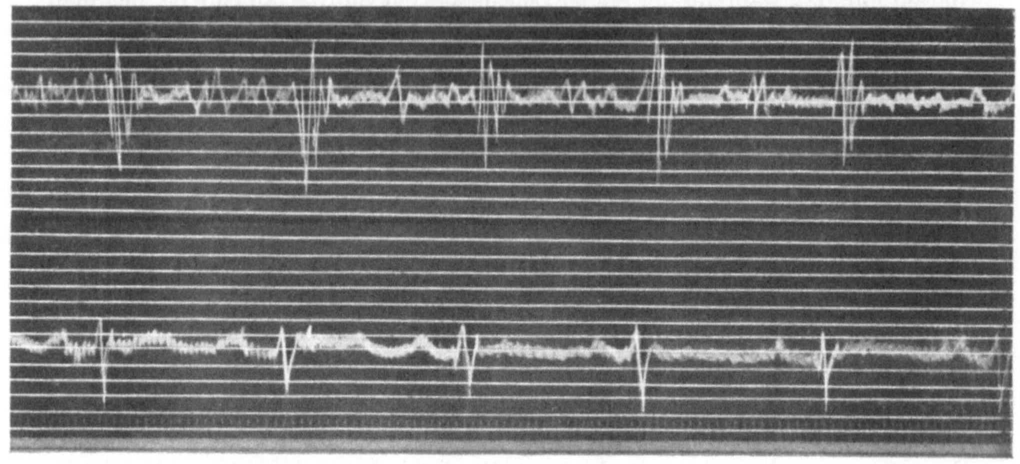

Abb. 7.

systole, nimmt im Verlauf des Kindesalters bis zur Pubertät hin zu; sie beträgt
nach Hecht beim Neugeborenen 0,10″ (im Säuglingsalter sogar etwas weniger,
in den ersten Jahren der Kindheit 0,13″).

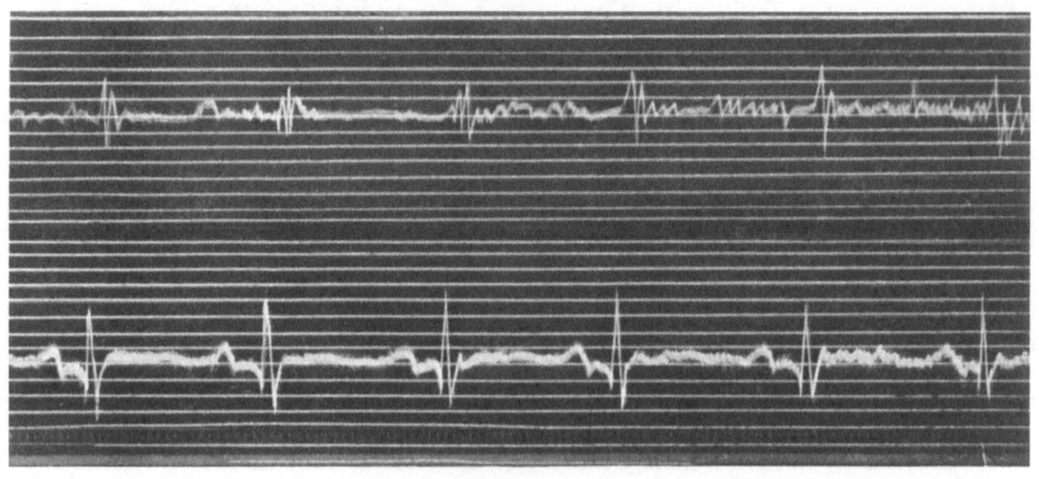

Abb. 8.

Bezüglich der physikalischen Untersuchung des Herzens sei hervorgehoben, daß sich beim Säugling der Herzspitzenstoß unter normalen Verhältnissen im vierten Interkostalraum findet, ½—1 cm außerhalb der Mamillarlinie.
Dies beruht einerseits auf der eigentümlichen Gestalt des kindlichen Thorax, dessen
Quer- und Tiefendurchmesser ungefähr gleich sind, andererseits auf dem physiologischen Zwerchfellhochstand im Säuglingsalter, welcher zu einer Linkslagerung

des Herzens bei mehr horizontaler Richtung der Herzachse führt. Auf einen vom späteren Kindesalter abweichenden Auskultationsbefund hat Hochsinger aufmerksam gemacht: im frühen Kindesalter besteht an der Herzbasis nicht ein

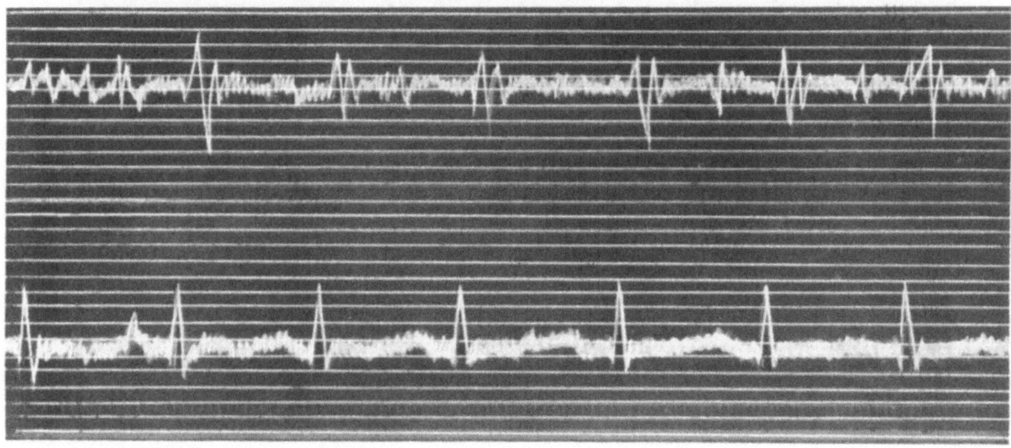

Abb. 9.

jambischer, sondern ein trochäischer Rhythmus. Hecht hat nun mittelst der Edelmannschen Seitengalvanometerregistrierung der Herztöne in einwandfreier Weise zeigen können, daß die Amplitude des ersten Herztons bei

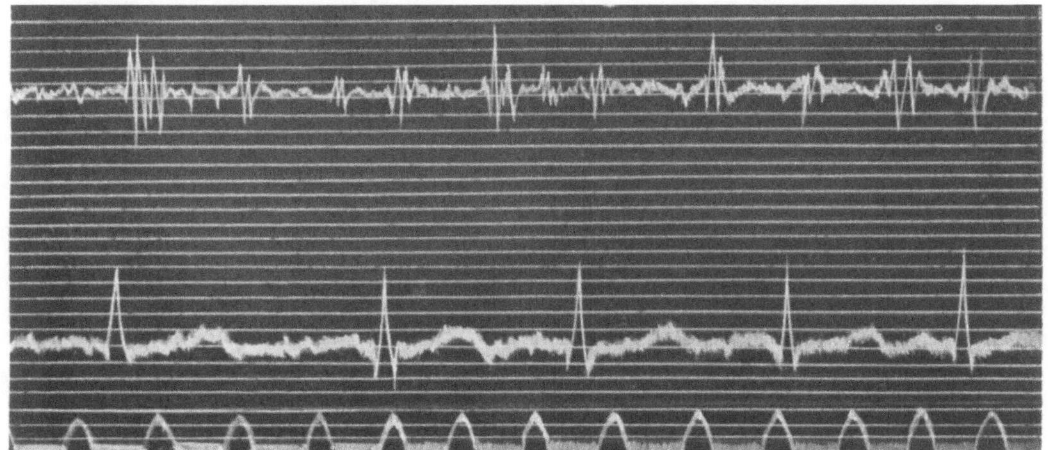

Abb. 10.

Neugeborenen, im Säuglings- und frühen Kindesalter tatsächlich größer ist ist als die des zweiten Tons. Wenn man das Hochsingersche Phänomen nicht allgemein anerkannt hat, so liegt dies wahrscheinlich darin, daß man bei der Auskultation leicht jenen Rhythmus hören kann, den man hören will oder zu hören gewohnt ist, und das ist eben an der Herzbasis der Jambus.

Die nebenstehenden, der Hechtschen Arbeit entnommenen Kurven (Abb. 7 bis 13) illustrieren die Verhältnisse sehr deutlich. Am unteren Rand der Kurven ist die Zeit-

schreibung ($^1/_5$ und $^1/_{50}$ Sekunden) angebracht. Über der Zeitschreibung ist die elektrokardiographische Kurve zu sehen, und zwar entspricht die hohe Zacke dem Beginn der
Ventrikelaktion. Der erste Herzton beginnt nach Kan 0.028" nach dem Beginn der

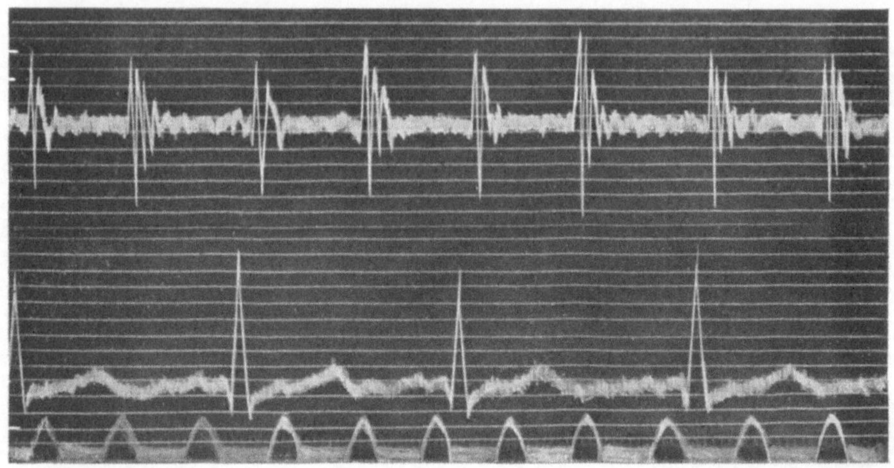

Abb. 11.

Ventrikelzacke; da er in dem Moment auftritt, wo der größte Teil der Herzmuskelmasse
in die Kontraktion eingetreten ist, so ist der erste Herzton sofort zu erkennen. Der zweite
Herzton beginnt nach Kan 0.031" nach dem Ende der Finalschwankung; dieselbe ist nicht
in allen Kurven deutlich kenntlich.

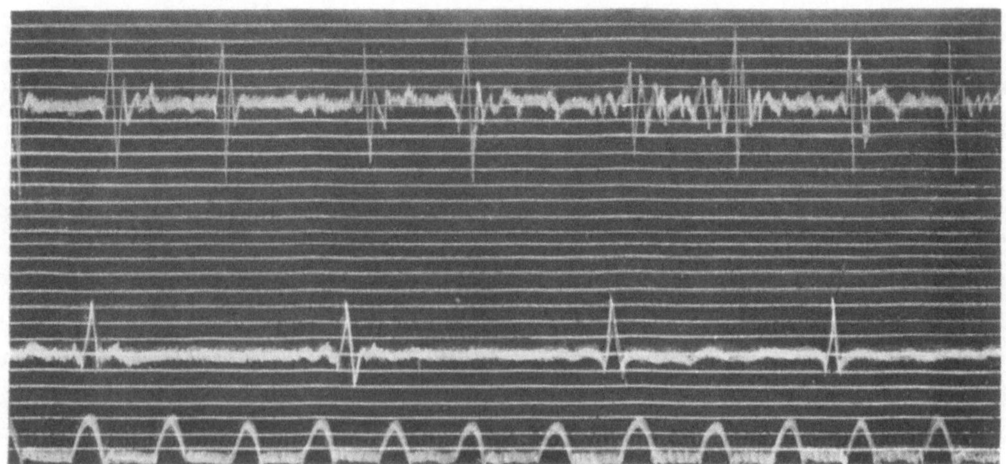

Abb. 12.

Abb. 7, 8 und 9 zeigen I., II. und III. Ableitung, Spitzen-, Pulmonalis- und Aorten-
töne von einem neugeborenen Knaben. Abb. 7 sehr tiefe J_p-Zacke, Abb. 8 tiefe J_p- und J_a-
Zacke. Die Nachschwankung ist in allen drei Kurven nicht sehr deutlich und auch der
zweite Ton in Abb. 8 und 9, also über Pulmonalis und Aorta nicht immer mit Sicherheit
erkennbar. Zum Vergleich dienen die von einem 11jährigen Knaben stammenden Abb. 10
(I. Spitze), 11 (II. Pulm.), 12 (III. Aorta), 13 (II. Trikuspidalkl.). Man sieht, daß beim
Neugeborenen nicht nur an der Herzspitze, sondern auch an der Basis der erste Herzton
überwiegt, während dies beim älteren Kind nur an der Spitze und über der Trikuspidal-
klappe der Fall ist.

Die Pulszahlen sind beim Neugeborenen womöglich noch variabler wie im späteren Säuglingsalter. Untersucht man die Kinder im Schlaf, so erhält man im allgemeinen relativ nicht sehr hohe Pulszahlen. Hecht gibt als arithmetisches Mittel der Pulsfrequenz von 27 Kindern der ersten Lebenswoche die Zahl 120,6 an; doch schwanken die von ihm gefundenen Einzelzahlen in sehr weiten Grenzen, zwischen 90 und 200. Nach Pokrowski schwankt die Pulsfrequenz in den ersten Lebenstagen zwischen 98 und 140, und beträgt im Durchschnitt 100—120 Schläge, also weniger als die von Vierordt für den Säugling angegebenen Durchschnittszahlen von 134. Die leichte Erregbarkeit des Pulses Neugeborener beruht nach Gundobin darauf, daß die die

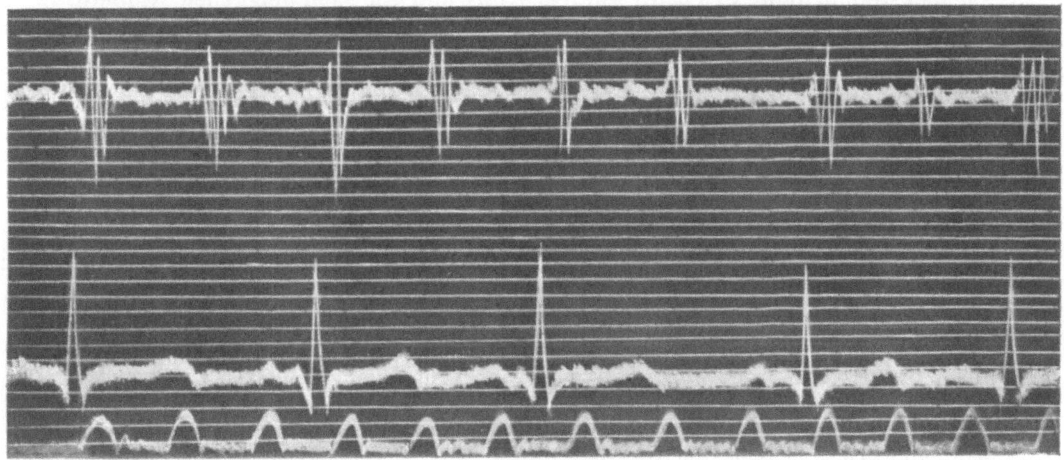

Abb. 13.

Herztätigkeit hemmenden Hirnzentren noch ungenügend entwickelt sind. Als Beispiel, bis zu welchem Grad sich die Pulsfrequenz bei Kindern im Laufe des Tages ändern kann, führt er folgende Beobachtung von Bouchut an:

| | Pulsfrequnez | |
Alter	Maximum	Minimum
Fetus kurz vor der Geburt	160	108
Erste Minute nach der Geburt	94	72
Erster Lebenstag	156	95
Nächste Tage bis Ende der dritten Woche . .	164	146
Zweiter Monat bis Ende des zweiten Jahres .	160	94

Die physiologische (respiratorische) Arhythmie ist beim Säugling und jungen Kind eine verhältnismäßig geringe. Die Differenz zwischen den kleinsten und größten Pulsperioden, die man als Maßstab für die Intensität dieser Arhythmieform annehmen kann, nimmt bis zur Pubertät mit dem Alter zu; nur in der ersten Lebenszeit zeigt sie insofern eine geringgradige Abnahme, als sie beim Neugeborenen etwas größer ist wie beim älteren Säugling. Hecht erhielt folgende Durchschnittszahlen (in $^1/_{50}{}''$):

Bei Neugeborenen	3,4
„ Säuglingen	2,8
„ Frühgeburten	2,5
„ jungen Kindern	6,25
„ älteren „	8,4

Der Blutdruck ist während der ersten Lebenstage niedrig, und zwar um so niedriger, je schwächer das Kind entwickelt ist. Ssladkof stellte mit dem Gärtnerschen Tonometer folgende Zahlen fest:

<pre>
1. Tag . . . .   59—64 mm
2. „   . . . .   62,6—64,6 mm
3. „   . . . .   63—68 mm
4. „   . . . .   67—70 mm
5. „   . . . .   69—74,7 mm
6. „   . . . .   73,7—78,7 mm
7. „   . . . .   74—78,8 mm
8. „   . . . .   79—80 mm
</pre>

Nachdem der Blutdruck während der ersten Lebenswoche allmählich angestiegen ist, bleibt er während des Säuglingsalters fast stationär.

Trumpp fand bei Neugeborenen kein anderes Verhalten des Blutdrucks als bei älteren Säuglingen, er betrug im Durchschnitt 80 mm. Werte zwischen 60 und 70 mm fand Trumpp nur bei früh- und schwach geborenen Kindern. Beim Ikterus neonatorum scheint der Blutdruck in den Anfangsstadien erhöht, nach seiner vollen Entwicklung erniedrigt zu sein.

Die Atemfrequenz ist beim Neugeborenen durchschnittlich eine höhere; nach Gundobin beträgt sie bei schlafenden Kindern 40—44, nach Dohrn 50 (während der ersten 10 Lebenstage). Während des Schreiens wird von neugeborenen Kindern seltener inspiriert als bei gewöhnlicher gleichmäßiger Atmung. Die Tiefe der Atemzüge steigt vom ersten bis zehnten Tag dergestalt an, daß die Leistung einer Exspiration am zehnten Tag (45 ccm) diejenige des ersten Tages um ca. 12 ccm übertrifft. Dohrn sieht den Grund dieser Zunahme neben dem gesteigerten Atembedürfnis in dem erleichterten Spiel der Rippenknorpel und der zunehmenden Zugänglichkeit der Bronchialverzweigungen. Die Tiefe der Atemzüge ist in den ersten Stunden und während des ersten Lebenstages noch bemerkenswert gering. Sie steigt dann erheblich vom ersten zum zweiten Tag — dementsprechend beginnt auch der Gaswechsel während des zweiten Tages schnell zu steigen (Scherer) — und nimmt in den folgenden Tagen langsam zu. Daraus geht hervor, daß unter ganz physiologischen Verhältnissen eine vollständige Entfaltung der Lunge durch die ersten Atemzüge noch nicht bewirkt werden kann.

Der Atmungstypus des Neugeborenen ist, wie im frühesten Kindesalter überhaupt, vorwiegend diaphragmal. Die Atemzüge erfolgen für gewöhnlich ziemlich oberflächlich und nicht gleichmäßig. Bezüglich des Atmungsrhythmus konnte Eckerlein folgendes feststellen: im Schlaf erfolgt die Aus- und Einatmung in je einem Zug, doch werden auch hier bei den einzelnen Atemzügen verschiedene Luftquanta aufgenommen. In- und Exspiration gehen in der Regel scharf ineinander über, die Inspiration erfolgt meist schneller als die Exspiration; besonders deutlich ist dies bei ruhiger Atmung im wachen Zustand: es erfolgt eine sehr zögernde Ausatmung auf eine verhältnismäßig kurze Einatmung. Während der inspiratorische Schenkel bei der Registrierung auf der Mareyschen Trommel glatt verläuft, finden sich auf dem exspiratorischen Schenkel eine oder mehrere Erhebungen. Eine von Pausen unterbrochene Atmung zeigen Neugeborene besonders dann, wenn sie sich in Erregung befinden; die Atempausen beim Schreien sind oft auffallend lang.

Geringe Einziehungen der unteren Thoraxpartien bei tieferen Inspirationen, z. B. nach dem Schreien, sind durchaus nichts Außergewöhnliches und erklären sich durch die Nachgiebigkeit der noch weichen Brustwand.

E. Die Körpertemperatur.

Die Rückständigkeit der Funktionen im Organismus des Neugeborenen kommt im Verhalten seiner Körpertemperatur in besonders deutlicher Weise zum Ausdruck (Bärensprung, Förster, Sommer, Mühlmann, Eröß,

Feis, Lachs, Pokrowski u. a.). Mißt man ein Kind unmittelbar nach oder noch während der Geburt, so zeigt es meistens eine relativ hohe Temperatur; sie liegt gewöhnlich zwischen 37,6 und 38,1⁰ und übertrifft somit die Temperatur der Mutter. Die Höhe der Geburtstemperatur hängt von der Schwangerschaftsdauer und dem Entwicklungsgrad des Kindes ab; zarte und frühgeborene Kinder haben meist weniger hohe Temperaturen. Unmittelbar nach der Geburt sinkt die Temperatur rasch ab, besonders während der ersten 30—60 Minuten und erreicht nach 2—6 Stunden ein Minimum, welches um $1\frac{1}{2}$—2⁰ oder mehr unter der bei der Geburt festgestellten Temperatur liegen kann. Es hängt im hohen Grade von der dem Kind von außen zugeführten Wärme ab, wie tief und wie lange die Temperatur sinkt, und ob sie längere oder kürzere Zeit auf dem niedrigen Niveau verharrt. Das erste Bad führt gewöhnlich zu einem weiteren Sinken der Temperatur, nach Sommer um durchschnittlich 0,6⁰. Trotz der zahlreichen Varianten, welche durch die Konstitution und den Entwicklungsgrad des Kindes, die Außentemperatur, den jeweiligen Schutz vor stärkeren Wärmeverlusten gegeben sind, darf man die nach unten gerichtete Zacke der Temperaturkurve als für den ersten Lebenstag charakteristisch betrachten. Ist das Minimum erreicht, so steigt die Temperatur wieder an, aber gewöhnlich beträchtlich langsamer als der Abfall erfolgte. Vom zweiten Tag an bewegt sie sich wieder in normalen Regionen. Aber auch jetzt besteht noch immer eine ausgesprochene Thermolabilität, und es dürften wohl oft mehr als 8—10 Tage vergehen, ehe der Wärmeregulationsmechanismus in so vollkommener Weise funktioniert, wie es für das ältere gesunde Kind als Regel betrachtet werden darf. Eröß hat gezeigt, daß man bei 2—6 Tage alten, gesunden Kindern durch ein 10 Minuten dauerndes lauwarmes Bad von 27—30⁰ C eine bedeutende Herabsetzung der Temperatur erzielen kann. Das übliche Bad von 35⁰ C (= 28⁰ R) setzt bei 2—3 Minuten Dauer die Temperatur gewöhnlich um 0,8—1,0⁰ herab.

Die Tagesschwankungen der Temperatur sind in der ersten Woche im allgemeinen weit größer wie beim älteren Säugling, und können $\frac{1}{2}$—1⁰ oder mehr betragen. Bezüglich der Tagesmaxima und -minima differieren die Angaben; Eröß fand morgens die höchste und mittags die niedrigste Temperatur, Lachs im Gegensatz hierzu das Maximum in den Mittags- und Nachmittagsstunden, das Minimum in den Früh- und Abendstunden, ein Beweis, wie sehr die Temperaturfluktuationen von äußeren Verhältnissen abhängig sein müssen. Die Temperatur ist nicht nur durch die z. B. beim Umwickeln auf das Kind einwirkende Außentemperatur, sondern auch durch die Nahrungsaufnahme (das Saugen) und das Schreien beeinflußbar; die Temperaturkurve verläuft im allgemeinen viel höher, wenn man eine Stunde nach dem Stillen mißt (Lachs). Steigt jedoch die Temperatur bei gewöhnlicher Zimmertemperatur und Bekleidung bis gegen 38⁰ an, so muß man dies trotz der Labilität der Körpertemperatur in der ersten Lebenszeit als etwas Abnormes bezeichnen (s. transitorisches Fieber S. 425).

Da auch das allgemeine Temperaturniveau individuell ein verschiedenes ist, und bald um 36⁰, bald um 37⁰ liegt, so kommt ein recht wechselvolles Bild der Temperaturkurven bei Neugeborenen zustande. Durchschnittskurven, wie sie Eröß angibt, wird man darum im Einzelfall nur selten verwirklicht finden: er fand, abgesehen von der Höchsttemperatur während der Geburt, ein erstes und zweites Minimum 1—2 Stunden p. p. und am 4.—5. Tag, ein erstes und zweites Maximum am 2. und 6.—8. Tag. Lachs fand keine wesentlichen Unterschiede zwischen den einzelnen Tagen (vom ersten Tag natürlich abgesehen), und dies dürfte den tatsächlichen Verhältnissen entsprechen.

Die funktionelle Rückständigkeit im Verhalten der Körpertemperatur kann in einer unvollkommenen Entwicklung des Wärmezentrums begründet sein oder durch das noch ungenügende Funktionieren des im späteren Leben so überaus feinen Regulationsmechanismus in der Haut erklärt werden. Es handelt sich wohl in erster Linie um mangelhafte physikalische Regulation, um eine Insuffizienz der die Wärmeabgabe beherrschenden Faktoren. Das plötzliche Sinken der Körpertemperatur nach der Geburt kann man nach Lachs in folgender Weise erklären: Das Kind befindet sich in utero im Fruchtwasser; unmittelbar nach der Geburt beginnt der Verdunstungsprozeß des Fruchtwassers, dessen Raschheit von dem jeweiligen Feuchtigkeitsgrad der umgebenden Luft abhängt. Ein großer Teil der bedeutenden Abkühlung ist als eine Folge der ungenügenden Erwärmung des Organismus mittelst der Respiration zu betrachten. Dazu kommt das häufig langsam vorgenommene Einpacken des Kindes, das Bad, dessen Temperatur niedriger ist als die des Fruchtwassers, Faktoren, welche sich zu der mangelhaften physikalischen Wärmeregulation hinzugesellen und das leichte Zustandekommen von Untertemperaturen genügend erklären.

Soweit wir es mit äußeren Einflüssen zu tun haben, soll man dafür Sorge tragen, daß die Abkühlung keine zu hochgradige sei. Das Kind soll unmittelbar nach der Geburt, also noch vor dem Bad, gut umhüllt und ev. zwischen Wärmflaschen gelagert werden. Nach dem Bad, dessen Temperatur 35—40° C betragen soll und das mit möglichster Raschheit vor sich zu gehen hat, wird das Kind mit vorgewärmten Wäschestücken und Windeln bekleidet, gut zugedeckt oder in einen Wickelpolster oder ein Steckkissen eingehüllt, wenn nötig auch mit Wärmflaschen versorgt. Wenn auch eine derartig vorsichtige Behandlung bei einen kräftigen gesunden Kind überflüssig sein mag, so ist sie bei zarter entwickelten Kindern, welche an sich zu Untertemperatur neigen, sehr empfehlenswert; denn es bedarf oft viel Zeit und Mühe, ehe man ein solches Kind nach stärkerer Auskühlung auf ein normales Temperaturniveau bringt.

F. Die Haut.

Wenn das Kind die Geburtswege der Mutter verlassen hat, findet man seinen Körper mit einer Schicht von schmierigen, weißlichen, aus Epidermiszellen und Hauttalg bestehenden Massen (Vernix caseosa) bedeckt. Diese werden beim ersten Bad mit Vaselin möglichst entfernt, was übrigens nicht immer ganz leicht ist; an schwerer zugänglichen Stellen, insbesondere an den Ohrmuscheln können leicht Reste der käsigen Schmiere zurückbleiben.

Die Farbe der Haut, wie sie nach dem Bad, sobald sich das Kind wieder erwärmt hat, zum Vorschein kommt, ist eine mehr minder lebhaft rote; die Extremitäten, besonders die Hände und Füße, zeigen zur Zeit der Temperaturdepression häufig ein ausgesprochen bläuliches Kolorit; sie fühlen sich dabei kalt an. Das sog. Erythema neonatorum ist, ebenso wie die nach einigen Tagen eintretende Desquamation, eine physiologische Erscheinung. Es wird nur des Zusammenhangs wegen erst bei den Erkrankungen der Haut besprochen (S. 351).

Der Kopf des Neugeborenen ist mit mehr minder reichlichen Haaren von mehreren Zentimeter Länge bedeckt. Die Augenbrauen- und Wimperhaare sind meist spärlich und sehr kurz, so daß sie oft völlig zu fehlen scheinen. Am Körper findet man sehr häufig feinste Wollhaare (Lanugo). Wenn dieselben auch bei frühgeborenen Kindern meist besonders reichlich zu finden sind, so sieht man sie doch auch bei sehr kräftigen Kindern oft recht deutlich, besonders in der Schultergegend und am Rücken.

Die wichtigste und interessanteste Besonderheit, welche die Haut des neugeborenen Kindes darbietet, ist der Ikterus neonatorum.

Der Ikterus neonatorum.

Eine große Zahl von Kindern zeigt während der ersten Lebenstage eine mehr oder minder deutliche Gelbtönung oder ausgesprochen ikterische Verfärbung der Haut. Der Ikterus tritt am häufigsten am zweiten oder dritten Tag auf, nicht selten ist schon am Ende des ersten Tages eine Andeutung von ihm zu sehen. Unmittelbar nach der Geburt sind die Kinder niemals ikterisch; überhaupt ist vor Ablauf der ersten 12 Stunden nur ausnahmsweise eine gelbliche Verfärbung nachweisbar. Zeigt sich andererseits am dritten Tag noch keine Spur von Ikterus, so ist kaum mehr zu erwarten, daß ein solcher während der folgenden Tage zum Vorschein kommt.

Die Gelbfärbung der Haut ist anfangs durch die Hyperämie, welche während der ersten Lebenstage besteht, verdeckt und wird erst dann deutlich sichtbar, wenn man durch Druck mit dem Finger oder einer Glasplatte das Blut an einer Hautstelle, z. B. an der Nasenspitze, verdrängt. Nicht immer sind alle Körperpartien gleichmäßig verfärbt; zuweilen sind die Extremitäten, insbesondere die Handteller und Fußsohlen, oder das Gesicht noch frei von Ikterus, während die Haut des Stammes schon eine deutliche Gelbtönung erkennen läßt. Während der folgenden Tage pflegt der Ikterus an Intensität zuzunehmen. Er ist dann in ausgesprochenen Fällen auf den ersten Blick zu erkennen. Das mit Rot vermischte Gelb verleiht der Haut eine sehr charakteristische Farbe. Die Gelbfärbung betrifft nicht nur die äußere Haut, sondern ist auch an den Schleimhäuten deutlich sichtbar. Wenn der Konjunktivalikterus für gewöhnlich nicht auffällt, so hat dies darin seinen Grund, daß man die Skleren beim neugeborenen Kind überhaupt selten zu Gesicht bekommt. Tatsächlich sind sie bei nur einigermaßen ausgesprochenem Ikterus in der Regel recht deutlich verfärbt. Der gelbe Farbenton ist auch an der Mundschleimhaut meist deutlich zu erkennen, besonders an den etwas anämischeren Stellen am Gaumen und an den Kieferrändern.

Intensität und Dauer des Ikterus sind ungemein variabel. Gewöhnlich erreicht er schon am dritten bis vierten Tag sein Maximum, blaßt dann ab und verschwindet gegen Ende der ersten oder doch am Anfang der zweiten Woche vollständig. Beschränkt sich der Ikterus auf Spuren, so ist er oft nur ein bis zwei Tage sichtbar. Nicht so selten kommt es jedoch vor, daß er die zweite Woche überdauert und auch in die dritte oder vierte Woche hinüberreicht. Bleibt der Ikterus bis ins zweite Monat hinein sichtbar, so muß dies den Verdacht erregen, daß eine ernstere Grundkrankheit vorliegt; doch scheint auch der „benigne" Ikterus neonatorum, insbesondere bei frühgeborenen Kindern, die Neugeborenenperiode beträchtlich überdauern zu können.

Auch die Intensität des Ikterus schwankt in den weitesten Grenzen. Es kommen alle Übergänge, von der zartesten, kaum wahrnehmbaren Gelbtönung bis zum vollentwickelten, oft geradezu orangegelben Ikterus vor. Auf den Timbre des Ikterus ist jedenfalls auch das Allgemeinbefinden des Kindes von wesentlichem Einfluß. Die Haut kranker Kinder zeigt häufig einen fahlen Farbenton, der besonders bei gleichzeitiger Cyanose als grau-livide Grundfarbe auffällt, während bei relativ gutem Allgemeinbefinden und gut durchbluteter Haut auch die Gelbfärbung eine frischere ist.

Die Stühle weisen in ihrer Farbe keinerlei Besonderheiten auf. Sie sind bei stark ikterischen Kindern ebenso stark gefärbt wie bei schwach oder gar nicht ikterischen. Auch der Harn zeigt nicht die Farbe des Ikterusharns. Mag auch der chemische Nachweis des Gallenfarbstoffs, der mittelst der gewöhnlichen Gmelinschen Probe nicht gelingt, bei Anwendung empfindlicher Reaktionen (Huppert, Nakajama, Obermeyer-Popper), sowie im Chloroformauszug des Harns möglich sein, so steht der klinische Befund fest, daß die Farbe des nativen, besonders des zentrifugierten und filtrierten Harns vom Gallenfarbstoff in der Regel vollkommen unbeeinflußt bleibt. In seltenen Fällen, besonders bei ausgesprochen pathologischen, mit Ikterus einhergehenden Zuständen findet man auch beim Neugeborenen zuweilen gelösten Gallenfarbstoff im Harn. Eine solche Bilirubinurie kann bis zu einem gewissen Grade differentialdiagnostisch verwertet werden. Dieses eigentümliche Verhalten, welches man früher auf eine besondere Undurchlässigkeit der kindlichen Niere für Gallenfarbstoff zurückführte, erklärt sich durch den von Parrot und Robin, sowie von Cruse erhobenen Befund, daß sich der Gallenfarbstoff in ungelöster Form im Harnsediment findet. Er erscheint hier in Gestalt goldgelber Schollen und Körner, welche teils frei liegen, teils in Zellen eingeschlossen sind oder an ihnen haften (masses jaunes). Knöpfelmacher erklärt das mangelnde Lösungsvermögen des Harnes für das Bilirubin mit dem Mangel oder der unzureichenden Menge von alkalischen einfach-sauren Phosphaten, welche den Gallenfarbstoff in Lösung bringen könnten. In andere Sekrete geht der Gallenfarbstoff in gelöster Form über. Insbesondere fällt dies bei Konjunktivitis in der Tränenflüssigkeit und im Bindehautsekret auf, welche oft eine intensiv gelbe Farbe aufweisen. Auch das Nasensekret ist zuweilen ausgesprochen gelb verfärbt.

Leber und Milz sind bei ikterischen Neugeborenen nicht vergrößert. Die Pulszahl ist nicht verändert. Inwieweit andere Symptome, wie Störungen des Allgemeinbefindens, Schlafsucht, Verdauungsstörungen, Meteorismus usw. als Symptome einer einheitlichen, dem Ikterus neonatorum zugrunde liegenden Krankheit, als zufällige Komplikationen oder als das Zustandekommen des Ikterus fördernde Momente aufzufassen sind, wird sich bei Besprechung der Genese des Ikterus neonatorum ergeben.

Anatomische Befunde sind schwer zu verwerten, da ein gesundes ikterisches Kind kaum je in dieser Hinsicht untersucht wurde. Die inneren Organe der zur Zeit des Ikterus neonatorum verstorbenen Kindern zeigen gewöhnlich eine ausgesprochene Gelbfärbung, welche besonders auch an der Gefäßintima und an den Trans- und Exsudaten auffällt. Meckel fand Bilirubinkristalle in den Spitzen der Nierenpapillen, Orth auch im Blut, Gehirn usw. Die Gewebssäfte des Neugeborenen sollen ebenso wie der Harn ein geringeres Lösungsvermögen für Gallenfarbstoff besitzen. Das Ausfallen des Bilirubins im Fettgewebe bezieht Knöpfelmacher auf Entziehung von Alkalien durch die Fettsäuren der Fettzellen.

Was die Beziehungen zwischen absolutem Körpergewicht und Ikterus neonatorum betrifft, so darf als feststehend betrachtet werden, daß kleine, insbesondere frühgeborene Kinder häufiger starken Ikterus aufweisen und ihn gewöhnlich längere Zeit haben als ausgetragene. Überblickt man eine größere Reihe von Fällen, so scheint der Ikterus bei niedrigem Körpergewicht in der Tat etwas häufiger vorzukommen, wie bei hohem. Dies geht aus der folgenden Zusammenstellung von Cruse hervor.

Gewicht	Ikterusfreie Fälle
1980—2750	10,1%
2750—3000	11,5 „
3000—3250	12,2 „
3250—3500	15,9 „
3500—4640	27,4 „

Wenn aus diesen Zahlenreihen hervorgeht, daß die Häufigkeit des Ikterus dem Körpergewicht umgekehrt proportional ist, so kann andererseits nicht geleugnet werden, daß auch sehr kräftige Kinder mit hohem Geburtsgewicht stark ikterisch sein können.

Von mehreren Seiten wurde behauptet, daß die Gewichtsverluste bei ikterischen Kindern im allgemeinen größer seien als bei nicht ikterischen. In den Untersuchungsreihen von Porak und Cruse entspricht der größeren Intensität des Ikterus eine geringere durchschnittliche Zunahme, eine größere durchschnittliche Gewichtsabnahme und eine verhältnismäßig größere Anzahl von Kindern, welche innerhalb der ersten zehn Tage an Gewicht abgenommen hatten. Ein Vergleich des am 10.—12. Lebenstag festgestellten Gewichts mit dem Geburtsgewicht hat darum nicht viel Wert, weil die Differenz zwischen diesen beiden Zahlen von der Größe der Nahrungs- und Flüssigkeitszufuhr in so hohem Grade abhängig erscheint, daß der Ikterus demgegenüber eine ganz untergeordnete Rolle spielt, die es nicht erlaubt, ihm eine ätiologische Bedeutung für den Gewichtsverlauf beizumessen. Diesbezüglich kann höchstens die physiologische Gewichtsabnahme während der ersten drei bis vier Tage in Frage kommen. Es gibt gewiß viele ikterische Neugeborene, deren Gewichtsabnahme gering ist, so wie andererseits starke Gewichtsverluste ohne Ikterus vorkommen, und wenn auch die Statistik eine Koinzidenz von Ikterus neonatorum und stärkerem Gewichtsverlust ergeben hat, so ist es nur schwer zu beurteilen, ob die Kinder deshalb mehr abnehmen, weil sie ikterisch sind, resp. weil sie an der mit Ikterus einhergehenden hypothetischen Grundkrankheit leiden, oder ob sie darum leichter und stärker ikterisch werden, weil sie aus irgend einem Grund viel an Gewicht verlieren. Ehe man nicht zwischen Ursache und Wirkung unterscheiden kann, erlauben derartige statistische Zusammenstellungen keine Schlüsse.

Auch über die Häufigkeit des Ikterus sind die statistischen Angaben sehr widersprechend. Er findet sich

<pre>
nach Seux . . . .   in 15,—%
  „ Unger . . . .   „ 20,2 „
  „ Quisling . . . .   „ 26,— „
  „ Bouchut . . . .   „ 33,— „
  „ Fuchs . . . .   „ 67,9 „
  , Kehrer . . . .   „ 75,— „
  „ Porak . . . .   „ 79,9 „
  „ Cruse . . . .   ,. 84,4 „
  „ Brechet sogar bei allen Neugeborenen.
</pre>

Die Werte schwanken, wie man sieht, ganz enorm. Die Differenzen erklären sich wohl zum Teil dadurch, daß ganz leichte Ikterusformen übersehen werden können und bei den statistischen Zusammenstellungen vielleicht oft nicht mitgezählt wurden. Andererseits darf man wohl annehmen, daß auch lokale hygienische Verhältnisse eine Rolle spielen, insofern als bei strenger Wahrung der Asepsis infektiöse Erkrankungen, welche das Entstehen oder doch die Intensität des Ikterus beeinflussen können, seltener vorkommen.

Bei allen statistischen Zusammenstellungen macht sich die Unsicherheit der Anschauungen über die Ursachen des sog. Ikterus neonatorum sehr störend bemerkbar, so wie insbesondere die Schwierigkeit einer Abgrenzung gegenüber dem „septischen Ikterus“, in dessen Bereich der Ikterus neonatorum von manchen einbezogen wird.

Das Gebiet des Ikterus neonatorum wird schon seit Jahrzehnten nach den verschiedensten Richtungen durchforscht und ist ein beliebter Gegenstand wissenschaftlicher Kontroversen. Die Zahl der Hypothesen über das Wesen dieses Ikterus ist dementsprechend eine sehr große, und es gibt kaum eine

Ikterusform, in welcher der Ikterus der Neugeborenen nicht schon eingereiht worden wäre. Gewisse Differenzen in den Anschauungen beziehen sich nicht so sehr auf den Ikterus neonatorum als solchen, als vielmehr auf die Pathogenese jener Ikterusformen, mit denen er in Beziehung gebracht wird. Man kann nicht behaupten, daß die Frage nach der Ursache des Ikterus neonatorum heute in unwiderlegbarer Weise beantwortet ist. Doch wurden außer den mehr minder hypothetischen Ikterustheorien so viele wichtige Tatsachen aufgedeckt und so viele Beobachtungen in klinischer und anatomisch-histologischer Richtung gemacht, daß sie uns ein Urteil darüber ermöglichen, welche Momente für die Disposition des neugeborenen Kindes zum Ikterus maßgebend sein dürften.

Die viel diskutierte Frage, ob der Ikterus neonatorum als physiologische oder pathologische Erscheinung aufzufassen sei, hängt mit der Frage nach seiner Genese auf das Innigste zusammen. Sieht man die Ursache des Ikterus neonatorum in anatomischen und physiologischen Eigentümlichkeiten des neugeborenen Kindes, so wird man ihn kaum für eine Krankheit erklären können, sucht man die Ursache seiner Entstehung in infektiösen oder sonstigen krankhaften Einflüssen, muß er natürlich als Erkrankung oder doch als Krankheitssymptom aufgefaßt werden.

Ob nun die eine oder die andere Auffassung die richtige ist, so steht doch so viel fest, daß das Symptom „Ikterus" während keiner Lebensperiode so häufig ist, wie innerhalb der ersten Lebenswoche, und — was von besonderer Bedeutung ist — kaum jemals wieder so harmlos. Mag der Ikterus neonatorum auf einer einheitlichen ätiologischen Basis beruhen oder durch verschiedene auslösende Ursachen manifest gemacht werden können, so darf man doch aus der dem neugeborenen Kind eigentümlichen Bereitschaft zum Ikterus die Berechtigung ableiten, von einem Ikterus neonatorum als einheitlichem Begriff zu sprechen, und nach den Ursachen zu fragen, warum gerade der Organismus des Neugeborenen diese Disposition zeigt.

Man hat vor allem versucht, den Ikterus neonatorum mit anatomischen Besonderheiten des Neugeborenen-Organismus in Zusammenhang zu bringen. Von diesen Erklärungsversuchen sei vor allem die von Quincke aufgestellte Hypothese angeführt, nach welcher der Ikterus auf einen Übertritt von Gallenfarbstoff aus dem Darm in die Blutbahn zurückgeführt wird. Der Weg, auf dem dies geschieht, ist nach Quinckes Vorstellung der ductus venosus Arantii, die fetale Kommunikation zwischen Vena portae und Vena cava inferior. Elsässer fand bei 78 Kindern, welche während oder gleich nach der Geburt gestorben waren, den Ductus venosus nur dreimal (ca. 3,8%), bei 200 innerhalb der ersten Lebenstage gestorbenen Kindern 23 mal (kaum 12%), geschlossen. Allerdings ist seine Lichtung eine sehr enge. Trotz der berechtigten Einwände, welche gegen die Quinckesche Theorie erhoben wurden (Knöpfelmacher), muß zugegeben werden, daß sie noch lange nicht widerlegt erscheint (Eppinger), wenigstens was den wesentlichsten Punkt, die Resorption von Gallenfarbstoff aus dem Darm, betrifft. Wir wollen darauf später noch einmal zurückkommen.

Eine andere Erklärung, welche den Ikterus neonatorum von anatomischen Eigentümlichkeiten abzuleiten versucht, stammt von Hasse. Er hält die „normale Gelbsucht der Neugeborenen" für einen Stauungsikterus, kommend und schwindend unter dem Einfluß der Zwerchfellatmung während der ersten Lebenstage. Beim Niedergehen des Zwerchfells während der Inspiration wird der schon vor der Atmung auf den Leberausführungsgängen und auf den Gefäßen, besonders der Pfortader, in und an der Leberpforte bestehende normale Druck erhöht. Dadurch wird vor allem auch der normale Abfluß der Galle behindert, sie wird gestaut und damit in mehr oder minder hohem Grade vom Körper aufgenommen. Der übernormale Druck und damit die Stauung schwinden

nach kurzer Zeit infolge der durch die Atmung bewirkten Abschwellung der
Leber und durch die Lageveränderungen, welche die Leberpforte mit den darin
gelagerten Gefäßen und Ausführungsgängen, sowie das darunter gelagerte Duodenum erfährt. Die Leber des Neugeborenen ist nicht nur relativ bedeutend
größer und tiefstehender, sondern weist auch ein besonderes Verhalten der Unterfläche auf, namentlich des Lobus quadrangularis und des Lobus Spigelii, der beiden
für die Leberpforte und die in ihr gelagerten Teile maßgebenden Leberlappen.
Etwa die Hälfte des Spigelschen Lappens befindet sich an der Unterfläche
der Leber, springt aber soweit vor, daß der Grund des Hilus hepatis stark nach
hinten gebogen und vertieft ist. Der Lobus quadrangularis steht mit einem
hakenartigen, nach hinten gerichteten Vorsprung vorne der Leberpforte an
und wölbt sich dann über den Grund derselben hinüber. Der obere Abschnitt
des Duodenum neigt nach vorne über und verläuft somit von vorne oben nach
hinten unten. Diese Lagerungsverhältnisse haben zur Folge, daß die Ausführungsgänge der Leber und die Gefäße an der Leberpforte zwischen den beiden
Leberlappen und dem Anfangsteil des Duodenums eingezwängt werden. Dazu
kommt, daß der Blutdruck in der starken, vor der Geburt aus der Vena umbilic.
gespeisten und nach der Geburt unter dem Atmungsdruck stehenden Pfortader
den Abfluß der Galle aus dem neben ihr liegenden Ductus choledochus hemmt
und verlangsamt. Setzt die Atmung ein, so wird bei der Senkung des Zwerchfells der Blutdruck in der Pfortader erhöht und außerdem die Leber gegen
die vordere Bauchwand und die unter ihr liegenden Eingeweide gepreßt, und
auf diese Weise der auf dem Ductus choledochus lastende Druck vermehrt.
Schwillt die Leber ab, so wird ihre Unterfläche gehoben. Der Lobus quadrangularis wird durch den Magen ausgehöhlt und nach vorne abwärts getrieben,
während der Lobus Spigelii nach hinten aufwärts rückt und senkrecht zu stehen
kommt. Daraus resultiert eine Erweiterung, Verflachung und Streckung der
Leberpforte und damit eine Erleichterung des Gallenabflusses.

Nach der geschilderten Anschauung ist der Ikterus neonatorum ein mechanischer Ikterus. Während ihn Hasse mit den anatomischen Eigentümlichkeiten
der Leber in Beziehung bringt und eine zur Stauung führende Kompression
der großen Gallen ausführungsgänge an der Leberpforte annimmt, suchen andere
die Ursache der Stauung innerhalb der Leber.

Cruse supponierte als Ursache der Gallenstauung einen desquamativen
Katarrh der Gallengänge, Kehrer eine angeborene Enge des Gallensystems,
Birch-Hirschfeld ein Ödem der Glissonschen Kapsel. Für alle diese Annahmen konnte der anatomische Nachweis nicht erbracht werden. Eine Reihe
von Autoren (Weber, Wermel, Silbermann) vermutet, daß die mit Blut
überfüllten ausgedehnten Blutkapillaren der hyperämischen Leber die Gallengänge zusammendrücken. Diese Hypothese konnte durch die histologischen
Untersuchungen von Abramow und Knöpfelmacher nicht bestätigt werden;
beide Autoren fanden die Gallenkapillaren nicht komprimiert, sondern ausgedehnt. Man müßte also annehmen, daß die Kompression nicht diese, sondern
mehr peripherwärts gelegene Gallengänge betrifft.

Virchow glaubte, daß die Ursache der Stauung in einer Verstopfung
des Ductus choledochus mit einem Schleimpfropf infolge katarrhalischer Entzündung zu suchen sei. Er nahm mithin ähnliche Veränderungen an, wie man
sie als Ursache des Ikterus catarrhalis zu betrachten pflegt. Schon die klinischen
Symptome des Ikterus neonatorum, vor allem das Fehlen der Acholie des Stuhls,
schienen gegen diese Analogie zu sprechen. Trotzdem tauchen bis in die
neueste Zeit ähnliche Ideen immer wieder auf. So meint Opitz, daß der
Ikterus neonatorum als katarrhalischer Ikterus leichteren Grades aufzufassen
sei. Es handelt sich nach seiner Meinung um eine leichte Schleimhautschwellung,

welche in den ersten Tagen der gerade um diese Zeit besonders reichlich fließenden Galle den Weg teilweise versperrt. Opitz ist der Ansicht, daß eine reichliche Nahrungsaufnahme in den ersten vier Tagen das Auftreten des Ikterus begünstige. Er fand, daß auffallend große Unterschiede zwischen Knaben und Mädchen bestehen; bei seinem Material betrafen 44,3% der Ikterusfälle Knaben gegen 33,7% bei Mädchen. Obwohl nun nach dem Ergebnis seiner sehr umfangreichen Statistik die Mädchen durchschnittlich mehr trinken als die Knaben, meint Opitz, daß bei den weit stärker zu Ikterus disponierten Knaben ein Plus von 70 g genüge, um Ikterus hervorzurufen, während hierzu bei Mädchen 200 g mehr Milch nötig seien. Opitz nimmt also neben der katarrhalischen Schwellung der Duodenal- und Choledochusschleimhaut noch eine besondere Disposition zum Ikterus an, offenbar eine besondere Empfindlichkeit der Schleimhaut bei den Knaben, ebenso wie bei den schwächeren und mit Kunsthilfe entbundenen Kindern.

Die Annahme eines Schleimhautkatarrhs infolge überreichlicher Nahrungszufuhr scheint insoferne nicht ganz berechtigt, als der Ikterus gewöhnlich schon am zweiten Tag, also zu einer Zeit vorhanden ist, wo die Trinkmengen, von seltenen Ausnahmen abgesehen, noch sehr geringe sind; auch pflegt er gegen Ende der ersten Woche abzunehmen, während die Trinkmengen im Ansteigen begriffen sind. Ferner darf man wohl mit einiger Wahrscheinlichkeit annehmen, daß die Darmreizung während der ersten Lebenstage vorwiegend den Dickdarm und nicht die oberen Abschnitte des Dünndarms betrifft. Selbst wenn man die Annahme akzeptiert, daß ein Duodenalkatarrh bei der Genese des Ikterus neonatorum eine Rolle spielt, bleibt es unaufgeklärt, warum ein derartiger „Icterus catarrhalis" im späteren Säuglingsalter trotz der so häufigen und vielfach schweren Darmkatarrhe fast niemals vorkommt.

Gegen alle Versuche, den Ikterus neonatorum als mechanischen Ikterus im gewöhnlichen Sinn zu erklären, sprechen die histologischen Untersuchungen von Abramow und Knöpfelmacher, welche ergeben haben, daß der für Stauungsikterus charakteristische Befund in der Leber ikterischer Neugeborener nicht erhoben werden kann. Beide Forscher bedienten sich bei ihren Untersuchungen der Methode von Eppinger, welche eine exakte Darstellung der Gallenkapillaren gestattet. Sie konnten gleich Eppinger, welcher selbst einige Fälle von Ikterus neonatorum untersuchte, die als Charakteristikum des Stauungsikterus geltenden Zerreißungen der Gallenkapillaren in den Lebern der neugeborenen Kinder in keinem Fall nachweisen. Die Gallengänge erwiesen sich als durchgängig, ihre Wandungen als intakt. Es waren weder sichtbare Ursachen für eine Stauung, noch sichtbare Folgen einer solchen erkennbar, welche die Annahme eines Übertritts gestauter Galle in die umgebenden Blutbahnen rechtfertigen konnten.

Es ergab sich nur, daß während der ersten zwei bis drei Lebenstage eine abnorme Füllung des Gallengangsystems mit variköser Erweiterung der Gallenkapillaren zu beobachten ist, und daß diese Erweiterung der Gallengänge erst nach der Geburt eintritt. Knöpfelmacher bringt diesen histologischen Befund mit den Ergebnissen der Viskositätsbestimmungen in der kindlichen Galle in Beziehung. Die Viskosität ist zur Zeit der Geburt eine relativ hohe, die Gallenkapillaren sind deshalb um diese Zeit mit etwas zäherer Galle erfüllt, deren Fortbewegung einen höheren Sekretionsdruck erfordert. Die unmittelbar nach der Geburt einsetzende Vermehrung der Gallensekretion, die eine Herabsetzung der Viskosität zur Folge hat, erhöht die Anforderungen an den Sekretionsdruck. Diese mechanische Arbeit, welche notwendig ist, um das reichlich nachfließende Sekret aus den mit zäher Galle gefüllten Gängen hinauszutreiben, vermag die Leberzelle des Neugeborenen nicht aufzubringen: Es kommt zur Stauung und die Gänge erweitern sich. Fänden sich an den erweiterten Gallenkapillaren Rupturen, so wäre der Ikterus neonatorum als mechanischer Ikterus in befriedigender Weise erklärt. Nun ist das aber nicht der Fall, und man ist zur Annahme gezwungen, daß der Übertritt der Galle in das Blut auf andere Weise erfolgt. Man muß die Beschaffenheit der Leberzelle des neugeborenen Kindes zur Erklärung heranziehen.

Abramow nimmt eine Herabsetzung ihrer Exkretionsenergie an, die er in der „Ungewohntheit zur Arbeit" erblickt, also eine funktionelle Rückständigkeit, welche man mit der Funktionsstörung der Leberzellen bei Infektionskrankheiten (asthenische Hypercholie) in Analogie bringen kann. Wie hier die Zellschädigung, so äußert sich beim Neugeborenen die Rückständigkeit der Zellfunktion in einer verringerten Absonderungsenergie bei einer wahrscheinlich erhöhten Produktionstätigkeit der Zelle, wie sie aus der infolge der Hyperämie eintretenden Hypercholie resultiert. Das Wesentliche beim Zustandekommen des Ikterus neonatorum ist nach dieser Auffassung ein Mißverhältnis zwischen Exkretionsvermögen und Sekretion.

Der Weg, auf welchem die Galle ins Blut gelangt, ist nach der Vorstellung von Knöpfelmacher der direkte Übertritt aus der Leberzelle selbst in die Lymph-, resp. Blutbahn. Es liegt eine ähnliche Erscheinung vor, wie sie Minkowski bei Funktionsstörungen der Leberzellen annimmt und als „Icterus per diapedesin", E. Pick als „Paracholie" bezeichnet. Knöpfelmacher führt als Stütze seiner Annahme, daß eine Resorption von Galle in der Leber selbst ohne jede Stauung möglich ist, die Ausscheidung von Gallenfarbstoff durch den Harn beim Hungertier an. Auch Gundobin führt den Ikterus neonatorum auf eine Gallenresorption in die Lymph- und Blutbahn infolge Sekretionsanomalien zurück. Doch lehnt er die Annahme einer gesteigerten Gallenbildung ab und nimmt als Ursache der Sekretionsanomalie Störungen der Zellernährung infolge der Blutstauung an.

Ist die Vorstellung richtig, daß an der Entstehung des Ikterus neonatorum in letzter Linie eine mangelhafte Funktion der Leberzellen die Schuld trägt, so ergibt sich die weitere Frage, ob die Insuffizienz der Zellfunktion auf einer Rückständigkeit des jugendlichen Organismus allein oder auf einer Zellschädigung beruht. Für beide Auffassungen sind Anhaltspunkte gegeben. Für die zelluläre Rückständigkeit spricht die relative Häufigkeit und Intensität des Ikterus bei frühgeborenen Kindern, für eine Zellschädigung die von manchen Autoren hervorgehobene Koinzidenz des Ikterus mit Krankheitssymptomen.

Eine Zellschädigung könnte durch infektiöse Noxen oder durch Toxine zustande kommen. Es könnte im Sinne Picks eine Infektions- oder Autointoxikationsparacholie vorliegen. Obzwar die Nabelsepsis sehr häufig mit Ikterus einhergeht, liegt es doch auf der Hand, daß nur in seltenen Fällen Nabelinfektionen für den gewöhnlichen Ikterus der Neugeborenen verantwortlich gemacht werden können. Nach Czerny-Keller beruht der Ikterus neonatorum auf einer vom Darm ausgehenden Infektion. Czerny begründet seine Ansicht mit dem Hinweis auf seine Erfahrungen in Frauenkliniken und Findelhäusern, welche ergaben, daß der Ikterus neonatorum zeitweilig fehlt und periodenweise gehäuft auftritt, daß er zuweilen in schwerer und dann wieder in leichterer Form erscheint und daß er sich besonders dann häufig findet, wenn Infektionsmöglichkeiten im besonderen Maße vorhanden sind. Dieser Auffassung schließt sich auch Unger an. Er fand bei einer statistischen Zusammenstellung der Ikterusfälle einer Frauenklinik in den verschiedenen Monaten bezüglich der Frequenz des Ikterus große Schwankungen, für die er in erster Reihe hygienische Faktoren verantwortlich macht. Es zeigte sich, daß die Zu- und Abnahme der Ikterusfälle parallel einherging mit dem regelmäßigen Turnus der Desinfektion und

Reinigung der einzelnen klinischen Abteilungen. Es kam wiederholt vor, daß in gereinigten Sälen wochenlang keine Ikterusfälle beobachtet wurden, während die Fälle sich häuften, je längere Zeit seit der Reinigung vergangen waren. Czerny hält auch den Ikterus gravis als nicht wesensverschieden von dem in der überwiegenden Zahl der Fälle gutartig verlaufenden Ikterus neonatorum und sieht in diesen beiden Zuständen nur die Typen einer einheitlichen Krankheitsgruppe, welche alle Übergangsstufen von einem zum andern Extrem umfaßt. Er erklärt das leichte Zustandekommen des Ikterus neonatorum mit der in den ersten Lebenswochen bestehenden Durchlässigkeit der Darmwand für Bakterien. Die Behauptung Czernys, daß der Ikterus neonatorum in Wochenzimmern mit den Infektionen der Wöchnerinnen parallel auftritt, schließt die Annahme in sich, daß es sich um Infektionen mit pathogenen Keimen handle, daß der Ikterus mithin das Symptom einer, wenn auch sehr leicht verlaufenden, enteralen septischen Infektion sei.

Daß äußere Momente auf das Zustandekommen und den Verlauf des Ikterus neonatorum einen Einfluß ausüben, ist nach den differenten Angaben über die Häufigkeit seines Vorkommens und den Schwankungen in der Zeit seines Auftretens und seiner Intensität recht wahrscheinlich. Immerhin erscheint es sehr fraglich, ob auch die sorgfältigste Wochenbettpflege das Auftreten des Ikterus neonatorum völlig hintanzuhalten vermöchte. Man muß annehmen, daß derartige Infektionen ungemein leicht erfolgen, so leicht, daß sie wohl geradesowenig vollständig vermieden werden können wie die Besiedlung der Mundhöhle und des Darms mit den normalen Bakterien. Es ist übrigens nicht ausgeschlossen, dass diese „physiologische" Infektion des Verdauungstraktes bei der Genese des Ikterus neonatorum eine Rolle spielt, indem unter Umständen Darmtoxine durch die relativ leicht durchlässige Darmwand des Neugeborenen durchdringen und die relativ leicht läsible Leberzelle in ihrer Funktion schädigen können.

Wenn nach dem Gesagten auch zugegeben werden muß, daß zwischen den Vorgängen im Darm und dem Ikterus neonatorum Beziehungen bestehen, so spricht gegen eine dominierende Bedeutung der enteralen Infektion der Umstand, daß der Ikterus gewöhnlich schon nach 24 Stunden oder noch früher sichtbar zu sein pflegt, also zu einer Zeit, da die Infektion des Darminhalts eben erst begonnen hat; man müßte denn eine solche Infektion auf das Verschlucken von keimhaltigem Vaginalsekret intra partum zurückführen, ein Infektionsmodus, auf den natürlich die Hygiene der Wochenbettsperiode keinen Einfluß hat. Da ferner beim älteren kranken Säugling trotz der auch bei ihm bestehenden erhöhten Durchlässigkeit der Darmwand Ikterus nur ganz ausnahmsweise auftritt, müssen für jeden Fall noch andere Gründe vorhanden sein, welche das leichte Zustandekommen des Ikterus beim Neugeborenen ermöglichen.

Außer den mechanischen Momenten und der Leberzellfunktion müssen als dritter Faktor bei der Genese des Ikterus neonatorum die quantitativen und qualitativen Eigentümlichkeiten der Galle selbst berücksichtigt werden. Wie früher erwähnt, nimmt Abramow bei dem von ihm angenommenen Mißverhältnis zwischen Exkretionsvermögen der Leber und ihrer Sekretion eine erhöhte Produktionstätigkeit der Leberzellen an, welche auf einer (infolge der post partum bestehenden Hyperämie eintretenden) Hypercholie beruht.

Die Überfüllung der Blutkapillaren in der Leber wurde von Birch-Hirschfeld an einem großen Material als konstanter Befund nachgewiesen, auch Wermel hat sie beobachtet, Abramow und Knöpfelmacher haben die Befunde bestätigt. Nach Birch-Hirschfeld ist die venöse Hyperämie der Leber auf die Unterbrechung des plazentaren Kreislaufes zurückzuführen und findet sich besonders dann scharf ausgeprägt, wenn eine vorzeitige Unterbrechung der Plazentarzirkulation stattgefunden hat; doch müsse bei jedem Neugeborenen infolge der physiologischen Transfusion von Plazentarblut in den Fetus eine Blutüberfüllung der Leber zustande kommen. Als Ursache des Blutreichtums nicht nur der Leber, sondern überhaupt der meisten inneren Organe, von dessen Vorhandensein beim Neugeborenen man sich bei jeder Sektion überzeugen kann, kommt wohl auch die bei jeder Geburt in mehr oder minder hohem Grad eintretende Stauung in Betracht.

Außer der Hyperämie der Leber, welche in erster Linie für die Steigerung der Gallensekretion verantwortlich gemacht wird, kann nach Knöpfelmacher auch die nach der Geburt eintretende Darmperistaltik zur Hypercholie führen insofern, als sie einen reichlichen Blutzufluß zu den Portalgefäßen bewirkt. Auch die Nahrungszufuhr kann die Gallensekretion fördern. Infolge der eintretenden Resorption von Gallensäuren kann durch letztere von neuem eine cholagoge Wirkung entfaltet werden. Für das Vorliegen einer Polycholie sprechen auch die Ergebnisse der Viskositätsbestimmung: wie sich aus der Herabsetzung der Viskosität ergibt, wird die Galle dünnflüssiger und wasserreicher, eine Erscheinung, welche wahrscheinlich mit einer Steigerung der Gallensekretion in Zusammenhang zu bringen ist.

Eine weitere Frage ist die, ob beim Neugeborenen außer der besprochenen Polycholie (Vermehrung der Gallensekretion) auch eine Pleiochromie (Absonderung farbstoffreicher Galle) vorhanden ist. Mensi fand die Leber ikterischer Neugeborener dreimal so reich an Gallenpigment wie die nicht ikterischer. Das Vorkommen eines hämatogenen Ikterus, der etwa infolge einer Umwandlung von Blutfarbstoff in Gallenfarbstoff im Blut oder in den Geweben außerhalb der Leber zustande käme, wird heute allgemein negiert. Die Hypothesen, welche den Ikterus neonatorum in diesem Sinne zu erklären versuchen, dürfen als widerlegt betrachtet werden.

Deswegen ist freilich die wichtige Rolle des Blutfarbstoffs beim Zustandekommen des Ikterus nicht zu unterschätzen. Wie jeder Farbstoff des Organismus, so stammt auch der Gallenfarbstoff aus dem Hämoglobin. Findet im Organismus ein Zerfall von roten Blutkörperchen statt, so daß übergroße Mengen von frei gewordenem Farbstoff der Leber zuströmen, so kann daraus eine Farbstoffvermehrung der Galle (Polychromie oder Pleiochromie) resultieren, und diese kann, auf eine freilich noch nicht völlig klargelegte Weise, zur Entstehung von Ikterus Veranlassung geben. Man stellt diese Ikterusformen den rein hepatogenen als hämato-hepatogenen oder hämolytischen Ikterus gegenüber.

Der Blutfarbstoff kann auf zweifache Weise aus den Blutkörperchen austreten, entweder wenn letztere bei Gefäßzerreißungen in das umliegende Gewebe gelangen und der Zerstörung anheimfallen, oder wenn im kreisenden Blute selbst ein Blutkörperchenzerfall, resp. ein Austritt von Farbstoff aus den Erythrocyten erfolgt. Daß sich gerade beim neugeborenen Kind infolge der bei der Geburt eintretenden Stauung je nach der Geburtsdauer und etwaigen asphyktischen Erscheinungen mehr oder minder reichliche Blutaustritte in der Haut, den Schleimhäuten und inneren Organen finden, ist eine Tatsache, die bei der Genese des Ikterus vielleicht nicht übersehen werden darf. Es ist in dieser Hinsicht bemerkenswert, daß der Ikterus nach langen und schweren Geburten wesentlich häufiger zustande zu kommen scheint, wie nach kurzdauernden (Wermel u. a.). Hiebei könnte freilich die Stauungshyperämie allein das Auftreten des Ikterus begünstigen, ohne daß Hämorrhagien eine Rolle zu spielen brauchen. In überzeugender Weise spricht jedoch für einen kausalen Zusammenhang zwischen Ikterus und Hämorrhagien die Beobachtung, daß bei starken inneren Blutungen der Ikterus zuweilen ganz besonders intensiv zu sein pflegt (Raudnitz, Skormin). Die Annahme eines Ikterus pleiochromicus ist in solchen Fällen wohl erlaubt.

Verf. beobachtete bei einem im übrigen gesunden kräftigen Neugeborenen eine hämorrhagische Erkrankung (mächtige Suffusionen im Bereich der Kopfgeschwulst, Epistaxis, Darmblutung, ausgesprochene Herabsetzung der Gerinnbarkeit des Blutes), in deren Verlauf sich ein äußerst intensiver Ikterus von dunkel-orangegelber Farbe mit ausgesprochener Bilirubinurie entwickelte. Die Blutungen sistierten am Ende der ersten, der Ikterus schwand im Verlauf der zweiten Woche (s. Abb. 82 S. 412).

Wenn solche Fälle auch in sehr überzeugender Weise für einen kausalen Zusammenhang von Ikterus und Blutung sprechen, so kann doch nicht geleugnet werden, daß innere Blutungen vorkommen, bei welchen der Ikterus keinen besonders hohen Grad erreicht. Daß eine direkte Parallele zwischen Blutungen und Ikterus besteht, mithin der Ikterus neonatorum von der Intensität der Blutungen allein abhängig wäre, kann man jedenfalls nicht behaupten. Eine solche Annahme wäre übrigens nach unseren Erfahrungen aus der Pathologie des späteren Lebens a priori unhaltbar; gehen doch gerade die Purpuraerkrankungen keineswegs häufig mit besonders starkem Ikterus einher.

Daß etwa aus dem Plazentarblut stammende Blutkörperchen zugrunde gehen und dementsprechend spät abgenabelte Kinder, bei welchen eine größere Menge von solchem Reserveblut in den Körper strömt (Hofmeier, Affanasiew u. a.), häufiger und stärkeren Ikterus zeigen, konnte nicht in überzeugender Weise nachgewiesen werden.

Wenn Blutungen bei der Genese des Ikterus neonatorum eine Rolle spielen, so kann dies nur insofern der Fall sein, als hierdurch das Material für eine Farbstoffanreicherung der Galle, resp. für eine Vermehrung der Gallensekretion geliefert wird. Ob es zum Auftreten von Ikterus kommt, hängt noch von andern Faktoren ab.

Wenn während der ersten Lebenstage Blutkörperchen zugrunde gehen, so kann dies als Folge der nach der Geburt bestehenden Hyperglobulie, gleichsam als eine Einstellung der Blutkörperchenzahl auf ein normales Niveau aufgefaßt werden; oder man nimmt an, daß irgendwelche toxische Einflüsse zu einem Blutkörperchenzerfall führen, oder daß, wie Heimann sich vorstellt, „Zirkulationseiweiß" angegriffen wird, wenn die aufgenommene Nahrung mangelhaft assimiliert wird. Zur Entscheidung der genannten Frage hat man vor allem das Ergebnis der täglichen Erythrocytenzählungen herangezogen. Diesbezüglich muß hervorgehoben werden, daß die Eindickung des Blutes, welche während der ersten Tage, also gerade während der für die Entstehung des Ikterus maßgebenden Periode, infolge des physiologischen Wasserverlustes eintritt, die Beurteilung der Resultate in hohem Grade erschwert. Die bei täglichen Blutuntersuchungen gewonnenen Zahlenreihen sprechen jedenfalls nicht in überzeugender Weise für einen mit dem Auftreten des Ikterus in Beziehung stehenden Erythrocytenzerfall.

Heimann fand bei ikterischen Kindern vom dritten zum vierten Tag einen Anstieg der roten Blutkörperchen mit folgendem stetigem Abfall, bei nicht ikterischen eine bereits vom dritten Tag an zu beobachtende Abnahme. Ferner erfolgte bei ikterischen vom dritten zum vierten Tag ein Absturz der weißen Blutkörperchen, dann ein langsamer Anstieg, bei nichtikterischen vom dritten Tag an ein stetiges Sinken. Ikterische und nicht ikterische Kinder zeigten schon am 6. Tag ungefähr gleiche Werte. Die Verteilung der einzelnen Leukocytenarten bot bei beiden ungefähr dasselbe Verhältnis, nur die eosinophilen zeigten bei Ikterus etwas höhere Werte. Heimann glaubt aus seinen Befunden auf einen starken Verbrauch von roten und weißen Blutkörperchen bei ikterischen Kindern schließen zu dürfen.

Knöpfelmacher ist der Ansicht, daß die Zahl der roten Blutkörperchen während der ersten Lebenswoche von dem sich entwickelnden Ikterus unabhängig ist, und daß ihre Schwankungen bloß auf den Wechsel in der Plasmamenge zurückzuführen sind.

Beim neugeborenen Tier nimmt nach den Untersuchungen von Cohnstein und Zuntz die Zahl der Blutkörperchen in den ersten Lebenstagen nicht ab, sondern stetig zu.

Bei der Verwertung der Zählresultate darf man jedenfalls nicht außeracht lassen, daß ein vermehrter Erythrozytenzerfall nicht notwendig zu einem Absinken der Erythrozytenzahl führen muß. Die Zerstörung kann durch eine gesteigerte Produktion paralysiert werden. Daß während der ersten Lebenstage tatsächlich eine Neubildung von roten Blutzellen stattfindet, ergibt sich aus dem Befund von kernhaltigen Elementen. Es ist sehr wohl denkbar, daß zur Zeit der Geburt ein „gesteigerter Blutstoffwechsel" einsetzt, daß zwar ein reichlicher Erythrozytenzerfall stattfindet, der zur Pleiochromie Veranlassung gibt, daß aber gleichzeitig eine regenerative Tätigkeit der blutbildenden Organe ausgelöst wird, welche das Niveau der Blutkörperchenzahl im kreisenden Blut wesentlich beeinflußt.

Leuret hat im Blut ikterischer Neugeborener freies Hämoglobin gefunden, ein Befund, der aber ganz vereinzelt dasteht. Bei vorsichtiger Blutentnahme zeigt das Serum des Neugeborenen jedenfalls keine Zeichen einer Hämoglobinämie.

Da beim sog. hämolytischen Ikterus eine Verminderung des Resistenzvermögens der roten Blutzellen gefunden wurde, sind die diesbezüglichen Resultate beim Neugeborenen für die Frage des Ikterus neonatorum nicht ohne Interesse. Die Resistenz der roten Blutkörperchen ist im Moment der Geburt und im Nabelstrangblut gleich der des Erwachsenen. Über die Verhältnisse während der folgenden Tage widersprechen sich die vorliegenden Angaben. Während Knöpfelmacher selbst bei intensivem Ikterus innerhalb der ersten Lebenswoche keinerlei Änderungen nachweisen konnte, nimmt nach Slingenberg das Resistenzvermögen der roten Blutkörperchen bei allen Kindern zu und ist durchschnittlich am dritten oder vierten Tag am stärksten; dann nimmt es wieder ab, um gegen den zehnten Lebenstag meist eine konstante Höhe zu erreichen. Die Zunahme des Resistenzvermögens ist bei ikterischen Kindern am stärksten. Slingenberg weist darauf hin, daß diesbezüglich eine Analogie mit der Veränderung des Resistenzvermögens vorliegt, welche man beim Stauungsikterus beobachtet, und erklärt die starke Zunahme der Resistenz bei ikterischen Neugeborenen mit dem Übergang von Galle in das Blut. Die gerade bei den hämolytischen Ikterusformen konstatierte Verminderung des Resistenzvermögens tritt also beim Ikterus neonatorum nicht ein. Ähnliche Resultate erhielten Unger und Graff: die Resistenzfähigkeit der roten Blutkörperchen steigt sofort mit dem Eintritt des Ikterus und bleibt während dessen Dauer bestehen. Bei den nicht ikterischen Kindern steigt die Resistenz allerdings auch an, doch ist dieser Anstieg hier weitaus nicht so stark wie bei den ikterischen Kindern.

Daß Hämoglobin aus den Blutkörperchen austritt, darf man aus den Ergebnissen der mikroskopischen Blutuntersuchung schließen. Silbermann und Scherenziß fanden im Blut des Neugeborenen eine größere Menge von Blutschatten und schließen daraus, daß an den roten Blutkörperchen des neugeborenen Kindes das Hämoglobin weniger fest haftet. Ob das auf diese Weise frei werdende Hämoglobin für die Entstehung des Ikterus von Bedeutung ist, bleibe dahingestellt.

Wenn es nach dem Gesagten auch noch strittig ist, ob die Galle des Neugeborenen relativ reich an Farbstoff ist, ob außer der Polycholie auch eine Pleiochromie vorhanden ist, so darf man als gesichert annehmen, daß die absolute Menge des in der Leber gebildeten und in den Darm ergossenen Farbstoffes eine verhältnismäßig bedeutende ist.

Wie früher erwähnt, hat Quincke den Ikterus neonatorum darauf zurückgeführt, daß der im Darminhalt vorhandene Gallenfarbstoff zum Teil wieder resorbiert und in den allgemeinen Kreislauf aufgenommen wird. Quincke hat angenommen, daß der Farbstoff aus dem Mekonium stamme. Zur Widerlegung dieser Annahme bedarf es kaum des Nachweises, daß auch eine vorzeitige Entleerung des Mekoniums auf natürliche oder künstliche Art das Entstehen des Ikterus nicht hintanzuhalten vermag (Kehrer, Knöpfelmacher), sondern nur des Hinweises auf die Tatsache, daß der Ikterus neonatorum drei Wochen andauern kann, also in eine Zeit hinüberrreicht, wo von einer Nachwirkung des Mekoniums kaum mehr die Rede sein kann. Es ist nicht berechtigt, das Farbstoffplus bloß vom Mekonium herzuleiten. Infolge der bestehenden Polycholie sind auch die nach der Mekoniumperiode zur Ausscheidung gelangenden Milchstühle meist sehr intensiv gefärbt und enthalten, wie schon nach dem bloßen Aspekt angenommen werden kann, ein Übermaß von Gallenfarbstoff (Mensi). Die Anwesenheit von reichlichem Gallenfarbstoff in den oberen Darmabschnitten hat A. F. Heß durch Untersuchungen mit dem Duodenalkatheter erwiesen Von diesem Farbstoff wird vielleicht ein Teil wieder resorbiert, wobei die Durchlässigkeit des Darmes in den ersten Lebenstagen eine unterstützende Rolle spielen mag. Wenn diese Annahme richtig ist und tatsächlich auf dem Wege der Pfortader Gallenfarbstoff zur Leber zurückströmt, bedarf es gar nicht der Annahme eines offenen Ductus venosus. Vielleicht liegen ganz ähnliche Verhältnisse vor, wie bei dem sog. Urobilinikterus. Für diesen hat man jetzt ziemlich allgemein folgende Erklärung akzeptiert: Der beim Bestehen von Reduktionsprozessen im Darm entstehende, mit dem Urobilin identische oder ihm chemisch nahestehende Farbstoff wird zum Teil resorbiert und der Leber wieder zugeführt, um daselbst in Bilirubin rückverwandelt zu werden Sind die Leberzellen absolut oder relativ insuffizient, d. h. in ihrer Funktion geschädigt oder einem erhöhten Farbstoffangebot nicht gewachsen, so nehmen sie das Urobilin nicht mehr auf, und dises tritt in den allgemeinen Kreislauf und in den Harn über. Zu einer Urobilinurie kommt es beim neugeborenen Kind in der Regel deshalb nicht, weil bei ihm enterale Reduktionsprozesse zu fehlen pflegen und dementsprechend kein Urobilin im Darm gebildet wird. Ist dies jedoch ausnahmsweise der Fall, so scheint nach den Erfahrungen des Verf. auch beim Neugeborenen das Urobilin sehr leicht in den Harn überzutreten. Die die Urobilinurie begleitende Gelbfärbung der Haut rührt auch beim Urobilinikterus nicht vom Urobilin, sondern vom Bilirubin her. Beim Ikterus neonatorum könnte man sich um so leichter vorstellen, daß das vom Darm zuströmende Bilirubin von der rückständigen, geschädigten oder mit Farbstoff überladenen, absolut oder relativ insuffizienten Leberzelle nicht bewältigt wird, in den allgemeinen Kreislauf übertritt und die Gewebe durchtränkt.

Möglicherweise liegt auch eine gewisse renale Stauung des Gallenfarbstoffs vor. Der Harn ist zwar nicht frei von Bilirubin, aber immerhin relativ arm an solchem. Exakte Beweise für eine schwere Durchlässigkeit der Niere des Neugeborenen liegen allerdings noch nicht vor. Die Methylenblauversuche von Reusing und Lereboullet sind nicht beweisend, auch konnten sie von Leuret nicht bestätigt werden. Die Wassereindickung des Blutes und die geringe Diurese zur Zeit der physiologischen Gewichtsabnahme könnten als unterstützende Momente bei der Annahme einer Farbstoffstauung im Blute herangezogen werden. Nach Biffi und Galli ist das Blutplasma während der ersten Lebenswoche reicher an Gallenfarbstoff als sonst.

Wenn man die im vorstehenden angeführten, zum Teil recht differenten Anschauungen über die Genese des Ikterus neonatorum überblickt und kritisch betrachtet, so kommt man zur Überzeugung, daß es kaum richtig sein dürfte, eine einzige Ursache für den Ikterus neonatorum anzunehmen. Vielleicht gelingt es, auch die scheinbar schroffsten Gegensätze in den verschiedenen Hypothesen zu überbrücken, wie es die beiden Anschauungen sind, nach deren einer der Ikterus neonatorum eine physiologische Eigentümlichkeit des neugeborenen Kindes, nach deren anderer er eine Krankheit ist, wenn man nicht den strittigen Begriff „Icterus neonatorum", sondern die Disposition des Neugeborenen zum Ikterus zu erklären versucht. Ehe man an die Frage herantritt, ob es physiologische oder pathologische Momente sind, welche den Ikterus auslösen, muß man eine andere beantworten, nämlich die, warum das neugeborene Kind so leicht und so häufig ikterisch wird. Für die Erklärung dieser Disposition dürfen folgende Punkte herangezogen werden:

1. Gewisse mechanische Faktoren, welche teils anatomische Ursachen haben, teils in der Beschaffenheit der Galle selbst begründet sein mögen;

2. der Reichtum des Neugeborenen-Organismus an Farbstoff, der in einer Pleiochromie der Galle, resp. einer Polycholie seinen Ausdruck findet und auf eine (z. T. vielleicht schon intrauterin bestehende) reichliche Farbstoffproduktion zurückgeführt, möglicherweise auch mit intra partum eintretenden Stauungen und Blutungen in Zusammenhang gebracht werden darf[1]);

3. die Beschaffenheit der Leberzelle, welche einerseits eine angeborene (physiologische) funktionelle Rückständigkeit aufweisen dürfte, andererseits durch toxische und infektiöse Noxen leicht geschädigt werden kann. Für die Einwirkung der letzteren ist bei der Durchlässigkeit der Darmwand des Neugeborenen leicht Gelegenheit geboten.

Offenbar kann das Gleichgewicht zwischen Farbstoffangebot und Zellfunktion sehr leicht gestört werden. Der Ikterus kann schon unter Verhältnissen auftreten, die man auch bei strengen Anforderungen noch unter den Begriff des Physiologischen einreihen darf. Treten ausgesprochen pathologische Einflüsse hinzu, so können diese um so leichter das Auftreten von Ikterus zur Folge haben, oder doch seine Intensität und Dauer beeinflussen.

Die kindlichen Brustdrüsen.

Die Brustdrüse stellt beim eben geborenen Kind ein durchschnittlich hanfkorngroßes, manchmal noch kleineres, seltener größeres Knötchen dar. Im Laufe der ersten 3—4 Tage vergrößert sich dasselbe meist bis zu Erbsengröße. Übt man um diese Zeit einen leichten Druck auf die Drüse aus, so quillt aus dem Zentrum

---

[1]) Nachtrag während der Korrektur. Sehr bemerkenswerte Befunde wurden jüngst von Ada Hirsch erhoben (Ges. f. innere Med. u. Kinderheilk. in Wien, 3. Juli 1913). Sie konnte mittelst der von Hymans v. d. Bergh und Snapper angegebenen kolorimetrischen Methode nachweisen, daß das Serum des Nabelschnurbluts stets auffallend hohe Bilirubinwerte aufweist, und daß der später erscheinende Ikterus um so rascher auftritt und um so intensiver wird, je höher der Bilirubingehalt des Nabelschnurblutes gewesen war. Diese Befunde gestatten den Schluß, daß alle Faktoren, welche erst nach der Geburt auf das Kind einwirken, nicht als primäre Ursache des Ikterus neonatorum angesehen werden dürfen. Weitere Untersuchungen zeigten, daß bei allen Kindern der Bilirubingehalt des Serums im Laufe des ersten Tages rasch ansteigt. Der Organismus scheint schon im Moment der Geburt reichliche Mengen von Gallenfarbstoff zu enthalten, die Ausschwemmung desselben ins Blut geht aber zum größten Teil erst nach der Geburt vor sich und muß wohl mit dem Einsetzen der extrauterinen Lebensvorgänge in Beziehung gebracht werden. Ob eine Imbibition der Gewebe mit Gallenfarbstoff, also Ikterus, auftritt, hängt davon ab, ob der Bilirubinwert im Serum ein bestimmtes Niveau überschreitet.

der Warze, welches meist eingezogen ist, ein Tröpfchen dünner, anfangs farbloser, später milchig getrübter Flüssigkeit heraus, welche bei mikroskopischer
Untersuchung dieselben Formelemente erkennen läßt, wie die Milch der stillenden Frau, nämlich Fetttropfen und mehr oder minder zahlreiche Kolostrumkörperchen. Hinsichtlich seiner chemischen Zusammensetzung steht das kindliche Brustdrüsensekret der des Frauenkolostrums vor der Entbindung am
nächsten. Genser fand es bei einem 14 Tage alten Kind (mit starker Brustdrüsenschwellung) folgendermaßen zusammengesetzt:

Wasser	95,705
Feste Bestandteile	4,295
Kasein	0,557
Albumin	0,490
Fett	1,456
Milchzucker	0,956
Salze	0,826

Die Brustdrüsensekretion des Kindes, resp. die Exprimierbarkeit von
Sekret, setzt gewöhnlich etwas später ein als der Milcheinschuß in die Mutterbrust. Es vergehen manchmal 5—6 Tage, ehe die Sekretion manifest wird,
doch findet man häufig genug Fälle, bei welchen sich schon am vierten Tag
mit Leichtigkeit Sekret ausdrücken läßt. Ein noch früheres Eintreten der
Absonderung, etwa am ersten oder zweiten Tag, gehört zu den Ausnahmen;
das Sekret ist in solchen Fällen meist wäßrig. Bei histologischer Untersuchung
findet man nach Sinety schon während des Fetallebens Zeichen des beginnenden
Sekretionsprozesses, der zwischen dem vierten und zehnten Tag nach der Geburt seine Akme erreicht. Schwellung und Sekretion zeigen bis zum Anfang
oder zur Mitte der zweiten Woche eine Zunahme, allerdings von individuell
äußerst verschiedener Intensität. Manchmal verharren die Drüsen auf der
Größe einer Erbse, ja eines Hanfkornes, in anderen Fällen schwellen sie jedoch
zu haselnuß-, kirsch- oder walnußgroßen Tumoren an. Die Brüstchen präsen-
tieren sich dann als veritable kleine Mammae, welche, wie die Brust der Frau
zur Zeit des Milcheinschusses oder im Zustand der Stauung, eine recht harte
Konsistenz zeigen. Drückt man um diese Zeit auf die Drüse, so spritzt das
Sekret manchmal im Strahl hervor. Nach 2—3 Wochen pflegt auch in ausgesprochenen Fällen eine Rückbildung der Drüsen einzutreten. Wenn Schwellung
und Sekretion keinen erheblichen Grad erreicht haben, so können diese nach
3—4 Wochen völlig verschwunden sein, doch findet man recht häufig im zweiten,
nicht selten noch im dritten, ausnahmsweise sogar noch im fünften Monat Milch
in den kindlichen Brustdrüsen (Basch). Runge behauptet sogar, daß man in
vielen Fällen (?) bis an das Ende des zweiten Jahres geringe Sekretmengen
nachweisen könne.

Die Milchsekretion fehlt bei ausgetragenen Neugeborenen nur sehr selten,
bei Frühgeborenen vermißt man sie wesentlich häufiger. Dort wo das Drüsenparenchym wenig entwickelt ist — und das scheint besonders bei kleinen Frühgeborenen der Fall zu sein — ist auch die p. p. eintretende Vergrößerung des
Organs und die Sekretion gering oder fehlt vollständig. Für das ausgetragene
Kind muß man jedoch annehmen, daß die Anwesenheit sekretionsfähigen
Parenchyms bei beiden Geschlechtern als die Regel, und mithin auch die Milchabsonderung als physiologische Erscheinung aufzufassen ist.

Man hat früher den Absonderungsprozeß in der kindlichen Brustdrüse
auf den p. p. zunehmenden Blutreichtum bezogen und durch eine fettige Degeneration der Drüsenzellen oder durch einen Desquamationsprozeß zu erklären
gesucht. Heute faßt man die Erscheinung allgemein als eine echte Drüsenfunk-
tion auf, welche mit der Zeit ebenso erlischt wie die Sekretion der weiblichen

Brustdrüse, wenn diese nicht entleert wird. Wenn man sich die Frage vorlegt, wodurch die Hyperplasie und Sekretion der Drüsen hervorgerufen werden, so ist die Annahme Knöpfelmachers, daß hier dasselbe Agens wirksam sei wie bei der mütterlichen Brustdrüse, die naheliegendste. Die nötigen Reizkörper werden nach Basch von der Mutter einfach auf dem Wege der Blutbahn dem Fetus zugeführt und sind wahrscheinlich nicht als neue von diesem erzeugte Substanzen aufzufassen; es scheinen vielmehr die gleichen Reizstoffe des Ovariums und der Plazenta zu sein. Basch konnte sie beim Tier im wäßrigen Auszug des Fetus nachweisen.

Wenn man die Intensität der kindlichen Brustdrüsenfunktion mit der Ergiebigkeit der mütterlichen Brust vergleicht, so läßt sich nach der Ansicht Baschs im allgemeinen ein Parallelismus feststellen, jedoch nur in der Hinsicht, als bei reichlich sezernierender kindlicher Brust meist auch eine kräftige Tätigkeit des mütterlichen Milchapparates vorzuliegen pflegt. Umgekehrt darf man aus der geringen Ausbildung und mangelhaften Sekretion der kindlichen Milchdrüsen nicht auf die gleichen Eigenschaften bei den Brüsten der Mutter schließen; man sieht in dieser Richtung oft ein ausgesprochenes Mißverhältnis.

Eine „Behandlung" der sezernierenden Milchdrüse des Kindes ist vollkommen überflüssig. Man soll sie möglichst in Ruhe lassen, und nicht zuviel an ihr herumdrücken. Liegen stärkere Stauungserscheinungen vor, so können sie für das Kind wahrscheinlich ebenso unangenehm sein wie die entsprechenden Zustände für die Mutter; man wird dann ev. in gleicher Weise therapeutisch vorgehen wie bei den Stauungserscheinungen in den Brüsten einer stillenden Frau, Umschläge mit essigsaurer Tonerde applizieren und einen leichten Kompressionsverband anlegen. Gewöhnlich dürfte es genügen, die Drüsen mit einem Watteverband, ev. auch mit Salbenflecken zu bedecken. Ein Abpumpen des Sekrets hat darum keinen Sinn, weil man ja die Sekretion nicht unterhalten will und nach Aufhören des Pumpens bald wieder von neuem Stauungserscheinungen eintreten würden.

Die im Volk recht weit verbreitete Gewohnheit, die „Hexenmilch" auszudrücken, muß als eine Unsitte bezeichnet werden. Geschieht dies, wie es häufig der Fall sein dürfte, mit schmutzigen Händen, so kann leicht eine Infektion zustande kommen; möglicherweise ist auch das durch das wiederholte unvorsichtige Drücken gesetzte Trauma für die Entstehung einer Entzündung nicht ohne Bedeutung. Mikroorganismen sind, gleichwie bei der Mutter, auch in den Ausführungsgängen der kindlichen Brustdrüse gefunden worden, und es ist verständlich, daß jene in einer gestauten Brust Entzündungserscheinungen hervorrufen können; ein Trauma kann dabei eine unterstützende Rolle spielen.

Das Auftreten einer Mastitis äußert sich in stärkerer Schwellung einer Drüse, Ödem, Rötung, Temperatursteigerung der sie bedeckenden Haut. Der Beginn der Erkrankung fällt gewöhnlich in die zweite oder dritte Woche. Da die Mastitis fast immer einseitig auftritt, ist ein auffallender Größenunterschied beider Brüstchen ein wichtiges diagnostisches Zeichen. Anfänger halten häufig schon die starke Stauungsschwellung irrtümlicherweise für eine Mastitis. Wie bei der Frau, kann es auch beim Kind zu Abszedierung der entzündeten Drüsenteile und zu spontanem Durchbruch kommen. In seltenen Fällen ergreift der Entzündungsprozeß auch das die Drüse umgebende Bindegewebe; es entsteht eine Perimastitis, welche zu großen, zuweilen bis in die Achselhöhle reichenden Infiltraten führen kann (Runge). Solche Fälle können zur Allgemeininfektion führen, was bei der einfachen Mastitis der Neugeborenen nur ganz ausnahmsweise der Fall zu sein pflegt.

Liegen Zeichen einer beginnenden Mastitis vor, so kann man ihr Fortschreiten vielleicht durch öfteres Anlegen einer kleinen Bierschen Stauglocke verhindern; die dabei eintretende Sekretentleerung ist in diesem Fall gewiß nur zweckmäßig. Sonst sucht man die Entzündung durch Applikation von Umschlägen mit stark verdünnter essigsaurer Tonerde, 50%igem Alkohol u. dgl. zu bekämpfen. Ist Fluktuation nachweisbar, so ist der Eiter durch eine kleine radiäre, möglichst periphere Inzision zu entleeren und die Wunde nach allgemeinen chirurgischen Grundsätzen weiter zu behandeln. Die Prognose ist günstig.

Die Literatur enthält einzelne Angaben über (persistierende) angeborene Hypertrophie der Brustdrüsen bei Mädchen, die mit vorzeitiger Geschlechtsentwicklung kombiniert sein kann; es handelt sich um Raritäten (Juhle).

G. Nerven und Sinnesorgane. Psychisches Verhalten.

Experimente über die Erregbarkeit der Hirnrinde neugeborener Tiere (Soltmann u. a.) haben ergeben, daß bei manchen Tieren während der ersten Lebenswoche durch Reizung der Hirnrinde keine oder nur geringgradige Muskelkontraktionen hervorgerufen werden können. Die Resultate der Tierexperimente dürfen schon deshalb nicht auf den Menschen übertragen werden, weil die klinische Tatsache, daß in den allerersten Lebenstagen kortikale Krämpfe vorkommen (bei subduralen Hämatomen), welche sich von den analogen Konvulsionen älterer Säuglinge kaum unterscheiden, die Möglichkeit einer von der Hirnrinde ausgehenden Erregung der Körpermuskulatur in sich schließt. Darum ist freilich nicht ausgeschlossen, daß die motorischen Rindenzentren im Gehirn in der ersten Lebenszeit ihre volle Funktion noch nicht entfalten. Gundobin nimmt vor allem eine ungenügende Entwicklung der Hemmungszentren im Gehirn an, aus welcher er die bei Kindern der ersten Woche vorkommende Steigerung der Reflexe und die leichten Flexionskontrakturen der Extremitäten, welche man bei den meisten Neugeborenen beobachten kann, zu erklären sucht.

Eine anatomische Grundlage für die Rückständigkeit in der Entwicklung des Nervensystems bildet die mangelhafte Markscheidenbildung im Bereich der Pyramidenseitenstränge, die mangelhafte Entwicklung der peripheren sensiblen und gemischten Nerven, sowie der Nerven im Bereich der Sinnesorgane; eine physiologische — das Verhalten der peripheren Nerven gegenüber dem elektrischen Strom. Die galvanische Erregbarkeit ist in den ersten Lebenswochen eine relativ geringe; man erhält bei der elektrischen Untersuchung Reaktionen, welche an die Entartungsreaktion erinnern. Auch die Erregbarkeit der Muskeln für den faradischen Strom ist sowohl bei direkter wie bei indirekter Reizung eine relativ geringe. Westphal fand, daß Kinder unter drei Wochen sich bei Strömen, deren Stärke für Erwachsene fast unerträglich war, relativ ruhig verhielten; inwieweit hier eine mangelhafte Entwicklung der peripheren Leitungsbahnen oder eine zentrale Rückständigkeit der Schmerzempfindung vorliegt, läßt sich schwer entscheiden.

Die Angaben über das Verhalten der verschiedenen Reflexe bei Neugeborenen sind durchaus nicht übereinstimmend. Es hat dies wohl z. T. darin seinen Grund, daß manche Reflexe, selbst wenn sie recht lebhaft sind, infolge der leichten Anspannung der Extremitätenmuskeln nicht immer leicht auslösbar sind.

Der Patellarreflex ist schon in den allerersten Tagen fast stets leicht auslösbar, und meist ziemlich lebhaft. Furmann erhielt bei Kindern in den ersten Lebenswochen auf beiden Seiten recht oft Reflexe von verschiedener Stärke.

Der Achillessehnenreflex ist nach Furmann in 60% der Fälle positiv; Bychowski konnte ihn bei 64 Kindern des ersten Halbjahres nur viermal auslösen.

Der Babinskische Fußsohlenreflex fällt bei Neugeborenen positiv aus; Streichen am inneren Fußsohlenrand löst unter normalen Verhältnissen stets eine Dorsalflexion der großen Zehe aus (Engstler). Die Reflexe sind häufig sehr stark ausgeprägt.

Der Kremasterreflex ist nach Furmann während der ersten sechs Wochen in der Mehrzahl der Fälle positiv; Cattaneo konnte ihn während der ersten drei Monate nicht auslösen, nach Peritz ist er selten vorhanden, Faragó vermißte ihn jedoch nur bei 19% der Fälle.

Der Bauchdeckenreflex ist nach Furmann in der ersten Lebenszeit selten nachweisbar; auch Bychowski zählt ihn nicht zu den angeborenen Reflexen. Faragó konnte hingegen bei Bestreichen der Gegend oberhalb des Mons veneris mit einer Nadel bei 117 Kindern den Reflex stets auslösen.

Der Rachenreflex und der Nasenreflex sind meist nachweisbar, aber nicht immer; insbesondere frühgeborene Kinder zeigen in dieser Hinsicht oft eine sehr geringgradige Reaktion.

Moro macht darauf aufmerksam, daß Säuglinge der ersten Lebenswoche auf das Beklopfen des typischen Punktes mitunter mit echtem Facialisphänomen reagieren, wobei die Zuckung nicht immer auf das entsprechende Facialisgebiet beschränkt bleibt, sondern zuweilen auch auf der nicht perkutierten Seite eine Kontraktion eintritt. Dasselbe gilt von dem Escherichschen Mundphänomen oder Thiemichschen Lippenphänomen (Zuckung des M. orbic. oris beim Beklopfen der Oberlippe oder des Mundwinkels) und von dem Lidschlußreflex (Kontraktion des M. orbic. oculi beim Antippen der Glabella und ihrer Umgebung). Nach Moro sind alle die genannten Gesichtsphänomene als Gesichtsreflexe aufzufassen und nichts anderes als der Ausdruck der allgemein erhöhten Reflexerregbarkeit in den ersten Lebenswochen. Auch der Oppenheimsche Freßreflex findet sich bei jungen Säuglingen unter normalen Verhältnissen.

Sinnesorgane.

Auge. Aus den zahlreichen bisher vorliegenden Beobachtungen (Kußmaul, Preyer, Roehlmann und Witkowski usw.) kann man schließen, daß das neugeborene Kind entweder schon nach der Geburt oder doch einige Stunden nach derselben Lichtempfindungen hat, hell und dunkel unterscheidet. Von einem wirklichen Sehen oder Fixieren ist jedoch nicht nur beim Neugeborenen, sondern überhaupt während der ersten Lebenswochen nicht die Rede. Wenn es auch vorkommt, daß Kinder während der ersten zwei Wochen den Kopf nach einer Lichtquelle wenden, so ist dies nach Preyer nur auf das angenehme, durch den Lichtreflex hervorgerufene Gemeingefühl zurückzuführen, ohne daß das scheinbar gesuchte Objekt erkannt wird. Entsprechend dem Fehlen eines bewußten Sehaktes führen die Augen des neugeborenen Kindes sowohl im Schlaf als auch im wachen Zustand nicht selten vollkommen unkoordinierte Bewegungen aus; ein Auge bewegt sich nach rechts, das andere zu gleicher Zeit nach links. Die Bewegungen erfolgen vorwiegend in horizontaler Richtung, doch kommen auch vertikale Bulbusbewegungen mit ausgesprochenen Höhenabweichungen beider Seiten vor. Recht häufig beobachtet man starke Konvergenzbewegungen, besonders während der ersten zwei Lebenswochen; manche Kinder „schielen" zuweilen noch im zweiten Monat, ohne daß ein solcher Strabismus als krankhaftes Symptom aufzufassen wäre. Wenn es auch vorkommt, daß Kinder manchmal schon am ersten Lebenstag die Augen gleichsinnig bewegen oder zu bewegen scheinen, so sind dies unbeabsichtigte Bewegungen, welche mit einem eigentlichen Sehen nichts zu tun haben.

Das neugeborene Kind hält die Augen meist geschlossen. Wird ein Auge geöffnet, so bleibt nicht selten das andere geschlossen, wodurch eine eigentümliche Asymmetrie der Lidbewegungen zustande kommt; häufig sind die Augen ungleich weit geöffnet. Augen und Lider bewegen sich oft ganz unabhängig voneinander.

Der Lichtreflex der Pupille ist angeboren. Furmann machte die Beobachtung, daß sich die Pupille des Neugeborenen bei plötzlicher Belichtung des Auges zwar verengt, daß sich aber zuweilen schon nach 2—3 Sekunden die verengte Pupille von neuem leicht erweitert. Besonders häufig findet man diese nachträgliche Erweiterung der Pupille bei frühgeborenen Kindern, offenbar als eine Folge der unvollkommenen Entwicklung der Nervenfasern und der Erschöpfung ihrer Energie. Da kein Fixieren stattfindet, fehlt gewöhnlich der Konvergenzreflex der Pupille. Preyer sah jedoch, daß bei Annäherung einer Kerzenflamme oder eines glänzenden Gegenstandes an das Gesicht des jungen Säuglings während der ersten 2—6 Lebenswochen eine Konvergenz der Blicklinien eintreten kann; durch Beobachtung des Linsenbildchens ließ sich ermitteln, daß damit eine Anspannung des Akkommodationsmuskels verbunden ist. „Pupillenverengerung, Linsenverdickung und Blick-nach-innen treten zusammen ein, wenn dem Säugling ein Licht genähert wird, ohne daß die geringste Willkür darin erblickt werden darf.“

Die starke Verengerung der Pupillen im Schlaf fehlt beim Neugeborenen und in den ersten Lebenswochen; es hängt dies zweifellos mit der noch nicht vollendeten Markscheidenbildung des N. oculomotorius und besonders des N. opticus zusammen (Gudden).

Starke Lichteindrücke haben schon in den ersten Tagen reflektorischen Lidschluß zur Folge. Die Kinder fahren manchmal auch zusammen, wenn man sich ihren Augen mit einer starken Lichtquelle nähert. Hingegen fehlt noch das Augenzwinkern als Symptom des Erschreckens (Psychoreflex). Man kann ohne weiteres mit der Hand gegen das Gesicht des mit offenem Auge daliegenden Kindes losfahren, ohne daß es darauf reagiert; nur bei Berührung tritt Lidschluß ein. Auch der Kornealreflex ist vorhanden; doch beobachtete Preyer, daß während des ersten Vierteljahrs die Benetzung der Augen im Bade keinen Lidschluß zu bewirken pflegt.

Aus der Reaktion auf Gesichtseindrücke oder der äußeren Beobachtung des Auges kann man nach dem Gesagten während der Neugeborenenperiode über das Sehvermögen eines Kindes kein Urteil abgeben.

Es ist eine weitverbreitete Gewohnheit, das Gesicht neugeborener Kinder mit einem Tuch zu bedecken, um die Augen vor einer schädigenden Einwirkung des Lichtes zu schützen. Da der reflektorische Lidschluß nach stärkerer Belichtung bereits nach der Geburt vorhanden ist, sind derartige Befürchtungen ziemlich unbegründet. Eine gewisse Lichtscheu scheint anfänglich allerdings zu bestehen: die Kinder wenden erst nach einigen Tagen ihr Gesicht dem Lichte zu, während sie früher stärkere Belichtung als unangenehm zu empfinden scheinen. Man soll das Neugeborene nicht ins direkte Sonnenlicht oder in den Schein einer grellen Lampe, sondern in einen etwas mehr vom Licht entfernten Teil des Zimmers legen; ein Bedecken der Augen und des Gesichts ist aber nicht nur ganz überflüssig, sondern eher schädlich, da hierdurch der freie Luftzutritt behindert wird.

Von äußerlich sichtbaren anatomischen Eigentümlichkeiten des Auges beim Neugeborenen seien die größere Dicke der Hornhaut, die Seichtigkeit der vorderen Augenkammer und die Pigmentlosigkeit der Iris hervorgehoben.

Letztere ist die Ursache für die Blauäugigkeit der jungen Säuglinge. Tatsächlich handelt es sich nicht um ein ausgesprochenes Blau; die Iris hat meist ein mehr grauviolettes Aussehen. Braune Färbung der Iris sieht man auch bei stark pigmentierten, schwarzhaarigen Kindern so gut wie niemals.

Gehörorgan. Alle Kinder sind unmittelbar nach der Geburt taub, zumindest für Töne und Geräusche, welche nicht hoch und nicht besonders laut sind; dies kommt daher, daß vor dem Luftatmen die Luft in der Paukenhöhle fehlt. Erst nach mehrstündigem Atmen ist neben der gelblichen Flüssigkeit und dem Gallertgewebe, welches die Paukenhöhle des neugeborenen Kindes erfüllt, Luft vorhanden; wenige Atemzüge genügen nicht, um die Füllung mit Luft zu bewerkstelligen (Lesser). Außer dem Luftmangel in der Paukenhöhle kommt als Ursache für die Taubheit des neugeborenen Kindes der Verschluß des äußeren Gehörgangs infolge Aneinanderlagerung seiner Wände in Betracht. Je nach der Zeit, welche verstreicht, ehe Tuben und Gehörgänge durchgängig werden, tritt eine Reaktion auf Schallreize bei verschiedenen Kindern nach verschieden langer Zeit ein. Die meisten Kinder reagieren schon in den ersten Lebenstagen auf starke und insbesonders hohe Schalleindrücke mit Reflexen in den Gesichtsmuskeln. Kutvirt konnte nachweisen, daß eine große Zahl von Kindern schon innerhalb der ersten 24 Stunden auf das Tönen von Stimmgabeln reagiert; auch Alexander glaubt, daß das Kind bereits wenige Tage nach der Geburt ein positives, und zwar nicht unbeträchtliches Hörvermögen besitzt. Ein Wenden des Kopfes nach der Schallquelle kommt frühestens in der zweiten Woche vor, meist aber erst später.

Die Reaktion auf akustische Eindrücke ist individuell sehr verschieden; jedenfalls ist es nicht erlaubt, während der Neugeborenenperiode über das Hörvermögen eines Kindes irgend ein definitives Urteil abzugeben. Nach Preyer ist ein Verdacht auf Taubstummheit erst dann begründet, wenn ein rechtzeitig geborenes Kind nach der vierten Woche auf einen hinter ihm ertönenden starken Schall keinerlei Bewegung zeigt.

Der reflektorisch vom Ohrlabyrinth auslösbare Nystagmus gehört phylogenetisch zu den ältesten Reflexen. Alexander fand bei einer großen Untersuchungsreihe in 78% der Fälle bei Neugeborenen eine positive Reflexerregbarkeit, unvermitteltes Einsetzen des Nystagmus nach Hemmung der Rotation des Drehstuhls; in einer Anzahl von Fällen stellten sich nach Hemmung der Rotation zunächst ohne nachweisbaren Nystagmus Bulbusbewegungen ein und erst später Augenzittern. 22% der reifen Neugeborenen reagierten nicht normal; doch scheint die abnorme Reflexerregbarkeit meist noch innerhalb der ersten Lebenswoche in die normale überzugehen. Frühgeborene Kinder zeigen ein ähnliches Verhalten.

Der Geschmackssinn. Das neugeborene Kind hat nicht nur im allgemeinen eine Geschmacksempfindung, sondern vermag auch die verschiedenen Geschmacksqualitäten (süß, salzig, sauer, bitter) voneinander zu unterscheiden. Kußmaul hat sich durch Prüfung mit Rohrzucker, Kochsalz, Weinsäure und Chinin davon überzeugt, daß die Reaktion auf die verschiedenen Stoffe eine verschiedene ist. Süß ruft den Ausdruck des Behagens hervor und löst lebhafte Saugbewegungen aus, während auf bittere, sauere und salzige Eindrücke, wenn die verwendete Lösung nicht zu stark verdünnt war, Verziehen des Gesichts, Würgbewegungen und Schreien zu beobachten sind. Die individuellen Verschiedenheiten sind auch auf diesem Gebiet sehr große. Daß alle Geschmacksreflexe ohne Beteiligung des Großhirns zustande kommen, lehren Preyers Beobachtungen an einem Anenzephalus.

Der Geruchssinn. Daß das neugeborene Kind ein Riechvermögen besitzt, läßt sich dadurch nachweisen, daß es sich zu trinken weigert, wenn man auf die Mutterbrust oder auf den Sauger kleine Mengen übelriechender Stoffe appliziert; das Riechvermögen scheint schon am ersten Lebenstag vorhanden zu sein (Preyer).

Der Tast- und Temperatursinn. Taktile Reize werden vom neugeborenen Kind empfunden, resp. sind imstande, Reflexe auszulösen. Preyer, und vor ihm Kußmaul und Genzner haben die Berührungsempfindlichkeit an verschiedenen Körperstellen geprüft. Steckt man einem neugeborenen Kind ein Stäbchen, einen Finger, einen Sauger oder dgl. in den Mund, so beginnt es daran zu saugen; das Ingangkommen der Ernährung basiert auf diesem durch taktile Reize ausgelösten Saug- und Schluckreflex. Auch durch Berührung der Lippen wird der Saugreflex häufig ausgelöst. Die Reizung der Nasenschleimhaut durch Kitzeln, durch saure oder ammoniakalische Dämpfe usw. bewirkt bei reifen Neugeborenen stets starke Reflexe, wie Niesen, Stirnrunzeln, Abwehrbewegungen. Auch Tränenabsonderung läßt sich von der Nasenschleimhaut aus schon in den ersten Tagen auslösen. Auf die leichte Auslösbarkeit von Gesichtsreflexen bei jungen Säuglingen wurde schon früher hingewiesen. Reflexbewegungen werden nach Preyer besonders leicht von der Nase, vom Handteller (Umklammern des berührenden Fingers) und der Fußsohle aus hervorgerufen; die Haut am Unterschenkel hat beim Neugeborenen eine unternormale Empfindlichkeit für Berührungen, die der Schultern, der Brust, des Bauches, Rückens und Oberschenkels eine noch geringere.

Auf starke Hautreize, wie Schläge mit der flachen Hand, reagiert das Kind im allgemeinen mit lautem Geschrei, ein Beweis, daß es Schmerzempfindungen hat. Auf mäßige Nadelstiche reagieren frühgeborene Kinder während der ersten Tage gar nicht, reife nach dem ersten oder zweiten Tage schon deutlich. Preyer glaubt, daß auch die Kompression des Körpers während der Geburt beim Kinde Unlustgefühle hervorzurufen vermag. Daß auch von den innern Organen aus Schmerzempfindungen ausgelöst werden, beweisen die unzweifelhaften Äußerungen von Unlustgefühlen bei Kolikschmerzen. Immerhin wird im allgemeinen angenommen, daß, während die Reflexerregbarkeit für lokale taktile Reize beim Neugeborenen eher größer ist wie später, die Schmerzempfindlichkeit eine wesentlich geringere ist, daß die Reaktionszeit eine längere ist, und daß die Schmerzen, z. B. bei operativen Eingriffen, im allgemeinen bei weitem nicht die Intensität und Dauer haben, wie beim älteren Kind.

Die Temperaturempfindlichkeit ist beim neugeborenen Kind schon in hohem Grade vorhanden. Preyer hebt hervor, daß die im ersten warmen Bad eintretende Erregung der temperaturempfindlichen Nerven nach der p. p. eingetretenen Abkühlung vom Kind angenehm empfunden wird, was sich durch eine ausgesprochene Veränderung seines Gesichtsausdrucks zu erkennen gibt. Nach wenigen Tagen ist der Ausdruck der Befriedigung im warmen Bad schon ein ganz auffallender. Auf der ausgesprochenen Reflexerregbarkeit durch thermische Einflüsse beruht die Anregung der Atmung durch heiße Bäder und kalte Übergießungen. Auch die Empfindlichkeit der Mundschleimhaut, der Zunge und der Lippen für kalt und warm ist bei vielen Kindern schon in den ersten Tagen eine auffallend große.

Cramer bezeichnet das neugeborene Kind als ein „subkortikales Wesen", bei welchem sich alle Lebensäußerungen ohne Bewußtseinsvorgänge auf rein reflektorischem Wege abspielen; nach seiner Ansicht sind unmittelbar nach der Geburt nur die feststehenden Umschaltstätten gangbar, soweit die Reflexvermittlung durch das Rückenmark und die Medulla oblongata erfolgt. Es ist unleugbar richtig, daß die meisten der im vorstehenden genannten, durch Sinneserregungen auslösbaren Reflexe ohne Beteiligung des Großhirns ablaufen;

auch das Hunger- oder Durstgefühl, die suchenden Bewegungen, welche das Kind auf Grund dieser Gefühle mit dem Munde ausführt, kann man noch als rein reflektorisch deuten. Daß jedoch bei den ausgesprochenen Zeichen der Unlust, welche ein Kind von sich gibt, wenn es z. B. in der Nässe liegt oder Kolikschmerzen hat oder wenn es mit einem feuchten kühlen Wattebausch ad nates gereinigt wird —, bei den Zeichen der Lust, welche es nach dem Trinken oder im warmen Bad schon in den ersten Lebenstagen erkennen läßt, keinerlei „bewußte" Empfindungen vorhanden sind, kann man doch wohl kaum mit Sicherheit behaupten. Es sei ferner darauf hingewiesen, daß Kinder mit zerebralen Läsionen sich ganz anders verhalten wie normale; eine Reihe von Reflexen läuft auch bei ihnen ab, sie saugen z. B., wenn auch nicht an der Brust, so doch an der Flasche ganz gut, im übrigen liegen sie aber ruhig und teilnahmslos da und lassen das bald schmerzliche, bald ärgerliche Kindergeschrei des gesunden Neugeborenen vollkommen vermissen. Auch das idiotische oder imbezile Kind reagiert nicht mit dem gewohnten Geschrei, ein Verhalten, welches die Diagnose schon in den ersten Lebenstagen nahelegen kann (Thiemich). Das Naturell des späteren Lebens oder wenigstens des späteren Säuglingsalters kommt überhaupt vielfach schon in der Neugeborenenzeit zum Ausdruck. Wenn man auch die Wichtigkeit der Erziehung voll und ganz würdigt, muß man es doch als eine Tatsache anerkennen, daß es von Haus aus „brave" und „schlimme" Kinder gibt, solche, welche vom ersten Lebenstag an stets befriedigt und solche, welche stets unruhig sind. Diese ausgesprochenen Differenzen im psychischen Verhalten scheinen doch darauf hinzuweisen, daß das neugeborene Kind im allgemeinen nicht jenes dem Anenzephalus gleichende Reflexwesen ist, als das es oft hingestellt wird.

II. Abschnitt.

Die Ernährung.

A. Die Ernährung an der Mutterbrust unter physiologischen Verhältnissen.

Die Frauenmilch in der ersten Zeit der Laktation.

Versucht man kurze Zeit nach der Entbindung aus der Brust Milch zu exprimieren, so quillt meist aus mehreren Poren ein zum Teil intensiv gelbes, zum Teil trüb-wäßriges, klebriges, manchmal fadenziehendes Sekret hervor. Dieses Sekret, das man als Kolostrum[1]) zu bezeichnen pflegt, unterscheidet sich in mancher Beziehung von der späteren „fertigen" Frauenmilch. Die Unterschiede, welche sich je nach der Zunahme der Sekretion und Gründlichkeit der Entleerung der Brüste zum Teil schon im Verlauf der ersten Woche, zum Teil aber erst auch später ausgleichen, betreffen einesteils die morphologischen Verhältnisse, andererseits die chemischen und physikalischen Eigenschaften.

Die gelbe Farbe, die sinnfälligste Eigenschaft der Kolostralmilch, ist ein Charakteristikum für das während der allerersten Tage gelieferte Brustdrüsensekret. Sobald die Sekretion in Gang kommt, blaßt die gelbe Farbe beträchtlich ab und geht gewöhnlich am Ende der ersten Woche in das Weiß der fertigen Frauenmilch über. Die Gelbfärbung kommt während der späteren Laktation niemals wieder zur Beobachtung, also auch nicht zur Zeit der Ablaktation. Sie rührt von einem gelben Farbstoff her, welcher dem Fett anhaftet (Czerny). Zentrifugiert man die Kolostralmilch, oder läßt man sie aufrahmen, so beobachtet man an der Rahmschicht eine neuerliche Trennung in zwei Schichten, eine obere Zone von gelber Farbe (Kolostrumfett) und eine darunterliegende Zone von frisch produziertem weißen Milchfett (Cohn).

Die mikroskopische Untersuchung der Frühmilch ergibt ein von der reifen Frauenmilch recht abweichendes Bild. Außer verschiedenen Fettkügelchen und unregelmäßig geformten Anhäufungen von Fetttropfen fallen vor allem größere rundliche oder unregelmäßig gestaltete, mit zahlreichen kleinsten Fetttröpfchen erfüllte, maulbeerartige Zellen auf, die sog. Kolostrumkörperchen. Über die Provenienz derselben herrscht noch nicht völlige Einigkeit. Die Mehrzahl der Autoren teilt die Auffassung von Czerny, der sie für Leukocyten hält, welche die Aufgabe haben, das Fett aus der Brustdrüse herauszuschaffen, wenn es nicht auf natürlichem Wege durch die Ausführungsgänge aus derselben ent-

---

[1]) Manche bezeichnen als Kolostrum nur das vor der Entbindung in den Brustdrüsen vorhandene Sekret, dessen Beschaffenheit von der Kolostralmilch der Wochenbettperiode in mancher Hinsicht abweicht.

fernt wird. Es ist übrigens im Hinblick auf das allerdings zumeist spärliche Vorkommen von Kolostrumkörperchen in der Dauermilch auch die Ansicht ausgesprochen worden, daß die Körperchen nicht vorwiegend oder ausschließlich zu resorbieren, sondern auch Material für die sezernierenden Drüsenzellen in das Parenchym zu importieren haben (Pfaundler). Das reichliche Erscheinen der Kolostrumkörperchen ist mit Wahrscheinlichkeit auf ein Mißverhältnis zwischen Sekretproduktion und Entleerung, auf eine Sekretstauung zurückzuführen, wie eine solche in den ersten Tagen, wenn sich die Drüse füllt und nur wenig Sekret abgetrunken wird, unter physiologischen Verhältnissen besteht. Andere (Popper) halten die Kolostrumkörperchen für Epithelzellen, welche von dem Epithelbesatz der Alveolen oder Gänge losgelöst in das freie Lumen geraten und hier schließlich einer fettigen Degeneration verfallen. Nach Arnold gibt es sowohl leukocytäre als epitheliale Kolostrumkörperchen, wobei jedoch die ersteren das Hauptkontingent liefern. Behandelt man Ausstrichpräparate von Kolostralmilch mit Äther-Alkohol und färbt die auf diese Weise fixierten und entfetteten Präparate mit geeigneten Farbstoffen, so sieht man, daß die größeren Kolostrumkörperchen große mononukleäre, hellkernige, die kleineren polymorphkernige, neutrophil-granulierte Zellen darstellen. Außer den Kolostrumkörperchen findet man in der Kolostralmilch ziemlich reichlich polynukleäre Leukocyten, Lymphocyten und in größerer Zahl die sog. Halbmonde, kappenförmige, mit Kernfarbstoffen färbbare, zuweilen ausgesprochen kernhaltige Gebilde, welche größeren Fetttropfen aufsitzen. Nach Cohn findet im Beginn der Laktation durch den frischen Sekretstrom eine Ausschwemmung jener zelligen Elemente statt, welche sich während der Gravidität in der Drüse angesammelt hatten. Vermutlich ist aber ein gewisser Teil der Zellen in der Frühmilch ganz jungen Datums und rührt von einer in den ersten Tagen des Wochenbetts erfolgenden Einwanderung weißer Blutzellen in die Milchdrüsenräume her. Der im einzelnen sehr verschiedene Grad der Leukocytenemigration dürfte dann wohl von der wechselnden Menge des sich stauenden Sekrets, von der schwächeren oder stärkeren Blutzufuhr zu den Drüsen, von dem früheren oder späteren Anlegen des Kindes und dessen Saugfähigkeit, von der rascheren oder langsameren Entleerung der Brüste abhängig sein. Das Vorkommen der Kolostrumkörperchen in der Frühmilch ist eine Erscheinung von ganz kurzer Dauer. Am Ende der ersten Woche ist bei entsprechender Entleerung der Drüsen die Milch fast stets frei von zelligen Elementen und hat auch mikroskopisch das Aussehen der reifen Milch angenommen.

Über die Zahlenverhältnisse der einzelnen zelligen Elemente des Kolostrums gibt folgende Tabelle von Zuckerkandl Aufschluß. Die Zahlen sind nach Präparaten ermittelt, welche in der Weise hergestellt wurden, daß ca. 1 ccm Milch zentrifugiert, der mit einer feinen Pipette aufgesaugte Bodensatz ausgestrichen und nach 24 stündigem Verweilen in Ätheralkohol mit Hämatoxylin-Eosin gefärbt wurde.

Prozentverhältnis der Zellen der Kolostralmilch am Tag des Milcheinschusses.

	Polynukleäre	Mononukleäre			
		gewöhnliche	Kolostrumkörp.	Halbmonde	Lymphocyten
1	78	14	2	—	16
2	71	21	—	—	8
3	66	19	5	7	3
4	67	15	8	5	5
5	65	12	8	9	6
6	64	16	4	11	5
7	62	12	6	11	9
8	61	14	10	7	8
9	61	10	6	13	10

Nr. 1—3 sehr gute Ammen.
Nr. 6 gute Amme.

Polynukleäre		Mononukleäre			
		gewöhnliche	Kolostrumkörp.	Halbmonde	Lymphocyten
10	60	22	6	9	3
11	60	16	5	13	6
12	58	24	6	10	2
13	58	12	5	16	9
14	56	17	10	9	8
15	56	18	5	13	8
16	54	24	6	9	7
17	53	18	10	5	14
18	52	23	8	13	4
19	51	21	13	6	9
20	46	24	7	10	13
21	46	28	4	14	8
22	46	29	10	9	6
23	44	26	5	16	9
24	32	36	10	4	18

Nr. 13, 15 gute Ammen.
Nr. 20—23 schlechte Ammen.
Nr. 24 sehr schlechte Amme.

Französische Autoren (Weill und Thévenot, Lévy) haben die Ansicht ausgesprochen, daß die Zahl der polynukleären Zellen in der Kolostralmilch gewisse Schlüsse auf die Ergiebigkeit der betreffenden Brust erlaube, insofern als eine hohe Zahl der Polynukleären (über 70 %) eine günstige Stillprognose geben solle. Nach Zuckerkandls Untersuchungen trifft diese Angabe zwar für extreme Fälle zu, gestattet aber keine Verallgemeinerung.

Die Reaktion der Frauenmilch ist amphoter, gegen Phenolphthalein sauer, gegen Lakmoid alkalisch. Die Erstmilch reagiert etwa halb so stark sauer gegen Phenolphthalein, etwa doppelt so stark alkalisch gegen Lakmoid. Vom dritten Laktationstag an bleibt bei derselben Person die Reaktion ziemlich konstant (Engel).

Das spezifische Gewicht des Kolostrums beträgt 1,050—1,060, liegt also beträchtlich höher als das der reifen Frauenmilch (1,026—1,036).

Die Gefrierpunktserniedrigung fand Schnorf = 0,549—0,595. Die höchsten Werte findet man am dritten und vierten Tag p. p.

Die Viskosität von Frauenkolostrum bestimmte Allaria in den ersten fünf Tagen nach der Geburt zu 4,433—1,963, in den nächsten fünf Tagen zu 3,862—1,838; sie übertrifft die Viskosität der Milch erheblich (Köppe). Besonders eingehende Untersuchungen über die Viskositätsänderungen in der Frauenmilch der ersten Tage verdanken wir Basch. Auch er fand ein Herabgehen der Viskosität, ein Flüssigerwerden des Brustdrüsensekrets während der ersten 6—8 Tage nach der Geburt. Die Viskositätswerte unmittelbar nach der Geburt schwanken sehr; sie bewegen sich zwischen 4,0 und 30,0 und werden etwa am sechsten oder siebten Tag bei normalen Fällen konstant (1,7—2,0).

Z. B. 4 Stunden p. p.	50,0
12 ,, ,, ,,	9,0
28 ,, ,, ,,	9,0
34 ,, ,, ,,	2,8
3. Tag	2,1
4. ,,	2,0
5. ,,	1,8
10. ,,	1,8

Interessanterweise tritt dieser Abfall der Viskositätswerte auch dann ein, wenn nicht gestillt wird; freilich machen nach zwei- bis dreitägiger Dauer die niedrigen Werte bald einem neuen Ansteigen der Viskosität Platz, was sicher mit der nun zutage tretenden Milchstauung zusammenhängt.

Nach den Untersuchungen von Kreidl und Lenk dauert das Abnehmen der Viskosität bis zum zweiten oder dritten Monat an, parallel mit der Änderung der Kaseinkonzentration.

Ebenso wie das makro- und mikroskopische Aussehen und die physikalischen Eigenschaften weicht auch die chemische Zusammensetzung der Kolostralmilch von der der reifen Milch ganz erheblich ab. Doch muß betont werden, daß der Übergang zwischen diesen beiden Typen ein allmählicher ist. Unter ganz normalen Verhältnissen dürften die von Tag zu Tag eintretenden Veränderungen wohl ziemlich gleichmäßig erfolgen; doch spielen hier so mannigfache Umstände eine Rolle (die Art des Milcheinschusses, die Beschaffenheit der Brustdrüsen und Warzen, die Saugkraft des Kindes etc.), daß der kolostrale Charakter des Brustdrüsensekrets je nach der Inanspruchnahme des Organs bald längere, bald kürzere Zeit bestehen bleibt. Zwischen dem Typus „Kolostrum" und dem Typus „reife Milch" bestehen Zwischenstadien, für die keine einheitliche Zusammensetzung angenommen werden kann (Übergangsmilch). Nur eine große Zahl von Analysen unter genauer Berücksichtigung der klinischen Verhältnisse könnte uns ein klares Bild darüber verschaffen, wie aus dem Kolostrum die fertige Milch entsteht. Die uns zur Verfügung stehenden Daten sind verhältnismäßig noch recht spärlich.

Eine gute Übersicht über die einzelnen Bestandteile und ihre quantitativen Veränderungen geben folgende Tabellen von Camerer und Söldner.

I.

	Stickstoff	Fett	Milch-zucker	Asche	Trocken-substanz	Eiweiß
Frühkolostrum (26 h bis 51 h) . . .	0,928	4,08	4,09	0,48	16,04	5,80
Spätkolostrum (56 h bis 61 h) . . .	0,508	3,92	5,48	0,41	11,12	3,17
Übergang 5. und 6. Tag . . . . :	·0,327	2,89	5,75	0,34	11,69	2,04
Frühmilch { 8. und 9. Tag	0,247	2,75	6,75	0,24	12,21	1,54
9. Tag	0,235	3,42	6,73	0,26	12,66	1,47
9. und 11. Tag . . .	0,278	4,10	6,62	0,27	13,04	1,74
11. Tag	0,279	3,80	6,35	0,25	13,00	1,74
Mittelmilch 29., 30. Tag (3.–10. Woche)	0,180	2,66	7,31	0,18	11,59	1,13
Spätmilch 229. Tag (von der 10. Woche ab)	0,141	3,35	7,28	0,18	11,68	0,88

II.

Zeit der Laktation (Tag p. p.)	Ges.-N	Fett	Laktose-anhydr.	Asche	Zitronen-säure	Trocken-substanz	Eiweiß
5.	0,33	2,89	5,46	0,34	0,05	11,69	2,00
8.—11.	0,27	3,14	6,26	0,27	0,05	12,29	1,62
20.—40. . . .	0,20	3,87	6,43	0,22	0,05	12,35	1,19
70.—120. . . .	0,17	2,97	6,77	0,20	0,05	11,44	1,00
170. und später	0,14	2,65	6,88	0,19	0,05	18,85	0,81

Stickstoffhaltige Bestandteile. Der N-Gehalt des Kolostrums ist ein wesentlich höherer als der der reifen Milch; er kann ihn um mehr als das Fünffache übertreffen.

Birk fand in einem Versuch gegenüber 0,11—0,18% N in der fertigen Frauenmilch

am 2. Tag 0,63; 0,41; 0,35 % N
„ 3. „ 0,25 % N
„ 4. „ 0,262 % N.

In einem anderen Versuch, bei welchem das Kind sehr schlecht trank und der kolostrale Charakter der Milch dementsprechend längere Zeit anhielt, lagen die Werte wesentlich höher; der N-Gehalt der aufeinanderfolgenden Nahrungsportionen betrug ($^0/_0$)

am 2. Tag 1,9
1,17
1,5
1,5
1,1
3.   1,0
0,6
0,47
0,95
0,55
4. „ 0,56
0,48
0,45
0,35
0,37
5. „ 0,37
0,31
0,34
0,31
0,42
6. „ 0,34
0,13
0,43
0,16
0,21
7. „ 0,37
0,36
0,31
0,39
0.48
8. „ 0,41

Über die Verteilung des N geben die folgenden Zahlen von Camerer und Söldner einige Anhaltspunkte.

III.

Zeit der Laktation	GN	FN	HN	FN—HN	Eiweiß (GN—HN) mal 6,25
Kol. I (26 h bis 48 h p. p.)	336 mg	35 mg	14 mg	21 mg	
Kol. II (48 h bis 68 h p. p.)	266 „	35 „	11 „	24 „	—
5. u. 6. Tag	327 „	42 „	10 „	32 „	3,27 $^0/_0$
8.—11. Tag	280 „	41 „	9 „	32 „	2,71 „
20.—40. Tag	208 „	40 „	12 .,	28 „	1,69 „
70.—120. Tag	173 „	27 „	10 ,,	17 „	1,63 „
170. Tag u. später . . .	137 „	26 „	12 „	14 „	1,25 „

GN = Gesamt-N nach Kjeldahl.
FN = N des Filtrats der Gerbsäurefällung.
HN = Ur-N nach Hüfner.

Wie ein Vergleich der Tabellen I und III ergibt, variiert der N-Gehalt individuell recht beträchtlich. Was den nach Ausfällung des Eiweißes zurückbleibenden Filtrat- oder Rest-N betrifft, so enthält er vielleicht etwas mehr Harnstoff-N, ändert sich aber im allgemeinen mit zunehmender Laktation wenig. Der größere N-Gehalt rührt demnach von einem höheren Eiweißgehalt her. Über die Natur dieser Eiweißkörper, insbesondere über das Verhältnis von Kasein zu koagulablem Eiweiß liegen keine genaueren Untersuchungen vor. Für einen reichlicheren Gehalt an letzterem spricht der Umstand, daß die Kolostralmilch beim Kochen gerinnt. Auch bei Säurezusatz tritt eine derbe Gerinnung ein. Ein Teil des Eiweiß-N im Kolostrum kommt auf Rechnung der zahlreichen zelligen Elemente, doch darf diese Komponente des N nicht zu hoch veranschlagt werden. Schloß stellte durch Aufschwemmung von 1 ccm dünnflüssigem Eiter in 100 ccm Milch eine Mischung her, welche bei mikroskopischer Untersuchung in jedem Gesichtsfeld ungefähr ebensoviele Leukocyten zeigte, wie man sonst Kolostrumkörperchen sieht; dabei war der N-Gehalt des Eiters nur ca. 4%, so daß die Eiweißanreicherung der Milch nur gering war.

Der Eiweißgehalt sinkt anfangs ziemlich rasch, zeigt aber auch im spätern Stadium der Laktation eine Tendenz zur Abnahme.

Der Zuckergehalt des Kolostrums ist im Verhältnis zu dem der reifen Milch ein niedriger, was allgemein auf Resorption infolge Sekretstauung zurückgeführt wird. Der resorbierte Milchzucker ist die Ursache der Laktosurie der Wöchnerinnen. Im Gegensatz zum Eiweißgehalt zeigt also der Zuckergehalt mit fortschreitender Laktation ein Ansteigen.

Bezüglich des Fettgehalts der Kolostralmilch lassen sich keine bestimmten Angaben machen, da man bei der in den ersten Tagen noch spärlichen Sekretion nur die ersten Portionen zur Analyse erhält und genügende Mengen einer Mischmilch nicht zur Verfügung stehen. Die bei der Fettbestimmung in der Milch so notwendige Berücksichtigung der Zeit der Milchentnahme muß hier meist entfallen.

Bei Ziegen fand Hohlfeld eine allmähliche Abnahme des Fettgehalts der Milch im Laufe der Laktation; besonders steil ist der Abfall in den ersten Tagen. Beim Menschen scheint ein derartiges Absinken des Fettgehalts nicht die Regel zu sein (s. Tab. I und II S. 71).

Bezüglich der Qualität des Kolostralfetts konnten Eichelberg und Engel als charakteristisch einen höheren Gehalt an Ölsäure nachweisen, der sich durch eine beträchtlich höhere Jodzahl zu erkennen gibt. Bei den meisten Frauen ist betreffs dieser Zahl am Anfang der zweiten Woche eine Tendenz zur Abnahme zu erkennen, doch konnte bis zu diesem Termin der normale Mittelwert von 40—50 unter 13 Fällen kein einziges Mal beobachtet werden. Interessant ist, daß die Jodzahl des Kolostralfetts (62) mit der des menschlichen Körperfetts identisch ist. Engel meint, daß im Anfang der Laktation nur Körperfett, mit zunehmender Dauer und Größe der Sekretion auch Nahrungsfett in die Brustdrüse getragen und nach außen geleitet wird.

| | Amme I | | | Amme II | | |
Tag nach d. Entb.	Jodzahl	Milch-menge	Bemerkungen	Jodzahl	Milch-menge	Bemerkungen
3.	61	—		—	—	
4.	61	—		—	—	
5.	62	—	in der	62	—	
6.	64	—	Frauen-	63	—	in der
7.	63	—	klinik	65	—	Frauen-
8.	57	—		63	—	klinik
9.	59	—		50	—	
10.	56	—		61	—	
11.	56	465		63	—	
12.	44	945		59	—	
13.	43	980		61	470	
14.	—	—		48	880	
15.	41	—		49	1090	
16.	—	—	als Amme	48	930	
17.	43	—	in Stellung	46	1210	Amme
18.	—	—		45	1000	
19.	46	—		—	1180	
20.	—	—		51	1290	
21.	—	—		43	1250	
22.	43	—		—	—	

Das Absinken der Jodzahl scheint von dem Ansteigen der Leistungen der Brust abhängig zu sein. Bei plötzlich stärkerer Inanspruchnahme sinkt die Jodzahl fast ebenso plötzlich auf den Normalwert. Unter gewöhnlichen Verhältnissen scheint aber diese Eigentümlichkeit des Kolostrums die andern wesentlich zu überdauern.

Die Frühmilch ist relativ reich an Lipoiden; letztere sammeln sich während der Schwangerschaft im Blut an und werden im Wochenbett hauptsächlich durch die Brustdrüsen ausgeschieden (Herrmann und Neumann).

Zwischen Gesamtasche und N besteht insofern ein Parallelismus, als im Laufe der Laktation beide Größen allmählich abnehmen. Nach Schloß zeichnet sich das Kolostrum vor der fertigen Frauenmilch dadurch aus, daß die Erdalkalien im Verhältnis zu den Alkalien stark zurücktreten. Die Kalk- und Phosphorwerte sind in der Kolostralmilch im Verhältnis zum N viel niedriger wie in der fertigen Milch. Dementsprechend tritt auch die Phosphorsäure im Verhältnis zum Chlor zurück. (Nach Birks Analyse ist der Gehalt des Kolostrum an P_2O_5 ein hoher.) Ferner ist der relativ hohe Natriumgehalt der Kolostralmilch bemerkenswert. Das Verhältnis der drei wichtigsten Kationen Ca, Na, K ist ein durchaus anderes als in der reifen Milch. Der Anteil des Ca beträgt in der Kolostralmilch knapp ein Siebentel, während dieses später mit einem Drittel an dem Gewicht partizipiert. Die Kalkzahlen zeigen im Beginn der Laktationsperiode ein starkes Ansteigen, bis in der reifen Frauenmilch eine ziemliche Konstanz der Werte eintritt. Die Mineralanalyse weist darauf hin, daß das Kolostrum dem Blutserum viel näher steht als die reife Milch.

	Kolostrum		Übergangsmilch	Reife Milch
	(Schloß)	(Birk)	(Schloß)	(Schloß)
N	2,380			
Gesamtasche	3,048	2,814	2,331	1,839
CaO	0,3350	0,360	0,400	0,3785
MgO	0,0689	0,093	0,0689	0,0857
Na_2O	0,5324	0,544	0,3378	0,1886
K_2O	0,7948	0,770	0,6780	0,5291
P_2O_5	0,3804	1,137	0,3931	0,4046
	(0,6213)	—	—	—
Cl	0,8917	—	0,4254	0,3055
	(0,7622)	—	—	—

Auf 100 g Gesamtasche entfallen (Schloß):

	Kolostrum	Übergangsmilch	Reife Milch
CaO	11,96	18,12	20,65
MgO	2,46	3,12	4,71
Na_2O	19,00	15,31	10,36
K_2O	28,37	30,72	29,07
P_2O_5	13,58	17,81	22,23
Cl	31,82	19,28	16,79

Bezüglich der Fermente konnte festgestellt werden, daß sich die Peroxydase und die Reduktase nur im Kolostrum findet (Hecht), und die Katalase in der Frühmilch im allgemeinen in viel reichlicherer Menge vorhanden ist wie in der späteren Milch. Der Katalasegehalt ist im allgemeinen wenig konstant, doch findet sich während der ersten 3—5 Tage ein Absinken der Katalasewerte zu einem tieferliegenden Niveau (van der Velden); allerdings mag hierbei der Zellgehalt der Kolostralmilch eine Rolle spielen.

Betreffs der Immunsubstanzen, welche aus dem Blutserum in die Milch übergehen, liegen bisher für die Frauenmilch vergleichende Untersuchungen zwischen Frühmilch und reifer Milch nicht vor; doch dürfte gestattet sein, die Resultate der Tierversuche, welche sich mit dem Übergang von Antitoxinen in die Milch beschäftigen, auf den Menschen zu übertragen. Ehrlich und seine Schüler konnten nachweisen, daß das Milchantitoxin an das genuine Molkeneiweiß (Laktalalbumin und Laktoglobulin) gebunden ist. Da die in die Milch übergehende Menge von koagulablem Eiweiß zu Beginn der Laktationsperiode wahrscheinlich bedeutend höher ist wie später, darf man wohl annehmen, daß auch der antitoxische Wert der Kolostralmilch ein höherer sein dürfte. Nach Engel „gilt es fast übereinstimmend von allen biologischen Eigenschaften der Milch, daß sie sich im Kolostrum viel stärker geltend machen wie in der reifen Milch. So sehen wir es bei den Immunkörpern, deren Gehalt innerhalb der ersten Laktationstage progressiv sinkt, so sehen wir es bei den gutstudierten Fermenten. Noch eingehenderes Studium der Fermente und anderer biologischer Eigenschaften der Milch wird uns voraussichtlich einen Einblick in die Sekretionsphysiologie des Milcheiweißes gestatten, da ja die genannten Stoffe in der Hauptsache alle dem Blutserum entstammen, so daß wir an ihnen gewissermaßen einen Indikator für jene haben. Vom Kolostrum kann man jetzt schon auf eine nähere Beziehung zum Blutserum schließen wie bei der reifen Milch".

Die Bedeutung der Kolostralmilch.

Wenn wir kurz zusammenfassen, wodurch sich die Milch der ersten Laktationsperiode von der reifen Frauenmilch unterscheidet, läßt sich folgendes sagen: die Kolostralmilch ist konzentrierter und zähflüssiger, sie enthält mehr Eiweißkörper und unter diesen relativ mehr koagulables Eiweiß; sie ist ärmer an Milchzucker; das Fett zeigt weniger sinnfällige quantitative Unterschiede, unterscheidet sich aber durch den reicheren Gehalt an Ölsäure und auch durch den am Fett haftenden gelben Farbstoff von dem späteren Milchfett; die Kolostralmilch ist relativ reich an Lipoiden; ihr Aschegehalt ist ein sehr hoher und im Verhältnis der einzelnen Salze bestehen bemerkenswerte Unterschiede im Sinn einer relativen Armut an Erdalkalien gegenüber den Alkalien; der Fermentgehalt sowie der Gehalt an eventuell vorhandenen Immunsubstanzen ist ein höherer.

Ein großer Teil der Differenzen zwischen Kolostral- und reifer Milch läßt sich einfach dadurch erklären, daß in der Kolostralperiode neben Milchbildung Milchresorption stattfindet (Czerny-Keller), z. B. die relative Wasserarmut, der niedrige Milchzuckergehalt bei gleichzeitig bestehender Laktosurie, das Auftreten der Kolostrumkörperchen, welche vielleicht die Aufgabe haben, das angestaute Milchfett aus der Brustdrüse herauszuschaffen. Immerhin weist manches darauf hin, daß es sich nicht um eine bloße Konzentrationsänderung im Laufe der Laktation handeln kann, sondern daß hier verwickelte Korrelationsverschiebungen vorhanden sind (Schloß). Man denke nur an den enorm hohen Eiweißgehalt, das Prävalieren des koagulablen Eiweißes, die Differenz in der Fettzusammensetzung, die Resultate der Mineralanalyse. Es ist ferner zu berücksichtigen, daß die Veränderungen in der Milch keineswegs gleichmäßig vor sich gehen, daß gewisse kolostrale Eigenschaften sehr rasch, andere erst nach längerer Zeit verschwinden, daß das Sekret, das man als reife Milch bezeichnet, eigentlich ganz allmählich entsteht. Es geht also gewiß nicht an, die Frühmilch einfach als konzentrierte Milch aufzufassen.

Hat das Kolostrum für das neugeborene Kind eine spezifische Bedeutung? Ist es für das Neugeborene besonders vorteilhaft, daß es mit dem Brustdrüsensekret, das seinem Geburtsdatum entspricht, ernährt wird, nämlich zuerst mit Kolostrum, dann mit der Übergangsmilch und endlich mit der reifen Frauenmilch? Es ist schwer, darauf eine Antwort zu geben, da wir vom klinischen

Standpunkt eigentlich keine Anhaltspunkte dafür haben, daß die Ernährung des jungen Kindes mit Frauenmilch aus einer späteren Laktationsperiode — richtige Ernährungstechnik vorausgesetzt — schlechtere Resultate gibt. Vom theoretischen Standpunkt muß man wohl dem natürlicheren Ernährungsvorgang den Vorzug geben. Hohlfeld hat die Ernährungserfolge von neugeborenen Tieren, welche mit Kolostrum und reifer Milch ihrer Art ernährt wurden, verglichen und fand bei Ziegen, daß die Kolostrumtiere in der ersten Versuchswoche deutlich im Vorteil waren, während sich bei Hunden und Meerschweinchen kein wesentlicher Unterschied feststellen ließ. Er erblickt in dem höheren Eiweiß- und Fettgehalt des Kolostrums die Erfüllung eines physiologischen Postulats, da der Wärmeverlust des Neugeborenen eine erhöhte Wärmebildung verlange. Diese sei bei Ernährung mit reifer Milch nur durch größere Trinkmengen zu erreichen. Es ist also ein Vorzug des Kolostrums, daß es den größeren Anforderungen des Organismus mit einer geringeren Menge gerecht werden kann wie die reife Milch. Auch die Ergebnisse der Stoffwechselversuche (s. S. 12, 16) sprechen für eine solche Auffassung. Es ist sicherlich nicht belanglos, daß die Veränderungen im Sekret der Brustdrüse mit der Ausgiebigkeit ihrer Entleerung parallel verlaufen, daß also z. B. bei frühgeborenen, trinkschwachen Kindern die Konzentration und damit der Kalorienwert der Nahrung infolge der Kleinheit der getrunkenen Milchmengen auf einem höheren Niveau verharren. So besteht zwischen Trinkkraft und Trinkmenge einerseits und Sekretionsveränderungen andererseits ein gewisses Gleichgewicht. Daß der Übergang von Immunsubstanzen von der Mutter auf das Kind, falls diese im mütterlichen Brustdrüsensekret in reichlicher Menge enthalten sind, während der ersten Lebenstage von Bedeutung sein kann, ist ebenfalls nicht von der Hand zu weisen. Birk verweist endlich auf Befunde von Bauereisen, welche ergaben, daß die Proteine der Kolostralmilch ihrem biologischen Verhalten nach mit dem Blutserumeiweiß der Mutter eine nahe Verwandtschaft zeigen, und daß die Ernährung mit Kolostrumeiweiß etwa als Fortsetzung der Nabelschnurernährung des neugeborenen Kindes zu betrachten sei. „Es ist die Übergangsform von der Plazentarernährung zur Ernährung mit der späteren Frauenmilch. Dazu kommt noch, daß möglicherweise der Neugeborene insoferne eine Sonderstellung einnimmt, als er imstande ist, die Eiweißkörper des Kolostrums unverändert, ohne Spaltungen, vom Magendarmkanal aus zu resorbieren."

In praktischer Hinsicht liegt die Überlegenheit der Kolostralmilch über die Frauenmilch einer späteren Laktationsperiode vor allem darin, daß erstere bei geringen Trinkmengen des Kindes eine relativ sehr kalorienreiche Nahrung darstellt; die übrigen Vorteile des Kolostrums fallen in praxi — z. B. bei der Ammenwahl — kaum in die Wagschale.

Dem Kolostrum wird vielfach eine leicht abführende Wirkung zugeschrieben. Daß an den beim Übergang vom Mekonium- zum Milchstuhl so häufig vorkommenden Darmreizsymptomen in erster Linie der kolostrale Charakter der Milch schuld sei, ist aber nicht sehr wahrscheinlich. Mit unseren neueren Anschauungen über die Wirkung relativ eiweißreicher und zuckerarmer Nahrungsgemische auf den Darm ist die Ansicht, daß die Kolostralmilch mehr abführend wirke als die reife Milch, nicht recht vereinbar; es müßte denn die höhere Konzentration an sich die Ursache für eine solche Wirkung sein. Daß die Frauenmilch gegenüber andern Milcharten infolge ihres relativ hohen Zuckergehalts im allgemeinen eher peristaltikanregend und darmreizend wirkt, ist wohl nicht zu leugnen; daß aber der Frühmilch gegenüber der Spätmilch eine purgierende Wirkung zukomme, ist eigentlich nicht erwiesen. Czerny und Moser fanden, daß der Stuhl eines Säuglings, welchen man mit Kolostrum ernährt,

eine grüne oder braune Farbe annimmt, welche sofort der normalen gelben
Farbe weicht, sobald das Kind wieder gewöhnliche Frauenmilch erhält.

Die Ursachen der Laktation.

Die Brustdrüse erfährt während der Gravidität eine bedeutende Vermehrung
ihres Parenchyms. In der letzten Zeit der Gravidität kommt es auch schon zur
Absonderung eines kolostralen Sekrets. Die eigentliche Laktation kommt jedoch
immer erst nach der Entbindung in Gang. Dabei ist es ziemlich gleichgültig, ob
die Geburt am normalen Schwangerschaftsende erfolgt oder zu einem früheren
Termin. H. Cramer berichtet über ein Mädchen, bei welchem nach einem Abortus
in der elften Woche der Schwangerschaft eine so reichliche Milchsekretion eintrat, daß es fünf Monate lang als Amme verwendet werden konnte. Andererseits scheint es nicht zu gelingen, vor der Entbindung und unabhängig von der
Gravidität eine eigentliche Milchsekretion auszulösen. Hildebrandt ver-
suchte bei einer Zweitgebärenden in der letzten Woche der Schwangerschaft
durch regelmäßiges Anlegen eines kräftigen Kindes die Brustdrüsensekretion
in Gang zu bringen; dies gelang insofern, als es zu beträchtlicher Absonderung
einer wässerigen Flüssigkeit kam, aber erst am dritten Tag nach der Entbindung
bot das Sekret das charakteristische Aussehen der Milch dar. Dem gegenüber
wird allerdings von anderer Seite behauptet, daß es bei graviden Frauen einfach
durch regelmäßiges Ansaugen ihrer Brust auch bei ungestört weitergehender
Schwangerschaft gelinge, eine Milchsekretion zu erzielen (Sellheim). Cramer
vermutet sogar, daß dies bei einer Virgo während der Menses glücken könne.
Sei dem wie immer, so steht doch das eine fest, daß durch die Entbindung
auch vor Ablauf der normalen Schwangerschaftsdauer stets die Brustsekretion
ausgelöst wird, und zwar auch ohne daß das Organ durch Saugreize zur Tätigkeit angeregt wird.

Für die Laktation kommen im wesentlichen drei Punkte in Betracht:
1. Die Drüsenanlage.
2. Das die Parenchymvermehrung verursachende Agens (während der
Schwangerschaft).
3. Das die Sekretion auslösende Agens (nach der Entbindung).

Man kann nach dem anatomischen Bau bindegewebsreiche und parenchymreiche Brüste unterscheiden. Das Drüsenparenchym kann bei gleichzeitig
voller Ausbildung des bindegewebigen Anteils der Mamma mangelhaft entwickelt sein (Engel). Bei minderwertiger Anlage des Parenchyms können
auch kräftige Wachstumsimpulse insofern erfolglos bleiben, als die Brust auch
nach der Entbindung eine parenchymarme bleibt. Vielleicht kann auch eine
a priori nicht parenchymarme Drüse durch langdauernde Inaktivität einer
Art Degeneration verfallen, so daß der in der Gravidität erfolgende Wachstums-
reiz nicht ausreicht, um das Organ völlig funktionstüchtig zu machen. Das
häufige Auftreten von Stillschwierigkeiten bei älteren Erstgebärenden ist vielleicht auf diese Weise zu erklären.

Die Forschungsergebnisse über die Ursache der Schwangerschaftshyperplasie und die nach der Entbindung einsetzende Sekretion der Brustdrüse
haben nicht bloß ein theoretisches, sondern auch ein praktisches Interesse.
Sie bilden die Grundlage für die heute allerdings noch nicht sehr weit gediehenen
Bestrebungen, Mittel zu finden, um bei mangelhaft funktionierender Brustdrüse
die Sekretion in Gang zu bringen und zu fördern.

Es soll hier nicht auf die verschiedenen Laktationstheorien eingegangen, sondern nur auf die wichtigsten experimentell und klinisch festgelegten
Tatsachen hingewiesen werden. Als feststehend darf man betrachten, daß die

Hyperplasie und Sekretion der Brustdrüse mit den Vorgängen im Genital-
trakt des schwangeren Weibes in ursächlichem Zusammenhang stehen und
daß sowohl Wachstum als Sekretion von dort aus angeregt werden. Es ist nun
die Frage, auf welchem Wege und von welchem Organ aus diese Anregung
erfolgt.

Bezüglich des Weges darf man als gesichert annehmen, daß die Tätigkeit
der Brustdrüse nicht etwa durch Nervenreize angeregt wird, welche vom Genitale
ausgehen; ferner darf wohl ausgeschlossen werden, daß Wachstum und Sekretion
bloß von Veränderungen der Blutzufuhr in quantitativer Hinsicht abhängig
sind. Die Ursachen jener Vorgänge sind vielmehr in qualitativen chemischen
Veränderungen des Blutes gelegen. Hierbei kann es sich entweder um das
Auftreten von Reiz- und Hemmungsstoffen handeln, oder um das Auftreten
von besonderem Bau- und Nährstoffmaterial im Blut (Pfaundler).

Die Reizstoffe (Hormone), welche die Laktation auslösen sollen, haben
eine zweifache Aufgabe zu erfüllen: die Hyperplasie des Parenchyms und die
Sekretion anzuregen. Da während der Schwangerschaft keine Sekretion eintritt, müssen beide Funktionen verschiedenen Hormonen ihren Ursprung verdanken, oder es muß, einen Reizstoff angenommen, während der Schwangerschaft die sekretionsauslösende Komponente desselben eine Hemmung erfahren.
Von einem Antagonismus beider Funktionen kann man deshalb nicht sprechen,
da die Hyperplasie auch zur Zeit der Milchproduktion andauert.

Die Organe, deren innere Sekretion in Betracht kommt, sind das Ovarium
und die Plazenta; außerdem können die Reizstoffe auch vom Fetus selbst
stammen. Bezüglich der Rolle, welche dem Ovarium zugeschrieben wird,
herrscht insofern Übereinstimmung, als es allgemein nicht als Bildungsstätte
des die Sekretion auslösenden Reizkörpers angesehen wird. Nach Grünbaum
ist die Entfernung des Ovars von Milchsekretion gefolgt, so daß man eher an
eine hemmende Funktion der Keimdrüse in dieser Hinsicht denken muß. Was
die Funktion des Ovars als Bildungsstätte der wachstumsbefördernden Substanz betrifft, sind die Meinungen geteilt. Für die Wachstumsimpulse zur
Zeit der Pubertät und der Menstruation kann allein das Ovarium in Betracht
kommen. Bezüglich der Schwangerschaftshypertrophie der Brustdrüsen spricht
Halban die Ansicht aus, daß die Ovarien nicht von Bedeutung sind und ihre
protektive Funktion von der Plazenta, bzw. den Trophoblasten des Chorion-
epithels übernommen wird. Basch glaubt dagegen, daß das Schwangerschafts-
wachstum der Brustdrüse durch Reizkörper veranlaßt wird, welche aus dem be-
fruchteten Ovarium stammen. Die Befruchtung scheint in dieser Hinsicht
nicht absolut notwendig zu sein, da Aschner und Grigoriu durch Injektion
von Plazentar- und Fetalbrei selbst bei virginalen Tieren eine Hypertrophie
der Brustdrüsen hervorrufen konnten. Als feststehend darf man mithin annehmen, daß das Ovarium zwar Substanzen enthält, welche wachstumsanregend
auf das Mammaparenchym wirken, daß diese Reizkörper aber auch in der
Plazenta und Uterusschleimhaut gebildet werden können, sowie daß die Tätigkeit
der Ovarialhormone durch Wachstumsimpulse ersetzt werden kann, welche
vom Ei (Plazenta und Fetus) ihren Ausgang nehmen.

Für die Auslösung der Milchsekretion kommen nur Plazenta und Fetus
in Betracht. Da die Sekretion der Drüsen erst nach der Geburt, also nach
Ausstoßung des Eies beginnt, schließt Halban, daß jene Substanzen der Plazenta, welche während der Gravitität wachstumsfördernd wirken, zugleich
eine hemmende Wirkung auf den Sekretionsvorgang ausüben, welche wegfällt,
sobald die Plazenta ausgestoßen wird. Die nun eintretende Sekretion wird
durch den vom Kind ausgeübten Saugreiz, resp. durch die Entleerung der
Brustdrüsen überhaupt, erhalten und gefördert, hört aber auf, sobald das

Organ nicht in Anspruch genommen wird. Das auslösende Moment für die Milchsekretion, welches von der Plazenta ausgeht, wäre nach dieser Auffassung nicht ein positives, sondern ein negatives. Ähnlich ist die Auffassung von Hildebrandt, welcher annimmt, daß die Plazenta ein inneres Sekret liefert, welches die Milchdrüse vor jenem autolytischen Zerfall schützt, der nach seiner Ansicht in der sezernierenden Drüse vor sich geht.

Gegen die Annahmen, welche die Milchsekretion auf einen Wegfall von Hemmungsstoffen der Plazenta beziehen, sprechen die Versuche, welche dartun, daß die Injektion von Plazentaextrakt in aktiver Weise eine Milchsekretion auszulösen vermag. Den Reizkörper, welcher die Absonderung der Milch hervorruft, nennt Basch im Sinne Starlings Plazentasekretin. Nach Lederer und Przibram ruft die intravenöse Injektion frischer Plazentarextrakte in bestimmter Konzentration bei Ziegen eine nach 3—10 Minuten eintretende, nach weiteren ½—2 Minuten wieder verschwindende Steigerung der Milchabsonderung hervor, welche bei Verwendung größerer Dosen geradezu enorme Grade erreichen kann. Aschner und Grigoriu konnten nicht nur durch Injektion von Plazentarbrei, sondern auch durch solche von Fetalbrei außer der schon erwähnten Hypertrophie der Mamma selbst beim virginalen Tier echte Milchsekretion hervorrufen. Die genannten Autoren haben versucht, auch über die Natur der die Milchsekretion auslösenden Substanzen Anhaltspunkte zu gewinnen, und konnten nachweisen, daß bei milchfreien Tieren, die früher einmal laktiert haben, jedes Lymphagogum in subkutaner Anwendung genügt, um deutliche Milchsekretion hervorzurufen, daß es jedoch bei jungfräulichen Tieren nicht gelingt, mit nichtspezifischen Mitteln eine Milchsekretion zu erzielen.

Gegenüber den Reizstofftheorien hebt Pfaundler hervor, daß man auch den Nährstofftheorien, welche auf Rauber zurückzuführen sind, nicht jede Berechtigung absprechen dürfe. Sie basieren auf dem Gedanken, daß nach Ausstoßung des Eies ein Nährmaterial disponibel wird, welches jenseits der Geburt zur Milchbildung dienen kann. Pfaundler meint, daß „die Entziehung bestimmter Nährstoffe durch Keimdrüsen, Keim und Ei das indifferente Gleichgewicht physiologisch wirksamer Substanzen im Blut zeitweise stört, und daß die Antagonisten jener Stoffe, die Reizstoffe (Hormone anderer Autoren), spezifische Rezeptoren (Affinitäten) an anderen Organen der Genitalsphäre finden". Die Schwangerschaftshyperplasie der Mamma und analoge Schwangerschaftsphänomene wären dann durch diese Antagonisten bedingt.

Aus dem Vorstehenden ist zu entnehmen, daß wir uns bezüglich des Wesens des Laktationsvorgangs vielfach noch auf dem Boden der Hypothese befinden. Experimentell sichergestellt ist nur, daß dem Ovarium das Wachstum der Brustdrüse befördernde Eigenschaften, der Plazenta und dem Fetus sowohl wachstumsbefördernde als sekretionsauslösende Eigenschaften zukommen. Warum jedoch diese letztere Eigenschaft erst nach Ausstoßung der Frucht manifest wird, auf diese Frage ist eine vollkommen befriedigende Antwort bis jetzt noch nicht gegeben.

Die Brustdrüsensekretion und der Saugakt des Kindes.

Die eigentliche Sekretion der Brustdrüsen setzt niemals unmittelbar nach der Entbindung ein. Am ersten Tag unterscheiden sich Konsistenz und Füllung der Brust kaum von jenen in der letzten Zeit der Schwangerschaft. Versucht man mit der Hand Sekret zu exprimieren oder solches mit der Pumpe auszusaugen, so quellen aus einer Öffnung oder aus mehreren Poren Sekrettröpfchen hervor. Diese haben entweder eine trübwäßrige, häufig klebrige

Beschaffenheit oder die typische gelbe Farbe des Kolostrums. Oft entleert sich aus einer Öffnung wäßriges, aus einer anderen kolostrales Sekret. Die Menge des Sekrets, welche man exprimieren kann, ist meist eine geringe; nur verhältnismäßig selten, besonders bei Mehrgebärenden, welche früher schon gestillt hatten, spritzt manchmal Sekret im Strahl hervor und gelingt es, größere Mengen (mehrere ccm) Flüssigkeit abzudrücken oder abzusaugen.

Die Sekretion kann nun nach zwei Typen in Gang kommen. In einer Reihe von Fällen füllt sich das Drüsenparenchym allmählich. Die Brüste werden etwas größer, die Frau verspürt meist ein leichtes Gefühl der Spannung, und es gelingt nun unschwer, Milch zu exprimieren, sei es, daß reichlichere Tropfen hervorquellen oder das Sekret im Strahl herausspritzt. Das Kind, welches bei den ersten Anlegeversuchen vielleicht kaum wägbare Mengen getrunken hat, zeigt vor und nach dem Saugen eine deutliche Gewichtsdifferenz. Der zweite Tag bildet gewöhnlich die Übergangszeit zur richtigen Sekretion, welche unter normalen Verhältnissen am dritten und vierten Tag in Gang kommt. Das Sekret verliert um diese Zeit meist den kolostralen Charakter und nimmt das Aussehen einer (allerdings meist ziemlich konzentrierten Milch) an.

Nach dem zweiten Typus ist der Beginn der Sekretion ein ziemlich plötzlicher, stürmischer. Man pflegt in solchen Fällen von einem „Milcheinschuß“ zu sprechen. Die Brüste werden hart, prall, nehmen an Volumen oft beträchtlich zu, ihre Haut ist glänzend, gespannt und zeigt häufig ein bläulich durchschimmerndes Venennetz. Die Frau klagt über starkes Spannungsgefühl und Schmerzen, selbst leichter Druck wird als äußerst schmerzhaft empfunden. Dieser Zustand findet sich wieder am häufigsten am dritten oder vierten Tag p. p., zuweilen auch schon am zweiten Tag, und dauert unter normalen Verhältnissen gewöhnlich nicht länger als 1—2 Tage an. Die Dauer der Verhärtung hängt vor allem von der Ausgiebigkeit der Entleerung ab.

Zwischen den genannten Typen gibt es zahlreiche Übergänge. Der Milcheinschuß kann auch mild verlaufen, die Verhärtung der Brust kann nur unmerklich sein und nur einige Stunden andauern. Sie kann auch nur einzelne Teile der Brust, gewöhnlich die basalen nach außen gelegenen, betreffen. Häufig kann man die gefüllten Milchgänge als derbe Stränge abtasten. Das Weicherwerden erfolgt oft nicht gleichmäßig, sondern in der Weise, daß einzelne Partien der Brust längere Zeit ihre härtere Konsistenz bewahren, oder daß eine Brust härter bleibt wie die andere.

Alle diese Vorgänge sind in der Regel mit Ablauf des vierten Tages beendet. Die Drüse befindet sich dann im Zustand der Sekretion, wenn auch Quantität und Qualität der um diese Zeit sezernierten Milch im Lauf der folgenden Tage und Wochen noch mannigfache Änderungen erfahren.

Nicht nur bezüglich der Art des Sekretionsbeginns kommen Varianten vor, sondern auch in der Art, wie die Drüse ihre Sekret entleert. Man pflegt von einer leicht und schwer „gehenden“ Brust zu sprechen, wofür besser die von Schloßmann gebrauchten Termini leicht und schwer „gebend“ anzuwenden sind.

Es gibt Brustdrüsen, aus welchen sowohl durch manuelles Abdrücken oder Abpumpen als auch durch den Saugakt selbst eines wenig saugkräftigen Kindes mit Leichtigkeit größere Mengen Milch entleert werden können, Drüsen, aus welchen spontan Sekret hervorquillt, und andererseits solche, aus denen selbst ein saugkräftiges Kind nur relativ geringe Mengen abzutrinken imstande ist. Diese Unterschiede korrespondieren keineswegs immer mit dem Milchreichtum; denn es gibt sicherlich milchreiche und zugleich schwer gebende Drüsen, besonders bei Erstgebärenden mit straffen Brüsten; in solchen Fällen ergeben sich bei etwas trinkschwachen Kindern nicht selten Stillschwierigkeiten, ohne daß die Ergiebigkeit der Brust etwas zu wünschen übrig ließe.

Die Ursache dieser Differenzen im Sekretionsvermögen ist nicht sicher bekannt. Nach Cramer hängt es vor allem von dem jeweiligen Milchgehalt ab, ob eine Brust leicht oder schwer gebend ist. Dem gegenüber betont Schloßmann, daß die Produktionsgröße von den Entleerungswiderständen in weitem Maße unabhängig ist. Pfaundler meint, daß das ausschlaggebende Moment für den Entleerungsmodus wohl in der Koordination des ganzen dabei wirksamen Muskelspiels und in der Wegsamkeit der gesamten Reflexbahnen zu suchen sein dürfte.

Die schwer gebende Brust wird im Verlauf der Laktationsperiode wohl kaum zu einer leicht gebenden werden, doch kann sich diesbezüglich immerhin manches ändern. Ob eine Brust leicht oder schwer gebend ist, ist nach dem Palpationsbefund und der Exprimierbarkeit nicht immer leicht zu entscheiden. Ein Kind ist oft imstande relativ reichliche Mengen Milch abzusaugen, ohne daß es zugleich gelänge, mit Leichtigkeit Milch abzumelken oder abzupumpen. Dies hat einerseits seine Ursache in der Überlegenheit des kindlichen Saugaktes über alle unsere Methoden des künstlichen Milchabziehens, andererseits aber in gewissen nervösen Einflüssen, Hemmungen, welche sich besonders bei der künstlichen Entleerung geltend machen. Es ist wohl kaum zu leugnen, daß psychische Einflüsse beim Stillgeschäft eine Rolle spielen, vornehmlich in den ersten Tagen, während die Sekretion in Gang kommt, wenn, wie dies häufig geschieht, über Stilltauglichkeit oder -untauglichkeit entschieden werden soll. Die meisten Autoren sind der Ansicht, daß die gebräuchlichen Laktagoga und verschiedene diätetische Maßnahmen, welche im Interesse des Stillens empfohlen werden, wenn überhaupt, so in erster Reihe in dem Sinn wirken, daß sie einer an ihrer Stillfähigkeit zweifelnden Frau neue Hoffnung einflößen. Daß guter Wille und Zuspruch seitens der Umgebung auf die Brustdrüsenfunktion nicht ohne Einfluß sind, ist eine unleugbare Tatsache.

Schon aus den Verschiedenheiten des Milcheinschusses und der Sekretion, also lediglich aus den Eigenschaften der mütterlichen Brustdrüse, resultieren die mannigfachsten Varianten des Ernährungsvorgangs und damit der Entwicklung des Kindes in der ersten Lebenszeit, Varianten, die wir wohl zum großen Teil noch unter dem Begriff des Normalen einzureihen berechtigt sind.

Auf die verschiedene Beschaffenheit der Brustwarzen, die Differenzen in der Qualität der Brüste, den verspäteten Milcheinschuß usw. soll bei Besprechung der Stillschwierigkeiten näher eingegangen werden.

Der Saugakt wird beim neugeborenen Kind vor allem durch die den Unterkiefer bewegenden Muskeln besorgt. Während beim Saugakt des Erwachsenen vorzugsweise die frei bewegliche Zunge tätig ist, nimmt diese beim Säugling widerstandslos an den Bewegungen des Unterkiefers teil. Sie scheint dazu schon von Natur bestimmt, da der größte Teil des Mundhöhlenbodens von der breiten fleischigen Zungenwurzel eingenommen wird, während der kurze frei bewegliche Zungenteil durch das sehr weit nach vorne reichende Frenulum linguae nahezu unbeweglich gemacht ist (Escherich). Auf dem Zahnfleischrand des Unterkiefers findet sich etwa in der Gegend der späteren Eckzähne beiderseits ein membranöser Vorsprung, welcher mit dem der anderen Seite durch einen membranösen, 1—3 mm hohen Saum verbunden ist, die sog. Magitotsche Falte. Sie begünstigt den luftdichten Abschluß der Mundhöhle beim Saugen (Cramer).

Das Saugen erfolgt nach Basch in folgender Weise: Zunächst umfaßt der Mund des Kindes die Brustwarze. Diese gerät hierbei durch eine Kontraktion der Muskulatur des Warzenhofes und der Papille in Erektion: sie wird länger und dünner. Man kann sich diesen Vorgang jederzeit veranschaulichen, wenn man die Warze an der Basis mit den Fingern leicht komprimiert. Infolge der durch die Abwärtsbewegung des Unterkiefers herbeigeführten Luftverdünnung wird der Warzenhof tiefer in die Mundhöhle hineingeschoben. Jetzt werden die Kiefer zusammengeführt und dadurch ein Druck auf die Sinus lactiferi ausgeübt. Die Druckkraft der Kiefer, durch welche die Milch aus den Sinus exprimiert wird, beträgt, wie Basch mittelst eines Dynamometers nachweisen konnte, beim normalen Neugeborenen 200—300 g und steigt im Verlauf der ersten zwei Lebenswochen bis auf 700—800 g an. Die vorher steife Warze wird während der von den Kiefern ausgeübten Kompression etwas weicher. Läßt letztere nach, so tritt wieder Erektion ein. Hierbei sorgt die Aspiration des Kindes dafür, daß in die eben komprimierten Behälter der Brustwarze neue Milch nachrinnt.

Basch glaubt, daß die leicht und schwer gebende Brust sich durch den Grad der Druckkraft unterscheiden, welche notwendig ist, um den Tonus der Muskulatur der Brustwarze zu überwinden. Er mißt dem von den Kiefern ausgeübten Druck im Bereich des Warzenhofes eine wesentliche Bedeutung bei und hält die Aspirationskraft allein nicht für ausreichend, um Milch hervorzusaugen. Der negative Druck, welcher notwendig ist, um Milch aus der Brustdrüse zu aspirieren, übertrifft in der Regel wesentlich den Saugdruck, welchen man bei einer Saugbewegung des Kindes feststellen kann. Doch konnte Cramer am Manometer nachweisen, daß das Kind durch eine Reihe mehrerer hintereinander ausgeführter Saugbewegungen den negativen Druck immer mehr steigert, so daß der maximale Saugdruck, den ein Kind überhaupt zu leisten vermag, 58—140 cm Wasser beträgt; der negative Druck bei einer Saugbewegung beträgt bloß 4—14 cm. In den von Cramer untersuchten Fällen entspricht die vom Kind geleistete Aspirationskraft dem negativen Druck, der notwendig war, um Milch aus der Brust herauszusaugen. Man wird trotzdem dem von den Kiefern ausgeübten Kompressionsdruck und ganz besonders dem in regelmäßiger Abwechslung erfolgenden Ansteigen und Nachlassen desselben als unterstützendem Moment in dem Sinn eine gewisse Bedeutung zuerkennen müssen, als dadurch die Füllung der leergesogenen Milchgänge erleichtert wird.

Technik der Brusternährung.

Was die Vorbereitungen der Brüste zum Stillgeschäft betrifft, so sind es vor allem die Warzen, welche von vielen Seiten einer vorbereitenden Behandlung unterzogen werden. Von den Abnormitäten der Warze und eventuellen Maßnahmen, dieselben schon vor oder während der Gravidität hintanzuhalten oder zu korrigieren, soll später die Rede sein. Es sei nur schon an dieser Stelle hervorgehoben, daß das Hervorziehen von flachen oder eingezogenen Warzen während der letzten Monate der Schwangerschaft im allgemeinen schon mit Rücksicht auf die Beziehungen zwischen Saugbewegungen an den Brustdrüsen und Uteruskontraktionen nicht zu empfehlen ist, um so mehr als derartige Prozeduren auch für die Verbesserung der Warze wenig Nutzen haben. Zur Vermeidung der Entstehung von Schrunden, wie sie beim Anlegen des Kindes nicht selten zustande kommen, wird vielfach eine Abhärtung der Warze während der Schwangerschaft empfohlen, durch Abwaschen oder Abreiben, ja sogar Abbürsten der Warze und des Warzenhofs mit alkoholischen Flüssigkeiten. In vernünftigem Maße vorgenommen, dürften solche Prozeduren nichts schaden; ob sie sehr viel nützen, ist eine andere Frage. Man sieht auch nach sehr gewissenhaft durchgeführter „Abhärtung" im Wochenbett häufig Rhagaden entstehen.

Das Parenchym der Drüsen selbst für das Stillen vorzubereiten, liegt nicht in unserer Macht. Anatomische Eigentümlichkeiten, wie relativer Bindegewebsreichtum, lassen sich nicht korrigieren. Die Parenchymvermehrung und die Sekretbildung geschieht aus inneren Ursachen, welche wir noch nicht genügend kennen, um sie praktisch verwerten zu können. Eine entsprechend gute Ernährung einer schwangeren Frau ist auch im Interesse des Stillens empfehlenswert. Doch dürfte sie bei einer im allgemeinen gesunden Person auf die Entwicklung der Brustdrüse kaum von sehr wesentlichem Einfluß sein.

Auch nach der Entbindung, zur Zeit des Milcheinschusses und nach Beginn der Laktation, soll die Ernährung eine ausreichende, aber keine überreichliche sein. Die Flüssigkeitszufuhr soll dem Durstgefühl der Frau entsprechen. Das übermäßige Trinken von Milch oder gar von Bier, wie es den Wöchnerinnen im Interesse der Milchsekretion vielfach angeraten wird, ist sicher nicht empfehlenswert. Wenn eine Frau gewohnt ist, sehr wenig oder gar keine alkoholischen Getränke zu sich zu nehmen, soll sie während der Laktation unter keinen Umständen von diesen gewiß nur lobenswerten Gewohnheiten ablassen. Hingegen dürfte es kaum empfehlenswert sein, antialkoholische Bestrebungen gerade zur Zeit des Laktationsbeginns geltend zu machen. Es ist durch nichts erwiesen, daß der von der Mutter (natürlich innerhalb gewisser Grenzen) getrunkene Alkohol für das Kind schädlich ist, und die suggestive Wirkung, welche oft von einem Glas „Kraftbier" ausgeht, dürfte vielleicht mehr nützen als dessen Alkoholgehalt schadet. Im allgemeinen genügt es vollkommen, wenn der (allerdings ziemlich reichliche) Flüssigkeitsbedarf einer Stillenden durch Wasser gedeckt wird.

Geradeso wie die Überernährung ist die Unterernährung im Wochenbett zu vermeiden. Czerny und Keller bezeichnen es als eine Unsitte, den Wöchnerinnen absichtlich die Nahrungsmengen einzuschränken. Sie glauben, daß in manchen Fällen eine mangelhafte Milchsekretion in den ersten Tagen p. p. lediglich auf eine Unterernährung zurückzuführen ist.

Bezüglich der Qualität der Nahrung bedarf es keiner besonderen Vorschriften. Es gelten auch in dieser Hinsicht die allgemeinen hygienisch-diätetischen Regeln. Die meisten Pädiater sind zur Überzeugung gekommen, daß bei Beobachtung letzterer die Nahrung der stillenden Mutter auf den kindlichen Verdauungstrakt und das Gedeihen des Kindes nicht von Einfluß ist. Die Beobachtungen, daß der Genuß von sauren und blähenden Speisen, von Obst usw. für das Kind schädlich ist, halten einer strengen Kritik nicht stand.

Allerdings muß zugegeben werden, daß der Übergang gewisser chemisch nachweisbarer Stoffe in die Milch festgestellt wurde, und ein Übergang von chemisch schwer oder gar nicht nachweisbaren Stoffen im Bereich des Möglichen liegt.

Man hat vielfach den Übertritt von Arzneistoffen in die Frauenmilch studiert und konnte bisher bezüglich folgender Substanzen schon bei Verabfolgung der medikamentösen Dosen positive Resultate erhalten (Bucura):

Jod (Fehling, Stumpf, van Ittalie, Bucura).

Salizyl (Fehling, Pauli).

Äther (Gorup-Besanez).

Quecksilber (Hamburger bei Verwendung von Suppositorien, Bucura bei innerer Darreichung von Kalomel).

Antipyrin (Pinzani, Fieux).

Aspirin, Arsen, Brom-Natrium (Bucura).

Gegenüber Thiemich, welcher das Übergehen von Arzneistoffen in die Milch gering einschätzt, glaubt Bucura, daß bei Verabfolgung von Arzneimitteln an die Mutter im Interesse des Kindes immerhin eine gewisse Vorsicht am Platz ist. Nach H. Meyer und Gottlieb (Experim. Pharmakologie) geht Morphin in die Milch über und ist durch Morphinaufnahme von seiten der Amme in Anbetracht der enormen Empfindlichkeit des Säuglings gegenüber Morphin eine Vergiftung des Kindes möglich. Föten im Mutterleibe, die noch nicht selbständig atmen, sind gegen Morphin sehr resistent; die Anwendung in der Schwangerschaft ist daher unbedenklich, nur kurz vor der Entbindung bringt sie die Atmung des Kindes in Gefahr.

Was endlich den Übergang von „echten" Toxinen in die Milch betrifft, so spielt ein solcher aus mehreren Gründen praktisch kaum eine nennenswerte Rolle. Die im Blut einer kranken Mutter etwa kreisenden bakteriellen Toxine, welche in die Milch übergehen könnten, sind meist in so geringer Menge vorhanden, daß sie für das Kind nicht in Betracht kommen; wenn die Erkrankung der Mutter so schwer ist, daß es zu einer stärkeren Giftanhäufung im Körper kommt, wird die Milch einer solchen Frau wohl überhaupt keine Verwendung finden. Die an sich sehr zweifelhafte Bedeutung eines Übergangs bakterieller Toxine in die Milch wird dadurch noch verringert, daß dieselben vom Magen-Darmkanal aus in den Körper eindringen müssen. Hier unterliegen sie einmal der toxinhemmenden oder -vernichtenden Kraft des Magensaftes, welche schon beim Neugeborenen vorhanden ist (A. Schütz). Ferner können sie als hochmolekulare, den Eiweißkörpern nahestehende Substanzen nicht ohne weiteres direkt resorbiert werden; wenn auch die Darmwand neugeborener Tiere für bakterielle Toxine (Tetanustoxin, Uffenheimer) durchgängig gefunden wurde, so sind die Mengen, welche aus der unter allen Umständen toxinarmen Frauenmilch übergehen können, so gering, daß dem keine praktische Bedeutung zukommt. Pflanzliche Gifte, welche bei der Kuh in die Milch übergehen können (Abrin, Ricin usw.) sind für die Frage der natürlichen Ernährung belanglos. Von größerer Bedeutung sind vielleicht Giftsubstanzen nicht bakterieller Abstammung, wie sie bei Eklampsie, Nephritis etc. in die Frauenmilch übergehen können; hierauf soll bei Besprechung der Stillkontraindikationen näher eingegangen werden.

Das erste Anlegen des Kindes muß in einer Stellung erfolgen, welche wesentlich weniger bequem ist, wie die, welche nach Ablauf des Wochenbetts eingenommen zu werden pflegt. Das Säugen wird bekanntlich am leichtesten in der Stellung vorgenommen, daß die Stillende auf einem niedrigen Schemmel, ev. auf dem nach hinten abgeschrägten Sitzteil eines sog. Ammensessels sitzt, welcher es erlaubt, das Kind auf die leicht erhöhten Knie zu lagern und die Brust bei leicht nach vorne geneigtem Oberkörper dem Kinde von oben her zu reichen. Bei horizontaler Lage der Stillenden, besonders wenn die Mutter nach der Entbindung noch wenig mobil ist, und wenn es sich um eine Erstgebärende handelt, welche die Technik des Stillens noch nicht kennt, ergeben sich bei den ersten Anlegeversuchen manchmal nicht zu unterschätzende Schwierigkeiten.

Soll das Kind angelegt werden, so dreht die Mutter den Oberkörper etwas nach der Seite, an welcher getrunken werden soll. Das Kind liegt parallel zu ihrem Körper, nicht mit dem Kopf näher als mit den Beinen. Auch der Kopf soll möglichst in der Richtung der Körperachse des Kindes liegen, nicht nach vorne gebeugt, da dies beim Schlucken stört. Es ist darauf zu achten, daß die Mutter ausgestreckt und nicht mit gebeugten Beinen im Bett liegt, damit das Kind Platz hat. Zu diesem Zweck ist es auch empfehlenswert, das Kind ohne Steckkissen an die Brust zu legen, da die voluminöse Umhüllung eine zweckmäßige Lagerung sehr erschwert. Der Kopf des Kindes soll so gelagert werden, daß die Brustwarze seinem Munde gegenüber zu liegen kommt, resp. bei hängender Brust von der Mutter leicht in diese Stellung gebracht werden kann; man kann ein flaches Kissen oder zusammengelegtes Tuch unter den Kopf des Kindes schieben. Es muß ferner darauf geachtet werden, daß nicht durch die der Warze benachbarten Teile der Brust die Nase des Kindes verlegt wird, was bei flachen Warzen und breitem Warzenhof, bei voluminösen Brüsten sehr leicht geschieht und das Kind am Saugen behindert. Während beim Stillen in sitzender Stellung die der gereichten Brust entsprechende Hand letztere dirigiert, muß dies in liegender Stellung von der Hand der andern Seite besorgt werden. Die um den Warzenhof gelegene Partie der Brust wird zwischen Zeige- und Mittelfinger gefaßt, und die Warze samt dem angrenzenden Teil des Hofes in den Mund des Kindes geschoben. Der Zeigefinger übt dabei einen leichten Druck auf die Brust aus, um die Nasenöffnung des Kindes freizuhalten.

Sobald es der Zustand der Wöchnerin zuläßt, kann man das Stillen bei erhöhtem Oberkörper der letzteren vornehmen lassen, entweder so, daß sich die Frau auf den Ellbogen stützt oder daß sie im Bett die sitzende Stellung einnimmt. Immer ist darauf zu achten, daß das Säugen in einer Stellung geschieht, welche die Mutter längere Zeit ohne Ermüdung einnehmen kann.

Vor dem ersten Anlegen müssen die Brüste gründlich, aber mit der nötigen Schonung gereinigt werden. Es geschieht dies entweder nur mit Wasser und Seife, oder außerdem noch mit 70%igem Alkohol und zuletzt mit Borwasser oder abgekochtem Wasser. Derartige Waschungen sind — mit entsprechender Vorsicht ausgeführt — auch an den folgenden Tagen zu empfehlen. Es ist ferner sehr wichtig, daß man für oftmalige gründliche Reinigung der Hände (inkl. Fingernägel) sorgt, da dieselben ja beständig mit der Brust in Berührung kommen. Insbesondere in Gebäranstalten ist darauf zu achten, wo die Reinlichkeit der Frauen, welche unmittelbar vor der Entbindung in die Anstalt kommen, oft manches zu wünschen übrig läßt.

Über die Notwendigkeit einer Reinigung der Brustwarzen vor jeder Mahlzeit sind die Ansichten geteilt. Eine regelrechte Desinfektion ist schwer möglich, da energisch wirkende Antiseptika das empfindliche Gewebe der Warze reizen können, und weil immerhin auch eine gewisse Gefahr besteht, daß das Kind Reste der Desinfektionsmittel, z. B. Sublimat, in den Mund bekommt (Czerny-Keller). Durch das oftmalige Abreiben können auch leicht mechanische Läsionen gesetzt werden. Es ist vielfach üblich, vor jedesmaligem Anlegen die Warzen mit einem in Borwasser getränkten Wattebausch abzutupfen, eine harmlose Prozedur, deren Nutzen aber ziemlich fraglich ist. Nach den Erfahrungen von Jaschke kann sie ohne Nachteil unterbleiben. Ist die Warzenhaut intakt, so ist es auch nicht notwendig, sie mit Salben zu bedecken. Im allgemeinen genügt die gewöhnliche Sauberkeit, wie sie von reinlichen Menschen auch außerhalb Schwangerschaft und Wochenbett beobachtet wird, — diese Reinlichkeit allerdings in einem den höchsten Anforderungen entsprechenden Grad. Es ist immer für reine Leibwäsche zu sorgen; auch ist es empfehlenswert, während der Stillpausen ein reines Tuch, ev. eine Lage hydrophiler Gaze über die Brüste zu legen, insbesondere dann, wenn eine Galaktorrhoe besteht, die durch Benetzung des Hemdes und Bettes für die Stillende sehr lästig sein kann.

Wenn zur Zeit des Milcheinschusses die Brüste schwerer werden oder ein Gefühl der Spannung eintritt, erweist es sich manchmal als zweckmäßig, sie durch ein ziemlich enges Leibchen zu fixieren. Sind die Beschwerden zur Zeit des Milcheinschusses hochgradig, kann man die Brüste durch einen Verband (Suspensorium mammae) fixieren und leicht komprimieren. Auch kühlende Umschläge, ev. mit stark verdünnter essigsaurer Tonerde, wirken manchmal günstig. (Die Warzenhaut kann hierbei durch einen Salbenfleck vor Mazeration geschützt werden.) Das beste Mittel ist in solchen Fällen immer die möglichste Entleerung und Entlastung der Drüsen, was entweder durch das Anlegen des Kindes geschieht, oder, wenn dieses an der harten Brust schlecht oder gar nicht saugt, mit der Milchpumpe. Man darf allerdings nicht erwarten, daß man aus einer harten Brust mit der Pumpe immer viel Milch herausbekommt; oft ist die Ausbeute sehr spärlich, aber selbst eine geringe Entlastung des Organs ist wünschenswert. Das manuelle Abmelken verbietet sich in solchen Fällen meist wegen der starken Druckempfindlichkeit.

Ebensowenig wie wir imstande sind, die Brustwarzen wirklich zu desinfizieren, können wir die Mundhöhle des Kindes keimfrei machen. Es hat sich als zweckmäßig herausgestellt, jegliche Reinigung derselben zu unterlassen, da sie durch die Saugbewegungen von den Milchresten ohnedies in sehr vollkommener Weise gereinigt wird und ein Auswischen dadurch schädlich wirken kann, daß mechanische Verletzungen der vulnerablen Schleimhaut gesetzt werden können, welche die Ansiedlung von Mikroorganismen erst recht erleichtern (s. S. 200). Nur wenn das Kind während der Entbindung Vaginalsekret in den Mund bekommen hat, ist unmittelbar p. p. ein vorsichtiges Auswischen gestattet, ja sogar empfehlenswert.

Man hat in übertriebener Bazillenfurcht vorgeschlagen, die Kinder während der ersten Lebenstage überhaupt nicht direkt an der Brust, sondern an einem sog. Warzenhütchen saugen zu lassen, um sowohl eine Infektion des Kindes, wie eine solche der Mutter, also insbesondere die Entstehung einer Mastitis, zu verhindern. Man hat dieses Verfahren wieder aufgeben müssen, da die Ernährungserfolge unter solchen Umständen wenig befriedigende waren (Himmelheber). Es muß eindringlich betont werden, daß das Saugen mit einem Warzenhütchen den Saugmechanismus an der Brust niemals ersetzen kann, und daß die selbst durch das beste Saughütchen abgetrunkenen Milchmengen hinter den bei direktem Anlegen entleerbaren Mengen stets erheblich zurückzubleiben pflegen. Das Warzenhütchen ist unter Umständen ein gar nicht zu unterschätzendes Instrument (siehe S. 102—104), als Prophylaktikum gegen Infektionen hat seine Anwendung unter normalen Verhältnissen aber kaum eine Berechtigung.

Die meisten Kinder schlafen während der ersten Lebensstunden und äußern keinerlei Nahrungsbedürfnis. Weckt man sie auf, so schlafen sie meist bald wieder ein. In der Mehrzahl der Fälle dauert dieses ruhige Verhalten der Kinder während des ganzen ersten Tages an. Man kann deshalb getrost die Regel aufstellen, daß dem Kind während der ersten 24 Stunden im allgemeinen keine Nahrung verabreicht werden soll (Czerny-Keller). Werden die Kinder in der zweiten Hälfte des ersten Tages unruhig, so ist es erlaubt, etwas Wasser oder lichten Tee zu geben, der vorsichtshalber nicht mit Zucker, sondern mit Saccharin gesüßt wird. Die Flüssigkeitsmengen, welche hierbei getrunken werden, sind meist sehr gering; die Kinder sind in der Regel mit wenigen (10—20) ccm vollauf zufrieden. Ob man die Flüssigkeit mit dem Löffel einflößt oder aus einer Saugflasche trinken läßt, ist ziemlich gleichgültig.

Man braucht übrigens die Vorschrift, daß ein Kind vor Ablauf der ersten 24 Stunden nicht angelegt werden soll, nicht als unumstößliches Gesetz zu betrachten. De facto ist es wohl ziemlich irrelevant, ob am ersten Tag angelegt wird oder nicht (Jaschke); die in der Brust vorhandenen und von dem meist noch wenig trinkkräftigen Kind abgetrunkenen Milchmengen sind wohl meist zu gering, als daß sie in die Wagschale fallen könnten. Man kann demnach sagen, daß ein Anlegen vor dem zweiten Tag nicht notwendig, aber auch kaum besonders schädlich ist. Für die Mutter ist es jedenfalls angenehmer, wenn sie sich einen Tag lang von den Strapazen der Entbindung erholen kann; für das Einsetzen der Milchsekretion ist es ziemlich gleichgültig, ob schon am ersten Tag Saugversuche vorgenommen werden, da dieselben ohnedies meist wenig ausgiebig sein dürften, und der Milcheinschuß sich ja ziemlich unabhängig von der Entleerung vollzieht. Für das Kind ist die 24stündige Nahrungskarenz eher nützlich als schädlich, schon aus dem Grund, weil sich während dieser Zeit häufig noch verschlucktes Fruchtwasser, Blut oder Vaginasekret im Magen befindet.

Die Ernährung setzt unter normalen Verhältnissen erst mit Beginn des zweiten Tages ein. Es ist durchaus empfehlenswert, bezüglich der Zahl und Einteilung der Mahlzeiten schon von Anbeginn an nach denselben Regeln vorzugehen, wie sie auch für die folgenden Wochen und Monate Geltung haben.

Von manchen Seiten wird empfohlen, am zweiten und dritten Tag bloß 3—4 mal anzulegen; viele Kinder wollen gar nicht öfters trinken. Andere dürften allerdings gegen eine solche Karenz in sehr lauter Weise demonstrieren. Jedenfalls liegt aber bei normalen Kindern nicht die geringste Veranlassung vor, die für das Säuglingsalter übliche Zahl der Mahlzeiten während der Neugeborenperiode zu vermehren, wie dies vielfach noch gebräuchlich ist. Wir müssen darauf dringen, daß auch beim jungen Säugling die Pausen zwischen den einzelnen Mahlzeiten 3—4 Stunden betragen, daß von Anfang an eine 6—8 stündliche Nachtpause eingeschaltet und das Kind mithin im Verlauf von 24 Stunden bloß 5—6 mal angelegt wird. Wenn man sieben Mahlzeiten konzediert, soll dies immer einen besonderen Grund haben (Kleinheit der Mahlzeiten wegen Trinkschwäche des Kindes). Unter normalen Verhältnissen ist eine siebte Mahlzeit mindestens überflüssig.

Die Einhaltung der beschränkten Zahl der Mahlzeiten hat verschiedene Vorteile. Ihre Vermehrung bringt bei milchreichen Brüsten die Gefahr der Überfütterung mit allen ihren Übeln oder doch unangenehmen Folgen mit sich. Freilich übersteigt in der Mehrzahl der Fälle während der ersten Tage das Gesamttagesquantum bei häufigen Mahlzeiten das bei seltenen Mahlzeiten erreichte gar nicht oder nur unerheblich, weil in der ersten Zeit der Laktation die Milchproduktion noch nicht in vollem Gang und das Kind noch nicht völlig saugkräftig ist, — es sind dementsprechend bei häufigen Mahlzeiten die Einzeltrinkmengen kleiner; doch auch in diesem Fall dürfte es für die zarte Darmschleimhaut des Neugeborenen nicht belanglos sein, ob ihn die durch die Nahrung gesetzten Reize häufig oder selten treffen, und ob neue Nahrung in den Verdauungstrakt gelangt, ehe die vorhergehende Mahlzeit in die tiefer gelegenen Darmabschnitte gerückt ist. Es ist aber nicht nur für das Kind, sondern auch für die Mutter von Vorteil, wenn möglichst selten angelegt wird. Das Stillen ist während der ersten Tage oft mit beträchtlichen Unannehmlichkeiten verbunden; die zarte Warzenhaut ist sehr empfindlich, besonders wenn, was bei aller Vorsicht nicht so selten vorkommt, Rhagaden vorhanden sind. Wird bei jeder Mahlzeit nur an einer Seite getrunken, wie dies bei normaler Drüsensekretion und normaler Trinkkraft des Kindes empfohlen werden muß, so kommt jede Brust innerhalb 24 Stunden nur 2—3 mal zur Verwendung. Die Nachtpause ist für die Mutter, ganz besonders in den ersten Tagen des Wochenbetts, sicher eine große Annehmlichkeit, oft freilich nur dann, wenn das Kind während der Nacht in ein anderes Zimmer gebracht wird, denn ohne Geschrei geht die Einführung der langen Trinkpausen in vielen Fällen nicht ab. Das Schreien des Kindes darf aber kein Grund sein, von den durch vielfache Erfahrung als zweckmäßig anerkannten Grundsätzen abzugehen. Die Erziehung des Kindes muß eben am ersten Lebenstag einsetzen (Czerny). In den meisten Fällen gewöhnen sich die Kinder bald an die vorgeschriebene Ordnung. Wo dies nicht der Fall ist, handelt es sich um von Haus aus unruhige, nervös veranlagte Kinder, die aber meist auch bei häufigen Mahlzeiten Schreier bleiben.

Wie schon erwähnt, ist es zweckmäßig, bei einer Mahlzeit immer nur an einer Brust trinken zu lassen, einerseits um die Warzen zu schonen, andererseits um das Kind daran zu gewöhnen, die Brust so weit zu entleeren als es möglich ist. Bei trinkschwächeren Kindern und bei schwer gebender oder nicht besonders ergiebiger Brust wird man freilich von dieser Regel häufig abweichen und bei jeder Mahlzeit an beiden Seiten trinken lassen müssen; doch empfiehlt es sich im Anfang immer zu probieren, ob man nicht doch mit einer Seite auskommt. Wenn sich das Trinken an beiden Brüsten als notwendig herausstellt, soll das Kind trotzdem abwechselnd an die rechte oder linke Seite zuerst angelegt werden, damit nicht eine Brust vernachlässigt wird. Manche Kinder zeigen eine auffallende Vorliebe für eine Seite, offenbar, weil ihnen hier die Warze mehr mundgerecht ist oder die betreffende Brust leichter sezerniert. In solchen Fällen ist es ratsam, das hungrige Kind vorläufig immer zuerst an die weniger beliebte Brust anzulegen.

Bezüglich der Dauer der einzelnen Mahlzeiten lassen sich keine bestimmten Vorschriften machen. Im allgemeinen kann man sagen, daß sie während der ersten Lebenstage von erheblich längerer Dauer sein müssen, wie später, sobald die Laktation im vollen Gang ist und das Kind die Saugtechnik beherrscht. Nur in sehr günstigen Fällen kommt man von Anfang an mit Mahlzeiten von 10 bis 15 Minuten Dauer aus. Häufig währt es 20—30 Minuten, ehe eine Mahlzeit beendet ist. Selbstverständlich trinkt das Kind nicht während der ganzen Zeit. Bei den ersten Mahlzeiten braucht es häufig eine geraume Weile, ehe das Kind die Brust überhaupt richtig faßt. Manchmal rutscht der eingesogene Teil des Warzenhofes aus dem Mund des Kindes heraus und es lutscht bloß an der Warze, ohne zu saugen. Viele Kinder schlafen nach einigen Saugbewegungen ein oder hören wenigstens, oft mit der Warze im Mund, zu saugen auf. In solchen Fällen muß das Kind wieder aufgeweckt und zum Saugen angeregt werden, — durch Betupfen der Wange oder des Kinns, oft auch durch einige entsprechende Schläge auf das Hinterteil. Diese kleinen Schwierigkeiten, die man wohl ohne weiteres noch in das Gebiet des Normalen rechnen darf, sind meist nach den ersten Anlegeversuchen behoben. Ist inzwischen auch die Milchsekretion in Gang gekommen, so können vom vierten bis fünften Tag ab in der Mehrzahl der Fälle die Mahlzeiten verkürzt werden. Meist reguliert sich das Kind die Trinkdauer von selbst, indem es nach entsprechend kräftigen Saugbewegungen zu trinken aufhört und einschläft. Die Entscheidung, ob es dies mit dem Gefühl der Sättigung tut oder wegen leichter Ermüdbarkeit oder Trinkfaulheit, wird wohl immer leicht zu treffen sein. Die Mutter fühlt ganz wohl, ob das Kind gesogen hat; auch kann die Konsistenzveränderung der Brust darüber Aufschluß geben. Das sicherste Orientierungsmittel ist natürlich immer die Wage. Es ist darauf zu achten, daß die Mutter, wenn sie in den ersten Lebenstagen längere Zeit für das Stillen verwenden mußte, nach Ingangkommen der Sekretion von dem in den ersten Tagen empfohlenen Verfahren, das Kind nach Aufhören des Saugens zum Weitertrinken zu nötigen, abgehalten wird.

Nahrungsbedarf und Trinkmengen.

Um sich über die für das Gedeihen des Kindes notwendigen Trinkmengen zu orientieren, ist es am zweckmäßigsten, die von gesunden, sich normal entwickelnden Kindern getrunkenen Mengen zu registrieren und aus ihnen Mittelzahlen zu berechnen. Wenn wir das reiche vorliegende Zahlenmaterial, das zum Teil geburtshilflichen Kliniken, zum Teil Beobachtungen im Privathaus zu verdanken ist, überblicken, ergeben sich freilich gewisse Bedenken. Es wurden in die Statistiken zu einem großen Teil nur solche Kinder aufgenommen, welche am 8.—10. Tag ihr Anfangsgewicht wieder erreicht hatten. Diese enge Umgrenzung des Begriffs der physiologischen Entwicklung können wir nach unseren heutigen Anschauungen und Erfahrungen kaum mehr aufrecht erhalten; denn es gibt viele Kinder, welche dieser Forderung nicht gerecht werden, sich weiterhin jedoch völlig normal entwickeln und in jeder Beziehung als gesund bezeichnet werden müssen. Viel wichtiger als die Erreichung des Geburtsgewichts an dem angegebenen Termin ist für die Abgrenzung des Begriffs „normal" das gleichmäßige Ansteigen der Gewichtskurve vom Tag des Gewichtsminimums an. Der Nahrungsbedarf ist gewiß auch mit dem jeweiligen absoluten Gewicht des Kindes in Relation zu bringen. Doch ist dabei auf den individuell verschiedenen Wassergehalt leichter und schwerer Kinder und auf die verschiedene Größe der physiologischen Abnahme Rücksicht zu nehmen. Es ließe sich vielleicht zweckmäßiger eine Beziehung des Nahrungsbedarfs zum Gewichtsminimum (am dritten oder vierten Lebenstag) als zum Geburtsgewicht schaffen. Ein sehr wichtiger Faktor bei der Beurteilung der Trinkmengen ist auch die Verschiedenheit des Nährwertes der Frauenmilch im Beginn der Laktation.

Der Kaloriengehalt der Frauenmilch beträgt:

nach Rubner und Heubner . . 614,2; 723,9; Mittelwert . . . . 650 Kal.
  „ Gaus . . . . 679,0; 742,6; 744,5; Mittelwert . . . . 722 „
  „ Schloßmann . . . . . . min. 565,5; max. 876,8; Mittelwert . 721,15 Kal.
  „ Reyher . . . . min. 754; max. 774; Mittelwert . . . 765 Kal.
  „ Engel . . . . berechneter Durchschnittswert auf Grund der durchschnittlichen Zusammensetzung der Frauenmilch . . . 765,05 Kal.

Schwanken diese an der fertigen Milch gewonnenen Zahlen schon recht erheblich, so dürften die Schwankungen im Beginn der Laktation, in der Kolostralmilch, noch größere sein. Das hohe spezifische Gewicht spricht für eine hohe Konzentration. Wahrscheinlich entspricht in der Mehrzahl der Fälle zumindest die obere Grenze der obigen Werte dem wahren Brennwert der Frühmilch. Je geringer die abgetrunkenen Mengen sind, desto höher liegt wahrscheinlich der Nährwert der getrunkenen Milch. Reyher nimmt an, daß in allen Fällen von geringer Produktivität der Brustdrüsen in quantitativer Hinsicht zum Ausgleich ein entsprechend höherer Brennwert der Muttermilch zu beobachten sein dürfte.

Sehr lehrreich ist in dieser Beziehung die Beobachtung von O. und W. Heubner, welche in einem Fall (auf Grund von Milchanalysen) folgende Kalorienwerte berechneten:

$$\begin{array}{llll}
\text{4.—7. Tag} & \text{800 Kal. pro l} \\
\text{8.—27. Tag} & \text{772 „ „ „} \\
\text{28.—52. Tag} & \text{888 „ „ „} \\
\text{53.—161. Tag} & \text{830 „ „ „}
\end{array}$$

Es wurden von dem betreffenden Kind nie mehr als 450 g Milch getrunken; ihr Kaloriengehalt ist dementsprechend ein auffallend hoher.

Unsere Kenntnisse über den wahren Kaloriengehalt der Anfangsmilch sind noch sehr lückenhaft[1]). Die bisher erhobenen Befunde über die chemische Zusammensetzung hatten ein genügendes Analysenmaterial, also auch eine genügende Produktionskraft der Brustdrüsen zur Voraussetzung. Dort, wo für eine Analyse zu wenig Sekret zu gewinnen ist, dürfte die in geringer Menge vorhandene Milch wahrscheinlich eine viel höhere Konzentration und dementsprechend einen viel höheren Brennwert haben.

Um den Nahrungsbedarf des neugeborenen Kindes zu ermitteln, ging Gaus in der Weise vor, daß er 2—3 Stunden nach dem letzten Trinken vermittelst einer Pumpe aus einer oder aus beiden Brüsten ein Quantum Milch entleerte, wie es das betreffende Kind im Durchschnitt zu trinken pflegte, und in der so gewonnenen Milch den Kaloriengehalt im Kalorimeter bestimmte. Es ergab sich, daß bei Annahme eines aus dreierlei Milch gewonnenen Mittelwertes von 722

---

[1]) **Nachtrag bei der Korrektur.** Die Lücke wurde durch kalorimetrische Untersuchungen von Langstein, Rott und Edelstein ausgefüllt (Der Nährwert des Kolostrums, Zeitschr. f. Kinderheilk. 7, 1913, 210). Sie ergaben, daß der Nährwert des Brustdrüsensekrets sofort nach der Geburt häufig ein sehr hoher ist und den doppelten Wert der späteren Milch erreichen kann; der Brennwert sinkt erst allmählich innerhalb von etwa 5 Tagen auf den normalen Kaloriengehalt der Frauenmilch. Allerdings schwanken die Werte in weiten Grenzen (500—1500 Kal.); sie liegen bei der gelben, dickflüssigen, zähen Milch hoch, bei der dünnen, wässerigen Frühmilch relativ niedrig.

                          Die Ernährung.

Trinkmengen gesunder, reifer

Autor	Anfangsgewicht	Lebens-							
		1.	2.	3.	4.	5.	6.	7.	8.
Krüger (1875)	—	12—15	96	192	234	363	441	501	518
Reusing (1895)	3060 (2200—3650)	38,3	120,8	176,6	220	271,5	296,6	297	333
W. Camerer (nach Klemm)	3126	17	91	193	309	352	391	467	—
Denecke (1880) (nach Jaschke)	—	44	135	192	266	352	365	383	411
Baumm u. Illner (zit. n. Jaschke)	—	20	75	80	155	218	233	—	—
Cramer (1901) (nach Klemm)	—	2,5	10,89	89,49	192,66	226,66	246,66	311,66	—
Feer (1902)	3528	4	50	177	315	456	549	552	567
Gaus	—	—	51,0	140,84	235,46	298,84	335,92	367,61	—
Aronstamm (1903)	3403	—	22,5	79,9	175,5	217,6	242,49	281,3	—
Beuthner (1902)	—	17	91	190	302	348	381	450	476
Klemm (1907)	3091	—	13	190	370	460	440	483	—
Jaschke (1909)	2700—3416	19	90	193,2	260,4	339,3	402	415,6	470,5
Opitz (1911)	3000—3500	56,7	197,8	296,8	371,5	431,8	462,8	455,3	485,1
Jaschke (1912)	2200—2500	45	65	115	178	184	272,6	293,9	317,4
	2500—2900	30,2	95,4	136,4	239,8	265,7	276,8	308,8	326,9
	2900—3300	34,0	87,5	137,14	228,1	285,22	319,20	340,22	349,23
	3300—3700	23,6	91,8	218,8	343,1	436,11	444,12	497,2	461,12
	3700—4000 und höher	26,7	99,7	223,7	368	424,10	454,6	506,1	467,9
Eigene Beobachtungen	2800—4000	—	54	173	263	327	354	362	390

Brustkinder. Durchschnittszahlen.

tag						Endgewicht (Tag in Klammer)	Zahl d. tägl. Mahlz.	Bemerkungen
9.	10.	11.	12.	13.	14.			
621	648	705	—	—	—	—	6—9	Am 2. Tag 6) Mahl- „ 3.— 5. „ 8 } zeiten. „ 6.—11. „ 9) Durchschn. von 10 Fällen.
—	—	—	—	—	—	—	—	Durchschn. von 6 Fällen.
—	—	—	—	—	—	3024 (7)	—	Durchschn. von 11 Fällen.
—	—	—	—	—	—	—	—	Durchschn. von 10 Fällen.
—	—	—	—	—	—	—	—	—
—	—	—	—	—	—	—	—	Durchschn. von 5 Fällen (darunter Gew.-Diff. von 2050—4360!).
562	603	577	595	590	600	3404 (7) 3580 (14)	—	Durchschn. von 7 Fällen (kräftige Kinder).
—	—	—	—	—	—	—	—	—
—	—	—	—	—	—	3333 (7)	—	Durchschn. von 10 Fällen (Gew. 2980—4520).
—	—	—	—	—	—	—	—	Durchschn. von 16 Fällen (auch anderer Autoren).
—	—	—	—	—	—	3076 (8)	7 (vom 5. Tag an)	In den ersten 4 Tagen sel- tenere Mahlzeiten. Durchschn. von 3 Fällen (Familienkinder).
—	—	—	—	—	—	—	—	Mittelwerte, aber keine Mini- malwerte. Durchschn. von 18 Fällen.
467,6	—	—	—	—	—	Anfangsgew. innerh. 9 Tag. erreicht	—	Durchschn. von 75 Fällen.
350,3	295,2	—	—	—	—	—		—
364,7	313,7	355,5	413,7	—	—	—		—
388,20	418,9	432,0	430,6	—	—	—	}5—6	—
484,1	482,8	498,2	498,3	—	—	—		—
511,9	542,7	—	—	—	—	—		—
—	—	—	—	—	—	—	5—6	Durchschn. von 25 Fällen.

Kalorien pro Liter in den ersten zehn Tagen ein physiologisches Wachstum bei einem Energiequotienten von 50 Kalorien und weniger nicht zu den Ausnahmen gehört. Unter 100 Brustkindern betrug der niederste Energiequotient bei regelmäßigem Gewichtszuwachs bis zum 11. Tag an keinem Tage mehr als 44 Kalorien. Zur selben Annahme, daß das Kind in der ersten Lebenswoche mit einer mittleren Zufuhr von 50 Kalorien gedeihen kann, kommen auch Heubner und Langstein; nach Beuthner beträgt der mittlere Energiequotient in der ersten Lebenswoche 59 Kalorien.

Gaus hebt jedoch mit Recht hervor, daß außer dem Energiequotienten auch der Wassergehalt der zugeführten Nahrung für den Gewichtszuwachs von größter Bedeutung ist. „Sicher nehmen die Kinder in den ersten Tagen des Wachstums ihren Gewichtszuwachs nicht nur aus dem Kalorienwert der Nahrung, d. h. aus der Trockensubstanz, sondern auch aus dem Wasser." Wahrscheinlich ist das „Wachstum" in der ersten Lebenswoche vorwiegend ein solches, daß das in den ersten Tagen verloren gegangene Wasser und zum Teil auch die ausgeschiedenen festen Bestandteile wieder restituiert werden; erst wenn das Anfangsgewicht nahezu wieder erreicht ist, also nach vollendeter Restitution, beginnt der eigentliche Körperansatz.

Außer dem Nährwert der Nahrung spielt also bei der Beurteilung des Nahrungsbedarfs auch das Volumen der getrunkenen Nahrung eine wichtige Rolle, und dies ganz besonders in der ersten Woche mit ihren starken Schwankungen im Wassergehalt des Organismus.

Ein sehr lehrreiches Beispiel liefert diesbezüglich eine Beobachtung Cramers an einem künstlich ernährten Kind. Das Kind erhielt 1/3-Milch mit dem üblichen Milchzuckerzusatz.

Lebenstag	1.	2.	3.	4.	5.	6.	7.	8.	9.	10.
Gewicht	3140	3070	2970	2890	2940	3000	3050	3120	3160	3170
24stündige Trinkmenge	15	30	45	100	170	220	260	290	350	—
Energiequotient	—	—	—	14	23	29	35	37	44	—

Berechnet man den Kaloriengehalt der 1/3-Milch mit durchschnittlich 400 Kalorien pro Liter, so ergibt sich, daß das Kind vom Tag des Gewichtsminimum bis zum zehnten Lebenstag bei einem allmählich ansteigenden Energiequotienten von 14—44 Kalorien sein Geburtsgewicht am neunten Tag erreichte, also ein Wachstum zeigte, wie es den strengsten Anforderungen an den Begriff normal entspricht. Cramer meint deshalb auch, daß der Grad der Milchverdünnung weniger von Bedeutung ist als die absolute Menge der Nahrung.

Aus dem Gesagten ergibt sich, daß zur normalen Entwicklung des Kindes während der ersten 8—10 Lebenstage der für das Säuglingsalter als erforderlich festgestellte Energiequotient von 70—100 Kalorien nicht notwendig ist, sondern daß eine Nahrung, welche pro kg Körpergewicht 50 Kalorien zuführt, völlig hinreicht. Vielleicht kann auch, wenigstens während der ersten Trinktage, der Energiequotient noch beträchtlich unter dieser Zahl liegen, wenn nur das Volumen der Nahrung eine bestimmte Größe erreicht.

Cramer bezeichnet diejenige Methode als die beste, welche bei möglichst geringer Nahrungszufuhr den möglichst größten Gewichtszuwachs erzielt. Es besteht nach seiner Ansicht ein physiologisches proportionales Optimum zwischen Nahrungszufuhr und Gewichtszuwachs. Cramer bezeichnet das Verhältnis zwischen dem Gewichtszuwachs (vom Gewichtsminimum bis zum Gewicht des zehnten Lebenstages) und der vom ersten bis zehnten Tag verbrauchten Nahrungsmenge (ohne Rücksicht auf ihren Nährwert) als „Nährquotient".

Er betrug bei einem Brustkind, das sich physiologisch entwickelte, $\frac{260}{1520} = 17,1\%$

(d. h. 17,1% der zugeführten Nahrung kam zum Ansatz). Bei überernährten Kindern liegt der Nahrungsquotient tiefer, bei unterernährten höher; bei Neugeborenen beträgt der Cramersche Nährquotient nach Gaus im Durchschnitt

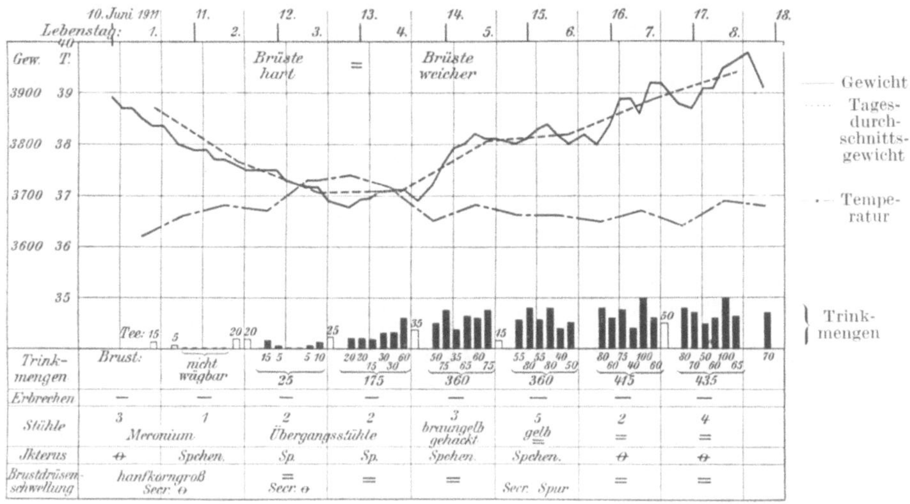

Abb. 14. 25jähr. I para. ♀. „Idealkurve". Die ausgezogene Kurve ist durch 6—7 mal innerhalb 24 Stunden vorgenommene Wägungen gewonnen. Die gestrichelte Kurve veranschaulicht die Durchschnittsgewichte von je 24 Stunden. Die 3. Kurve ist die Temperaturkurve.

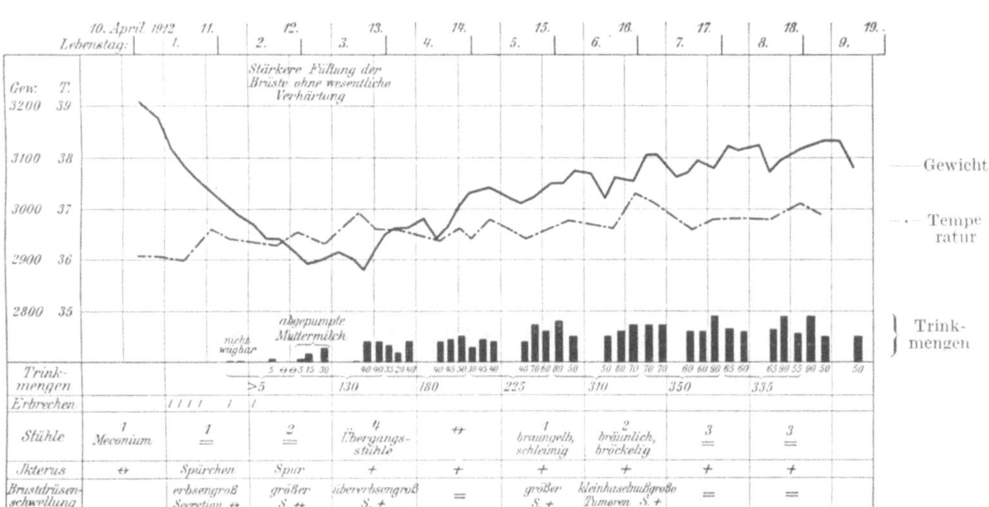

Abb. 15. 23jähr. I para. ♂. Relativ starke Gewichtsabnahme. Vorübergehend Verfütterung von abgepumpter Muttermilch wegen Saugunlust des Kindes. Im übrigen völlig normaler Verlauf.

10. Es scheint, daß die Größe des Nahrungsquotienten vom Körpergewicht abhängig ist, insofern als Säuglinge mit einem Nahrungsquotienten von > 20 alle ein Gewicht von mehr als 3200 g aufweisen.

Vom rein praktischen Standpunkt interessiert uns der physiologische Nahrungsbedarf des Neugeborenen aus zweierlei Gründen: 1. Um zu erfahren, ob ein Kind ausreichend ernährt, unter- oder überernährt ist. 2. Ob bei Deckung

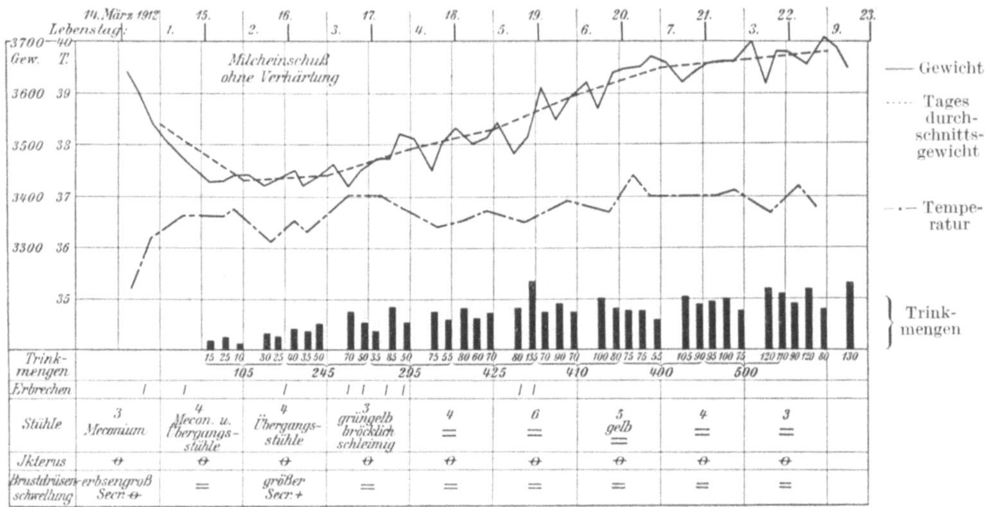

Abb. 16. 19jähr. II para, welche ihr erstes Kind über ein Jahr gestillt hat. ♂. Sehr günstige Stillverhältnisse. Gewichtsminimum wird schon am 2. Lebenstag erreicht. Idealkurve.

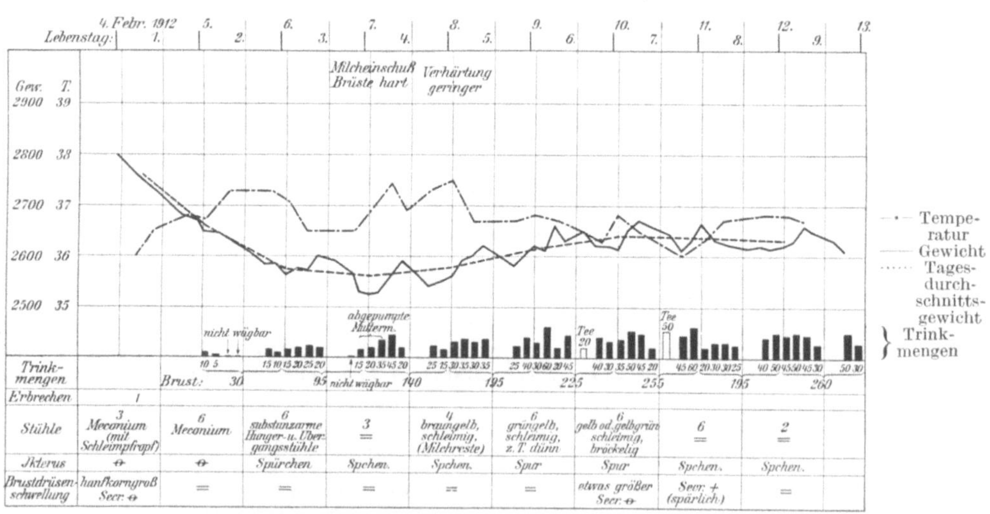

Abb. 17. 23jähr. II para. (1 Kind nur 14 Tage gestillt.) ♂. Kleines Kind. Am 3. Tag wegen Verhärtung der Brüste vorübergehende Verfütterung abgepumpter Muttermilch. Trinkmengen nicht sehr reichlich, aber auch nicht abnorm niedrig.

des Nahrungsbedarfs die Entwicklung des Kindes eine physiologische ist und ob wir dementsprechend bei Abweichungen vom gewöhnlichen Verlauf (bezüglich Gewicht, äußerer Körperbeschaffenheit usw.) auf Unter- oder Überernährung oder auf krankhafte Vorgänge im Organismus schließen sollen, mit anderen Worten, ob das Abnorme in der Nahrungsmenge oder im Kind liegt.

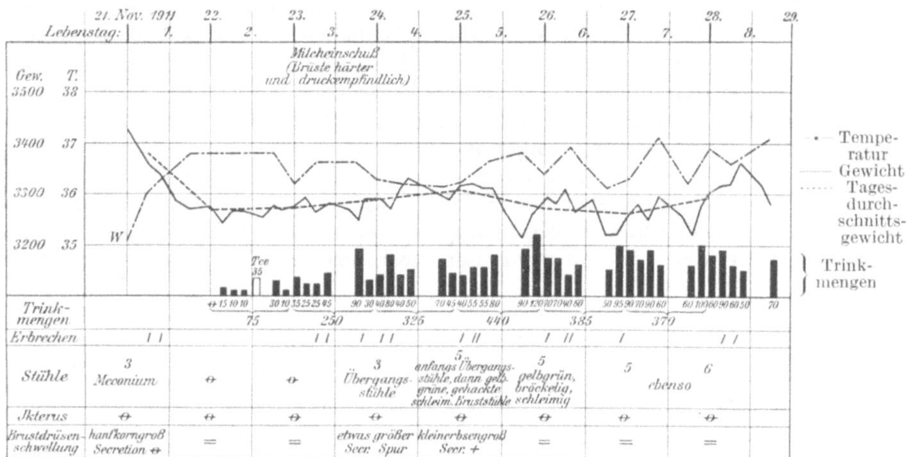

Abb. 18. 19jähr. I para. ♀. Günstige Stillverhältnisse. Geringe Gewichtsabnahme, aber Fehlen des normalen Gewichtsanstiegs trotz reichlicher Trinkmengen. Häufiges Erbrechen.

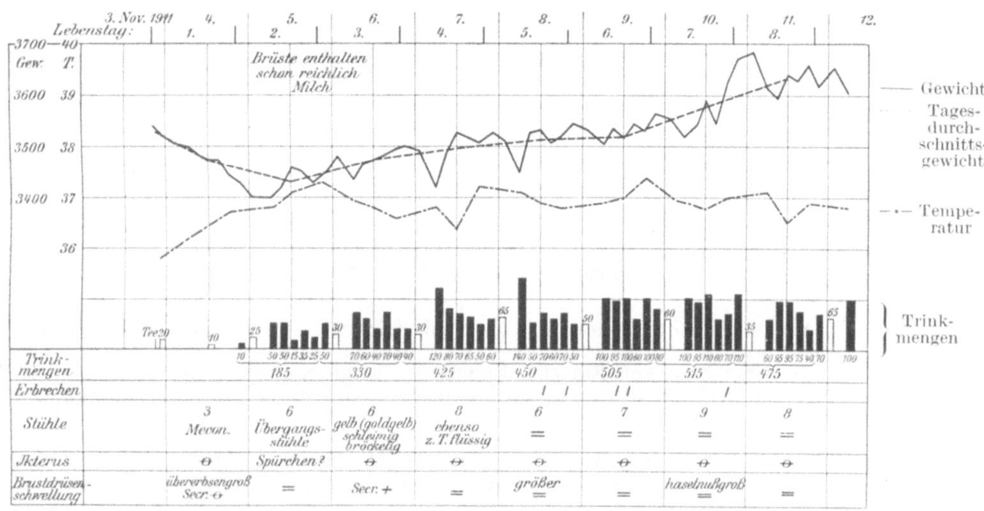

Abb. 19. 29jähr. IV para. (Die früheren Kinder tranken nur 1 Woche an der Brust.) Sehr milchreiche Brüste und große Trinkmengen. Geringe Abnahme und rasche Wiedererreichung des Anfangsgewichts. Starke Darmreizung! Das Kind hätte nur 5 Mahlzeiten bekommen sollen; auch der wegen Unruhe des Kindes des Nachts gereichte Tee war überflüssig. („Idealkurve" bei keineswegs „idealem" klinischen Verlauf.)

Wenn man sich darüber orientieren will, ob die von einem Kind während der ersten Lebenszeit getrunkene Nahrung, wie man sie durch Wägung bestimmt, dem physiologischen Bedarf entspricht, kommt man aus den früher angeführten Gründen mit der energetischen Betrachtungsweise nicht weit, da man im Einzelfall nicht weiß, welchen Kalorienwert man in Rechnung bringen soll. Es ist besser, wenn man volumetrisch vorgeht, und die im speziellen Fall ermittelten Werte mit den Zahlen vergleicht, welche man durch Messung der Trinkmengen bei normal gedeihenden Brustkindern empirisch festgestellt hat. Sie geben uns zwar nur ein ungefähres Bild von dem eigentlichen Nahrungsbedarf, orientieren uns jedoch vor allem auch über den Flüssigkeitsbedarf, — und diesem scheint während der ersten Lebenstage die größere Bedeutung zuzukommen.

Finkelstein empfiehlt für die ersten Tage zur Orientierung über die erforderlichen Trinkmengen folgende Formel: (Lebenstag — 1) × 70—80 g; das wäre z. B. für den 5. Lebenstag: 4 × 70—80 = 280 — 320 g.

In den vorstehenden Tabellen (S. 90, 91) sind einige der bisher vorliegenden, schon ziemlich zahlreichen Beobachtungen über die 24 stündigen Trinkmengen gesunder Brustkinder während der ersten zwei Lebenswochen zusammengestellt.

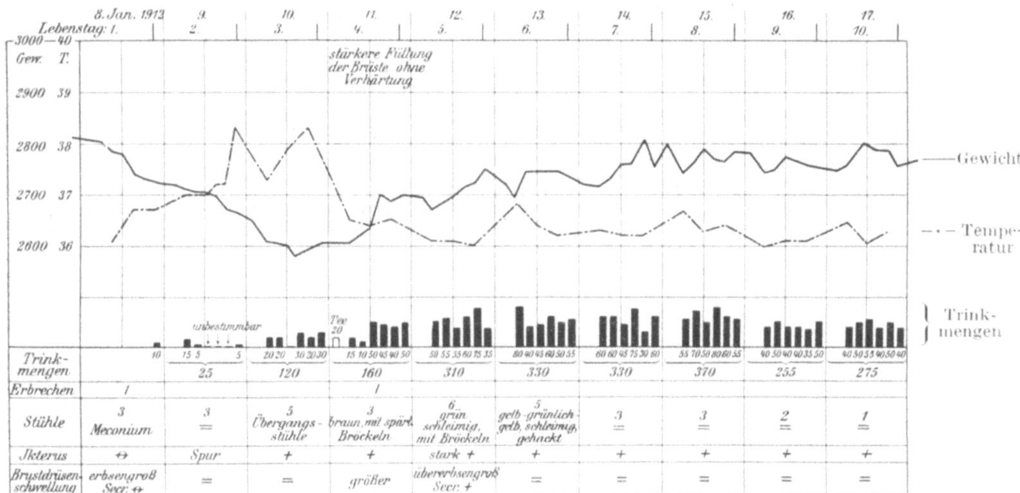

Abb. 20. 19jähr. I para. ♀. Normaler Gewichtsverlauf und normale Trinkmengen. Transitorisches Fieber am 2. und 3. Tag.

Wie man sieht, schwanken die bei „normal" trinkenden Kindern ermittelten Durchschnittszahlen innerhalb recht weiter Grenzen. Noch größere Unterschiede findet man, wenn man die Ergebnisse von Einzelbeobachtungen vergleicht, wie solche außer von den in der Tabelle angegebenen Autoren von Nordheim, Selter, Weißbart, Würtz u. a. mitgeteilt wurden.

Auch die Größe der Einzelmahlzeiten ist in der ersten Woche großen Schwankungen unterworfen. Bei Stichproben ist es deshalb empfehlenswert, stets mehrere Mahlzeiten zu bestimmen, da sich aus der Größe einer Mahlzeit auf die Tagestrinkmenge keine Schlüsse ziehen lassen. Häufig ist die erste Morgenmahlzeit nach der Nachtpause die reichlichste, doch ist dies keineswegs eine Regel. Ein bestimmter Typus, wie ihn Engel für die Größe der Mahlzeiten in späteren Laktationsperioden angibt (Maximum am Morgen, Absinken während der Tagesmitte, Wiederansteigen gegen Abend), läßt sich während der ersten Stilltage kaum erkennen. Die ersten Mahlzeiten sind, auch wenn das Kind Saugbewegungen macht, häufig so klein, daß sie mit der Wage nicht bestimmt werden können, doch trinken manche Kinder auch schon bei den ersten Anlegeversuchen wägbare Mengen; gewöhnlich bewegen sie sich zwischen 5—20 g; 30 g dürften am ersten Stilltage nur selten überschritten werden.

Die niedrigen Zahlen können auch noch während des zweiten Stilltages (= dritter Lebenstag) andauern, besonders wenn der Milcheinschuß noch nicht erfolgt oder die Brust schwer entleerbar ist. Ist einmal die eigentliche Milchsekretion in Gang gekommen, so werden die Mahlzeiten rasch reichlicher (30—60 g), und nun pflegt unter normalen Verhältnissen ein stetiges Ansteigen der Einzeltrinkmengen bis zu 80—100 g und darüber zu erfolgen; doch bleiben die hohen Zahlen immer vereinzelt und wechseln mit weit geringeren Trinkmengen ab. Die Schwankungen in der Größe der Einzelmahlzeiten sind aus den beifolgenden Kurven ersichtlich (Abb. 14—21).

In praxi kann man sich, um kurz zu resümieren, bezüglich des Anlegens während der ersten Tage nach folgenden Grundsätzen richten: das Kind, welches am ersten Tag nichts oder höchstens kleine Mengen lichten, mit Saccharin ver-

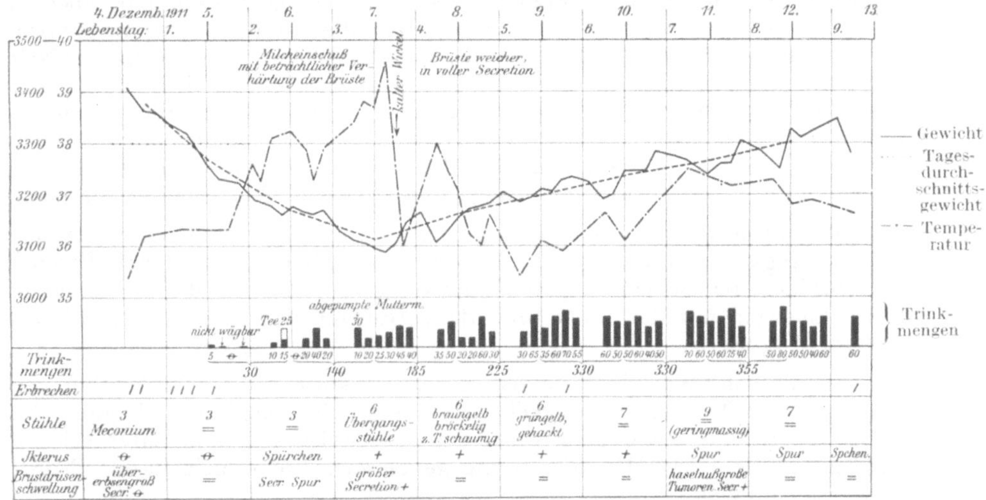

Abb. 21. 21 jähr. II para. ♂. Relativ starke Gewichtsabnahme, aber vom Gewichtsminimum an stetige Zunahme. Transitorisches Fieber vom 2.—4. Tag. Günstige Stillverhältnisse. Darmreizung.

süßten Tee bekommen hat, wird 24 Stunden p. p. zum erstenmal angelegt. Handelt es sich nicht um ein kleines, frühgeborenes oder ausgesprochen debiles Kind, für welches besondere Regeln gelten, so versucht man vom ersten Stilltag an nach dem gewöhnlichen Schema zu ernähren: fünf Mahlzeiten innerhalb 24 Stunden, abwechselnd an der rechten und linken Brust, in 3—4 stündigen Intervallen, mit Einschaltung einer längeren Nachtpause, während welcher das Kind am besten gar nichts, bei relativ geringen Trinkmengen und großer Unruhe indifferente Flüssigkeit bekommt. Die Trinkzeiten werden am besten in folgender Weise eingerichtet:

5—6 Uhr früh (sobald das Kind erwacht und sich meldet),
9—10 „ vormittags,
1—2 „ mittags,
5—6 „ nachmittags,
9—10 „ abends.

Die Dauer einer Mahlzeit beträgt durchschnittlich 15—20 Minuten, in besonders günstigen Fällen auch weniger; macht das Kind während einer Mahlzeit größere Pausen oder muß zum Trinken angeregt werden, kann eine Mahlzeit auch eine halbe Stunde dauern.

Sieht man nach etwa 2—3 Tagen, daß das Kind bei fünf Mahlzeiten zu wenig trinkt, nach Erreichung des Gewichtsminimums nicht zu- oder sogar neuerlich abnimmt, so schaltet man eine sechste Mahlzeit ein. Die Trinkzeiten sind dann etwa folgende:

5—6 Uhr früh,
9 „ vormittags,
12—1 „ mittags,
4 „ nachmittags,
7 „ abends,
10—11 „ nachts.

Liegt die Ursache der niedrigen Trinkmengen weniger darin, daß das Kind relativ trinkschwach ist oder größere Trinkmengen refüsiert, als in der anfänglich noch geringen Ergiebigkeit der Brüste oder in ihrer schweren Entleerbarkeit, so kann man die Fünfmahlzeiten-Einteilung beibehalten, aber an beiden Brüsten trinken lassen, oder man pumpt die von dem Kind nicht abgetrunkene Muttermilch ab und füttert sie unmittelbar nach der Brustmahlzeit nach. Die letztgenannte Methode ist sehr empfehlenswert; das Kind bleibt bei seiner Trinkordnung, die Brüste werden gründlich entleert. Häufig trinken die Kinder schon nach 1—2 tägigem Nachfüttern die genügenden Mengen anstandslos direkt an der Brust. Liefert die Brust während des Milcheinschusses zu wenig Sekret, so füttert man nach dem Anlegen Tee oder Wasser nach.

Die Entscheidung, ob ein Kind genügend Nahrung bekommt, ergibt sich aus dem Allgemeinaussehen und Verhalten des Kindes, der Beschaffenheit seiner Stühle; die sichersten Anhaltspunkte gibt natürlich die Bestimmung der Trinkmengen mit der Wage und die Verfolgung des Gewichtsverlaufs bei täglichen Wägungen.

Die Einschaltung einer siebten Mahlzeit, sowie die Nachfütterung von Milch oder indifferenter Flüssigkeit nach dem physiologischen Beginn der Milchsekretion, also nach dem vierten Tag, erweist sich nur unter solchen Verhältnissen als notwendig, die, streng genommen, nicht mehr in den Begriff des Normalen fallen.

Zufütterung von Flüssigkeit ist bei kräftigen Kindern und bei günstigen Stillverhältnissen im allgemeinen überhaupt nicht notwendig. Stellt sich aber das Kind bei den ersten Saugversuchen etwas ungeschickt, ist die Brust etwas schwer gebend, erfolgt der Milcheinschuß etwas verspätet, zeigt das Kind Unruhe, so ist eine Zufütterung von Flüssigkeit angezeigt, um eine stärkere Austrocknung hintanzuhalten. Auch hierbei soll man sich an die Trinkzeiten halten und nur die zu kleinen Brustmahlzeiten ergänzen; in der Zwischenzeit soll auch keine Flüssigkeit gegeben werden. Während der Nacht kann auch bei genügend großen Trinkmengen etwas Flüssigkeit gereicht werden, wenn das Kind sehr unruhig ist. Es hat gar keinen Sinn, in dieser Hinsicht allzu rigoros zu sein. Man kann bei unruhigen Kindern auch den Lutscher zu Hilfe nehmen, welcher bei aseptischer Handhabung als völlig harmlos zu bezeichnen ist, und wenn mit diesem keine Beruhigung eintritt, eine Tee- oder Wassermahlzeit konzedieren. Wenn man aus theoretischem Übereifer alles verbietet, wird in vielen Fällen die beunruhigte Mutter sich an das ärztliche Verbot nicht halten und dem Kind ev. heimlich des Nachts die Brust reichen. Damit soll natürlich nicht gesagt sein, daß man nicht trachten soll, die Einhaltung der Nachtpause möglichst zu befürworten. Die Menge der zugefütterten Flüssigkeit bestimmt sich das Kind im allgemeinen selbst; 20—30 g pflegen in den ersten Nächten meist zu genügen. Ob man Wasser oder Tee gibt, ob mit dem Löffel oder aus der Saugflasche, ist ziemlich gleichgültig.

B. Stillschwierigkeiten.

Alle Ärzte, welche sich mit dem Studium der Säuglingskrankheiten befaßt haben, treten mit aller Entschiedenheit für die natürliche Ernährung, d. h. in den meisten Fällen für das Selbststillen der Mütter ein. Bei dieser Forderung darf jedoch nicht übersehen werden, daß die Einleitung der natürlichen Ernährung auch bei sehr stillwilligen Müttern oft mit recht erheblichen Schwierigkeiten, und zwar solchen der verschiedensten Art, verbunden ist. Da die gegen die Stillschwierigkeiten anzuwendenden therapeutischen Maßnahmen je nach deren Ursache verschiedene sind, ist es für jeden Arzt, der die Ernährung eines Säuglings zu leiten übernimmt, von allergrößter Bedeutung, die verschiedenen Stillhindernisse, welche im Beginn der Laktationsperiode vorkommen, genau zu kennen und auseinanderzuhalten. Sie können vom Kind oder von der Mutter herrühren.

1. Stillschwierigkeiten seitens des Kindes.

a) Trinkschwäche.

Gleichwie die frühgeborenen Kinder häufig nicht imstande sind, an der Brust zu saugen, gibt es auch ausgetragene Kinder, welche ausgesprochen saugschwach oder trinkfaul sind. Solche Kinder fassen die Warze nicht oder lassen sie nach einigen schwachen Saugbewegungen los, lutschen eine Weile weiter, ohne zu ziehen, oder schlafen ein. Oft gehen diese Erscheinungen, bei denen es nicht immer leicht zu entscheiden ist, ob Saugschwäche oder geringes Trinkbedürfnis vorliegt, nach dem ersten oder zweiten Anlegetag vorüber, im günstigsten Fall sind sie schon nach den ersten Anlegeversuchen behoben; manchmal vergehen jedoch trotz aller Mühe Tage, ja die ganze erste Woche, ohne daß das Kind zum erfolgreichen Saugen zu veranlassen wäre.

Es handelt sich hierbei, wenn auch nicht immer, so doch relativ häufig, um kleine, zarte Neugeborene mit niedrigem Geburtsgewicht, eine Kategorie von Kindern, für die keine gangbare Bezeichnung existiert. Sie sind weder „lebensschwach" noch konstitutionsanomal; sie können sich den Anforderungen des extrauterinen Lebens vollkommen gewachsen erweisen, sie nehmen vielleicht etwas langsamer, aber doch stetig zu, erreichen vielleicht später ihr Geburtsgewicht und machen überhaupt während der ersten Monate einen zarten Eindruck, bringen aber das Gewichtsdefizit im Verlauf des zweiten Halbjahrs ein und entwickeln sich zu ganz normalen Kindern. Das ganze Verhalten erinnert am meisten an gesunde frühgeborene Kinder, und in der Tat mag auch manches derartige Kind eine nicht diagnostizierte Frühgeburt sein; immer ist es gewiß nicht der Fall. Man wird bei solchen Kindern, welche gewisse Eigentümlichkeiten des frühgeborenen Zustandes aufweisen, obzwar sie sicher am normalen Schwangerschaftsende geboren wurden, eine das Normalmaß übersteigende funktionelle Rückständigkeit annehmen müssen (s. auch S. 128).

Saugt ein solches Kind überhaupt nicht, oder trinkt es nur verschwindend kleine, kaum wägbare Mengen, so ist die einzig richtige Ernährungsmethode die Verfütterung abgepumpter oder abgedrückter Muttermilch aus der Flasche oder mit dem Löffel. Hierdurch wird nicht nur die Brustdrüsensekretion in Gang erhalten, sondern auch die Unterernährung soviel als möglich eingeschränkt. Ein gewisser Grad von Unterernährung darf nicht nur, sondern soll sogar bestehen, um den Appetit des Kindes rege zu erhalten. Man lege regelmäßig an oder versuche es wenigstens und füttere dann die abgezogene Milch nach, jedoch auch wenn sie in reichlicher Menge zur Verfügung steht, nur in knapp bemessenen Dosen. In der Mehrzahl der Fälle fangen die Kinder nach einigen Tagen doch zu saugen an, besonders dann, wenn die Sekretion gut in Gang gekommen ist und die Milch leichter abgetrunken werden kann. Schwieriger gestalten sich die Verhältnisse, wenn die Brust keine oder nur wenig abziehbare Milch enthält, wenn also eine Kombination mit einer Stillschwierigkeit seitens der Mutter vorliegt (siehe unten).

Wenn das Kind zwar an der Brust trinkt, die abgetrunkenen Mengen aber so gering sind, daß eine Unterernährung resultiert, so geht man auch hier am zweckmäßigsten in der Weise vor, daß man die abgezogene Milch unmittelbar nach dem Anlegen nachfüttert und die Mahlzeiten auf diese Weise ergänzt, ohne sie zu vermehren.

Eine Vermehrung der Mahlzeiten scheint nur in dem Fall geboten, wenn das Kind nach Beendigung der relativ zu kleinen Brustmahlzeit eine weitere Nahrungszufuhr refüsiert. Bei dieser Kategorie trinkschwacher Kinder (einschließlich der relativ trinkschwachen, welche an einer schwer gebenden Brust trinken sollen und dies nicht in ausreichendem Grade vermögen), kann man durch öfteres Anlegen (7—8 mal in 24 Stunden) die Gesamttrinkmengen oft beträchtlich steigern und so einer weitgehenden Unterernährung vorbeugen (Rietschel). Es wäre gewiß ein Fehler, wenn man in diesem Fall dem Prinzip zuliebe an dem strengen Modus der fünf Mahlzeiten festhielte. Die Ernährungstechnik nähert sich hier eben der bei frühgeborenen Kindern allgemein gebräuchlichen.

Wenn möglich, d. h., wenn das Kind ein größeres Nahrungsquantum nicht zurückweist, ist das Nachfüttern abgezogener Milch bei Einhaltung der seltenen Mahlzeiten das empfehlenswertere Verfahren. Es ist dies nicht nur für das Kind, sondern auch für die Mutter in den ersten Stilltagen von Vorteil, da die um diese Zeit besonders empfindliche Haut der Brustwarzen hierdurch möglichst geschont wird. Zudem ist das Stillen im Anfang, auch ohne daß Rhagaden bestehen, oft recht schmerzhaft und für die Frau im Wochenbett ziemlich anstrengend und ermüdend. Stellt es sich heraus, daß ein Kind trinkschwach ist, und bei fünf Mahlzeiten zu wenig bekommt, kann man ohne weiteres auf sechs Mahlzeiten steigen. Die Einschaltung einer siebten oder achten Mahlzeit hat aber wohl in den meisten Fällen bis gegen Ende der ersten Woche Zeit.

b) Brustscheue Kinder.

In selteneren Fällen kann eine eigentümliche Abneigung des Kindes gegen das Saugen an der Mutterbrust die Nahrungsaufnahme beeinträchtigen, ohne daß das Kind den Eindruck der Saugschwäche oder Appetitlosigkeit macht oder die Qualität der Mutterbrust etwas zu wünschen übrig läßt. So oft man das Kind an die Brust legt, fängt es zu schreien an, wendet widerwillig den Kopf nach der Seite, zerrt an der Warze, bäumt sich, kurz es ist nicht möglich, das Kind zum ruhigen Saugen zu bringen.

Diese „brustscheuen" Kinder (Schloßmann) trinken meist ganz gut, wenn man ihnen die Nahrung aus der Flasche reicht. Es wäre natürlich verfehlt, in solchen Fällen das Nahrungsbedürfnis, auf welche Weise immer, völlig zu befriedigen. Die Kinder können nur durch Hunger zum Saugen gezwungen werden; das Stillen ist hier nur bei einem gewissen Grad von Unterernährung durchzusetzen. In solchen Fällen empfiehlt es sich, an den 3—4 stündigen Trinkpausen festzuhalten. Um die Trinkabneigung des Kindes zu überwinden, kann man nach Schütz in der Weise vorgehen, daß man die erigierte Warze in den Mund des Kindes einführt und gleichzeitig einen Strahl Milch hineinspritzt. Die Geschmacksempfindung wird im frühen Alter durch eine relativ viel größere

Schleimhautoberfläche vermittelt wie beim Erwachsenen, außer durch die Zunge auch durch den harten und weichen Gaumen, die Wangenschleimhaut, die hintere Rachenwand usw. Durch Benetzung dieser Partien mit Milch kann manchmal der Appetit gereizt und das Kind zu weiterem Saugen veranlaßt werden. Nach den Stillversuchen, welche viel Geduld und Ausdauer seitens der Mütter, Geschicklichkeit und beruhigenden Zuspruch seitens des Arztes und der beim Anlegen behilflichen Personen erfordern, soll man dem Kind vor allem Flüssigkeit (Wasser, Tee) reichen, aber nicht zuviel Milch, wenn solche auch in reichlicher Menge aus der Mutterbrust entleert werden kann. Wird die „Brustscheuheit" des Kindes durch schlecht faßbare Warzen, schwere Entleerbarkeit der Brust u. dgl. erregt oder gefördert, muß man natürlich trachten, vor allem diese Mängel tunlichst zu beheben oder zu vermindern. In unkomplizierten Fällen ist die Stillprognose bei richtiger Behandlung eine günstige, mag das Sauggeschäft auch erst in der zweiten Woche in Gang kommen.

Natürlich soll man auch die Mundhöhle des Kindes inspizieren, ob nicht irgend eine, vielleicht schmerzhafte Affektion (Stomatitis, Epitheldefekte) das Saugen erschwert. Ein in seiner Bedeutung gar nicht zu unterschätzendes Saughindernis ist auch die Rhinitis, welche die Inspiration während des Saugens sehr beeinträchtigen oder ganz unmöglich machen kann, so daß das Kind gezwungen ist, durch den Mund zu atmen. Man muß endlich daran denken, ob nicht einer der seltenen Fälle von angeborenem Fehlen des Saugreflexes vorliegt; solche Kinder saugen auch nicht an der Flasche.

Einen sehr eigentümlichen Fall beschreibt Oui: Ein gesundes neugeborenes Kind kann nicht trinken, weil jede Saugbewegung fehlt. Erst bei Benützung sehr langer Warzenhütchen wird das Kind zum Trinken gebracht. Da jeder anatomische Grund für das Saugunvermögen fehlt, wird angenommen, daß sich der Ausgangspunkt für den Saugreflex ungewöhnlich weit rückwärts auf dem Zungengrund befindet.

Das sog. Ankyloglossum (Kürze des Zungenbändchens oder Insertion desselben an der Zungenspitze) kann kein Saughindernis bilden; dies ergibt sich ohne weiteres aus dem Mechanismus des Saugaktes.

2. Stillschwierigkeiten seitens der Mutter.

a) Schlechte Entwicklung der Brustwarzen, ungeeignete Form der Brüste.

Schlecht entwickelte Warzen können ein Saughindernis bilden, welches oft ganz erhebliche Grade von Unterernährung zur Folge hat und nicht selten als Ursache der Stillunfähigkeit angegeben wird. Sie sind insbesondere dann etwas sehr Mißliches, wenn auch das Drüsenparenchym wenig entwickelt und die Sekretion dementsprechend eine geringe ist.

Kehrer unterscheidet folgende Formfehler der Brustwarzen:

1. Kleinheit der Warzen, Mikrothelie.
2. Gespaltene Warzen, Mamilla fissa (Querspalt über die Warzenspitze verlaufend, diese in einen oberen und unteren Lappen teilend).
3. Höckerige Warzen, Papilla verrucosa.
4. Hohl- oder Schlupfwarzen, Papilla circumvallata. Die Warze liegt tiefer als die angrenzenden Teile des Hofes. Die Areola umgibt die im übrigen gut entwickelte Warze als weiter Ring (Papilla circumvallata aperta) oder die Warze hat die Gestalt eines abgeflachten Kegels mit einer Grube an der Spitze; erst bei genauer Untersuchung zeigt es sich, daß der Kegelmantel von dem verdickten Warzenhof gebildet wird, und daß am Grund der Grube eine kleine Warze verborgen ist. (Papilla circumvallata obtecta).

Basch unterscheidet bloß drei Difformitäten, die Papilla plana, fissa und invertita (= 4b der Kehrerschen Einteilung). Er faßt die Difformitäten ätiologisch als Entwicklungshemmungen auf, welche durch Stehenbleiben auf gewissen Wachstumsstufen zustande kommen, wie sie auch in der normalen Entwicklung durchlaufen werden. Das am weitesten zurückliegende Stadium stellt die Hohlwarze dar, welche eigentlich jenen Zustand in vergrößertem Maßstabe zeigt, wie er für den normalen Neugeborenen typisch ist. Die Warze ist dabei immer verkümmert. Kommt es zu einer ringförmigen Striktur der Warzenhofmuskulatur über der Papille, so wird hierdurch das Bild der Schlupfwarze hervorgerufen. Vorgerückteren Entwicklungsstadien entsprechen die Papillae fissa und plana.

Stuhl unterscheidet außer der Flach- und Hohlwarze noch die infantile oder Spitzwarze. Während die ersten beiden schwer gefaßt werden können, ist die Spitzwarze zu klein und entschlüpft leicht dem Mund des Kindes.

Bei relativ gut sezernierender Brust gelingt es sicher in den allermeisten Fällen, auch anfänglich ungeeignet erscheinende Warzen für das Kind, welches ja nicht nur an der Warze saugt, sondern beim richtigen Saugen stets einen Teil des Warzenhofs mitfaßt, tauglich zu machen. Die hierzu notwendigen Kenntnisse erlernt man nur durch Übung. Es ist nicht zuviel gesagt, daß es oft in erster Linie von der Geschicklichkeit und Erfahrung der der Frau beim Stillen behilflichen Pflegerin abhängt, ob das Stillen durchgesetzt wird oder nicht.

Das Nichtfassen der Warze seitens des Kindes hat oft weniger in der Form der Warze selbst als in der Form der Brust seinen Grund. So kann das Kind an der straffen Brust einer jugendlichen Erstgebärenden oft trotz gut abgesetzter Warzen schlecht trinken, weil es ähnlich wie bei der während des Milcheinschusses verhärteten Brust den Warzenhof nur mangelhaft fassen kann. In anderen Fällen ergeben sich Schwierigkeiten, wenn ein kleines Kind an einer großen, sehr breiten, schwammigen Brust trinken soll (Jaschke). Wie Basch hervorhebt, bestehen zwischen Höhe der Warze und Breite des Hofes gewisse Beziehungen in der Richtung, daß je höher die Warze, desto kleiner im allgemeinen der Hof ist und umgekehrt.

Man hat vielfach empfohlen, schon vor der Schwangerschaft für eine gute Entwicklung der Brustwarzen Sorge zu tragen. Ob eine Behinderung ihrer Entwicklung durch zu eng anliegende Kleidungsstücke oder das Mieder zu befürchten ist (Walcher), ist nach der oben erwähnten Auffassung Baschs allerdings fraglich. Er ist der Meinung, daß man schon in den ersten Lebensmonaten darauf achten müsse, daß die Warze nicht durch eine auffallend starke Hornschicht in ihrer Entwicklung gehemmt werde, und empfiehlt deshalb die Anwendung keratinlösender Mittel (Umschläge mit 1—2 %iger Natronlauge). In praxi wird freilich eine so weit ausblickende prophylaktische Forderung, welche in dem Säugling schon die künftige stillende Mutter sieht, selten erfüllt werden. Meist wird man wohl erst bei Gelegenheit des Stillens oder während der Schwangerschaft der verbildeten Brustwarze seine Aufmerksamkeit zuwenden. Die häufige Anwendung der Milchpumpe ist in solchen Fällen nicht nur zur Beschaffung von Milch, sondern auch darum empfehlenswert, weil durch die Traktionen der Pumpe die Warzen vorgezogen werden. Dies kann auch durch Anlegung einer kleinen Ballonpumpe einige Minuten vor der Mahlzeit geschehen (Abb. 23). Bei schlecht faßbaren Warzen leisten auch die Saughütchen in vielen Fällen unleugbar sehr gute Dienste. Verfügt das Kind über eine hinreichende Saugkraft und enthält die Brust genügende Mengen leicht absaugbarer Milch, so ist der Erfolg des indirekten Anlegens, das wir als allgemeine Ernährungsmethode nicht empfehlen können, in solchen Fällen häufig ein sehr befriedigender: das Kind bekommt Nahrung und die

Warze wird auch durch diese Art des Saugens vorgezogen. Empfehlenswerter als die gewöhnlichen Saughütchen, deren Glasrand die Milchgänge komprimieren und so die Sekretion beeinträchtigen kann, ist das von Stern angegebene, ganz aus Gummi hergestellte Saughütchen „Infantibus", welches in sinnreicher Weise mittelst Luftdruck an der Brust festgehalten wird (Abb. 22).

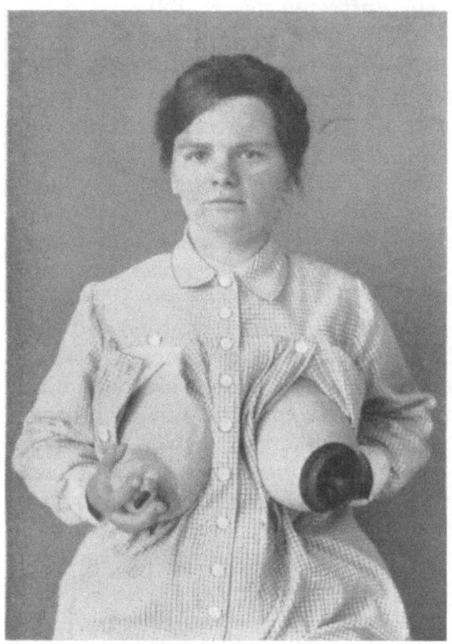

Abb. 22. Rechts: Gewöhnliches Saughütchen. Links: „Infantibus".

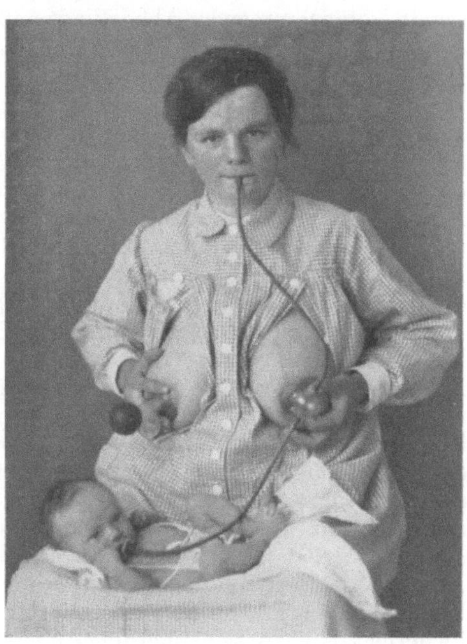

Abb. 23. Rechts: Ballonpumpe. Links: Biaspiratorisches Saughütchen.

Zur Behebung der echten Hohlwarzen hat Kehrer ein operatives Verfahren empfohlen. Basch führt eine subkutane Tenotomie des Warzenhofmuskels aus und schließt eine orthopädische Behandlung an (fortwährendes Vorziehen der Warze, um sie in die Stellung einer Papilla plana zu bringen). Der geeignetste Zeitpunkt der Operation sollen die Mädchenjahre oder die ersten Monate der Schwangerschaft sein.

b) Rhagaden der Brustwarzen.

Ein sehr wichtiges Stillhindernis, das der ärztlichen Behandlung oft sehr große Schwierigkeiten bereitet, sind die Rhagaden und Schrunden an den Brustwarzen, welche nach den ersten Stillversuchen bei einer großen Anzahl von Frauen recht leicht zustande kommen. Man findet sie relativ am häufigsten bei Erstgebärenden mit zarter Warzenhaut, während sie bei Zweit- und Mehrgebärenden, welche schon gestillt haben, seltener vorkommen. Gefeit sind übrigens auch letztere nicht; es gibt Frauen, welche zu Beginn jeder Laktation wunde Warzen bekommen. Die Läsionen bestehen teils in linearen, blutenden Rissen, teils in mehr flächenhaften Erosionen und Defekten der obersten Epidermisschichten, welche nässen und schließlich granulieren. Die Rhagaden sitzen entweder an der Spitze oder an der Basis der Warze, häufig radiär. Das austretende Blut trocknet während der Stillpausen zu braunen Borken ein, welche beim Saugen des Kindes abgelöst werden, so daß es neuerlich zu bluten anfängt. Die Blutung ist manchmal eine recht beträchtliche, was schon daraus hervorgeht, daß man die Melaena spuria, welche infolge Saugens an wunden Warzen zustande kommt, unter Umständen leicht mit einer Melaena vera verwechseln kann.

Ein sicheres prophylaktisches Mittel, um das Entstehen der Rhagaden zu verhüten, besitzen wir nicht; man sieht sie trotz aller während der Schwangerschaft vorgenommenen Abhärtungsmaßregeln auftreten (s. S. 82).

Die Schwierigkeit der Rhagadenbehandlung beruht darauf, daß man genötigt ist, die Noxe, welche die Verletzung hervorgerufen hatte, immer von neuem auf letztere einwirken zu lassen, nämlich das saugende Kind. Man muß sich darum in erster Linie bemühen, den Saugakt des Kindes so schonend als möglich zu gestalten. Dies kann in der Weise geschehen, daß man die Warze durch Verwendung von Saughütchen von dem direkten Druck der kindlichen Kiefer befreit. Allerdings scheuert bei seitlichem Sitz der Rhagaden der Glasteil der gewöhnlichen Saughütchen sehr leicht an den wunden Stellen. In solchen Fällen ist das Sternsche Hütchen sehr gut brauchbar; der Saugansatz, welcher über der Warze zu liegen kommt, ist genügend groß, um letztere vor Druck und Reibung möglichst zu schützen. Die Heilungsvorgänge werden auf diese Weise sicherlich weniger gestört. Man darf übrigens nicht glauben, daß die Heilung der Schrunden durch das direkte Saugen des Kindes hintangehalten wird; sie wird nur verzögert. Bei tapferen Frauen, welche die Schmerzen überwinden und das Kind doch trinken lassen, sieht man selbst bei ausgedehnten Rhagaden nach einiger Zeit meist völlige Heilung eintreten. Man kann sagen, daß die Affektion sogar fast stets eine günstige Prognose gibt; es muß nur das sehr schmerzhafte floride Stadium überwunden werden. Auch die Befürchtung, daß von einer Rhagade aus eine Infektion der Brustdrüse ihren Ausgang nehmen und eine Mastitis hervorrufen könne, ist bei entsprechender Reinlichkeit wohl in den allermeisten Fällen unbegründet. Mit absoluter Sicherheit läßt es sich allerdings nicht vermeiden. Prophylaktisch ist auch von diesem Gesichtspunkt aus die Verwendung eines Warzenhütchens gerechtfertigt. Eine „Desinfizierung" der Mundhöhle des Kindes ist unmöglich und wird jeder dahinzielende Versuch im Interesse des Kindes entschieden besser unterlassen.

Sind die Schmerzen sowohl beim direkten wie beim indirekten Anlegen unerträglich, so kann es sich manchmal als notwendig erweisen, die betreffende Brust für einige Mahlzeiten, vielleicht sogar für ein bis zwei Tage, vom Stillen auszuschalten. Ist bloß eine Warze befallen, so kann man an der gegenüberliegenden Brust trinken lassen, freilich wird letztere in der Mehrzahl der Fälle bald ebenfalls wund. Das zeitweise Sistieren des Stillens hat übrigens auch seine Nachteile. Die durch dasselbe verursachte Unterernährung des Kindes ist gewiß nicht so gefährlich, daß man deswegen eine Frau zwingen sollte, das Kind ohne Rücksicht auf die manchmal ganz enormen Schmerzen regelmäßig weiter anzulegen, man hilft sich durch Darreichung von indifferenter Flüssigkeit und abgepumpter Frauenmilch, so weit solche vorhanden ist; weit unangenehmer ist die bei milchreichen Brüsten nach Sistieren des Stillens bald eintretende Stauung, welche der Frau neuerliche Schmerzen verursacht und auch die Heilung der Rhagaden verzögert. In solchen Fällen muß man für eine Entlastung der Drüsen sorgen. Es hängt ganz von dem jeweiligen Gefühl der Frau ab, ob dies durch Anlegen des Kindes oder durch Abpumpen geschehen soll. Auch letzteres ist, besonders bei seitlichem Sitz der wunden Stellen, zuweilen sehr schmerzhaft und muß mit Vorsicht vorgenommen werden, da die Rhagaden manchmal sehr stark zu bluten beginnen. Wenn keine Stauungserscheinungen eintreten, ist die zeitweise Unterbrechung des Stillens und das seltene Anlegen meist von günstigem Erfolg. Die Angst, daß deswegen die Milchsekretion aufhören könne, ist unbegründet. Übrigens ist die gewöhnliche Fünf-Mahlzeiten-Methode, bei welcher jede Brust bloß zwei- bis dreimal täglich an die Reihe kommt, an sich ein ziemlich schonendes Verfahren.

Nur bei sehr nervösen, sehr empfindlichen und vor allem bei solchen Frauen, welche ungern stillen, können die Rhagaden eine Kontraindikation gegen das Stillen sein; man darf sie aber unbedingt nur notgedrungen als solche gelten lassen. Vernünftiges Zureden wirkt oft sehr wohltätig; man muß immer wieder darauf hinweisen, daß es sich um einen zwar sehr lästigen, aber vorübergehenden und ungefährlichen Zustand handelt.

Die medikamentösen Behandlungsmethoden der Rhagaden sind sehr zahlreich. Der größten Beliebtheit erfreut sich derzeit die Salbenbehandlung. Meist kommt man mit einer einfachen Borsalbe (3%iges Borvaselin-Lanolin) zum Ziel, welche man in ziemlich dicker Schicht, am besten auf ein Stückchen Lintstoff aufträgt und auf die wunde Warze legt. Vor dem Trinken wird die Salbe mit Öl oder etwas schwachem Alkohol (50 %) entfernt, dieser mit Borwasser abgespült. Vor Applikation der Salbe kann man die Wunde mit Lapis behandeln, jedoch nicht mit dem Stift, welcher intensive Schorfe erzeugt, nach deren Ablösung die Wundflächen manchmal größer sind wie vorher, sondern mit einer 5—10 %igen Lösung. Man kann auch eine schwache (1 %ige) Lapissalbe mit 10 %igem Zusatz von Balsam. peruv. auflegen. Statt mit Arg. nitr. kann man auch mit Tanninalkohol mehrmals täglich pinseln (Engel):

Rp. Acid. tannic. 2,0—5,0
Glycerin 20,0
Spir. vin. rectificatiss. ad 100,0.

Die Behandlung mit Argent. nitr. wirkt auch schmerzstillend. In demselben Sinn wird eine 10 % ige Anästhesin-Salbe empfohlen. Schiller empfiehlt als relativ rasch zur Überhäutung führendes Mittel folgende Salbe:

Acid. boric.   5,0
Zinc. oxyd.   10,0
Naphthalan.
Adip. lan. āā 25,0.

Die Salbe soll bei möglichst entfalteten Wunden aufgetragen, die Warze vor jedem Trinken mit Öl gereinigt, etwas Milch exprimiert und dann angelegt werden. In ähnlicher Weise wirkt die Scharlachrot-Salbe. Auch die Applikation von Airolsalben (2 %) wird gerühmt Recht empfehlenswert sind die wasserlöslichen unter dem Namen Ebaga in den Handel gebrachten Salbengrundlagen, weil sie gut in die Gewebe eindringen und vor dem Anlegen des Kindes mit wäßrigen Lösungen leicht entfernt werden können (Borebaga, Lapisebaga usw.).

Weniger gebräuchlich ist die Trockenbehandlung (z. B. mit Orthoformstreupulver) oder die Anwendung von feuchten Verbänden, z. B. mit in Borsäurelösung getränkten Kompressen, welche mit wasserdichtem Stoff und Watte bedeckt und mit einer Binde fixiert werden. Marfan empfiehlt die antiseptisch und adstringierend wirkende Benzoesäure, welche er in folgender Weise anwendet: Die wunde Warze wird mit einem Bäuschchen, das mit einer Lösung von

Aqu. rosarum 40,0,
Glycerin 20,0,
Natr. borac. 8,0,
Tinct. benzoes 12,0

getränkt ist, und mit wasserdichtem Stoff bedeckt; darüber wird ein Verband angelegt. Fischl empfiehlt als bewährtes Mittel das Tanninglyzerin in 5 bis 10 %iger Lösung.

c) Stillschwierigkeiten während des Milcheinschusses, bei Mastitis und bei schwer gebender Brust.

Sowohl die Verhärtung der Brust zur Zeit des Milcheinschusses als auch die schwere Entleerbarkeit der sog. schwer gebenden Brust gehören im allgemeinen noch in das Gebiet des Physiologischen und wurden bereits besprochen. Die Verhärtung der Brust wird dann die Ursache von Stillschwierigkeiten, wenn sie längere Zeit andauert und exzessive Grade erreicht. Die Brüste können manchmal eine geradezu bretthart Konsistenz annehmen und tagelang in diesem Zustand verharren; die Kinder gleiten beim Trinkversuch von der prall gespannten Brust ab und bekommen fast nichts zu trinken, obwohl die Milch in solchen Fällen zuweilen spontan ausfließt und Leib- und Bettwäsche durchnäßt. Man hilft der Frau und dem Kind am besten durch Abpumpen der Milch; ersterer, weil die oft sehr schmerzhafte Spannung vermindert wird, selbst wenn man nur geringe Sekretmengen zu entleeren imstande ist, dem Kinde, weil man es mit der entleerten Milch füttern kann. Es ergeben sich aber in derartigen Fällen manchmal recht unangenehme Situationen; die Frau leidet große Schmerzen, auch das Abpumpen und besonders die Anlegeversuche sind sehr schmerzhaft (Kombination mit Rhagaden ist sehr häufig), die entleerten Milchmengen sind nicht selten so minimal, daß sie das Kind nicht befriedigen und dieses unruhig wird. Glücklicherweise handelt es sich stets um einen passageren Zustand, der höchstens die eine Gefahr in sich birgt, daß er die Veranlassung zur Entstehung einer Stauungsmastitis werden kann. Gewöhnlich kommt aber nach einigen Tagen die Sekretion in Gang und die schmerzhafte Spannung läßt nach. Die Aussichten sind also im allgemeinen sehr tröstliche, die Stillprognose ist günstig. Das Kind soll während der Zeit des Milcheinschusses genügende Mengen indifferenter Flüssigkeit zu trinken bekommen.

Schiller ist der Ansicht, daß die Mastitis, von ganz seltenen Ausnahmen abgesehen, als Stauungsmastitis beginnt und nicht als phlegmonöse, von Rhagaden ausgehende Form. Er nimmt an, daß die Erkrankung durch eine Infektion des gestauten Sekrets mit Bakterien entsteht, wie solche in der Mehrzahl der Fälle in den Milchausführungsgängen vegetieren. Es ist hier nicht der Ort, auf die Ätiologie und Behandlung der Mastitis näher einzugehen; gewöhnlich hat auch das Kind die Neugeborenenperiode schon überschritten, wenn die Mastitis der Mutter zu voller Entwicklung gelangt ist. Immerhin fallen ihre Anfänge häufig schon in die erste Lebenswoche. Um diese Zeit kann bei rechtzeitigem Eingreifen eine Vereiterung der entzündeten Partie vielleicht dadurch vermieden werden, daß man die Biersche Stauungsbehandlung einleitet: man staut täglich 1—2 mal je $\frac{3}{4}$ Stunden und entleert danach tunlichst die Milch, besonders die des gestauten Acinus, manuell durch vorsichtige zentripetale Massage oder mit der Milchpumpe. Die Saugglocke wird immer dann angesetzt, wenn die gesunde Brust gerade zur Entleerung daran gewesen war; bei der nächsten Mahlzeit wird das Kind an die kranke Seite angelegt. In der Zwischenzeit wird über die Brust ein Umschlag mit 50 % igem Alkohol oder essigsaurer Tonerde gemacht und ein Fixationsverband in leichter Suspension angelegt.

Die Mastitis ist, wenigstens in ihren Anfangsstadien, gewiß kein Grund, das Kind nicht trinken zu lassen. Die Entleerung der Drüse ist der Mutter nur zuträglich, und die Milch schadet dem Kind nicht. Nach Schloßmann kann man, wenn die Milch leukocytenfrei ist, ruhig so lange anlegen, bis die Mastitis inzisionsreif ist. Wenn die entzündlichen Erscheinungen so hochgradig werden, daß das Säugen unerträgliche Schmerzen verursacht, oder wenn Vereiterung eintritt, ist man genötigt, das Kind nur an der gesunden Seite trinken zu lassen. Da um diese Zeit die Sekretion gewöhnlich schon in Gang gekommen ist, und eine Mastitis meist nur ziemlich milchreiche Brüste befällt, kommt man mit der Milch der gesunden Brust in den meisten Fällen aus und braucht nichts oder nur geringe Mengen anderer Nahrung zuzufüttern. Nach der Inzision kann und soll man so bald als möglich wieder anlegen.

Die schwer gebende Brust führt zu Stillschwierigkeiten, wenn zwischen ihrer Entleerbarkeit und der Saugkraft des Kindes ein Mißverhältnis besteht. Gelingt es mittelst der Pumpe oder durch Abdrücken genügende Mengen Milch zu entleeren, so hilft man sich hier wie in den Fällen von echter Saugschwäche durch Nachfüttern der abgezogenen Muttermilch. Wenn trotz scheinbar guter Füllung der Brüste weder das Kind genügende Mengen abtrinkt, noch durch die Pumpe oder manuell solche zutage gefördert werden können, liegt eine Form des Milchmangels vor, welche der echten Hypogalaktie sehr nahesteht. Die Verhältnisse pflegen sich zwar mit der Zeit zu bessern, sobald die Drüsensekretion eine reichlichere und das Kind etwas trinkkräftiger geworden ist; doch sind im Beginn der Laktation die Schwierigkeiten oft recht erhebliche.

d) Hypogalaktie. Begriff „Stillfähigkeit". Gefahren der Unterernährung.

Kommt das Stillen trotz Fehlen der in vorstehendem angeführten Hindernisse um die normale Zeit nicht in Gang, so darf man annehmen, daß das unangenehmste, für Mutter, Kind und behandelnden Arzt gleich mißliche Stillhindernis vorliegt, nämlich die Hypogalaktie. Daß es Brüste gibt, welche an sezernierendem Parenchym arm sind, ist nicht nur durch den Nachweis einer mangelhaften Funktion, sondern auch durch anatomische Befunde erwiesen. Es gibt neben dem parenchymreichen Typus der Mamma einen bindegewebsreichen, bei welchem das spezifische Drüsenparenchym bei gleichzeitig voller Ausbildung des fibrösen Corpus mammae mangelhaft entwickelt ist (Engel).

Die Diagnose, ob eine Brust gut oder schlecht ist, ob es sich bloß um eine schwer gebende, aber parenchymreiche oder um eine milcharme Brust handelt, ist zur Zeit des Laktationsbeginnes kaum mit Sicherheit zu stellen. Gewisse Anhaltspunkte für die Qualität der Drüse ergeben sich aus dem Sichtbarwerden eines reichlichen Venennetzes in der Haut, das auf einen reichlichen Blutzufluß schließen und günstige Sekretionsverhältnisse erhoffen läßt, sowie aus dem Vorhandensein von radiär angeordneten Dehnungsstreifen (Striae) in der Haut, welche darauf hinweisen, daß eine Parenchymzunahme des Organs stattgefunden hat. Parenchymarme Brüste haben zwar häufig eine weiche, flaumige oder auch eine gleichmäßig derbe Konsistenz, aber weder die Größe des Organs noch der Palpationsbefund können diesbezüglich sichere Aufschlüsse geben. Es gibt sehr umfangreiche, üppige Brüste, deren mächtiges Volumen zum überwiegenden Teil von Fett- und Bindegewebe herrührt, und demgegenüber kleine, flache Brüste, die kaum über das Thoraxniveau hervorragen, dabei aber doch relativ sehr parenchymreich sind und die besten Stillerfolge aufweisen. Bei mageren Frauen gelingt es allerdings ganz gut, die besonders zur Zeit des Milcheinschusses sich füllenden Drüsenteile als Stranggeflecht zu palpieren; bei großen schwammigen Brüsten, die sich lappig anfühlen, ist es aber oft fast unmöglich, Binde- und Fettgewebe von Drüsengewebe durch die Palpation zu unterscheiden. Auch die Menge des exprimierbaren Sekrets gibt nicht immer sichere Aufschlüsse. Kleine Brüste, aus denen man nur mühsam tropfenweise Milch exprimieren kann, liefern oft relativ große Milchmengen, und große, gut gebaute Brüste, aus denen die Milch im Strahl hervorspritzt, enttäuschen nicht selten durch die Sekretarmut, welche bei Wägen der Trinkmengen zutage tritt (Jaschke).

Milcharmut der Brustdrüsen nimmt man im allgemeinen dann an, wenn das Kind nur unbestimmbare oder verschwindend kleine Mengen abtrinkt, bei Druck auf die Drüse nur spärliche Tropfen hervorquellen, und es auch mit der Pumpe nur mit Mühe gelingt, bestenfalls einige Kubikzentimeter abzusaugen. Ob es sich nicht bloß um eine schwer gebende Brust handelt, und ob nicht psychische Hemmungen bei dieser mangelhaften Sekretion im Spiele sind, läßt sich anfangs sehr schwer erkennen. Bleibt die unter normalen Verhältnissen um den dritten bis vierten Tag einsetzende Sekretion aus, so muß es sich noch nicht um eine echte, auf schlechter Ausbildung des Drüsengewebes beruhende Hypogalaktie handeln, es ·kann auch eine Form des verspäteten Milcheinschusses vorliegen. Die Sekretion kann erst am fünften oder sechsten Tag, am Ende der ersten oder am Anfang der zweiten Woche eintreten. Auch der verspätete Einschuß kann ein ziemlich plötzlicher sein, gewöhnlich kommt aber in solchen Fällen die Sekretion ganz langsam und unmerklich in Gang und wird erst in der zweiten oder dritten Woche eine ausgiebigere, ohne daß ein eigentlicher Milcheinschuß erfolgt. Schloßmann führt diesbezüglich folgendes Beispiel an: eine Amme lieferte

<pre>
am 10. Tag . . . .   210 g
 „ 14.   „   . . . .   380 „
 „ 15.   „   . . . .   405 „
 „ 20.   „   . . . .   695 „
 „ 31.   „   . . . .   810 „
</pre>

Die anfänglich minimalen Trinkmengen können ganz allmählich ansteigen, und wenn solche Frauen auch nicht immer genügend Milch liefern, um ihre Kinder monatelang ausschließlich an der Brust zu ernähren, so vermögen es viele doch durch ein bis drei Monate oder sind wenigstens imstande, die Grundlage für ein Allaitement mixte zu bieten; man kann sie also kaum zu den Stillunfähigen rechnen. Übrigens ist es oft erstaunlich, wie gut manche Brustdrüsen, die anfänglich als hochgradig milcharm angesehen werdenmußten, nach mehreren Wochen funktionieren können. Es ist im Hinblick auf das Vorkommen solcher Fälle kaum erlaubt, während der Wochenbettsperiode der Mutter ein definitives Urteil über ihre Stillfähigkeit abzugeben (Hegar). Die vielen aus Frauenkliniken stammenden Statistiken über das Stillvermögen der Frauen sind deshalb mit einem nicht zu unterschätzenden Fehler behaftet; sie liefern eher zu niedrige Zahlen, da manche während der Wochenbettsperiode als stilluntauglich imponierende Frau sich später als stillfähig erweisen kann. Dies mögen folgende Beispiele erläutern.

1. 2750 g schweres, zartes, aber gesundes Kind. Anfänglich ausgesprochene Hypogalaktie. Das Kind trinkt während der ersten Woche kaum mehr als 10—20 g pro Mahlzeit; auch mit der Pumpe kann nicht mehr entleert werden. So viel entleerbar, wird abgepumpt und abgedrückt und nach den Stillversuchen mit dem Löffel nachgefüttert. Nachfütterung kleiner Mengen Tee. Ausgesprochene Unterernährung; seltene Hungerstühle; Gewicht am Ende der ersten Woche 310 g unter dem Geburtsgewicht, eine im Verhältnis zum Gesamtgewicht sehr beträchtliche Differenz. Im Laufe der zweiten Woche bessert sich die Sekretion, doch liegen die Tagestrinkmengen noch immer weit unter dem Durchschnittsniveau (250—300 ccm). Von nun an bessert sich die Sekretion stetig, wenn auch langsam. Die Gewichtskurve steigt kontinuierlich, doch wird das Geburtsgewicht erst in der sechsten Woche überschritten. Nach der 19. Woche Zufütterung von einer Flasche $^{2}/_{3}$-Milch, in der 24. Woche einer zweiten, vom sechsten Monat ab Brei. Allmähliche Entwöhnung bis Anfang des neunten Monats. Das Kind zeigte während seiner Säuglingperiode nicht die geringsten Störungen und wog am Ende des ersten Jahres 9850 g. Der Fall demonstriert

in sehr anschaulicher Weise die Gefahrlosigkeit der Unterernährung während der Neugeborenenperiode und zeigt, daß eine anfänglich als ausgesprochen milcharm imponierende Brust bei entsprechender Konsequenz zu einer selbst für eine lange Stillzeit tauglichen sich entwickeln kann.

2. Ältere Erstgebärende mit ausgesprochener Hypogalaktie und eingezogenen, anfänglich kaum faßbaren Warzen. Die Unterernährung erreichte in diesem Fall so hohe Grade, daß vom siebten Tag an durch eine Woche täglich je 100 g abgezogene Frauenmilch anderer Provenienz zugefüttert wurden; außerdem wurde reichlich Tee gereicht. Die Brust der Mutter wurde mit der Pumpe systematisch entleert, wobei allerdings nur sehr geringe Mengen zutage gefördert wurden. Auch Biersche Stauung wurde eine Zeitlang versucht. Erst in der dritten Woche nahm das Kind die Brust und war imstande, mittelst des Stern-schen Brusthütchens zu saugen. In der vierten Woche wurde wegen fortschreitender Abmagerung ½-Milch mit Nährzucker (Max. 300 ccm in 24 Stunden) beigefüttert. In der fünften Woche war die Brust soweit instand gesetzt, daß das Kind ohne Hütchen trinken konnte. Es bekam von nun an drei Brustmahlzeiten und drei Flaschen ½-Milch. Bei diesem Allaitement mixte — die an der Brust getrunkenen Einzeltrinkmengen betrugen 100—150 g — gedieh das Kind ausgezeichnet und nahm den Habitus des gesunden Brustkindes an. Das Gewicht, welches am Ende der siebten Woche das Geburtsgewicht nur wenig überschritten hatte, stieg, wie die seitdem vorgenommenen wöchentlichen Wägungen ergaben, konstant an. Im fünften Monat wurden die Kuhmilchmahlzeiten vermehrt, so daß Anfang des sechsten Monats die natürliche Ernährung beendigt wurde. Das Gewicht betrug am Ende des sechsten Monats über 6 kg. Der Fall zeigt, daß durch konsequent fortgesetzte Stillversuche das Stillen auch unter den anfänglich denkbar ungünstigsten Verhältnissen geradezu erzwungen werden konnte, allerdings nicht ohne einen sehr erheblichen Grad von Unterernährung, der aber für das fernere Gedeihen des Kindes nicht die geringsten nachteiligen Folgen hatte.

Der Begriff „Stillfähigkeit" ist ein recht unklarer. Wir sind heute der Ansicht, daß eine ausschließliche Ernährung mit Milch (— auch mit Frauenmilch —) durch neun Monate nicht nur nicht notwendig, sondern nicht einmal sehr empfehlenswert ist, wenigstens nicht in allen Fällen; man pflegt in neuerer Zeit selbst bei reichlich vorhandener Muttermilch nach dem sechsten Monat Beinahrung zuzufüttern. Wenn man also als normale Stillfähigkeit die Fähigkeit, acht bis neun Monate zu stillen, bezeichnet (Bjelenky), so ist das wohl eine allzustrenge Fassung des Begriffes, die praktisch wenig Wert hat. Ein ebenso unrichtiges Bild erhält man, wenn man nur jene Frauen als stillfähig gelten lassen will, deren Kinder nach 8—10 Tagen ihr Geburtsgewicht erreichen.

Wenn der Nahrungsbedarf eines Kindes noch vor Ablauf des ersten Halbjahres mit Muttermilch nicht gedeckt werden kann, und sich eine Zufütterung von Kuhmilch schon früher, etwa nach einem Vierteljahr, als notwendig erweist, so ist eine solche Mutter gewiß noch nicht unter die Stillunfähigen zu rechnen. Ja selbst solche Kinder, welche zur Deckung ihres Nahrungsbedarfes schon innerhalb der ersten drei Monate neben der Brust 1—2 Flaschen einer Kuhmilchmischung bekommen müssen, darf man wohl eher zu den Brustkindern wie zu den künstlich ernährten zählen. Vom praktischen Standpunkt darf man also alle jene Frauen noch als stillfähig bezeichnen, welche ihre Kinder während des ersten Halbjahres vorwiegend mit der eigenen Milch ernähren können.

Nur die verschiedenartige Auffassung des Begriffes Stillfähigkeit kann es erklären, daß die diesbezüglichen statistischen Angaben so enorme Differenzen aufweisen, wie aus der folgenden Zusammenstellung von Stieda ersichtlich ist.

Tübingen	1909	79 % Stillfähige
Zürich	1908	66—70 % Stillfähige
Basel	1909	25,3 % Stillfähige
Stuttgart	1903/05	100 „ „
Straßburg	1904	52,4 „ „
Halle	1895	65,2 „ „
Freiburg	1893	53,5 „ „
Freiburg	1892	45,8 „ „

Man muß jedenfalls verschiedene Grade der mangelhaften Stillfähigkeit unterscheiden, wie dies z. B. Hegar tut, der zwischen voll stillfähigen, nichtstillfähigen, teilweise stillfähigen und stillunfähigen Frauen unterscheidet. Man darf die Stillmöglichkeit auch nicht ausschließlich auf die mangelhafte Entwicklung des Drüsenparenchyms beziehen, da in dieser Hinsicht die verschiedenen Kombinationen · mit anderen Stillschwierigkeiten (Trinkschwäche des Kindes, verbildeten Warzen, Krankheiten der Mutter etc.) von größtem Einfluß sind.

Daß es keine anatomisch bedingte absolute Stillunfähigkeit gibt, darf man wohl mit Bestimmtheit behaupten; denn alle Mammae, auch die schlecht entwickelten, enthalten sezernierendes Parenchym, das auf jeden Fall der Säuglingsernährung nutzbar gemacht werden kann (Engel). Es gibt aber zweifellos eine herabgesetzte Stillfähigkeit, die trotz aller Bemühungen nicht überwunden werden kann, und diese Herabsetzung kann sehr hochgradig sein; es kann so wenig Muttermilch zur Verfügung stehen, daß derselben quantitativ nur die Rolle einer Beinahrung zukommt.

Ein Stillunvermögen, welches eine Beifütterung von Kuhmilch schon während der Neugeborenenperiode, insbesondere während der ersten Lebenswoche, notwendig macht, also während jener Periode des Säuglingsalters, in der die Frauenmilch für das Kind von der größten Bedeutung ist, gehört gewiß zu den seltenen Vorkommnissen. Wenn auch der Walcherschen Zahl von 100 % Stillfähigkeit kaum allgemeine Gültigkeit zukommt, so gehört es doch zu den Ausnahmen, daß die natürliche Ernährung überhaupt vollkommen scheitert. Wenn Martin, gestützt auf ein großes Beobachtungsmaterial, behauptet, daß Neigung oder Notwendigkeit mit ganz geringen Ausnahmen jeder Frau das Vermögen zum Stillen gebe, so dürfte dies wohl den Tatsachen entsprechen. Er fand, daß 99,3 % der Mütter ihre Kinder mit der eigenen Milch ernähren konnten; auch Jaschke erreichte die hohe Zahl von 97,8 %, und ebenso wurde andernorts ein nicht viel minder günstiges statistisches Ergebnis erzielt, wenn man die Zahlen in Betracht zieht, welche sich auch auf gemischt ernährte Kinder und auf jene Frauen beziehen, die überhaupt stillen konnten, z. B. Halle 97,6 %, München 95,2%, Straßburg 94,6 %, Würzburg 92,7 % (Dürig). Es sind hier noch verschiedene andere Momente mit im Spiel. Die Stillfähigkeit scheint in verschiedenen Gegenden und vor allem in verschiedenen Gesellschaftsschichten nicht dieselbe zu sein. Es ist jedenfalls sehr bemerkenswert, wenn Hegar berichtet, daß unter 75 Frauen seiner Privatpraxis 6 gar nicht, 22 nur bis zum 14. Tage stillen konnten, und noch auffallender, daß nach der Rundfrage von Meinert und Rietschel bei den Mitgliedern der deutschen Gesellschaft für Kinderheilkunde, also bei einer gewiß sehr stillfreudigen Klasse, bei 41 % der Frauen der Stillversuch scheiterte. Das sind immerhin nicht zu unterschätzende Fakta, wenn freilich auch nicht ausgeschlossen ist, daß durch eine völlige Beherrschung der Technik bei den ersten Stillversuchen, die nicht nur vielen Hebammen und Kinderpflegerinnen, sondern auch manchen Frauen- und Kinderärzten mangelt, bessere Resultate hätten erzielt werden können.

Eine gewisse Bedeutung kommt wohl auch dem Alter der Stillenden zu; denn es unterliegt keinem Zweifel, daß Hypogalaktie, verspäteter Milcheinschuß und schwer gebende Brust bei älteren Erstgebärenden relativ häufiger vorkommen als bei jungen.

Man hat sich vielfach bemüht, gegen die Hypogalaktie, die auf mangelhafter Ausbildung des Brustdrüsenparenchyms beruhende mangelhafte Stillfähigkeit, therapeutisch einzugreifen. Inwieweit hier prophylaktische Bestrebungen von Erfolg sein können, ist schwer zu entscheiden. Wenn die schlechte

Ausbildung der Brustdrüse, wie vielfach angenommen wird, auf einer ererbten Hypoplasie des Organs, auf Degenerationsprozessen beruht, ist eine Abhilfe natürlich nur dann zu erhoffen, wenn durch möglichst allgemeine Verbreitung des Stillens für künftige Generationen eine Besserung geschaffen wird. Die Art, wie etwa vor der Schwangerschaft eine günstige Beeinflussung der Brustdrüsensekretion zu erzielen sein könnte, ist nicht recht klar. Daß gute Ernährung und hygienische Lebensweise von ausschlaggebender Bedeutung sind, wie man dies a priori annehmen sollte, wird dadurch bis zu einem gewissen Grade widerlegt, daß die Stillfähigkeit bei den Frauen, welche in Gebäranstalten entbinden, eine bessere ist wie in den gut situierten Kreisen, obzwar es sich im ersteren Fall zum großen Teil um Mädchen handelt, welche der schwer arbeitenden Klasse angehören, oft unter nichts weniger als hygienischen Verhältnissen leben und bezüglich Ernährung nicht immer aufs beste gestellt sind. Wenn Gruber meint, daß sich die Stillverhältnisse in den höheren Gesellschaftsklassen bessern könnten, wenn man die jungen Mädchen gleichsam „wie die Kühe auf die Weide triebe", so ist demgegenüber zu betonen, daß die jungen Damen, welche jährlich monatelang auf dem Land verweilen, bezüglich der den Weidekühen zukommenden Vorteile (Nahrung, Luft, Licht) entschieden besser daran sind wie die Dienstmädchen und Arbeiterinnen, welche erfahrungsgemäß trotzdem meist die besseren Ammen werden. Möglicherweise ist es die regelmäßige körperliche Arbeit, welche für die Entwicklung der Brustdrüsen von Vorteil ist. Es wäre dann vielleicht eher von den modernen Sportbestrebungen eine günstige Beeinflussung der Stillfähigkeit zu erhoffen.

Die Mittel, welche zur Vermehrung der Brustdrüsensekretion angegeben werden, sind sehr zahlreich. Was vorerst die in den Handel gebrachten und mit mehr minder großem Aufwand von Reklame angepriesenen milchtreibenden Mittel betrifft, so wirken sie nach der Ansicht sämtlicher kritisch beobachtender Ärzte mehr suggestiv auf die Mütter, als anregend auf die Drüsentätigkeit. Aber auch dies ist keineswegs zu unterschätzen. Wenn die so überaus wichtige psychische Behandlung seitens des Arztes und der Pflegeperson keinen Erfolg hat, oder letzterer durch die Zweifelsäußerungen besorgter Hebammen, Großmütter und Tanten zunichte gemacht wird, übernimmt ein mit zahlreichen Attesten ausgeschmücktes Laktagogum oft mit Erfolg die Rolle des Trösters, welcher der niedergeschlagenen Frau neue Hoffnung einflößt. Ob man die speziell als milchtreibend geltenden Mittel (Laktagol, Gallega etc.) oder irgendwelche Nährpräparate (Sanatogen, Malztropon, Maltyl etc.) verwendet, ist ziemlich gleichgültig. Wenn letztere auf den allgemeinen Ernährungszustand fördernd einwirken, mag das vielleicht auch für die Milchsekretion gut sein; doch ist es sehr unwahrscheinlich, daß sich die Besserung so rasch vollzieht, wie es bei Milchmangel in den ersten Stilltagen notwendig wäre. Auch den Erfolgen einer reichlichen Flüssigkeitszufuhr und kräftigen Ernährung während der Wochenbettsperiode sind aus diesem Grund bald Grenzen gesetzt.

Es ist keineswegs ausgeschlossen, daß es später einmal gelingen wird, ein Präparat, vermutlich ein Organpräparat, ausfindig zu machen, welches die Milchsekretion steigert. Die früher erwähnten experimentellen Ergebnisse rechtfertigen eine solche Hoffnung; momentan ist aber ein derartiges Mittel noch nicht entdeckt.

Siegmund weist auf die Untersuchungen von Hertoghe hin, welcher nach Thyreoidindarreichung an Stillende eine Zunahme der Brustdrüsenschwellung und Milchabsonderung beobachten konnte. Er selbst hat das Thyreoidin bei Zweitgebärenden, welche ihre ersten Kinder nicht hatten stillen können, während der Schwangerschaft angewendet (3—1mal täglich 0,1 g durch mehrere Monate) und will damit die besten Erfolge erzielt haben.

Da die Brustdrüsensekretion erfahrungsgemäß durch tunlichste Entleerung des Organs angeregt werden kann, soll man das Kind regelmäßig anlegen, auch wenn die Trinkmengen gleich Null sein sollten. Verfügt es über genügende Saugkraft und -neigung, so ist der Saugreiz allein gewiß ein nicht zu unterschätzendes Anregungsmittel. Ist dies nicht der Fall, so kann vielleicht das Anlegen eines kräftigen, wenn möglich älteren Säuglings von Nutzen sein, doch ist zu bedenken, daß ein solcher, wenn er an einer reichlich fließenden Brust zu trinken gewohnt ist, nicht immer geneigt ist, an einer leeren Brust zu saugen, — man erlebt diesbezüglich Enttäuschungen. Ist kein saugkräftiges Kind vorhanden, so soll man wenigstens durch oftmalige Applikation der Milchpumpe oder durch manuelles Abdrücken das wenn auch spärlich vorhandene Sekret entleeren. Die Empfehlung, den Ehemann an der Brust saugen zu lassen (Zlocisti), dürfte nicht nach jedermanns Geschmack sein. Jacobius empfiehlt, die Mutter selbst mittelst eines Schlauches, der an einem gewöhnlichen Warzenhütchen angebracht wird, in regelmäßigen Intervallen an der Brust saugen zu lassen.

Um die Zirkulation anzuregen, kann man die Massage anwenden. Sie ist nach Rommel besonders bei prallen und starken Brüsten nicht zu unterschätzen und wird in der Weise vorgenommen, daß man in radiärer Richtung streicht und knetet, sowohl vor wie nach dem Anlegen des Kindes.

Ein sehr empfehlenswertes Mittel zur Anregung der Milchsekretion ist die Biersche Stauungshyperämie (Moll, Jaschke). Eine Glasglocke von 20 cm Durchmesser mit breit aufgerolltem Rand wird so auf die Mamma aufgesetzt, daß nach allen Seiten ein Abschluß vorhanden ist. Die Frau drückt die Glocke, deren Rand vorher tüchtig eingefettet wurde, selbst an die Brust an. Man saugt nun mit einer Luftpumpe oder nach dem Vorschlage Molls mit einer Wasserstrahlluftpumpe, welche, abgesehen von ihrer Billigkeit, den Vorteil hat, daß die Brust langsam in die Glocke gezogen wird und das Vakuum allmählich entsteht. Jaschke empfiehlt die erste Stauung nicht länger als 15 Minuten andauern zu lassen, die folgenden 25—30 Minuten. Die Stärke der notwendigen Stauung ist schwer zu beurteilen; man evakuiert etwa so lange, bis die Milch in feinem Strahl aus der Brust hervorspritzt. Die Zahl der täglichen Sitzungen soll drei nicht überschreiten.

Läßt die Vermehrung der Milchproduktion trotz aller Bemühungen auf sich warten, so ist man vor die Frage gestellt, ob und was man zufüttern soll. Im Hinblick auf den geringen Nahrungsbedarf des Kindes während der ersten Woche dürfte es meist genügen, vor allem für entsprechende Flüssigkeitszufuhr zu sorgen, um einer zu weitgehenden Exsikkation vorzubeugen. Auf Grund der Überlegung, daß bei geringer Sekretion der Brennwert des Sekrets ein höherer ist, scheint es durchaus rationell, die konzentrierte Nahrung durch indifferente Flüssigkeit zu ergänzen. Hat man Frauenmilch zur Verfügung, so ist die Zufütterung von solcher natürlich das beste Mittel, um über die schlimmen Tage hinwegzuhelfen, nur muß natürlich Maß gehalten werden, um den Appetit des Kindes nicht so weit zu befriedigen, daß es die Saugversuche an der milcharmen Mutterbrust aufgibt.

Was die Beschaffung von Frauenmilch betrifft, so liegen die Verhältnisse in Entbindungsanstalten natürlich wesentlich anders wie im Privathaus. In ersteren kann immer so viel Frauenmilch vorhanden sein, um die wenigen Kinder, welche von der Mutter nicht genügend Milch bekommen, vor einer weitgehenden Unterernährung zu schützen. Verf. möchte auf Grund seiner Erfahrungen mit aller Bestimmtheit behaupten, daß man in einer Frauenklinik so gut wie niemals in die Lage kommen muß, zur Verfütterung von Kuhmilch seine Zuflucht zu nehmen. Ein Überschuß von abziehbarer Milch dürfte in allen Gebäranstalten bei einigen Wöchnerinnen täglich zur Verfügung stehen. In Anstalten mit kleinerem Belag, in welchen dies eventuell nicht immer der Fall ist, könnte statt der frischen Milch auch nach Mayerhofer-Przibram konservierte Frauenmilch verwendet werden. Es wäre sehr wünschenswert, daß die für die Kinder so segensreiche Einrichtung der Verfütterung abgezogener Frauenmilch eine weitere Verbreitung fände als es bisher der Fall ist. Daß das Abziehen der Milch für die Frauen eine Gefahr mit sich bringe, oder daß dadurch die eigenen Kinder der betreffenden Wöchnerinnen in ihrer Nahrungsmenge verkürzt werden könnten, ist nicht zu befürchten. Die Entleerung der Brüste ist, besonders zur Zeit des Milcheinschusses, für die Frauen sogar sehr erleichternd, und auch für das Kind von Vorteil, da es an der weicheren Brust besser saugen kann. Überhaupt kann durch die Entleerung der Drüsen deren Sekretionstätigkeit nur verbessert werden. Die Verhütung der Milchstauung ist ferner eine prophylaktische Maßnahme gegen die Mastitis. Die Milchentnahme ist also für alle Teile von Nutzen, für die Mutter, für das Kind und für die Kinder milcharmer Frauen. Das in manchen Anstalten beliebte wechselseitige Anlegen der Kinder bei milcharmen und milchreichen Frauen ist wegen der Gefahr einer Krankheitsübertragung im allgemeinen kein empfehlenswertes Verfahren und darf jedenfalls nur unter strenger Beaufsichtigung vorgenommen werden.

Bezüglich der Methoden der Milchentnahme ist man in Säuglingsanstalten zur Überzeugung gelangt, daß bei einiger Geschicklichkeit im Abmelken das manuelle Abdrücken der Milch ebensoviel, vielleicht sogar mehr leistet, als die gebräuchlichen Milchpumpen. Für die Initialperiode der Laktation gilt dies aber ganz entschieden nicht; die Brüste sind um diese Zeit meist viel zu druckempfindlich. Hier ist die Milchpumpe ein geradezu unentbehrliches Instrument.

Die Zahl der im Laufe der Zeit angegebenen Milchpumpen ist eine sehr große. Sie unterscheiden sich teils durch die Saugvorrichtung, teils durch die Form des Milchrezipienten. Das Absaugen geschieht entweder mit dem Mund durch die Mutter selbst, mittelst eines Saugballons oder mittelst einer Saugpumpe. Das auch heute noch vielfach gebräuchliche Auvardsche biaspiratorische Saughütchen, resp. die Modifikation desselben nach Budin, besteht aus einem kugelförmigen Glasbehälter, der an seiner Basis durch eine breite Öffnung mit einem trichterförmigen Ansatz in Verbindung steht und an beiden Seiten kleine Fortsätze trägt, an welchen zwei Gummischläuche befestigt werden; durch einen derselben aspiriert die Mutter ihre Milch in den Glasbehälter, durch den andern trinkt das Kind (s. Abb. 23). Der Nachteil aller derartigen Apparate besteht darin, daß beim Ansaugen sehr leicht Speichel in den Rezipienten eindringt. Dies kann man freilich durch Einschaltung einer Glasvorlage, etwa einer Wulffschen Flasche, verhüten, doch ist das Saugen auf die Dauer sehr anstrengend und die Ausbeute oft sehr gering.

Die einfachste Form der Milchpumpe ist ein mit einem Rezipienten versehener Glaskonus mit trichterförmigem Ansatz, bei welchem mittelst eines Gummiballons angesaugt wird. Da der Rezipient schwer zu entleeren und schwer zu reinigen ist, hat Ibrahim eine Pumpe empfohlen, bei welcher er durch eine mit einem Stöpsel verschlossene Öffnung entleert werden kann. Modifikationen der Ibrahimschen Pumpe wurden von Forest und Kaupe angegeben. Der Glasteil der Reyherschen Pumpe besteht aus einem nach abwärts gerichteten graduierten Rohr, das an seinem oberen Ende einerseits den trichterförmigen Ansatz für die Brustwarze, andererseits ein Ansatzröhrchen für den Saugschlauch, an seinem unteren Ende einen Glashahn trägt, bei welchem das Gefäß geöffnet und die Milch entleert werden kann.

Weitaus das zweckmäßigste Verfahren kommt bei der Milchpumpe von
Jaschke in Anwendung. Das Absaugen geschieht hier weder durch das
ermüdende Saugen mit dem Mund, noch durch einen Saugballon, welcher ein

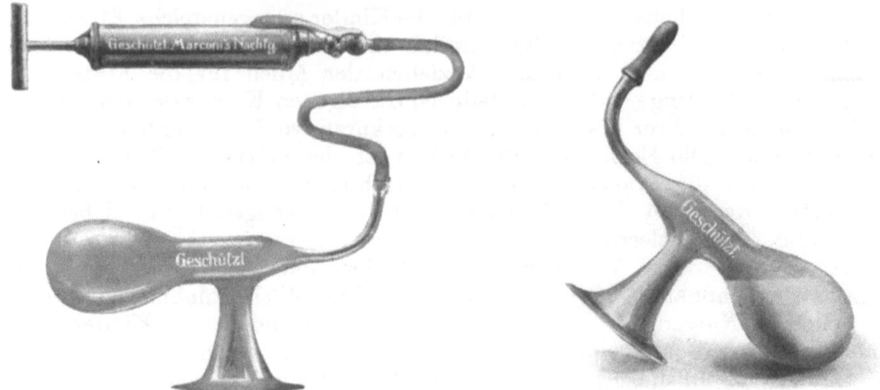

Abb. 24.   Milchpumpe nach Jaschke mit Glasteil nach Scherbak.

fortwährendes Absetzen des Glasteils von der Brust erfordert und das Ab-
pumpen zu einer sehr langwierigen Beschäftigung macht, sondern durch eine
Pumpe, die mit einer Ventilvorrichtung versehen ist, welche es gestattet, beim
Vorschieben des Pumpenstempels den Glasteil an der Brust liegen zu lassen;

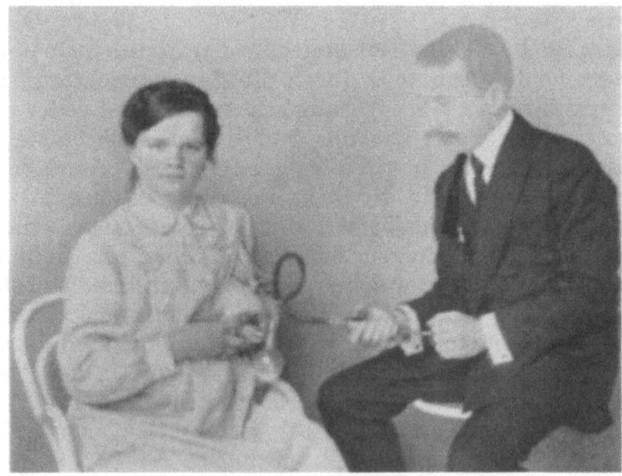

Abb. 25.   Milchentnahme mittelst Jaschkescher Pumpe.

auf diese Weise wird ein rasches, bequemes Arbeiten ermöglicht. Die
Jaschkesche Pumpe wird zweifellos alle bisher gebräuchlichen Modelle verdrängen.   Scherbak hat eine praktische Modifikation des ursprünglich etwas
zu voluminösen Glasteils der Jaschkeschen Pumpe angegeben (Abb. 24 u. 25).

Als billiges Verfahren zum Absaugen der Muttermilch seien die Absaug-
vorrichtungen von Bock und S. Weiß erwähnt. Sie bestehen in folgendem:
Eine vorher angewärmte Flasche wird mit kochendem Wasser gefüllt, dieses

nach einigen Minuten ausgegossen, der Rand der Flasche durch Eintauchen in kaltes Wasser oder mit einem kalten nassen Tuch abgekühlt und auf die Brustwarze aufgesetzt; nach 8—10 Minuten entleert sich beim Abkühlen der Flasche die Milch aus der Brust. Bock benützt eine gewöhnliche Strichflasche, Weiß hat eine „Milchziehflasche" mit einem kleinen glockenförmigen Ansatz angegeben.

In Entbindungssanatorien, welche Frauen aus gutsituierten Ständen beherbergen, könnte die erforderliche Frauenmilch durch das Engagement einiger guter Ammen beschafft werden, welche mit ihren Kindern aufgenommen und je nach Bedarf abgepumpt werden müßten. Die Frauenmilch könnte — gewiß mit mehr Berechtigung als viele Laktagoga oder Milchkonserven — teuer bezahlt werden, wodurch die für die Ammen erforderlichen Kosten mehr als gedeckt werden könnten. Es erscheint fast unbegreiflich, daß eine solche Organisation, welche für die ersten zwei Lebenswochen jede künstliche Ernährung vollkommen entbehrlich machen könnte, noch nicht durchgeführt worden ist. Warum tritt die Säuglingsfürsorge, welche sich so eifrig um die Brusternährung bemüht, nicht für die neugeborenen Kinder ein, welche unter allen Säuglingen der Frauenmilch am notwendigsten bedürfen und trotzdem selbst in begüterten Kreisen bei Stillschwierigkeiten tagtäglich überflüssigerweise mit Kuhmilch gefüttert werden?

Am schwierigsten liegen die Verhältnisse natürlich im Privathaus. Die Institution der sog. „Stillfrauen" (Brüning, v. Starck) vermöchte hier freilich unschwer Abhilfe zu schaffen; bei geeigneter Organisation könnte, wenigstens in größeren Städten, auch abgepumpte Frauenmilch in frischem oder konserviertem Zustand (aus Ammeninstituten, Entbindungsanstalten usw.) zur Verfügung stehen. In Ermangelung solcher Hilfsmittel ist, wenn sich die Milchsekretion der Mutterbrust nach einer Woche nicht in genügendem Maße einstellt, und die Beschaffung einer Amme auf Schwierigkeiten stößt, die künstliche Ernährung oder doch eine Zufütterung von Kuhmilch unvermeidlich.

Bei allen im vorstehenden erörterten Arten von Stillhindernissen, insbesondere bei der Hypogalaktie, kann, wenn der Nahrungsbedarf mit Frauenmilch nicht annähernd gedeckt werden kann und man sich nicht zur Verwendung von Kuhmilch entschließt, ein gewisser Grad von Unterernährung resultieren. Es ist natürlich von großer Bedeutung, ob ein solches Stadium der Unterernährung zu Beginn der Laktationsperiode für die weitere Entwicklung des Säuglings von Nachteil sein kann.

Die Unterernährung äußert sich zunächst in einer Veränderung der normalen Gewichtskurve: Das physiologische Gewichtsminimum rückt vom 3.—4. Tag auf einen der folgenden Tage, das Kind nimmt also weiter ab. Gewöhnlich kommt es bald zu einem Gewichtsstillstand, der mehrere Tage andauert, um dann einer langsamen Zunahme zu weichen, — die unter normalen Verhältnissen winklige Kurve verläuft in Gestalt eines flachen Bogens, — oder es treten bei niedrigem Niveau der Kurve unregelmäßige Gewichtsschwankungen auf.

Inwieweit vorübergehende Fieberzustände während der ersten Lebenstage mit der Unterernährung in kausalem Zusammenhang stehen, soll bei Besprechung des transitorischen Fiebers näher erörtert werden (s. S. 428). Pies und Birk haben darauf hingewiesen, daß im Gefolge der Unterernährung innerhalb der ersten Lebenswochen Erscheinungen von exsudativer Diathese auftreten können. Die

Kinder werden auffallend müde und schläfrig, ihre Haut wird trocken und welk, leicht verletzlich, neigt zu Furunkulose, Intertrigo, Ekzem. Mit Behebung der Unterernährung schwinden diese Erscheinungen. Langstein erhebt mit Recht Bedenken gegen die Auffassung, daß diese Symptome einer mangelhaften Ernährung der Haut Erscheinungen einer Diathese seien. Jedenfalls darf man aus diesen Erfahrungen nicht den Schluß ziehen, daß die Unterernährung eine exsudative Diathese provozieren könne, ein Schluß, aus dem man bei der Ernährung eines Neugeborenen wohl schwerwiegende Konsequenzen ziehen müßte. Daß die Unterernährung eine schädigende Wirkung auf den Säuglingsorganismus ausüben kann, ihn gegenüber Ernährungsstörungen und Infektionen empfänglicher macht, ist durch klinische Beobachtungen sichergestellt. Man muß aber wohl unterscheiden, ob ein unterernährtes Kind natürlich oder künstlich ernährt ist, ferner, ob die Unterernährung soweit geht, daß die Gewichtskurve horizontal oder flach ansteigend verläuft, oder ob Gewichtsabnahme eintritt und endlich, ob das unterernährte Kind einige Tage oder schon 2—3 Wochen alt ist. In der ersten Lebenswoche, also zur Zeit der häufigsten Stillschwierigkeiten, sind nachteilige Folgen der Unterernährung in Anbetracht des geringen Nahrungsbedarfes wohl kaum zu befürchten und können durch entsprechende Flüssigkeitszufuhr hintangehalten werden. Man darf sich, wenn eine Vermehrung der Mahlzeiten keine Steigerung der Trinkmengen hervorrufen sollte, jedenfalls bis in die zweite oder dritte Woche abwartend verhalten, da es nach den Erfahrungen der oben genannten Autoren möglich ist, selbst nach länger bestehendem Gewichtsstillstand und nach dem Auftreten der Hautsymptome durch Nahrungsvermehrung die Erscheinungen zum Schwinden zu bringen.

Der gesunde Säugling besitzt gegen den Hunger, insbesondere gegen den Hunger an organischem Material, eine sehr bemerkenswerte Resistenz, welche in Anbetracht der deletären Wirkung des Hungers bei dekomponierten, atrophischen, also schwer geschädigten Säuglingen geradezu ein wichtiges Kriterium der Gesundheit darstellt (Rosenstern). Wenn wir bedenken, daß das gesunde neugeborene Kind der Typus eines ungeschädigten Organismus ist, daß es unter physiologischen Verhältnissen einen äußerst geringen Nahrungsbedarf hat, daß kaum je eine absolute Inanition, sondern nur eine Unterernährung vorliegt, die ja bei entsprechender Flüssigkeitszufuhr und bester Qualität der Nahrung (Frauenmilch!) selbst den kranken Säugling nicht schädigt, sondern sogar zu Reparation befähigt, so sind dies Gründe genug, um die Gefahren der Unterernährung bei Brustkindern während der Neugeborenenperiode, insbesondere während der ersten Woche, recht gering zu bewerten; und gerade um diese Zeit ist häufig die Angst vor der Gefahr des „Verhungerns" bei den Müttern eine besonders große.

Die Kuhmilchernährung ist in der ersten Lebenszeit immer ein etwas gewagtes Spiel. Sie ist vor Ablauf der ersten Woche deshalb nicht ratsam, weil sie immerhin latente Gefahr in sich birgt und weil der momentane gute Erfolg, der sich in Befriedigung des Kindes und der Mutter äußert, häufig die Veranlassung für gänzliches Aufgeben der natürlichen Ernährung ist. Auch die Einleitung des Allaitement mixte scheint erst dann empfehlenswert, wenn die Brustdrüsensekretion einigermaßen in Gang gekommen ist, was bekanntlich 1—2 Wochen dauern kann. Man darf also mit der Zufütterung von Kuhmilch bis in die zweite Woche warten, da während der ersten Woche selbst hohe Grade von Unterernährung meist schadlos vertragen werden und leicht korrigiert werden können. Die Kuhmilchzufütterung ist im allgemeinen erst dann zu empfehlen, wenn die Brustdrüsensekretion einigermaßen in Gang gekommen ist und so die Aussichten für ein erfolgreiches Allaitement mixte gegeben sind.

C. Künstliche Ernährung und Allaitement mixte.

Die ausschließliche oder teilweise Ernährung des jungen Säuglings mit Kuhmilch wird, vorausgesetzt, daß nicht eine Amme für die Mutter eintritt, dann notwendig, wenn die Sekretion der Mutterbrust selbst nach längerem Zuwarten keine Tendenz zur Zunahme zeigt und so geringgradig bleibt, daß ein das Kind gefährdender Grad von Unterernährung zu befürchten ist, oder wenn eine Kontraindikation gegen das Stillen vorliegt.

Die Gefahren, welche dem Kind durch das Saugen an der Brust einer kranken Mutter erwachsen können, bestehen in Infektionen und Intoxikationen. Was die ersteren betrifft, so wird bei Besprechung der Infektionskrankheiten auf die sich aus ihnen ergebenden Stillfragen näher eingegangen werden. Hier soll nur im allgemeinen hervorgehoben werden, daß die dem Kind drohenden Gefahren viel weniger in einem Übergang von Krankheitserregern oder schädigenden Substanzen durch die Milch als in den Infektionsgelegenheiten überhaupt begründet sind, welche sich in der Nähe einer kranken Mutter für das Kind ergeben. Es sind diesbezüglich in erster Reihe diejenigen Erkrankungen zu fürchten, welche auf aerogenem Wege übertragen werden, vor allem die Tuberkulose. Eine offene Tuberkulose der Mutter, welche zur Infektion der Zimmerluft führen kann, ist für das Kind so gefährlich, daß man das Stillen untersagen muß, weil selbst ein kurzer Aufenthalt bei der kranken Mutter zur tödlichen Infektion des Kindes führen kann. In diesem Sinn ist die offene Tuberkulose der Mutter die wichtigste Kontraindikation gegen das Stillen. Wenn es unmöglich ist, das Kind aus dem Elternhaus zu entfernen, so ist die Verfütterung der abgepumpten Muttermilch immerhin empfehlenswerter als die künstliche Ernährung. Ausgeheilte Tuberkulose oder solche Formen, bei welcher keine Bazillen den mütterlichen Körper verlassen, sind keine strikte Kontraindikation gegen das Stillen.

Lues der Mutter ist auch dann keine Gegenanzeige gegen das Stillen, wenn beim Kind manifeste Luessymptome fehlen. Nur in dem seltenen Ausnahmsfall, daß eine Mutter erst gegen Ende der Gravidität mit Lues infiziert wird, kann die Syphilis der Mutter ein Hinderungsgrund für die Ernährung des Kindes an der Brust sein (Czerny-Keller).

Akute Infektionskrankheiten, insbesondere akute Exantheme, sind schon deshalb im allgemeinen keine Kontraindikation gegen das Stillen, weil die neugeborenen Kinder ihnen gegenüber einen hohen Grad von Immunität besitzen. Nur das Erysipel ist in Anbetracht der Empfänglichkeit des Kindes sehr zu fürchten und läßt eine sofortige absolute Trennung desselben von der Mutter als ratsam erscheinen. Im Verlauf schwerer akuter Erkrankungen kommt es vor, daß die Milchsekretion allmählich eine geringere wird. Bei einigen fieberhaften Prozessen sistiert die Milchsekretion nur im Anfang, manchmal nur während der ersten 12—20 Stunden (Mochez). Bei allen infektiösen Erkrankungen der Luftwege (Grippe, Influenza, Diphtherie usw.) ist gewiß große Vorsicht geboten, doch kann das Kind durch eine geeignete Prophylaxe vor Infektionen geschützt werden. Die Milch an sich ist sicher nicht gefährlich und kann deshalb gegebenenfalls in abgezogenem Zustand verfüttert werden.

Von besonderer Wichtigkeit ist die Frage, ob bei septischen Puerperalerkrankungen der Mutter Krankheitsstoffe in das Brustdrüsensekret übergehen und auf diesem Wege das Kind gefährden können. Es scheint, daß dieser Gefahr praktisch keine besondere Bedeutung zukommt. Ist eine Puerperalsepsis so schwerer Art, daß eine Aussaat von Bakterien ins Blut und in die Milch zu befürchten ist, so ist meist schon im Hinblick auf den Zustand der Mutter das Stillen unmöglich oder die Milchmenge so gering, daß sich die Frage aus diesem Grund von selbst erledigt. Vorübergehende fieberhafte Wochenbettserkrankungen, welche den allgemeinen Ernährungszustand der Mutter nur in mäßigem Grade beeinflussen, sind keine Gegenanzeigen gegen das Stillen, auch wenn sie sich über etwas längere Zeit hinziehen sollten. Verf. verfügt über eine große Zahl von diesbezüglichen Beobachtungen. Verfolgt man in einem mit fiebernden Wöchnerinnen belegten Zimmer den Temperaturverlauf und das allgemeine Verhalten der Kinder, so ergeben sich so gut wie niemals deutliche Zeichen einer ungünstigen Beeinflussung des Kindes. Nach den Untersuchungen von Basch und Weleminsky gehen Bakterien in die Milch nur bei einer so hochgradigen Läsion des Mammagewebes über, wie sie praktisch kaum in Betracht kommt; auch der Übergang toxischer Stoffe in die Milch ist, wenn auch nicht widerlegt, so doch nach den klinischen Erfahrungen wenig wahrscheinlich. Man hat sich demnach viel weniger vor der Milch wie vor den vom mütterlichen Genitalsekret ausgehenden Infektionsgelegenheiten zu fürchten und dementsprechend seine prophylaktischen Vorkehrungen zu treffen; ein vorzeitiges Stillverbot kann dem Kind weit mehr schaden als nützen. Auch in diesen Fällen kommt die vorübergehende Verfütterung abgepumpter Muttermilch in Betracht.

Die Möglichkeit einer rein toxischen Schädigung des neugeborenen Kindes durch die Muttermilch ist hauptsächlich bei der Eklampsie gegeben. Goodall stellt diesbezüglich folgende Forderungen auf: Zeigt eine Mutter nach der Entbindung ausgesprochene Intoxikationserscheinungen oder Krämpfe, so soll man einige Tage nicht anlegen und auch die abgepumpte Milch nicht verfüttern, sondern erst nach Schwinden der toxischen Erscheinungen das Kind an die vorher leergepumpte Brust legen. Nach Frost ist die Milch einer eklamptischen Mutter toxinreicher als ihr Blut, besonders nach einem Krampfanfall. Mag demzufolge auch die Muttermilch zur Zeit der toxischen Erscheinungen für das Kind nicht ungefährlich sein, so darf man doch wohl mit Bestimmtheit behaupten, daß die Gefahr der mütterlichen Eklampsie für das Kind in utero eine wesentlich größere ist. Wird es in gesundem Zustand geboren, so bleibt es meist auch dann gesund, wenn es von der Mutter nach Abklingen der toxischen Symptome gestillt wird. Daß ein Andauern der mütterlichen Albuminurie post partum eine Kontraindikation gegen das Stillen sei, dürfte nicht allgemeine Anerkennung finden. Verf. hat in solchen Fällen ruhig weiter stillen lassen, ohne daß die Kinder irgendwie beeinträchtigt wurden. Dauern die toxischen Erscheinungen bei der Mutter nach der Entbindung an, so verbietet sich das Anlegen meist schon im Hinblick auf den schweren Krankheitszustand derselben. Gewöhnlich kann das Stillverbot leicht respektiert werden, da die Eklampsiesymptome, wenn die Frauen überhaupt am Leben bleiben, meist nach wenigen Tagen schwinden.

Nervenkrankheiten und psychische Störungen, Nervosität, Hysterie, Epilepsie, psychotische Zustände der Mutter können zwar im Interesse der letzteren oder aus äußeren Gründen das Stillen unmöglich machen, auf die Qualität der Milch scheinen sie jedoch keinen Einfluß zu haben.

Daß es überhaupt wesentliche Differenzen in der Qualität der Milch verschiedener Frauen gibt, wird von den meisten Pädiatern bestritten. Freilich liegen auf diesem Gebiet mehr Behauptungen als gut fundierte Beweise vor. Das mangelhafte Gedeihen mancher Brustkinder, die bei einer großen Zahl derselben sich einstellenden Dyspepsien und Koliken sind wohl fast immer auf das Kind und nicht auf die Milch zurückzuführen[1]. Immerhin scheint es von dieser Regel

---

[1] Nachtrag bei der Korrektur. Daß der Nährwert der Kolostralmilch je nach der Beschaffenheit derselben große individuelle Unterschiede erkennen läßt, haben Befunde von Langstein, Rott und Edelstein ergeben (s. S. 89, Fußnote).

Ausnahmen zu geben. Zappert und Jolles berichten sogar über die differente Wirkung der Milch beider Brüste bei derselben Frau: die Milch einer Seite rief dyspeptische Erscheinungen hervor, welche beim Trinken an der andern Brust verschwanden. A. Mayer hat in der Milch einer an starkem Ikterus leidenden Frau Gallensäuren nachweisen können; das Kind erbrach um diese Zeit sehr häufig.

Wenn nach dem Vorstehenden die Gefahren, welche die Brusternährung bei Erkrankungen der Mutter für das Kind mit sich bringt, in der weitaus überwiegenden Mehrzahl der Fälle recht gering anzuschlagen sind, kann jede Krankheit durch die Schwere ihres Verlaufs gelegentlich die Veranlassung sein, im Interesse der Mutter das Kind nicht anzulegen, auch dann, wenn das Stillen nicht gerade eine direkte Gefahr für die erkrankte Frau in sich birgt. Ob in solchen Fällen gestillt wird, hängt von dem jeweiligen Milchreichtum der Brust, der Art und dem Grad ihrer Entleerbarkeit, überhaupt von dem Bestehen etwaiger Stillschwierigkeiten, nicht zuletzt auch von den Wünschen und den Beschwerden ab, welche die schwerkranke Frau beim Anlegen des Kindes empfindet. Leidet eine Frau an einer prognostisch ungünstigen oder zweifelhaften Erkrankung, wird man wohl nur in seltenen Ausnahmefällen stillen lassen; ist die Prognose trotz schwerer Erkrankung eine günstige, so wird man sich im allgemeinen zum Anlegen des Kindes oder doch zur Verfütterung der abgezogenen Muttermilch entschließen.

Praktisch wichtiger ist die Frage, inwieweit Schwächezustände, Anämie und Nervosität bei den Müttern durch das Stillen in ungünstigem Sinn beeinflußt werden können. Man ist in dieser Hinsicht vielfach zu nachsichtig. Wenn man sieht, wie häufig ursprünglich zarte, blasse Frauen während der Laktation geradezu aufblühen, wird man sich a priori wohl stets für das Stillen aussprechen müssen. Zlocisti meint, daß die Frau, wenn das Kind gedeiht, eben nicht „zu schwach" sei; er glaubt, daß dort, wo sich trotz scheinbar reichlicher Laktation Beschwerden bei der Mutter einstellen, auch das Kind nicht gedeihe. Sei dem wie immer, so wird man sich eben abwartend verhalten; ein Verbot, das neugeborene Kind wegen zarter Konstitution der Mutter nicht anzulegen, ist unter allen Umständen zu verwerfen. Ganz dasselbe gilt von hysterischen Zuständen und dem, was man gewöhnlich als Nervosität bezeichnet. Wenn eine Mutter ihr Kind liebt, so werden bei den Zwischenfällen, welche die künstliche Ernährung während des Säuglingsalters viel häufiger mit sich bringt als die natürliche, gewöhnlich viel mehr Anforderungen an ihre Nerven gestellt, als wenn sie ihr Kind stillt. Man muß dies den Frauen sagen und sie auch darüber beruhigen, daß die Unannehmlichkeiten, welche das Stillen in den ersten Tagen zuweilen mit sich bringt, im Laufe der ersten Wochen zu verschwinden pflegen. Ausgesprochene Psychosen und ihnen nahekommende hysterische Zustände können selbstverständlich die Veranlassung sein, das Kind nicht anzulegen oder nach kurzer Zeit abzusetzen. Es kommt vor, daß Frauen schwere nervöse Aufregungszustände bekommen, so oft man ihnen das Kind an die Brust legt; sind sie einer vernünftigen psychischen Behandlung nicht zugänglich, so muß hier auf das Stillen meistens verzichtet werden.

Von gynäkologischer Seite wird darauf hingewiesen, daß mitunter hartnäckige Genitalblutungen durch sofortiges Abstillen zur Heilung gebracht werden können, sowie daß zuweilen andauernde Uteruskontraktionen momentan aufhören, wenn das Kind abgesetzt wird (Chrobak).

In Fällen wie die letztgenannten hat man eben abzuwägen, welcher Teil mehr gefährdet ist; das Kind, wenn es abgesetzt wird, oder die Mutter, wenn sie weiterstillt. Man wird z. B. bei einem debilen oder frühgeborenen Kind, welches durch eine künstliche Ernährung mit allergrößter Wahrscheinlichkeit schwer geschädigt wird, wegen Nervosität oder Schwächezuständen der Mutter unter gar keinen Umständen, aus andern, gewichtigeren Gründen nur im äußersten Fall auf die natürliche Ernährung verzichten; handelt es sich jedoch um ein starkes, allem Anschein nach widerstandskräftiges Kind, so wird man sich nach einiger Zeit zu einer Zufütterung von Kuhmilch und, wenn diese gut vertragen wird, auch zur ausschließlich künstlichen Ernährung entschließen können. Der gegenüber der Mutter rücksichtslose Stillfanatismus mancher Kinderärzte hat unleugbar etwas Unsympathisches an sich und dürfte der Sache manchmal mehr schaden als nützen. Ein etwas gemäßigterer Standpunkt scheint durchaus geboten. Man soll nicht immer nur die Extreme „Stillen oder Nichtstillen" vor sich sehen, sondern auch Mittelstufen berücksichtigen. Wenn wir unbedingt für die natürliche Ernährung des Neugeborenen eintreten, so ist damit nicht gesagt, daß jedes Kind ½—¾ Jahre an der Brust bleiben muß, daß es bei gutem Gedeihen nicht schon früher gemischt oder ausschließlich künstlich ernährt werden kann, wenn es im Interesse der Mutter zu wünschen ist. Chrobak rät dann abzustillen, wenn eine stillende Frau an Gewicht abnimmt, wenn ihr Aussehen sich verschlechtert, Üblichkeiten, Appetitlosigkeit, Ohnmachtsanfälle, Müdigkeit oder Schlaflosigkeit eintreten, wenn Neuralgien, Rücken- und Kreuzschmerzen oder ziehende Schmerzen in den Brüsten und Schultern sich einstellen.

Auch gegenüber jenen Frauen, welche ungern stillen und eine Einschränkung ihrer Freiheit befürchten, ist ein liberaler Standpunkt der klügste. Es werden sich gewiß viele Frauen williger zum Stillen entschließen, wenn man ihnen sagt, daß sie bei gutem Gedeihen des Kindes vielleicht schon nach wenigen Wochen von ihrer Stillpflicht teilweise dispensiert werden können. Die Schwierigkeit der künstlichen Ernährung nimmt, wie Czerny sagt, mit jedem Tag, wo das Kind entweder ganz oder doch zum Teil Frauenmilch erhält, ganz erheblich ab. Vom zweiten oder dritten Monat an gelingt es sicher in den meisten Fällen mit bestem Erfolg, ein gesundes, bis dahin natürlich ernährtes Kind mit Kuhmilch zu ernähren. Es hat gar keinen Sinn, diese Tatsache den Frauen zu verschweigen.

Die absolute Notwendigkeit, ein Kind vom ersten Lebenstag an ausschließlich künstlich zu ernähren, ergibt sich nach dem Gesagten nur selten. Abgesehen von den wenigen Fällen, in welchen der Arzt wegen Erkrankung oder Tod der Mutter in die Zwangslage versetzt ist, ein neugeborenes Kind von Anfang an mit Kuhmilch zu ernähren, ereignet es sich jedoch auch in unserer, im allgemeinen doch ziemlich stillfreudigen Zeit manchmal, daß eine Frau sich von vornherein weigert, ihr Kind zu stillen.

Unsere Erfahrungen über die künstliche Ernährung Neugeborener sind ziemlich dürftig. Sie beziehen sich in der Mehrzahl der Fälle auf Kinder, welche erst von der zweiten oder dritten Woche an künstlich ernährt wurden; über die künstliche Ernährung innerhalb der ersten Woche wissen wir recht wenig. Daß es möglich ist, ein Kind von Anfang an mit Kuhmilch aufzuziehen, muß unbedingt zugegeben werden. So berichtet z. B. Kassowitz in seinem Lehrbuch über ein Kind, welches sich bei ausschließlich künstlicher Ernährung in jeder Hinsicht tadellos entwickelte, und es unterliegt keinem Zweifel, daß sich derartig glücklich verlaufende Fälle gar nicht so selten ereignen. Die Toleranz verschiedener Kinder gegenüber den Anforderungen, welche die Ernährung an ihren Organismus stellt, schwankt eben in weiten Grenzen. Wie oft sieht man in Kinderambulatorien wahre Prachtexemplare von Säuglingen, von denen man zu seiner Verwunderung hört, daß sie nicht nur niemals Frauenmilch erhalten haben, sondern überhaupt in einer Weise aufgezogen wurden, welche den Regeln der Pädiatrie nichts weniger als entspricht. Da es sich bei jenen Kindern, die trotz rein künstlicher Ernährung tadellos gedeihen, wahrscheinlich um derartig extrem tolerante Individuen handelt, ist es schwierig, sich darüber ein Urteil zu bilden, inwieweit die Ernährungserfolge gerade auf die in den speziellen Fällen angewendeten Ernährungsmethoden zurückzuführen sind. Bei guter Konstitution des Kindes scheinen die differentesten Methoden zum Ziel zu führen. Man hört von guten Erfolgen bei fettarmen und fettreichen, kohlehydratarmen und kohlehydratreichen, eiweißarmen und eiweißreichen, salzarmen und salzreichen Gemischen, z. B. Buttermilch, — Rahmgemenge, Backhausmilch [1]); zuckerfreien Milchmischungen, — Malzsuppe; ¼-Milch, — Vollmilch, Eiweißmilch usw.

Die gangbaren Vorschriften bezüglich der künstlichen Ernährung des Neugeborenen sind weniger praktisch erprobt (dazu ist das klinische Beobachtungsmaterial zu klein), als vielmehr nach den Grundsätzen der Säuglingsheilkunde überhaupt theoretisch erschlossen.

Die verbreitetste, in die meisten Ernährungsschemata aufgenommene Ernährungsmethode besteht in der Verabreichung von ⅓-Milch, welche entweder nach der Heubnerschen Vorschrift aus einem Teil Milch und zwei Teilen 8%iger Milchzuckerlösung hergestellt oder auch mit geringerem Zuckerzusatz gereicht wird. Langstein und L. F. Meyer empfehlen folgende Trinkmengen und Mischungen:

1. Tag	—		—
2. „	60 ccm ⅓-Milch	+ 2 g Zucker	(6 × 10 ccm)
4. „	120 „ „ „	+ 2 „ „	(6 × 20 „)
5. „	180 „ „ „	+ 5 „ „	(6 × 30 „)
6. „	240 „ „ „	+ 5 „ „	(6 × 40 „)
7. „	300 „ „ „	+ 10 „ „	(6 × 50 „)
2. „	360 „ „ „	+ 10 „ „	(6 × 60 „)
3. Woche	500—600 ccm ⅓-Milch	+ 20 „ „	(5 × 100—120 ccm)
3. und 4. Woche .	750 ccm ⅓-Milch (mit Schleim)	+ 20 „ „	(5 × 150 ccm)

Über die tatsächlich getrunkenen Nahrungsmengen künstlich ernährter Neugeborener orientieren folgende Beobachtungen Cramers (⅓-Milch mit Milchzuckerzusatz).

---

[1]) Die Backhausmilch ist nichts anderes als eine mit Rahm und Zucker versetzte verdünnte Kuhmilch, in welcher das Eiweiß durch Trypsin vorverdaut ist. Daß eine solche Vorverdauung gänzlich überflüssig ist, ergibt sich aus der Tatsache, daß schon der Embryo über die für den Eiweißabbau notwendigen Fermente verfügt. Die Fettanreicherung ist zwar theoretisch besser begründet, da sie auf dem Gedanken basiert, eine der Frauenmilch quantitativ möglichst analog zusammengesetzte Nahrung zu erzielen (wie beim Biedertschen Rahmgemenge, bei der Gärtnerschen Fettmilch etc.). Es hat sich jedoch gezeigt, daß die relativ fettreichen Mischungen den gewöhnlichen Milchverdünnungen im allgemeinen nicht überlegen sind. Sollte sich im späteren Säuglingsalter ausnahmsweise einmal eine Fettzulage zur Nahrung als nützlich erweisen — man kann dieser Forderung durch Verwendung von Rahmverdünnungen oder Rahmzusatz unschwer nachkommen — so liegt beim neugeborenen Kind wohl niemals eine solche Indikation vor. Es scheint nicht unwichtig, darauf hinzuweisen; denn die Backhausmilch erfreut sich gerade als Nährmittel für die jüngsten Säuglinge eines besonderen Rufs. Es soll keineswegs geleugnet werden, daß mit dem Präparat gute Ernährungsresultate erzielt werden können; aber es steht wohl außer Zweifel, daß gewöhnliche Milchverdünnungen, wenigstens solche von gleichem kalorischen Wert, dieselben Dienste leisten. Wenn sich die wesentlich teuerere Konserve bei einer großen Zahl von Ärzten einer so außerordentlichen Beliebtheit erfreut, so ist dies wohl in erster Linie darauf zurückzuführen, daß die Verordnung eines trinkfertigen Präparats am wenigsten Kopfzerbrechen verursacht.

Anfangsgewicht	1.	2.	3.	4.	5.	6.	7.	8.	9. Tag
3400 g	0	50	120	110	250	350	400	480	500 ccm
3320 „	10	30	50	190	320	360	380	420	440 „
3150 „	15	30	45	100	170	220	260	290	350 „
3240 „	0	10	30	90	130	200	240	290	320 „

Auch Czerny und Keller sehen die $\frac{1}{3}$-Milch mit Milchzuckerzusatz (ein Kaffeelöffel auf 100 ccm Mischung) für ein gesundes neugeborenes Kind als die geeignetste Ausgangsnahrung an und halten schwächere Konzentrationen (1 : 3 oder 1 : 4), wie sie von manchen Autoren für die ersten Tage oder Wochen vorgeschlagen werden (Biedert, Döbeli), für entbehrlich.

Da die gewöhnliche $\frac{1}{3}$-Milchmischung auch bei Anreicherung mit Zucker nur etwa 400 Kalorien im Liter enthält (Finkelstein), bleibt die Zufuhr an Brennmaterial stets weit unter dem Niveau des natürlich ernährten Kindes, wenn nicht die Trinkmenge gegenüber letzteren erheblich vergrößert wird. Da eine überreichliche Flüssigkeitszufuhr nicht empfehlenswert ist und von den meisten Neugeborenen, wenigstens während der ersten Woche, zurückgewiesen werden dürfte, hat man versucht, von vornherein stärkere Konzentrationen zu verwenden. Kassowitz hat die Erfahrung gemacht, daß eine Mischung von gleichen Teilen Wasser und Milch, also $\frac{1}{2}$-Milch, mit einem ergänzenden Zusatz von Zucker schon vom neugeborenen Kind vortrefflich toleriert wird, vorausgesetzt, daß nie mehr als fünf Mahlzeiten in 24 Stunden bewilligt werden. Auch Marfan gibt schon in der ersten Lebenswoche $\frac{1}{2}$-Milch, die er durch Mischung von gleichen Teilen Milch und 10 % igem Zuckerwasser herstellt. Er empfiehlt folgendes Schema:

1. Tag	1—2 mal	8 g	$\frac{1}{2}$-Milch
2. „	6 „	8—12 „	„ „
3. „	7 „	12—20 „	„ „
4.—7. Tag	7 „	30—40 „	„ „
7.—30. Tag	7 „	45—90 „	$\frac{2}{3}$-Milch

Daß bei entsprechend vorsichtiger Dosierung auch stärkere Konzentrationen, wie z. B. $\frac{2}{3}$-Milch, einem gesunden jungen Säugling, wenigstens von der dritten Woche ab, nicht schaden, hat Verf. oft zu beobachten Gelegenheit gehabt. Von französischen Autoren (Budin, Variot u. a.) wurde sogar unverdünnte Kuhmilch mit gutem Erfolg an Neugeborene verfüttert. Nach Heubner muß man in diesem Fall die Einzelmahlzeiten ein wenig größer, aber seltener darreichen als bei der natürlichen Ernährung.

1. Tag	3 mal	5—10 g	Vollmilch oder nur Tee
2. „	4 „	15—20 „	„
3. und 4. Tag	5 „	40 „	„
vom 5. Tag an	5 „	50—60 „	„
dann allmählich ansteigend auf . . .	5 „	70—80 „	„

Wie man sieht, sind, selbst wenn man von komplizierten Nährgemischen absieht, die extremsten Methoden in Anwendung.

Verf. selbst möchte sich im allgemeinen dahin aussprechen, daß für die ersten Trinktage, etwa die erste Woche, aus prophylaktischen Gründen eine relativ stark verdünnte Milchmischung, wie die $\frac{1}{3}$-Milch, am empfehlenswertesten ist; der Nahrungsbedarf ist gering und der Flüssigkeitsbedarf wird auch mit einer starken Milchverdünnung gedeckt. Während der ersten 8—10 Tage ist es wahrscheinlich ziemlich gleichgültig, ob man die Verdünnungen 1:1, 1:2, oder 1:3 verwendet; der Grad der Milchverdünnung ist weniger von Bedeutung als die absolute Menge der Nahrung (Cramer). Der Gewichtsverlauf kann auch bei kalorisch sehr minderwertiger Nahrung vollkommen der Norm entsprechen (siehe die auf S. 92 angeführte Beobachtung Cramers). Später, etwa im Verlauf der zweiten oder dritten Woche, kann man wohl in den meisten Fällen ohne Bedenken zur ½- oder selbst ⅔-Milch übergehen. Der Zuckerzusatz soll wegen der Gefahr der die Darmschleimhaut reizenden Gärungen anfangs ein geringer sein; man kann den Zucker während der ersten Tage ohne weiteres ganz weglassen und soll auch während der zweiten und dritten Woche dem Gemisch nicht mehr als 3—5 % Zucker zusetzen. Die während der letzten Jahre viel diskutierte Frage, welcher Zucker als Zusatz zur Säuglingsnahrung der geeignetste sei, tritt auf diese Weise in den Hintergrund. Zwischen der Wirkung des Milch- und Rohrzuckers dürften bei geringer Dosierung keine nennenswerten Unterschiede bestehen, wenigstens nicht gerade zugunsten des Milchzuckers. Man kann auch schon beim jungen Säugling die für den Ansatz weitaus wertvolleren Malzzucker-Dextrinpräparate anwenden (Soxhlets Nährzucker, Loefflunds Nährmaltose u. dgl.). Als Verdünnungsflüssigkeit wird anfangs Wasser gewählt. Wenn Doebeli vorschlägt, von der zweiten bis dritten Lebenswoche an eine dünne Hafer- oder Reisschleimabkochung als Zusatz zur Milch zu wählen, so ist dagegen nichts einzuwenden. Bezüglich der Zahl der Mahlzeiten gelten im allgemeinen dieselben Regeln wie bei der natürlichen Ernährung. Auch bezüglich der Trinkmengen hält man sich am besten an dieses Vorbild, ungeachtet des geringeren Nährwerts der Kuhmilchverdünnung.

Die Ernährung soll während der ersten 2—3 Lebenswochen so geleitet werden, daß auch bei künstlicher Ernährung von dem Moment des physiologischen Gewichtsminimums an die Gewichtskurve täglich ansteigt; die Steilheit des Anstieges ist von untergeordneter Bedeutung, nur soll keine weitere Abnahme eintreten. In der ersten Woche dürfte dieses Ziel in den meisten Fällen auch bei der kalorisch knapp bemessenen Ernährung mit ⅓-Milch erreicht werden können.

Unangenehme Folgen der Unterernährung, Symptome des Milchnährschadens, einer beginnenden Atrophie (Bilanzstörung, Dekomposition mit Ausscheidung von Seifenstühlen), treten wohl erst gegen Ende derjenigen Periode auf, die man als die des Neugeborenen bezeichnet. Man wird dann entweder trachten, die Frauenmilchernährung (Amme) einzuleiten oder wird in der gewohnten Weise zu kohlehydratreicheren Mischungen, wie Kellerscher Malzsuppe (Schelble), Buttermilch u. dgl., oder zur Eiweißmilch übergehen. Auf die Aussichten und mannigfachen Gefahren der Ernährungstherapie soll hier nicht näher eingegangen werden.

Die Verfütterung der erwähnten kohlehydratreichen Nährgemische mag in manchen Fällen schon innerhalb der ersten Wochen, ja selbst vom ersten Lebenstag an von Erfolg gekrönt sein (z. B. Buttermilch mit 5% igem Rohrzuckerzusatz ohne Mehl nach Hoffa); auch fettreichere Milchpräparate, welche in ihrer prozentischen Zusammensetzung der Frauenmilch ähneln, mögen in manchen Fällen zu gutem Gedeihen des Kindes führen, doch möchten wir sie aus Gründen der Vorsicht im allgemeinen nicht empfehlen. Die Ernährungserfolge sind zwar anfangs denen bei kalorienarmen Milchverdünnungen sicherlich überlegen; doch muß man bei so starker Inanspruchnahme der Toleranz des zarten Organismus auf den Eintritt von üblen Zwischenfällen gefaßt sein. Die schädigende Wirkung äußert sich in erster Linie in einer Reizung der Darmschleimhaut; sie kann von den Säuren herrühren, welche aus den reichlich zugeführten Kohlehydraten durch bakterielle Gärung entstehen, oder von den Molkenbestandteilen, gegenüber welchen der junge Säugling besonders empfindlich ist (Helbich). Jedenfalls ist es besser, wenn man anfangs auf rasche Gewichtszunahme verzichtet.

In jüngster Zeit wurde die bei Ernährungsstörungen älterer Säuglinge mit so großem Erfolg angewendete Eiweißmilch nach Finkelstein-Meyer auch zur Ernährung gesunder Neugeborener empfohlen. Der wesentliche Erfolg der Eiweißmilchtherapie beruht auf der durch die Kaseinanreicherung bewirkten Hintanhaltung einer Darmreizung, sowie auf der Möglichkeit einer relativ reichlichen Kohlehydratzufuhr ohne Darmschädigung. Man kann die Eiweißmilch, schon aus prophylaktischen Gründen, gewiß auch als Nahrung des Neugeborenen verwenden. Benfey ist tatsächlich zu dem Resultat gelangt, daß bei Ernährung Neugeborener mit Eiweißmilch bei sachgemäßer Technik bessere Resultate erzielt werden können als mit irgend einer andern künstlichen Ernährung, — allerdings waren die Kinder, über die er berichtet, schon 1—2 Wochen alt. Die Tagesmengen der Eiweißmilch sollen 150 bis 200 g pro kg Körpergewicht betragen. Der Zuckerzusatz (Malzzuckerpräparate) soll nie geringer als 3 % sein; im allgemeinen soll man mit 5 % beginnen und bei Ausbleiben von Gewichtszuwachs und sonstigem Fehlen von Störungen auf 6—8 % steigen. Vielleicht gelingt es mit Hilfe dieser Ernährungsmethode einer Unterernährung vorzubeugen, welche bei künstlich ernährten Kindern um die Mitte des ersten Lebensmonats immerhin schon gewisse Gefahren mit sich bringen dürfte (L. F. Meyer).

Steht keine Eiweißmilch zur Verfügung, so kann man ähnliche, leichter herzustellende Gemische verwenden, wie die kaseinangereicherte Kuhmilch von Heim und John, die Larosanmilch von Stoeltzner, die Eiweiß-Rahmmilch von Feer usw. Das bisher vorliegende Beobachtungsmaterial ist zu klein, um ein abschließendes Urteil zu fällen, doch hat es in der Tat den Anschein, als ob die kaseinreichen Kuhmilchmischungen sich für jene Kinder, welche von Anfang an künstlich ernährt werden müssen, als besonders zweckmäßig erweisen dürften.

Die Milchmischungen, welche für die ausschließlich künstliche Ernährung genannt wurden, sind auch für das Allaitement mixte zu empfehlen. Wie schon öfter betont, ist während der ersten Woche eine Zufütterung von Kuhmilch in der Regel zu umgehen; sollte sie sich als notwendig oder wünschenswert erweisen, kann man sich leicht auf 1—2 Mahlzeiten von 50—60 ccm $\frac{1}{3}$- oder $\frac{1}{2}$-Milch beschränken. Von der zweiten Woche ab steigert man die Einzeltrinkmengen auf 100—120 ccm. Die Zahl der Kuhmilchmahlzeiten richtet sich ganz nach der zur Verfügung stehenden Brustmilch; sehr häufig kommt man mit 1—2 Flaschen täglich auch für längere Zeit aus. Die Zufütterung kann auch in der Weise vorgenommen werden, daß man nach jeder Brustmahlzeit etwas Kuhmilchmischung nachtrinken läßt; im allgemeinen ist aber eine Sonderung der Brust- und Kuhmilchmahlzeiten mehr zu empfehlen. Die Beifütterung von kohlehydratreicheren Gemischen (Liebig-Suppe, Keller-Suppe, holländischer Milch), welche bei etwas älteren unterernährten Brustkindern manchmal sehr gute Resultate gibt, ist während der ersten drei Wochen vielleicht nicht ganz ungefährlich und meist überflüssig.

Es sei nochmals nachdrücklich darauf hingewiesen, daß die Erfolge der Zwiemilchernährung, selbst wenn die verfütterte Kuhmilchmischung über die Frauenmilch quantitativ prävaliert, weitaus bessere Resultate liefert wie die ausschließlich künstliche Ernährung. Das Allaitement mixte ist deshalb auch besonders für Frauen geeignet, welche aus sozialen Gründen untertags ihre Kinder nicht stillen können. Auch die kleinste Menge Frauenmilch ist für einen jungen Säugling von unschätzbarem Wert.

D. Die Ernährung durch eine Amme.

Der weitaus beste Ersatz für die Ernährung an der Mutterbrust ist die Ernährung durch eine Amme. So sehr man sich vor der frühen Einleitung der künstlichen Ernährung sträuben soll, so bereitwillig kann man sich dem Vorschlag gegenüber zeigen, eine Amme zu engagieren, wenn die Mutter nicht stillen kann oder will. Die Ernährung durch eine Amme ist auch in jenen Fällen das beste Auskunftsmittel, wo schwer zu überwindende Stillschwierigkeiten oder irgendwelche Kontraindikationen gegen das Stillen vorliegen, mag die Berechtigung der letzeren auch eine zweifelhafte sein.

Auf die Ammenwahl und Ammenuntersuchung soll nicht näher eingegangen und nur einiges für die Neugeborenenperiode Wichtige hervorgehoben werden. Wolf verlangt von einer „idealen" Amme folgende Eigenschaften:

1. daß ihre Brüste eine genügend große Milchmenge von guter Qualität sezernieren;
2. daß ihr Gesundheitszustand einwandfrei sei;
3. daß ihre Entbindung etwa drei Monate zurückliege, und endlich
4. daß das von ihr gesäugte eigene Kind frei von Syphilis sei und eine befriedigende Entwicklung aufweise.

Bezüglich des ersten Punktes darf man bei einer Amme, welche für ein neugeborenes Kind bestimmt ist, relativ geringe Ansprüche stellen, doch wird man trotzdem nicht eine milcharme Brust wählen, weil ja die betreffende Amme gewöhnlich für eine längere Stillzeit ausreichen soll. Die dritte Forderung, daß eine Amme erst drei Monate nach ihrer Entbindung als solche verwendet werden soll, wurde im Hinblick auf die Gefahr der latenten Syphilis des Kindes aufgestellt; denn „ein Kind, das bis gegen das Ende des dritten Monats keine Syphilismanifestation aufweist, ist höchstwahrscheinlich syphilisfrei, und erlaubt schon einigermaßen den Rückschluß, daß auch seine Mutter frei von Syphilis ist oder zumindest das infektiöse Stadium hinter sich hat". Damit ist nun freilich eine Inkongruenz zwischen Laktationsperiode und Alter des Kindes gegeben. Für ein neugeborenes Kind ist die Kolostral- oder Frühmilch im Hinblick auf ihre chemischen und biologischen Eigenschaften sicherlich die einzige im strengen Sinn des Wortes physiologische Nahrung. Doch hat sich ergeben, daß die Ernährungserfolge mit Frauenmilch aus einer späteren Laktationsperiode auch beim Neugeborenen durchaus befriedigend sind. Die Forderung, daß das Kind, für welches die Amme bestimmt ist, und das der letzteren ungefähr gleichalterig sein sollen, hat man deshalb fallen gelassen. Man muß nur zwei Punkte berücksichtigen:

1. Daß das neugeborene Kind an der in voller Sekretion befindlichen Brust leicht zu viel trinken kann. Dies kann durch strenge Einhaltung der Zahl und Dauer der Mahlzeiten meist leicht vermieden werden.

2. Daß infolge der relativ geringen Trinkmengen eines Neugeborenen in den Brüsten der Amme Stauungserscheinungen und deren Folgen eintreten können. Das beste Mittel zur Verhütung dieser Übelstände ist es unzweifelhaft, das Ammenkind abtrinken zu lassen; da dies aus äußeren Gründen nicht immer möglich ist, muß darauf geachtet werden, daß die überschüssige Milch mehrmals täglich abgedrückt oder abgepumpt wird.

Das klinische Beobachtungsmaterial über das Verhalten neugeborener Kinder, welche von Ammen gestillt wurden, ist klein. Gundobin berichtet unter anderm über vergleichende Untersuchungen von Fessenko, bei denen die von Ammen genährten Kinder dieselben Verhältnisse darboten wie die an der Mutterbrust ernährten, und führt die folgenden drei Beispiele aus Beobachtungen von Sadoffsky an. Die betreffenden Frauen hatten nach der Entbindung erst ihre eigenen Kinder gestillt und nach 2—3 Wochen das Stillgeschäft an andern Kindern als Ammen fortgesetzt.

Fall	Tag	Kind	24 stündige Trinkmenge	Gewichtszu- resp. -abnahme	Gewichtsverlust durch Stuhl u. Harn
	1	Eigenes	0	—158	50
		Fremdes	37	— 99	37
I	2	Eigenes	42	—124	46
		Fremdes	164	+ 16	53
	3	Eigenes	32	— 13	23
		Fremdes	81	+ 49	0
	1	Eigenes	5	— 79	33
		Fremdes	99	— 50	79
II	2	Eigenes	4	— 86	30
		Fremdes	201	— 37	127
	3	Eigenes	52	— 31	22
		Fremdes	264	+ 57	71
	1	Eigenes	9	—174	51
		Fremdes	42	—161	119
III	2	Eigenes	49	—130	82
		Fremdes	130	— 49	82
	3	Eigenes	106	— 36	59
		Fremdes	199	— 32	128

Aus den angeführten Zahlen geht hervor, daß sich die von der Amme ernährten Kinder in besseren Verhältnissen befanden, jedoch wurden selbst bei reichlichem Milchgehalt der Brüste am ersten Lebenstag verhältnismäßig nur geringe Quantitäten Milch aufgenommen. Von Interesse ist auch, daß die Kinder trotz der größeren Trinkmengen dennoch Gewichtsverluste erlitten haben.

Eine gute Vorstellung über die Trinkmengen eines an der Amme ernährten neugeborenen Kindes gibt folgender Fall:

```
2. Tag . . . . . . . 40,  20,  20,  30,  40,  30,  30 = 210 g
3.  „  . . . . . . . 40,  40,  40,  40,  25,  40,  45 = 270 „
4.  „  . . . . . . . 40,  60,  60,  60,  50          = 270 „
5.  „  . . . . . . . 35,  60,  50,  50,  50          = 245 „
6.  „  . . . . . . . 35,  50,  60,  70,  60,  70     = 345 „
7.  „  . . . . . . . 60,  60,  70,  70,  70,  70,  70 = 470 „
8.  „  . . . . . . . 50,  65,  70,  50,  60,  70     = 365 „
```

Die Trinkmengen sind nur während der ersten zwei Stilltage verhältnismäßig groß. Während der folgenden Tage überschreiten sie trotz des sehr beträchtlichen Angebots kaum das Maß der von normalen Kindern getrunkenen Muttermilch. Es handelte sich um ein durchaus gesundes Kind von 4000 g Geburtsgewicht. Es wog nach einer Woche um 270 g weniger als nach der Geburt, nahm von da an aber stetig zu und entwickelte sich während der folgenden Monate in jeder Beziehung tadellos. Das Geburtsgewicht wurde erst nach drei Wochen überschritten. Die Amme stand im 4. Monat der Laktation.

Das frühgeborene Kind.

Als frühgeboren bezeichnet man ein vor dem normalen Schwangerschaftsende geborenes Kind. Infolge der vorzeitigen Unterbrechung der Schwangerschaft wird das Kind in einem Entwicklungsstadium ins extrauterine Leben versetzt, welches unter normalen Verhältnissen noch in utero durchlaufen wird. Die Rückständigkeit der Funktionen, welche das rechtzeitig geborene Kind unter physiologischen Verhältnissen zeigt, ist deshalb beim frühgeborenen je nach seinem Entwicklungsalter eine entsprechend erheblichere. In diesem Verhalten liegt der Grund, weshalb das frühgeborene Kind gegenüber dem rechtzeitig geborenen einen gewissen Grad von „Lebensschwäche" zeigen muß, eine geringere Widerstandskraft gegenüber den Anforderungen des extrauterinen Lebens. Es handelt sich jedoch nur um eine „relative" Lebensschwäche, welche allein in der Unreife des Organismus begründet ist und von der absoluten Lebensschwäche, welche auf einer krankhaften Veranlagung beruht, wohl unterschieden werden muß.

Um diese Begriffe klarzustellen, hat Pfaundler die Lebenspotentialkurve eines frühgeborenen gesunden Kindes der eines rechtzeitig geborenen gegenübergestellt. Unter Lebenspotential versteht man nach Escherich die einem jeden Lebewesen zukommende Fähigkeit, sich „mittelst Assimilation und Energieumsatz in seiner Eigenart zu erhalten, zu wachsen und sich fortzupflanzen". Als Ausdruck dieses Lebenspotentials kann die Gewichtszunahme dienen, welche pro Körpergewichtseinheit in der Zeiteinheit erfolgt. (Nach Pfaundler handelt es sich bei dieser Wertbemessung streng genommen nur um ein „Wachstumspotential".) Es läßt sich nun zeigen, daß trotz des weniger steilen Anstiegs der Gewichtskurve beim Frühgeborenen der Zuwachskoeffizient nicht nur kein geringerer, sondern sogar ein höherer sein kann wie beim normalen rechtzeitig geborenen Kind, daß also das „lebensschwache" frühgeborene Kind, wenn es nicht krank ist, sogar ein höheres Lebenspotential, mehr „Lebenskraft", aufweist als das am normalen Schwangerschaftsende geborene Normalkind. Es ist dies verständlich, wenn man berücksichtigt, daß die physiologische Lebenspotentialkurve während des intra-, sowie während des extrauterinen Lebens ein ununterbrochenes Absinken aufweist; das (gesunde) Frühgeborene ist an Konzeptionsalter jünger, deshalb mit Wachtumspotential noch besser begabt. Wenn man die Potentialkurve des frühgeborenen Kindes in der Weise verschiebt, daß man sein Alter nicht nach dem Geburtstermin, sondern nach dem Zeitpunkt der Konzeption mißt, so erhält man eine Kurve, welche sich mit der des normal geborenen Kindes nahezu deckt. Daraus geht hervor, daß die Lebensschwäche des gesunden frühgeborenen Kindes nur einen relativen Begriff

darstellt, und nur durch den vorzeitigen Eintritt in das extrauterine Leben gegeben ist. Je früher die in ihrer Entwicklung noch auf das intrauterine Dasein
angewiesene Frucht den mütterlichen Uterus verläßt, desto größer wird ihre
relative Lebensschwäche und desto geringer ihre Lebensfähigkeit, obzwar die
Organe die ihnen tatsächlich zukommenden Funktionen in vollkommener Weise
zu erfüllen imstande sind.

Zu der relativen Lebensschwäche des Frühgeborenen gesellt sich nun
freilich in vielen Fällen eine absolute Debilitas vitae oder eine krankhafte Veranlagung hinzu, da die Frühgeburt häufig infolge einer Erkrankung der Mutter
oder der Frucht erfolgt und letztere dann in mehr minder geschädigtem Zustand
geboren werden kann.

Wenn ein Kind am normalen Schwangerschaftsende geboren wird, so
bezeichnet man es als „ausgetragen“; ein solches Kind ist gewöhnlich auch als
„reif“ zu bezeichnen, doch dürfen die beiden Begriffe nicht identifiziert werden
(Frank). Es gibt Kinder, welche ausgetragen, und doch nicht reif sind, resp.
solche, bei welchen die Entwicklung mit der Schwangerschaftsdauer in keinem
Einklang steht; so berichtet z. B. Ahlfeld über einen Fall, bei welchem trotz
einer sicher erwiesenen Schwangerschaftsdauer von 38 Wochen ein Kind von
1590 g geboren wurde. Wenn auch die Berechnung der Graviditätsdauer nur
sehr zweifelhafte und ungenaue Anhaltspunkte gewährt, so fällt doch auf,
wie sehr manche Kinder, welche an dem von der Mutter erwarteten Termin
zur Welt kommen, bezüglich ihrer Körpermaße und ihres ganzen Aussehens
an Frühgeborene gemahnen. Vielleicht handelt es sich in manchen dieser Fälle,
wie Ahlfeld annimmt, um Entwicklungshemmungen der Frucht infolge Krankheiten der Mutter (z. B. chronische Nephritis). Solche Kinder verhalten sich
auch in ihrer weiteren Entwicklung wie Frühgeborene, wenn auch keineswegs
immer wie solche, welche mit absoluter Lebensschwäche behaftet sind; es
sind dies also Kinder, welche am normalen Ende der Schwangerschaft, nach
normaler Tragzeit, aber in unreifem Zustand geboren werden.

Obzwar sich nach dem Gesagten die Begriffe „Frühgeburt“ (Zeitbegriff),
„Lebensschwäche“ (Konstitutionsbegriff) und „Unreife“ (Entwicklungsbegriff)
theoretisch keineswegs decken, so fallen sie doch praktisch in vielen Fällen zusammen, und sind auf Grund klinischer Symptome wenigstens vor Ablauf
einer längeren Beobachtungsfrist in der Mehrzahl der Fälle kaum zu differenzieren.

Die Ursachen der zur Frühgeburt Veranlassung gebenden Unterbrechung
der Schwangerschaft sind sehr mannigfaltige und im Einzelfall sehr oft nicht
mit Sicherheit oder überhaupt nicht zu erkennen. Eine der wichtigsten Ursachen der Frühgeburt ist die Lues. Jene Kinder, welche mit manifesten Lueserscheinungen zur Welt kommen oder in den ersten Tagen erkranken, sind fast
ausnahmslos vorzeitig geboren; aber auch solche, welche erst nach einer Latenzperiode Erscheinungen zeigen, kommen häufig vor dem normalen Schwangerschaftsende zur Welt. Von anderen chronischen Erkrankungen der Mutter,
welche zur Frühgeburt Veranlassung geben, wären zu erwähnen: Tuberkulose,
Alkoholismus, Nephritis chronica, Herzerkrankungen. In ähnlicher Weise
wirken Intoxikationen (Phosphor, Arsenik, Quecksilber, Blei). Auch akute
Infektionskrankheiten der Mutter führen relativ häufig zur Frühgeburt, insbesondere Scharlach, ferner croupöse Pneumonie, Variola, Malaria, Masern,
Typhus usw. Die Frühgeburt kann auch durch lokale Erkrankungen der Gebärmutter veranlaßt werden, durch Erkrankungen der Decidua, Endometritis,
oder durch Lageanomalien des Uterus. Endlich werden sehr oft traumatische
Einflüsse (Fall, Stoß gegen den Unterleib u. dgl., Heben von schweren Gegen-
ständen, körperliche Anstrengung) als Ursache einer Frühgeburt angegeben.

Eine relativ häufige Veranlassung zur vorzeitigen Geburt gibt die Zwillingsschwangerschaft. Wenn von seiten des Geburtshelfers die künstliche Frühgeburt eingeleitet wird, so ist die Hauptindikation zu dieser Operation durch die Beckenverengerung gegeben; weit seltener kommen andere Indikationen, wie Herz- oder Lungenkrankheiten der Mutter, Nephritis, profuse Blutungen usw. in Betracht.

Die klinischen Symptome des frühgeborenen Zustandes sind je nach dem Fetalmonat, in welchem die Geburt erfolgt ist, sehr verschieden. Je mehr sich letztere dem normalen Schwangerschaftsende nähert, desto weniger charakteristisch werden die klinischen Erscheinungen; die Differentialdiagnose gegenüber einem kleinen, rechtzeitig geborenen Kind ist dann oft unmöglich.

Wenn man bedenkt, daß das Geburtsgewicht reifer Kinder zwischen Grenzen von 2½—4 kg und mehr differiert und dementsprechend auch die übrigen Körpermaße recht verschiedene sind, so kann es nicht wundernehmen, wenn auch die Körpermaße der frühgeborenen Kinder in weiten Grenzen schwanken. Oberwarth bringt folgende Zusammenstellung der von verschiedenen Autoren angegebenen Durchschnittszahlen für Gewicht und Länge in den einzelnen Fetalmonaten:

Fetalalter	Gewicht	Länge
6 Monate	330—1041 g	28—37 cm
6½ Monate	995—1408 ,,	36,3—37,5 cm
7 Monate	797—1700 ,,	33,1—41,3 cm
7½ Monate	1868—1964 ,,	42,0—42,7 cm
8 Monate	1286—2213 ,,	39,0—47 cm
8½ Monate	2424—2700 ,,	46,1—48 cm

Rommel gibt folgende Durchschnittszahlen (nach Ahlfeld und Hecker):

Alter	Gewicht	Länge
27. Woche	1140 g	36,3 cm
29. ,, ...	1575 ,,	39,6 ,,
31. ,, ...	1975 ,,	42,7 ,,
33. ,, ...	2100 ,,	43,9 ,,
35. ,, ...	2750 ,,	47,3 ,,
37. ,, ...	2875 ,,	48,3 ,,

Sichere Anhaltspunkte geben für die Diagnose des Fetalalters weder Gewicht noch Länge. Als Grenzwerte zwischen frühgeboren und ausgetragen nimmt man gewöhnlich 2500 g und 47 cm an; doch gibt es auch kleinere rechtzeitig und größere frühgeborene Kinder. Im allgemeinen wird der Länge eine größere Bedeutung beigemessen als dem Gewicht. Nach Holzbach sind die meisten Frühgeborenen kleiner als 48½ cm; Kinder von 50 cm Länge sind wohl stets reif. Die zweifelhaften Fälle bewegen sich zwischen 2000 und 2500 g Gewicht und 45—48 cm Körperlänge; niedrigere Werte sprechen wohl stets für Frühgeburt, resp. Unreife.

Auch für die übrigen absoluten Körpermaße können keine allgemein gültigen Zahlen gegeben werden. Wichtiger ist das Verhältnis zwischen einzelnen Maßen, insbesondere das zwischen Kopf- und Schulterumfang: bei unreifen Kindern überwiegt der Schulterumfang niemals den Kopfumfang (Frank). Da die unteren Extremitäten in der zweiten Schwangerschaftshälfte ein rascheres Wachstum zeigen als die obere Körperhälfte, so haben Frühgeburten aus den frühesten Fetalmonaten im Verhältnis zum reifen Kind kürzere untere Extremitäten.

Wenn man das Körpergewicht zur Körperlänge in Relation bringt, so erhält man einen Quotienten $\left(\dfrac{\text{Gewicht}}{\text{Länge}}\right)$, der beim reifen Neugeborenen 60 bis 80, beim Frühgeborenen 30—50 beträgt und bei Kindern unter 1000 g Ge-

burtsgewicht bis auf 25 herabsinken kann (Oberwarth). Als Ursache des
im Verhältnis zur Länge niedrigen Gewichtes ist die Magerkeit der frühgeborenen Kinder anzusehen.

Die Fettarmut des Unterhautzellgewebes fällt schon bei der äußeren Betrachtung des Körpers meist deutlich auf. Dem frühgeborenen Kind fehlt der
pralle Turgor der Haut, welcher das reife auszeichnet. Die Haut liegt meist
als dünner Überzug ohne wesentlichen Panniculus adiposus über Knochen und
Muskeln, bald mehr faltig, bald mehr gespannt und glänzend. Letzteres tritt
dann ein, wenn zugleich sklerematöse oder skleroedematöse Veränderungen vorliegen, wie dies bei kleinen Frühgeburten mit hochgradigen Untertemperaturen
fast immer der Fall ist. Die Farbe der Haut ist recht verschieden. Gewöhnlich sind Ikterus und Erythem bei Frühgeburten besonders stark ausgesprochen und bleiben längere Zeit bestehen als beim reifen Kind. Treten Untertemperaturen ein, so schwindet meist auch die Hyperämie. Bei den häufigen
Störungen der Atmung tritt leicht eine cyanotische Verfärbung der Haut ein.
Die Lanugobehaarung ist meist sehr reichlich vorhanden und nicht nur in der
Schultergegend, sondern auch an anderen Körperstellen, insbesondere im Gesicht, auf Stirn und Wangen, sehr ausgesprochen. Milien an der Nase sind bei
Frühgeborenen sehr oft zu finden. Die Ohrmuscheln sind infolge Dünnheit
der Knorpeln bisweilen lappig und liegen dem Schädel dicht an. Die Nägel
der Finger und Zehen sind in vielen Fällen mangelhaft entwickelt und erreichen
nicht die Fingerkuppe; doch ist dieses Symptom keineswegs konstant zu finden:
viele kleine Frühgeburten zeigen gut ausgebildete Nägel, welche die Kuppen
sogar überragen können. Die Brustdrüsen sind bei frühgeborenen Kindern
meistens winzig klein oder überhaupt nicht fühlbar; gewöhnlich stellt sich auch
keine Milchsekretion ein. Bei unreifen Mädchen decken die großen Labien die
kleinen, bei unreifen Knaben liegen die Hoden manchmal etwas höher wie
durchschnittlich bei den reifen; da die Hoden jedoch schon im siebten Monat
herabgetreten sein können, fehlt dieses Symptom sehr häufig. Defekte am
Skelett sind bei frühgeborenen Kindern gewöhnlich nicht zu erkennen; der
Weichschädel findet sich bei ihnen vielleicht sogar etwas seltener wie bei ausgetragenen Kindern. Die Fontanellengröße ist ebenso variabel wie bei letzteren.
Eine gewisse Rückständigkeit macht sich am ehesten im Bereich des Thorax
bemerkbar, dessen besondere Weichheit und Nachgiebigkeit bei der Respiration
zutage treten kann. Für die Beurteilung der Reife eines Kindes kann nach
Holzbach das Verhalten der Knochenkerne bei der Röntgenuntersuchung
vielleicht wertvolle Anhaltspunkte geben. De Vicariis macht auf Besonderheiten des Blutbildes aufmerksam. Die genannten Zeichen der Unreife finden
sich bei verschiedenen Frühgeburten in wechselnder Zahl, und kann aus ihrem
Vorhandensein oder Fehlen bezüglich Reife und Unreife in zweifelhaften Fällen
kaum ein sicherer Schluß gezogen werden.

Die Rückständigkeit der Lebensfunktionen, welche sich an allen Organ-
systemen des frühgeborenen Kindes in mehr oder minder ausgesprochenem
Grade geltend macht, kommt klinisch besonders im Verhalten der Körpertemperatur zum Ausdruck. Die Thermolabilität, welche dem neugeborenen
Kind überhaupt eigen ist, kommt dem Frühgeborenen in erhöhtem Maße zu
und hält weit längere Zeit an. Es ist insbesondere die Neigung zu Untertemperaturen, welche das klinische Bild beherrscht. Bei dem Temperatursturz des
ersten Lebenstages — die Temperatur zur Zeit der Geburt ist an sich schon
um mindestens einen halben Grad niedriger wie beim ausgetragenen Kind, —
werden oft ganz exzessiv niedrige Temperaturen erreicht; solche von 30—31°
sind gar nichts Seltenes, und bisweilen sinkt die Temperatur noch tiefer herab, —
die Kinder fühlen sich geradezu froschkalt an. Die hochgradige Hypothermie

des ersten Lebenstages darf keineswegs als ein Zeichen mangelnder Lebensfähigkeit aufgefaßt werden, erst in den folgenden Tagen kann ein Verharren auf tiefen Temperaturen von 32—34⁰ trotz Wärmezufuhr in diesem Sinne gedeutet werden. Beim lebensfähigen Frühgeborenen gelingt es, durch geeignete Wärmezufuhr die Körpertemperatur im Laufe der ersten Lebenstage doch bald wenigstens bis auf 35—36⁰ hinaufzubringen und sie auch weiterhin auf einem höheren Niveau zu erhalten. Wird jedoch die Wärmezufuhr unterbrochen, so tritt die Neigung zur Hypothermie sofort in einem raschen Absinken der Temperatur neuerlich in Erscheinung. Wenn die Erwärmung in unvorsichtiger Weise vorgenommen wird, kann auch eine Hyperthermie eintreten und die Temperatur des Kindes auf 38—39⁰ steigen, doch kommt eine solche Überhitzung gewöhnlich nur bei etwas älteren oder doch relativ gut entwickelten frühgeborenen Kindern vor. Während der ersten Tage sind hohe Außentemperaturen oft ebenso unwirksam wie jene inneren Agenzien, welche sonst Fieber hervorrufen; infektiöse Erkrankungen verlaufen speziell bei Frühgeborenen sehr häufig afebril.

Die Thermolabilität ist eine Folge des ungenügenden Wärmeregulationsmechanismus in der Haut. Die Körperoberfläche ist beim frühgeborenen Kind im Verhältnis zur Körpermasse größer, die Gelegenheit zur Wärmeabgabe also eine relativ reichliche; sie wird durch die mangelhafte Ausbildung des subkutanen Fettpolsters noch wesentlich begünstigt. Die besonders in den ersten Tagen sehr geringe Nahrungsaufnahme mag auch von einer gewissen Bedeutung sein, doch ist es kaum wahrscheinlich, daß eine relativ reichliche Zufuhr von Brennmaterial, wenn ein bestimmtes Minimum erreicht wird, die Körpertemperatur wesentlich beeinflussen dürfte: der menschliche Körper ist kein Ofen, der sich nach Belieben schwach oder stark anheizen läßt; in der Regel können die Oxydationsprozesse durch Zufuhr oxydationsfähigen Materials über ein gewisses Maß nicht gesteigert werden. Durch entsprechende Nahrungszufuhr ·kann nur verhindert werden, daß der Organismus das Wärmedefizit durch Verbrennung seines Körperbestandes auszugleichen trachtet. Babák konnte zeigen, daß der Sauerstoffverbrauch um so größer wird, je tiefer die Körpertemperatur sinkt, was gewissermaßen auf ein Eintreten der chemischen für die mangelhafte physikalische Regulation schließen läßt. (Bei diesen Oxydationsprozessen können vielleich toxisch wirkende Produkte entstehen.)

Wenn wir die wichtigste Ursache der Hypothermie in der vermehrten Wärmeabgabe zu suchen haben, welche aus der Insuffizienz der physikalischen Wärmeregulation resultiert, so haben wir die Thermolabilität der Frühgeborenen in letzter Linie doch auf die funktionelle Rückständigkeit des Zentralnervensystems zurückzuführen, welches die komplizierten Vorgänge der Thermoregulation beherrscht.

Die Rückständigkeit der Funktionen des Zentralnervensystems gibt sich insbesondere durch die auffallende Ruhe der Frühgeborenen zu erkennen. Manche Frühgeborene liegen in einem an Somnolenz erinnernden Zustand da, der durch spontanes Schreien gar nicht oder nur selten unterbrochen wird; insbesondere in den ersten Lebenstagen ist diese Ruhe bei kleinen Frühgeburten eine ganz regelmäßige Erscheinung. Auf äußere Reize tritt bei lebensfähigen Frühgeborenen immerhin eine deutliche Reaktion ein. Sie schreien, wenn auch nur mit schwachem Stimmchen, das oft dem Piepsen eines jungen Vogels ähnelt; sie machen auch Abwehrbewegungen. Im allgemeinen haben alle Bewegungen einen eigentümlich trägen Charakter; sie erfolgen langsam, „wurmförmig", nicht so rasch wie die Bewegungen ausgetragener Kinder. Hört der Außenreiz auf, so versinkt das Kind bald wieder in seinen schlafähnlichen Zustand.

Die wichtigste Folgeerscheinung der mangelhaften Entwicklung der Zentralorgane ist die unvollkommene Funktion des Atemzentrums. Während das Herz des frühgeborenen Kindes im allgemeinen gut funktioniert und primär in der Regel keine Gefährdung des Lebens herbeiführt, sind die Störungen der Respiration vielleicht die häufigste Ursache des Todes oder doch lebensbedrohlicher Erscheinungen. Die Atmung kleiner frühgeborener Kinder erfolgt meist ganz oberflächlich und sehr unregelmäßig. Die Folge davon ist, daß die fetale Lungenatelektase nur sehr langsam und in unvollkommener Weise behoben wird. Der Gasaustausch ist ein sehr mangelhafter; es kommt zu Überladung des Blutes mit Kohlensäure, die ihrerseits wieder nicht imstande ist, das schlecht erregbare Atemzentrum zu reizen. Das Kind hört schließlich bei gleichzeitiger cyanotischer Verfärbung ganz zu atmen auf, bis nach einer oft erstaunlich langen Atempause (eine Minute und länger) die Reizschwelle überschritten wird und die Atmung wieder einsetzt; die Verhältnisse ähneln also dem Mechanismus des Cheyne-Stokesschen Atemtypus.

Solche Anfälle von Asphyxie und Cyanose, welche manchmal ganz unvermittelt und unerwartet auftreten, sind bei frühgeborenen Kindern besonders während der ersten Woche nichts Seltenes. Treten sie trotz entsprechender therapeutischer Maßnahmen und in allmählich kürzer werdenden Intervallen auf, so sind sie ein sehr ominöses Symptom; es tritt schließlich in einem Anfall der Tod ein. Bleiben sie vereinzelt oder werden sie nach und nach seltener, so können sie überwunden werden. Die Cyanoseanfälle werden recht oft auch auf rein mechanischem Wege durch Aspiration von Nahrung oder von Erbrochenem ausgelöst. Das leichte Zustandekommen der Aspiration ist wieder eine Folge der Insuffizienz der nervösen Apparate, nämlich der mangelhaften Reflextätigkeit. Verschluckt sich ein solches Kind beim Trinken, oder erbricht es, so löst die in den Kehlkopfeingang eintretende Flüssigkeit keinen Hustenreflex aus, sondern fließt unbehindert in die Luftwege.

Budin bringt die Cyanoseanfälle mit der Unterernährung in Zusammenhang, indem er an Beispielen zeigt, daß die Anfälle bei Steigerung der Nahrungsmenge schwinden können. Es ist ganz gut denkbar, daß sich bei Besserung der allgemeinen Ernährungsbedingungen auch die Funktionen des Atemzentrums bessern; während der ersten Lebenstage lassen sich jedoch in Anbetracht der oft recht beträchtlichen Schwierigkeiten der Nahrungszufuhr aus solchen Erfahrungen keine praktischen Konsequenzen ziehen. Die Cyanoseanfälle treten besonders leicht nach dem Trinken auf, entweder unmittelbar nachher oder auch einige Zeit später. Wenn hierbei nicht eine mechanische Atembehinderung eintritt, so kann die Respirationsstörung dadurch zustande kommen, daß die beim Schlucken eintretende Verzögerung der Inspiration genügt, um bei dem ohnedies sehr knapp bemessenen Gasaustausch einen Sauerstoffmangel herbeizuführen; auch kann die Füllung des Magens möglicherweise die Zwerchfellatmung behindern (Birk).

Die Lungenatelektasen sind noch in anderer Beziehung für das Kind gefährlich. Sie sind sehr häufig der Boden für Infektionen, sei es daß die Krankheitserreger durch Inhalation oder Aspiration in die Lungen eindringen. Pneumonien in Atelektasen bilden eine sehr häufige Todesursache frühgeborener Kinder, ohne daß man deswegen eine besondere Widerstandsschwäche gegen Infektionen im allgemeinen annehmen muß.

Die Herztätigkeit wird bei den Asphyxieanfällen gewöhnlich erst sekundär in Mitleidenschaft gezogen. Mehren sich die Cyanoseanfälle, so werden die Herztöne schließlich auffallend langsam und dumpf, oft schlägt aber das Herz noch eine ganze Weile weiter, wenn die Atmung schon definitiv aufgehört hat. Die durch Atelektasen bedingten Widerstände in den Lungen können den Verschluß der fetalen Kommunikationen, insbesondere des Ductus Botalli, verzögern (Rommel). So kann indirekt vom Herzen aus die Cyanose gesteigert werden.

An den Blutgefäßen macht sich zuweilen, ohne daß eine spezifische Wanderkrankung besteht (Lues), offenbar nur infolge der Zartheit des jugendlichen Gewebes, eine leichte Zerreißlichkeit bemerkbar, die sich insbesondere darin äußert, daß bei Frühgeborenen relativ leicht traumatische, vor allem intrakranielle Blutungen zustande kommen.

Bezüglich der Funktionen des Verdauungstraktes beim Frühgeborenen sind unsere Kenntnisse relativ geringfügig. Daß eine mangelhafte Funktion der Verdauungsfermente vorliegt, wie dies von mehreren Autoren angenommen und als Grundlage für die Verfütterung von allerhand vorverdauten Nährgemischen verwertet wurde, ist darum recht wenig wahrscheinlich, weil man die meisten Fermente, welche zur Verdauung notwendig sind, schon beim Fetus nachzuweisen vermochte. Immerhin darf man mit Wahrscheinlichkeit annehmen, daß die schon beim ausgetragenen Kind anfangs insuffiziente Darmwand beim Frühgeborenen in der ersten Lebenszeit noch weniger funktionstüchtig ist. Die Stoffwechselfunktionen im allgemeinen scheinen ebenfalls noch nicht in ausreichender Weise vorhanden zu sein; die Schwierigkeit der Aufzucht Frühgeborener mit künstlichen Nährgemischen scheint dafür zu sprechen.

Czerny und Keller erwähnen Untersuchungen von Charrin, Nobécourt und Lemaire über Harnmenge und spezifisches Gewicht, Gehalt an Chloriden und Phosphaten, das kryoskopische Verhalten und die Toxizität des Harns frühgeborener Kinder, fügen jedoch hinzu, daß diese Untersuchungen für das Verständnis der Stoffwechselvorgänge keinen Wert haben.

Der Nahrungsbedarf frühgeborener Kinder gilt im allgemeinen als ein relativ hoher. Während für den normalen Säugling in der ersten Lebenszeit eine Nahrungszufuhr von höchstens 100 Kalorien pro kg Körpergewicht als erforderlich angenommen wird, soll der Energiequotient bei frühgeborenen Kindern wesentlich höher liegen: 110—120 Kalorien (Czerny-Keller); 120—130 Kalorien (Oppenheimer, Langstein-Meyer); 130—150 Kalorien (Salge); 115—150 Kalorien (Samelson). Auch die von Birk und Oberwarth beobachteten an der Brust oder mit Frauenmilch ernährten Frühgeburten tranken Mengen, welche einem Energiequotienten von etwa 140—160 Kalorien entsprachen; doch glauben die genannten Autoren, daß diese hohen Zahlen kein Urteil über das Nahrungsoptimum oder gar über den Mindestbedarf gestatten, und daß Mengen von 100 bis 110 Kalorien in der Regel ausreichend sind, um auch bei einem frühgeborenen Kind ein physiologisches Gedeihen zu garantieren. Dementsprechend wäre auch bezüglich der volumetrischen Bemessung des Nahrungsbedarfes eine Korrektur anzubringen; nach Budin trinken frühgeborene Kinder bis zu 2500 g nach dem zehnten Lebenstag durchschnittlich $^1/_5$ ihres Körpergewichts (oder 200 g pro kg), während reife Kinder im ersten Vierteljahr ca. $^1/_7$ ihres Körpergewichts (oder 140 g Frauenmilch pro kg) benötigen. Birks und Oberwarths Beobachtungen sprechen dafür, daß auch Frühgeborene, besonders solche von etwas höherem Gewicht bei einer Nahrungsmenge gedeihen können, welche nur ein Sechstel bis ein Siebtel des Körpergewichts beträgt.

Daß frühgeborene Kinder im allgemeinen einen relativ höheren Nahrungsbedarf haben als reife, oder daß dieser mindestens der obersten Bedarfsgrenze des reifen Kindes entspricht, ist aus mehreren Gründen gut verständlich. Da der Energieverbrauch des Organismus seiner Oberfläche proportional ist, so bedarf das frühgeborene Kind mit seiner im Verhältnis zur Körpermasse relativ größeren Körperoberfläche auch einer höheren Energiezufuhr (Heubner). Da ferner der Kalorienbedarf des Säuglings mit zunehmendem Alter allmählich kleiner wird, ist es begreiflich, daß dem frühgeborenen Kind, welches einen früheren Entwicklungszustand repräsentiert, ein relativ hoher Energiequotient zukommt; die früher erwähnte Berechnung Pfaundlers, daß das gesunde Frühgeborene ein höheres Lebenspotential aufweist, steht mit dieser Überlegung gut im Einklang. Man muß auch bedenken, daß der Körper eines frühgeborenen Kindes mit seiner Armut an subkutanem Fettgewebe und der Körper eines reifen Kindes nicht in direkte Parallele gebracht werden dürfen: 1 kg eines vollsaftigen, reifen Kindes ist 1 kg eines mageren nicht gleichwertig; eine Tatsache, die auch bei der Berechnung des Nahrungsbedarfes älterer Säuglinge häufig außer acht gelassen wird; gibt es doch unzweifelhaft Kinder, die in den ersten Lebensmonaten bei einem Energiequotienten von weniger als 100 ausgezeichnet gedeihen und andrerseits magere Atrophiker, die erst bei einem ü b e r 100 liegenden EQ zuzunehmen beginnen. Die Gewichtseinheit des Frühgeborenen entspricht einer relativ bedeutenderen Menge an wachsender Körpermasse als die eines reifen Kindes. Bei künstlich ernährten Frühgeborenen darf schließlich nicht übersehen werden, daß auch die Art der Nahrung bei Bemessung des Kaloriengehaltes eine Rolle spielen kann, insofern als vom Frühgeborenen das Fett vielleicht noch nicht so verwertet werden kann wie vom ausgetragenen Kind (Birk).

Das, was soeben über den Nahrungsbedarf frühgeborener Kinder gesagt wurde, hat jedoch erst von einem bestimmten Alter an Giltigkeit und trifft für die allererste Lebenszeit nicht zu. Geradeso wie beim reifen Kind müssen wir auch beim Frühgeborenen der Neugeborenenperiode bezüglich der Bemessung der notwendigen Nahrungsmengen eine Sonderstellung einräumen. Der Energiequotient von 100 Kalorien wird vor der zweiten oder dritten Woche fast niemals erreicht oder gar überschritten. Die in der ersten Woche getrunkenen Nahrungsmengen entsprechen auch unter günstigen Verhältnissen bloß einem Energiequotienten von etwa 30—50. Das Körpergewicht zeigt hierbei allerdings relativ häufig eine über den dritten bis vierten Tag andauernde Abnahme oder doch einen mehrere Tage während Stillstand, resp. geringgradige Schwankungen um dasselbe Niveau; in anderen Fällen sieht man jedoch auch beim frühgeborenen Kind geradeso wie beim ausgetragenen bei kalorisch äußerst knapp bemessener Nahrungszufuhr ein Ansteigen des Körpergewichts, das freilich auch hier im wesentlichen nichts anderes bedeutet als Wasserretention. Die geringe Trinkmenge in der ersten Lebenswoche, das langsame Ansteigen auf den eigentlichen Bedarf bis zur zweiten oder dritten Woche, muß unbedingt für physiologisch erklärt werden; das frühgeborene Kind gleicht in dieser Hinsicht vollkommen dem ausgetragenen. Mag es sich um ein Kind handeln, welches genügend Kraft besitzt, um an der Brust zu saugen, oder um ein solches, welches neben der Brust oder ausschließlich gefüttert werden muß, so wird es auch bei Verabreichung häufiger Mahlzeiten nur selten gelingen, während der ersten Trinktage die Nahrungsmengen über ein relativ niedriges Niveau zu steigern; das Kind verweigert anfangs größere Mahlzeiten oder erbricht.

Die folgende Tabelle von Oberwarth enthält die täglichen Milchmengen für die ersten 10 Tage, die von Frühgeburten verschiedenen Gewichtes getrunken und nach dem Durchschnitt berechnet wurden:

| | unter 1800 g | | | | 1800—2000 g | | 2000—2500 g | |
Tag	Budin	Perret	Birk	Oberwarth	Budin	Perret	Budin	Perret
	g	g	g	g	g	g	g	g
2.	115	63	60	59	128	120	180	153
3.	160	127	96	108	175	173	236	266
4.	210	151	124	106	226	247	295	299
5.	225	200	161	129	308	281	335	341
6.	250	224	177	145	324	312	370	365
7.	280	230	191	193	335	347	375	390
8.	285	263	230	190	350	364	385	400
9.	310	281	243	240	380	393	415	413
10.	320	303	240	248	410	403	425	418

Ähnliche Zahlen gewann nach Wägungen an 140 Brustkindern Délestre bei etwas anderer Gruppeneinteilung

Tag	unter 1500 g	1500—2000 g
2.	125 g	190 g
3.	135 „	230 „
4.	160 „	290 „
5.	165 „	310 „
6.	180 „	320 „
7.	185 „	325 „
8.	215 „	330 „
9.	235 „	340 „
10.	250 „	345 „

Bei kleinen Frühgeborenen von 1000—1200 g oder noch niedrigerem Gewicht muß man sich während der ersten Trinktage mit 24stündigen Trinkmengen von etwa 30—50 g begnügen; erst in der zweiten Hälfte der ersten Woche werden höhere Werte erreicht. Cramer empfiehlt während der ersten 10 Tage die Größe der Einzelmahlzeit zwischen 10 und 35 g zu wählen und eine solche von 40 bis 50 g niemals zu überschreiten. Bei kleinen Frühgeburten ist es anfangs oft notwendig, mit Einzelmahlzeiten von 5 g zu beginnen. Bei den großen Unterschieden des Entwicklungsgrades der verschiedenen Kinder lassen sich diesbezüglich keine allgemein gültigen Regeln aufstellen.

Die Ernährungstechnik bietet beim frühgeborenen Kind in vielen Fällen erhebliche Schwierigkeiten. Handelt es sich um ein relativ kräftiges Kind mit einem Geburtsgewicht um 2500 g, so kann man sich an dieselben Regeln halten, welche für ausgetragene Kinder gelten. Verfügt das Kind über eine entsprechende Saugkraft, und besteht zwischen dieser und der Entleerbarkeit der Mutterbrust kein Mißverhältnis, so legt man 5—6 mal täglich an und verhält sich überhaupt in keiner Weise abweichend von der gewöhnlichen Ernährungsweise neugeborener Kinder. Es scheint auch bei kleinen Frühgeborenen nicht notwendig zu sein, schon am ersten Tag mit der Nahrungszufuhr zu beginnen. Wenn man es für notwendig hält, so kann man kleinste Mengen Flüssigkeit geben. Ist das Kind relativ saugschwach, trinkt es bei einer Mahlzeit so wenig, daß das Gesamttagesquantum wesentlich unter dem Durchschnittsniveau bleibt, so kann man die Zahl der Mahlzeiten auf 7—8 vermehren, oder, falls das Kind ein größeres Einzelquantum nicht refüsiert — und das ist ziemlich häufig der Fall —, abgepumpte Milch aus der Flasche nachfüttern. Dies gilt jedoch nicht für den ersten und zweiten Stilltag, an welchem das Kind oft überhaupt nicht öfter als 4—5 mal zum Saugen gebracht werden kann. Alle durch die Beschaffenheit der Mutterbrust gegebenen Stillschwierigkeiten (schwere Entleerbarkeit, Verhärtung bei Milcheinschuß, schlechte Beschaffenheit der Warzen) machen sich bei der Ernährung eines frühgeborenen Kindes in erhöhtem Ausmaße geltend; man ist viel öfter genötigt, die früher aufgezählten Maßnahmen zu ihrer Behebung in Anwendung zu bringen. Bei relativ milchreichen Brüsten und schwer faßbaren Warzen gelingt auch dem frühgeborenen Kind das Saugen mit einem Warzenhütchen manchmal besser als das direkte. Die Verfütterung abgepumpter Milch aus der Flasche erweist sich bei frühgeborenen Kindern während der ersten Trinktage sehr oft als notwendig, da eben der von dem Kind aufgebrachte maximale Saugdruck den zur Entleerung der Mutterbrust notwendigen negativen Druck nicht erreicht (Cramer).

Ist das Kind imstande, wenigstens an der Saugflasche kräftig zu saugen, so sind, vorausgesetzt, daß genügend abpumpbare Frauenmilch zur Verfügung steht, die technischen Schwierigkeiten der Ernährung verhältnismäßig leicht zu überwinden. Sie beginnen erst dann erhebliche zu werden, wenn die Saugkraft auch für die Flasche nicht ausreicht. Viele frühgeborene Kinder erlahmen nach wenigen Traktionen und sind, nachdem sie etwa 5 g geschluckt haben, nicht weiter zum Saugen zu bewegen. Man muß in solchen Fällen die Zahl der Mahlzeiten vermehren. Es liegt gar keine Veranlassung vor, derartige Kinder durch Einhaltung seltener Mahlzeiten einer weitgehenden Exsikkation und Inanition auszusetzen, wenn sie bei 8—10 maliger oder noch häufigerer Fütterung ein halbwegs genügendes Trinkquantum erreichen. Ein ähnliches Vorgehen erweist sich dort als notwendig, wo die Kinder größere Nahrungsvolumina erbrechen. Man kann das wegen der Aspirationsgefahr so sehr zu fürchtende Erbrechen und Regurgitieren der getrunkenen Milch oft hintanhalten, wenn man stündlich oder zweistündlich bloß 5—10—15 g trinken läßt.

Saugt ein frühgeborenes Kind überhaupt nicht, sei es, daß ihm hierzu die Kraft fehlt oder daß der Saugreflex nicht auslösbar ist, so flößt man die Milch langsam mittelst eines Löffels, einer Pipette oder eines schiffchenartigen Gefäßes in den Mund ein; recht praktisch ist ein (von Kermauner angegebener) nach vorne zu schnabelförmig sich verjüngender Löffel (Abb. 26). Manchmal werden

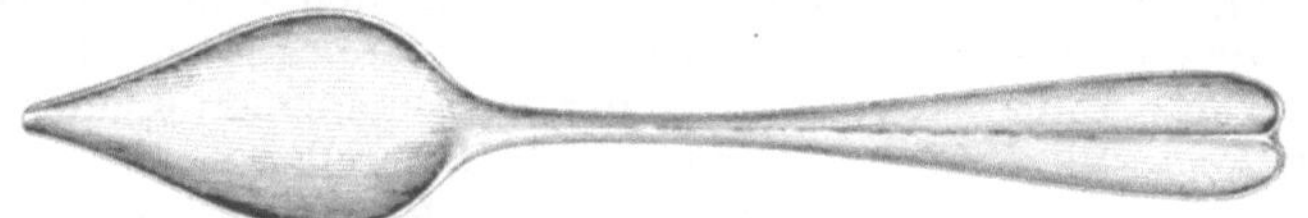

Abb. 26.   Einnehmelöffel nach Kermauner.

Schluckbewegungen ausgelöst, wenn man die Milch statt in den Mund vorsichtig in die Nase eingießt. Auch in diesen Fällen muß man meist mit sehr kleinen Einzeltrinkmengen beginnen.

Wenn das Kind nicht nur nicht saugt, sondern auch nicht in genügender Weise schluckt, — wahrscheinlich infolge mangelhafter Erregbarkeit des Schluckzentrums in der medulla oblongata —, wenn die eingegossene Milch aus dem Mund wieder herausrinnt, wenn der Rachenreflex fehlt, und die eingeflößte Milch in die Trachea zu rinnen droht, so geht man zur Sondenfütterung über. Gegenüber dieser von französischen Autoren empfohlenen Ernährungsmethode äußern sich einige Autoren deshalb ablehnend, weil Überfüllung des Magens, Atemstörungen, Schleimhautverletzungen zu befürchten seien. Rott konnte jedoch in einer großen Zahl von Fällen mit der Sondenfütterung sehr gute Erfolge erzielen und Verf. hat mit derselben Methode ebenfalls sehr befriedigende Erfahrungen gemacht. Man verwendet einen gewöhnlichen Nelatonkatheter (etwa Nr. 14) von ca. 35—40 cm Länge, an dem man sich die Distanz vom Epigastrium bis zur Glabella durch einen kleinen Pflasterstreifen markiert. Der mit einem Trichterchen armierte Schlauch wird mit Milch gefüllt und in gefülltem Zustand (von einer zweiten Person oder mit einem Quetschhahn abgeklemmt) bis zur Marke in den Magen eingeführt. Das Kind liegt dabei auf dem Rücken, am besten mit etwas tiefer gelagertem Kopf. Die Einführung gelingt meist sehr leicht, ohne jeden Widerstand. Man läßt nun das erforderliche Milchquantum einfließen, klemmt wieder ab, um ein Abtropfen der Flüssigkeit hintanzuhalten und zieht den Schlauch rasch heraus. Die einzugießenden Einzelquanta richten sich nach dem Alter des Kindes und vor allem auch nach den Grenzen, welche durch das nach der Sondenfütterung etwa eintretende Erbrechen oder Zurückfließen der Nahrung gegeben sind; sie betragen anfangs 10—15—20 ccm und können später bis auf 30—50 ccm gesteigert werden; die Zahl der täglichen Sondenfütterungen beträgt 5—7, unter Umständen auch 8—10. Bei Kindern, welche zwar schlucken oder saugen, aber nur sehr kleine Einzelmengen trinken, kann man in der Weise vorgehen, daß man 1—2 mal täglich ein größeres Milchquantum durch die Magensonde eingießt. Man soll stets versuchen, von einer Fütterungsmethode zu der dem Range nach höherstehenden überzugehen, also von der Sonde zum Löffel, von diesem zur Flasche, von der Flasche zur Brust. Man sieht manchmal schon nach ein- bis zweitägiger Sondenfütterung, daß ein Kind zu schlucken oder zu saugen beginnt; Kinder, welche aus der Flasche trinken, beginnen meist, wenn man beharrlich anzulegen versucht, bald an der Brust zu saugen. Es ist eine sehr dankbare Aufgabe für die Pflegeperson, die Ernährungsmethode sukzessive zu verbessern; ihr fällt auch die wichtige Aufgabe zu, das Kind nach dem Trinken zu beobachten, um bei den gerade um diese Zeit besonders häufig eintretenden Cyanoseanfällen rechtzeitig zu intervenieren. Wird jede Nahrung erbrochen, so kann man Frauenmilch per klysma geben.

Zu den Ernährungsschwierigkeiten seitens des Kindes, welche sich durch dessen Trinkschwäche, sein mangelhaftes Trinkbedürfnis, die Unmöglichkeit einer Verabreichung größerer Nahrungsmengen usw. ergeben, gesellt sich als weitere Schwierigkeit die Beeinträchtigung des Sekretionsvorgangs in der Brust der Mutter hinzu, wie sie durch die ungenügende Entleerung der Drüse hervorgerufen werden kann. Es ist eine gesicherte Tatsache, daß die Sekretion der Milchdrüse nach einiger Zeit geringer wird, und schließlich erlischt, wenn sie nicht in Anspruch genommen wird; es ist auch zuzugeben, daß diese Gefahr eine noch größere ist, wenn die Entleerung der Drüse schon zu einer Zeit unterbleibt, wo sich letztere erst zur Sekretion anschickt. Trotzdem muß mit Nachdruck betont werden, daß die praktische Bedeutung dieser funktionellen Eigentümlichkeit der Milchdrüsen vielfach sehr überschätzt wird; denn eine vollkommene Inaktivität von so langer Dauer, daß die Milchsekretion gänzlich aufhört, kann durch entsprechende Maßnahmen stets verhindert werden. Unbegründet ist schon die Befürchtung, daß durch mangelhaftes Abtrinken in den ersten Laktationstagen die Milchproduktion so sehr beeinträchtigt werden könnte, daß sie versagen sollte, wenn das Kind nach einigen Tagen zu saugen anfängt; jede nur halbwegs funktionstüchtige Drüse ist ohne Schwierigkeit zur Sekretion zu bringen, wenn sie auch eine Woche lang oder länger ganz ungenügend entleert wurde. Man braucht es jedoch gar nicht so weit kommen zu lassen, denn wir haben Mittel, um die Milchsekretion auch ohne Saugreiz eines Kindes in Gang zu bringen und auf einem befriedigenden Niveau zu erhalten, nämlich die mechanische Entleerung der Brüste mit der Pumpe oder der Hand.

Folgende zwei Fälle mögen dies veranschaulichen: Eine 17jährige Erstgebärende ernährt ihr frühgeborenes Kind in den ersten Tagen mit ihrer abgepumpten, später mit der manuell abgedrückten Milch durch 2½ Monate. Die Brustdrüsensekretion wird hierbei nicht nur in Gang gebracht und erhalten, sondern in solchem Maß gesteigert, daß die gewonnene Milch zur Ernährung des Kindes vollkommen ausreicht und immer noch ein Überschuß vorhanden ist. Erst von der zehnten Lebenswoche an trinkt das Kind auch direkt an der Brust, vom dritten bis sechsten Monat ausschließlich in dieser Weise.

Der zweite Fall betrifft eine 26jährige Erstgebärende mit einem frühgeborenen hereditär luetischen Kind, welches überdies durch eine Gaumenspalte am direkten Saugen behindert wird. Auch hier gelingt die Erhaltung der Sekretion anfänglich durch Abpumpen, später durch das von der Frau selbst vorgenommene Abmelken in so vollkommener Weise, daß das Kind bei ausschließlicher Ernährung mit Muttermilch in völlig befriedigender Weise gedeiht.

Über ganz analoge Erfahrungen hat Helbich berichtet. Es gelang ihm bei Ammen die Sekretion der Brustdrüsen auch ohne den physiologischen Reiz des saugenden Kindes einzig und allein durch die künstliche Entleerung mit der Milchpumpe völlig in Gang zu halten. Er konnte sogar eine schlecht sezernierende Brust — auch im Beginn der Laktation — durch die künstliche

Entleerung in ihrer Produktion steigern. Die praktische Bedeutung solcher Erfahrungen liegt auf der Hand.

Eine sorgfältige Pflege der sezernierenden Mutterbrust ist auch dann notwendig, wenn das Kind direkt saugt. Die geringen Trinkmengen eines frühgeborenen Kindes stehen, wenigstens anfänglich, in einem erheblichen Mißverhältnis zu der Produktionsfähigkeit der Milchdrüse; man muß den Überschuß durch Abdrücken oder Abpumpen entleeren. Steht ein gesundes kräftiges Kind zur Verfügung, so kann man natürlich dieses anlegen; notwendig ist dies aber nicht. Wenn für ein frühgeborenes Kind eine Amme engagiert wird, so ist es für die Erhaltung einer guten Sekretion selbstverständlich am zweckmäßigsten, das Ammenkind anlegen zu lassen. Sollten diesbezüglich Hindernisse vorliegen, so kann man aber auch bei der Amme durch künstliches Abziehen des Milchüberschusses ein Versiegen der Sekretion mit Bestimmtheit hintanhalten.

Große Schwierigkeiten ergeben sich für die Ernährung frühgeborener Kinder in den Fällen von verspätetem Milcheinschuß oder echter Hypogalaktie. Sie sind zwar im wesentlichen dieselben wie beim ausgetragenen Kind; doch kommt bei der Frühgeburt die von manchen Seiten geäußerte Besorgnis wegen der Gefahr einer Unterernährung in erhöhtem Maße in Betracht. So hält es z. B. Cramer (im Gegensatz zu ähnlichen Vorkommnissen bei ausgetragenen Kindern) beim Frühgeborenen für gefährlich, auf die Milchsekretion der Mutter längere Zeit zu warten. Er verfüttert deshalb gegebenenfalls schon in den ersten Tagen kleine Mengen Kuhmilch, um sobald als möglich zur Muttermilchernährung überzugehen. Während der ersten 2—3 Tage wird man sich wohl ohne Gefährdung des Kindes auch bei einer Frühgeburt mit der Zufuhr von Flüssigkeit begnügen können. Es sei an dieser Stelle hervorgehoben, daß bei allen Schwierigkeiten der Nahrungszufuhr Infusionen kleiner Mengen von physiologischer Kochsalz- oder Ringerscher Lösung (20—50 ccm) manchmal eine entschieden günstige Wirkung haben und speziell auch bei Milchmangel nicht unterlassen werden sollten. Stehen auch am dritten oder vierten Tag nur ganz ungenügende Mengen Muttermilch zur Verfügung und ist die Ernährung mit Ammenmilch nicht möglich, so ist, wenn andere abgezogene Frauenmilch nicht zur Verfügung steht, die Einleitung der künstlichen Ernährung oder eines Allaitement mixte nicht zu umgehen.

Trotz einzelner günstiger Erfolge, welche bei frühgeborenen Kindern durch die künstliche Ernährung erzielt werden können, muß die von Czerny-Keller aufgestellte Forderung als Dogma gelten: „Jeder Arzt hat die Pflicht, sobald es sich um ein debiles Kind handelt, mit größter Energie darauf zu dringen, daß es, zumindest in den ersten Lebenswochen, Frauenmilch als Nahrung erhält. Die Gefahren der künstlichen Ernährung sind beim frühgeborenen Kind besonders große; es muß als Kunstfehler bezeichnet werden, wenn ein Arzt ohne zwingende Notwendigkeit das ihm anvertraute Kind diesen Gefahren aussetzt.“

Wenn man die künstliche Ernährung unter allen Umständen einzuleiten gezwungen ist, so muß man sich nach Oberwarth „ein behutsam tastendes Vorgehen“ zur Regel machen. Die Wahl des geeigneten Nährgemisches ist nicht leicht. Wie für das reife Neugeborene sind auch für das frühgeborene Kind die heterogensten Mischungen empfohlen worden: gewöhnliche Milchverdünnungen mit Zuckerzusatz, $\frac{1}{3}$-Milch (Oppenheim), — Oberwarth konnte eine Frühgeburt von 750 g Geburtsgewicht mit $\frac{1}{4}$-Milch aufziehen; — fettreiche und kaseinarme Mischungen (Pfaundler), auch Ramogen-Mischungen (mit geringem Kuhmilchzusatz) von 1—2 % Fettgehalt (Neumann und Oberwarth); vorverdaute Milchpräparate, nach Budin und Michel mit frischem Kalbspankreas peptonisierte Milch, Backhausmilch usw. Czerny hebt hervor, daß nach den

Angaben der Literatur bei künstlicher Ernährung debiler Kinder mit peptonisierter Milch scheinbar die besten Erfolge erzielt worden seien, fügt jedoch hinzu, daß es sich der Beurteilung entzieht, wieviele Kinder bei dieser Ernährungsmethode verunglückt sind, da eben niemand schlechte Resultate mitteilt.

In den letzten Jahren erfreut sich besonders die Buttermilch als Ernährungsmittel für Frühgeborene eines guten Rufes (Finkelstein, Birk, Oberwarth); man hat sowohl mit relativ geringem Kohlehydratzusatz (10 g Mehl, 40 g Rohrzucker oder Nährzucker) als auch mit reichlichem (15 g Mehl, 60 g Zucker pro Liter), sowie mit der Vilbelschen Konserve Erfolge erzielt. Zur Orientierung über die Größe der Trinkmengen sei hier einer der Birkschen Fälle angeführt.

	Trinkmenge	Zahl der Mahlzeiten	Körpergewicht
1. Tag	40	2	1450
2. „	55	4	1420
3. „	42	6	1340
4. „	65	6	1230
5. „	100	5	1200
6. „	140	5	1200
7. „	146	5	1230
8. „	175	5	1240
9. „	180	5	1250
10. „	200	5	1220
14. „	280	6	1340
16. „	275	6	1480

Neben der Ernährung, deren technische Probleme besonders während der ersten Lebenstage oft mit erheblichen Schwierigkeiten verbunden sind, ist es die Thermolabilität, insbesondere die Hypothermie, welcher bei der Pflege frühgeborener Kinder die größte Sorgfalt zugewendet werden muß. Wie Pfaundler betont, handelt es sich bei den Vorkehrungen, welche in dieser Hinsicht zu treffen sind, nicht so sehr um eine eigentliche Wärmezufuhr, wie sie streng genommen nur dann möglich ist, wenn ein Temperaturgefälle von der Umgebung nach dem kindlichen Körper zu statthat, wenn also die Umgebung höher temperiert ist als das Kind, sondern vielmehr um Maßnahmen zur Verhütung allzugroßer Wärmeverluste.

Um dies zu erreichen, hat man vor allem dafür zu sorgen, daß der Temperatursturz nach der Geburt tunlichst eingeschränkt wird. Die im folgenden genannten Methoden der Wärmepflege haben unbedingt schon in den ersten Lebensstunden in Anwendung zu kommen. Budin hat statistisch nachgewiesen, daß die Mortalität debiler Kinder unter sonst gleichen Umständen eine geringere ist, wenn die initiale Abkühlung eingeschränkt wird! Arzt und Hebamme sollen sich dessen bewußt sein, daß ein frühgeborenes Kind nicht erst nach dem ersten Bad, nach Versorgung der Mutter beachtet werden darf, sondern daß man sofort nach der Geburt zumindest durch Einhüllung des Kindes in warme Decken oder Lagerung zwischen Wärmeflaschen eine weitgehende Wärmeabgabe hintanhalten soll. Die Empfehlung Polanos, Frühgeborene sofort nach der Geburt in eine mit warmem Wasser (38°) gefüllte Badewanne zu bringen, und erst hier die erforderlichen Maßnahmen zu treffen, ist durchaus gerechtfertigt. Wenn Frühgeborene während der kalten Jahreszeit am ersten oder zweiten Lebenstag, bevor sie sich von der initialen Abkühlung erholt haben, bloß in ein Steckkissen gehüllt, beim Taufgang ins Freie gebracht werden, so muß das als ein Unfug bezeichnet werden, auf dessen Gefährlichkeit der Arzt aufmerksam zu machen hat.

Die Vorkehrungen, welche zur Bekämpfung der Hypothermie ersonnen wurden, sind äußerst zahlreich. Ganz besonders viel Mühe und Scharfsinn ist auf die Konstruktion der sog. Couveusen verwendet worden; seit ihrer Erfindung durch Tarnier im Jahre 1878 ist eine ganze Unzahl von Modifikationen und Verbesserungen angegeben worden (Literatur siehe bei Czerny-Keller). Von den neueren Couveusen seien die von Finkelstein und Rommel hervorgehoben. Die Couveuse stellt einen geschlossenen Raum mit erwärmter Luft dar; die prinzipiellen Forderungen, welche an sie gestellt werden müssen und denen die neueren Modelle auch mehr oder minder gerecht werden, sind nach Pfaundler namentlich folgende:

1. Die dem Kind zugeführte Luft muß frisch, rein, entsprechend warm und feucht sein.
2. Temperatur und Wassergehalt der Luft müssen konstant und regulierbar sein.
3. Die Couveuse muß den modernen Anforderungen der Asepsis im Säuglingspflegebetrieb entsprechen, d. h. waschbar, desinfizierbar und betreffs Reinlichkeit leicht kontrollierbar, ohne überflüssige Staubfänger, tote Winkel etc. sein.
4. Die Couveuse darf die Pflege der Kinder nicht erheblich mühsamer und schwieriger gestalten und das Kind nicht den Augen des Pflegepersonals entziehen.

Man ist von den kleinen Brutkästen, welche ursprünglich die Gestalt eines etwas tieferen Kinderbettchens hatten, das aus Holz bestand und durch ein oben befindliches Fenster geschlossen war, zu größeren, geräumigen Modellen übergegangen, hat die Holzwände durch Glas ersetzt und auch die Umrahmung der Fenster, sowie überhaupt das ganze Gerüst aus Metall, Fayence od. dgl. verfertigt, ev. emailliert. Als Wärmequelle dienen Heißwasserbehälter, permanente Wasserbäder, Thermophorkissen etc.; zweckmäßiger ist die Erwärmung durch konstante Wärmequellen (Petroleum, Gas, Elektrizität). Durch automatische Temperaturregulierungen ist an den neueren Couveusenmodellen das Problem der Erhaltung einer konstanten Temperatur in sehr vollkommener Weise gelöst. Recht erhebliche technische Schwierigkeiten bereitet die Befeuchtung der Luft. Wenn die Luft bei vielen älteren Couveusen zu trocken war, so kann andererseits auch ein allzureichlicher Wassergehalt derselben keineswegs als für das Kind vorteilhaft bezeichnet werden; die Behinderung der Wasserverdampfung an der Körperoberfläche, wie sie in einem mit Wasserdampf gesättigten Raum eintritt, ist nicht nur äußerst unangenehm, sondern auch nicht ungefährlich. Die „Couveuse humide" von Bonnaire hat sich deshalb wenig bewährt. Auch die Schwierigkeiten einer ausgiebigen Ventilation sind keine ganz geringen. Die Durchlüftung wird am besten durch entsprechende Anlage des Heizapparates und einen Kamin erreicht. Bei stabilen Couveusen in Anstalten kann man Außenluft aus dem Freien zuführen, während sonst natürlich Zimmerluft verwendet werden muß. Um Staub und bakterielle Verunreinigungen abzuhalten, hat man Wattefilter in den Luftstrom eingeschaltet.

Als vollkommenster Typus einer Couveuse muß die von Escherich und L. Pfaundler konstruierte Wärmekammer bezeichnet werden. Es ist dies eine allseitig geschlossene, in den Saal eingebaute Zelle, welche Raum für je zwei Säuglingsbetten bietet, durch Fenster und Glaswände hell beleuchtet ist, getrennte Luftzufuhr aus dem Freien erhält und mit automatisch regulierbarer Gasheizung, Ventilationsrohr und Anfeuchtungsvorrichtungen versehen ist. Die „chambre couveuse" gestattet, den ganzen Pflegebetrieb (Fütterung, Bad, Reinigung usw.) in dem gleichmäßig erwärmten Innenraum der Kammer vorzunehmen.

Man ist nun noch einen Schritt weitergegangen und hat statt der beschriebenen, für eine erwachsene Person zugänglichen Brutzellen ganze Zimmer als Couveusen eingerichtet. Ein solches Couveusenzimmer ist im wesentlichen

nichts anderes als ein auf höhere Temperatur (25—30⁰ C) erwärmter Raum;
es braucht nur dafür gesorgt zu werden, daß Ventilation und Luftfeuchtigkeit
genügend sind. Dabei ist freilich nicht zu übersehen, daß der Aufenthalt in einem
derartigen, überwärmten Zimmer für das Pflegepersonal recht lästig ist, und
daß auch die Kosten eines solchen Betriebes nicht zu unterschätzen sind
(Pfaundler). Immerhin haben sich die Couveusenzimmer in Anstalten gut
bewährt und dürften doch wesentlich billiger kommen als die sehr kostspieligen
und sehr häufig reparaturbedürftigen Brutzellen.

Die Temperatur in einer Couveuse soll im allgemeinen 25—26⁰ C nicht
übersteigen; nur bei besonders kleinen, hochgradig ausgekühlten Kindern kann
man die Temperatur anfangs vorübergehend auf 28—30⁰ erhöhen. Von den
in früherer Zeit gebräuchlichen wesentlich höheren Temperaturen (30—34⁰)
ist man abgekommen. Es hat sich herausgestellt, daß es hierbei sehr leicht
zu einer für das Kind höchst nachteiligen Überhitzung kommen kann. Auch
wird durch die stark angewärmte Luft die Atmung beeinträchtigt, da der von
kühlerer Luft ausgehende Reiz zu tiefen Inspirationen wegfällt und so die Entfaltung der Lungen behindert werden kann (Eröß, Meinert, Polano). Bei
niedrigeren Temperaturen scheint diese Befürchtung unbegründet; wenigstens
sah Birk die Asphyxieanfälle im Couveusenzimmer nicht häufiger auftreten
wie bei gewöhnlicher Zimmertemperatur.

Die Urteile über die Couveusenbehandlung Frühgeborener sind recht
widersprechend. Der Enthusiasmus früherer Jahre hat sich in der letzten Zeit
wesentlich abgekühlt. Es ist unzweifelhaft richtig, daß durch die Einführung
der Couveusen die Pflege der frühgeborenen Kinder in hohem Maße gefördert
wurde. Es ist auch wahrscheinlich, daß die Couveusen, wenn sie den modernen
Anforderungen bezüglich Geräumigkeit, Ventilation, Feuchtigkeit und Licht
entsprechen, bei mäßiger Temperatur für das Kind keinen Nachteil mit sich
bringen; auch die von manchen Seiten geäußerte Ansicht, daß die Couveusen-
kinder gegen Infektionen relativ wenig widerstandskräftig seien, dürfte kaum
zu Recht bestehen. Man hat jedoch allmählich einsehen gelernt, daß sich
bei entsprechend sorgfältiger Pflege das, was bei der Couveusenbehandlung,
von Vorteil ist, auch mit einfacheren und billigeren Mitteln erreichen läßt. Verf.
hatte durch mehrere Jahre Gelegenheit, die Erfolge der Escherichschen
Couveusenzellen im St. Annakinderspital in Wien zu beobachten, und konnte
sich davon überzeugen, daß sie zu den erforderlichen Kosten in keinem
Verhältnis standen. Schon das früher erwähnte Couveusenzimmer, der für
Frühgeborene bestimmte höher temperierte Raum, bedeutet eine wesentliche
Vereinfachung. Doch kann ein solches Zimmer nur in Säuglingsanstalten,
welche stets eine größere Zahl von Frühgeborenen zu verpflegen haben, eingerichtet werden. Man ist deshalb — wenn auch mit Zuhilfenahme moderner
technischer Errungenschaften — wieder zu dem alten Prinzip zurückgekehrt,
daß man ohne wesentliche Erwärmung der Außenluft dem Kind direkt Wärme
von außen zuführt, resp. durch geeignete Wärmevorrichtungen eine Wärmeabgabe verhindert.

Kleine Frühgeburten werden zunächst in Watte eingepackt. Man umhüllt die obere und untere Rumpfhälfte mit je einer Wattelage, schlägt auch die
Beine in Watte ein und bekleidet sodann das Kind mit einem Hemdchen oder
einem wollenen Jäckchen; über das Ganze kommt ein Wickeltuch. Auch der be-
haarte Kopf wird mit Watte umhüllt und ev. noch mit einem Häubchen bedeckt,
so daß vom ganzen Körper nur das Gesicht freibleibt. Harn und Stuhl werden
auf kleinen Wattevorlagen aufgefangen. Das so verpackte Kind wird nun in
der Weise zwischen Wärmeflaschen gelagert, daß rechts und links, sowie am Fuß-
ende je eine Flasche zu liegen kommt. Man verwendet gewöhnliche tönerne

Flaschen nach Art der Weißbierkrüge oder Mineralwasserflaschen, welche durch
einen Bierflaschenverschluß, dessen Dichte man wiederholt kontrollieren muß,
geschlossen werden; der Verschluß soll außerdem durch eine kleine Bandage
gesichert sein. Da bei den horizontal liegenden Flaschen bei aller Vorsicht
ein Ausfließen von heißem Wasser nicht mit absoluter Sicherheit zu vermeiden
ist, so sind jene Wärmeflaschen zu empfehlen, welche die Gestalt eines lang-
gestreckten Daches haben, das an seinem First die Öffnung trägt (Abb. 27).
Die Wärmeflaschen werden mit heißem, ca. 70°igem Wasser gefüllt und in
Tücher eingehüllt. Man wechselt sie 1—3stündlich, am besten in der Weise,
daß in regelmäßigem Wechsel immer nur je eine der drei Flaschen durch eine
frisch gefüllte ersetzt wird. Die Temperatur unter der Decke, welche man
über Kind und Wärmeflaschen ausbreitet, kann bis zu 30° betragen und bei

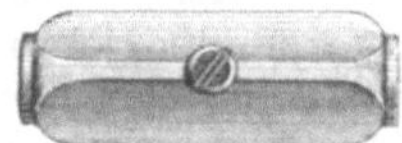

Abb. 27.
Dachförmige Wärmeflasche.

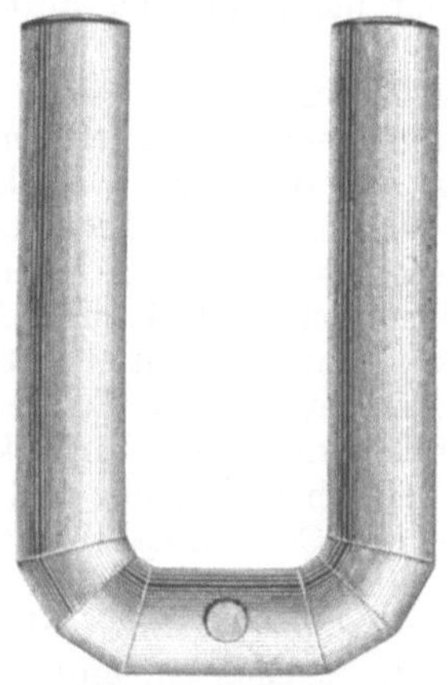

Abb. 28.
Uförmige Wärmeflasche.

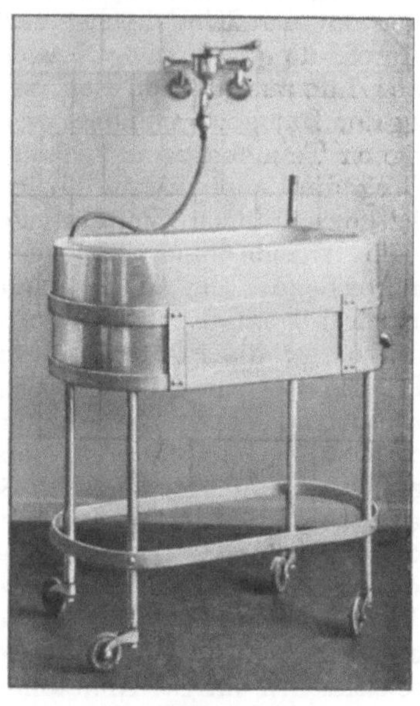

Abb. 29.
Wärmewanne für Frühgeborene.

sehr abgekühlten debilen Kindern auch bis 32—34, ja zeitweise bis auf 37°
gesteigert werden (Oberwarth).

An Stelle der gewöhnlichen Wärmeflaschen kann man auch einen U-för-
migen Heißwasserbehälter verwenden, welcher das Kind seitlich und am Fuß-
ende umrahmt (Abb. 28). Auch Thermophorplatten aus Blech und Thermophor-
wärmekissen werden mit Vorteil angewendet. Camerer empfiehlt eine elektrische Wärmedecke, einen von einer Wollschicht eingehüllten Elektrophor,
der an die übliche Hausleitung angeschlossen werden kann; die Temperatur
kann mittelst Schaltstopfen verschieden hoch getrieben und durch Einschaltung
eines Rheostaten konstant erhalten bleiben. Dufour empfiehlt, frühgeborene
Kinder in Gummistoff einzuwickeln, um die Wärmeabgabe zu verhindern;
durch einzelne Löcher im Stoff kann man für Ventilation sorgen. Die Methode
erregt immerhin wegen der leicht eintretenden Behinderung der Perspiration
einiges Bedenken.

Sehr zweckmäßig sind auch die sog. Wärmewannen, doppelwandige
Wannen, welche mit heißem Wasser gefüllt werden können (Abb. 29). Nach

Oberwarth kann man einen solchen Apparat in der Weise improvisieren, daß man zwei verschieden große Wannen ineinander stellt, von denen die größere einen Ausflußhahn haben muß, um alle 4—6 Stunden eine Nachfüllung von warmem Wasser (40—50⁰) zu ermöglichen. Die Wärme des Wassers und des Innenraums wird durch Thermometer kontrolliert und die ganze Wanne mit einer Wolldecke umhüllt. Die modern eingerichteten Anstalten haben Wärmewannen in Verwendung, welche durch ständig zirkulierendes Wasser erhitzt werden; die unmittelbare Umgebungstemperatur des Kindes beträgt hierbei 33—34⁰ (Birk).

Das von Winckel empfohlene warme Dauerbad besteht im wesentlichen darin, daß das Kind ständig in warmem Wasser liegen bleibt, welches durch $1\frac{1}{2}$—1 stündiges Nachfüllen von einem halben Liter frisch gewärmten Wassers auf gleichmäßiger Temperatur erhalten und nach 6—8 Stunden ganz erneuert wird; die Wanne ist mit einem Deckel versehen, in welchem sich ein Ausschnitt für den Kopf befindet. Die Methode hat sich wegen der Gefahr der Infektion durch das Badewasser und der Erschwerung der Nabelverheilung nicht eingebürgert. Wiederholte warme Bäder sind jedoch bei frühgeborenen Kindern auch als Mittel gegen die Hypothermie sehr zu empfehlen.

Alle die verschiedenen Methoden zur Bekämpfung des Wärmeverlustes erfordern eine genaue Beaufsichtigung des Kindes seitens der Pflegeperson, deren Aufmerksamkeit und Sorgfalt für das Schicksal einer Frühgeburt überhaupt von der allergrößten Bedeutung ist. Sie hat darauf zu achten, daß die Temperatur des Körpers konstant bleibt, daß weder Hypothermie noch Überhitzung eintritt; es ist wünschenswert, daß die Körpertemperatur zwischen 36⁰ und 37⁰ erhalten wird. Dies gelingt mit der Zeit auch bei einer allmählich geringer werdenden Wärmezufuhr von außen, mit zwei oder einer Wärmeflasche, schließlich bloß durch warme Bekleidung. In einer Couveuse bleiben die Kinder gewöhnlich 1—2 Wochen, nur in besonderen Ausnahmefällen länger. Hat man ein Couveusenzimmer zur Verfügung, als welches im Privathaus auch ein gut gelüftetes und sodann stärker angeheiztes Wohnzimmer dienen kann, so kann man stark ausgekühlte Kinder auch nur für einige Stunden in ein solches Zimmer legen, bis sich ihre Temperatur einigermaßen gehoben hat, um sie dann wieder in etwas frischere Luft zu bringen und wieder bloß durch Wärmeflaschen warm zu halten. Ist ein Kind mehrere Tage oder Wochen in einer Couveuse gelegen, so soll man die Temperatur in derselben allmählich bis auf 20⁰ herabsetzen, ehe man es wieder bei gewöhnlicher Zimmertemperatur beläßt.

Einen sehr wichtigen Teil der Frühgeburtenpflege bildet auch die Anregung der mangelhaften Respiration. Man muß dafür sorgen, daß die Atemexkursionen des Kindes genügende sind. Dies geschieht vor allem dadurch, daß man das Atemzentrum durch Hautreize reflektorisch anregt oder das Kind durch letztere zum Schreien und damit zu tieferen Inspirationen veranlaßt. Tritt cyanotische Verfärbung ein, so muß man ähnliche Maßregeln in Anwendung bringen wie bei der Asphyxie nach der Geburt, — kräftiges Schlagen, künstliche Respiration (keine Schultzeschen Schwingungen!) und vor allem überwarme Bäder, ev. mit Zusatz von Mitteln, welche die Hautzirkulation anregen, wie Senfmehl, Ozet (Schmid); sind die Untertemperaturen des Kindes nicht sehr hochgradig, so kann auch ein rascher kalter Überguß oder Eintauchen in kaltes Wasser von Nutzen sein. Auch die Anwendung solcher Mittel, welche das Atemzentrum direkt zu erregen vermögen, wie Äther, Kampfer, Koffein, ev. auch Atropin, käme in Frage. Es fehlen uns diesbezüglich noch klinische Erfahrungen.

Sehr gute Dienste leistet bei den asphyktischen Anfällen die Sauerstoffinhalation. Birk empfiehlt, an das Bett eines frühgeborenen Kindes immer eine Sauerstoffbombe zu stellen, deren Trichter im gegebenen Moment dem Kind vorgehalten wird. Er glaubt, daß man sich hierdurch andere Manipulationen zur Anregung der Atmung ersparen kann, bei welchen die Gefahr besteht, daß die mit vieler Mühe eingeflößte Nahrung wieder erbrochen wird.

Das Schicksal eines frühgeborenen Kindes ist von verschiedenen Umständen abhängig. Es ist selbstverständlich, daß die in dem frühgeborenen Zustand als solchem begründete relative Lebensschwäche unter sonst gleichen Verhältnissen um so bedeutender sein muß, je früher die intrauterine Entwicklung unterbrochen wurde. Man kommt schließlich an eine Grenze der Lebensfähigkeit, jenseits welcher die Organe nicht imstande sind, den Anforderungen des extrauterinen Lebens zu genügen. Scharf ist diese Grenze nicht. Im allgemeinen fällt der Termin der durch das Fetalalter bedingten Lebensfähigkeit in den sechsten Schwangerschaftsmonat. Dementsprechend ist die Prognose bis zu einem gewissen Grad vom absoluten Körpergewicht abhängig. Frühgeburten mit einem Geburtsgewicht von mehr als 2000 g bieten, wenn krankhafte Veränderungen fehlen, im allgemeinen eine sehr günstige Prognose, solche unter 1000 g eine sehr zweifelhafte. Die kleinsten Frühgeburten, welche bisher am Leben erhalten werden konnten, hatten ein Gewicht von 719 g (Rodmann), 750 g (L. F. Meyer, d'Outrepont, Oberwarth), 840 g (Maygrier und Schwab), 860 g (Birk, Pfaundler), 930 g (Budin), 950 g (Villemain), 960 g (Heubner), 980 g (Finkelstein) u. a. m.

Wie sehr die Vitalität mit zunehmenden Körperdimensionen ansteigt, ergibt folgende tabellarische Übersicht von Ostrčil über das Schicksal der Kinder bei künstlicher Frühgeburt:

Gewicht	Vitalität	Länge	Vitalität
1400 g	0 %	40 cm	21 %
1500 ,,	0 ,,	41 ,,	20 ,,
1600 ,,	17 ,,	42 ,,	25 ,,
1700 ,,	27 ,,	43 ,,	28 ,,
1800 ,,	21 ,,	44 ,,	51 ,,
1900 ,,	33 ,,	45 ,,	50 ,,
2000 ,,	47 ,,	46 ,,	55 ,,
2100 ,,	50 ,,	47 ,,	58 ,,
2200 ,,	43 ,,		
2300 ,,	49 ,,		
2400 ,,	58 ,,		
2500 ,,	54 ,,		
2600 ,,	62 ,,		
2700 ,,	59 ,,		
2800 ,,	63 ,,		

Aus diesen Zahlen ist zu entnehmen, daß die Vitalität bei einem Gewicht von 2000 g und einer Körperlänge von 44 cm plötzlich um ein Erhebliches ansteigt. Die statistischen Ergebnisse über die Zukunft der nach künstlicher Einleitung der Frühgeburt zur Welt gekommenen Kinder sind im allgemeinen sehr günstige (Raselkow 89,4%, Heymann 71,2%, Ahlfeld 90,9%, Lorey 71,7%, Hunziker 83,5%, Ostrčil 56,9%).

Die Todesfälle bei frühgeborenen Kindern fallen in der überwiegenden Mehrzahl der Fälle in die ersten Lebenstage. Der Tod tritt entweder deshalb ein, weil der Organismus den Anforderungen des extrauterinen Lebens nicht gewachsen ist, oder weil eine konstitutionelle Minderwertigkeit oder ausgesprochen krankhafte Anlage vorliegt. Die Entscheidung über die Todesursache ist auch am Sektionstisch nicht immer mit Sicherheit zu treffen. Unzweifelhaft sterben viele frühgeborene Kinder nur deshalb, weil ihnen während der ersten Lebenstage die notwendige Pflege nicht zuteil wird. Spartanische Grundsätze, welche von der Überlegung ausgehen, daß es sich nicht lohne, minderwertige Menschen am Leben zu erhalten, sind bei Frühgeborenen absolut nicht angebracht. Gelingt es, ein frühgeborenes Kind, welches von gesunden Eltern stammt, über die Gefahren der ersten Lebenszeit hinwegzubringen, so kann sich aus ihm ein in jeder Hinsicht vollwertiger Mensch entwickeln; das ist eine Tatsache, die gar nicht genug betont werden kann.

Die klinischen Anhaltspunkte für die Erhaltungsaussichten eines frühgeborenen Kindes sind vor allem durch seine Reaktionsfähigkeit gegeben. Ist ein Kind zum Schreien zu bringen, schreit es sogar spontan, so ist dies stets als günstiges Zeichen aufzufassen. Je ausgesprochener die Somnolenz, je mangelhafter die Reflexerregbarkeit, desto zweifelhafter die Prognose. Solche Kinder zeigen auch meist keine frische Hautfarbe, sie werden häufig cyanotisch, verharren trotz ausreichender Wärmezufuhr auf einem subnormalen Temperaturniveau, zeigen häufig sklerödematöse Hautveränderungen. All dies sind prognostisch ungünstige Zeichen, die darauf hinweisen, daß auch eine absolute „Debilität" vorliegt. Eine solche kann bei Kindern mit relativ hohem Geburtsgewicht oft in viel ausgesprochenerem Maße vorhanden sein wie bei Kindern von 1—1½ kg. Bei einem Gewicht von mehr als 1000 g kommt demnach dem Allgemeinverhalten eine viel größere prognostische Bedeutung zu wie dem absoluten Gewicht.

Debilitas vitae, konstitutionelle Minderwertigkeit, Diathesen, Konstitutionskrankheiten.

Die Bedeutung der Konstitution ist in den letzten Jahren auf allen Gebieten der Medizin sehr in den Vordergrund getreten. Man hat erkennen gelernt, wie wichtig die individuelle Anlage für den Verlauf der verschiedensten Erkrankungen ist, wie verschieden die einzelnen Individuen auf völlig gleichartige Reize reagieren, mögen dies nun krankheitserregende Reize sein oder solche, welche noch in den Bereich des Physiologischen einbezogen werden müssen. Speziell der Kinderarzt hat oft Gelegenheit, derartige Beobachtungen zu machen: verschiedene Säuglinge können bei ein und demselben Ernährungsregime bald ausgezeichnet gedeihen, bald in einen Zustand der Atrophie verfallen oder zugrunde gehen. Ein Teil jener Kinder, deren Konstitution den Anforderungen an den Begriff „gesund" nicht entspricht, gehört jener Kategorie an, die man gewöhnlich unter dem vieldeutigen Wort „Lebensschwäche" oder „Debilitas vitae" zusammenfaßt, ein anderer erkrankt später unter den Symptomen einer der sog. Diathesen.

Als Lebensschwäche bezeichnet man Zustände, welche darin bestehen, daß ein Kind auf physiologische Reize mit Krankheitserscheinungen reagiert. daß es durch solche Reize, welche der gesunde Organismus ohne weiteres überwindet, in seinem Gedeihen behindert und geschädigt wird. Diese mangelhafte Resistenz und Toleranz kann im Lauf der Entwicklung behoben werden, sie kann aber auch einen solchen Grad aufweisen, daß die Organe den an sie gestellten funktionellen Anforderungen nicht genügen und so ein Weiterleben unmöglich ist. Dabei bestehen keine primären anatomisch nachweisbaren Organveränderungen. Die reine Lebensschwäche ist lediglich eine Schwäche der Funktion. Dieser Funktionsschwäche muß allerdings eine von den Eltern her übernommene Schädigung ätiologisch zugrunde liegen, sei es nun, daß dieselbe auf eine spezifische Erkrankung derselben (Tuberkulose, Lues), sei es auf ein unbekanntes Agens zurückzuführen ist. Es wurde schon bei der Erörterung des frühgeborenen Zustandes auf dessen Beziehungen zur Lebensschwäche hingewiesen und auf die Unterschiede aufmerksam gemacht, welche zwischen der relativen Lebensschwäche der gesunden Frühgeburt und der absoluten Lebensschwäche bestehen. Beide Begriffe sind an sich voneinander unabhängig, decken sich aber nicht selten zum Teil. Pfaundler unterscheidet sechs Typen, resp. Kombinationen:

1. Debilität infolge Frühgeburt durch eine geschädigte Mutter;
2. Debilität des reifen Kindes einer geschädigten Mutter;
3. Debilität wegen Frühgeburt bei gesunder Mutter;
4. Debilität aus anderen Gründen bei gesunder Mutter (Zwiegeburt usw.);
5. Frühgeburt ohne Debilität;
6. Abstammung von geschädigter Mutter ohne Debilität.

Entsprechend der dunklen Ätiologie und dem Mangel anatomisch erkennbarer Organveränderungen sind auch die klinischen Erscheinungen der Debilitas vitae nur sehr unscharf umschrieben. Es handelt sich meist um zarte, untergewichtige Kinder mit geringer Reaktionsfähigkeit, Trinkschwäche, blassem Aussehen, welkem Hautturgor. Die Diagnose „Lebensschwäche" wird vielfach mit Vorliebe gestellt, wenn ein Kind in den ersten Lebenstagen ohne charakteristische Krankheitssymptome stirbt; eine sorgfältige Obduktion kann bei derartigen Fällen wohl meist nachweisen, daß sich hinter der „Lebensschwäche" ein septischer oder toxischer Prozeß, eine Gehirnblutung usw. verbirgt. Die Diagnose „Lebensschwäche" hat nur dann eine Berechtigung, wenn bei der Sektion keine anatomisch begründete Todesursache aufgedeckt werden kann. Bleibt ein als lebensschwach erklärtes Kind am Leben, so ist immer eine gewisse Skepsis am Platz, ob nicht eine Erkrankung bestanden hatte, welche mangels prägnanter klinischer Zeichen unerkannt blieb. Trotz dieser berechtigten Einengung des Gebietes der Lebensschwäche kann man den Begriff nicht umgehen.

Die Debilität kann sich auch in der Widerstandsschwäche gegenüber Krankheitsursachen dokumentieren, und ein solches Mißverhältnis kommt natürlich am Sektionstisch nicht mehr zum Ausdruck. Stolte hat auf das frühzeitige Sterben zahlreicher Kinder in einer Familie hingewiesen. Die Kinder erliegen während oder kurz nach der Geburt an Schädlichkeiten, die sie in der ersten Anlage, bzw. im extrauterinen Leben oder während der Geburt getroffen haben. Stolte mißt besonders der neuropathischen Belastung der Aszendenten eine ätiologische Bedeutung bei. Die Kinder solcher Eltern erscheinen unmittelbar nach der Geburt völlig normal, insbesondere fehlen äußere Merkmale der Degeneration vielfach gänzlich, doch zeigen sie oft schon in den ersten Tagen ein Verhalten, das dem aufmerksamen Beobachter zu denken gibt, Zuckungen im Schlaf, Schreckhaftigkeit, unbegründetes Schreien während der ganzen Nacht. Der Tod tritt nach einiger Zeit plötzlich und unerwartet ein, nachdem Erscheinungen einer Darmerkrankung oder Krämpfe vorausgegangen sind. Stolte nimmt an, daß es sich bei solchen Kindern um ein kongenital abnormes Nervensystem handelt; er berichtet über eine Familie, in der fünf Knaben sämtlich vor Vollendung des ersten halben Monats unter Krämpfen starben.

Von derartigen extremen Graden der funktionellen Minderwertigkeit bis zur normalen Konstitution kommen alle Übergänge vor. So muß man z. B. bei solchen Kindern, welche trotz quantitativ ausreichender Ernährung an der Brust nicht in normaler Weise zunehmen und ihr Anfangsgewicht erst nach Wochen erreichen, eine gewisse Minderwertigkeit der Organfunktionen annehmen, auch wenn sonst keinerlei manifeste Krankheitszeichen vorhanden sind. Wenn ein Säugling auf die frühzeitige Einleitung der künstlichen Ernährung mit Störungen reagiert, so muß man dies ebenfalls auf eine relativ unzureichende Konstitution beziehen; konstitutionsanomal darf man solche Kinder nicht nennen, weil die künstliche Nahrung für einen jungen Säugling nicht als physiologisch gelten kann. Auch die bei Brustkindern so häufig vorkommenden dyspeptischen Erscheinungen müssen, wenn sie über die ersten 8—10 Tage andauern, auf eine angeborene „abnorme"

Empfindlichkeit der Darmschleimhaut zurückgeführt werden. Es ist sehr wichtig, daß man sich eine solche Auffassung zu eigen macht, um die primären Ursachen solcher Störungen nicht außerhalb des Kindes, in einer fehlerhaft bereiteten oder verdorbenen Nahrung, in einer ungeeigneten Muttermilch u. dgl. zu vermuten. Manche Kinder zeigen während der ersten Lebenszeit ein Verhalten, welches einigermaßen an Frühgeborene erinnert, ohne daß der Geburtstermin ein vorzeitiger war; sie sind gewöhnlich kleiner, zarter, trinkschwächer als normale Neugeborene. Hierbei handelt es sich vielleicht um intrauterine Entwicklungshemmungen. Die Abgrenzung des Begriffes gesund ist recht schwierig. Vom klinischen Standpunkt aus muß man ihn wohl so weit fassen, daß man auch Kinder mit zarter Konstitution, mit etwas empfindlichem Darm usw. mit einbezieht, wenn sie im übrigen gedeihen.

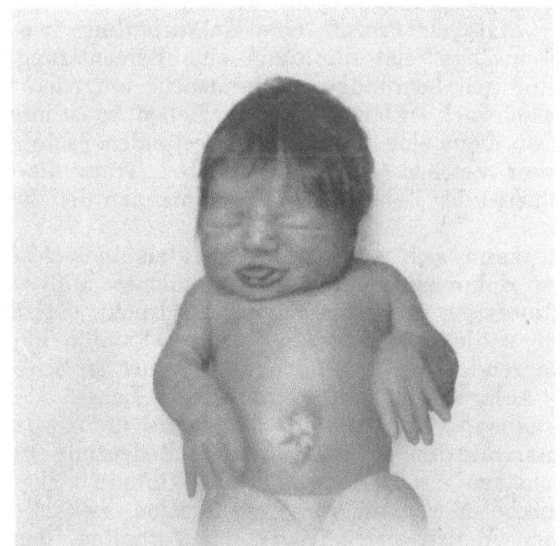

Abb. 30. Neugeborenes Kind mit Myxoedem. (Beobachtung von H. Abels.)

Die Erkennung der Konstitution ist während der eigentlichen Neugeborenenperiode fast niemals mit Sicherheit möglich; wenn nicht ausgesprochene Erscheinungen von Lebensschwäche vorliegen, so können wir aus äußeren Zeichen keinen Schluß auf die jeweilige Lebenskraft eines Kindes ziehen.

Die Latenz der Anlage gilt in noch höherem Maße für die sog. Diathesen, welche in der Pathologie des Säuglings- und Kindesalters eine so bedeutende Rolle spielen. Wir haben es hier nicht mit Krankheiten, sondern, wie Pfaundler sich ausdrückt, mit „Krankheitsbereitschaften" zu tun; nur die pathologische Veranlagung ist angeboren, zur Hervorrufung pathologischer Veränderungen und Krankheitssymptome sind jedoch erst auslösende Momente nötig. Selbst wenn letztere in früher Lebenszeit einwirken, muß vor dem Manifestwerden klinischer Symptome stets eine gewisse Latenzperiode verstreichen. Czerny, dem wir die Formulierung des Begriffes der „exsudativen Diathese" verdanken, hebt hervor, daß wir selbst bei einer Anamnese, welche uns eine angeborene Veranlagung vermuten läßt, am Neugeborenen eine Diathese nicht diagnostizieren können, und daß erst in den ersten Lebenswochen oder -monaten das Ergebnis einer bestimmten Ernährung Aufschlüsse geben kann.

Zuverlässige Mittel, um die Disposition zu erkennen, sind uns vorläufig noch unbekannt. Als ein für die exsudative Diathese charakteristisches Frühsymptom ist von Freund ein Haarschopf beschrieben worden, der schon beim Neugeborenen zu finden ist: die in der Parietalgegend stehenden Haare richten sich nach vorne oben und der Mitte des Kopfes zu auf; so entsteht eine der Mittellinie entsprechende dachfirstige Kante, bei Betrachtung von vorn eine dachgiebelartig die Stirn überragende dreieckige Figur. Mag dieses Symptom auch für die exsudative Diathese charakteristisch sein, so erlaubt sein Fehlen jedenfalls nicht den Schluß, daß das betreffende Kind von der Diathese frei sein müsse. Möglicherweise sind gewisse Hauterscheinungen beim Neugeborenen als Zeichen einer exsudativen Hautveranlagung zu deuten. (s. S. 354).

Inwieweit Lymphatismus, Spasmophilie, Rachitis schon beim Neugeborenen manifest werden können, soll an anderer Stelle besprochen werden.

Die praktische Konsequenz, die wir aus der Latenz der Konstitutionsanomalien und Diathesen ziehen müssen, ist die, daß wir durch prophylaktische Maßnahmen nach Möglichkeit verhüten sollen, daß das zur Krankheit vielleicht „bereite" Kind tatsächlich krank wird; mag die Besorgnis in vielen Fällen auch unbegründet sein, so ist es für das Kind jedenfalls am besten, wenn die Regeln der Hygiene und Diätetik vom ersten Lebenstag an streng eingehalten werden.

Von den eigentlichen Konstitutionskrankheiten, welche charakteristische Krankheitsbilder darbieten, bedürfen beim Neugeborenen nur zwei der Erwähnung, das Myxödem und der Mongolismus.

Obzwar das kongenitale Myxödem auf einer angeborenen Hypoplasie oder Aplasie der Schilddrüse beruht, werden die charakteristischen somatischen Veränderungen des Leidens meist erst im Laufe der ersten Lebensjahre manifest. Wahrscheinlich tritt das Schilddrüsensekret der Mutter vikariierend ein, sei es, daß es das Kind auf plazentarem Wege oder nach der Geburt durch die Muttermilch zugeführt bekommt. Immerhin können in Ausnahmsfällen schon beim Neugeborenen typische myxödematöse Veränderungen bestehen. Abels hat einen solchen Fall mitgeteilt, bei welchem auch der Obduktionsbefund eine Thyreoaplasie ergab; das Kind stammte von einer strumösen Mutter (Abb. 30).

Die dem Mongolismus eigentümlichen Symptome sind schon vom Tag der Geburt an nachzuweisen und meist auf den ersten Blick zu erkennen, insbesondere der breite Nasenrücken, die Schlitzaugen, der stark ausgebildete Epikanthus, auch die

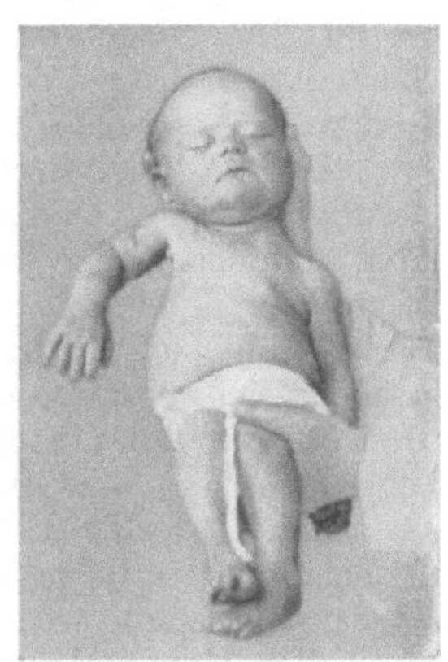

Abb. 31. Mongoloid (erste Lebenswoche).

Makroglossie, das Fehlen des Muskeltonus, die Gelenkschlaffheit usw. (Abb. 31). Auch die mit dem mongoloiden Habitus häufig verbundene geistige Störung macht sich, wie idiotische Zustände überhaupt, durch auffallende Ruhe und Teilnahmslosigkeit des Kindes schon in der ersten Lebenszeit bemerkbar.

Geburtsverletzungen.

Als Geburtsverletzungen bezeichnet man diejenigen Kontinuitätstrennungen im Bereich des kindlichen Körpers, welche durch die beim Geburtsvorgang auf die Frucht einwirkende mechanische Gewalt herbeigeführt werden. Die Geburt wirkt auf den kindlichen Körper bis zu einem gewissen Grad auch unter normalen Verhältnissen im Sinne eines Traumas ein. Eine gewisse Druck- und Zugwirkung kommt beim Durchtritt des Kindes durch die Geburtswege in jedem Fall zustande. Hierzu kommt die lokale oder die durch die Unterbrechung des plazentaren Kreislaufs vor dem ersten Atemzug leicht eintretende allgemeine venöse Stauung, welche zu Zerreißungen kleinster Gefäße Veranlassung geben kann. Es gibt demnach Geburtsverletzungen, die man, da zu ihrer Entstehung auch bei normalem Geburtsverlauf Gelegenheit gegeben ist, fast als „physiologische" bezeichnen könnte, wie etwa die Geburtsgeschwulst am vorliegenden Kindesteil.

Das Trauma, welches zur Entstehung von Geburtsverletzungen Veranlassung gibt, kann entweder von den Geburtswegen der Mutter seinen Ausgang nehmen, oder von (instrumentellen oder manuellen) geburtshiflichen Eingriffen herrühren. Bei operativ beendigten Geburten ist es entweder die Manualhilfe bei Beckenend- und Querlagen (Wendung und Extraktion) oder die Zange, welche Verletzungen des Kindes verursacht; bei Spontangeburten handelt es sich entweder um ein räumliches Mißverhältnis zwischen Kind und mütterlichem Becken, wie es insbesondere bei Beckenanomalien vorliegt, oder um abnorme Kindeslagen. Geburtsverletzungen finden sich namentlich nach langdauernden Geburten, können aber auch bei besonders raschem Geburtsverlauf zustandekommen, wenn das Kind durch sehr kräftige Wehen mit Vehemenz durch den Geburtsschlauch hindurchgetrieben wird.

Die Verletzungen betreffen entweder die äußeren Weichteile, das Skelett oder die inneren Organe. Sie finden sich am häufigsten im Bereich des Kopfes oder der Extremitäten, während der Rumpf relativ selten betroffen ist.

I. Verletzungen der äußeren Weichteile.

A. Verletzungen im Bereiche der Haut und des Unterhautzellgewebes.

1. Die Geburtsgeschwulst oder Kindesteilgeschwulst.

Als Geburtsgeschwulst bezeichnet man die Schwellung des vorliegenden Kindesteils. Sie bildet sich nach Abgang des Fruchtwassers an dem im Muttermund freiliegenden Körperteil. Im Hinblick auf das Prävalieren der Hinterhauptslagen findet man die Geburtsgeschwulst am häufigsten über dem hinteren Anteil des vorliegenden Scheitelbeins oder am Hinterhaupt; man pflegt sie dann als Kopfgeschwulst oder Caput succedaneum zu bezeichnen. Die Geburtsgeschwulst entsteht in der Weise, daß durch das feste Anliegen des Muttermundes und durch die von den Weichteilen des Diaphragma Pelvis ausgehende Umschnürung der Blutrücklauf aus den freiliegenden Partien erschwert ist. Außerdem spielt die Druckdifferenz zwischen innerem Uterusdruck und äußerem Luftdruck bei der Entstehung der Geschwulst eine Rolle, indem auf diese Weise auf den vorliegenden Kindesteil eine Art Saugwirkung ausgeübt wird. Die Schwellung beruht auf einer serösen Durchtränkung der Gewebe infolge Lymph- und Blutstauung, welch letztere auch das Auftreten zahlreicher kleiner Hämorrhagien zur Folge hat (Abb. 32). Blutaustritte finden sich auch in der Haut

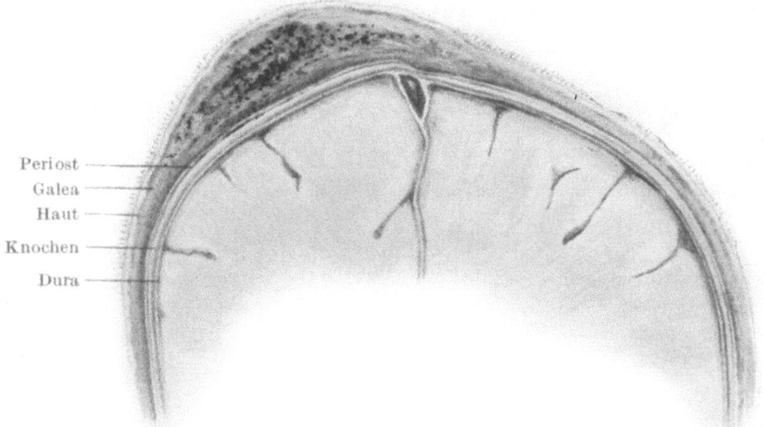

Abb. 32. Gefrierdurchschnitt durch eine Kopfgeschwulst auf dem rechten Scheitelbein.
(Nach Bumm.)

und im Unterhautzellgewebe der Umgebung. Die stärkste Transsudatansammlung liegt nach Lönnberg zwischen Galea und Periost; auch unter dem Periost finden sich bisweilen flächenhafte Hämorrhagien. Selbst die entsprechenden Teile der Dura pflegen hyperämisch zu sein.

Die Lage der Geburtsgeschwulst hängt von der jeweiligen Kindeslage ab. Sie findet sich bei Hinterhauptslage erster Position am hintern Anteil des rechten, bei zweiter Position des linken Scheitelbeins, bei der Vorderhauptslage in der Gegend der großen Fontanelle, bei Gesichtslagen an der nach der vorderen Beckenwand zu gelegenen Seite des Gesichts, bei der Stirnlage an der Stirn; bei der Steißlage hat die Schwellung gewöhnlich in der Glutealgegend an der hinteren und äußeren Seite des Oberschenkels ihren Sitz, kann aber auch Skrotum und Penis, resp. die großen Labien betreffen. Bei Arm- oder Beinvorfall zeigt die Haut der vorgefallenen Extremität die Charaktere der Geburtsgeschwulst. Diese bestehen in einer teigig weichen, oft sehr erheblichen Schwellung der Weichteile und in bläulicher Verfärbung der Haut, welche meist auch zahlreiche punktförmige Blutaustritte aufweist. Besonders deutlich ist dies bei Lokalisation der Geschwulst an unbehaarten Körperstellen zu sehen. Am meisten entstellend wirkt die Geburtsgeschwulst bei Gesichtslagen, wo

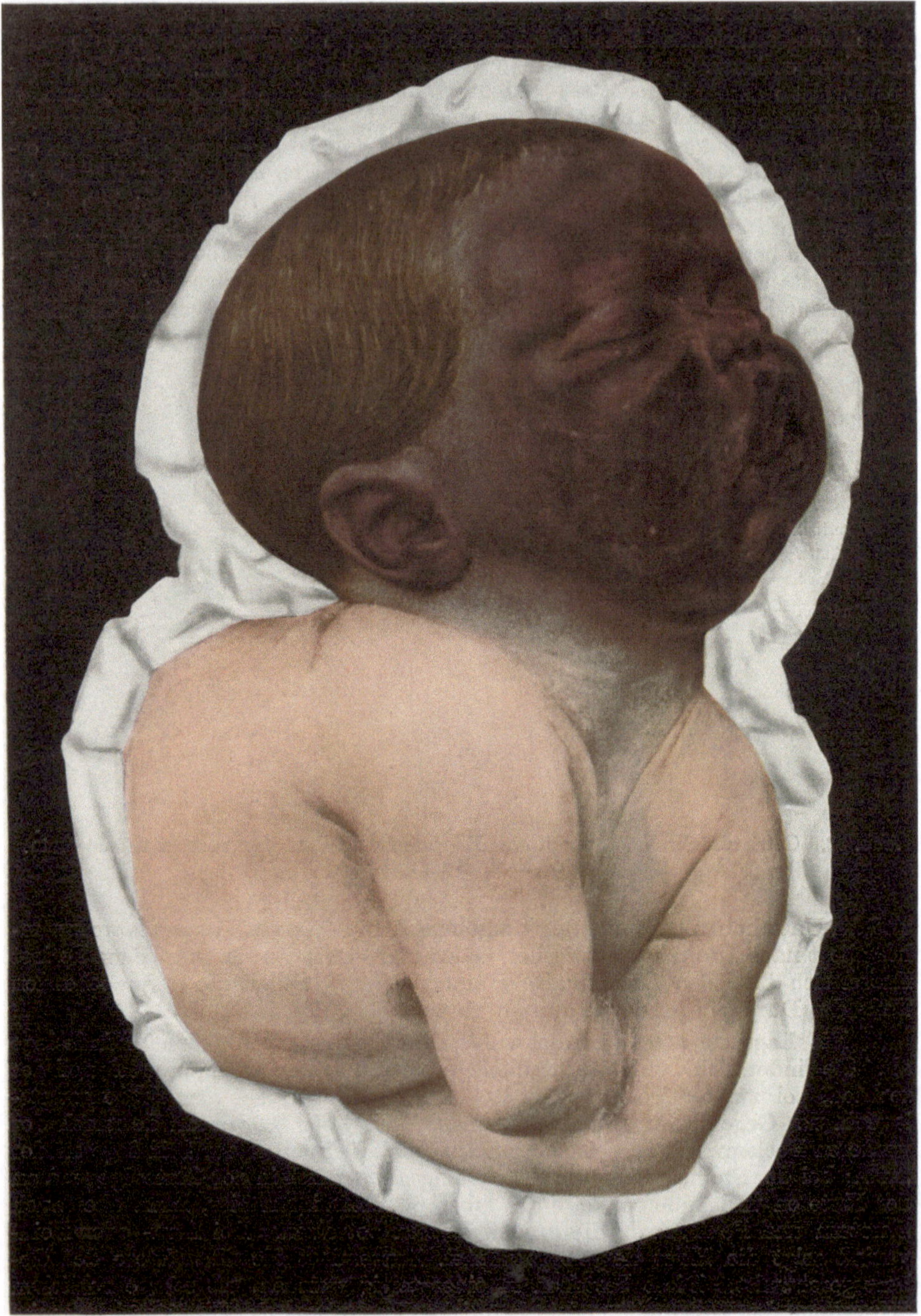

Abb. 33. Geburtsgeschwulst bei Gesichtslage (nach einer Moulage der Klinik Piskaček, Wien).

Lippen, Wangen, Nase und Augenlider oft eine mächtige ödematöse Schwellung, Sugillationen und blaurote Verfärbung zeigen (Abb. 33). Zuweilen kommt es im Bereich der Schwellung zur Blasenbildung; die Blasen sind gewöhnlich etwa erbsengroß und mit klarer gelber Flüssigkeit gefüllt.

Die Schwellung pflegt eine Ausdehnung von etwa Flachhandgröße zu haben, und zeigt gewöhnlich eine rundliche Gestalt. Häufig erscheint sie, besonders bei Lokalisation am Schädel, auch in Gestalt eines länglichen Wulstes, was davon herrührt, daß nacheinander verschiedene Stellen in die Umschnürungszone einrücken.

Die Intensität der Schwellung ist eine verschiedene. Sie hängt von der Stärke und Dauer der Wehentätigkeit vom Blasensprung bis zum Ende der zweiten Geburtsperiode ab. Im allgemeinen ist die Geschwulst um so größer, je stärker und anhaltender die Wehen waren. Ein zweiter Faktor, welcher bei der Bildung der Geschwulst eine Rolle spielt, ist die Stärke der Umschnürung seitens des Gebärmuttermundes und -halses. Ausnahmsweise kann die Umschnürung auch von einem bindegewebig entarteten Mutterhals ausgehen. Bei spastischer Striktur des oberen Mutterhalses kann es auch bei schwacher Wehentätigkeit zur Ausbildung einer umfangreichen Geburtsgeschwulst kommen (Ehrendorfer).

Die Geburtsgeschwulst pflegt meist schon innerhalb der ersten 24 Stunden zu verschwinden oder doch beträchtlich an Umfang abzunehmen. Eine Infiltration ist nach 2—3 Tagen fast niemals mehr nachweisbar. Nur die bläuliche Verfärbung und die Blutaustritte können während der ersten Woche, allerdings an Intensität abnehmend, wahrnehmbar bleiben. Später verschwinden auch sie restlos. Man darf also die Prognose auch bei den so überaus entstellenden Schwellungen im Gesicht günstig stellen.

In Ausnahmsfällen kann allerdings ein Teil der Kopfgeschwulst einem nekrotischen oder gangränösen Zerfall, der stellenweise bis auf den Knochen reichen kann, anheimfallen. Das ist natürlich für das Kind nicht ungefährlich; es kann selbst zu tödlichen Komplikationen kommen (Ehrendorfer).

Bei hämorrhagischen Erkrankungen kann es vorkommen, daß sich die Geburtsgeschwulst nicht zurückbildet, sondern eine Nachblutung aus den zerrissenen Gefäßchen eintritt, so daß sich an Stelle der Geschwulst ein subkutanes, an Umfang zunehmendes Hämatom entwickelt (s. S. 412).

Eine Therapie ist bei der unkomplizierten Geburtsgeschwulst überflüssig. Bei Komplikationen richtet sie sich nach den gebräuchlichen chirurgischen Grundsätzen.

2. Druckmarken oder Druckspuren.

Beim Durchtritt des kindlichen Schädels durch den Beckenring wird auf ersteren ein Druck ausgeübt. Dank der Verschieblichkeit und Elastizität der kindlichen Schädelknochen konfiguriert sich der Kopf meist in solcher Weise, daß eine allzustarke Druckwirkung hintangehalten wird. Nichtsdestoweniger kann, besonders bei räumlichem Mißverhältnis zwischen Kopf und Becken, bei engem und plattem Becken ein solcher Druck auf den im Becken stehenden oder durch dasselbe hindurchtretenden Kopf ausgeübt werden, daß die vorspringenden Partien des Beckenringes, insbesondere das Promontorium, Druckspuren hinterlassen. Auf diese Weise entstehen rote Flecke oder Streifen von meist sehr typischer Lokalisation, in deren Bereich oft kleine Blutaustritte, Kompressionssuggillationen, sichtbar sind. Ein Streifen verläuft gewöhnlich von der vorderen oberen Ecke eines Scheitelbeins entlang der Kranznaht nach dem Ohr zu; er kann auch zuerst von der großen Fontanelle gegen den

Scheitelhöcker hin und dann in einem stumpfen Winkel gegen die Schläfe verlaufen, oder sich von hier aus auf das Gesicht bis in die Gegend der Wange fortsetzen. So entstehen hakenförmige Druckstreifen. An Stelle des Streifens finden sich zuweilen in demselben Bereich einzelne durch intakte Haut getrennte Flecke. Manchmal sieht man parallel zu dem beschriebenen Streifen einen zweiten, welcher von einem falschen Promontorium herrührt, oder einer Stellungsänderung des Kopfes auf dem Beckeneingang seine Entstehung verdankt. Beim platten Becken findet sich manchmal eine zweite Druckspur auf der Stirn, der Wange oder Augengegend der gegenüberliegenden Seite, welche vom horizontalen Schambeinast herrührt. Beim allgemein verengten Becken, bei dem der Druck mehr allseitig einwirkt, finden sich unregelmäßig angeordnete, meist sehr wenig umfangreiche, dafür aber um so intensivere Druckspuren (Küstner).

Bleibt eine Stelle der Kopfhaut längere Zeit hindurch dem Druck des Promontoriums ausgesetzt, so kann es hier zur Nekrose und Bildung eines Schorfes kommen, welcher allmählich abgestoßen wird. In solchen Fällen hinterbleibt manchmal eine Narbe. Durch Infektion einer offenen Wunde kann es zu Abszeßbildung und selbst zu ausgedehnter Phlegmone kommen (Shukowski). Gewöhnlich handelt es sich aber nur um leichtere Quetschungen, deren Residuen während der ersten Wochen verschwinden. Dasselbe gilt von oberflächlichen Exkoriationen, wie solche sich gelegentlich finden.

Druckmarken kommen fast nur nach Geburten in Schädellage vor, am nachfolgenden Kopf sind sie fast niemals zu sehen. Auch an anderen Körperstellen kommen sie nur äußerst selten zur Beobachtung. Druckmarken am Arm finden sich bei Vorfall des Armes und Einklemmung desselben zwischen Kopf und Beckenwand. Dauert die Einklemmung längere Zeit, so ist Gelegenheit für die Entstehung von nekrotischen und gangränösen Veränderungen gegeben.

Am Halse werden manchmal sog. Dehnungsstreifen beobachtet. Sie finden sich nach Spontangeburten in Kopflage, und zwar an der am meisten gedehnten Seite des Halses, also bei Hinterhauptslage an der dorsalen, bei Gesichtslagen an der vorderen Halsseite. Sie bestehen aus teils parallel, teils in Maschen angeordneten quer verlaufenden Streifen, welche nach 2—3 Tagen abzublassen pflegen (Kaltenbach).

3. Anderweitige Verletzungen der äußeren Weichteile.

Recht häufig findet man nach Zangengeburten Druckmarken am Schädel. Gewöhnlich sind diejenigen Stellen am meisten betroffen, wo die Enden der Zangenlöffel aufliegen, also bei quergefaßtem Schädel die Wangen. Wurde der Kopf in einem schrägen Durchmesser gefaßt, findet man mitunter auf der einen Seite eine stärkere Schwellung des Augenlides, auf der andern Seite eine Druckspur in der Gegend des Ohres oder hufeisenförmige Druckspuren in der Gegend des Jochbogens und auf der Stirn, zuweilen neben einseitiger Fazialislähmung. Wurde die Zange im geraden Durchmesser angelegt, so liegen die Druckspuren über Stirn und Hinterhaupt. Die durch die Zange hervorgerufenen Druckmarken bestehen entweder in unregelmäßigen roten Flecken und Streifen oder kleinen subkutanen Hämatomen. Bisweilen bilden sich symmetrisch etwa haselnußgroße hämorrhagische Infiltrate auf beiden Wangen. Auf der Stirn in dem Bereich des behaarten Kopfes sieht man manchmal kurze lineare Wunden, welche offenbar von einem Platzen der obersten Hautschichten herrühren.

Bei brüskem Vorgehen können durch die Zange, besonders wenn letztere abgleitet, tiefere subkutane Verletzungen und Wunden verursacht werden, welche später Narben hinterlassen. Erskine beobachtete einen Fall von Abreißung der Ohrmuschel durch die abgleitende Zange, H. Schröder Abhebung der ganzen Kopfschwarte durch einen Bluterguß aus der Arteria supraorbitalis, welche durch die Spitze des wiederholt abgleitenden Zangenlöffels zerrissen worden war.

Die Prognose aller dieser Verletzungen hängt natürlich von der Intensität der einwirkenden Gewalt ab. Die durch die Zange hervorgerufenen gewöhnlichen Druckmarken verschwinden gewöhnlich innerhalb der ersten Wochen.

Bei unvorsichtig ausgeführten geburtshilflichen Eingriffen können die mannigfachsten Verletzungen der äußeren Weichteile gesetzt werden, sei es nun durch die Finger oder Fingernägel der entbindenden Hand, sei es durch Instrumente. So ist es z. B. mehrmals vorgekommen, daß die entbindende Person, in der Absicht die Fruchtblase zu sprengen, die Kopfgeschwulst am vorliegenden Schädel mit jener verwechselte und mit der Schere oder einem andern scharfen Instrument verletzte (Adamkiewitz, Dittrich, Kratter, Dorf).

Bei Anwendung des Veit-Smellieschen Handgriffs, bei welchem der Finger in den Mund des nachfolgenden Kopfes eingeführt wird, können mitunter Verletzungen der Zunge, des Mundhöhlenbodens oder des harten Gaumens gesetzt werden: auch das Frenulum linguae oder der Mundwinkel kann eingerissen werden. Straßmann beobachtete eine tödliche Blutung aus dem zerrissenen Zungenbändchen.

Verletzungen am unteren Ende des Stammes sind bei unvorsichtigem Untersuchen oder Operieren am vorliegenden Steiß nicht selten beobachtet worden. Die Verletzungen betreffen den Anus (Verwechslung des kindlichen Afters mit dem Muttermund), den Damm, das Skrotum, die Scheide. Quetschungen, Exkoriationen und tiefere Wunden an den unteren Extremitäten, besonders in der Fossa ileopectinea, und an den Genitalien können bei Extraktionen durch den Finger oder durch geburtshilfliche Instrumente (Schlinge, Steißhaken) erzeugt werden. Meurer berichtet über einen Fall von Perforation einer mit der Fruchtblase verwechselten Hydrokele. Bei Wendungen können infolge starken Zuges am Fuß Einrisse in den Damm zustande kommen (Stumpf).

Als Folgen der Geburt wären endlich die Ekchymosen zu erwähnen, welche man im Bereich der Kopfhaut, an der Stirn, am behaarten Kopf, sowie in der Conjunctiva bulbi und zuweilen auch an der Mundschleimhaut, in der Retina usw. findet. Es sind dies streng genommen keine Geburtsverletzungen, sondern Folge der venösen Stauung, welche zum Bersten kleiner Blutgefäße Veranlassung gibt.

Weichteilverletzungen (Hautrisse, Blutungen) können in seltenen Fällen auch intrauterin entstehen, wenn der schwangere Uterus von einem Trauma betroffen wurde. In der gerichtlich-medizinischen Literatur sind mehrere derartige Fälle bekannt (Hofmann-Kolisko).

B. Verletzungen im Bereich der Muskeln (Caput obstip. cong.).

Sowohl bei spontan als auch bei durch Kunsthilfe beendigten Geburten ist die Gelegenheit für Muskelverletzungen gegeben. Durch Zerrung und Dehnung können Muskelfasern in mehr oder minder reichlichem Ausmaße zerreißen. So entstehen teils klinisch, teils anatomisch nachweisbare intramuskuläre Blutaustritte. Besonders leicht kommen bei solchen Muskeln Verletzungen zustande, welche im Moment der einwirkenden Schädlichkeit sich im Zustand der Kontraktion befinden (Mikulicz). So sind bei vorzeitigen Atembewegungen, insbesondere die der Respiration dienenden Muskeln gefährdet (Kader). Köster fand bei einem in Steißlage extrahierten Kind Hämatome im Musculus sternocleidomastoideus, scalenus, pectoralis major und splenius. Klinisch am bedeutungsvollsten und am besten studiert sind die Hämatome im Musculus sternocleidomastoideus.

Die Verletzung des Kopfnickers kann sich bei Kopf- und bei Beckenendlagen ereignen, und zwar sowohl bei spontanen wie bei Zangengeburten und manuellen Extraktionen. Relativ am häufigsten finden sich die Hämatome bei in Beckenendlage extrahierten Kindern. Sie entstehen dann, wenn die Schulter im geraden Durchmesser des Beckenausgangs eintritt und der Kopf sich ebenfalls im geraden Durchmesser des Beckeneingangs befindet, oder bei Kopflagen, wenn der Kopf bereits am Beckenboden rotiert steht, die Schulterbreite sich aber noch im geraden Durchmesser befindet. In beiden Fällen hat der Kopf zum Rumpf eine Drehung um 90⁰ erlitten (Schauta). Derjenige Kopfnicker, welcher jener Seite entspricht, nach welcher das Gesicht gedreht ist, befindet sich im Zustand maximaler Dehnung und kann hierbei leicht lädiert werden. Diesem Entstehungsmodus entsprechend sind die Hämatome des Sternocleidomastoideus gewöhnlich einseitig. Doch wurden auch doppelseitige Hämatome beschrieben. Hildebrand erklärt sie folgendermaßen: wenn behufs Lösung der Arme sehr energische Drehungen der Schulter vorgenommen werden und der Kopf sich dabei mit seinem Längsdurchmesser im geraden Durchmesser unbeweglich befindet, so kann man unter Umständen bei diesen Manipulationen beide Sternocleidomastoidei verletzen.

Das Hämatom des Sternocleidomastoideus äußert sich als eine bald mehr weiche, bald ziemlich derbe zirkumskripte Anschwellung von Haselnuß- bis Taubeneigröße, welche gewöhnlich im sternalen Anteil des Muskels ihren Sitz hat. Nicht selten sind auch die umgebenden Weichteile, Haut und Unterhautzellgewebe, geschwollen und ödematös, so daß der eigentliche Muskeltumor erst nach einigen Tagen deutlich palpabel wird. Er ist mit dem Muskel verschieblich und scheint nicht besonders schmerzhaft zu sein. Das auffallendste Symptom ist eine Schiefhaltung des Kopfes; er ist gewöhnlich nach der gesunden, zuweilen aber auch nach der kranken Seite gedreht. Es muß jedoch hervorgehoben werden, daß die Schiefhaltung des Kopfes keineswegs ein konstantes Symptom darstellt; gar nicht so selten ist die Kopfhaltung ganz normal.

Geschwulst und Schiefhals können nach einigen Wochen oder Monaten verschwinden, ohne irgendwelche nachweisbare Spuren zu hinterlassen. Nach der Muskelzerreißung kommt es zu einfacher Narbenbildung, welche in der Regel keine Verkürzung des Muskels zur Folge hat. Daß das sog. Caput obstipum musc. congenitum eine Folgeerscheinung des bei der Geburt entstandenen Hämatoms des Sternocleidomastoideus sei, erscheint nach den ziemlich zahlreichen bisher vorliegenden mikroskopischen Befunden, bei welchen das Fehlen von Blutpigment konstatiert wurde, ziemlich unwahrscheinlich.

Das Caput obstipum congenitum wird von den meisten Autoren auf eine Myositis fibrosa im Sinne von Mikulicz zurückgeführt. Mikulicz selbst nimmt an, daß diese Myositis in der Mehrzahl der Fälle von einer Quetschung des Muskels gegen die Symphyse oder das Ligamentum arcuatum während der Austrittsperiode herrühre. Kader ist der Ansicht, daß sich infolge einer auf hämatogenem Wege zustande gekommenen oder vom Darm ausgehenden Infektion eine traumatisch-infektiöse Myositis entwickelt, daß also immerhin Beziehungen zum Geburtstrauma bestehen. Die meisten Anhänger hat jedoch die Annahme, daß die Muskelveränderungen schon intrauterin entstehen (Köster, Milo, Pincus, Kehrer, Rettig). Die Ätiologie dieser intrauterin entstandenen, als fibröse Myositis oder Dystrophie oder Entwicklungsstörung aufgefaßten Veränderungen im Kopfnicker ist allerdings noch nicht geklärt.

Die Annahme einer ante partum stattfindenden Infektion erscheint nicht hinlänglich begründet. Auch an Lues wurde gedacht (Durante). Daß amniofetale Verwachsungen die Ursache des angeborenen Schiefhalses sind, wie dies Petersen annahm, ist bei Fehlen äußerer Veränderungen nicht wahrscheinlich. Völcker erklärt das Caput obstipum congenitum als eine intrauterine Belastungsdeformität: Bei spärlichem Fruchtwasser kommt es infolge des elastischen Druckes der Uteruswandungen zu einer Lateralflexion des Kopfes; hierbei legt sich die Schulter in eine vom Unterkiefer und Schlüsselbein gebildete Grube, in deren Mitte die Gefäße liegen, welche durch die Schulter gegen die Mitte der Wirbelsäule fest angedrückt werden. Dauert dieser Druck längere Zeit an, so führt er zur Hemmung der arteriellen Blutzufuhr und zu venöser Stauung, wodurch eine langsam fortschreitende fibröse Degeneration nach anfänglich spindelförmiger Schwellung unterhalb der Mitte des Muskels eingeleitet wird. Der Sternocleidomastoideus springt zuletzt als ein verkürzter harter Strang an einer Seite des Halses vor, der Kopf ist nach der Seite geneigt, meist um seine senkrechte Achse etwas gedreht. Köster vermutet, daß sich der Fetus wegen des Schiefhalses schlecht in die Geburtswege einstellt, so daß in diesen Fällen das Caput obstipum nicht Folge, sondern Ursache einer Steißlage sein kann.

Aus den bisher vorliegenden Befunden kann man schließen, daß es im Musculus sternocleidomastoideus des Neugeborenen zweierlei Veränderungen gibt:

1. die durch ein Geburtstrauma entstandenen Zerreißungen und Blutergüsse, welche meist mit einfacher Narbenbildung und ohne Funktionsstörung ausheilen, also nicht zu dauerndem muskulärem Schiefhals zu führen pflegen;

2. die intrauterin entstandenen, also kongenitalen, aber vom Geburtstrauma wahrscheinlich unabhängigen Veränderungen, welche zur Entstehung des muskulären Schiefhalses Veranlassung geben.

Die Therapie beschränkt sich bei der Muskelverletzung auf kühle Umschläge und leichte Massage. Wird der Kopf schief gehalten, so soll er öfters gerade gerichtet, resp. gegen die gegenüberliegende Seite gedreht werden. Operative Eingriffe sind nur beim echten Caput obstipum indiziert und soll jedenfalls erst nach einigen Monaten vorgenommen werden.

Als typische Geburtsverletzung beschreibt Hofstätter ein Hämatom des Musculus masseter. Es wurde bei Manualhilfe mit dem Veit-Smellieschen Handgriff beobachtet. Die auslösende Ursache dürfte eine Überdehnung des Muskels beim Versuch den Schädel zu rotieren, das Adzentrieren des seitlich gewendeten Kinnes sein. Das Hämatom erscheint als etwa nußgroße Schwellung der Wange, welche während der ersten drei Tage an Deutlichkeit zunimmt, während der folgenden Tage sich wieder verkleinert. Die Konsistenz ist derb, die Gestalt die eines unscharf begrenzten Ellipsoids. Das Saugen wird durch das Hämatom nicht beeinträchtigt. Differentialdiagnostisch kommen hauptsächlich entzündliche Erkrankungen der Ohrspeicheldrüse in Betracht. Das Fehlen entzündlicher Erscheinungen, das Freibleiben der Gegend vor und hinter dem Ohr, die Tendenz zur Rückbildung, endlich die Anamnese sind für die Diagnose des Masseterhämatoms zu verwerten. Die Affektion heilt wahrscheinlich meist ohne Residuen. Therapeutisch werden für die ersten Tage kalte Umschläge, für später leichte Massage von der Mundhöhle aus und von außen her vorgeschlagen.

C. Subperiostale Blutung (Kephalhämatom).

Auch nach leichten Entbindungen findet man im Zellgewebe unter der Galea und besonders zwischen Periost und Knochen, namentlich in der Nähe

der Nähte, kleinere und größere Blutaustritte. Kommt es zur Bildung eines
größeren subperiostalen Hämatoms, welches das gelockerte Periost vom Knochen
abhebt, so bezeichnet man dasselbe als Kephalhämatom. Man findet diese
Kephalhämatome gewöhnlich in der Gegend der Scheitelbeine, seltener über
dem Hinterhaupt-, Stirn- und Schläfenbein, ausnahmsweise auch über den
Kiefern. In der überwiegenden Mehrzahl der Fälle findet sich bloß ein Hämatom, welches dann gewöhnlich über dem bei der Geburt vorliegenden
Scheitelbein seinen Sitz hat (Abb. 34). Die Lokalisation des Kephalhämatoms
über dem rechten Scheitelbein ist entschieden die häufigste. Nicht gar so

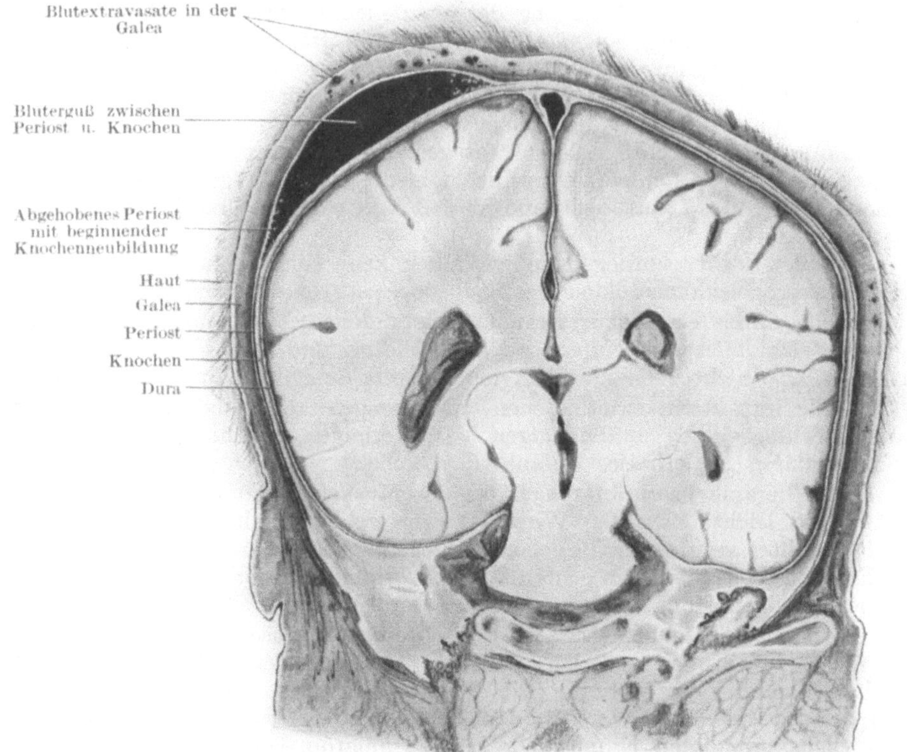

Abb. 34. Gefrierschnitt durch einen Schädel mit Kephalhämatom auf dem rechten
Parietalbein. 14 Tage p. part. (Nach Bumm.)

selten finden sich jedoch zwei Hämatome, meist über beiden Scheitelbeinen
oder über der Hinterhauptschuppe und einem Scheitelbein. Auch drei Hämatome kommen vor. Der Schädel kann hierbei ganz abenteuerliche Formen
annehmen. Die Größe der Geschwulst ist ungemein verschieden. Es gibt
kleine, kaum nußgroße, und über kindsfaustgroße Hämatome, welche recht
entstellend wirken können. Sie stellen halbkugelige, seltener mehr länglich
geformte, scharf umschriebene Geschwülste dar, welche — und das ist charakteristisch für die subperiostale Lage — niemals die Nahtgrenzen überschreiten,
weil das Perikranium zwar leicht vom Knochen abhebbar ist, im Bereich
der Nähte jedoch festhaftet.

   Während der ersten zwei Tage ist die Haut über dem Kephalhämatom gewöhnlich ödematös. Es sitzt demselben das Caput succedaneumauf. Erst wenn

dieses sich zurückgebildet hat, ist das Hämatom deutlich als solches erkennbar.
Es pflegt wegen Nachblutungen aus den zerrissenen Gefäßen in den ersten Tagen,
manchmal bis gegen Ende der ersten Woche, an Größe zuzunehmen. Die anfangs
mehr teigige Konsistenz geht dann in deutliche Fluktuation über, da sich das
Blutkoagulum allmählich verflüssigt. Der Tumor hat um diese Zeit die Konsistenz einer prall gespannten Cyste. Im Laufe der zweiten und dritten Woche,
zuweilen auch schon früher, kommt ein neues, für das Kephalhämatom ungemein charakteristisches Symptom hinzu. An seiner Peripherie bildet sich ein
immer deutlicher tastbarer Knochenwall. Derselbe verdankt seine Entstehung
der Tätigkeit der Osteoblasten, welche an der Grenze von haftendem und ab-
gelöstem Periost neuen Knochen bilden. Eine Knochenneubildung kann manchmal auch vom abgehobenen Teil des Periosts ausgehen, so daß das Kephalhämatom dann von einer dünnen Knochenschale umgeben ist, welche bei der
Palpation den Eindruck von Pergamentknittern hervorruft; doch kommt
dies nicht gerade häufig vor. Die Haut über dem Kephalhämatom zeigt meist
keine auffallenden Veränderungen. Zuweilen sieht man kleinste Blutaustritte oder
eine diffuse, bläulich-rote Verfärbung; auch Druckmarken können sich in
derselben Gegend finden. Eine erhebliche Druckschmerzhaftigkeit scheint
niemals zu bestehen.

Von der zweiten Woche ab pflegt die Spannung nachzulassen und eine
allmähliche Verkleinerung des nun der Resorption verfallenden Hämatoms
einzutreten. Die Zeit bis zur völligen Rückbildung hängt von der Größe des
Tumors ab. Während kleine Hämatome schon nach 3—4 Wochen verschwunden
sein können, brauchen größere 6—8 Wochen, ja bisweilen ein Vierteljahr zu
ihrer völligen Rückbildung. In der Regel verschwinden die Kephalhämatome,
ohne Spuren zu hinterlassen. Manchmal bleibt der Knochenwall und eine gewisse Rauhigkeit des Knochens innerhalb desselben noch längere Zeit fühlbar.
In seltenen Fällen kann, wenn die Decke des Hämatoms reichlich Knochen bildet,
eine mehr oder minder deutlich sichtbare Auflagerung von solidem Knochen
zurückbleiben, welche in ihrer Lokalisation und Gestalt an das ursprüngliche
Kephalhämatom erinnert.

Das Kephalhämatom entsteht wahrscheinlich in der Weise, daß beim
wiederholten Vorgeschobenwerden und Zurückweichen des Kopfes bei den einzelnen Wehen sich die der Wand des Geburtsschlauches fest anliegende
Kopfschwarte vom Knochen ablöst. Hierbei kommt es zu multiplen Zerreißungen
von Gefäßen, aus welchen sich das Blut unter das gelockerte Periost ergießt.
Wenn mehrere Kephalhämatome vorliegen, so muß man annehmen, daß nicht
bloß die den vorliegenden Kindesteil zirkulär umschnürenden Weichteile, sondern auch andere Partien des Geburtsschlauches an einer oder mehreren Stellen
die Kopfschwarte fixieren. Das Kephalhämatom ist bei stark verengtem Becken
außerordentlich selten, weil hier die periodischen Vor- und Rückwärtsbewegungen
der Kopfschwarte beschränkt oder behindert sind (Loránd). Wie bei allen
Blutungen, die sich bei der Geburt ereignen, spielen auch hier Stauung und
leichte Zerreißlichkeit der Gefäße eine unterstützende Rolle. In einzelnen
Fällen liegen auch kleinere Verletzungen der Schädelknochen (Frakturen,
Fissuren) vor. Bei mangelhafter Verknöcherung der Kopfknochen kann ein
größeres Gefäß verletzt und durch den hohen Druck des sich ergießenden
Blutes das Periost zur Ablösung gebracht werden.

Im allgemeinen finden sich die Kephalhämatome häufiger bei Kindern
Erstgebärender, besonders älterer Erstgebärender mit rigiden Weichteilen, und
nach kräftiger Wehentätigkeit, also häufiger nach rasch verlaufenden wie nach
protrahierten Geburten. Nicht selten ist auch die Zange die Ursache der die
Verschiebung der Schädelweichteile bewirkenden Gewalt. Namentlich die

doppelseitigen Kephalhämatome finden sich relativ häufig bei Zangengeburten. Bei Beckenendlagen gehört das Kephalhämatom zu den größten Seltenheiten, doch wurden immerhin einzelne solche Fälle beobachtet (Stumpf). Das Kephalhämatom findet sich merkwürdigerweise häufiger bei Knaben als bei Mädchen (2 : 1).

Nach der großen Statistik von Beck kommt auf etwa 200 Geburten ein Fall von Kephalhämatom (0,5 %). Nach Hennik beträgt die Häufigkeit des Kephalhämatoms 0,43 %, nach Hofmokel 0,6, nach S. Meyer 0,28 %.

Wenn eine Lücke im Schädelknochen vorhanden ist, sei es nun eine kongenitale Lücke oder Spalte, sei es eine Fraktur, so kann die Blutung auch auf das Schädelinnere übergreifen und sich zwischen Knochen und Dura ausbreiten. Man bezeichnet diese epiduralen Hämatome als Kephalhaematoma internum. Ein solches erreicht wohl nur selten eine beträchtliche Größe und ist unter den intrakraniellen Hämatomen von klinisch untergeordneter Bedeutung. Die Diagnose ist wohl nur dann möglich, wenn Zerebralsymptome bestehen. Doch pflegen solche in Anbetracht der geringen Größe der Ergüsse meist zu fehlen.

Klinisch bedeutungsvoller ist die Vereiterung eines Kephalhämatoms. Die Infektion erfolgt gewöhnlich von kleinen unscheinbaren Exkoriationen aus. Tatsächlich kann man zur Zeit der Eiterung die Infektionspforte häufig nicht mehr erkennen. Die Diagnose der Vereiterung ist dann leicht zu stellen, wenn äußerlich entzündliche Erscheinungen vorliegen, wie höhere Temperatur, Rötung und Schwellung der Haut. Dies ist aber durchaus nicht immer in ausgesprochenem Maße der Fall. Auch Fieber braucht keineswegs zu bestehen. Es gibt sicher vereiterte Kephalhämatome mit völlig intakt erscheinenden Hautdecken und ohne Fieber. Den Verdacht auf eine Vereiterung kann man nur dann schöpfen, wenn nach Ablauf der ersten Woche die Geschwulst nicht nur nicht kleiner, sondern vielleicht sogar größer wird, wenn die Spannung nicht nachläßt und die Fluktuation an Deutlichkeit zunimmt. Auch pflegen die Kinder bei der Untersuchung Schmerzen zu äußern. In solchen Fällen empfiehlt es sich, durch eine Punktion Klarheit zu schaffen.

Die Diagnose des Kephalhämatoms ist in der Regel sehr leicht zu stellen. Der rundliche, scharf umgrenzte, fluktuierende Tumor, welcher die Nahtgrenzen nicht überschreitet, kann kaum mit einer andern Affektion verwechselt werden. Die Geburtsgeschwulst ist um die Zeit, um welche das Kephalhämatom manifest wird, schon verschwunden oder in Rückbildung. Nur während der ersten zwei Tage ist es manchmal schwierig zu entscheiden, ob unter einem Caput succedaneum ein Kephalhämatom verborgen ist. Meningokelen zeigen respiratorische Bewegungen und Pulsation, auch lassen sie sich ev. reponieren; übrigens ist ihre Lokalisation meist eine andere.

Ein therapeutisches Eingreifen ist beim Kephalhaematom im allgemeinen überflüßig. Um es vor Druck und Verletzungen zu schützen, kann man eventuell einen leichten Watteverband anlegen. Nur bei großen Ergüssen ohne Tendenz zur Resorption ist eine Entleerung mittels Punktion angezeigt. Vereiterte Haematome müssen natürlich durch Inzision entleert werden.

D. Verletzungen der Nerven.

1. Entbindungslähmungen.

a) Entbindungslähmungen der oberen Extremitäten.

Die Verletzungen der peripheren Nerven, welche durch die Entbindung zustande kommen, betreffen fast ausschließlich das Gebiet des Plexus brachialis und den Nervus facialis. Die auf einer Läsion des Plexus brachialis beruhende Lähmung bezeichnet man als Entbindungslähmung.

Es sind fast immer schwere und häufig operativ beendigte Geburten, nach welchen sich Entbindungslähmungen finden. Stransky fand unter 94 Fällen der Literatur folgenden Geburtsverlauf verzeichnet:

31 mal Zange,
50 mal Manualhilfe (Extraktion, Armlösung),
27 mal schwerer, sehr protrahierter Geburtsverlauf,
11 mal Asphyxie,
 2 mal Spontangeburt.

Stransky mißt der infolge des schwierigen Geburtsverlaufes eintretenden Hypervenosität des Körperblutes für die Ätiologie der Lähmung eine große Bedeutung bei. Durch die toxische Beschaffenheit des Blutes werden, wie dem Neurologen wohl bekannt ist, die peripheren Nerven zu einem Locus minoris resistentiae gemacht, so daß nun an sich oft mehr oder minder harmlose mechanische Schädlichkeiten eine verderbliche Wirkung entfalten können. Die Entbindungslähmungen finden sich nach den verschiedensten Kindeslagen. Während Kennedy der Kindeslage keinen wesentlichen Einfluß auf die Art der Lähmung zuerkennt, sind andere Autoren der Ansicht, daß sich der reine Duchenne-Erbsche Typus ausschließlich oder doch fast ausschließlich bei Geburten mit nachfolgendem Kopf finde (Peters, Jolly, Schüller).

Was die mechanischen Ursachen der Entbindungslähmung betrifft, so sind es im wesentlichen zwei Momente, welche zu einer Läsion des Plexus brachialis führen können: Druck (Schädigung durch Kompression) und Zug (Schädigung durch Zerrung oder Zerreißung).

Ein direkter Druck kann bei den geburtshilflichen Handgriffen zur Entwicklung des nachfolgenden Kopfes auf den Plexus einwirken. Es sind dies der Prager, der Veit-Smelliesche und der Mauriceausche Handgriff, bei welchem Zeige- und Mittelfinger einer Hand über den Nacken des Kindes angelegt werden; sie können bei der Extraktion des Kopfes einen Druck in der Gegend der Fossa supraclavicularis ausüben. Es ist allerdings etwas ganz Ungewöhnliches, daß der direkte Druck der Finger des Geburtshelfers mit solcher Kraft erfolgt, um eine zu dauernder Lähmung führende Läsion zu setzen. Ein solcher Druck dürfte auch dann nur selten ausgeübt werden, wenn bei nach aufwärts geschlagenen Armen die Schultern entwickelt werden.

Lähmungen durch direkten Druck eines Zangenblattes sind nach Stolper nur bei deflektierter Kopfhaltung möglich, wenn entweder die Regeln der Zangenanlegung vernachlässigt oder die Deflexion nicht erkannt wurde. In seltenen Fällen kann ein Druck auf den Plexus auch von einem Hämatom (Fritsch, Seeligmüller) oder von der Nabelschnur (Roulland) ausgeübt werden.

Wichtiger ist die Kompression des Plexus durch die Clavicula. Nach Schultze kann eine solche bei über dem Kopf zurückgeschlagenem Arm stattfinden, bei Hinterhauptslagen dann, wenn während der Drehung des Kopfes im Beckenausgang das Gesicht sich von der jeweilig hinteren Schulter abkehrt (Walton). Schoemaker erklärt das Zustandekommen der Kompression in der Weise, daß die Schulter nach oben oder nach oben und innen gedrängt werde; im ersteren Fall finde eine Quetschung zwischen Schlüsselbein und erster Rippe, im letzteren Fall zwischen jenem und Wirbelsäule statt. Nach Stolper kommen Entbindungslähmungen durch Claviculardruck besonders dann zustande, wenn ein Arm (und mit ihm das Schlüsselbein) stark nach oben und rückwärts gehoben wird.

Von größerer Bedeutung als ein auf den Plexus ausgeübter Druck ist für das Zustandekommen der Entbindungslähmung eine durch Zugwirkung gesetzte Schädigung der Nerven. Wird bei Kopflagen die Schulter gewaltsam heruntergepreßt und der Kopf nach der entgegengesetzten Seite geneigt, so wird ein Teil des Plexus brachialis angespannt. Durch starken Zug am Kopf zur Beförderung der Geburt der Schulter können Nervenfasern gedehnt, gezerrt oder selbst zerrissen werden (Carter, Stolper, Rühle). Ein starker Zug am Kopf wird durch Beckenenge und starke Schulterbreite provoziert. Von größter Bedeutung ist hierbei eine starke seitliche Deflexion des Kopfes zur Schulter hin (Eversmann). Fieux konnte auch im Tierexperiment zeigen, daß das wesentliche Moment ein schiefer „asynklitischer" Zug ist, ein zu starker Zug bei Neigung des Kopfes zur Schulter hin. Bei einem solchen Zug am seitwärts geneigten Kopf werden vorwiegend die fünfte und sechste, fast gar nicht die siebte und achte Cervikalwurzel angespannt. Diese Befunde stimmen mit den bei operativen Eingriffen erhobenen überein, welche ergaben, daß in typischen Fällen hauptsächlich das aus der fünften und sechsten Cervikalwurzel hervorgehende Verbindungsstück der Sitz einer Läsion ist. Die Anspannung im Bereich des Plexus brachialis kann ebenso bei Kopf- wie bei Beckenendlagen zustande kommen. Bei nachfolgendem Kopf ist besonders gefährlich das Lösen der Arme, der Zug an den Schultern, der Zug am Arm. Schüller teilt zwei Fälle von Entbindungslähmung mit, welche mit intrauterin entstandenem Caput obstipum kombiniert waren. Er glaubt, daß dem Schiefhals eine prädisponierende Rolle zukomme. Denn da, wie experimentell festgestellt wurde, eine Neigung des Kopfes um 30⁰ hinreicht, um eine schädliche Zerrung des Plexus zustande zu bringen, so genügt in solchen Fällen schon die bei der Entbindung notwendigerweise eintretende Geradstellung des Kopfes, um eine folgenschwere Dehnung des Plexus zustande zu bringen.

Die Frage, welche pathologisch-anatomisch nachweisbaren Läsionen des Plexus der Entbindungslähmung in der Regel zugrunde liegen, ist deshalb schwierig zu beantworten, weil nur wenig frische Fälle zur Autopsie kommen. Unsere diesbezüglichen Kenntnisse rühren einerseits von Kindern her, welche an einer interkurrenten Krankheit gestorben sind, andererseits von operativen Eingriffen, bei welchen eine Bloßlegung des Plexus brachialis vorgenommen wurde. Der anatomische Befund ist manchmal negativ. Es darf als erwiesen betrachtet werden, daß eine bloße Überdehnung der Nervenfasern selbst bei unbeschädigten Nerven zur Leitungsunterbrechung führen kann (Spitzy). Manchmal findet sich eine Injektion einzelner Nervenäste (Dauchez) oder ein Bluterguß in der Umgebung des Plexus (Danyau, Fritsch, Seeligmüller). In älteren Fällen findet man degenerative, resp. neuritische Veränderungen an den Nerven (Oppenheim, Stransky). Der wichtigste oder wenigstens sinnfälligste Befund sind Zerreißungen im Bereich des Plexus, resp. Narben und bindegewebige Verwachsungen, welche auf eine stattgehabte Kontinuitätstrennung zu beziehen sind (Eversmann, Kennedy, Spitzy).

Die Läsion des Plexus betrifft bald mehr die Spinalwurzeln, bald mehr die eigentlichen Teile des Plexus. Klinisch läßt sich dies kaum differenzieren, besonders nicht beim Neugeborenen, bei welchem etwaige infolge von Wurzelläsionen eintretende Sensibilitätsstörungen sich dem Nachweis entziehen.

Das Bestehen einer Lähmung wird meist schon kurze Zeit nach der Geburt bemerkt. Auch das neugeborene Kind zeigt schon die dem Säugling eigentümliche Tendenz, die Arme nach oben zu schlagen und im Ellbogengelenk zu beugen. Schon beim ersten Baden und Anziehen des Kindes fällt es meist auf, daß ein Arm schlaff herabhängt oder pendelt.

Je nach dem Sitz der Läsion im Bereich des Plexus gibt es verschiedene Lähmungstypen:

1. Die obere Plexuslähmung (Typus Duchenne-Erb). Sie stellt die typische Form der Entbindungslähmung dar. Die Affektion betrifft in diesem Fall die fünfte und sechste Cervikalwurzel oder den durch ihre Vereinigung gebildeten Trunkus. Letzterer enthält Fasern für den Nervus musculocutaneus, welcher die Musculi biceps und brachialis versorgt, für den Nervus axillaris (Musculus deltoideus) und Nervus radialis (Musculus brachioradialis und ev. Musculus supinator brevis). Da an derselben Stelle der Nervus suprascapularis vom Plexus abgeht, ist auch meist der von diesem Nerven versorgte Musculus infraspinatus an der Lähmung mitbeteiligt. Die Lähmung des Deltoideus verhindert die Abduktion des Armes von der Schulter, die des Infraspinatus die Rotation nach außen; durch die Lähmung des Biceps, Brachialis und Brachioradialis ist die Beugung, durch die des Supinator brevis die Supination des Unterarmes behindert. Aus der Lähmung der genannten Muskel resultiert mithin folgendes Krankheitsbild: Die Schulter ist etwas herabgesunken, meist in der Richtung nach vorne und unten, ein Symptom, das übrigens in den ersten Tagen nicht immer deutlich zu erkennen ist; der Oberarm hängt schlaff neben dem Rumpf herab, ist nach einwärts gerollt und adduziert; der Vorderarm befindet sich meist in ganz leichter Beugestellung und ist stark proniert, die Handfläche ist infolgedessen nach rückwärts oder sogar nach der Seite gewendet; die Hand- und Fingergelenke sind meist etwas gebeugt, der Daumen nach einwärts geschlagen. Versucht man durch Hautreize eine Bewegung auszulösen, so ergibt sich je nach dem Grad der Schädigung, daß der Oberarm gar nicht oder nur in geringem Ausmaß gehoben werden kann; der Vorderarm kann nicht oder fast nicht gebeugt werden; eine Supination ist unmöglich. Hand und Finger zeigen meist eine relativ größere Beweglichkeit oder sind auch ganz frei von Störungen. In seltenen Fällen sind neben den früher genannten Nerven auch die Nervi subscapulares (für den Musculus teres major und latissimus dorsi) und der Nervus thoracalis longus (für den Musculus serratus anticus) in Mitleidenschaft gezogen. Es resultieren daraus hauptsächlich Stellungsveränderungen der Scapula.

Die folgenden Lähmungstypen kann man als atypische Formen der Entbindungslähmung bezeichnen.

2. Die untere Plexuslähmung (Typus Klumpke). Sie kommt zustande, wenn die Läsion im Bereich der achten Cervikal- und ersten Dorsalwurzel, resp. des aus ihnen gebildeten Trunkus ihren Sitz hat. Aus diesen Nervenwurzeln beziehen die Nervi medianus und ulnaris ihre Fasern. Dementsprechend betrifft die Lähmung die von den genannten Nerven versorgten kleinen Handmuskeln, sowie einen Teil der Vorderarmmuskeln, nämlich die langen Flektoren der Hände und der Finger. Ist auch die siebte Wurzel lädiert, was bei der unteren Plexuslähmung nicht selten der Fall ist, so sind auch die vom Nervus radialis versorgten Muskeln an der Lähmung beteiligt, die Extensoren der Hände und Finger. Die Lähmungserscheinungen betreffen also die Bewegungen der Hände und Finger, deren Stellungsänderungen von der jeweiligen Mitbeteiligung des Nervus radialis abhängig sind, während, wenigstens bei den unkomplizierten Fällen, die Bewegungen im Ellbogen- und Schultergelenk nicht gestört sind. Sehr charakteristisch sind die oculo-pupillären Sympathikussymptome, welche die meisten Fälle der unteren Plexuslähmung begleiten, da die lädierte erste Dorsalwurzel Fasern vom Nervus sympathicus führt. Es findet sich dann eine Verengerung der Lidspalte und Miosis bei erhaltener Lichtreaktion der Pupille infolge Lähmung des Müllerschen Muskels und des Dilatator pupillae. Außerdem bestehen meist ausgesprochene Sensibilitätsstörungen, besonders im Gebiet des Nervus ulnaris, die allerdings beim neugeborenen Kind kaum mit Sicherheit nachweisbar sein dürften. Die Schä-

digung greift offenbar weit peripherer an als bei der oberen Plexuslähmung, so daß die sensiblen Fasern, die innerhalb der größeren Nervenstämme weniger läsibel sind als die motorischen, direkt betroffen werden können.

3. Totale Plexuslähmungen, bei welchen alle Muskeln des Ober- und Unterarms gelähmt sind, sind sehr selten. Sie waren in den bisher beobachteten Fällen stets mit gröberen Knochenläsionen kompliziert.

4. Kombinationen und Mischformen von oberer und unterer Plexuslähmung, Übergangsformen von partiellen zu totalen Lähmungen wurden mehrfach beobachtet. Bruns sah bei oberen Plexuslähmungen häufig das Radialisgebiet beteiligt, in einem Fall neben unterer Plexuslähmung eine isolierte Lähmung des Musculus infraspinatus. Erb beobachtete eine Kombination von oberer Plexuslähmung mit Lähmungen im Medianusgebiet. So kommen die mannigfachsten Bilder zustande, welche die erstgenannten zwei Typen verwischen.

5. Rudimentäre Formen. Zuweilen werden Lähmungen bloß einzelner Muskeln beobachtet, so des Musculus deltoideus (Bollenhagen), des Musculus supinator longus (Oppenheim).

6. Doppelseitige Lähmungen sind sehr selten. Jolly teilt einen Fall von doppelseitiger symmetrischer Lähmung der Musculi pectoralis major, latissimus dorsi, triceps und fast sämtlicher Vorderarm- und Handmuskeln mit. Durch die Wirkung der Antagonisten kam eine eigentümliche Henkelstellung der oberen Extremitäten zustande. Bruns, der einen ganz ähnlichen Fall beobachtet hat, ist der Ansicht, daß bei solchen doppelseitigen Lähmungen meist das Rückenmark an der Verletzung beteiligt ist[1]).

Die in den ersten Tagen sichtbaren Lähmungserscheinungen erlauben kaum einen Schluß, wie hochgradig die Läsion ist, welche den Nervenplexus betroffen hat. Es ist für den Verlauf natürlich von größter Bedeutung, ob eine bloße Zerrung oder eine Zerreißung von Nervenfasern stattgefunden hat, ferner ob die schädigende Ursache kurze oder längere Zeit auf den Plexus eingewirkt hat. Häufig besteht in den ersten Tagen eine vollständige Lähmung, die sich aber in der Mehrzahl der Fälle schon im Laufe der ersten Woche auf die typischen Grenzen, ja selbst darüber hinaus, auf einzelne Muskeln zurückziehen kann. In günstig verlaufenden Fällen beginnt bei der typischen Erbschen Lähmung meist nach einigen Wochen der Vorderarm beweglicher zu werden, und dann schreitet die Besserung allmählich proximalwärts weiter fort. Bei den unteren Plexuslähmungen ist der Verlauf der Besserung ein umgekehrter, also distalwärts fortschreitend.

Auch im günstigsten Fall ist eine vollkommene Heilung vor Ablauf der ersten 2—3 Monate kaum zu erwarten, doch kann eine solche auch noch nach einem halben bis einem Jahr eintreten. Sind dann noch Lähmungserscheinungen vorhanden, so ist eine Spontanheilung nicht mehr wahrscheinlich. Es kommen auch teilweise Restitutionen vor, vollkommene Wiederherstellung der Funktion in einem, dauernde Lähmung in einem andern Muskelgebiet.

Die Prognose, im allgemeinen nicht ungünstig, soll anfangs immer als zweifelhaft gestellt werden. Stransky charakterisiert sie als „dubia, in bonam vergens". Das Ergebnis der elektrischen Prüfung ist in den Frühstadien der

---

[1]) Nachtrag bei der Korrektur: Kaumheimer, welcher einen analogen Fall von symmetrischer Lähmung beider oberer Extremitäten beschreibt, spricht die Vermutung aus, daß derartige Lähmungen auf Nervenläsionen beruhen, welche durch die starke Rückwärtsbeugung des Kopfes bei Gesichtslage zustande kommen. Er weist darauf hin, daß die Gesichtslagen bei den Spontanlähmungen überhaupt relativ stark beteiligt zu sein scheinen. („Über den Zusammenhang von Gesichtslage und spontaner, infantiler Geburtslähmung". — Monatsschr. f. Kinderheilk. 11, Orig., 455. 1913.)

Erkrankung nur mit sehr großer Vorsicht zu verwerten. Erst in den späteren Lebensmonaten kann man sie zur Beurteilung der Prognose heranziehen. In einem Falle Schüllers zeigte sich in der siebten Woche Entartungsreaktion, in der neunten Woche ging die elektrische Erregbarkeit überhaupt verloren. Sachs äußert sich folgendermaßen: Ist die faradische Erregbarkeit vorhanden, so ist auch in schweren Fällen in 2—3 Monaten eine Heilung zu erwarten. Ist nur die galvanische Erregbarkeit erhalten, so ist die Frist auf ca. sechs Monate zu veranschlagen. Sind sowohl faradische als galvanische Erregbarkeit geschädigt, darf man — wenn überhaupt — eine Heilung nicht vor 1—2 Jahren erwarten.

Es ist jedenfalls nie zu vergessen, daß nach schweren Läsionen des Plexus sich eine fortschreitende Atrophie der gelähmten Muskeln und mithin völlige Gebrauchsunfähigkeit des befallenen Armes entwickeln kann. Einen gewissen Anhaltspunkt für die Stellung der Prognose gibt vielleicht das Vorhandensein von Komplikationen, insbesondere Knochenverletzungen, welche auch eine schwere Nervenverletzung als wahrscheinlich anzunehmen erlauben, sowie auch das Verhalten des Kindes nach der Geburt, da nach Stranskys Ansicht die Prognose um so schlechter ist, je länger und schwerer asphyktisch das Kind post partum war. Die durch Druck zustande gekommenen Lähmungen geben im allgemeinen eine günstigere Prognose als die Zerrungslähmungeu. Ein wesentlicher Einfluß auf die Prognose wird auch der Einleitung einer zweckentsprechenden Behandlung beigemessen.

Vom prophylaktischen Standpunkt ist zu betonen, daß bei geburtshilflichen Eingriffen womöglich ein starker Zug, welcher zu einer Zerrung des Plexus brachialis führen kann, vor allem eine weitgehende Deflexion des Kopfes tunlichst zu vermeiden ist.

Liegt beim neugeborenen Kind eine Entbindungslähmung vor, so ist während der ersten Lebenstage die gelähmte Extremität in Ruhe zu lassen. Peritz empfiehlt für diese Zeit heiße, trockene Umschläge in der Supraclaviculargrube. Nach 1—2 Wochen kann man mit leichter Massage, warmen Bädern, passiven Bewegungen beginnen, nach etwa vier Wochen (nicht später!) mit der elektrischen Behandlung. Es wird täglich oder jeden zweiten Tag 3—5—10 Minuten faradisiert. Die elektrische Behandlung muß mit großer Geduld und Energie fortgesetzt werden, wenn sie Erfolg haben soll. Daneben wird täglich massiert. Rohde empfiehlt, den gesunden Arm mittelst Binden an den Thorax zu fixieren, um alle Willensimpulse dem gelähmten Arm zugute kommen zu lassen.

Für alle Fälle ohne Heilungstendenz kommt in erster Linie die Nervennaht in Frage (Kennedy, Campbell, Spitzy). Im Hinblick auf die Möglichkeit einer spontanen oder unter elektrischer Behandlung eintretenden Besserung soll man mit der Operation einige Zeit warten, wenigstens bis zum Ende des zweiten Monats. Allzulanges Zuwarten hat allerdings wieder den Nachteil, daß dann die nach der Operation zu erwartende Besserung später einzutreten pflegt. Kennedy gibt diesbezüglich folgende Angaben:

Zeit nach der Läsion:	Zu erwartender Beginn der Besserung:
1 Monat	8 Wochen p. operat.
2 Monate	3 Monate p. operat.
3 Monate	$3\frac{1}{2}$—4 Monate p. operat.
5—6 Monate	7—8 Monate p. operat.

Der geeignetste Zeitpunkt für eine Operation ist also etwa das zweite Vierteljahr. Will man etwa im Hinblick auf den allgemeinen Zustand des Kindes um diese Zeit noch nicht operieren, so kann man bis gegen Ende des ersten Jahres zuwarten. Die Operation besteht in der Freilegung des Plexus, Beseitigung von etwa vorhandenem umschnürenden Narbengewebe oder Vereinigung der Nervenenden durch Naht nach Exzision der Narben. Ist eine Vereinigung innerhalb eines Nervenstranges nicht möglich, so kommt eine Anastomosenbildung zwischen zwei verschiedenen Nerven, dem lädierten und einem gesunden, in Betracht. Ist kein Narbengewebe vorhanden, so wird bei einer Frühoperation die Reinnervierung der funktionstüchtigen Leitung von einem intakten Stamm auszuführen sein (partielle, zentrale Implantation) oder bei einem älteren Fall die totale periphere Implantation der gelähmten Stämme in die intakten nach vorangehender genauer Analyse des Lähmungskomplexes (Spitzy). Mikulicz sah bei einem fünfwöchentlichen Kind einen günstigen Erfolg der Dehnung des Plexus.

Alle genannten Operationen am Nerven, welche sehr vielversprechend zu sein scheinen, haben natürlich nur dann einen Sinn, wenn die Muskulatur nicht fettig entartet und atrophisch ist. Sind einmal Atrophie und Sekundärkontrakturen eingetreten, so kommen nur chirurgisch-orthopädische Eingriffe, wie die Sehnentransplantation etc., in Betracht.

Die Diagnose der Entbindungslähmung ist im allgemeinen nicht schwierig, Immerhin kommen im Einzelfall mannigfache differentialdiagnostische Überlegungen in Betracht. Vor allem sind es Verletzungen im Bereich der Schulter (Distorsion) und des oberen Humerusendes (Frakturen, Epiphysentrennung), welche ein der Entbindungslähmung sehr ähnliches Krankheitsbild darbieten können. Die Diagnose einer Knochenverletzung kann durch die Röntgenuntersuchung und den Nachweis von Krepitation gesichert werden. Man darf jedoch nicht vergessen, daß Entbindungslähmungen auch neben Knochenverletzungen vorkommen. Bei Distorsionen ist die Muskulatur erregbar, das Schultergelenk bisweilen druckempfindlich. Auch zerebrale Lähmungen können sich in seltenen Fällen auf eine obere Extremität beschränken, doch bestehen bei solchen Lähmungen meistens motorische Reizerscheinungen, Krämpfe, Hypertonie, Reflexsteigerung. Spinale Lähmungen bei Verletzungen der Halswirbelsäule und Blutungen im Wirbelkanal sind meist doppelseitig, auch fehlen hierbei selten Oblongatasymptome. Gegenüber poliomyelitischen Lähmungen, wie sie auch bei jungen Säuglingen schon beschrieben wurden, kann die Differentialdiagnose auf große Schwierigkeiten stoßen, doch ist zu bedenken, daß die Poliomyelitis beim Neugeborenen sicher zu den größten Raritäten gehört, und daß wieder einbesonderer Zufall vorliegen muß, wenn sie gerade nur zu einer Monoplegie führt. Eine gewisse Ähnlichkeit mit der Entbindungslähmung hat auch die luetische Pseudoparalyse. Man achte auf die osteochondritische Schwellung des unteren Humerusendes, die Schmerzhaftigkeit dieser Stelle, die Schwellung der Kubitaldrüsen.

b) Entbindungslähmungen der unteren Extremitäten.

Den Entbindungslähmungen der oberen Extremitäten analoge Lähmungen der unteren Extremitäten, welche auf Läsionen, speziell Zerrungen im Bereich des Plexus lumbalis beruhen, sind jedenfalls äußerst selten. Variot und Bonniot berichten über einen Fall von seit Geburt bestehender Paraplegie der unteren Extremität, die sie in Anbetracht des Fehlens einer Sphinkterlähmung auf eine Lähmung der Rückenmarkswurzeln im Bereich des zweiten bis vierten Lumbal-, des ersten und zweiten Sakralsegmentes zurückführen und mit einer übermäßigen Dehnung bei der Geburt in Zusammenhang bringen. Die Differentialdiagnose gegenüber extramedullären Blutergüssen innerhalb des Wirbelkanals, welche die Wurzeln komprimieren, dürfte auf große Schwierigkeiten stoßen. Oppenheim erwähnt einen Fall von Lähmung des Nervus femoralis bei

Steißgeburt, Bernhardt spricht von Lähmungen im Ischiadikusgebiet nach Extraktion an den Füßen. Bruns meint, daß solche Lähmungen bei Extraktionen an den Füßen häufiger vorkommen müßten; möglicherweise gehen sie sehr rasch vorüber.

2. Traumatische Fazialislähmung.

Die durch das Geburtstrauma zustande kommenden Fazialislähmungen zerfallen in zwei Gruppen:

a) Die Fazialislähmungen nach Zangengeburten.

Am häufigsten entstehen die Lähmungen intra partum durch Läsion des peripheren Fazialisstammes an seiner Austrittsstelle am Foramen stylomastoideum oder seiner Äste, entweder infolge direkter Kompression durch den Zangenlöffel oder indirekt durch ein von der Zange hervorgerufenes, den Nerven komprimierendes Hämatom, durch das in der Umgebung der Druckstelle sich bildende Ödem, vielleicht auch durch einfache Dehnung des Nerven (Falloux). Die Zange kann auch eine Kompression des Gehirns und eine Läsion der motorischen Rindenfelder des Nervus facialis zur Folge haben. Meist handelt es sich hierbei um intrakranielle Hämatome (Abb. 35). Isolierte Fazialislähmungen dieser Genese dürften wohl nur selten vorkommen; meist besteht in solchen Fällen auch eine Extremitätenlähmung derselben Seite.

b) Die Fazialislähmung nach Spontangeburten.

Bei Spontangeburten können Fazialislähmungen nur dann entstehen, wenn ein räumliches Mißverhältnis zwischen Kopf des Kindes und Becken der Mutter vorliegt und auf diese Weise Gelegenheit gegeben ist, daß seitens der Beckenwand ein stärkerer Druck auf den Schädel ausgeübt wird. Die Lähmung kommt

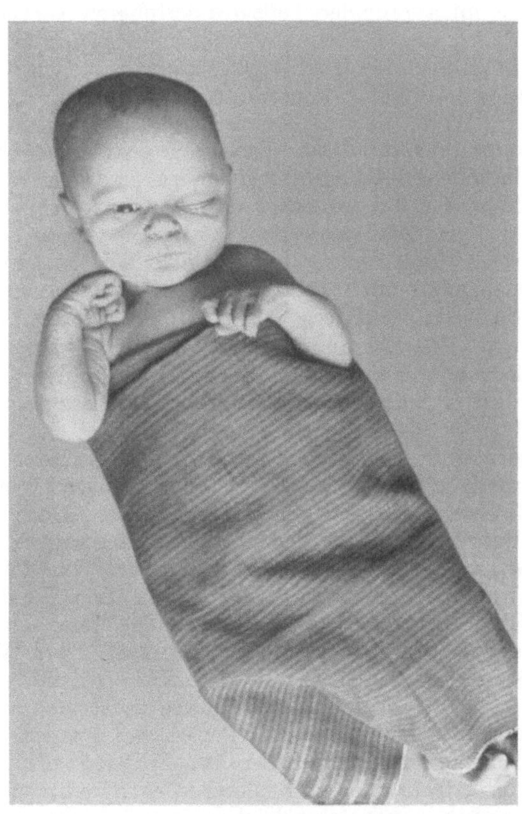

Abb. 35.

Rechtsseitige Fazialislähmung und Kontrakturen der oberen Extremitäten bei subduralem Hämatom in der linken vorderen Schädelhöhle. Zangengeburt.

demnach vorzugsweise bei den verschiedenen Formen des platten Beckens und bei der für diese Beckenform charakteristischen Vorderscheitelbeinstellung vor (Ludwig, Kehrer, Frank). Die Druckwirkung geht von dem vorspringenden Promontorium oder von der Symphyse aus, besonders wenn sich hinter letzterer Exostosen befinden (Vogel, Gröné). Gewöhnlich handelt es sich um Kopflagen, nur ausnahmsweise um Steißgeburten (Vernier). Auch bei Spontangeburten kann die Großhirnrinde in der Gegend des Fazialiszentrums direkt oder durch ein Blutextravasat geschädigt werden. In der überwiegenden Mehrzahl der Fälle trifft jedoch die Schädigung den peripheren Nerven, und zwar dessen extrakraniellen Anteil, sei es, daß er durch die Knochenvorsprünge direkt gedrückt wird, sei es, daß die Schulter gegen den Austrittspunkt des Nerven gepreßt wird (Frank, Lequeux). Manchmal findet man in dieser Gegend ein als pralle Anschwellung kenntliches Hämatom an der oberen Insertionsstelle des Sternocleidomastoideus. Dann kann gleichzeitig eine Kontraktur des betreffenden Kopfnickers zustande kommen (Schultze, Stein). Auch ein in der Peripherie einer Druckstelle am Schädel auftretendes Ödem kann den austretenden Nervenstamm komprimieren (Knapp).

Möglicherweise gibt es auch Fazialislähmungen, welche auf einer Läsion des intrakraniellen Teils des peripheren Nerven beruhen. Man nimmt in solchen Fällen das Bestehen von Hämorrhagien an der Schädelbasis an. Besonders wahrscheinlich ist diese Annahme dort, wo die Fazialislähmung mit einer Hypoglossuslähmung kombiniert ist (Schütze, Stein). Letztere äußert sich in der Weise, daß die Zunge beim Vorstrecken nach der kranken Seite abweicht oder doch in dieser Richtung gekrümmt im Munde liegt. Eine gleichzeitig bestehende Okulomotoriuslähmung kann sich durch Ptosis (Lähmung des Musculus levator palpebrae superioris) zu erkennen geben.

Die traumatische Fazialislähmung ist gewöhnlich einseitig, nur ausnahmsweise doppelseitig (Seeligmüller, Edgeworth). Gewöhnlich handelt es sich nicht um totale Paralysen, sondern nur um Paresen, welche jedoch beim Schreien des Kindes meist auf den ersten Blick zu erkennen sind.

Die Lähmung macht dem Kind keinerlei Beschwerden, das Saugen ist kaum jemals beeinträchtigt. Die Prognose ist, wenigstens bei den unkomplizierten peripheren Lähmungen, eine durchaus günstige. Die Heilungsdauer ist fast stets eine weitaus kürzere als bei den Entbindungslähmungen im Bereich der oberen Extremität. Oft verschwindet die Gesichtslähmung schon nach wenigen Tagen vollständig oder geht doch beträchtlich zurück. Länger als 2 bis 3 Wochen besteht sie jedenfalls selten. Doch ist auch nach 4—6 Wochen langem Bestand meist noch auf völlige Heilung zu rechnen. Beriel sah eine solche sogar erst nach einem halben Jahr. Wohl nur ganz ausnahmsweise kommt es infolge degenerativer Prozesse zu einer Persistenz der Lähmung (Parrot und Troisier, Henoch, Stephan). Eine Therapie ist meist überhaupt nicht notwendig. Ist die Lähmung nach zwei Wochen noch nicht verschwunden, so ist eine elektrische Behandlung empfehlenswert.

Die Differentialdiagnose zwischen der einfachen Drucklähmung und den intrakraniellen (kortikalen und basalen) Formen ergibt sich meist aus den bei diesen kaum fehlenden Begleiterscheinungen, den Allgemeinsymptomen der intrakraniellen Blutung oder Hirnkontusion, den motorischen Reizerscheinungen, sowie dem gleichzeitigen Bestehen anderer Lähmungen im Bereich der Hirnnerven und Extremitäten. Die kortikale Fazialislähmung ist unmittelbar nach der Geburt oft nicht erkennbar und nimmt in den ersten Tagen an Intensität zu. Die gewöhnliche Unterscheidung zwischen peripherer und zentraler Lähmung nach der Mitbeteiligung des Stirnfazialis stößt beim Neugeborenen meist auf Schwierigkeiten.

Findet sich eine Fazialisparese nach einer durchaus normalen Geburt, so ist an die gelegentlich vorkommende Schädigung des Fazialis durch adhärente Amnionstränge, also an eine intrauterine Genese der Lähmung zu denken (Geyl). Eine angeborene Fazialislähmung kann endlich auch nukleären Ursprungs sein. Sie gehört dann zu jener Gruppe von Hirnnervenlähmungen, die man als nukleäre Aplasie und infantilen Kernschwund bezeichnet (siehe S. 312).

II. Verletzungen der Knochen.

A. Verletzungen der Schädelknochen.

Die Elastizität der platten Schädelknochen des Neugeborenen und ihre Verschieblichkeit in den Nähten bewirkt es, daß auch bei erheblichem räumlichen Mißverhältnis zwischen Becken und Kindesschädel dieser sich konfiguriert und Läsionen der Knochen relativ selten vorkommen.

1. Die Schädelimpressionen.

Die Eindrücke, welche an den biegsamen, bis zu einem gewissen Grad elastischen Schädelknochen des neugeborenen Kindes bei der Geburt zustande kommen, zeigen im wesentlichen zwei Typen, die man als löffelförmig und rinnenförmig zu bezeichnen pflegt. Die löffelförmigen Impressionen sind der Fläche

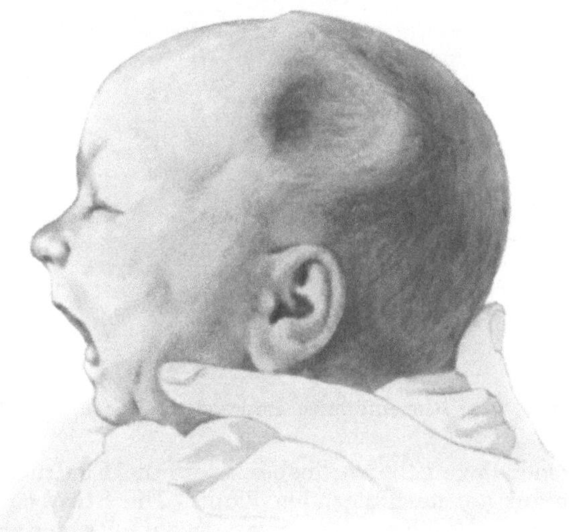

Abb. 36. Löffelförmige Impression. (Nach Bumm.)

nach ausgebreitete Eindrücke ohne auffallende Vertiefung an einer umschriebenen Stelle, die rinnenförmigen zeigen ziemlich steil abfallende Seitenflächen und einen gegen das Schädelinnere scharf vorspringenden Grund (Abb. 36 u. 37). Es gibt verschiedene Variationen dieser beiden Typen, mulden- und napfförmige, dreieckige und mondsichelartige Impressionen. Die jeweilige Gestalt ist von der Lokalisation, der Konfiguration des die Impression erzeugenden Knochenvorsprungs, von komplizierenden Fissuren und Infraktionen abhängig.

Die Impressionen finden sich am häufigsten am Scheitelbein, und zwar gewöhnlich zwischen dem Tuber parietale und der Sutura coronaria oder squamosa, seltener dem Scheitelhöcker selbst entsprechend. Die nächsthäufige Lokalisation ist das Stirnbein oder Scheitel- und Stirnbein gleichzeitig. Nur selten ist das Schläfenbein und der hintere Anteil des Scheitelbeins Sitz einer Impression. Die eingedrückte Stelle umfaßt gewöhnlich ca. 3—4 cm im Durchmesser. Die Haut über der Impressionsstelle zeigt in der Regel nur geringfügige Veränderungen, Druckmarken und leichte Suggillationen. Sehr häufig sind die Impressionen mit kleinen Knochensprüngen, vornehmlich der äußeren Lamelle, mitunter auch der inneren Lamelle des Knochens kombiniert.

Die Impressionen kommen bei Mißverhältnis zwischen Kopf und Becken, bei engem und plattem Becken fast ausschließlich durch das Promontorium zustande. Dementsprechend ist fast stets das nach hinten gelegene Scheitel- oder Stirnbein befallen. Viel seltener rühren die Eindrücke von der Symphyse her. Küstner berichtet über eine trichterförmige Impression, welche von dem stark in das Becken hineinragenden Steißbein herrührte. Gewöhnlich sind die

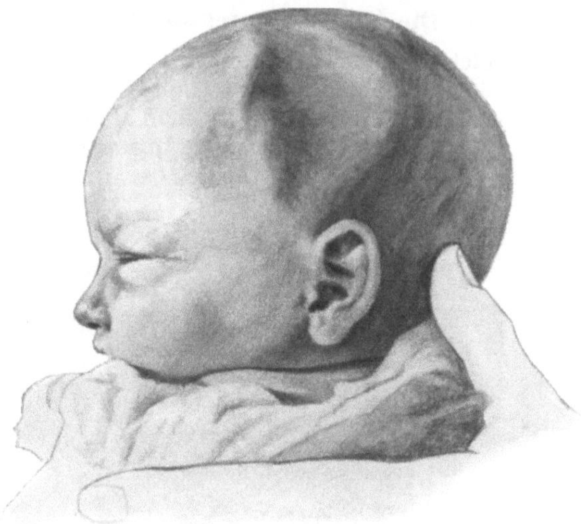

Abb. 37. Rinnenförmige Impression. (Nach Bumm.)

Kinder in Beckenendlage geboren, insbesondere die Eindrücke am Scheitelbein finden sich fast nur am nachfolgenden Kopf. Die Stirnbeinimpressionen entstehen relativ häufig bei Zangengeburten, aber wohl seltener durch direkten Druck des Zangenlöffels als durch das Promontorium infolge des zuweilen forcierten Hindurchziehens des Schädels durch das enge Becken. In ähnlichem Sinn wirkt wohl auch die Hand des Geburtshelfers beim Durchpressen des Kopfes durch das Becken von den Bauchdecken her.

Die Impressionen werden in der Mehrzahl der Fälle von den Kindern ohne Schaden vertragen. Gewöhnlich kommen keine Gehirnläsionen zustande. Auch die intrakraniellen Blutungen, welche man gelegentlich neben Impressionen findet, entstehen wohl nur ganz ausnahmsweise als direkte Folgen einer Impression, sondern eher infolge der gleichzeitig eintretenden Schädelkompression und Knochenverschiebung. Küstner sah eine tödliche Blutung infolge Zerreißung der Vasa meningea media bei einer trichterförmigen Impression der Schläfengegend. Auch die häufig beobachtete Asphyxie dürfte wohl weniger als direkte Folge der Impression, wie als solche der schweren Geburt bei Beckenenge aufzufassen sein. Dasselbe gilt wohl auch von den zerebralen Störungen, welche sich zuweilen später einstellen.

Seichte löffelförmige Eindrücke können spontan verschwinden, bei den trichterförmigen gehört völlige Rückbildung zu den Ausnahmen. Eine leichte Abflachung pflegt zwar in den ersten Lebenswochen fast immer einzutreten, doch bleibt gewöhnlich eine mehr oder weniger deutlich sichtbare Delle im Knochen bestehen. Aus kosmetischen Rücksichten ist deshalb eine Behandlung der Impression immerhin wünschenswert, wenigstens bei Lokalisation am Stirnbein. Es stehen mehrere Methoden zur Verfügung.

Nach dem Vorschlag von Kerr faßt man den Schädel des Kindes mit beiden Händen und übt von der Stelle, welche dem eingedrückten Knochen gegenüberliegt, einen kräftigen Druck aus; die eingedrückte Stelle springt dann manchmal heraus „wie wenn man einen eingedrückten Filzhut von innen wieder zurechtrichtet". Ein ähnliches Verfahren empfiehlt Hoffmann: „Der Schädelknochen wird neben den beiden Kanten der imprimierten Stelle massierend in die Tiefe gedrückt, wobei beide Daumen auf einer Seite, Zeige- und Mittelfinger beider Hände auf der andern Seite der Impression zu liegen kommen. Die Finger liegen anfänglich in beträchtlicher Entfernung der ersten, drücken ungefähr in der Richtung gegen das Zentrum der Schädelkapsel unter der tiefsten Stelle der Impression und suchen sich dann in der Tiefe zu nähern. Der Knochen springt oft mit einem Ruck in die normale Lage zurück; in andern Fällen erfolgt die Abflachung anfangs allmählich." Hoffmann sah von dieser Methode, welche oft nur wenige Minuten, gewöhnlich aber einige Stunden Zeit erfordert, recht gute Erfolge. Das Hervorziehen des eingedrückten Knochens mit der Luftpumpe dürfte wohl nur selten gelingen.

Von mehreren Autoren (Nicoll, Newton) wird die Trepanation und Elevation des eingedrückten Knochenstückes empfohlen, ein immerhin verhältnismäßig eingreifendes Verfahren. Boissard eleviert die eingedrückte Stelle ohne Trepanation, indem er von der Naht aus mit einem flach gelegenen Instrument (Sonde, Spatel u. dgl.) zwischen Dura und Knochen eingeht und letzteren auf diese Weise von innen aus reponiert. Auch dieses Verfahren dürfte man wohl nur selten anzuwenden gewillt sein.

Die empfehlenswerteste operative Methode ist das Hervorziehen der imprimierten Knochenpartie von außen her. Zu diesem Zwecke wurde schon vor Jahren von Tapret ein korkzieherartiges Instrument angewendet, ein Verfahren, welches neuerdings mit einigen Modifikationen und Verbesserungen mehrfach mit Erfolg wieder in Anwendung gebracht wurde (Vicarelli, Baumm, Scheffzek, Hauch, Soli). Die Elevierung kann mittelst eines kleinen Korkziehers oder eines eigens zum Zweck der Operation konstruierten Bohrers vorgenommen werden, welcher mit einer besonderen Vorrichtung versehen ist, damit das Schraubengewinde nicht zu tief eindringt (Abb. 38). Man kann nach Desinfektion der Haut perkutan in den Knochen eindringen oder letzteren durch eine kleine Inzision bloßlegen, mittelst eines Bistouries einritzen und dann den Bohrer anlegen. Der Zug erfolgt bei seichten Impressionen in senkrechter

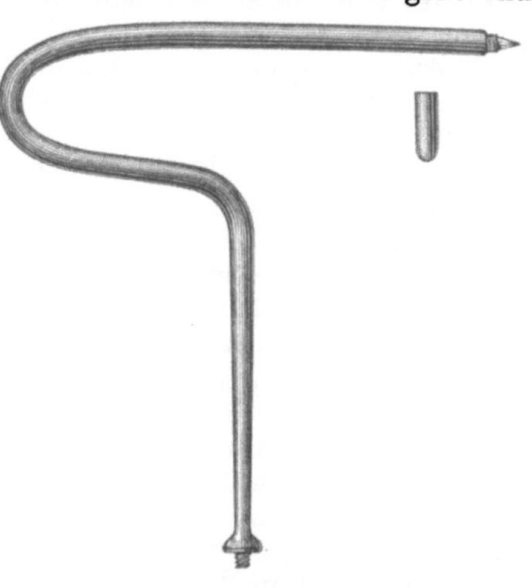

Abb. 38.

Vicarellis Instrument zur Behandlung von Schädelimpressionen. (Nach Soli.)

Richtung, bei tiefen muß er in schiefer, fast tangentialer Richtung ausgeübt werden. Eine Verletzung des Gehirns ist nicht zu befürchten. Die Hebung des Knochens gelingt am leichtesten, wenn sie sofort nach der Geburt vorgenommen wird; doch wurde die Operation auch nach 12—24 Stunden, in einem Fall von Vicarelli selbst noch am 45. Tag mit gutem Erfolg ausgeführt. Von 23 nach der genannten Methode operierten Fällen Solis starben drei, und auch diese nicht an den Folgen des Eingriffs.

2. Schädelfrakturen.

a) Frakturen des Schädeldaches.

Die relativ häufigste Form der Schädelfrakturen bilden die sog. Fissuren, Spaltbildungen im Bereich des Scheitel- oder Stirnbeins. Sie verlaufen gewöhnlich in der Richtung der Ossifikationsstrahlen vom Stirn- oder Scheitelhöcker in radiärer Anordnung zur Peripherie des Knochens, zuweilen sternförmig nach mehreren Richtungen (Hartmann). Solche Fissuren finden sich häufig, aber keineswegs immer mit Impressionen kombiniert und entstehen ebenfalls gewöhnlich im Verlauf von Geburten bei engem Becken durch Druck seitens des Promontoriums oder infolge von Zangenverletzungen oder Expression des nachfolgenden Kopfes. Bei der Anlegung der hohen Zange kann es zu Frakturen des Orbitaldaches kommen (Dittrich).

Die Frakturen können einfach und multipel auftreten. Sie kommen insbesondere bei abnorm dünnen Schädeln und solchen mit Ossifikationsdefekten leicht zustande, in diesem Falle selbst bei kleinem Schädel nur durch die Wehentätigkeit. Ist der Schädel hart, so entstehen die Frakturen gewöhnlich nur dann, wenn der Schädel ad maximum komprimiert wird, also um so leichter, je schmaler die Interstitialmembranen sind (Dittrich, Rosinski). Zinsser teilt einen Fall mit, bei welchem nach einer in jeder Beziehung normalen Geburt (kleines Kind, geräumiges Becken) offenbar nur infolge plötzlichen gewaltsamen Auftreibens des Kopfes auf den Beckenboden im Augenblicke des Blasensprungs eine Fraktur beider Scheitelbeine zustande kam. Veit führt in einem Fall eine Scheitelbeinfissur auf den Krampf des inneren Muttermundes nach Darreichung von reichlichen Sekalegaben zurück.

Die Fissuren an den Schädeldecken können völlig symptomlos verlaufen. Sie werden oft erst bei der Sektion entdeckt. Deutliche Dislokationen kommen wohl nur bei den sehr seltenen multiplen und komplizierten Frakturen vor. Im Anschluß an Fissuren entstehen sehr häufig innere und äußere Kephalhämatome, Blutungen zwischen Knochen und Dura oder unter das Periost.

Eine seltene, aber klinisch bedeutungsvolle Komplikation der Fraktur des Schädeldachs ist die sog. Meningokele spuria traumatica, die traumatische Kephalhydrokele. Sie entsteht dann, wenn nach einer Schädelfraktur nicht nur die Dura zerreißt, sondern auch die inneren Meningen (und mit ihnen natürlich auch das Gehirn) verletzt werden. Meist handelt es sich um Zangengeburten. Die Bruchränder des Schädelknochens werden durch ein intrakranielles Blutextravasat auseinandergezerrt, was bei der Ausdehnbarkeit des kindlichen Schädels leicht möglich ist. Durch die Dehnungsspalte tritt Zerebrospinalflüssigkeit unter die weichen Schädeldecken, Meningen und Gehirnteile hernienartig vorwölbend.

Die klinischen Erscheinungen eines solchen Hirnbruchs bestehen im Auftreten eines weichen Tumors — gewöhnlich in der Scheitelbeingegend, — der meist erst einige Tage nach der Geburt bemerkt wird, dann mehr minder rasch an Größe zunimmt und im Laufe eines Jahres bis zu Kindskopfgröße anwachsen kann. Es sind bisher nur wenige derartige Fälle beschrieben worden (Billroth, Bayerthal, Rahm, H. Chiari, Eller; s. a. Schindler). Die Prognose ist eine ernste. Bei operativen Eingriffen und sonstigen Verletzungen ist die Gefahr einer Infektion nicht zu unterschätzen. Eine Heilung, selbst eine Spontanheilung ist durchaus möglich. Die Knochenwunde kann sich schließen und der vorgetretene Hirnanteil der Resorption anheimfallen. Aber auch in solchen Fällen besteht wie bei den echten Hirnbrüchen die Gefahr, daß sich porenzephalische Höhlen bilden, welche je nach der Lokalisation des Bruches mehr oder minder schwere zerebrale Ausfallserscheinungen zur Folge haben (Lähmung, motorische Reizerscheinungen, Idiotie etc.). Der Zeitpunkt einer Operation hängt von den momentanen Symptomen und der Progredienz der Erscheinungen ab. Die Punktion kann unter Umständen zur dauernden Verkleinerung oder zum Verschwinden der Meningokele führen; gewöhnlich ist der Erfolg aber nur ein vorübergehender. Die empfehlenswertesten Methoden sind die Exstirpation des Meningokelensackes (Krönlein) und die Radikaloperation nach Koenig: Inzision und Schließung des Knochenspaltes, sei es durch Erhebung der Knochendepression, sei es durch Ablösung des Periosts, welches man über den Spalt zieht und vernäht (Rahm).

b) Frakturen der Schädelbasis.

Die Schädelbasisfraktur ist eine äußerst seltene Geburtsverletzung. Die relativ häufigste Form ist die Abreißung der Partes condyloideae von der Hinterhauptsschuppe. Der Mechanismus dieser Verletzung ist der, daß die Schuppe von den Gelenksteilen abgerissen oder so gegen letztere hingedrückt wird, daß sie von ihnen abgeschoben wird. Dies geschieht in der Weise, daß das Hinterhaupt nach unten gezogen wird, ohne daß der Kopf folgen kann, während zugleich eine Kompression in fronto-okzipitaler Richtung erfolgt, welche die Schuppe unter die Gelenksteile drückt. Ganz ähnlich ist der Mechanismus beim nachfolgenden Kopf (Küstner). Die Verletzung erfolgt meist bei Zangengeburten oder Extraktionen, kann aber auch bei Spontangeburten bei plattem Becken eintreten (Hartmann). Die Folgen einer solchen Fraktur sind sehr schwere, teils infolge der begleitenden Blutung im Bereich des verlängerten Marks, teils infolge der unter allen Umständen erfolgenden Einengung des Foramen occipitale. Die nach vorne geschobene Schuppe kann die Medulla geradezu guillotinieren.

c) Frakturen im Bereich des Gesichtsschädels.

Frakturen des Orbitaldaches, des oberen Augenhöhlenrandes, des Tränenbeines wurden bei Zangengeburten beobachtet, Frakturen und Luxationen des Unterkiefers bei Extraktion des nachfolgenden Kopfes (Abrahams).

Von der Mutter oder einer zweiten Person absichtlich beigebrachte Verletzungen können mit den bei engem Becken vorkommenden Geburtsverletzungen der Schädeldecken große Ähnlichkeit haben. Im allgemeinen sind die durch äußere plötzliche Krafteinwirkung hervorgerufenen Verletzungen schärfer umgrenzt als die Geburtsverletzungen. Die Brüche sind meist multipel, die Kontinuitätstrennungen liegen mehr im Zentrum der Grube, doch sind dies vom forensischen Standpunkt alles keine durchaus sicheren Kennzeichen der äußeren Gewalteinwirkung. Dasselbe gilt für die nach Sturzgeburten vorkommenden Schädelverletzungen. Nach Fritsch besteht das Charakteristische jener Schädelverletzungen, welche durch Auffallen des Kindes auf den Fußboden entstehen, in folgendem: die Fraktur beginnt im Verlauf einer Naht und zieht, auf ihr ungefähr senkrecht stehend, nach der Mitte des Knochens zu. Meist handelt es sich nur um eine Fissur, fast immer am Scheitelbein. Nach Dittrich ist dieser Befund jedoch nicht pathognomonisch für die Sturzgeburt und bedarf zu seiner Deutung ebenfalls die Berücksichtigung des Geburtsverlaufs und der Schädelverschiebung.

B. Verletzungen des Rumpfskelettes.

Die Wirbelsäule des Neugeborenen ist ungemein biegsam und elastisch, zum Teil noch knorpelig. Sie verträgt deshalb offenbar auch stärkere Abknickungen und Verdrehungen ohne bleibenden Schaden (Gött). Während innerhalb des Wirbelkanals extradurale, intermeningeale oder intramedulläre Blutungen im Verlauf des ganzen Rückenmarks vorkommen können, betreffen die Verletzungen der Wirbelsäule ausschließlich die Hals- und oberen Brustwirbel. Sie kommen fast nur bei Extraktionen im Verlauf von Geburten mit nachfolgendem Kopf zustande, und wohl nur ganz ausnahmsweise bei Schädellagen, wenn die Entwicklung der Schultern erschwert ist. Der erste und zweite Halswirbel bleiben meist verschont (nur O'Connor beschreibt einen Fall von Fraktur des Processus odontoideus). Sonst können alle übrigen Halswirbel verletzt werden. Am häufigsten sind die Läsionen des sechsten Halswirbels, dessen Körper am wenigsten geschützt ist; die Bandscheibe zwischen sechstem und siebtem Wirbel ist beinahe zweimal so breit als die zwischen fünftem und sechstem. Beim Zug an den Schultern wird die weniger feste Verbindung der untern und obern Epiphyse des sechsten Halswirbels am leichtesten aufgehoben (Hofbauer, Czyzewitz). Verletzungen der Halswirbelsäule bestehen nach Stolzenberg hauptsächlich in der Zerreißung der Gelenkskapsel eines seitlichen Halswirbelgelenks, ferner Zerreißung des benachbarten Teils vom Ligamentum intracrurale und Zerreißung des Wirbelkörpers in einer Knorpelschichte; zuweilen sind aber die Wirbelkörper und Bandscheiben gar nicht lädiert. Die Verletzung kommt durch Einwirkung eines von der Längsrichtung abweichenden Zuges zustande. Ihre Folgen sind wohl meist lebensgefährlich. Bei der Schwierigkeit der Diagnose einer solchen Verletzung ist es nicht sichergestellt, ob das Leben erhalten bleiben kann. In der Regel dürfte die sich anschließende Blutung in den Wirbelkanal tödlich wirken. Birnbaum schildert die Symptome folgendermaßen: Die Atmung kommt entweder überhaupt nicht in Gang, obwohl die Herztätigkeit noch einige Zeit fortdauert, oder die Atmung erlischt alsbald, ehe noch die Herztätigkeit Störungen aufweist. Es kommt vielleicht vor, daß die Blutung anfänglich sistiert und erst später durch Bewegungen von neuem angeregt wird. Ist mithin die Lebensdauer meist nur eine sehr kurze, so kann das Leben doch immerhin einige Tage andauern (in einem Fall eigener Beobachtung zwei Tage, in einem Fall Ahlfelds sogar neun Tage).

Rippenfrakturen können bei forcierter Wendung entstehen, sowie bei rohem Umfassen des Thorax bei der Extraktion des Rumpfes (Winter). Stumpf berichtet über einen Fall von Fraktur aller wahren Rippen und des rechten horizontalen Schambeinastes nach sehr schwieriger Wendung aus Schieflage. Im allgemeinen sind Rippenbrüche äußerst seltene Geburtsverletzungen.

C. Verletzungen der oberen Extremitäten.

1. Die Clavicularfraktur.

Frakturen des Schlüsselbeins gehören zu den relativ häufigen Geburtsverletzungen. Nach Muus finden sie sich bei 1,3 % sämtlicher Geburten.

Die Schlüsselbeinbrüche kommen bei Spontangeburten und etwa zweimal so oft bei Kindern Mehrgebärender wie bei solchen Erstgebärender vor. Dies weist darauf hin, daß die Fraktur allein durch die Wehentätigkeit verursacht werden kann, wenn die Schultern das Becken passieren. Als unterstützender Faktor kommt der bei der Entwicklung der Schultern durch die Hand der Hebamme am Damm ausgeübte Druck in Betracht, wie dies Riether angenommen und **Hauch** durch experimentelle Untersuchungen an Leichen festgestellt hat. Es wird in der Regel jenes Schlüsselbein gebrochen, welches beim Durchtritt des Kindes gegen die Symphyse anstemmt. Der Entstehungsmechanismus der Fraktur ist wahrscheinlich der, daß die vordere Schulter gegen die Hinterfläche der mütterlichen Symphyse gepreßt wird, wobei die Clavicula über ihre Elastizitätsgrenze hinaus gebogen wird und bricht. Ist dies geschehen, so werden die Schultern entwickelt und die Clavicula springt wieder in ihre normale Lage zurück. Dieser indirekte Entstehungsmodus ist jedenfalls viel häufiger wie der direkte, welcher beim Herabdrücken der Schultern zum Zweck der Arm-

lösung oder beim Entwickeln des Kopfes in Frage kommt. Dementsprechend finden sich die Schlüsselbeinbrüche relativ viel häufiger bei Kopf- als bei Beckenendlagen. Eine Epiphysenlösung am sternalen Ende des Schlüsselbeins kann auch bei starken Traktionen am Arm erfolgen.

Die klinischen Symptome sind ungemein dürftig. Nur selten findet sich die für die (im spätern Leben vorkommenden) Schlüsselbeinbrüche charakteristische Senkung der Schulter nach abwärts und vorn. Gewöhnlich stehen die Schultern ganz normal. Die Kinder bewegen den betreffenden Arm meist ebenso wie den gesunden und äußern nur selten ausgesprochene Schmerzen, wenn man auf die Frakturstelle drückt oder mit dem Arm hantiert. Doch sieht man immerhin manchmal Schlaffheit des Armes und Schmerzhaftigkeit. Möglicherweise liegen in solchen Fällen gleichzeitig Verletzungen des Plexus brachialis oder des Schultergelenks vor. Stärkere Häma-

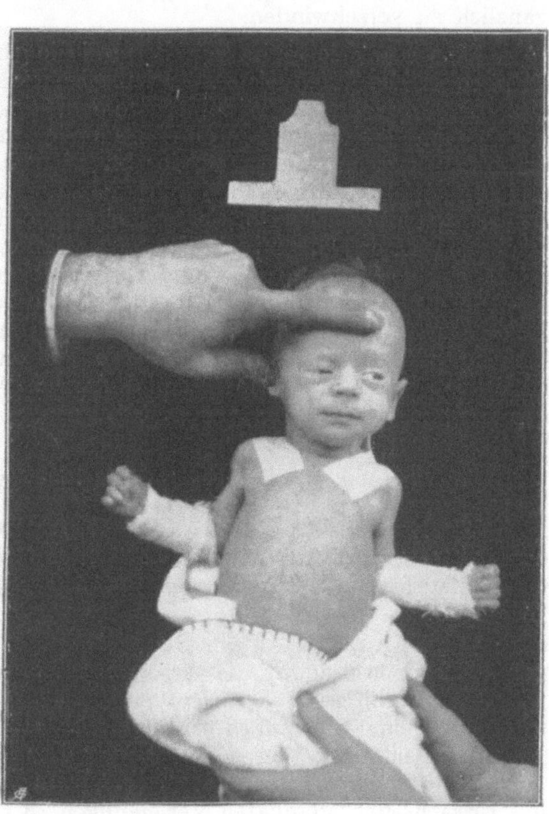

Abb. 39. Schienenverband bei Clavicularfraktur. (Nach **Spitzy**.)

tome und ausgesprochene Deviation der Fragmente pflegt man nur ausnahmsweise zu finden. Manchmal fühlt man eine leichte Knickung oder Stufe, zuweilen auch etwas abnorme Beweglichkeit. Das zuverlässigste Symptom ist in frischen Fällen die Krepitation, welche man fühlt, wenn man mit dem Finger den Knochen entlang streicht, besonders bei ausgiebiger Abduktion des Armes. Doch kann auch dieses Symptom fehlen. Man diagnostiziert die frische Clavicularfraktur häufig erst dann, wenn man nach ihr fahndet. Sonst wird sie wohl in der Mehrzahl der Fälle übersehen oder erst dann entdeckt, wenn es zur Bildung eines deutlich fühlbaren Kallus gekommen ist.

Die Fraktur der Clavicula sitzt meist im Mittelstück oder zwischen dem äußeren und mittleren Drittel des Knochens, zuweilen auch in der Nähe seines

akromialen Endes. Es handelt sich gewöhnlich um subperiostale einfache Quer-
oder Schrägbrüche oder bloße Infraktionen. Am 6.—10. Lebenstag findet
man an der Bruchstelle meist schon deutliche Kallusbildung. Der kleine
harte Tumor ist oft recht auffallend.

Die Prognose der Schlüsselbeinbrüche ist eine durchaus günstige. Sie
heilen meist spontan ohne jede Funktionsstörung. Selbst wenn anfangs eine
Dislokation besteht, ist dies kein Nachteil, weil mit der Entwicklung des Thorax
die Clavicula ihre ursprüngliche Gestalt anzunehmen pflegt (Riether). Auch
die kallösen Auftreibungen pflegen meist während der ersten Lebensmonate
gänzlich zu verschwinden.

Eine Therapie ist im Hinblick auf die günstige Prognose eigentlich ziemlich überflüssig. Die meisten Clavicularbrüche heilen ohne jeden Verband tadellos. Riether empfiehlt bei stärkerer Dislokation ein Jäckchen anzulegen,
welches am Rücken und an den Handenden zugenäht wird; der Oberarm wird
an den Thorax angelegt und der im Ellbogengelenk gebeugte Vorderarm so
auf der vorderen Seite des Thorax fixiert, daß die Hand mit gestreckten Fingern
auf der gesunden Schulter liegt. Bei starker Dislokation kann man den Arm
in der genannten Stellung mittelst blauer Binden fixieren, nachdem in die Achselhöhle ein keilförmiges Wattekissen geschoben wurde. Der Verband bleibt
1—2 Wochen liegen. Spitzy empfiehlt eine kreuzförmige Schiene, deren verti-
kaler Arm am Rücken des Kindes zu liegen kommt und an deren horizontalem
Teil bei adduzierten Oberarmen beide Vorderarme in rechtwinkliger Beugung
fixiert werden; durch die forcierte Auswärtsrotation der Unterarme werden
die Fragmente distrahiert (Abb. 39).

2. Verletzungen im Bereich des Schultergürtels.

Frakturen und Epiphysentrennungen am Collum scapulae
wurden infolge gewaltsamer Rotationen am Arm beobachtet, ebenso Querbrüche
durch die Skapula, Abreißungen des Akromion. All dies sind seltene Verletzungen.

Auch Luxationen im Schultergelenk kommen beim Neugeborenen
nur ausnahmsweise vor, da bei jenen Bewegungen, welche solche auslösen
könnten, Epiphysentrennungen einzutreten pflegen. Bei Ausreißung des
Armes, wie eine solche nach brutalen Entbindungsversuchen beobachtet wurde,
kommt nie eine Luxation, sondern stets eine Epiphysenlösung zustande (Kratter). Die Epiphysentrennungen sind beim Neugeborenen die den Luxationen
des Erwachsenen adäquaten Verletzungen (Küstner). Einen Fall von echter
Luxatio subcoracoidea beschreibt Olshausen. In jüngster Zeit wurden von
Fink und G. Eckstein Subluxationen (intrakapsuläre Luxationen) des
Humerus als Geburtsverletzungen beschrieben. Der Humerus erscheint in
diesen Fällen abduziert und nach innen rotiert, sein Kopf leicht nach vorne
vorspringend. Die Behandlung dieser Verletzung besteht in Fixation des
Armes in gleichzeitig abduzierter und nach außen rotierter Stellung nach
Korrektur der Pronation des Vorderarms, der Volarflexion der Hände und
Finger. Im Falle Ecksteins bestand als Komplikation eine Entbindungs-
lähmung infolge Verletzung des Plexus brachialis, welche bei entsprechender
Behandlung vollkommen ausheilte.

Vielleicht erlaubt die eben erwähnte Verletzung auch eine andere
Deutung. Lange weist auf das Vorkommen von Distorsionen der Schulter
hin, welche bei Lösung eines zurückgeschlagenen Armes zustande kommen und
eine Entbindungslähmung vortäuschen können. Die pathognomonische Stel-

lung für eine solche Distorsion ist folgende: Der Oberarm wird nach vorne gehoben, abduziert und nach innen rotiert. Die ersten beiden Stellungsabweichungen werden durch eine kompensatorische Drehung des Schulterblattes verdeckt. Die starke Einwärtsrotation fällt aber sofort aus. „Beobachtet man, daß ein Kind einige Tage nach der Geburt, bei welcher ein zurückgeschlagener Arm gelöst werden mußte, letzteren nicht so bewegt wie den andern, soll man sich vorerst orientieren, ob die Muskulatur funktioniert. Zeigt es sich, daß keine Schädigung des Plexus brachialis stattgefunden hat, daß die Gegend des Schultergelenks druckempfindlich ist, so soll womöglich ein Röntgenbild gemacht werden. Dadurch kann eine Luxation oder eine Fraktur im verknöcherten Teil des Humerus sichergestellt oder ausgeschlossen werden. Verletzungen des Humerus im Bereich der knorpeligen Teile lassen sich nicht mit gleicher Sicherheit im Röntgenbild feststellen; dies ist nur dann möglich, wenn eine deutliche Verschiebung der Fragmente besteht. Ist dies nicht der Fall, so müssen vorsichtige Bewegungen des Armes im Sinne der Innen- und Außenrotation ausgeführt werden. Weiche Krepitation oder abnorme Rotationsmöglichkeit sprechen für eine Epiphysenlösung. Fällt auch diese Untersuchung negativ aus, so handelt es sich mit größter Wahrscheinlichkeit um eine Distorsion des Schultergelenks. Wird dann festgestellt, daß Außenrotation und Hebung des Armes nach hinten besonders schmerzhaft ist, so ist die Diagnose gesichert.“

Die von Lange empfohlene Behandlungsmethode einer Schulterdistorsion ist folgende: Der Arm wird zunächst an den Thorax gebunden, und durch häufig gewechselte Bleiwasserumschläge die Schmerzhaftigkeit der Schulter gelindert. Um eine für später sehr verhängnisvolle Schrumpfung der Gelenkkapsel zu verhindern, ist der Arm eine Woche nach der Geburt rechtwinklig zu abduzieren, möglichst weit nach hinten zu führen und gleichzeitig möglichst nach außen zu rotieren. In dieser Stellung muß der Arm etwa vier Wochen lang täglich 20 Stunden fixiert werden, entweder durch Sandsäcke oder besser durch ein Gipsbett oder ähnliches. Von der zweiten Woche ab kann auch Massage und passive Bewegung hinzugenommen werden: Heben nach vorn, nach der Seite und nach hinten, Innen- und Außenrotation bei fixiertem Schultergürtel.

3. Verletzungen des Oberarms.

Oberarmbrüche sind relativ häufige Geburtsverletzungen. Die Brüche der Humerusdiaphyse liegen meist ungefähr in der Mitte oder im oberen Drittel des Knochens und sind gewöhnlich Querbrüche. Die Dislokation pflegt eine geringe zu sein. Die Frakturen entstehen bei den zur Armlösung vorgenommenen Handgriffen, besonders wenn der Arm statt mit vier bloß mit zwei Fingern heruntergeholt wird, oder bei Zug am Arm mit dem eingehackten Finger (Stuhl). Auch bei Spontangeburten in Schädellage können Oberarmbrüche zustande kommen, sei es, daß ein leichter Zug am Kopf, sei es, daß auch nur die bei jeder Entbindung üblichen Handgriffe vorgenommen werden (Jäger).

Nicht minder häufig erfolgt die Epiphysentrennung am Kopfende des Humerus, eine Verletzung, welche, wie schon erwähnt, häufig mit Luxationen verwechselt wird. Wenn der Oberarm in seinem oberen Drittel von einer quer einwirkenden Gewalt getroffen wird, so stellt die Epiphysenfuge die Stelle der geringsten Widerstandsfähigkeit dar und gibt nach. Wenn, wie dies meist der Fall zu sein pflegt, das Periost einreißt, so tritt ein Stück des oberen Diaphysenendes durch den Riß hindurch. Hat der die Verletzung auslösende Druck von oben eingewirkt, so wird eine Luxatio

axillaris und subcoracoidea, hat er von der Axilla her eingewirkt, eine
Luxatio retroglenoidalis vorgetäuscht, da der durch den Periostriß durchge-
schlüpfte Knochenstumpf sich ganz ähnlich wie ein luxierter Humeruskopf
anfühlt. Küstner weist darauf hin, daß in solchen Fällen das Fehlen
der Schulterabflachung differentialdiagnostisch verwertet werden kann, und
daß als konstantes, nur für den Neugeborenen charakteristisches Symptom
eine Rotationsstellung des Humerus nach einwärts zu beobachten ist. Allerdings muß auch die früher erwähnte Distorsion der Schulter in den Bereich
der diagnostischen Überlegungen gezogen werden.

Als wichtige, wenn auch relativ seltene Komplikationen sind Nerven-
verletzungen zu erwähnen. Am leichtesten erfolgen dieselben bei den Epi-

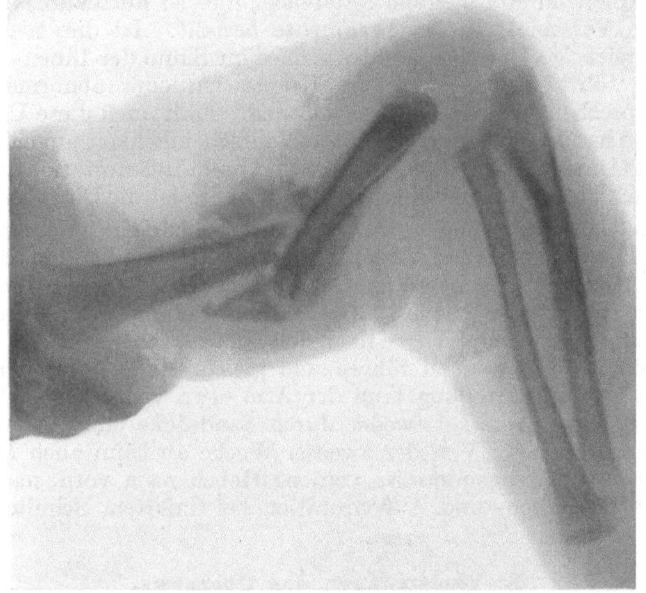

Abb. 40.   Oberarmfraktur mit starker Kallusbildung.

physendivulsionen am oberen Ende, können aber auch bei den weiter distalwärts
gelegenen Frakturen zustande kommen. Durch den Druck der Fragmente oder
der Kallusmassen können auch einzelne Nerven gelähmt werden. Über einen
Fall von isolierter Lähmung des Nervus musculo-cutaneus berichtet Loviot,
über Lähmungen des Nervus radialis Dollinger und Füth.

Frakturen mit geringer Dislokation und ohne Komplikationen können
spontan oder mit einem ganz einfachen Fixationsverband ohne jegliche Folgen
ausheilen. Auch schlecht geheilte Brüche sind nicht allzu ernst zu beurteilen,
da sich die Difformitäten erfahrungsgemäß im Verlauf des Wachstums völlig
auszugleichen pflegen. Gewöhnlich heilen die Knochenbrüche bei Neugeborenen
sehr rasch und mit starker Kallusbildung (Abb. 40.) Will man bei stärkerer
Dislokation einen Verband anlegen, der tatsächlich seinen Zweck erfüllt, so
gelingt die Fixierung des gebrochenen Armes auf einer Längsschiene meist nicht
in zweckentsprechender Weise.

Dollinger empfiehlt die Anwendung einer Gipsschiene: Der Oberarm
wird bis zu einem Winkel von 130⁰ abduziert, der Vorderarm bis zum rechten

Winkel gebeugt und supiniert. Die Schiene reicht von dem unteren Drittel des Vorderarms bis in die Achselhöhle, schlägt hier auf den Thorax um und zieht an diesem etwa bis zur zwölften Rippe herab. Der Armteil umfaßt die halbe Zirkumferenz der Extremität, der Rumpfteil reicht vorne bis an die Brustwarze, rückwärts bis zum Rippenwinkel. Eine Modifikation der Dollingerschen Schiene wird von Brewitt angegeben. Letzterer empfiehlt auch, wenn man sich mit einer Bandage begnügt, eine Adaption der gestreckten Extremität an den ganzen Körper nach Art der Stellung „Hand an die Hosennaht", statt

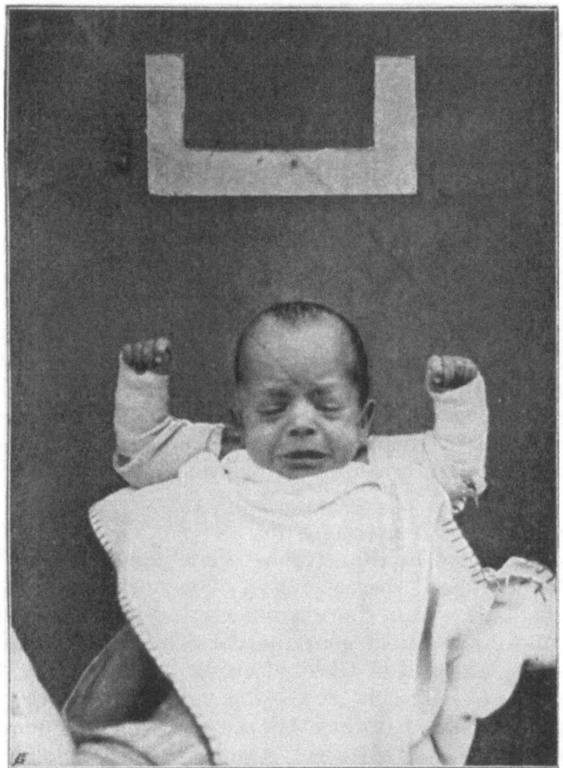

Abb. 41. Schienenverband bei Oberarmfrakturen. (Nach Spitzy.)

der einfachen Anbandagierung des Oberarms an den Thorax. Herff und Oeri haben einen Suspensionsapparat angegeben, welcher auch von Ungeübten leicht angewendet werden kann und der keine Störungen in der Nahrungsaufnahme und im Schlafe des Kindes verursachen soll. Spitzy empfiehlt, beide Oberarme an einer hinter dem Rücken verlaufenden Schiene in horizontal elevierter Stellung zu fixieren, wobei die Vorderarme, rechtwinklig gebeugt, an Schienen befestigt werden, welche von den Enden der Hauptschiene nach oben abgehen (Abb. 41.)

4. Verletzungen des Unterarms.

Die Frakturen des Unterarmes scheinen weitaus seltener vorzukommen als die des Oberarmes. Sie wurden erst vor kurzem von Pforte zum erstenmal beschrieben. In zwei von diesem Autor beobachteten Fällen waren beide Knochen ziemlich in der Mitte gebrochen. Die Verletzung kann bei der Armlösung nach Wendung und Extraktion dann zustande kommen, wenn die Kraft gerade in der Mitte des Unterarmes einsetzt; hierbei mag eine Supinationsstellung des Armes als prädisponierendes Moment eine Rolle spielen. Die Armlösung braucht keineswegs besonders schwierig zu sein. Vielleicht sind die Verletzungen häufiger als bisher angenommen wurde. Pforte hat auch einen Fall von isolierter Radiusfraktur bei schwieriger Armlösung beobachtet. Der entsprechende Verband besteht in Fixierung des Vorderarmes in Supinationsstellung.

Luxationen sind Raritäten. v. Winckel erwähnt einen Fall von Luxation der Hand.

D. Verletzungen der unteren Extremitäten.

1. Verletzungen im Bereich des Oberschenkels.

Luxationen im Hüftgelenk gehören als Geburtsverletzungen zu den allergrößten Seltenheiten. Sie können nur dann zustande kommen, wenn bei Steißlage das Bein hinaufgeschlagen ist und am Schenkelhals eine sehr bedeutende Kraft nach unten zu wirkt (Küstner).

Auch Epiphysenlösungen des oberen Femurendes sind sehr selten und äußerst schwierig zu erkennen. Pforte beobachtete einen solchen Fall nach Wendung und Extraktion. Die Diagnose konnte erst drei Wochen nach der Geburt durch den Nachweis des Kallus im Röntgenbild gemacht werden. Wenn solche Verletzungen nicht erkannt werden, können sie später eine angeborene Luxation im Hüftgelenk vortäuschen, oder zum Bild der Coxa vara führen.

Die relativ häufigste Verletzung im Bereich der unteren Extremitäten und überhaupt eine relativ häufige Geburtsverletzung ist die Fraktur des Oberschenkels in dessen oberer Hälfte. Sie kommt bei Extraktionen in Beckenendlage zustande, wenn der extrahierende Finger oder das zur Extraktion verwendete Instrument nicht genau in der Schenkelbeuge liegt, sondern auf den Oberschenkel abgleitet. Die Dislokation ist bei dieser Fraktur gewöhnlich eine beträchtliche; das obere Stück ist ab-, das untere adduziert. Wenn auch bei dieser Fraktur, wie bei allen Knochenbrüchen des Neugeborenen, die Heilungstendenz eine große und für später ein Ausgleich der Dislokation zu erhoffen ist, so ist eine frühzeitige Korrektion der letzteren doch sehr erwünscht. Daß eine solche nicht leicht erzielbar ist, kann man aus der großen Menge der angegebenen Behandlungsmethoden entnehmen.

Die älteste, auch neuerdings wieder empfohlene Methode besteht darin, daß das im Hüftgelenk gebeugte Bein in der Weise am Körper fixiert wird, daß seine Vorderseite auf die durch eine Wattelage geschützte Vorderfläche des Rumpfes zu liegen kommt und der Fuß über die Schulter der gesunden oder auch der kranken Seite gelegt wird (Credé, Küstner, Dollinger, Helferich, Zancarini u. a.). Bei stärkerer Dislokation ist jedoch ein solcher Verband nicht sehr zweckentsprechend. Von den verschiedenen Schienenverbänden, welche vorgeschlagen wurden, sei folgender von Dollinger empfohlene Gipsverband angeführt: Der Oberschenkel wird im Hüftgelenk gebeugt bis zu einem Winkel von etwa 100⁰. Der Verband besteht aus einer vorderen und einer hinteren Schiene, welche beide vom Fuß bis zum Nabel reichen. Der Extremitätenteil einer jeden Schiene umfaßt die halbe Zirkumferenz der Extremität, der Rumpfteil reicht auf der kranken Seite vorne und rückwärts etwas über die Mittellinie; täglicher Verbandwechsel. Isbister verwendet eine Aluminiumschiene. Einen Extensionsverband empfiehlt Riese: Das Bein liegt nach oben geschlagen und nach innen rotiert, mit der Außenseite nach vorn,

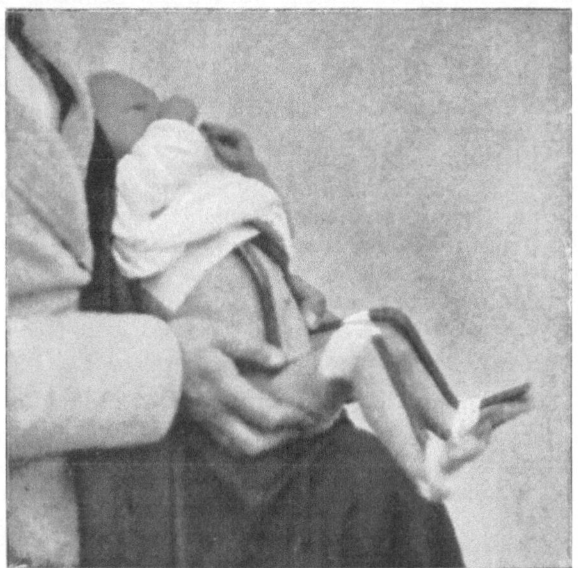

Abb. 42.

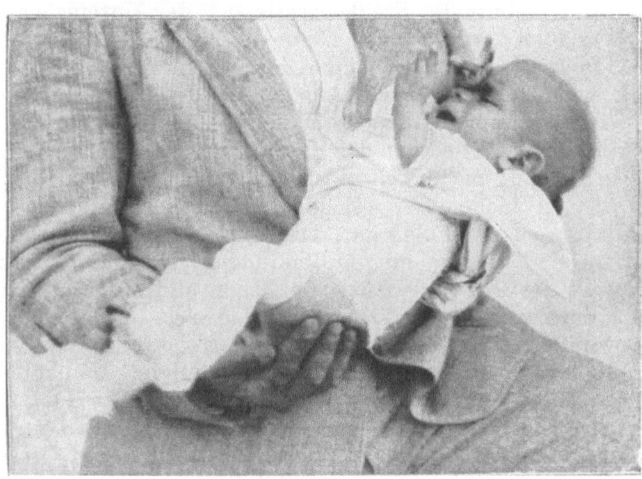

Abb. 43.
Schienenverband bei Oberschenkelfraktur. (Nach Spitzy.)

im Kniegelenk leicht gebeugt; es wird mittelst eines an den Seitenflächen des Beines befestigten Heftpflasterstreifens extendiert, in dessen unterhalb des Fußes befindlicher Schlinge ein elastisches Gummiband liegt, welches um den Nacken des Kindes gelegt und angezogen wird. Andere einfache Extensionsapparate haben Landau und Jones angegeben. Auch der von Oeri angebene Suspensionsapparat kann bei Femurfrakturen angewendet werden.

Spitzy verwendet 2½ cm breite Eisenschienen, welche mittelst einer Niete an einem Ende der Fläche nach miteinander verbunden werden. Der Verbindungspunkt entspricht dem Ende des Brustbeins. Die Beine werden gespreizt, und in gleicher Spreizstellung werden die Schienen der Vorderseite der Beine angebogen; sie folgen der Lieblingsstellung des Säuglings, den gebeugten Hüft- und Kniegelenken, und haben noch ein rechtwinklig gebeugtes Ende für den Fußrücken (Scharnierschiene). An diese Schiene werden nun beide Beine angewickelt. Durch die gegenseitige Verspreizung hält die Schiene sehr gut, durch die erhobene Beinstellung wird die Beschmutzung des Verbandes verhindert (Abb. 42 u. 43).

Oberschenkelfrakturen kommen auch nach Spontangeburten zur Beobachtung. Henning und Green beobachteten solche Spontanfrakturen in je einem Fall von Gesichtslage, in welchem der Oberschenkel durch eine Nabelschnurumschlingung unbeweglich gemacht worden war, Vaneček bei Vorfall des Fußes neben den Kopf, Stumpf während der Austreibung des Rumpfes eines in Schädellage geborenen Kindes. Engel berichtet über eine Spontanfraktur beider Oberschenkel bei einer Steißlage.

2. Verletzungen im Bereich des Unterschenkels.

Frakturen der Unterschenkelknochen, sowie Luxationen des Kniegelenks kommen gewöhnlich nur bei ganz fehlerhaften Extraktionsversuchen zustande. v. Büngner hat mehrere solche Fälle beschrieben. Doch können auch diese Verletzungen ausnahmsweise bei Spontangeburten vorkommen. Offergeld beobachtete eine Kniegelenksluxation, welche offenbar dadurch entstanden war, daß während der Geburt (Steißlage) nicht nur eine Beugung des Knies, sondern auch eine Abduktion des Unterschenkels zustande gekommen war. Nach der spontanen Geburt des Steißes zeigte sich der Unterschenkel im Kniegelenk gebeugt und an der lateralen Seite des Oberschenkels nach oben geschlagen. Hoffa berichtet über eine Unterschenkelfraktur handbreit über dem Fußgelenk, wahrscheinlich durch Anstemmen des Fußes gegen die Beckenwand entstanden, welche zur Pseudarthrosenbildung führte. Hayashi und Matsuoka, welche 31 Fälle aus der Literatur zusammenstellen, vermuten, daß die Ursache der Unterschenkelfraktur vielleicht in Störungen der enchondralen Ossifikation zu suchen sei, welche das Knorpeligbleiben eines Teils der Unterschenkeldiaphysen zur Folge hat. Die intra partum entstandenen Unterschenkelfrakturen sind häufig mit Mißbildungen der unteren Extremitäten kombiniert (Defekt der Fibula, Fehlen von Zehen und Mittelfußknochen). Die auf diese Weise entstandenen Frakturen, welche sich durch eine Verkürzung und durch eine winklige Abknickung des betroffenen Unterschenkels zu erkennen geben, sollen möglichst bald operativ behandelt werden. Man muß die Bruchstücke anfrischen, nähen und fixieren, gegen die Spitzfußstellung ev. eine plastische Verlängerung der Achillessehne herstellen. Wegen Ausbleibens der knöchernen Konsolidierung sind aber auch die Erfolge der Operation meist ungenügend.

III. Verletzungen der inneren Organe.

A. Verletzungen im Bereich der Schädelhöhle und des Wirbelkanals. (Verletzungen des Zentralnervensystems.)

1. Verletzungen in der Schädelhöhle.

a) Intrakranielle Hämorrhagien.

Die Blutungen im Bereich des Zentralnervensystems, welche in der Pathologie des Neugeborenen eine wichtige Rolle spielen, sind fast ausschließlich traumatischen Ursprungs und sollen deshalb im Zusammenhang mit den übrigen Geburtsverletzungen besprochen werden. Die Gefäßzerreißungen, welche zur Blutung Veranlassung geben, sind, soweit es sich um Läsionen größerer Gefäße handelt, direkte Folgen des Geburtstraumas. Kleinere Blutaustritte verdanken ihre Entstehung zum großen Teil der bei der Geburt eintretenden Stauung, sind also nur indirekt auf die Gewalteinwirkung während der Geburt zu beziehen. Die Stauung übt jedoch ihrerseits wieder einen wichtigen Einfluß auf die Intensität der durch direktes Trauma hervorgerufenen Blutungen aus, so daß eine klinische Trennung zwischen traumatischen und Stauungsblutungen nicht möglich ist.

Blutungen zwischen Gehirn und Schädeldach.

Die außerhalb des Gehirns lokalisierten Blutungen im Innern der Schädelhöhle liegen entweder epidural (extradural) zwischen Schädelknochen und Dura, subdural zwischen Dura und Arachnoidea oder subarachnoideal in den Maschen der weichen Gehirnhäute, an der Oberfläche des Gehirns.

Die Blutungen zwischen Knochen und Dura führen zur Entstehung des sog. Kephalhaematoma internum (siehe S. 160).

Die Blutungen im Subarachnoidealraum (Leptomeningealblutungen) breiten sich an der Konvexität der Großhirnhemisphären der Fläche nach aus, vom medialen Rand nach abwärts an Intensität abnehmend. Die größeren Diffusionen finden sich meist beiderseitig, aber oft auf einer Seite überwiegend, selten nur einseitig. Kleinere leptomeningeale Ekchymosen sind bei Wendung und Zangenentwicklung des Kindes wahrscheinlich nichts Seltenes. Zuweilen begleiten sie eine subdurale Blutung. Ziehen weist darauf hin, daß in Anbetracht des gewöhnlichen Sitzes der intra partum entstehenden Leptomeningealblutung im Bereich der Parietalregion Jacksonsche Anfälle auftreten können. Entsprechend der Bevorzugung der Lokalisationen im Bereich der medianen Mantelspalten sind besonders die beiden Beinzentren, zuweilen sogar isoliert, betroffen. Beim neugeborenen Kind mischen sich die Symptome größerer Blutungen wahrscheinlich meist mit denen der sie begleitenden Kontusion des Gehirns; sie bestehen in vorübergehenden motorischen Reizerscheinungen, Spasmen, Hypertonie, Störungen des Sensoriums. Kleinere Blutungen dürften häufig symptomlos verlaufen.

Die weitaus größte Bedeutung unter allen intrakraniellen Hämatomen des Neugeborenen kommt der Subduralblutung (Duralblutung, Intermeningealblutung) zu.

Da analoge Blutungen während des späteren Lebens nur ganz ausnahmsweise vorkommen, muß ihr Entstehungsmodus intra partum ein ganz charakteristischer sein. Die ätiologischen Faktoren, welche der intrameningealen Blutung ihr besonderes Gepräge verleihen, sind: die Kompression des Schädels, welche bei Mißverhältnis zwischen Schädelgröße und Beckenweite, bei engem Becken, straffen Weichteilen Erstgebärender, insbesondere bei Applikationen der Zange eine erhebliche ist, und die Verschiebung der Schädelknochen während der Durchtrittsperiode (Kundrat).

Die Gefäßverletzungen, welche zur Entstehung des Blutergusses führen, also die Blutungsquellen, sind nicht immer dieselben. In einem Teil der Fälle stammt die Blutung aus den in die Sinus einmündenden Venen, welche bei brüsker Verschiebung der Schädelknochen verletzt werden können. Kundrat hat darauf hingewiesen, daß eine Blutung nur dann eintritt, wenn die Schädelknochen bis zu den Rändern dick und fest sind und die Interstitialmembran nicht zu schmal ist. Die starren Knochen bilden den Angriffspunkt für den

Druck und werden übereinandergeschoben, der Sinus sagittalis superior wird
komprimiert, die sich in ihn einpflanzenden Venen werden gezerrt, geknickt
und schließlich zerrissen. Rupturen des Sinus selbst sind selten. Wenn die
Randpartien der Schädelknochen weich sind, kommt es auch bei breiter Interstitialmembran nicht zur Verschiebung, weil durch den Geburtsdruck das Gehirn samt dem Schädel komprimiert wird. Sind die Knochen fest und die
Interstitialmembran sehr schmal, so kann überhaupt keine oder nur eine un-
bedeutende Verschiebung der Schädelknochen eintreten. In analoger Weise

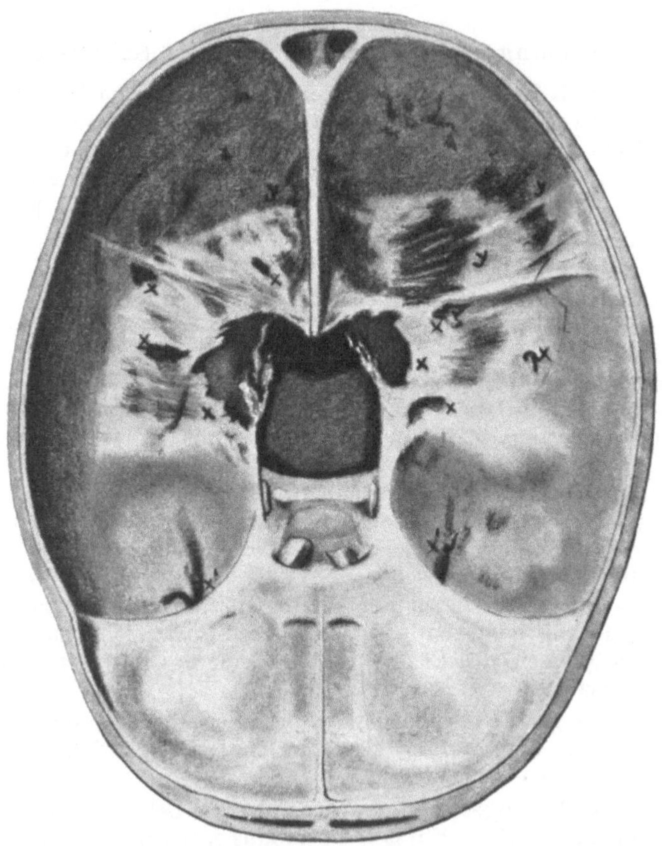

Abb. 44. Innenfläche der Schädelbasis. x größere und kleinere Risse im Tentorium
cerebelli; x¹ Verletzung der Vv. mening. med.; y Sugillationen im Tentorium cerebelli.
(Nach Bauereisen.)

wie die beiden Scheitelbeine übereinandergeschoben werden, kann auch der
obere Teil der Hinterhauptschuppe unter die Scheitelbeine geschoben werden,
wobei der am seitlichen Ende der Lambdanaht gelegene Sinus transversus
gezerrt und die in ihn einmündenden Venen zerrissen werden können. Außer
durch Zerren und Zerreißen kann die Verletzung der venösen Gefäße auch in
der Weise zustande kommen, daß letztere infolge der bei der Schädelkompression
eintretenden Stauung zum Platzen gebracht werden. Bei den Blutungen in
die Seitenventrikel, welche aus dem Gebiet des Sinus rectus stammen, ist die
Stauung wahrscheinlich das alleinige auslösende Moment (Seitz).

Die Venenzerreißungen in der Nähe der Sinus sind nicht die einzige Ursache der Blutungen. Eine beträchtliche Zahl der subduralen Hämatome rührt, wie die Untersuchungen von Beneke ergeben haben, von Zerreißungen des Tentorium cerebelli her. Bei geeigneter Sektionstechnik lassen sich in einer relativ großen Zahl von Leichen neugeborener Kinder Tentoriumverletzungen nachweisen (durchschnittlich in 17%) (Abb. 44). Pott unterscheidet drei verschiedene Formen dieser Verletzungen. Bei der stärksten Form findet man einen Querriß der freien Kante, welcher annähernd in der Mitte liegt. Die Blutung stammt aus den Venen, welche am Rand des Tentoriums in reichlicher Menge vorhanden sind. Bei der mittelstarken Form findet sich ein Flächenriß der oberen Tentoriumplatte. Bei der schwächsten Form erfolgt die Blutung zwischen den Platten des Tentoriums; sie spielt klinisch keine Rolle, da es in diesem Fall zu keiner Blutung in die freie Schädelhöhle kommt. Die Tentoriumrisse können endlich auch mit Verletzungen an den Sinus kombiniert sein (Bauereisen). Die auslösende Ursache der Tentoriumzerreißung ist die Kompression des kindlichen Schädels in der Richtung von Schläfe zu Schläfe, durch welche eine Spannung der Falxstrahlung hervorgerufen wird. Gewöhnlich erfolgt die anatomische Ausheilung des Tentoriumrisses ohne jede Schwierigkeit und anscheinend meist so glatt, daß bisweilen schon nach 2—3 Wochen kaum noch die Spur einer Narbe sichtbar ist. Erst wenn nach erfolgter Verletzung bei verlängerter Austreibungsperiode eine Stauung eintritt, ergießen sich größere Mengen von Blut in die freie Schädelhöhle. So kommt also neben dem Sitz und dem Grad der Verletzung als weiterer ätiologischer Faktor die Stauung hinzu, welche nicht nur für das Zustandekommen, sondern auch für die Dauer und Intensität der Blutung von größter Bedeutung ist, mag nun die Verletzung an den Sinus oder am Tentorium erfolgt sein. Die Asphyxie, welche teils als Folge des protrahierten Geburtsverlaufes, teils als solche der Hirndrucksteigerung nach der Geburt zustande kommt, unterstützt wieder ein längeres Andauern der Blutung, kann demnach zugleich Wirkung und Ursache eines Blutergusses sein.

Die Subduralblutungen, wenigstens jene, welche zum Auftreten von Zerebralsymptomen Veranlassung geben, kommen häufiger nach schweren, besonders nach operativ beendigten Geburten zustande. Unter 13 Fällen von Seitz waren 10 Zangengeburten; in der Hälfte der Fälle handelte es sich um ältere Erstgebärende, in einem Viertel der Fälle um enges Becken. Auch in dem Material von Beneke und Pott war die Zahl der operativ beendigten Geburten eine beträchtliche (60 %). Die 11 Fälle Bauereisens betreffen ausschließlich solche. Bemerkenswert ist, daß es sich hierbei neunmal um Extraktionen am Beckenende handelte, nach welchen schon Fritsch Duralblutungen beobachtet hat. Bauereisen ist der Ansicht, daß der Veit-Smelliesche Handgriff leichter zu intrakraniellen Verletzungen führen kann als eine Zangenextraktion; denn während bei letzterer der auf den Schädel ausgeübte Druck abgestuft werden kann, erfolgen die Extraktionsversuche des nachfolgenden Schädels oft in jäher Weise. Wenn die Subduralblutungen auch nach völlig kunstgerecht ausgeführten operativen Entbindungen vorkommen, so dürfte doch auch die Geübtheit des Operateurs eine nicht unwesentliche Rolle spielen.

Subduralblutungen kommen aber auch nach leichten, spontanen, kurzdauernden Geburten zustande. Verletzungen am Tentorium und an den Sinus finden sich sogar relativ häufig nach solchen. Es scheint zuweilen die Kraft einer einzigen Preßwehe zu genügen, um eine Verletzung zu setzen (Seitz, Beneke). Es wurden sogar Fälle tödlicher Blutung bei ganz spontan und rasch verlaufender Geburt und weiten Genitalien Mehrgebärender beobachtet. Die

für die Entstehung von Tentoriumrissen so bedeutsame Kompression von
Schläfe zu Schläfe kann auch durch einen ungeeigneten Dammschutz verursacht werden (Stöckel). Eine gewisse Rolle spielt auch die Beschaffenheit
der Gefäßwand, welche bei frühgeborenen Kindern durch verhältnismäßig geringe Traumen verletzt werden kann.

Es sind endlich vereinzelte Fälle von intrauterin entstandenen intrakraniellen Hämorrhagien beschrieben worden, von Osler bei einem im siebten
Schwangerschaftsmonat geborenen Kind, welches nach dem Tod der an Typhus
verstorbenen Mutter ohne Druck auf den Kopf entwickelt worden war, von
Seitz bei einer mazerierten, spontan geborenen, ausgetragenen Frucht, von
Küstner bei einem vor Eintritt der Wehentätigkeit durch Kaiserschnitt entwickelten Kind. Bauereisen meint, daß in Fällen wie der letztgenannte
nicht eine intrauterine Verletzung vorzuliegen braucht, sondern daß die Blutung auf die Kompression des Schädels durch den Uterusschlitz herbeigeführt
werden kann.

Die Blutergüsse, welche die beschriebenen Verletzungen zur Folge haben,
bieten je nach ihrer Lokalisation recht verschiedenartige Krankheitsbilder.
Seitz, dem wir eine eingehende Schilderung der Symptomatologie verdanken,
unterscheidet nach dem Sitz der Blutung folgende vier Formen:

1. Die supratentoriale Blutung. Sie rührt von einer Verletzung
am Sinus sagittalis superior, von Querrissen der freien Kante des Tentoriums
oder von Verletzungen der oberen Platte desselben her. Das Blut ergießt sich
über eine Großhirnhemisphäre und kann dieselbe fast in toto schalenartig
umhüllen; in andern Fällen fließt es vorzugsweise in die Schläfengrube oder um
den Okzipitallappen. Die supratentoriale Blutung ist gewöhnlich einseitig.

2. Die infratentoriale Blutung. Das Blut stammt aus dem Sinus
transversus oder ebenfalls aus dem Randteil des Tentoriums und ergießt sich
über das Kleinhirn, um die Kleinhirnschenkel und das verlängerte Mark,
selbst bis in den Wirbelkanal.

3. Mischformen von supra- und infratentorialer Blutung.

4. Blutungen in die Seitenventrikel, bei welchen das Blut aus dem
Gebiet des Sinus rectus (tentorii), des Sinus sagittalis inferior und der Vena
magna Galeni stammt.

In einer Reihe von Fällen tritt der Tod kurze Zeit nach der Geburt ein,
entweder noch im Stadium der Asphyxie oder, wenn das Kind durch Wiederbelebungsversuche zum Atmen gebracht wurde, doch schon nach den ersten
Atemzügen. Es handelt sich in solchen Fällen häufig um Kombinationen
der Intermeningealblutung mit zerebralen Hämorrhagien oder Kontusionen
oder um schwere Schädigung der Medulla oblongata. Bei größeren infratentorialen Blutergüssen, wie sie nach Extraktionen in Beckenendlage beobachtet
wurden, tritt ebenfalls gewöhnlich sofort der Tod ein.

Häufig erholen sich jedoch die Kinder nach der Geburt und erst allmählich
treten Krankheitserscheinungen zutage. Man muß sich vorstellen, daß in solchen
Fällen die anfangs geringe Blutung aus den geplatzten oder zerrissenen Gefäßen
nach der Geburt anhält und vielleicht sogar an Intensität zunimmt. Dies
kann nach Aufhören des Geburtsdruckes leicht geschehen, sei es, daß die venöse
Stauung fortdauert, sei es, daß die Reizung des Vasomotorenzentrums zu einer
Blutdrucksteigerung führt, was wieder eine neuerliche Zunahme der Blutung zur
Folge haben kann. Der wachsende ·Bluterguß führt zu einer Steigerung des
intrakraniellen Druckes. Anfangs tritt eine gewisse Kompensation ein, die Nähte
und Fontanellen werden erweitert und vorgewölbt. Bald erreicht jedoch die
Spannung einen solchen Grad, daß der Widerstand seitens des nur bis zu einer

gewissen Grenze nachgiebigen Schädels größer ist als der des Gehirns. Nun kommt es zum Auftreten von Hirndrucksymptomen. Bisweilen sind die Kinder am ersten Lebenstag sehr unruhig, schreien viel und schmerzlich, wollen nicht trinken. Offenbar werden durch die Zerrung der sehr empfindlichen Dura Schmerzen ausgelöst. Wirkt der erhöhte intrakranielle Druck auf das verlängerte Mark ein, so kann eine Schädigung des Atemzentrums das Kind am kräftigen Schreien verhindern. Auch dort, wo eine Kontusion des Gehirns und Bewußtseinsstörung vorliegt, dürften sich die Kinder schon von Anfang an eher ruhig verhalten. Die Pulsverlangsamung, welche man im späteren Leben bei intrakranieller Drucksteigerung als Folge einer Reizung des Vaguszentrums zu beobachten gewohnt ist, pflegt beim Neugeborenen, wahrscheinlich infolge geringer Erregbarkeit dieses Zentrums, meist zu fehlen. Hingegen pflegt sich die Reizung des Vasomotorenzentrums durch eine Blutdrucksteigerung zu äußern, welche sich durch vollen kräftigen Puls und Klappen des zweiten Aortentones zu erkennen gibt. Infolge Krampfes der Vasokonstriktoren kann die Haut eine hochgradige Blässe aufweisen, welche während des Bestehens von Konvulsionen einer vorübergehenden Rötung weichen kann. Auch Dermographismus kann man zuweilen beobachten. In ausgesprochener Weise erscheint gewöhnlich die Atmung beeinflußt. Sie ist meist etwas tiefer und langsamer, gelegentlich aussetzend, abgehackt, von Aufschreien begleitet, manchmal aber auch rasch und oberflächlich.

Bei der Sektion findet man das Herz und die großen venösen Gefäße mit dunklem, flüssigem Blut erfüllt. In den Lungen finden sich als Folge der Schädigung des Atemzentrums oft ausgedehnte Atelektasen. Kundrat ist der Ansicht, daß der Befund von fetalen Atelektasen bei sonst kräftigen Kindern für ein intrakranielles Hämatom geradezu charakteristisch sei; dies gilt in erster Linie für die Blutung in die hintere Schädelgrube.

Die klinisch hervorstechendsten Symptome sind die Störungen des Sensoriums und die motorischen Reizerscheinungen. Gerade die Beobachtung der Kinder mit intrameningealen Blutungen lehrt, daß das neugeborene Kind nicht bloß ein „subkortikales Reflexwesen" ist, und daß der Hirnrinde schon wichtige Funktionen zufallen. Die im Initialstadium bestehende Unruhe mit den Äußerungen des Schmerzes geht allmählich vorüber; das Kind verfällt in einen somnolenten Zustand, der schließlich in tiefes Koma übergehen kann. Es reagiert nicht mehr auf äußere Reize, es schreit nicht mehr beim Umwickeln und ähnlichen Maßnahmen, das Nahrungsbedürfnis scheint allmählich zu erlöschen. Selbst kräftige Kinder saugen nicht an der Brust, wenn auch das Einführen eines Gummisaugers an einer Flasche anfangs noch Saugreflexe auslöst.

Das charakteristischste und auch diagnostisch bedeutungsvollste Symptom sind die Krampfanfälle. Die Intermeningealblutungen sind während der Neugeborenenperiode sicherlich die häufigste Ursache von Krämpfen. Diese bestehen in klonischen Zuckungen, welche in längeren oder kürzeren Pausen, häufig durch äußere Reize ausgelöst, auftreten und die gesamte Körpermuskulatur betreffen können. Nicht selten ist auch die Atemmuskulatur beteiligt. Es kommen alle Übergangsformen vor, von fast unmerklichen Zuckungen, bei welchen sich das Aussehen des Kindes kaum verändert, bis zu schweren epileptiformen Anfällen mit tonischer Starre der Körpermuskulatur und ausgesprochener Cyanose. Die Reflexe sind meist sehr gesteigert, und zwar sowohl die Sehnen-, als auch die Hautreflexe. Häufig besteht ausgesprochene Hypertonie, oft stark erhöhte mechanische Erregbarkeit der Muskeln des Gesichts (Facialisphänomen!) und der Extremitäten. Die Krämpfe sind meist doppelseitig, doch können sie je nach dem Sitz des Hämatoms auch auf eine Körperhälfte oder ein bestimmtes Muskelgebiet beschränkt oder daselbst wenigstens besonders ausgesprochen sein. Auf diese Weise gewinnen die motorischen Reizerscheinungen den Charakter von Herdsymptomen. So sieht man oft im Gebiet des Nervus facialis auf der dem Hämatom gegenüberliegenden Seite Zuckungen auftreten, denen sich bald Lähmungserscheinungen hinzugesellen. Im kontralateralen Arm und Bein, sowie im Sternocleidomastoideus treten Spasmen und Konvulsionen von hemiplegischem Typus auf. Zuweilen ist anfangs die obere Extremität stärker befallen als die untere. Trismus beobachtet man nicht gerade häufig. An den Augen zeigt sich Ptosis, Strabismus, Nystagmus, Miosis, welche in letal verlaufenden Fällen später in Mydriasis überzugehen pflegt, Anisokorie. Miosis und Ptosis finden sich in der Regel auf der Seite der Blutung, doch erlauben sie bezüglich der Lokalisation derselben keine sicheren Schlüsse. Auch der hemiplegische Typus der Extremitätenkrämpfe und -paresen wird dadurch verwischt, daß ähnliche Erscheinungen auch auf der gegenüberliegenden Körperhälfte auftreten, wahrscheinlich infolge Kompression, Stauung und Ödem der andern Hemisphäre. Als Zerebralsymptom muß wohl auch das Gähnen angesehen werden, das man bei solchen Kindern oft in auffallender Häufigkeit beobachten kann.

An das Reizstadium schließt sich endlich ein Lähmungsstadium an. Die befallenen Muskeln zeigen ausgesprochene Paresen, die Sehnen- und Hautreflexe erlöschen. Der Tod tritt beim geschilderten Verlauf meist zwischen dem vierten und achten Tag ein. Es ist gewöhnlich ein Respirationstod im Zustand des Komas. Häufig macht auch eine Aspirationspneumonie, welche bei dem somnolenten Zustand des Kindes, besonders wenn Erbrechen hinzutritt, kaum vermeidbar ist, dem Leben ein Ende.

Nicht immer ist jedoch der Ausgang ein ungünstiger. In manchen Fällen tritt während des Reizstadiums eine langsame Besserng ein. Die Krämpfe werden seltener und hören schließlich gegen Ende der ersten Woche gänzlich auf. Das Kind beginnt wieder auf äußere Reize zu reagieren und Nahrung aufzunehmen. Der Wendepunkt zum Bessern fällt gewöhnlich auf den dritten bis vierten Tag. Nehmen die Erscheinungen nach diesem Zeitpunkt noch zu, so ist der letale Ausgang zu erwarten.

Das geschilderte Krankheitsbild, das die verschiedensten Varianten aufweisen kann, entspricht im wesentlichen der supratentorialen Blutung. Die infratentoriale Blutung führt meist unmittelbar oder kurze Zeit nach der Geburt unter asphyktischen Erscheinungen zum Tode. Auch wenn die Kinder nicht sofort sterben, leben sie selten länger als 24—48 Stunden. Seitz' Fall mit sechstägiger Lebensdauer gehört zu den seltenen Ausnahmen. Doch können auch bei den Blutungen in die hintere Schädelgrube bisweilen Stunden verstreichen, ehe gefahrdrohende Symptome auftreten. Ist die ergossene Blutmenge anfänglich gering, so kann die Asphyxie post partum fehlen oder gering sein. Die Kinder schreien manchmal noch kräftig. Das Stadium der Unruhe, des schmerzhaften Schreiens, welches bei den supratentorialen Blutungen dem Reizstadium vorangeht, pflegt hier meist zu fehlen. Auch die Spannung der Fontanelle wird anfangs vermißt; sie tritt erst dann auf, wenn in der vorderen Schädelgrube konsekutiv Blutstauung und Ödem auftreten. Dann können auch Konvulsionen einsetzen, u. zw. gewöhnlich doppelseitige. Bisweilen steht die Reizung des Atemzentrums im Vordergrund des Krankheitsbildes: es treten dann Atemkrämpfe mit starker Cyanose auf. Infolge Ausbreitung der Blutung nach unten entwickeln sich spinale Symptome: Nackenstarre, Opisthotonus, Erektionen des Penis, Spasmen der Extremitäten.

Die Blutung in beiden Schädelgruben führt fast immer schon am ersten Lebenstag zum Tode, nur selten währt das Leben einige Tage. Die Blutungen in die Seitenventrikel ähneln in ihren Symptomen sehr den infratentorialen Blutungen. Zuerst tritt eine Drucksteigerung im Großhirn auf. Porak und Katz sahen bei einer Blutung im rechten Seitenventrikel auf das Gesicht beschränkte Konvulsionen. Sobald das Blut in den vierten Ventrikel und in den Spinalkanal durchgebrochen ist, treten medulläre und spinale Symptome in den Vordergrund.

Die Diagnose der Subduralblutung ist bei wohl ausgeprägtem Symptomenkomplex und bei Berücksichtigung der Anamnese leicht zu stellen. Doch muß betont werden, daß die bloße Contusio cerebri (siehe S. 190) ganz analoge Symptome hervorrufen kann, und daß Zerebralsymptome auch bei Hydrocephalus und Meningitis vorkommen. Die Vorwölbung der Fontanellen und Nähte kann bei den letztgenannten Erkrankungen natürlich auch vorhanden sein. In Anbetracht des gewöhnlich einseitigen Sitzes der Blutung ist der Schädel oft asymmetrisch, die von dem Hämatom befallene Schädelhälfte ist vorgewölbt, die Nähte klaffen auf dieser Seite stärker; doch kann gelegentlich auch ein einseitiger Hydrocephalus oder Pyocephalus vorliegen. In solchen Fällen kann zuweilen die Lumbalpunktion die Diagnose ermöglichen. Die Zerebrospinalflüssigkeit kann Blut enthalten oder rötlich, häufiger bräunlich-rot, verfärbt sein. Man darf natürlich nicht vergessen, daß die Blutbeimengung zum Liquor auch von einer bei der Punktion erfolgten Verletzung eines kleinen Gefäßchens stammen kann. Im allgemeinen gerinnt dieses frisch beigemengte Blut jedoch rasch, während das Blut, welches im Körper mit Zerebrospinalflüssigkeit vermischt war, längere Zeit ungeronnen bleibt. Bei Blutungen in die vordere Schädelhöhle kann das Lumbalpunktat vollkommen klar und farblos sein; normale Beschaffenheit der Punktionsflüssigkeit spricht also keineswegs gegen die Diagnose einer intermeningealen Blutung. Diagnostische Irrtümer sind zuweilen nicht zu vermeiden. Insbesondere ist es kaum möglich, einen subduralen Bluterguß über einer Hemisphäre von einer Blutung innerhalb derselben zu unterscheiden. Die Annahme einer Duralblutung ist nur aus dem Grunde meist gerechtfertigt, weil sie weitaus häufiger ist. Kleinere Blutergüsse können dem klinischen Nachweis sicherlich vollkommen entgehen. Sie verlaufen entweder ganz symptomlos oder ihre Symptome gehen in dem Bild des asphyktischen Zustandes verloren.

Blutungen in der Gehirnsubstanz.

Intrazerebrale Blutungen sind viel seltener als intrameningeale. Genaue Beobachtungen über ihre Symptomatologie liegen nicht vor. Sie dürfte mit der der supratentorialen Duralblutung große Ähnlichkeit haben. Nach den Obduktionsbefunden von Couvelaire finden sich die Gehirnblutungen meist bei Frühgeborenen, bei welchen das Gehirn viel häufiger der Sitz von Blutungen ist als das Rückenmark: in fünf Fällen (unter 51 Sektionen) saß die Blutung zweimal in der Rinde, dreimal im Zentrum semi-ovale und den Zentralganglien; die Kinder hatten ein Alter von 2—18 Tagen erreicht. Das auslösende Moment für die Blutung dürfte die asphyktische Stauung sein, welche bei den zarten Gefäßen unreifer Kinder leicht zu Zerreißungen Veranlassung geben kann. Bei 17 Autopsien von Neugeborenen, welche nach einer Zangengeburt starben, fand Couvelaire siebenmal eine Hämorrhagie; merkwürdigerweise lag dieselbe meist nicht am Ort der Zangenapplikation, sondern im Halsmark oder im verlängerten Mark. Größere Blutungen in die Gehirnmasse können sich auch mit intrameningealen Blutergüssen kombiniert vorfinden.

Intrazerebrale Blutungen können schon beim Fetus ante partum entstehen, und zwar infolge Traumen, welche den schwangeren Uterus betreffen.

Seitz beschreibt einen Fall von ausgedehntem kongenitalen Gehirndefekt nach einer Blutung in die Marksubstanz des Großhirns, wahrscheinlich infolge eines im vierten Schwangerschaftsmonat erlittenen Traumas der Mutter.

b) Contusio cerebri.

Mitunter treten nach schweren Geburten (z. B. Zangengeburten mit folgender schwerer Asphyxie) Hirndrucksymptome und motorische Reizerscheinungen (tonisch-klonische Krämpfe) auf, welche die Annahme eines Blutergusses nahelegen, ohne daß die Sektion einen andern Befund ergibt als Hyperämie und Ödem des Gehirns und der Meningen, wie man dies bei langsam unter asphyktischen Erscheinungen zugrunde gegangenen Kindern sieht. Seitz nimmt zur Erklärung dieser Erscheinungen Veränderungen an, wie sie bei der Gehirnerschütterung vorkommen und vermutet, daß in diesen Fällen eine Schädigung der Gehirnsubstanz vorliegt, die man als Quetschung (Contusio) zu bezeichnen hat.

Es ist sehr wahrscheinlich, daß langdauernde Stauungszustände allein folgenschwere Gehirnläsionen nach sich ziehen können. Man sieht zuweilen, daß Kinder, welche post partum längere Zeit asphyktisch waren, während der ersten Lebenstage eine auffallende Apathie, Somnolenz, Schlafsucht (mit häufigem Gähnen) und mangelhaftes Nahrungsbedürfnis zeigen. Dabei können motorische Reizerscheinungen vollkommen fehlen. Allmählich bessert sich der Zustand insofern, als die Kinder etwas lebhafter werden und besser trinken. Ob die sich an einen asphyktischen Zustand anschließenden Gehirnerscheinungen Folge eines Ödems, einer Hyperämie oder feiner Läsionen der Gehirnsubstanz infolge Stauung oder Kontusion oder Folge von Blutungen sind, läßt sich im Einzelfall schwer entscheiden.

Prognose und Folgezustände der intrakraniellen Verletzungen.

Wie aus dem Vorstehenden hervorgeht, ist die Prognose der frischen Blutungen innerhalb der Schädelhöhle, wenn dieselben einen solchen Umfang und eine solche Lokalisation haben, daß sie schon innerhalb der ersten Lebenstage Krankheitssymptome hervorrufen, immer eine ernste. Ein Teil der Kinder übersteht jedoch die unmittelbaren Folgen des Blutergusses; derselbe kommt zur Resorption, und das Leben bleibt erhalten. In andern Fällen mag die Blutung so geringfügig oder vielleicht auch so günstig situiert sein, daß beim neugeborenen Kind keine oder wenigstens keine sinnfälligen und charakteristischen Krankheitssymptome zur Beobachtung gelangen. Es ergibt sich nun die wichtige Frage, ob aus solchen vorläufig zur Heilung gelangenden oder latent verlaufenden Geburtsverletzungen dem Kind für das spätere Leben Folgen erwachsen.

Intrakranielle Blutungen sind manchmal für die Entstehung eines Hydrozephalus verantwortlich zu machen. Durch ausgedehnte Blutergüsse werden Verhältnisse geschaffen, die zu einer Erschwerung des Liquorabflusses führen können. Als unterstützendes Moment kommt hinzu, daß durch ausgiebige Zerstörung von Teilen der Ventrikelwand die Widerstandsfähigkeit dieser Teile leiden kann (Engel, Fischer).

Auch gewisse Fälle von Porencephalie sind auf intrakranielle Blutungen während der Geburt zurückzuführen. Diesbezüglich sind auch die Blutungen ante partum infolge eines von der Mutter während der Gravidität erlittenen Traumas von Bedeutung (Zappert, Seitz).

Den intrakraniellen Blutungen der Neugeborenen kommt endlich in der Ätiologie mancher später manifest werdender Nervenkrankheiten wahrscheinlich eine große Bedeutung zu. Infolge der Läsion des kindlichen Gehirns kommt es zu Destruktionsprozessen in der Hirnrinde. So bestehen Beziehungen zurEpilepsie und Idiotie. Insbesondere ist es das Gebiet der zerebralen Kinderlähmung, in deren Ätiologie die Blutungen in der Schädelhöhle, speziell die intermeningealen, eine große Rolle spielen, — mag ihre Bedeutung auch überschätzt werden. Es ist sicher nicht ausgeschlossen, daß auch die bloße Kontusion des Gehirns sowie asphyktische Rindenläsionen in dieser Krankheitsgruppe ätiologisch von Wichtigkeit sind.

Nach Zappert ist die intermeningeale Blutung in der Ätiologie folgender Zustände von Bedeutung:

1. Allgemeine Starre mit geringer oder ohne Demenz, meist ohne Konvulsionen (Littlescher Symptomenkomplex).

2. Paraplegische Starre ohne Demenz, ohne Konvulsionen.

3. Einfache Hemiplegie mit Schwachsinn und Krämpfen.

4. Bilaterale Hemiplegie mit Schwachsinn, Krämpfen, event. Pseudobulbärparalyse.

Als Ausgang der intermeningealen subduralen Hämatome mit dem typischen Symptomenbild sind vor allem die unter 3. und 4. angegebenen Formen zu betrachten. Die paraplegischen Formen, die typische Littlesche Krankheit, setzen eine doppelseitige Läsion voraus. Vielleicht sind es gerade die subarachnoidealen Blutungen, welche, ohne sinnfällige Erscheinungen beim Neugeborenen hervorzurufen, schwere Schädigungen der motorischen und psychischen Rindenzentren zur Folge haben. Vielleicht kommen auch Blutungen in der Rinde selbst, sowie bloße Kontusionen ohne größere Blutergüsse für die Entstehung dieser Erkrankungsformen in Betracht. Bei solchen Läsionen leiden vor allem die Pyramidenbahnen, deren Fasern noch marklos sind, und werden dadurch in einen Zustand der Degeneration und Entwicklungshemmung versetzt. So erklärt es sich vielleicht auch zum Teil, warum sich die Littlesche Krankheit so häufig gerade bei frühgeborenen Kindern findet, welche sich zur Zeit des Geburtstraumas in einem frühen Entwicklungsstadium befinden (Oppenheim) (siehe auch S. 313). Sicherlich verläuft eine große Anzahl der Fälle, die wir als kongenitale Form der zerebralen Kinderlähmung betrachten, während der Neugeborenenperiode völlig latent oder nur unter dem Bild einer mehr minder schweren Asphyxie. Nach Ziehen sind insbesondere bei der nach Asphyxie auftretenden zerebralen Kinderlähmung schwerere Intelligenzdefekte zu befürchten.

Therapie der intrakraniellen Verletzungen.

Da die intrakraniellen Blutergüsse spontan ausheilen können, ist die Therapie fürs erste eine abwartende und symptomatische. Dies gilt in gleicher Weise für die Blutung wie für die Kontusion und andere zerebrale Zustandsbilder. Man vermeide alle Außenreize, mechanische und thermische. Das Kind soll möglichst in Ruhe gelassen und für genügende Wärmezufuhr gesorgt werden. Auf den Kopf kann man kühle Umschläge (Kühlapparate, Eisblase) auflegen. Gegen die motorische Übererregbarkeit und etwaige Krämpfe gibt man in üblicher Weise Narkotika, vor allem Chloral, am besten im Klysma (0,25—0,5), intern eventuell Bromsalze (0,5—1,0 g pro die) oder Kalzium (Calcium lacticum; 2 stdl. 1 Kaffeelöffel einer 1%igen Lösung). Eine Kombination beider Mittel ist das von Grünfelder (bei Tetanie) empfohlene Bromkalzium (Calcium bromid 20,0, Aqu. dest. ad 300,0; 3 mal tgl. 10 g in Milch). Die subkutane Einverleibung von Kalzium ist im Hinblick auf die leicht eintretenden Nekrosen nicht unbedenklich: als ein in dieser Hinsicht ungefährliches Präparat gilt die von Müller und Saxl angegebene

Kaliziumgelatine („Kalzine" Merck), wenn die sie enthaltende Ampulle vor der Injektion 10 Minuten lang in siedendem Wasser erhitzt wird.

Die Nahrungszufuhr erheischt große Vorsicht, da es bei dem benommenen Zustand der Kinder sehr leicht zur Aspiration samt ihren Folgen kommen kann. Am zweckmäßigsten ist bei Kindern, welche nicht gut schlucken, die Darreichung der Milch mittelst der Schlundsonde, ev. Flüssigkeitszufuhr vom Rektum aus oder durch subkutane Infusion.

Der Lumbalpunktion kann bei stärkeren Hirndruckerscheinungen nicht nur ein diagnostischer, sondern vielleicht auch ein therapeutischer Wert beigemessen werden.

Ein energischeres Eingreifen hat nur bei den subduralen Blutungen im Bereich der vorderen Schädelgrube einen Sinn. In solchen Fällen wurde besonders von amerikanischen Autoren ein operatives Verfahren eingeschlagen, und zwar mehrfach mit sehr günstigem Erfolg. Die gründliche Entfernung des Blutkoagulums ermöglicht nur die Trepanation. Cushing geht in folgender Weise vor: Das Scheitelbein wird zurückgeklappt, nach Ablösung des Knochens die Dura inzidiert, das Blutgerinnsel ausgeräumt und eine Spülung mit physiologischer Kochsalzlösung angeschlossen. Ein einfacheres Operationsverfahren schlägt Simmons vor. Er inzidiert im Bereich der Koronarnaht und verzichtet auf eine Trepanation. Seitz führt die Operation in der Weise aus, daß nach Zurückpräparierung der Kopfschwarte eine etwa 1 cm von der Mittellinie entfernte und mit ihr parallel verlaufende 2—3 cm lange Inzision in die Dura gemacht wird. Es ist natürlich wünschenswert, daß die Operation in einem möglichst frühen Stadium der Erkrankung, vor Eintritt der Lähmungserscheinungen, ausgeführt wird, also in jenem Zeitpunkt, wo der progressive Charakter der Hirndrucksymptome festgestellt wird.

Werden die Kinder in asphyktischem Zustand geboren, so muß man diesen schon deshalb zu beheben trachten, um die gefährliche venöse Stauung, welche das Andauern einer Blutung zur Folge hat, möglichst hintanzuhalten. Doch ist bei den Wiederbelebungsversuchen größte Vorsicht geboten. Die Schultzeschen Schwingungen sind in solchen Fällen entschieden kontraindiziert und durch ein schonenderes Verfahren zu ersetzen.

2. Verletzungen innerhalb des Wirbelkanals.

Ebenso wie für die Blutungen im Bereich der Schädelhöhle ist auch für jene im Bereich des Wirbelkanals das Geburtstraumas das wichtigste ätiologische Moment. Die Blutungen finden sich entweder an der Außenseite des Rückenmarks und dann namentlich an der ventralen Fläche des Lendenmarks — (es kann sich hierbei allerdings um aus der Schädelhöhle oder aus der obersten Halswirbelsäule herabgeflossenes Blut handeln) — oder sie liegen innerhalb der Substanz des Rückenmarks und dann gewöhnlich am Übergang von Vorder- und Hinterhorn (Schäffer, Zappert).

Die klinische Bedeutung der kleineren Hämorrhagien, die man besonders bei frühgeborenen Kindern sehr häufig und in zahlreicher Menge findet, ist wahrscheinlich keine wesentliche. Nach größeren Blutaustritten können cystische Hohlräume zurückbleiben, welche möglicherweise zu einer späteren Syringomyelie in Beziehung stehen können (Schultze, Zappert, Birnbaum, Stolzenberg).

Für die Pathologie des Neugeborenen von größerem Interesse sind jene Blutergüsse, welche bald nach der Geburt bemerkbare Lähmungserscheinungen zur Folge haben. Die Blutungen innerhalb des Wirbelkanals, resp. in der Marksubstanz selbst (Hämatomyelie), finden sich fast nur im Anschluß an

Extraktionen bei Beckenendlagen. Sie können mit oder ohne Verletzungen der Wirbelsäule einhergehen.

Die Rupturen im Bereich der Wirbelsäule, welche vorwiegend den Halsteil betreffen, führen fast stets kurze Zeit nach der Geburt zum Tod, da sie zu ausgedehnten Blutergüssen in den Spinalkanal Veranlassung geben, welche nicht nur den Halsabschnitt des Rückenmarks komprimieren, sondern bis in den Bereich der Medulla oblongata und die hintere Schädelgrube reichen können (Ruge, Hofbauer, Stolzenberg, Czyzewitz). (Siehe auch S. 174.) Ob kleinere Blutergüsse dieser Genese zur Resorption gelangen können, ist schwer zu entscheiden. Es scheint vorzukommen, daß die Blutung anfangs sistiert und erst durch Bewegungen, die mit dem Kinde ausgeführt werden, von neuem angefacht wird. Pascot beschreibt einen Fall von Zerreißungen des Marks am sechsten bis siebten Halswirbel; das Kind blieb sechs Tage am Leben und zeigte lebhaft gesteigerte reflektorische Bewegungen der Beine (Bruns).

Die Extraktion des Kindes kann aber auch ohne Verletzung der Wirbelsäule zu Gefäßzerreißungen, zu Blutergüssen in das Rückenmark und seine Häute Veranlassung geben. Dank der Biegsamkeit und Elastizität der Wirbelsäule des Neugeborenen kommt es, wenigstens in ihren mittleren und unteren Anteilen, nur selten zu Frakturen, während das zarte Mark im Innern lädiert wird (Gött). Entweder erfolgt eine ausgedehnte Blutung und Zerstörung im Bereiche des Rückenmarks selbst, oder der Bluterguß liegt vorwiegend außerhalb des Marks zwischen Wirbelkanal und Dura oder im Arachnoidealsack, resp. Subarachnoidealraum. Wenn die Blutung nicht sofort post partum zum Tode führt, so entwickelt sich ein recht typisches Krankheitsbild (Mauthner, Litzmann, Gött, Lavatschek). Das hervorstechendste Symptom ist eine schlaffe Paraplegie der Beine, die in den ersten Tagen auch eine auffallende Schwellung zeigen können. Seltener sind gleichzeitig die oberen Extremitäten betroffen (Parrot). Oft gesellen sich Lähmungen der Blase und des Mastdarms hinzu, später entwickeln sich Atrophie und Entartungsreaktion, auch ausgedehnte Sensibilitätsdefekte werden manifest. Die Prognose ist sehr ernst, aber nicht absolut infaust. Sie richtet sich ganz nach der Lokalisation und Größe des zerstörten Rückenmarksabschnittes. In einem je höheren Rückenmarkssegment die Blutung ihren Sitz hat, desto ungünstiger ist die Prognose. Wenn eine Blasenlähmung besteht, können die Kinder an den Folgen einer Cystitis zugrunde gehen. Sind bloß die Beine gelähmt, so handelt es sich gewöhnlich nur um extraspinale Blutungen mit Kompression der Nervenwurzeln. In solchen Fällen ist im Verlauf des ersten Lebensjahres immerhin eine Besserung des Zustandes zu erwarten. Hier ist auch die bei Lähmungszuständen übliche Therapie (Bäder, Massage, elektrische Behandlung) am Platz.

B. Verletzungen des Auges.

Geburtsverletzungen des Auges gehören im allgemeinen zu den seltenen Vorkommnissen. Nach einer Statistik von Wolff fanden sich in den Berichten über mehr als 39000 Entbindungen an der geburtshilflichen Klinik der Berliner Charité nur sechs Fälle von Augenverletzungen vermerkt.

Die Augenverletzungen findet man fast ausschließlich nach Geburten in Schädellage. Unter 112 Fällen Wolffs sind nur drei Geburten in Beckenendlage. Weitaus am häufigsten handelt es sich um Zangengeburten, und zwar solche bei engem Becken. Die Verletzungen ereignen sich am leichtesten bei Anlegung der Zange am hochstehenden Kopf und entstehen entweder direkt durch den Zangenlöffel oder infolge starker Kompression des Schädels während des Durchziehens durch das Becken. Die geschützte Lage des Auges in der Orbita bringt es aber mit sich, daß auch unter diesen Bedingungen Verletzungen nur selten vorkommen.

Bei Spontangeburten muß man annehmen, daß eine stärkere Kompression des Schädels bei abnorm kräftigen Wehen Verletzungen nach sich ziehen kann. Bei Fraktur der Schädelknochen und intrakraniellen Blutungen, mag es sich nun um Zangen- oder Spontangeburten handeln, können auch die Augen in Mitleidenschaft gezogen werden. Verletzungen des Bulbus kommen bei Spontangeburten wohl kaum jemals zustande. Verletzungen ante partum können bei der inneren Untersuchung der Gebärenden gesetzt werden, besonders wenn das Auge für den Steiß gehalten wird (de Wecker, Bock).

Impressionen und Frakturen der Orbitalwandung können manchmal symptomlos verlaufen. Sie liegen meist im Bereich des Stirnbeins, also des Orbitaldaches, und sind gewöhnlich einseitig. Auch Frakturen des Tränenbeins, sowie solche der inneren Orbitalwand und der Nasenwurzel wurden beobachtet. Bisweilen finden sich gleichzeitig Hautwunden. Blutungen in die Orbita können Exophthalmus, Bulbusverletzungen und Augenmuskellähmungen zur Folge haben. Letztere rühren entweder von Schädigungen des Muskels selbst oder von solchen des Nerven her. Nach schweren Zangengeburten wurden Lähmungen des Musculus levator palpebrae superioris, des Rectus superior, sowie des Abduzens beobachtet. In den von Berger und Bloch mitgeteilten Fällen fanden sich neben den Augenmuskellähmungen von Zangenverletzungen herrührende Narben an den Lidern und am Augenwinkel. Berger vermutet, daß die Lähmungen in der Weise zustande kommen, daß der Zangenlöffel wie ein Hebel wirkt, bei dem die obere Orbitalgegend ein Hypomochlion bildet und hierbei eine Zerreißung der genannten Muskeln bewirkt, ein die Luxatio bulbi gleichsam einleitender Vorgang. Die Differentialdiagnose gegenüber intrakraniell verursachten Nervenläsionen und nukleären Lähmungen ist nicht immer mit Sicherheit zu stellen. Barneff sah doppelseitige Ptosis nach leichter Spontangeburt. Reese sah nach einer Zangengeburt Symptome einer Sympathikusläsion: Verengerung der Lidspalte, Exophthalmus und Miosis. Im Anschluß an diese Verletzungen kann es infolge Infektion zur Abszeßbildung und zum Entstehen einer Orbitalphlegmone kommen.

Ödeme und Schwellungen der Lider und ihrer Bindehaut sind häufig, besonders als Teil der Geburtsgeschwulst bei Gesichtslage. Nach Zangengeburten hat man Zerreißungen der Lider beobachtet, welche mit Narbenbildung ausheilen und selbst zur Ektropiumbildung führen können. Bei einer Verletzung der Nasenwurzel kann Hautemphysem entstehen. Göring erwähnt einen solchen Fall, welcher nach Punktion unter einem Verband zur Ausheilung kam. Über Zerreißungen des unteren Tränenkanälchens berichtet Peters.

Die Hämorrhagien im Bereich der Conjunctiva bulbi, welche sich sehr häufig finden, sind wohl ausschließlich als gewöhnliche Stauungsblutungen aufzufassen.

Wagenmann erwähnt 18 Fälle von Luxatio und Avulsio bulbi. In einem oft zitierten Fall von Hofmann fand sich nach einer im Anschluß an Secaledarreichung spontan erfolgten Geburt ein Auge aus der Augenhöhle herausgepreßt, nur noch an einem Augenmuskel hängend. Luxatio bulbi bei Spontangeburt sahen auch Bugge und Fage. Ganz ähnliche Fälle wurden während der letzten Jahre von Snell, Wicherkiewicz, Thomson und Buchanan mitgeteilt, doch handelte es sich hier allerdings niemals um Spontangeburten. Der Nervus opticus ist meist in einiger Entfernung vom Bulbus zerrissen, die Muskeln bald knapp an letzterem, bald mehr minder von ihm entfernt. Die Prognose ist natürlich schlecht; nur Beaumont sah nach Reposition des Auges in Narkose Heilung und Wiederherstellung des Sehvermögens. Es ist auch vorgekommen, daß der Bulbus bei der Geburt total enukleiert wurde und sich nach derselben auf dem Fußboden oder in der Wäsche fand. Exophthalmus kann durch Verengerung der Orbitalhöhle bei Knochenfrakturen oder durch Blutergüsse in die Augenhöhle zustande kommen (Wolff).

Hornhauttrübungen kommen fast nur nach Zangengeburten, nur sehr selten nach schweren Spontangeburten vor. Sie sind meist einseitig, selten doppelseitig (Sidler-Huguenin). In der Regel handelt es sich um diffuse weißbläuliche Trübungen von verschiedener Ausdehnung und Intensität, welche von ödematöser Durchtränkung, bisweilen auch leichter Infiltration der Hornhaut herrühren. Es ist noch nicht entschieden, ob diese Veränderungen als direkte Wirkungen des Traumas aufzufassen sind, oder als solche einer intraokulären Drucksteigerung, wie sie bei langdauernder Geburt durch Zirkulationsstörungen im Schädel zustande kommen kann. Die Prognose der diffusen Trübungen ist günstig; sie pflegen nach mehr oder weniger langer Zeit vollkommen zu verschwinden. Weniger gut ist die Prognose bei einer andern Form von Hornhauttrübungen, den streifen- oder bandförmigen, tiefen Trübungen, welche durch Risse der Descemetschen Membran und der hinteren Kornealschichten entstehen (Rupprecht u. a.). Diese Verletzungen führen meist zu dauernden Hornhauttrübungen, Hornhautastigmatismus oder Keratokonus.

An der Linse wurde Katarakta und Luxation nach hinten als Geburtsverletzung beschrieben. Iris und Ciliarkörper können Sitz von Blutungen sein. Iridodialyse wurde von Bylsma nach einer Zangengeburt beobachtet. Auch die kongenitale Optikusatrophie ist vielleicht manchmal auf Geburtsverletzungen zurückzuführen (Schmidt-Rimpler). Die Optikusläsionen entstehen, wenn sie nicht intrakraniellen Ursprungs sind, durch Dehnung und Zerreißung des Nerven in der Augenhöhle, mag die Läsion in der Mehrzahl der Fälle auch nur eine partielle sein (Koppen, Fisher, Sidler-Huguenin). Stauungspapille wurde von Naumoff anatomisch nachgewiesen. Vielleicht kann auch sie die Ursache einer späteren Sehnervenatrophie sein. Über das Vorkommen einer Stauungspapille infolge intrakranieller Drucksteigerung bei Blutungen in der Schädelhöhle liegen bisher keine Untersuchungen vor. Auch Chorioidealrisse werden auf Geburtstraumen zurückgeführt.

Die häufigen Netzhauthämorrhagien sind als Stauungsblutungen aufzufassen (siehe S. 320). Außerdem finden sich intraokuläre Blutungen in die Vorderkammer, im Glaskörper in und unter die Ader- und Netzhaut, mitunter auch im Optikus; auch totaler Hämophthalmus kommt vor (Wintersteiner, Lange u. a.). Ablatio retinae durch Blutergüsse wurde auch nach Spontangeburten beschrieben. Die Prognose der intraokulären Blutungen ist zweifelhaft. Wenn auch totale Spontanresorption vorkommt, so ist doch, besonders bei den großen Blutergüssen in das Auge und bei Netzhautablösungen, eine dauernde Beeinträchtigung des Sehvermögens zu befürchten.

C. Verletzungen im Bereich der Brust- und Bauchhöhle.

Da die Entwicklung des Rumpfes selten besondere Schwierigkeiten macht, kommt es auch nur äußerst selten zu Verletzungen der inneren Organe, die überdies durch ihre Lage in der Brust- und Bauchhöhle vor stärkeren Gewalteinwirkungen geschützt sind. Die meisten Blutungen in den Brust- und Bauchorganen, welche bei Neugeborenen vorkommen, sind Stauungsblutungen. Sie können allenfalls bei schwierigem Geburtsverlauf durch wenig schonendes Hantieren mit dem Kind oder durch Wiederbelebungsversuche verstärkt werden.

Echte Geburtsverletzungen haben wir aber weder in den subserösen Blutaustritten in der Leber, noch in den Nebennierenhämatomen usw. zu sehen.

Lungenverletzungen kommen äußerst selten vor; man findet sie wohl nur nach den an sich sehr seltenen Rippenfrakturen und nur ganz ausnahmsweise bei den meist harmlosen Schlüsselbeinbrüchen. Auch hier erfolgt die Verletzung eher nach als während der Geburt. Leberrupturen können zustande kommen, wenn während einer Extraktion am Beckenende ein stärkerer Druck auf den Bauch ausgeübt wird (Wallich, Kratter). Dasselbe gilt für die Rupturen der Milz und Nieren (Balantyne, Smith).

Verf. beobachtete bei einem Kind, welches infolge einer Blutung in die hintere Schädelgrube kurze Zeit nach der Geburt trotz Wiederbelebungsversuchen in asphyktischem Zustand starb, eine Blutung in die freie Bauchhöhle nach Ruptur eines peritonealen Verbindungsstranges zwischen Milz und Bauchwand.

Rupturen des Darmes, speziell des Dickdarmes, wurden mehrmals beobachtet, doch ist es sehr unwahrscheinlich, daß hier Geburtsverletzungen vorliegen (siehe S. 236). Leber- und Milzrupturen können auch vor der Geburt entstehen, durch Traumen, welche die Mutter betreffen (Geill).

Erkrankungen einzelner Organe und Organsysteme.

1. Kapitel.

Digestionstrakt.

A. Erkrankungen der Mundhöhle und der Kiefer.

Die Inspektion der Mundhöhle und des Rachens ist beim Neugeborenen nicht ganz leicht. Die Kinder setzen dem Öffnen des Mundes gewöhnlich einen gewissen Widerstand entgegen; es gelingt zwar, wenn man den Spatel möglichst weit hinten in der Nähe des Kiefergelenks zwischen die Kieferränder schiebt, meist unschwer, letztere auseinanderzubringen, aber auch bei geöffnetem Mund erschwert die Enge der Mundhöhle die Inspektion, insbesondere die der Tonsillen und des Rachens. Statt der soliden Spatel empfiehlt sich auch beim Neugeborenen die Verwendung des durchbrochenen Pirquetschen Mundspatels, da man denselben mit senkrecht zur Kieferspalte gerichteter Ebene zwischen die Kiefer führen und durch die Lichtung bequem hindurchsehen kann.

Die Mundschleimhaut, insbesondere die Schleimhaut des Gaumens, zeigt beim Neugeborenen in den einzelnen Fällen eine recht verschiedene Blutfüllung. Sie ist bald blaßrosa, bald lebhaft rot. Ein durch Hyperämie bedingtes Erythem der Mundschleimhaut darf für den Neugeborenen ähnlich wie das Erythem der äußeren Haut als physiologisch angesehen werden. Der Wasserverlust der ersten Tage läßt sich auch an der Beschaffenheit der Mundschleimhaut erkennen, welche meist ziemlich trocken ist. An der Zunge fällt zuweilen auf, daß die Papillen besonders deutlich hervortreten. Entsprechend der äußeren Schuppung, welche sich an das Hauterythem anschließt, findet man auf der Zunge nach dem zweiten oder dritten Tag häufig einen dünnen Belag, der sich während der folgenden Tage abstößt.

Sehr häufig findet man in den ersten Tagen kleinste Blutaustritte in der Schleimhaut des Gaumens oder stärkere Injektion der Blutgefäße, welche dem Gaumen eine lebhaft rote, zuweilen ins Violette spielende Farbe verleiht.

Wenn man die Mundhöhle eines neugeborenen Kindes inspiziert, so fallen in oder neben der Gaumenraphe liegende weißliche oder gelbliche Knötchen auf, welche nach Gestalt und Größe unter die Schleimhaut geschobenen Gries-

körnchen gleichen. Sie finden sich etwa in der Mitte des harten Gaumens,
gewöhnlich in Gruppen von drei bis vier (Abb. 45). Zuweilen sieht man ähnliche
Gebilde auch an den Zahnleisten. Diese unter dem Namen Bohnsche Knötchen
oder Epithelperlen bekannten Gebilde, die sich bei etwa 90 % sämtlicher
Neugeborenen, und zwar schon am ersten Lebenstag, finden, sind kleine Retentionscysten der Schleimdrüsen.   Sie verschwinden gewöhnlich spontan, häufig

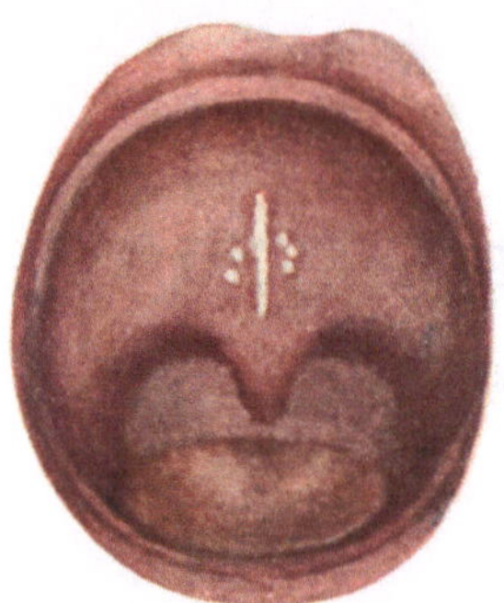

Abb. 45. Bohnsche
Knötchen.

nachdem ihre obere Decke eingerissen ist, was ohne
irgendwelche, an der Mundschleimhaut vorgenommene
Prozeduren geschehen kann. Manchmal entstehen
kleine seichte Geschwürchen, die sich zuweilen mit
einem zarten Belag bedecken und in der Regel ohne
irgendwelche Komplikationen ausheilen.

Gaumenflecke; Ulcera pterygoidea (Bednařsche Aphthen); „septische“ Munderkrankungen.

In den ersten Lebenstagen sieht man am Gaumen
recht häufig eigentümliche vielgestaltige Flecke auftreten. Sie sind bald rundlich, bald mehr zackig,
liegen entweder in der Nähe der Raphe, an der
Grenze zwischen hartem und weichem Gaumen, bald
in der Gegend der Gaumenecken auf einer oder auf
beiden Seiten. Anfangs zart grauweißlich mit verschwommenen Grenzen,
nehmen sie bald eine sehr deutliche gut abgegrenzte Gestalt an. Ihre Ränder
sind dann lebhaft rot, bisweilen hämorrhagisch. Die Schleimhaut im Zentrum
der Flecke ist anämisch, sehr häufig dem beginnenden Ikterus entsprechend
gelblich; bei näherem Zusehen kann man oft einen schleimigen, häutchenartigen
Belag beobachten, welcher sich mit einem Spatel leicht entfernen läßt; auf
der nun vorliegenden anämischen Schleimhaut sieht man häufig kleine punktförmige Hämorrhagien. Diese Gaumenflecke sind am ersten Lebenstag noch
nicht sichtbar; sie finden sich in der Regel erst während des zweiten bis vierten
Tages, nehmen anfangs an Intensität zu und blassen dann rasch ab. Am Ende
der ersten Woche sind sie gewöhnlich spurlos verschwunden. Es handelt sich
um eine im allgemeinen vollkommen harmlose Erscheinung. Es ist nicht ausgeschlossen, daß die Flecke beim Saugen hie und da Schmerzen verursachen
können, doch scheinen sie gewöhnlich keine Beschwerden zu machen. Die Möglichkeit einer Infektion ist natürlich nicht ausgeschlossen. Wie diese Substanzverluste entstehen, ist nicht ganz sichergestellt. Wahrscheinlich stehen sie mit
dem Auswischen des Mundes in Zusammenhang, das von den Hebammen sofort nach der Geburt des Kindes noch vor Abnabelung desselben allgemein
vorgenommen wird, um den Schleim, welcher während des Durchtritts durch
die mütterlichen Geburtswege in den Mund und Rachen des Kindes gelangt,
zu entfernen.   Bei asphyktischen Kindern ist diese Prozedur gewiß
empfehlenswert, bei normalen Kindern vielleicht nicht immer notwendig. Geschieht übrigens das Auswischen mit einem sterilen Gazeläppchen, und bleibt
der Mund von da an von jeder weiteren Reinigung verschont, so dürften daraus
den Kindern wohl in der Regel keine Nachteile erwachsen.

Daß selbst ganz geringfügige Läsionen der Mundschleimhaut die Invasionspforte
für Bakterien bilden können, lehrt eine Beobachtung K. Mayers, welcher bei einem Kind,
das von einer mit einem mastitischen Abszeß behafteten Brust getrunken hatte, unterhalb des Kieferwinkels einen Abszeß auftreten sah, ohne daß an der Mundschleimhaut
eine Läsion wahrgenommen werden konnte.

Während die im vorstehenden erwähnten flüchtigen Gaumenflecke nur
während der ersten Lebenstage erscheinen, sieht man die seit langem bekannten

Ulcera pterygoidea (Gaumeneckengeschwüre, Bednařsche Aphthen) gewöhnlich etwas später auftreten.   Man findet sie auch noch bei 1—2 Wochen alten
Kindern.   Die Ulcera pterygoidea in ihrer typischen Form stellen linsengroße
Flecke dar, welche in der Regel symmetrisch beiderseits an jener Stelle auftreten,
welche dem Hamulus pterygoideus entspricht.   Sie haben meist eine längsovale
Gestalt und sind gewöhnlich von einem roten Rand umgeben.   Es handelt
sich um seichte Infiltrate, welche rasch oberflächlich exulzerieren, um mykotische Epithelnekrosen, welche, wie Epstein nachgewiesen hat, in der Weise
entstehen, daß die Schleimhaut durch das tägliche Auswischen des Mundes
an den leicht vulnerablen Stellen lädiert und infiziert wird.   Zuweilen bildet
sich in der Raphe ein ähnlicher Substanzverlust von länglicher Gestalt (Abb. 46).

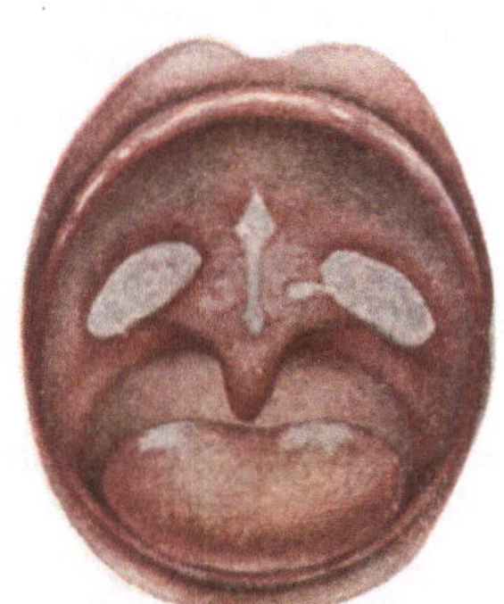

Abb. 46. Ulcera pterygoidea.
(Bednařsche Aphthen.)

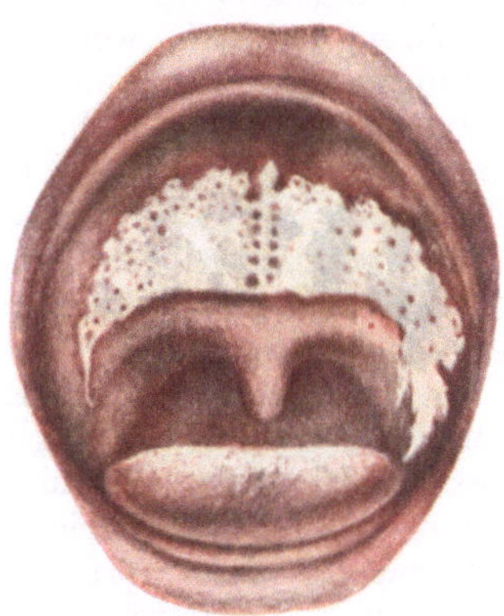

Abb. 47. Epsteinsche
Pseudodiphtherie.

Vergrößern sich die seitlichen Plaques gegen die Mittellinie zu, so können sie sich
mit dem Raphestreifen vereinigen, wodurch schmetterlingsartige Figuren zustande kommen.

Die Behandlung der Gaumeneckengeschwüre besteht in sanftem Betupfen mit einem in 2%ige Lapislösung getauchten gestielten Wattetupfer,
ev. vorsichtiger Desinfektion mit H_2O_2.   Die wichtigste Maßnahme, sowohl
prophylaktisch als therapeutisch, ist das Verbot der täglichen „Mundreinigung",
einer beim zahnlosen Säugling vollkommen überflüssigen Prozedur, die bei
aller Vorsicht wegen der leichten Verletzbarkeit des Epithels niemals ungefährlich ist.

Die unkomplizierten Gaumeneckengeschwüre pflegen bei rechtzeitigem Eingreifen eine günstige Prognose zu geben.   Werden sie jedoch nicht beachtet, und
wird das Mundauswischen fortgesetzt, so kann der Entzündungsprozeß weiter-
greifen und zu ausgebreiteter Nekrose des Epithels und der Schleimhaut, zur
Bildung von tiefen Geschwüren mit pseudomembranösen Auflagerungen führen
(Brecelj).   Es entwickelt sich auf diese Weise die unter dem Namen „Epsteinsche Pseudodiphtherie" bekannte Affektion (Abb. 47).   Sie besteht in grauweißlichen diphtherieähnlichen Auflagerungen auf dem hintern Teil des harten
und dem weichen Gaumen.   Es hängt von der Virulenz der im Munde vorhandenen
Bakterien, sowie von der Widerstandskraft des Kindes ab, ob der Prozeß zur
Ausheilung kommt, ob sich eine schwere, mit eitriger nekrotisierender Entzündung oder Blutungen einhergehende Stomatitis septica, eine eitrige
Entzündung des Nasenrachenraums und der Nebenhöhlen, eine Phlegmone

der Speiseröhre und des Magens (Linzenmeier), ein Erysipel anschließt oder sich (auch ohne solche schwere lokale Erscheinungen) von der Schleimhautwunde aus eine allgemeine septische Infektion entwickelt. Selbst die geringfügigeren Mundaffektionen können das Gedeihen des Kindes in sehr nachteiliger Weise beeinflussen, da sie infolge von Schmerzhaftigkeit das Saugen erschweren und damit die Nahrungsaufnahme beeinträchtigen.

Finkelstein bewertet den Einfluß der in der voraseptischen Zeit ungemein verbreiteten Mundaffektionen des jungen Säuglings auch heute noch recht hoch. Er berichtet, daß von hundert Kindern, die bei der Aufnahme in seine Anstalt starke Stomatitis zeigten, 24 % innerhalb des ersten Lebensquartals an Todesursachen verstorben sind, die mit Sicherheit oder wenigstens mit größter Wahrscheinlichkeit mit der Munderkrankung in Verbindung gebracht werden konnten. Die Sterblichkeit der mit gesundem Mund aufgenommenen Kinder betrug in dem gleichen Zeitraum nur $8\frac{1}{2}$ %. Finkelstein führt diese Erscheinung darauf zurück, daß in manchen Gebäranstalten, wo man von der Bedeutung der aseptischen Nabelpflege überzeugt ist, die Gefahr der Mundreinigung nicht bekannt ist oder unterschätzt wird. Alle Pädiater sind heute davon überzeugt, daß die schweren Erkrankungen der Mundhöhle des Säuglings mit ihren verderblichen Folgen völlig vermieden werden können, wenn die tägliche „Mundreinigung", durch welche Infektionsstoffe von Kind zu Kind übertragen werden können, konsequent unterlassen wird.

Mag die Unsitte des täglichen Mundauswischens auch heute noch lange nicht ausgerottet sein, so sind die schweren septischen Munderkrankungen der Säuglinge, — nach den Berichten aus früherer Zeit einst erschreckend häufige Folgen von an sich harmlosen Exkoriationen, katarrhalischen oder Soor-Stomatitiden, — heute nicht nur in Gebäranstalten, sondern auch in den großen Ambulatorien der Kinderspitäler, deren Patientenmaterial sich keineswegs immer durch besonders peinliche Beachtung der Hygiene auszeichnet, große Seltenheiten geworden. Es mag dies mit der aseptischen Schulung der Hebammen in Zusammenhang stehen.

Andere Arten der Stomatitis.

Wenn man die Mundhöhle von Neugeborenen bakteriologisch untersucht, so findet man in erster Linie anhämolytische Staphylokokken, wie solche immer auch in der Vagina der Mutter nachzuweisen sind. Zuweilen findet man auch Streptokokken, welche bei den entsprechenden Fällen ebenfalls immer auch in der mütterlichen Scheide gefunden werden. Bazillen, welche im alkalisch reagierenden Lochialsekret fast stets vorhanden sind, pflegen in der kindlichen Mundhöhle zu fehlen, vielleicht deshalb, weil sie bei der nach der Milchaufnahme sich einstellenden sauren Reaktion von den Kokken überwuchert werden. Nur ausnahmsweise wird Bacterium coli gefunden (Noack, Kneise). Die Luftsaprophyten, welche man in der Mundhöhle des Neugeborenen gefunden hat, besitzen wahrscheinlich keine pathogenen Eigenschaften (Campo).

Mögen die in der Mundhöhle vorkommenden Kokken, insbesondere die Streptokokken, für die Entstehung enteraler Infektionen auch eine nicht zu unterschätzende Bedeutung haben, so sind sie, falls mechanische Läsionen der Mundschleimhaut unterlassen werden, im allgemeinen sehr selten die Ursache einer Stomatitis.

Die mit Schwellung und stärkerer Sekretion der Schleimhaut einhergehende Stomatitis catarrhalis ist beim Neugeborenen in ihrer reinen Form selten; sie begleitet meist nur die oben erwähnten Epitheldefekte und die Soorerkrankung. Die Stomatitis aphthosa und Stomatitis ulcerosa kommen beim Neugeborenen, wie überhaupt beim zahnlosen Säugling, kaum jemals vor.

In der Literatur sind einzelne Fälle von Stomatitis gonorrhoica beschrieben. Dieselbe soll nach Rosinski in der Weise verlaufen, daß sich „an bestimmten Stellen der Mundschleimhaut weißliche Auflagerungen zeigen: auf den vorderen zwei Dritteln der Zunge, am Gaumen, in der Gegend der Hamuli pterygoidea längs des Ligamentum pterygomandibulare bis zum Unterkiefer hin, auf den freien Kieferrändern, in der Raphe und auch in der Gingivolabialfalte des Unterkiefers. Die weiße Verfärbung tritt ohne vorausgegangene entzündliche Rötung auf. Nach 24—36 Stunden wird die Farbe gelb, die Flecke erheben sich über das umgebende Gewebe, ihre Oberfläche wird rauh. Das Deckepithel bildet mit den extravasierten Eiterzellen eine dicke Schicht. Die Erkrankung, deren erste Zeichen 5—6 Tage nach der Geburt wahrnehmbar sind, gibt eine günstige Prognose. Der Heilungsprozeß beginnt schon nach einigen Tagen in der Weise, daß um die Flecke ein reaktiver Entzündungshof auftritt, und sich von hier neugebildetes Epithel unter die gelblichen Massen schiebt. Es hinterbleibt keinerlei Narbe oder Verfärbung." Da in den bisher beobachteten Fällen die „Gonokokken" nur extrazellulär gefunden wurden und auch kein Kulturverfahren die Richtigkeit der Diagnose erhärtete, wäre es dringend geboten, die Frage der Stomatitis gonorrhoica einer Revision zu unterziehen. Die Gelegenheit zur Entstehung einer solchen wäre beim Durchtritt durch den Geburtsschlauch einer gonorrhoischen Frau gewiß gegeben. Auch post partum könnte eine Infektion von einer Konjunktivalblennorrhöe aus erfolgen. Leyden sah bei einem Kind, welches an einer solchen litt, auf der Oberlippe eine gelbliche Pustel auftreten, welche Gonokokken enthielt.

Die „Glossitis marginalis erythematosa" (Wertheimber) besteht in Rötung, stärkerem Vortreten der Papillen und teilweiser Epithelentblößung auf der Zungenspitze und an den Zungenrändern. Letztere schwellen an und grenzen sich durch die Rötung scharf ab. Die Affektion soll nur bei künstlich ernährten jungen Säuglingen vorkommen. Es erfolgt gewöhnlich rasche Rückbildung im Verlauf von etwa einer Woche. Wertheimber glaubt, daß es sich um eine harmlose, in den Bereich des Physiologischen fallende Erscheinung handelt, welche von dem mechanischen Reiz beim Saugen herrührt. Moro faßt sie als ein traumatisches Produkt auf, welches von Mundwaschungen herrührt. Es scheint keine besondere Veranlassung vorzuliegen, einen eigenen Krankheitstypus anzunehmen.

Der Soor. Der Soorpilz siedelt sich vor allem im Mund solcher Kinder an, deren Allgemeinzustand in irgend einer Weise beeinträchtigt ist. Er ist ein Begleiter der Ernährungsstörungen, beim Neugeborenen insbesondere der septischen Erkrankungen. Bei solchen Kindern findet man die Zunge, die Wangenschleimhaut, die Innenfläche der Lippen von mehr oder minder dichten weißlichen Soorrasen bedeckt, häufig neben Bednařschen Aphthen. Daß der Soor an sich die Ursache einer schweren Allgemeinerkrankung sein kann, ist sehr unwahrscheinlich, mag er sich auch zuweilen bis in die Speiseröhre erstrecken oder sogar auf dem Blutwege ausbreiten. Die Rolle, die der Soor im Krankheitsbild spielt, ist wohl stets eine sekundäre und seine Bedeutung also vor allem eine symptomatische. Man darf das Auftreten von Soor in der Mundhöhle junger Säuglinge aber auch nicht immer als Indikator einer ernsteren Allgemeinerkrankung, einer wesentlich herabgesetzten Widerstandskraft des Organismus auffassen. Bei gesunden Brustkindern findet man zwar niemals ausgebreitete Soorbeläge, kleine punkt- und flächenförmige Eruptionen auf der Zunge oder der Wange aber immerhin nicht so selten. Stoos und Finkelstein sind zwar der Ansicht, daß der Mund eines in jeder Hinsicht gesunden Kindes für Soor unempfänglich ist und es auch bleibt, wenn er Soorelemente beherbergt, oder wenn solche absichtlich eingeimpft werden (Epstein), doch dürfte in dieser Hinsicht die Anforderung an den Begriff „gesund" etwas zu eng gefaßt sein, wenigstens vom praktischen Standpunkt.

Die Soorinfektion erfolgt stets nur dort, wo das Epithel lädiert ist. Das Mundauswischen ist darum auch für die Ätiologie der Soorerkrankung von Bedeutung. Die Soorkeime, welche sich im Mund des Neugeborenen ansiedeln, dürften meist von der Brustwarze stammen, wenn nicht durch Auswischen des Mundes mit unreinen Läppchen u. dgl. der so verbreitete Soorpilz von anderwärts in den Mund gebracht und eingeimpft wird. Noack weist darauf hin, daß der Soor auch aus der Scheide der Mutter stammen kann, da das Oidium albicans ein häufiger Bewohner der Vagina ist.

Die Therapie besteht in Tuschieren mit 2 %iger Lapislösung oder 25 %igem Borax-Glyzerin; auch der Escherichsche Borsäureschnuller leistet zuweilen gute Dienste. Prophylaktisch ist das Mundauswischen zu verbieten und für Reinhaltung der Brust zu sorgen. Bei Einhaltung der allgemeinen hygienischen Regeln der Wochenbetts- und der Kinderpflege soll streng genommen keine Soorerkrankung vorkommen.

Die gangränöse Zahnkeim-Entzündung.

Unter diesem Namen beschreibt Swoboda eine schon früher als Osteogingivitis gangraenosa neonatorum (Klementowsky) beschriebene seltene Erkrankung des frühen Säuglingsalters. Die von Swoboda und Klementowsky beobachteten sechs Fälle erkrankten am 5., 6., 13., 21., 38. und 46. Tag; zwei Fälle Zarfls wiesen in der zweiten Woche Krankheitssymptome auf. Das hervorstechendste Merkmal der jedenfalls auf einer septischen Infektion beruhenden Krankheit ist die gangränöse Zerstörung des Zahnfleisches und die hieraus folgende Abstoßung von Zahnkronen. Der Verlauf zeigt zweierlei Variationen:

1. Das die erkrankten Zahnkeime bedeckende Zahnfleisch stirbt in toto ab. In diesem Falle kommt es zu wachsartiger Verfärbung der gegen die Umgebung scharf abgegrenzten Partien, der Zusammenhang derselben mit dem Kiefer ist gelockert, so daß die abgestorbene Partie bei Berührung federt. Dann zerfällt dieselbe gangränös. In den bloßgelegten Alveolarhöhlen kommen, von Eiter und gangränöser pulpöser Masse umgeben, die aus ihrer normalen Lage — (die Kauflächen der Milchzähne liegen beim Neugeborenen in einer Ebene mit dem Rande der Alveolen) — emporgehobenen gelockerten Zahnkronen zum Vorschein. Dann fallen die Zahnkronen aus.

2. Oder die Gangrän des Zahnfleisches beginnt damit, daß dasselbe unter livider Verfärbung wulstig anschwillt, hierauf bildet sich über einer Zahnkrone ein Geschwür, aus welchem sich das dieselbe umgebende blutig-eitrige Exsudat entleert. Der gangränöse Zerfall des Zahnfleisches schreitet fort, bis ebenso wie bei dem zuerst geschilderten Verlauf die bis zum Schleimhautniveau, bzw. bis zum Geschwürsrande emporgehobenen, gelockerten Zahnkronen bloßliegen. Hierauf fallen die betreffenden Zahnkronen aus.

Die Erkrankung beginnt mit einer Vorwölbung des Zahnfleisches ähnlich wie vor dem Durchbruch der Zähne bei der normalen Dentition. Sie geht nicht mit auffallender Salivation einher und scheint in der Regel keine starken Schmerzen zu verursachen. Das Saugvermögen der Kinder ist jedoch immer beträchtlich herabgesetzt oder ganz aufgehoben, und fällt den Stillenden gewöhnlich das Unvermögen zu trinken als erstes Symptom auf. Das auffallendste Symptom ist, daß dem Arzt eines Tages ausgefallene Zahnkronen des Kindes präsentiert werden.

Die Prognose der Erkrankung muß als ungünstig bezeichnet werden. Die bisher beobachteten Fälle endeten fast alle schon nach 4—8 Tagen letal; nur in einem einzigen Fall (Zarfl) trat Heilung ein.

Tonsillitis.

Erkrankungen der Gaumenmandeln, Anginen, gehören beim Neugeborenen zu den seltenen Vorkommnissen, wie überhaupt das Säuglingsalter von diesen im späteren Kindesalter so häufigen Erkrankungen meist verschont bleibt. Es mag dies in der Anlage des lymphatischen Apparates des Rachenringes seine Ursache haben. Die Gaumenmandeln sind im frühen Kindesalter gegenüber der Rachenmandel von untergeordneter Bedeutung. Dies lehrt schon die klinische Tatsache, daß die katarrhalische Entzündung am Rachendach bei Säuglingen recht häufig ist. Kretz konnte durch anatomische Untersuchungen nachweisen, daß beim Kind die Lymphdrüsen des Kieferwinkels, also die der Rachenmandel regionären, im Verhältnis zu den Drüsen am Unterkiefer besonders reichlich sind. Sowohl die lokalen Erkrankungen, wie die von den lymphatischen Organen der Mund- und Rachenhöhle ausgehenden septischen Allgemeininfektionen nehmen beim jungen Kind vorwiegend von der Tonsilla palatina ihren Ausgang.

Eröß beobachtete innerhalb der ersten sieben Lebenstage eine Tonsillitis follicularis, welche sich in einer flüchtigen Eruption von weißlichen, später gelblichen Pünktchen auf den Gaumenmandeln äußerte; Störungen des Allgemeinbefindens fehlten hierbei. Daß die rasch vorübergehende Temperatursteigerung, welche Eröß in manchen Fällen beobachtete, mit der Tonsillitis in kausalem Zusammenhang steht, ist in Anbetracht der Häufigkeit von vorübergehenden Fieberattacken in dieser Lebensperiode nicht mit Sicherheit erwiesen.

Geschwülste im Bereich der Mundhöhle.

Als Makroglossie bezeichnet man eine Vergrößerung der Zunge, welche entweder nur auf einer Zunahme des interstitiellen Gewebes (Makroglossie bei Idiotie, Mongolismus) oder auf echter Tumorbildung beruht. In letzterem Fall handelt es sich um Gefäßgeschwülste, welche einzelne Teile oder die Gesamtmasse der Zunge befallen haben, um Hämangiome oder Lymphangiome. Die umschriebenen Lymphangiome stellen ca. haselnußgroße Tumoren dar, welche auf der Zungenfläche und dem Zungenrücken sitzen und eine warzige, papilläre Oberfläche aufweisen (Partsch). Auch kongenitale Cysten (Cousins) und Sarkome (Marion) der Zunge wurden beschrieben.

Eine seltene Form von angeborener Geschwulstbildung des Mundes beobachteten Massin und Füth. Es handelte sich um bindegewebige peritheliale Tumoren am Oberkieferzahnfleisch, welche zwar gutartiger Natur waren, aber durch ihre Größe ein Saughindernis bildeten und abgetragen werden mußten.

Die serösen Cysten der Wange liegen in der Gegend zwischen Mundwinkel und Masseter, sind von normaler Haut und Schleimhaut bedeckt, scheinen schmerzlos zu sein und nehmen allmählich an Größe zu. Angeborene Cysten und Dermoide am Zungengrund können Erscheinungen eines Larynxstridors verursachen.

Anomalien und Mißbildungen im Bereich des Mundes und der Kiefer.

Als häufigste „Abnormität" sei das sog. Ankyloglossum erwähnt, eine Anomalie, die aber wohl nur in den allerseltensten Fällen wirklich als solche bezeichnet werden darf. Das Frenulum linguae haftet beim neugeborenen Kind unter normalen Verhältnissen unmittelbar hinter der Zungenspitze; zuweilen reicht es bis an letztere heran und scheint an einer daselbst befindlichen Einkerbung zu inserieren. Bezüglich Insertion und Länge des Zungenbändchens gibt es mannigfache Varietäten, ohne daß man deshalb von Anomalien sprechen darf; das Ankyglossum stellt, wenigstens bis zu einem gewissen Grade, ein für das neugeborene Kind physiologisches Entwicklungsstadium des Zungenwachstums dar. Daß die in Laienkreisen sehr oft diagnostizierte „angewachsene Zunge" ein Saughindernis bilden könne, ist schon aus dem Grund auszuschließen, weil die Zunge beim Saugakt nicht vorgeschoben und zurückgezogen, sondern gehoben und gesenkt wird. Das bei älteren Säuglingen von den Müttern häufig gewünschte, zwar meist überflüssige, aber auch harmlose Durchtrennen des Zungenbändchens wird beim neugeborenen Kind wohl besser unterlassen. Die Mütter sind darüber aufzuklären, daß ihre Sorge unbegründet ist.

Eine seltene Mißbildung der Zunge ist die mediane Zungenspalte (Lingua bifida).

Als Dentitio praecox bezeichnet man das recht seltene Vorkommen von angeborenen Zähnen. Es sind gewöhnlich die zwei unteren, mittleren Schneidezähne, welche entweder in gut ausgebildeter Gestalt oder als mit Schleimhaut überzogene knorpelige Gebilde über den Kieferrand hervorragen; nur ganz ausnahmsweise ist die Zahl der angeborenen Zähne eine größere (8, Oriola). Die Zähne können der Mutter beim Stillen Beschwerden verursachen. Ist dies der Fall, so müssen sie entfernt werden, was mit einer Pinzette leicht gelingt. Sonst fallen die Zähne mit der Zeit meist spontan aus oder werden unter entzündlichen Erscheinungen der Umgebung abgestoßen.

An den Kiefern sind folgende Anomalien bekannt: die Mikrognathie — abnorme Kürze des Unterkiefers, dabei meist kleine Zunge; die Polygnathie oder Epignathie — Verdoppelung des Unterkiefers in Gestalt eines mit Schleimhaut bedeckten Wulstes nach außen vom normalen Unterkiefer (Mayer); die Agnathie — Mangel des Unterkiefers, gewöhnlich verbunden mit anderen Mißbildungen, mangelhafter Entwicklung des Oberkiefers, Fehlen der Mundöffnung, Zyklopie usw.; die Hemignathie — Fehlen einer Unterkieferhälfte (Bürger).

Weitaus häufiger und wichtiger als die genannten Mißbildungen sind die angeborenen Spaltbildungen im Bereich des Gesichtsschädels, die Hasenscharte (seitliche Oberlippenspalte, Labium leporinum, Cheiloschisis) und die Gaumenspalte (Uranoschisis, Palatoschisis).

Die Hasenscharte weist die verschiedenartigsten Formen und Grade auf. Sie kann sich auf eine leichte Einziehung der Lippe beschränken; in andern Fällen reicht die Spaltbildung bis in das Nasenloch hinein. Das Lippenrot ist entweder nicht unterbrochen oder geht in die Nasenschleimhaut über. Die Lippenspalte ist nicht selten mit Spaltbildung im Bereich des Oberkieferfortsatzes und des Gaumens verbunden (Cheilognathopalatoschisis). Die Spalte kann ein- oder doppelseitig sein.

Auch die Gaumenspalte kann sich nur auf einer oder auf beiden Seiten des Vomers finden. Die Spaltung kann Oberkiefer, harten und weichen Gaumen betreffen oder auf letzteren und die Uvula beschränkt sein. Betrifft sie den Gaumen allein, so spricht man von Uranokolobom.

Auf die näheren Details, die Genese, sowie auf die Technik der vorzunehmenden Operationen soll nicht näher eingeangen werden. Daß operiert werden muß, schon aus kosmetischen Rücksichten, ist selbstverständlich. Hier interessiert uns vor allem die Frage, wann operiert werden soll.

Spitzy empfiehlt, die Hasenscharte erst dann zu operieren, wenn das betreffende Kind ein Körpergewicht von mehr als 3000 g erreicht hat und sich in gutem Gesundheitszustand befindet; ein früheres Operieren ist nur dann angezeigt, wenn die Mißbildung so hochgradig ist, daß sie an und für sich ein Weiterleben des Kindes unmöglich macht. Die Gaumenspalten sollen nicht vor dem ersten Jahr operiert werden.

Recht erhebliche Schwierigkeiten bietet zuweilen die Ernährung, da Kinder mit großen Spaltbildungen der Lippe und des Gaumens manchmal nicht nur die Brustwarze schwer fassen können, sondern auch schlecht saugen und sich leicht verschlucken. Wenn sich das direkte Trinken an der Brust als unmöglich erweist, — man soll die Versuche übrigens nicht zu früh aufgeben —, so muß man sich zur Ernährung mit der Flasche entschließen, selbstverständlich heißt dies nicht etwa zur künstlichen Ernährung, sondern fürs erste zur Ernährung mit abgezogener Muttermilch. Es empfiehlt sich, den Sauger relativ tief in die Mundhöhle einzuführen.

Andere weitaus seltenere Gesichtsspalten sind die schräge Gesichtsspalte, welche vom Mund oder der Nase gegen das Auge zu verläuft und mit Spaltbildungen im Bereich der Augenlider kombiniert sein kann, und die quere Gesichtsspalte, welche eine Verbreiterung des Mundes gegen die Ohren zu zur Folge hat.

Die kongenitalen Fisteln des Halses teilt man in laterale Fisteln, welche auf mangelhaftem Verschluß der zweiten Kiemenspalte beruhen, und mediane Fisteln, welche durch Persistenz des Ductus thyreoglossus zustande kommen. Während die medianen Fisteln meist erst sekundär zustande kommen, also nicht angeboren sind, sind die lateralen gewöhnlich schon bei der Geburt vorhanden. Die äußere Fistelöffnung kann an verschiedenen Stellen der seitlichen Halsgegend liegen; die innere liegt in der Gegend der Tonsillen, im Bereich des Arcus palatopharyngeus oder an der seitlichen Pharynxwand. Die Fistel kann eine vollständige oder unvollständige sein, je nachdem sie komplett durchgängig ist oder nicht, die unvollständige Fistel eine äußere oder innere. Der Fistelkanal ist gewöhnlich als Strang durch die Haut durchzufühlen. Das Sekret ist schleimig-flüssig, bald klar, bald getrübt. Die Fisteln können auch erst sekundär durch Aufbruch einer cystischen Geschwulst am Halse (Kiemengangscyste) zustande kommen.

Anhang:

Lymphangioma (Hygroma) colli cysticum congenitum.

Das Hygroma colli congenitum stellt eine seitlich am Hals in der Nähe der großen Gefäße lokalisierte mächtige Geschwulst dar. Sie weist ziemlich rasches Wachstum auf und kann sich nach einiger Zeit nicht nur bis gegen die Clavicula erstrecken, sondern auch unter dieselbe hindurch bis in die Brustmuskeln dringen und schließlich infolge Umklammerung der Luft- und Speiseröhre zu Atem- und Schlingbeschwerden, ja selbst zum Erstickungstod führen. Es handelt sich um einen mehrkammerigen, cystischen, mit klarer Lymphe gefüllten Tumor, der mit der Umgebung meist fest verwachsen ist. Die radikale Entfernung ist infolgedessen sehr schwierig, und doch ist dies die einzige Therapie, die einen Schimmer von Hoffnung erlaubt. Auch nach der Operation ist das Eintreten von Rezidiven zu befürchten (Spitzy).

B. Erkrankungen der Mundspeicheldrüsen.

1. Angeborene Anomalien und Erkrankungen.

Defekte einzelner Drüsen (Glandula submaxillaris, Gruber) und Lageanomalien haben mehr ein anatomisches als klinisches Interesse und entgehen in den meisten Fällen während der Neugeborenenperiode der Beobachtung. Dasselbe gilt von den seltenen Fällen von abnormer Ausmündung eines Ausführungsganges (kongenitale Speichelfisteln).

Speichelsteine kommen, wenn auch äußerst selten, schon im frühesten Kindesalter vor. Burdal entfernte einen Stein aus dem Ductus submaxillaris eines drei Wochen alten Kindes. Derselbe hatte die Größe eines Getreidekorns und dürfte schon vor der Geburt vorhanden gewesen sein. Cloquet teilt einen Fall von kongenitaler Konkrementbildung im Ductus sublingualis mit. Der Stein hatte die Größe eines Gerstenkorns und bestand vorwiegend aus Kalkphosphat. Die Sublingualdrüse war stark geschwollen und bildete ein Saughindernis; auf Druck trat eine Spitze des Steines aus dem Ausführungsgang hervor. Der Stein wurde ohne Einschnitt mit der Pinzette hervorgezogen.

Angeborene Speichelgangscysten beruhen auf einem Verschluß eines Ausführungsganges durch einen Speichelstein oder auf kongenitaler Imperforation des Ganges. Sultan beobachtete einen Fall von angeborenem doppelseitigen Verschluß des Ductus submaxillaris, welcher zur Bildung von pflaumenkerngroßen Cysten am Mundhöhlenboden führte. Sie bestanden von Geburt an, waren mit durchscheinendem Inhalt gefüllt und ragten im Alter von einem Vierteljahr mit je einem hornförmig gekrümmten Fortsatz in die Mundhöhle vor. Die Cyste des Ausführungsganges der Blandin-Nuhnschen Drüse bildet eine transparente Blase an der Zungenspitze oder dicht unter derselben, welche zwischen den Lippen hervorragen kann. Solche Cysten erreichen im allgemeinen keine besondere Größe. Sie bleiben schließlich stationär, oder es kommt zum Durchbruch durch den Ausführungsgang oder an einer andern Stelle infolge einer Infektion. In einem Fall von Johnson verursachte eine Cyste des Ductus sublingualis von der Geburt an Atembeschwerden, welche nach vier Monaten eine Tracheotomie notwendig machten. Wenn die Cyste das Saugen oder die Atmung erheblich erschwert, ist ein operativer Eingriff nicht zu umgehen. Er besteht darin, daß man in möglichster Nähe der natürlichen Drüsenmündung eine Nadel mit Seidenfaden vom Mund her durch Schleimhaut und Cyste ein- und in einiger Entfernung wieder aussticht. Knotet man den Faden fest zusammen, so wird die abgeschnürte Brücke nekrotisch und es entsteht eine Speichelfistel, die wie eine normale Mündung funktioniert. Man kann auch die Cyste eröffnen und ev. ein Stück ihrer Wand exzidieren. Die Schnittränder der Schleimhaut und der Cyste werden durch Naht vereinigt (Küttner).

Auch die Ranula kommt schon beim Neugeborenen vor. Es handelt sich wahrscheinlich um Retentionscysten der Sublingualdrüse, welche den Raum zwischen Frenulum linguae und Kinnteil des Kiefers ausfüllen und die Zunge nach aufwärts drängen können. Die bei Saugschwierigkeiten notwendige operative Behandlung muß mit besonderer Sorgfalt vorgenommen werden, da nach bloßer Eröffnung der Cyste Rezidive eintreten.

Über angeborene Parotisvergrößerung berichtet Kien. Es handelt sich um eine mächtige, gleichmäßige, teigige Schwellung beider Ohrspeicheldrüsen ohne jede entzündliche Erscheinungen, welche im Lauf der ersten Lebenswochen allmählich an Größe abnimmt. Da in den beiden von Kien beobachteten Fällen kein Verschluß des Ausführungsganges bestand, ist eine Speichelretention als Ursache der Schwellung auszuschließen. Wahrscheinlich beruht letztere auf einer Behinderung des venösen Abflusses infolge längerer Geburtsdauer. Vielleicht besteht eine Analogie zu den kongestiven Schilddrüsenschwellungen, welche ebenfalls allmählich spontan verschwinden.

Kongenitale Geschwülste der Mundspeicheldrüsen sind selten. Relativ am häufigsten und klinisch am bedeutungsvollsten sind die Hämangiome der Parotis. Sie sind meist schon vom ersten Lebenstag an nachweisbar oder treten doch kurze Zeit nach der Geburt in Erscheinung. Vom pathologisch-anatomischen Standpunkt gutartige Tumoren, verhalten sie sich klinisch keineswegs harmlos. Sie zeigen ein rasches Wachstum, so daß sich ein anfangs nußgroßer Tumor innerhalb einiger Monate so vergrößern kann, daß er Wangen und Hals einnimmt; er kann zur Atrophie des Kiefers führen, ja schließlich durch Druck auf den Kehlkopf Erstickungserscheinungen zur Folge haben. Die bisher beobachteten unbehandelten Fälle gingen alle zugrunde. Es ist deshalb die radikale Entfernung der Geschwulst vorzunehmen, und zwar soll der operative Eingriff mit Rücksicht auf das rasche Wachstum, die Gefahr der Blutung und einer Läsion des Nervus facialis möglichst frühzeitig vorgenommen werden. Bei entsprechender Behandlung ist die Prognose eine günstige, da nach Totalexstirpation Rezidive nicht vorkommen. Der Tumor pflegt mehr oder weniger kompressibel zu sein, beim Schreien an Größe zuzunehmen und durch die intakte Haut bläulich durchzuschimmern (Duplay, Lewitt, v. Haberer, Harras und Suchier).

Lymphangiome der Speicheldrüsen scheinen gewöhnlich einen gutartigen Verlauf zu zeigen. Einen Fall von symmetrischen Lymphangiomen sämtlicher Mundspeicheldrüsen beschreibt Hagenbach. An der Parotis wurde ferner das Vorkommen von Lipom (Sacchi), Sarkom (Goller) und Adenom resp. Cystadenom (Eröß, Herheimer, Sacchi, v. Saar) beobachtet. Bracque-Haye und Sabrazès beschreiben einen Fall von bilateralen, seit der Geburt bestehenden wachsenden Tumoren der Glandula sublingualis; nach Ansicht der Autoren handelt es sich nicht um eine echte Adenombildung, sondern um eine „Makroadenie".

2. Entzündungen der Mundspeicheldrüsen (Sialoadenitis acuta purulenta).

Die eitrige Entzündung der Mundspeicheldrüsen, im allgemeinen eine seltene Erkrankung, kommt gerade im frühesten Kindesalter relativ häufig zur Beobachtung. Die eitrige Sialoadenitis befällt nicht nur die Submaxillar- und Sublingualdrüse, wie dies Hennig, Mikulicz und Kümmel annahmen; nach dem bisher veröffentlichten kasuistischen Material scheint eher die Parotis die am häufigsten ergriffene Drüse zu sein (Nobecourt-Hutinel, Hofstaetter, Auerbach, Bretschneider). Die Erreger der Erkrankung sind in den allermeisten Fällen Staphylokokken. Perrot fand in einem Fall Streptokokken, Brendeau den Soorpilz, allerdings neben Staphylokokken.

Die Erkrankung tritt gewöhnlich im Verlauf der ersten oder zweiten Woche auf, wurde allerdings wiederholt auch später beobachtet. Vor dem dritten Tag scheint sie nicht vorzukommen. Sie befällt entweder nur eine Drüse (gewöhnlich eine Parotis, seltener eine Submaxillardrüse) oder mehrere Drüsen (beide Ohrspeicheldrüsen, die Drüsen am Mundhöhlenboden, letztere und die Ohrspeicheldrüsen). Wenn mehrere Drüsen befallen sind, so erkranken sie meist nacheinander. Das erste Symptom, welches auffällt, ist die Schwellung. Sie sitzt je nach der Drüse, welche ergriffen ist, entweder über der Wange, vor dem Ohr, im Kieferwinkel oder unter dem horizontalen Ast des Unterkiefers. Die Haut ist im Anfang gewöhnlich nicht verändert, auch Fluktuation ist im Beginn der Erkrankung meist noch nicht nachweisbar. Hingegen sieht man meist schon im frühesten Stadium beim Druck auf die geschwollenen Partien Eiter aus den Ausführungsgängen hervorquellen: an der Wangenschleimhaut gegenüber dem Alveolarrand des Oberkiefers, wo dieser nach hinten umbiegt, an der Plica sublingualis oder am Frenulum linguae. Die Mündung der Ausführungsgänge kann gerötet und etwas erweitert sein. Das Verhalten der Körpertemperatur ist sehr verschieden. Verläuft die Krankheit manchmal unter hohem

Fieber, so kann letzteres in andern Fällen gering sein oder bloß in den ersten Tagen der Erkrankung bestehen. Auch afebriler Verlauf kommt vor, besonders bei debilen Kindern. Auch die sonstigen allgemeinen Erscheinungen und Beschwerden sind in den einzelnen Fällen recht verschieden. Die Kinder sind entweder matt und verweigern die Nahrungsaufnahme, oder die Ernährung ist in keiner Weise beeinträchtigt und das Allgemeinbefinden scheint wenig gestört. Eine gewisse Druckschmerzhaftigkeit der befallenen Drüsen besteht wohl immer.

Verlauf und Prognose hängen sehr von der Konstitution und Widerstandskraft des Kindes ab. Die Erkrankung befällt relativ häufig Frühgeborene (nach Bretschneider 40%), und diese gehen meistens an Pyämie, Sepsis oder Kachexie zugrunde; die Prognose ist von diesem Gesichtspunkt aus im allgemeinen eine recht ungünstige. Bei kräftigen, sonst gesunden Kindern kann jedoch nach entsprechender Therapie, ja selbst spontan, Ausheilung eintreten. Von Komplikationen ist außer der allgemeinen Infektion insbesondere die Ausbreitung der Eiterung in die Nachbarschaft zu befürchten: Durchbruch in den äußeren Gehörgang, Eitersenkung entlang der Halsgefäße in das Mediastinum. Auch eine Fazialisparese kann auftreten. Ernstere Darmaffektionen infolge Verschluckens des kokkenhaltigen Eiters kommen so gut wie niemals vor. Es stimmt dies mit unseren Erfahrungen über die relativ geringe Gefahr Trinkens an einer mastitischen Brust völlig überein.

Über die Pathogenese der Erkrankung herrscht noch nicht völlige Einigkeit. In Analogie zu den metastatischen Parotitiden, welche im Verlauf von Infektionskrankheiten (Typhus) auftreten, hat man auch die Drüsenvereiterung der Neugeboren mit einer allgemeinen septischen Erkrankung in Zusammenhang gebracht und auf eine hämatogene Infektion bezogen (Perot). Mag dieses Verhalten auch für einzelne Fälle zutreffen, so ist doch für die Mehrzahl der Fälle der direkte Infektionsweg durch den Ausführungsgang der Drüse der wahrscheinlichere. Eiterkokken finden sich ja immer in der Mundhöhle oder auf der Haut der Stillenden. Gleichzeitig bestehende Puerperalerkrankungen, Rhagaden der Brustwarze mögen die Infektionsmöglichkeit erhöhen. Eine Stomatitis braucht keineswegs immer vorhanden zu sein. Eine solche entsteht eher sekundär. Warum die ubiquitären Kokken relativ so selten in einen Drüsenausführungsgang einwandern, bedarf allerdings der Erklärung. Hofstätter vermutet, daß eine Quetschung der kindlichen Parotis durch den Druck der entbindenden Hand auf das Gesicht gelegentlich der Extraktion der Schulter durch straffe Weichteile der Mutter der späteren Infektion Vorschub leistet. Die Erkrankung fand sich wiederholt auch nach Zangengeburten. Vielleicht spielt auch eine ungenügende Anlage oder mangelhafte Funktion der Sicherungsvorrichtungen, eine mangelhafte Bakterizidie des Mundspeichels eine Rolle. Möglicherweise liegt auch eine Rückständigkeit der Sekretion im Sinne eines verringerten Speichelstromes vor (Bretschneider).

Die Therapie hat sich im Beginn der Erkrankung auf antiphlogistische Umschläge (essigsaure Tonerde) zu beschränken. Daneben ist zu empfehlen, das eitrige Sekret durch regelmäßiges Auspressen der Drüse zu entfernen und hierbei den Mund, insbesondere die Gegend der Drüsenmündung, mit desinfizierenden Flüssigkeiten (Borwasser, H_2O_2) vorsichtig auszuwischen. Die meisten Autoren raten zu möglichst frühzeitiger, ev. wiederholter Inzision, und zwar an verschiedenen Stellen des Infektionsgebietes, auch dort, wo die straffe Fascia parotideo-masseterica den Fluktuationsnachweis verhindert (Baum).

Die Ernährung soll wie bei jeder schweren Erkrankung des neugeborenen Kindes, wenn nur irgend möglich, die natürliche sein. In vielen Fällen wurde trotz der Erkrankung weiter gestillt, ohne daß es zu einer Infektion der mütterlichen Brust kam, doch wurde auch gleichzeitig Galaktophoritis beobachtet (Lequeux). Es dürfte sich daher wohl empfehlen, das Kind womöglich nicht direkt an die Brust anzulegen, sondern mit Hilfe eines Warzenhütchens saugen zu lassen oder mit abgezogener Muttermilch zu ernähren.

Über Parotitis epidemica siehe S. 439.

C. Erkrankungen des Magen-Darmtraktes.

Während des letzten Jahrzehntes hat sich auf dem Gebiet der Säuglingsheilkunde insofern ein Umschwung vollzogen, als an Stelle des engeren Begriffes „Verdauungsstörung" der weitere „Ernährungsstörung" getreten ist. Es hatte dies wohl vor allem in klinischen Erkenntnissen seine Ursachen, welche ergeben hatten, daß Kinder, die in ihren Ernährungsfunktionen schwer geschädigt sind, keineswegs immer schwere Symptome einer Verdauungsstörung im engeren Sinn, nämlich einer lokalen Erkrankung des Magendarmkanals aufweisen, und daß andererseits recht erhebliche Zeichen einer Darmerkrankung, eines Darmkatarrhs, einer Enteritis, bestehen können, ohne daß die betreffenden Kinder in ihrem allgemeinen Ernährungszustand wesentlich beeinträchtigt sein müssen. Man hat weiter erkennen gelernt, daß die primäre Ursache einer Ernährungsstörung nicht immer in einer Erkrankung des Darmkanals, also desjenigen Organs, das die Verdauung in erster Linie vermittelt, gelegen ist, sondern daß häufig erst die durch die allgemeine Ernährungsstörung herabgesetzte Widerstandskraft des Gesamtorganismus den Darm in Mitleidenschaft zieht, und auf diese Weise sekundär die Symptome einer Darmerkrankung auftreten können. Der derzeit geltende Begriff „Ernährungsstörung" deckt sich mithin nicht so sehr mit solchen Störungen des Allgemeinzustandes, die durch Erkrankungen des Darmtraktes oder Fehler in der Ernährung verursacht sind, sondern umfaßt vielmehr jene Allgemeinerkrankungen, die darin bestehen, daß die Ernährungsvorgänge im allgemeinen, — worunter man Verdauung, Resorption, Assimilation, enteralen Abbau und intermediäre Verwertung zu verstehen hat —, nicht in normaler Weise vor sich gehen.

Czerny und Keller, denen wir die erste ätiologische Einteilung der Ernährungsstörungen nach der neueren Auffassung verdanken, unterscheiden solche ex alimentatione, ex infectione und e constitutione. Für die Neugeborenenperiode kommen streng genommen nur die Ernährungsstörungen ex infectione in Betracht, und zwar insoweit, als sie sich mit dem Begriff der enterogenen Sepsis decken. Die beiden andern Formen der Ernährungsstörungen werden erst nach einer gewissen Latenzzeit manifest und gehören darum kaum mehr in den Bereich der Erkrankungen des Neugeborenen. Wenn hier aus diesem Grund auf sie nicht näher eingegangen wird, so muß andererseits mit allergrößtem Nachdruck betont werden, daß die ersten und wichtigsten Schädigungen, welche schließlich zu dem führen, was Ernährungsstörung heißt, das Kind oft gerade in der ersten Lebenszeit treffen, und daß die Prophylaxe jener für das Säuglingsalter weitaus wichtigsten Erkrankungen in erster Linie denen zufällt, welche die Ernährung und Pflege des Kindes vom Tag seiner Geburt an zu überwachen haben. Man muß berücksichtigen, daß wir für die Konstitution und Widerstandskraft des Kindes, wenn es sich nicht um frühgeborene oder ausgesprochen debile Kinder handelt, im Anfang keine klinisch eindeutigen Merkmale kennen, und auf jeden Fall die allgemein anerkannten optimalen Verhältnisse herbeizuführen trachten. Da man niemals weiß, wie ein Kind auf die künstliche Ernährung reagiert, mag dieselbe in den ersten 2—3 Wochen auch anscheinend günstige Erfolge aufweisen, so muß mit aller Energie für die Brusternährung eingetreten und im Falle, als sich mit Rücksicht auf die Mutter Kontra-indikationen gegen das Stillen ergeben sollten, sehr ernstlich erwogen werden, ob der dem Kinde aus dem Aufgeben des Stillens möglicherweise erwachsende Nach-teil nicht bedeutend größer ist wie der für die Mutter gewonnene Vorteil. Die so trügerische Latenz der Ernährungsstörungen (ex alimentatione und ex constitu-tione) während der Neugeborenenperiode, ist leider ein häufiger Grund für die oft geradezu in leichtsinniger Weise eingeleitete künstliche Ernährung. Ist letztere nicht zu umgehen, so muß ihr ganz besondere Sorgfalt zugewendet werden. Solange das Kind als Neugeborenes bezeichnet wird, muß unser erstes Bestreben darauf gerichtet sein, den Darmtrakt möglichst zu schonen, auch wenn die an-fänglichen Gewichtszunahmen zu wünschen übrig lassen sollten. Über die Be-deutung und Vermeidung infektiöser Noxen siehe S. 488.

Während die eigentlichen Ernährungsstörungen während der ersten Lebens-zeit latent zu sein pflegen, spielen die örtlichen Erkrankungen des Magendarm-kanals schon beim Neugeborenen eine recht wichtige Rolle.

Das Erbrechen.

Erbrechen ist ein Symptom und keine Erkrankung. Wenn es hier in einem einheitlichen Abschnitt besprochen wird, so hat dies darin seinen Grund, daß es im Anfang meist ganz unmöglich ist, mit Sicherheit zu entscheiden, was die Ursache des Erbrechens ist. Eine Einteilung nach Grundkrankheiten entspräche nicht den klinischen Bedürfnissen, der Arzt muß vor allem wissen, welches die Ursachen des Erbrechens sein können, und wie er das Symptom zu bewerten und zu behandeln hat.

Jene Form des Erbrechens, welches bei Passagehindernissen im Bereich des Verdauungstraktes eintritt, ist nach den andern Symptomen meist leicht zu diagnostizieren; auch das septische Erbrechen, sowie die bei der Melaena auftretende Hämatemesis nimmt eine Sonderstellung ein.

Sehr viele Kinder erbrechen im Verlauf des ersten Lebenstages das während der Geburt verschluckte Fruchtwasser, Vaginalsekret und Blut. Das Erbrochene besteht dementsprechend entweder aus farbloser, mehr minder mit Schleim vermengter Flüssigkeit oder aus hämorrhagischen, braun gefärbten Massen. Das Erbrechen kann sich 2—3 mal und auch öfter wiederholen und oft beträcht-liche Mengen zutage fördern. Die Würgbewegungen, die manche Kinder dabei zeigen, sowie die braune Farbe des Erbrochenen versetzen die Mütter bisweilen in nicht geringen Schrecken, und es ist Sache des Arztes oder der Pflegerin, sie über die Harmlosigkeit des Symptoms aufzuklären, das geradezu als etwas Physiologisches betrachtet werden darf.

Auch während der folgenden Tage, wenn die Nahrungsaufnahme bereits begonnen hat, erbrechen die Kinder recht häufig. Es kann dies einfach eine Folge etwas zu reichlicher Trinkmengen sein; an einer leicht gebenden, leicht sezernierenden Brust kann ein Kind leicht relativ zu viel trinken. Aber auch bei geringem Nahrungsvolumen kann Erbrechen eintreten. Die Kinder erbrechen entweder unmittelbar nach dem Trinken, manchmal noch während sie an der Brust liegen, oder auch einige Zeit später, sobald man sie wieder in ihr Bettchen gebracht hat. Die Milch rinnt in solchen Fällen meist in fast unverändertem Zustand aus dem Mund heraus oder wird auch in einem Schwall wieder herausgeschüttet, ohne daß das Kind weitere Zeichen von Unbehagen erkennen läßt. Es scheint hier nur ein mangelhafter Verschluß der Cardia vorzuliegen. Möglicherweise handelt es sich in manchen derartigen Fällen um eine Atonie der Magenmuskulatur, an der die Cardia gleichermaßen teil-nimmt; bei Kompression des Abdomens und somit des Magens wird der Schluß der Cardia leicht überwunden und der Mageninhalt fließt durch den Ösophagus heraus (Peiser). Der Cardiatonus ist beim jungen Säugling unter ganz physiologischen Verhältnissen ein relativ geringer, und es genügt die bloße Kontraktion des Antrum pylori zur Ausstoßung des Mageninhalts, ohne daß die Bauchpresse in Aktion gesetzt wird. In andern Fällen erfolgt das Erbrechen erst nach 2—3 Stunden, manchmal kurz vor der nächsten Mahlzeit. Die Milch ist dann gewöhnlich schon geronnen und weist deutlich saueren Geruch auf; der Brechreflex wird hier vielleicht durch eine Überempfindlichkeit der Magenschleimhaut ausgelöst. Das Regurgitieren oder Erbrechen der Nahrung kann ganz vereinzelt erfolgen, oder es tritt während eines Tages mehrmals auf, um während der folgenden Tage entweder ziemlich unvermittelt oder mehr allmählich zu verschwinden.

Im allgemeinen ist das Erbrechen der Neugeborenen eine passagere Erscheinung, der wenig Bedeutung beizumessen ist. Dauert es aber, wenn auch in wechselnder Intensität und Häufigkeit, bis über die erste Woche hinaus an, so kann immerhin ein erheblicher Grad von Unterernährung resultieren. Es ist oft schwer zu entscheiden, welche Form des Erbrechens sich entwickeln wird, ob das im allgemeinen harmlose habituelle, das unstillbare oder vielleicht sogar das pylorospastische (Finkelstein). Eine Unterscheidung gelingt erst auf Grund der Folgezustände, welche sich je nach der Intensität des Erbrechens für den allgemeinen Ernährungszustand ergeben. Auch der spastische Charakter des Erbrechens ist anfänglich kaum mit Deutlichkeit ausgeprägt. Der Unterschied zwischen habituellem und unstillbarem Erbrechen ist nach Finkelstein bloß ein gradueller. Bei der letztgenannten Form ist das Erbrechen so hochgradig, daß eine Unterernährung die Folge und eine Gewichtszunahme unmöglich ist; bezüglich der Symptomatologie verhalten sich die beiden Arten sonst im allgemeinen gleich: Ischochymie und stärkere Gärungen sind nicht nachweisbar; falls überhaupt Sekretionsanomalien vorhanden sind, so beschränken sie sich auf einen leichten Katarrh (Schleimbeimengung).

Guinon glaubt, daß das Erbrechen der Neugeborenen manchmal davon herrührt, daß infolge Zusammenfaltung der Nasenlöcher die Kinder genötigt werden, einen kleinen Spalt im Bereich der Lippenkommissur offen zu lassen und hierbei Luft schlucken. Wenn sich die Nasenatmung bessert, hört das Luftschlucken und damit das Erbrechen auf.

Das habituelle Erbrechen, welches manche Kinder während der ersten Lebensmonate begleitet, gilt vielfach als ein Zeichen der Nervosität oder neuropathischen Konstitution. Diesbezüglich sind andere Symptome (große Unruhe, Aufschrecken usw.) zu berücksichtigen; doch wartet man besser die Neugeborenenperiode ab, ehe man sein Urteil abgibt.

Das Erbrechen an sich bietet für das Kind im allgemeinen keine Gefahren, mag es auch unter Umständen recht unangenehm sein, wenn bei geringer Ergiebigkeit der Mutterbrust ein großer Teil der getrunkenen Milch erbrochen wird und auf diese Weise verloren geht. Gefahrbringend ist das Erbrechen für frühgeborene Kinder mit geringer Reflexerregbarkeit oder für benommene Kinder, weil es zur Aspiration mit ihren Folgezuständen Veranlassung geben kann. Bei unstillbarem Erbrechen machen sich auch die Gefahren der Inanition und Exsikkation geltend.

Therapie des Erbrechens. Vor allem muß die Ernährungstechnik eine geregelte sein. Man muß die Trinkkraft des Kindes und die Beschaffenheit der Brust berücksichtigen, für Einhaltung der Intervalle zwischen den Mahlzeiten Sorge tragen, die Zahl, Größe und Dauer derselben richtigstellen.

Bricht ein Kind trotz richtiger Ernährungstechnik, so kümmere man sich fürs
erste nicht darum, sondern lege es in gewohnter Weise an. Haben die Stühle
nicht den Charakter von Hungerstühlen, so ist auch eine Unterernährung nicht
zu befürchten. Alle Manipulationen mit dem Kind sollen möglichst behutsam
vorgenommen, stärkere mechanische Erschütterungen vermieden werden. Um
das Zurückfließen des Mageninhalts zu verhüten, kann man das Kind mit
erhöhtem Oberkörper auf eine schräge Unterlage lagern. Wenn zum Brechen
neigende Kinder nach dem Trinken zu schreien pflegen, so ist es auch erlaubt,
sie mit einem Schnuller zu beschwichtigen. Zu eingreifenderen Maßnahmen
liegt in der überwiegenden Mehrzahl der Fälle keine Veranlassung vor.

Nimmt das Erbrechen einen bedrohlicheren Charakter an, so kann man
versuchen, durch Einschaltung von Teemahlzeiten, durch vorübergehende Verabreichung verdünnter oder entfetteter Frauenmilch den alterierten Magen
zu beruhigen. Im allgemeinen sind aber die Erfolge dieser Maßnahmen keine
sehr eklatanten; manche Kinder brechen den Tee sogar leichter als die Milch.
Man kann auch versuchen, die Trinkmengen an der Brust durch Verkürzung
der Trinkzeiten zu verringern. Führen diese einfachen Methoden nicht zum
Ziel, so muß man eine exaktere Dosierung der Trinkmengen vornehmen, wie
dies nur durch Verfütterung abgezogener Milch aus der Saugflasche möglich
ist. Man kann jene wie beim Erbrechen älterer Säuglinge in ganz kleinen
Mengen (5—10 g) und kurzen Intervallen (stündlich), ev. gekühlt reichen, um
dann ganz allmählich unter Verlängerung der Trinkpausen die Einzelmengen
sukzessive zu vergrößern, bis wieder ein Anlegen möglich ist. (Gegen die hierbei leicht eintretende Austrocknung muß man durch Wasereinläufe in den
Darm oder subkutane Infusionen ankämpfen. Die überschüssige Milch muß
durch Abpumpen aus der Brust entfernt werden.) Die letztgenannte Methode
kommt insbesondere bei frühgeborenen Kindern, welche ohnedies nicht an
der Brust saugen, häufig mit recht gutem Erfolg zur Anwendung.

Auch Magenspülungen können versucht werden, doch darf man sich
von ihnen nicht allzuviel Erfolg versprechen, da bei den gewöhnlichen Formen
des Erbrechens der Neugeborenen zumeist keine Stagnation vorliegt, welche
etwa eine Entfernung zersetzten Mageninhalts erforderlich machte.

Bezüglich der medikamentösen Therapie sei die von Rott empfohlene
Kokaindarreichung erwähnt, von der Verf. auch bei Neugeborenen manchmal
gute Erfolge gesehen zu haben glaubt. Man gibt durch drei Tage fünfmal
täglich je 10 ccm einer Lösung von Cocain. hydrochlor. 0,01 : Aqu. 100,0,
10 Minuten vor dem Trinken.

Darmerkrankungen.

Die gegenüber dem späteren Säuglingsalter relativ starke Durchlässigkeit
der Darmwand in den ersten Lebenstagen (s. S. 28) bietet Gelegenheit für das
Entstehen von mannigfachen enteralen Infektionen und Intoxikationen. Es
können pathogene Bakterien oder deren Stoffwechselprodukte (echte bakterielle Toxine) durch die Darmwand hindurchtreten und zur Entstehung einer
enterogenen Sepsis Veranlassung geben; es können auch die normalen Darmbakterien aus dem Chymus und vielleicht auch aus den Darmsekreten toxisch
wirkende Substanzen bilden, welche vom funktionstüchtigen Darm nicht
durchgelassen werden, durch den funktionell rückständigen Darm des Neugeborenen aber unter Umständen hindurchtreten und im Organismus toxische
Wirkungen entfalten; es können schließlich möglicherweise auch nicht durch
Bakterientätigkeit, sondern durch die physiologischen Verdauungssäfte gebildete Abbauprodukte des Darminhalts in den Körper gelangen und Krank-

heitssymptome hervorrufen. Tritt zu der funktionellen Rückständigkeit der Darmwand noch eine Schädigung hinzu, mag diese durch chemische, physikalisch-chemische, toxische oder bakterielle Einflüsse zustande kommen, so ist die Gelegenheit für den Durchtritt der genannten Substanzen eine noch viel günstigere. Auf diese Art mag vielleicht manche Erkrankung dunkler Ätiologie erklärt werden und für manche spätere „Ernährungsstörung" der Grund gelegt werden. Gut umgrenzte klinische Krankheitsbilder, welche den genannten ätiologischen Faktoren entsprächen, kennen wir freilich nicht. Die funktionelle Minderwertigkeit der Darmwand kann man natürlich nicht erkennen; aber auch die Schädigung dürfte sich deshalb schwer aus Symptomen seitens des Verdauungstraktes erschließen lassen, weil das, was klinisch als „Darmkatarrh" oder „Enteritis" imponiert, vorwiegend den Erkrankungen der unteren Darmabschnitte, besonders des Dickdarms entspricht, während die allgemeinen Folgen einer Darmschädigung um so verhängnisvoller sind, in einem je höheren Darmabschnitt letztere erfolgt; und gerade die Erkrankung des für die Verdauungsvorgänge besonders wichtigen oberen Teils des Dünndarms ist aus dem Verhalten des Stuhles schwer mit Sicherheit zu erkennen.

Darmkatarrh (die Dyspepsie).

Es wurde schon bei Besprechung des normalen Stuhlbildes hervorgehoben, daß die sich an das Mekonium anschließenden Milchstühle so gut wie niemals den Charakter des sog. „normalen" Bruststuhles zeigen. Auch wenn die braunen, schleimigen „Übergangsstühle" ausgeschieden sind, und etwa zwischen drittem und fünftem Tag die gelb gefärbten Bruststühle erscheinen, haben diese fast immer den Charakter „dyspeptischer" Stühle, sind schleimig. bröckelig und mehr minder dünn. Die Darmschleimhaut des neugeborenen Kindes reagiert unter ganz physiologischen Verhältnissen auf die Nahrung, und zwar wie es scheint ganz besonders auf die zuckerreiche Frauenmilch, mit Reizsymptomen. Die Reize mögen teils von der Bakterieninvasion in den Darm herrühren, teils alimentärer Art sein; wahrscheinlich spielen, wie bei ähnlichen Zuständen älterer Brustkinder, die durch Bakterientätigkeit gebildeten Gärungssäuren die wichtigste Rolle. Dieser „Übergangskatarrh" muß als etwas Physiologisches betrachtet werden. Wo er fehlt und bloß spärliche schleim- und wasserarme dunkelgelbe oder braune Stühle abgesetzt werden, handelt es sich meist um unterernährte Kinder. Es ist recht schwer zu entscheiden, wo man bei der sog. Dyspepsie der Neugeborenen die Grenze zwischen „physiologisch" und „pathologisch" zu ziehen hat. Die besten Anhaltspunkte ergibt die Registrierung der Stuhlzahl: 3—4 Stühle täglich darf man wohl noch als normal bezeichnen, bei fünf oder mehr Stühlen kann man schon von einem Katarrh sprechen.

Der Ausdruck „Dyspepsie", der sich leider in die modernste Pädiatrie eingeschlichen hat, ist recht unzweckmäßig. Dyspepsie bezeichnet in wörtlicher Übersetzung Verdauungsstörung; nun braucht aber einerseits eine Verdauungsstörung nicht mit Darmreizsymptomen einherzugehen, andererseits ein Darmkatarrh der unteren Darmabschnitte kaum immer mit Störungen der Verdauung, d. h. des Nahrungsabbaues, verbunden zu sein. Die Wiedereinführung des guten, alten Wortes Darmkatarrh an Stelle der unklaren Bezeichnung „Dyspepsie" wäre recht wünschenswert.

Die Darmreizsymptome entstehen zwar besonders leicht bei kräftig saugenden Kindern milchreicher Frauen, aber doch keineswegs ausschließlich infolge Überfütterung. Man kann sie auch bei strenger Einhaltung von fünf Mahlzeiten und bei Trinkmengen, welche das Normalmaß nicht übersteigen, recht häufig auftreten sehen. Die Kinder setzen 7—8, manchmal 10—12 Stühle täglich ab. Diese sind weich, breiig, schleimig, locker, zuweilen spritzend, dünnflüssig, meist sehr hellgelb gefärbt, mit Bröckeln durchsetzt, mit bald glasigem, bald auch etwas trübem (zelligem) Schleim vermengt. Zwischendurch können auch ganz schöne, homogene, salbige, goldgelbe Bruststühle entleert werden; zuweilen schließt sich an einen solchen „klassischen Bruststuhl" unmittelbar eine spritzende Entleerung an. Die Stühle nehmen, besonders wenn sie stark sauer reagieren, in der Windel häufig eine grüne Färbung an; auch können sie schon grün entleert werden.

Man muß immer trachten, die frischen Stühle zu Gesicht zu bekommen, da die wasserreichen Stühle bei längerem Liegen in der Windel ihr Aussehen sehr verändern. Außer der Zahl der Stühle muß man auch die Menge der einzelnen Entleerungen berücksichtigen.

Die Kinder sind häufig recht unruhig, schreien wegen Kolikschmerzen oder wegen eines sich sehr leicht einstellenden Intertrigo ad nates. Schwere Allgemeinstörungen pflegen bei den gewöhnlichen Reizkatarrhen zu fehlen. Daß Fieberzustände mit ihnen in Beziehung zu bringen sind, ist kaum wahrscheinlich. Hie und da erbrechen die Kinder auch, doch scheint es sich dabei meist nicht um eine wahre Magendyspepsie zu handeln, sondern eher um ein zufälliges Zusammentreffen, oft vielleicht um eine Folge relativ reichlicher Nahrungsaufnahme.

Worin liegt die Ursache dieser so häufigen Darmkatarrhe? Wahrscheinlich handelt es sich meist bloß um eine Steigerung des physiologischen Reizkatarrhs, vielleicht infolge vermehrter Säurebildung, vielleicht infolge einer individuell verschiedenen Empfindlichkeit der Darmschleimhaut. Daß der kolostrale Charakter der Frühmilch an sich an den katarrhalischen Erscheinungen Schuld trägt, ist nicht wahrscheinlich, da manche Kinder auch bei Verfütterung von kolostrumhaltiger Milch keinerlei Zeichen eines Darmkatarrhs aufweisen.

Man hat mehrfach angenommen, daß es sich um die Folgen von Infektionen handelt. Kermauner und Orth glauben, daß die relativ ungünstigen Gesundheitsverhältnisse in manchen Gebäranstalten, auf welche sie unter anderem die mangelhafte Gewichtszunahme beziehen, von solchen Dyspepsien herrühren könnten, welche als ein einheitliches Krankheitsbild aufzufassen und auf Staphylokokkeninfektionen zurückzuführen seien. Wenn auch unbedingt zugegeben werden muß, daß peinliche Reinlichkeit bei der Ernährung des neugeborenen Kindes auch zur Verhütung der Entstehung von Darmaffektionen sehr wünschenswert ist und diesbezüglich in vielen Gebäranstalten leider viel zu wünschen übrig bleibt, so erscheint es doch recht fraglich, ob man durch die Asepsis allein die Darmkatarrhe zu verhüten vermag. Daß Staphylokokken in die Mundhöhle des Kindes und von hier aus in dessen Darm gelangen, ist wohl unvermeidlich, selbst wenn man die Vorsicht so weit treibt, daß man die Kinder mit Brusthütchen anlegt, denn die Kokken können aus dem Geburtsschlauch der Mutter oder den Milchausführungsgängen der Brust stammen. Nach Schabort treten in der Zeit von 32 Stunden post partum bis zum vierten Lebenstag im Säuglingsstuhl ohne Ausnahme Diplo- und Staphylokokken auf. Je früher die Kokken auftreten, desto früher nehmen die Stühle einen dyspeptischen Charakter an; auf der Höhe der intestinalen Symptome beherrschen sie das Feld. Schabort glaubt deshalb, daß jedes Kind in den ersten Tagen eine „Staphylokokkenenteritis" habe. Die ätiologische Bedeutung dieser Kokken ist nun freilich recht fraglich. Staphylokokken oder Enterokokken können aus den oberen Darmabschnitten stammen und darum in den häufiger und rascher entleerten dyspeptischen Stühlen reichlicher vorhanden sein, ohne daß sie eine andere als eine sekundäre Bedeutung haben.

Verf. hat mehrmals beobachtet, daß neugeborene Kinder, gewöhnlich am Ende der ersten Woche, vorübergehend sogar blutig-schleimige, an dysenterische Stühle erinnernde Entleerungen absetzen, ohne daß daraus eine weitere Beeinflussung ihres Allgemeinbefindens resultiert.

Die Prognose der Katarrhe ist im allgemeinen eine durchaus günstige. Meist bessern sich die Stühle bezüglich Zahl und Beschaffenheit im Verlauf der zweiten oder dritten Woche spontan. In anderen Fällen schließen sich freilich jene „Dyspepsien" der Brustkinder an, welche in günstigen Fällen nach sechs Wochen, in schwereren erst nach Monaten, nicht selten erst nach Einführung der gemischten Ernährung zu schwinden pflegen. Von den relativ seltenen Fällen abgesehen, welche mit Gewichtsstillstand oder doch mangelhaftem Gedeihen einhergehen und auf Konstitutionsanomalien (exsudative, neuropathische Diathese usw.) bezogen werden müssen, sind diese Darmkatarrhe der Brustkinder zwar harmlos, aber wegen der sie begleitenden Koliken, der Unruhe der Kinder, der Notwendigkeit einer besonders aufmerksamen Pflege und der Schwierigkeit der Behandlung für Kind, Mutter und Arzt sehr lästige Erkrankungen. Im Hinblick darauf muß man in der ersten Lebenswoche mit der Vorhersage etwas vorsichtig sein.

Die Therapie soll sich im Anfang auf das Notwendigste beschränken: auf genaue Regelung der Mahlzeiten, ev. Sorge für ziemlich knappe Ernährung. Man lasse die Kinder aber ruhig an der Brust weiter trinken, da eben meist spontan eine Besserung eintritt und das Gedeihen durch den Katarrh in der Regel nicht beeinträchtigt wird. Die Einschaltung eines Hungertages (24stündige Teediät) ist in der ersten Lebenswoche meist nicht notwendig und im allgemeinen kaum empfehlenswert. Man kann höchstens die Zahl der Mahlzeiten in der Weise einschränken, daß man einzelne derselben durch Teemahlzeiten (mit Saccharin) ersetzt, doch ist der Erfolg solcher Maßnahmen meist recht wenig befriedigend. Gegenüber der Mutter ist es notwendig zu betonen, daß die schlechten Stühle nicht etwa von einer Minderwertigkeit der Mutter- oder Ammenmilch herrühren und daß eine andere Frauenmilch mit an Sicherheit grenzender Wahrscheinlichkeit keine Änderung der Stuhlbeschaffenheit bewirken würde. Wenn man auch in einzelnen Fällen von einem „Ammenwechsel" eine günstige Beeinflußung der katarrhalischen Erscheinungen gesehen zu haben glaubt, so liegt die Ursache der letzteren doch wohl fast immer im Kind, sei es nun in seiner Darmflora oder in der Empfindlichkeit seiner Darmschleimhaut.

Bei Brustkindern mit sehr stark saurer Reaktion der Stühle wirkt manchmal die Zufütterung von etwas (zuckerarmer oder -freier) Kuhmilchmischung, von Kasein-Fett-Aufschwemmung, Eiweißmilch u. dgl. auf die Stuhlbeschaffenheit sehr günstig ein; in den ersten 2—3 Wochen ist aber eine solche Zufütterung wohl in der Regel überflüssig. Von der medikamentösen Therapie darf man sich nicht allzuviel erwarten. Auf Darreichung von Tanninpräparaten werden die Stühle zuweilen trockener. Man gibt Tannalbin, Tannigen u. dgl. in Dosen von 0,25 4—6mal täglich, am besten in etwas abgespritzter Milch mit dem Löffel. Ein Versuch mit diesen harmlosen Mitteln ist in allen Fällen zu empfehlen. Auch die bakterien-, toxin- und wasserbindenden Mittel (Bol. albae 30,0 : 100; Tierkohle, 1 g in 100 ccm Tee) kann man schon bei kleinen Kindern versuchen. Eine Dauerwirkung ist aber, wenn es sich um einen echten „Dyspeptiker" handelt, auch auf diesem Wege gewöhnlich nicht zu erkennen. Gegen die Kolikschmerzen erweisen sich trockene warme Umschläge auf den Bauch (Thermophor, Leinsamen, geröstete Kamillen u. dgl.) oft von ausgesprochen günstiger Wirkung. Ob die bei vielen Müttern sehr beliebten Carminativa tatsächlich eine wesentlich schmerzstillende Wirkung ausüben, bleibe dahingestellt; man kann sie jedenfalls auch bei Neugeborenen ohne Bedenken verordnen (Kamillentee oder Aqua carminativa, Chamomillae, Foeniculi u. dgl., kaffeelöffelweise).

Es ist eine den Pädiatern wohlbekannte Tatsache, daß es Fälle von hartnäckiger Dyspepsie und mangelhaftem Gedeihen gibt, welche erst dann eine Besserung erkennen lassen, wenn man die natürliche Ernährung aufgibt und in irgendeiner Form die Kuhmilchernährung einleitet — Fälle, bei denen sich also die künstliche Ernährung der natürlichen überlegen erweist. Es sei jedoch ausdrücklich hervorgehoben, daß dies Ausnahmsfälle sind, nnd daß man, solange ein Kind „neugeboren" genannt wird, also während der ersten zwei bis drei Wochen, kaum jemals berechtigt ist, einen solchen Ausnahmsfall anzunehmen.

Enteritis und enterale Infektion.

Während die eben besprochenen Darmerkrankungen wahrscheinlich in erster Linie durch den Reiz der Nahrung und ihrer Spaltungsprodukte zustande kommen und bakterielle Zersetzungsprodukte nur insoweit eine Rolle spielen, als sie durch die Tätigkeit der normalen Darmbakterien entstehen, gibt es unzweifelhaft auch Enteritiden, welche durch pathogene Mikroorganismen hervorgerufen werden. Freilich können die Erkrankungen, bei welchen wir abnorme infektiöse Vorgänge im Darminnern anzunehmen berechtigt sind, können nach dem derzeitigen Stand unserer Kenntnisse noch nicht scharf abgegrenzt werden. Wenn man von einer infektiösen Erkrankung spricht, so frägt man naturgemäß nach dem Erreger der Infektion, und auf diese Frage müssen wir oft die Antwort schuldig bleiben.

Daß im Darm junger Brustkinder zuweilen Fäulnisvorgänge vorkommen, ohne daß deswegen ausgesprochene Krankheitssymptome in Erscheinung treten müssen, kann kaum einem Zweifel unterliegen. Der Hauptrepräsentant der charakteristischen Mekoniumflora ist der Gasphlegmonebazillus, ein Mikroorganismus, der auf eiweißhaltigen, zuckerfreien Nährböden Fäulnisprodukte bildet (Passini). Möglicherweise steht die bei im allgemeinen ganz normalen Brustkindern am dritten und vierten Tag nicht selten vorkommende Indikanurie mit derartigen enteralen Fäulnisvorgängen in Zusammenhang, wenn auch gewöhnlich kein Parallelismus zwischen Indikanausscheidung und Stuhlbeschaffenheit konstatiert werden kann. Daß während der ersten Lebenstage im Darm zuweilen Reduktionsprozesse ablaufen, — die gewöhnlich mit Fäulnisvorgängen einhergehen und dementsprechend im Darminnern älterer Brustkinder vollkommen zu fehlen pflegen, — geht daraus hervor, daß man im Beginn der Bruststuhlperiode selbst in ausgesprochen sauer reagierenden, goldgelben Stühlen zuweilen eine positive Urobilinogen- und Urobilinreaktion findet, daß solche Stühle in der Windel manchmal den sonst nur bei Kuhmilchstühlen vorkommenden roten Sterkobilinhof aufweisen.

Wenn derartige Symptome auch auf nicht mehr als völlig normal zu bezeichnende Vorgänge im Darmtrakt hinweisen, so bleiben sie in der Regel klinisch meist ohne irgendwelche Bedeutung. Nach Passinis Untersuchungen sind die Stoffwechselprodukte der sporulierenden fäulniserregenden Wuchsformen des Gasphlegmonebazillus sogar weniger zu fürchten als die der Gärungsformen, welche mit dem Eintreten zuckerhaltiger Nahrung im Darm entstehen. Man sieht zuweilen während der ersten Stilltage, zur Zeit der sog. Übergangsstühle, auffallend schaumige, sehr schleimreiche Entleerungen. Man könnte sich nun, der Auffassung Passinis folgend, vorstellen, daß das Eintreten der zuckerhaltigen Milchnahrungsreste in den unteren Darmabschnitten eine Umwandlung der sporulierenden Wuchsform des Gasphlegmonebazillus in seine gasbildende, asporogene Rasse bewirkt. Da diese Gärungsformen des Bazillus in vitro Giftstoffe zu bilden vermögen, wäre es denkbar, daß solche in der Pathogenese gewisser pathologischer Erscheinungen zur Zeit des Übergangs der Mekonium- in die Milchflora eine Rolle spielen. Wir hätten in diesen Fällen enterale Autointoxikationen vor uns, welche durch einen normalen Darmmikroben hervorgerufen werden.

Im Gegensatz zu den früher erwähnten harmlosen, geringgradigen Fäulnisvorgängen während der Übergangsperiode kommen Fälle zur Beobachtung, bei welchen die Fäulnisvorgänge im Darm eine beträchtliche Intensität erreichen und mit Krankheitserscheinungen einhergehen.

Berend schildert folgendes Krankheitsbild: Initiales Erbrechen am ersten Lebenstag vor der Nahrungsaufnahme, am dritten bis vierten Tag mäßiges, seltener hohes Fieber und gleichzeitig am Ende der Mekoniumperiode, selten später auftretende, stinkende, schleimige Entleerungen. Heilung in günstigen Fällen nach 1—2 Tagen, in schwereren Fällen und bei ansehnlichen Gewichtsverlusten nach 10—14 Tagen; auch letaler Verlauf wurde beobachtet. Berend vermutet, daß die Ursache der Erkrankung auf dem Verschlucken zersetzter Amnionsflüssigkeit beruht.

Cramer berichtet über zwei Fälle, welche er als vom Darm ausgehende septische Infektionen deutet. In einem Fall entleerte das Kind am zweiten Tag in Durchfällen aashaft stinkendes Mekonium und starb im Alter von 3½ Tagen. Die Sektion ergab eine sich über den ganzen Darmkanal erstreckende Schwellung der Follikel, die im Dickdarm zum Teil geschwürig zerfallen waren und starke Schwellungen der Mesenterialdrüsen. Im zweiten Fall verweigerte das Kind am dritten Tag die Nahrungsaufnahme und starb unter Cyanose. Die Sektion ergab die Zeichen einer Enteritis follicularis: Injektion und Blutaustritte in der Dünndarmschleimhaut, Schwellung der Peyerschen Plaques und Dickdarmfollikel, Schwellung der mesenterialen Lymphdrüsen. Cramer denkt an Infektionen mit Streptokokken, welche im Mekonium einen günstigen Nährboden finden.

Czerny mißt den enteralen Infektionen beim Neugeborenen eine ganz besonders große Bedeutung bei. Sie macht sich (nach seinen Erfahrungen an der Epsteinschen Klinik) manchmal schon am ersten Lebenstag akut bemerkbar. „Selbst dann, wenn die Kinder noch keine Nahrung erhalten haben, können sie unter Fieber und akut einsetzenden Symptomen von seiten des Magendarmkanals erkranken. Sie erbrechen einen schleimigen Mageninhalt, das Mekonium wird rasch entleert, und es schließt sich unmittelbar ein Durchfall an, bei welchem die Fäzesmassen nur aus mehr oder minder zersetztem Darmsekret bestehen. Manchmal beweist bereits der Fäulnisgeruch der Fäzes ohne weitere Untersuchung, daß es sich um pathologische Verhältnisse im Darm handelt . . . . In einer großen Zahl von Fällen wirkt auf derart erkrankte Kinder die Ernährung mit Frauenmilch in gleichem Maße nachteilig, wie wir dies von älteren Säuglingen bei schweren alimentären Toxikosen kennen. Man ist genötigt, während eines oder mehrere Tage die Frauenmilch auszusetzen, um der Zersetzungsvorgänge im Darme Herr zu werden . . . . Die Zahl der Todesfälle bei den in Rede stehenden Fällen nimmt erschreckend zu, wenn man sich nicht rechtzeitig entschließt, die Frauenmilch auszusetzen und an ihrer Stelle eine Wasser- und Teediät eintreten zu lassen. Der ungünstige alimentäre Einfluß der Frauenmilch läßt kaum eine andere Erklärung zu als die, daß es sich um das Vorherrschen einer Bakterienflora im Darme handelt, für welche die Frauenmilch ein günstiges Nährmaterial abgibt. Die unter diesen Umständen sich abspielenden Zersetzungsvorgänge der Frauenmilchbestandteile müssen wesentlich von den physiologischen verschieden sein. . . . Die enteralen Infektionen, bei welchen sich die Krankheitssymptome schon am ersten Lebenstage geltend machen, geben eine sehr schlechte Prognose Denn unter beträchtlicher Gewichtsabnahme kommt es in wenigen Tagen zum Kollaps, welcher nur selten rückgängig zu machen ist."

Die von Czerny geschilderten, unter ausgesprochen gastrointestinalen Symptomen am ersten Lebenstag einsetzenden schweren Allgemeinerkrankungen hat Verf. trotz eines sehr reichhaltigen Beobachtungsmateriales im Verlauf zweier Jahre niemals beobachten können. Offenbar war das Milieu, unter welchem die Beobachtungen gemacht wurden, ein verschiedenes, und haben wir in dem seltenen Auftreten eines früher offenbar ziemlich typischen Krankheitsbildes die wohltätige Wirkung der besseren hygienischen Verhältnisse in modernen Krankenanstalten zu erblicken.

Ein Teil der früh einsetzenden Gastroenteritiden wird möglicherweise intra partum oder sogar schon intrauterin erworben. Im letzteren Fall kommt die Infektion durch Verschlucken von infiziertem Fruchtwasser zustande, — nach den Untersuchungen von Hellendall ein allerdings relativ seltenes Vorkommnis. Baron berichtet über drei Fälle von Brechdurchfall im Anschluß an Geburten mit übelriechendem Fruchtwasser. Kröning untersuchte das Kind einer während der Geburt hochfiebernden Mutter, welches nach 18 Stunden starb: er fand in dem stark aufgetriebenen Magendarmkanal massenhaft gasbildende Bazillen; auch hier war das Fruchtwasser infiziert gewesen.

Im allgemeinen kommt es viel häufiger vor, daß erst nach einigen Tagen, etwa am dritten oder vierten Lebenstag, ausgesprochen schlechte Stühle entleert werden. Daß es sich hierbei um abnorme bakterielle Zersetzungsvorgänge im Darminhalt handelt, steht außer Zweifel: die Stühle sind äußerst übelriechend, meist dunkelbraun, ziemlich dünn, zuweilen gashaltig. Manchmal werden auch bluthaltige Stühle entleert; es darf als erwiesen betrachtet werden, daß manche Fälle der unter dem Bild der Melaena verlaufenden Darmblutungen den enteralen Infektionen zuzurechnen sind. Die blutigen Stühle können auch mit blutfreien alternieren (Kovalewski und Moro). In früherer Zeit scheinen schwere septische Gastroenteritiden mit heftigem Erbrechen und Durchfällen bei Neugeborenen nichts Seltenes gewesen zu sein. Auch bei leichteren Formen bleiben die Vorgänge im Darm häufig nicht ohne Einfluß auf das Allgemeinbefinden; wenn auch keineswegs in allen derartigen Fällen schwere septische Erscheinungen auftreten, so sehen die Kinder doch häufig schlecht aus, sind unruhig und fiebern zuweilen. Die verschiedene Virulenz der jeweiligen Erreger mag es mit sich bringen, daß an verschiedenen Orten und zu verschiedenen Zeiten auch recht differente klinische Krankheitsbilder und Verlaufsvarianten zustande kommen.

„Schon die Umstände", schreiben Czerny und Keller, „unter denen die Infektion während oder kurz nach der Geburt erfolgt, lassen erwarten, daß mannigfaltige pathogene Mikroorganismen an der enteralen Infektion der Neugeborenen beteiligt sein werden. Noch mehr sprechen für diese Wahrscheinlichkeit die zahlreichen Varianten des klinischen Krankheitsbildes. Selbst wenn sich die Wirkung pathogener Mikroorganismen nur auf den Darminhalt erstreckt, resultieren daraus ungleichartige Krankheitsbilder. Bald herrscht die Fäulnis, bald die Gasentwicklung im Darme vor, in einem Fall kommt es zu einem akuten, in einem andern zu einem sich lang hinziehenden Verlauf. Die größte Mannigfaltigkeit wird aber dadurch bedingt, daß in den schwereren Fällen die pathogenen Mikroorganismen nicht auf den Darm beschränkt bleiben, sondern in Blut und Lymphbahnen eindringen. Je nach den Bakterien, welche sich daran beteiligen, kommt es zu Symptomen der Septikämie oder Pyämie. Es ist kaum möglich, alle Krankheitsbilder zu schildern, welche durch Allgemeininfektion vom Darm aus bei Neugeborenen hervorgerufen werden."

Allgemeine Regeln für die Therapie dieser klinisch oft so wenig charakteristischen Krankheitsbilder lassen sich schwer aufstellen. Weist die Beschaffenheit der Stühle auf Zersetzungsvorgänge im Darminhalt hin, so wird es sich empfehlen, durch wiederholte gründliche Darmspülungen wenigstens die untersten Darmabschnitte zu reinigen. Man kann ferner versuchen, in der oben erwähnten Weise Tierkohle zu reichen, um deren bakterien- und giftbindende Eigenschaft auszunützen. Auch die Verordnung von Kalomel

(3 mal 0,005) ist hier durchaus gerechtfertigt. In schweren Fällen ist es geboten, für kurze Zeit, etwa ½—1 Tag, eine absolute Wasserdiät (Tee mit Saccharin, nicht mit Zucker!) einzuleiten; sodann gehe man zur Verfütterung kleiner Mengen Frauenmilch über, halte sich aber einige Zeit noch beträchtlich unter dem Niveau der normalen Trinkmengen und ergänze das Fehlende durch indifferente Flüssigkeit. Es wäre theoretisch denkbar, daß bei mancher schweren Enteritis irgendein künstliches Nährgemisch, wie etwa die Eiweißmilch, der Frauenmilch therapeutisch überlegen sein könnte. Man soll jedoch mit derartigen Behauptungen zurückhaltend sein, solange für sie nicht der klinische Beweis erbracht ist. In jenen Fällen, bei welchen während der Übergangsperiode braune, schaumige, schleimige Stühle entleert werden, ohne daß bedrohlichere Allgemeinerscheinungen auftreten, fährt man meist am besten, wenn man wie bei den harmlosen Reizkatarrhen, zu welchen ja die genannten Verdauungsstörungen pathogenetisch hinüberleiten, unbekümmert weiter stillen läßt. Es wäre dies theoretisch in der Weise zu erklären, daß die Gärungsformen des Gasphlegmonebazillus bei reichlicherer Milchzufuhr durch die normale Frauenmilchflora in den Hintergrund gedrängt werden. Wie bei der Behandlung älterer Säuglinge mit Ernährungsstörungen heißt es auch hier unter genauer Beobachtung der Darm- und Allgemeinerscheinungen sorgfältig individualisieren.

Zeigt ein künstlich ernährtes Kind Symptome einer stärkeren Darmreizung, so ist dies unter allen Umständen stets viel ernster aufzufassen als beim Brustkind. Es kann sich zwar auch hier um einen vorübergehenden Reizkatarrh handeln; vielfach dürfte man es aber mit einem „Stadium dyspepticum" zu tun haben, das zu einer „Bilanzstörung" oder „Dekomposition" hinüberleitet. Die beim jungen Kind oft ganz besonders schwierige Behandlung derartiger Zustände ist im wesentlichen dieselbe wie beim älteren Säugling und soll hier nicht näher erörtert werden. Konstatiert man bei einem künstlich ernährten Kind in den ersten Lebenswochen ausgesprochene Zeichen eines Darmkatarrhs oder einer beginnenden Ernährungsstörung, so ist es sicher am geratensten, statt langen Herumexperimentierens in irgend einer Form die Frauenmilchernährung einzuleiten.

Obstipation.

Seltenheit der Stuhlentleerungen oder passagerer Stuhlmangel in den ersten Lebenstagen ist sehr häufig eine Folge geringer Nahrungsaufnahme und darf als eines der sichersten Symptome der Unterernährung gelten. Jene Form der Obstipation, die man bei älteren Brustkindern, und zwar besonders bei sehr gesunden Kindern, die die Nahrung sehr gut ausnützen, findet, ist in der ersten Lebenswoche gewöhnlich noch nicht ausgesprochen. Doch sieht man nicht selten, daß entweder noch während der Mekoniumperiode oder nach Ausstoßung des Mekoniums durch 24 Stunden oder auch länger, — offenbar infolge Fehlens peristaltikanregender Reize, — kein Stuhl ausgeschieden wird.

Bleibt die Stuhlentleerung aus, so kann man sie durch einen Einlauf, ein Klysma (z. B. Glyzerin + Wasser āā 5,0), ein kleines Suppositorium (z. B. Bilen-Suppositorien für Kinder), häufig auch durch bloßes Einführen eines Darmrohres leicht herbeiführen. Von einer Behandlung der Obstipation mit inneren Mitteln kann und soll man in den ersten Lebenstagen absehen. Auch eine diätetische Behandlung kommt, so lange ein Kind neugeboren ist, kaum in Betracht. Wenn sich durch die genannten Mittel keine Darment-

leerung erzielen läßt, muß dies immer als ernstes Symptom aufgefaßt werden,
welches auf das Vorhandensein irgendeines Passagehindernisses hinweist.

Schleimkonkretionen im untern Dickdarm und Mastdarm.

Der zuerst entleerten Mekoniumsäule sitzt zuweilen ein grauweißlicher,
manchmal leicht gelblicher, selten etwas gallig imbibierter, gallertiger Schleimpfropf haubenartig auf. Er geht entweder ziemlich unvermittelt in die Farbe
des Mekoniums über oder setzt sich als grauweiße, gallertige Masse an der Mekoniumsäule fort, so daß letztere von einem Schleimmantel umgeben erscheint
(Merdner). Die Größe dieses Mekoniumpfropfes ist eine recht verschiedene.
Nach Cramer, der ihn als erster beschrieben hat, wiegt er gewöhnlich 1—2 g;
seine Länge beträgt 2—3 cm, doch kann er auch bedeutend länger sein, bis
8 cm. Er besteht aus schleimigen Massen, denen rundliche Gebilde eingelagert
sind, welche bei Färbung mit Kernfarbstoffen ihre Entstehung aus Zellen deutlich erkennen lassen. Sie enthalten teils kernlose, teils kernhaltige Epithelzellen.
Cramer glaubt, daß der Pfropf aus demjenigen Darmsekret besteht, welches
im unteren Teil des Dickdarms und im Mastdarm gebildet wird, also in einem
Darmabschnitt, in welchem sich häufig noch kein Mekonium befindet. Man
sieht den Pfropf nur dann, wenn man die erste spontane Entleerung des Mekonium zu Gesicht bekommt. Wenn man ihn gewöhnlich nicht findet, so hat dies
darin seinen Grund, daß ein großer Teil der Kinder schon vor der Geburt eine
geringe Menge Mekonium entleert. Man kann den Pfropf dann eventuell im
Eisack finden. Bei andern Kindern findet sich die Mekoniumsäule noch
3—4 cm über dem After und hat infolgedessen den Schleiminhalt des Mastdarms nicht zu dem typischen Pfropf zusammendrängen können. In der ersten
Mekoniumwindel kann man ihn sehr schwer nachweisen, da er sich mit dem
Mekonium vermengt. So ist es vielleicht zu erklären, daß man den Pfropf verhältnismäßig selten zu finden Gelegenheit hat (Weil z. B. unter 500 Geburten
nur einmal).

Mit dem physiologischen Mekoniumpropf scheinen größere Gebilde in Beziehung zu stehen, wie solche von mehreren Seiten als pathologischer Befund
beschrieben wurden (Longuet, Ullmann, Berti, Trumpp). Es handelt
sich um Schleimkonkretionen, deren Bau und chemische Beschaffenheit in
den einzelnen Fällen gewisse Unterschiede aufweisen. Sie haben eine rundliche, wurstförmige Gestalt, sind weißlich gefärbt, von schwappender Konsistenz oder ziemlich derb, enthalten kleinere, kugelig geformte Schleimklumpen,
Epithelzellen, zuweilen Fibrin („fibrinös-epitheliale Konkretionen“ Bertis),
gelegentlich auch Kalkkonkremente (Trumpp). Es scheint, daß solche Gebilde manchmal Symptome eines passageren Darmverschlusses verursachen
können; gewöhnlich werden sie vor oder neben dem Mekonium spontan entleert.
Trumpp führt die Entstehung dieser Schleimepithelpfröpfe auf eine
fetale Enteritis membranacea zurück, wie sie Rothmann bei einem neugeborenen Kind beschrieben hat: Ein Kind mit Ileuserscheinungen, aus dessen
Darm durch Eingießungen nur ein mit Schleimmassen umhüllter Ballen von
Mekonium und später nur mehr Schleimmembranen entleert werden konnten,
starb nach Anlegung eines Anus praeternaturalis am 12. Tag. Die Sektion
ergab Darmverschlingungen im unteren Teil des Ileum, im Kolon reichlich
an der Darmwand haftende Membranen. Die Drüsen der Dickdarmschleimhaut waren mit Schleim ausgefüllt, der sich von dort aus in das Lumen des
Darmes fortsetzte.
Gelegentlich findet man im Mekonium ein Konvolut von etwa bohnengroßen, weichen, schleimigen Gebilden, welche ebenso gefärbt sind wie die

übrige Stuhlmasse. Sie dürften den „Schleimpfröpfchen" genetisch verwandt sein. Eine pathologische Bedeutung kommt ihnen nicht zu.

Angeborene Tumoren des Magendarmkanals sind pathologisch-anatomische Raritäten und wegen ihrer enormen Seltenheit ohne wesentliches klinisches Interesse. Leube-Wilkinson und Widerhofer beschrieben Fälle von angeborenem Magenkrebs, Cullingworth ein stenosierendes Pyluskarzinom bei einem fünf Wochen alten Kind, Ahlfeld ein Rektumkarzinom bei einem totgeborenen Kind.

Das Meckelsche Divertikel.

Das Meckelsche Divertikel beruht auf einer Persistenz des Ductus omphalo-mesentericus, des vom Darm zur Dotterblase ziehenden Ganges, der sich normaler-weise in der achten Woche des Fetallebens schließt. Das Divertikel stellt einen verschieden langen und breiten Darmanhang am untersten Teil des Ileum dar.

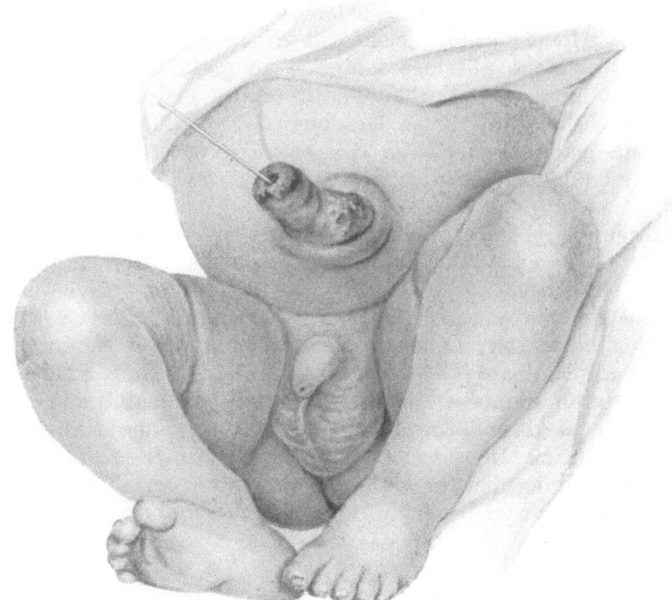

Abb. 48. Meckelsches Divertikel mit Darmprolaps.

Über die verschiedenen Formen und Grade des Divertikels orientiert folgende Übersicht von Roth:

1. Das gewöhnliche Meckelsche Divertikel; es liegt
   a) in der Bauchhöhle, innerhalb welcher es frei endigt, als ligamen-töser Fortsatz, oder als mehr frei flottierender Faden,
   b) seltener in einem Bruchsack,
   c) sehr selten intramesenterial;
2. das adhärente Divertikel; die Verwachsung mittelst seines blinden Endes oder mittelst eines Stranges findet sich gewöhnlich am Nabel, seltener einer andern Stelle der Bauchhöhle;

3. das offene Divertikel; es mündet am Nabel aus:

a) offenes Divertikel im engeren Sinn,
b) überragt von einem kleinen Wandprolaps,
c) überragt von einem roten hohlen Anhang,
d) kompliziert durch sekundären Darmprolaps (Abb. 48);

4. das Divertikel ist der Ausgangspunkt von Retentionsgeschwülsten, wobei

a) die Kommunikation mit dem Darm erhalten oder
b) unterbrochen ist.

Im letztgenannten Fall kann es zur Bildung einer präperitoneal oder unter der Haut gelegenen Cyste kommen.

Für die klinische Pathologie des Neugeborenen ist vor allem das offene Divertikel von Interesse. Man findet nach Abfall des Nabelschnurrestes im Bereich der Nabelwunde eine Fistel, aus der sich trübes Sekret entleert. Die Fistel ist gewöhnlich sehr dünn, die Sekretion nicht sehr bedeutend; das Leiden kann deshalb bei oberflächlicher Betrachtung leicht übersehen werden. Seltener ist die Fistelöffnung weiter und die Sekretion eine beträchtliche. Die Öffnung findet sich gewöhnlich als leichte Einziehung im Zentrum der prolabierten Schleimhaut. Die Affektion kann leicht mit einem Nabelgranulom verwechselt werden, dessen Oberfläche allerings kaum je so glatt ist wie die der Darmschleimhaut. Hat man das Vorhandensein einer Fistelöffnung konstatiert, so ist eine Verwechslung mit einer Urachusfistel möglich. Zwecks Differentialdiagnose prüfe man die Reaktion des Sekrets, welche bei der Darmfistel alkalisch, bei der Urachusfistel sauer zu sein pflegt, und untersuche das Sekret mikroskopisch.

Die Therapie des Meckelschen Divertikels ist am besten eine operative: Exstirpation des Ganges bis zum Dünndarm nach einer kleinen Inzision längs des medialen Rektusrandes, Versorgung des Stumpfes durch Einstülpung und darüber gelegte Serosanaht (Spitzy). Doch muß die Operation nicht notwendig in den allerersten Lebenswochen vorgenommen werden, da ja gewöhnlich keine unmittelbare Gefahr vorhanden ist. Eine solche tritt nur dann ein, wenn durch immer weiter fortschreitende Umstülpung des Ganges die am Gang fixierte Dünndarmschlinge in und vor den Nabelring gezerrt wird; es kann dann zu Ileuserscheinungen kommen (Barth, Seitz) Die konservativen Behandlungsmethoden (Verätzungen mit dem Lapisstift, Kauterisieren) bringen die Fistel manchmal zum Verschluß, sind aber nicht empfehlenswert.

Stenosen und Atresien im Bereich des Verdauungstraktes.

1. Ösophagus.

Über die Atresien des Ösophagus liegen bisher über 100 kasuistische Mitteilungen vor (Kreuter, Dickie, Vieillard und Le Mée, Wunsch, Lateiner usw.). In der überwiegenden Mehrzahl der Fälle besteht außer dem Verschluß der Speiseröhre eine Kommunikation mit den Luftwegen. Der obere Anteil des Ösophagus bildet samt dem Pharynx einen Blindsack, welcher in der Höhe des Ringknorpels oder weiter unten, entsprechend dem siebten bis achten Trachealring, oder auch noch tiefer, etwa in der Höhe der Bifurkation, liegt. An diesen Blindsack schließt sich meist ein mehr oder weniger deutlich ausgebildetes strangartiges Mittelstück an, welches zu dem unteren Teil des Ösophagus hinüberleitet, der mit der Trachea in Verbindung steht. Die Kommunikationsöffnung ist entweder klein, spaltförmig, oder breit: der untere

Ösophagusteil bildet dann gleichsam die Fortsetzung der Trachea. In selteneren Fällen fehlt die Kommunikation mit der Luftröhre, es ist ein mehr oder minder langes solides Mittelstück in den Verlauf der Speiseröhre eingelagert. Zuweilen erstreckt sich die Obliteration auf eine so weite Strecke, daß der Ösophagus überhaupt zu fehlen scheint; ein anderes Mal findet sich wieder nur ein dünner membranartiger Verschluß (Marsh). Am seltensten ist eine Verbindung beider Ösophagusabschnitte mit der Luftröhre.

Die Ösophagusatresie findet sich meist bei im übrigen wohlgebildeten Kindern, deren Äußeres unmittelbar nach der Geburt nichts Krankhaftes erkennen läßt. Erst bei den Versuchen der ersten Nahrungsaufnahme treten die charakteristischen Symptome auf. Das Schlucken ist erschwert; nach einigen rasch aufeinanderfolgenden Schluckbewegungen gibt das Kind gurgelnde Laute von sich, „verschluckt sich", die in den Blindsack gelangte Flüssigkeit kommt in die Luftröhre. Es kommt zu heftigen Hustenanfällen und Erbrechen unter bedrohlichen asphyktischen Erscheinungen. Bei jedem Trinkversuch wiederholen sich die Erstickungsanfälle, je nach der Länge und Weite des Blindsackes schon nach dem ersten oder erst nach mehreren Schlucken. Die Kinder trinken meist recht gierig. Solange Mekonium im Darmkanal vorhanden ist, setzt das Kind Stühle ab, deren Aussehen nichts Auffallendes bietet. Ist das Mekonium entleert, so tritt entweder völlige Obstipation auf, oder es gehen höchstens spärliche, aus Darmsekret bestehende Hungerstühle ab. Gewöhnlich sterben die Kinder zwischen drittem und siebtem Lebenstag, nur ausnahmsweise erst in der zweiten Lebenswoche an der Inanition und den infolge der Aspiration unvermeidlich auftretenden Lungenkomplikationen.

Differentialdiagnostisch wichtig ist es, daß man einen ähnlichen Symptomenkomplex bei Gaumenspalten finden kann. Man darf also auf eine genaue Mundinspektion nicht vergessen. Auch gibt es Ösophago-Trachealfisteln bei sonst normaler Speise- und Luftröhre; mit Hilfe der Magensonde kann die Diagnose natürlich sofort gesichert werden.

Die Therapie ist völlig machtlos, insbesondere bei der relativ häufigen Kommunikation zwischen Speise- und Luftröhre. Der naheliegendste chirurgische Eingriff ist die Gastrostomie; bei sehr hohem Sitz der Atresie käme die Oesophagotomia externa in Betracht. Hacker schlägt vor, nach Anlegung einer Magenfistel den oberen und unteren Teil der Speiseröhre mittelst Murphyknopfes zu durchquetschen und zu vereinigen. Auch wenn ein Kind eine solche Operation überstehen sollte, dürfte es wohl stets an einer Aspirationspneumonie zugrunde gehen. Man wird sich also am besten jedes operativen Eingriffs enthalten.

Stenosen des Ösophagus sind selten. Sie müssen nicht zum Tode zu führen. Ein Autopsiebefund beim Neugeborenen liegt bis jetzt nicht vor (Kreuter).

2. Magen.

Die bisher beobachteten angeborenen Passagehindernisse betreffen ausschließlich den Pylorus.

a) Atresien des Pylorus.

Sie gehören zu den sehr seltenen Vorkommnissen. Kreuter berichtet bloß über vier Fälle aus der Literatur. Verf. sah eine Atresia pylori bei einem am ersten Lebenstag verstorbenen Kind einer eklamptischen Mutter; der übrige Verdauungstrakt war in diesem Fall normal. Die Symptome des Pylorusverschlusses decken sich mit denen der weitaus häufigeren Duodenalatresie.

b) Die kongenitalen Pylorusstenosen.

Von den drei verschiedenen Stenosetypen, welche im Säuglingsalter vorkommen, sind nur zwei unzweifelhaft als kongenital anzusehen.

α) **Die angeborene Enge des Pyloruslumens, der sog. Landerer-Meyersche Stenosetypus.** Es handelt sich um eine angeborene Entwicklungsanomalie, welche darin besteht, daß die den Pylorus auskleidende Schleimhaut in entfaltetem Zustand auffallend eng ist, im Gegensatz zu der viel häufigeren hypertrophischen Form der Pylorusstenose, bei welcher sich stets Schleimhautfalten bilden, die Schleimhaut also einen normalen Umfang hat (Wernstedt). Vom klinischen Standpunkt hat diese sehr seltene Anomalie für die Pathologie des Neugeborenen kein wesentliches Interesse. Sie scheint symptomlos verlaufen zu können.

Der erste Fall dieser Art beim Säugling wurde jüngst von Schäfer beschrieben. Es handelte sich um eine angeborene Mißbildung, bestehend in einem maximal kleinen, fistulösen Pylorus, ohne jede Entwicklung eines Sphinkters. Das Kind lebte trotz der Enge des Pyloruslumens 10 Monate. Die Stenose führte zu sekundärer Dilatation und Hypertrophie des Magens, sowie zur Entstehung eines Sanduhrmagens.

β) **Die Bildungsanomalien und Bindegewebsstenosen,** welche ätiologisch den angeborenen Passagehindernissen des übrigen Verdauungstraktes entsprechen. Es handelt sich entweder um einfache Schleimhautsepten oder um Adhäsionen und Stränge, welche von einer fetalen Peritonitis herrühren können (Mya). Es hängt natürlich von dem Grad der Verengerung ab, ob und wie lange ein mit einer solchen Stenose behaftetes Kind am Leben bleibt.

Die beiden im Vorstehenden genannten Typen sind große Seltenheiten. Der häufigste Typus der Pylorusstenose und wohl überhaupt das relativ häufigste Passagehindernis im Verdauungstrakt, das im Säuglingsalter vorkommt, ist der sog. **Hirschsprungsche Stenosetypus, die hypertrophische Form der Pylorusstenose und der Pylorospasmus.**

Die Ätiologie und das Wesen der hierher gehörigen Krankheitsbilder ist während der letzten Jahre sehr eingehend studiert worden (Pfaundler, Wernstedt, Ibrahim). Der typische Sektionsbefund besteht in einer Hypertrophie der Muskulatur des Pylorus, und es ist wahrscheinlich, daß auch die ausheilenden Fälle von Pylorospasmus eine solche Pylorushypertrophie aufweisen. Eine andere Frage ist es, ob letztere angeboren oder als sekundär erworbener Zustand zu betrachten ist, als eine Arbeitshypertrophie infolge spastischer Kontraktionen. In ersterem Fall könnte es sich um eine Mißbildung des Pylorus handeln, oder ebenfalls um eine Arbeitshypertrophie, aber eine intrauterin entstandene (Thomson). Welcher Art die Reize sein mögen, welche zu einer solchen angeborenen Hyperplasie führen könnten, ist schwer zu entscheiden. Man müßte an verschlucktes Fruchtwasser und etwa darin vorhandene reizende Substanzen, an nervöse Störungen, vom Darm ausgehende Reize usw. denken (Alder). Derartige Überlegungen gelten nur für jene relativ seltenen Fälle von Pylorospasmus, bei welchen die charakteristischen Symptome schon seit der Geburt oder doch seit den ersten Lebenstagen bestehen. Dies ist aber nur in der Minderzahl der Fälle zu konstatieren. Der Beginn der Erkrankung fällt meist auf das Ende der zweiten oder dritten Woche, häufig auch auf einen späteren Zeitpunkt.

Die Statistik von Ibrahim (1908) über den Beginn des Erbrechens, welches das Kardinalsymptom des Pylorospasmus darstellt, ergibt folgendes:

Beginn des Erbrechens:	Zahl der Fälle
Erster bis dritter Tag	53
Ende der ersten Woche	24
., ,. zweiten Woche	58
., ., dritten Woche	64
,. .. vierten Woche	34
., ., fünften Woche	11
., ., sechsten Woche	14
.. .. siebten Woche	3
.. ., achten Woche	5

Das voll entwickelte klinische Symptomenbild des Pylorospasmus besteht in folgendem:

1. Erbrechen, entweder nach jeder Nahrungsaufnahme oder — bei besonders kleinen Trinkmengen — auch erst nach mehreren Mahlzeiten. Das Volumen des Erbrochenen übersteigt zuweilen das der letzten Mahlzeit (Stagnation). Das Erbrechen erfolgt gußweise.

2. Stuhlmangel: vollständiges Ausbleiben der Stühle oder spärliche Hungerstühle.

3. Auftreibung des Epigastriums, eingesunkene Unterbauchgegend, sichtbare Magenperistaltik, zuweilen Schmerzäußerung infolge des Krampfes, manchmal palpabler Pylorustumor.

Dieses typische Krankheitsbild kommt beim neugeborenen Kind kaum jemals zur Beobachtung. Findet man die angeführten Symptome, so ist es viel wahrscheinlicher, daß es sich um eine Atresie oder Stenose im oberen Dünndarm handelt. Die Reize, welche einen Pyloruskrampf auszulösen vermögen, wie er von der Mehrzahl der Autoren als sehr wesentlicher Faktor beim Zustandekommen der hypertrophischen Pylorusstenose angenommen wird, können beim Neugeborenen während der ersten Lebenstage infolge der geringen Trinkmengen noch unter der Reizschwelle liegen. Die Krankheit bleibt deshalb fürs erste latent, selbst wenn das Erbrechen schon einen recht hartnäckigen Charakter zeigt. Erbrechen ist während der ersten Lebenstage ein sehr häufiges Symptom, und es dürfte wohl nur selten möglich sein, im Einzelfall seine pylorospastische Natur zu erkennen. Der Pylorospasmus ist eine Erkrankung des Säuglingsalters, deren Vorboten zwar bis in die ersten Lebenstage zurückreichen können, deren vollentwickelten Symptomenkomplex man aber gewöhnlich erst am Ende jener Lebensperiode anzutreffen pflegt, welche man als die des Neugeborenen bezeichnet.

Ob bei frühem Beginn des Leidens schon nach der Geburt eine Pylorusstenose vorliegt, sei es nun eine funktionelle, spastische (ohne anatomische Veränderungen) oder eine echte angeborene Hypertrophie, ist sehr schwer zu entscheiden. Überzeugende Sektionsbefunde, welche die Anwesenheit eines hypertrophischen Pylorus schon beim Neugeborenen ergeben hätten, liegen nicht vor. Aus den wenigen Fällen der Literatur (Ashby, Simonsohn, Dent, Delamare und Dieulafé) lassen sich keine Schlüsse ziehen. Ibrahim glaubt, daß die Disposition für einen spastischen Zustand angeboren und vielleicht in einer abnorm stark angelegten Muskulatur des Antrum pyloricum begründet sein könne.

Die für das neugeborene Kind in Betracht kommenden, der hypertrophischen Stenose, resp. dem Pylorospasmus zugrundeliegenden, krankhaften Zustände am Pylorus sind demnach folgende:

1. Hypertrophie oder Hyperplasie der Muskulatur:

    a) Mißbildung, Entwicklungsanomalie,

    b) intrauterin entstandene Arbeitshypertrophie.

Diese Veränderungen am Pylorus können als solche Stenoseerscheinungen hervorrufen, oder sie bilden die Grundlage für eine Disposition zu Spasmen, welche schon in den ersten Lebenstagen oder erst später manifest werden.

2. Funktionelle Stenose bei anatomisch unverändertem Pylorus.

Spasmen der Pylorusmuskulatur auf nervöser Basis, durch Nahrungsreize ausgelöst usw., welche erst sekundär zur Hypertrophie führen.

Auf die Therapie des Pylorospasmus soll hier nicht näher eingegangen werden. Sie deckt sich, soweit das neugeborene Kind in Betracht kommt, mit der des Erbrechens überhaupt.

Eine Stenose im Bereich des Pylorus kann gelegentlich auch durch Kompression von außen zustande kommen. So berichtet Toporski über einen Fall von Pyloruskompression durch das Cökum bei Lageveränderung des Darms.

3. Dünndarm.

Unter den angeborenen Passagehindernissen des Verdauungskanals sind die des Dünndarms die häufigsten und klinisch wichtigsten. Es liegen bisher etwa 200 kasuistische Mitteilungen vor, von denen ca. ein Drittel das Duodenum betrifft, das mithin eine Prädilektionsstelle zu bilden scheint. Die Atresien kommen relativ viel häufiger vor wie die Stenosen. Das klinische Bild der letzteren weicht von dem des völligen Darmverschlusses im allgemeinen nicht wesentlich ab. Es handelt sich meist um Membranen oder Schleimhautduplikaturen mit kleiner zentraler Öffnung, welche aber nicht wie im Ösophagus, der ein starres Rohr bildet, wegsam bleibt, sondern sehr bald verlegt wird (Kreuter, Preisich).

Die Duodenalatresien sind am häufigsten in der Gegend der Papilla duodeni und an der Flexura duodeno-jejunalis lokalisiert, finden sich aber auch an allen übrigen Stellen des Duodenums. Proximales und distales Darmstück liegen entweder dicht aneinander oder sind durch einen Strang verbunden, der aber auch fehlen kann, so daß dann eine komplette Trennung der beiden Teile vorliegt. Die Länge des unwegsamen Stückes kann verschiedene Ausdehnung haben. In extremen Fällen kann es sich vom Pylorus bis zur Flexura duodeno-jejunalis erstrecken (Albers).

Diagnostisch wichtig ist das Verhalten des Ductus choledochus. Er mündet in der Mehrzahl der Fälle in den kaudalen Abschnitt, seltener oberhalb der Atresie (Weber). Zuweilen scheint eine Teilung des Ductus choledochus vorzuliegen und zwar in der Weise, daß je ein Gang in den oberen und unteren Darmabschnitt mündet (Hauser, Karpa). Kermauner deutet diese Fälle allerdings als Stenosen und hält den als zweiten Choledochus angesprochenen Kanal für das Darmlumen selbst.

Im Jejunum und Ileum finden sich die Passagehindernisse häufig multipel, wie überhaupt die Stenosen und Atresien im Magendarmkanal an mehreren Stellen gleichzeitig vorzukommen pflegen. Es können auch nebeneinander Stenosen und Atresien bestehen (Kuliga). Auch hier kann jeder Darmabschnitt befallen sein; ein Prädilektionsort ist das untere Ileum in der Nähe des Cökums. Wie im Duodenum, sind auch im übrigen Dünndarm die atretischen Partien sehr verschieden lang, und findet man alle Übergänge vom bloß membranösen Verschluß bis zur völligen Kontinuitätstrennung. Der oberhalb der Atresie gelegene Darmabschnitt ist gewöhnlich stark dilatiert, seine Wandung hypertrophisch; die kaudalen Darmabschnitte sind meist im Zustande der Kontraktion und nicht selten ausgesprochen hypoplastisch.

Das klinische Bild des Darmverschlusses kommt erst dann zur vollen Entwicklung, wenn das Kind Nahrung bekommt. Doch kann schon am ersten

Lebenstag das Verhalten des Mekoniums gewisse Anhaltspunkte geben und den Verdacht auf das Bestehen einer Darmatresie erwecken. Nur bei Stenosen oder bei hohem Sitz der Atresie oberhalb der Mündung des Gallenausführungsganges wird normal gefärbtes Mekonium entleert. Um diese Zeit kann das Fehlen der Lanugohaare im Mekonium von diagnostischer Bedeutung sein, weil es darauf hinweist, daß von dem verschluckten Fruchtwasser nichts in die tieferen Darmabschnitte gelangt ist (Walz). Liegt das Hindernis unterhalb der Papilla duodeni oder in einem tieferen Abschnitt des Dünndarms, so erscheint überhaupt kein Mekonium. Es geht zwar meistens, wenigstens nach einem Klysma, etwas Darminhalt ab, aber derselbe besteht entweder nur aus hellgrauem oder grünlichem, zähem Schleim, oder aus eingedickten, bröckeligen, manchmal kreidig aussehenden Massen. Seine Menge hängt von der Lokalisation des Hindernisses ab.

Von diesen besorgniserregenden Symptomen abgesehen, bietet das Kind anfangs nichts Außergewöhnliches dar, sieht häufig ganz gut aus, saugt auch, wenn man es zum erstenmal an die Brust legt, ganz kräftig an. Nun treten jedoch bald die charakteristischen Symptome auf. Das Kind erbricht nach jeder Nahrungsaufnahme, je nach dem Sitz des Hindernisses früher oder später; das Erbrochene ist meist gallig gefärbt, bei tieferem Sitz des Hindernisses bekommt es nach einiger Zeit das Aussehen von Darminhalt; auch Blutbeimengungen kommen zuweilen vor. Betrachtet man das Abdomen, so sieht man nach dem Trinken durch die Bauchdecken meist sehr deutlich sichtbare, sich steifende Darmschlingen. Im Verlauf einiger Tage kann sich ein beträchtlicher Meteorismus entwickeln. Das Abdomen ist dann gewöhnlich druckempfindlich. Die sichtbare Peristaltik der geblähten Darmschlingen bietet ein sehr auffallendes Bild. Nunmehr fehlt auch jede spontane Stuhlentleerung. Auch die entleerte Harnmenge ist minimal, oft besteht völlige Anurie. Obwohl das Kind saugt, manchmal sogar gierig trinkt, nimmt das Gewicht rapid ab. Bretschneider hält schon eine auffallend starke Gewichtsabnahme (um mehrere 100 g) bis zum zweiten Tag für diagnostisch bedeutungsvoll.

Die Diagnose einer Atresie ist nur dann berechtigt, wenn neben dem Erbrechen und der Peristaltik das Fehlen von gefärbtem Darminhalt, insbesondere von Milchreste enthaltenden Stühlen festgestellt ist. Bei Stenosen besteht, wie schon erwähnt, infolge Verlegung der meist kleinen Öffnung häufig dasselbe Bild. Bleibt der Darm ausnahmsweise wegsam, so kann Darminhalt entleert werden; doch sind die Entleerungen meist spärlich, erfolgen manchmal in mehrtägigen Intervallen und meist erst nach Einläufen. Die Stenosen des Dünndarms können übrigens von dem hier noch flüssigen Darminhalt zuweilen leichter passiert werden als die tiefersitzenden Stenosen; es können demnach auch täglich spärliche Stuhlentleerungen erfolgen (Trumpp).

Über die Lokalisation des Passagehindernisses gibt unter Umständen die sichtbare Peristaltik Aufschluß. Bei Duodenalatresien und -stenosen betrifft letztere wie bei der Pylorusstenose hauptsächlich den Magen und ist dementsprechend im Epigastrium sichtbar. Die Gestalt der geblähten Partien ist zuweilen die des Sanduhrmagens. Die Einschnürung entspricht dem Pylorus, die beiden aufgetriebenen Teile dem Magen und dem geblähten oberen Duodenum. Bei tieferem Sitz der Stenose ist die Peristaltik meist am ganzen Abdomen sichtbar. Die Entscheidung, ob es sich um Hindernisse im Dünn- oder Dickdarm handelt, ist dann kaum mit Sicherheit zu stellen. Der Meteorismus kann bei hochsitzenden Stenosen auf das Epigastrium beschränkt bleiben, während die Unterbauchgegend weich bleibt. Selbstverständlich muß in allen Fällen eine Untersuchung vom Mastdarm aus darüber Klarheit verschaffen, ob nicht eine Atresia ani oder recti vorliegt. Trumpp weist darauf hin, daß die Darmsondierung manchmal irreführen kann, da ein Hindernis von der Wandung eines stark gekrümmten und kollabierten oder spastisch kontrahierten S romanum herrühren kann.

Die Prognose ist eine absolut infauste. Die Kinder sterben meist innerhalb der ersten Lebenswoche, seltener in der zweiten, nur ausnahmsweise erst in der dritten Woche an Inanition, Aspirationspneumonien, Peritonitis, Darmrupturen. Eine längere Lebensdauer wurde nur bei Stenosen beobachtet (Theremin 26 Tage, Demme 4 Monate, Grüneberg 7 Wochen). Ein Unikum ist ein von Finkelstein beobachtetes Kind, welches mit einer Atresia ileocoecalis 28 Tage lebte.

Die Therapie kann nur eine operative sein, — doch sind die bisherigen Erfolge nicht vielversprechend: noch kein operiertes Kind ist am Leben geblieben. Es mag dies zum Teil darin seine Ursache haben, daß die Diagnose meist zu spät gesichert und das Kind schon in allzuschlechtem Zustand operiert wurde. Was a priori die Aussicht auf den Erfolg einer Operation trübt, ist die relativ häufige Multiplizität der Passagehindernisse, sowie die rudimentäre Ausbildung der tieferen Darmabschnitte unterhalb einer Atresie. Wenn man demnach auch einen operativen Eingriff nur mit äußerst geringen Hoffnungen vor nehmen darf, so bietet er doch den einzigen Ausweg, der überhaupt einen Schimmer von Hoffnung erlaubt. Bei Duodenalatresien ist die Gastroenterostomie, bei Dünndarmatresien eine Enteroanastomose der geeignete Eingriff. Die Anlegung eines Anus praeternaturalis befreit das Kind zwar von den quälenden Symptomen der Gas- und Kotstauung, kann aber nur bei tieferem Sitz der Atresie das Leben erhalten oder verlängern. Trumpp empfiehlt deshalb stets eine Gastroenterostomie auszuführen (Vereinigung des Magens mit der ihm zunächst liegenden kollabierten Dünndarmschlinge). Er glaubt, daß, — wenn nicht multiple Stenosen vorliegen, — wenigstens die Möglichkeit besteht, daß die aufgenommene Nahrung vom Magen aus den größten Teil des Darmes frei passiert und ausgenützt werden kann. v. Tischendorf gelang es, ein Kind, bei welchem sechs Tage post partum eine Enterostomie gemacht worden war, bis zum 15. Tag durch die Darmfistel zu ernähren. Braun schlägt vor, am zweiten oder dritten Tag das Abdomen in der Medianlinie zu eröffnen, zu- und abführendes Darmstück herauszulagern und beide möglichst bald, ev. durch Anwendung von Klemmen, zu verbinden.

4. Dickdarm.

Die Atresien und Stenosen im Bereich des Dickdarms sind bedeutend seltener wie die des Dünndarms. Nach Kreuters Zusammenstellung bestehen fast in der Hälfte der Fälle zugleich Passagehindernisse im Dünndarm. Auch im Dickdarm selbst sind die Verschlüsse und Verengerungen zuweilen multipel (Spirlas). Die Symptome ähneln auch bei reinen Fällen denen der Dünndarmstenosen. In Anbetracht der tieferen Lokalisation des Hindernisses ist zu erwarten, daß das Erbrechen etwas später, die Stuhlverhaltung früher auftritt. Wenn, von etwas Schleim abgesehen, jede Darmentleerung fehlt, so spricht dies für einen tiefen Sitz des Verschlusses, doch ist ein derartiges Verhalten auch bei einer hochsitzenden Atresie möglich, wenn ihre Entstehung in die ersten fünf Fetalmonate zurückreicht. Bei Stenosen des Dickdarms erfolgen die Entleerungen erst bei genügend gesteigertem Druck periodisch und häufig unter Schmerzen. Trumpp beobachtete in einem Fall, bei welchem die Stenose oberhalb des S romanum saß (Achsendrehung des Colon mobile infolge partieller Verwachsung des persistierenden Mesokolons mit dem Peritoneum parietale), periodisches Erbrechen, welches jeweilen mit der in großen Pausen erfolgenden Stuhlentleerung nachließ.

Therapeutisch kommen vom theoretischen Standpunkt die Anlegung eines Anus praeternaturalis und die Enteroanastomose (Ileokolostomie) in Betracht. Erfolge wurden bisher mit diesen Operationen nicht erzielt.

Die Genese der angeborenen Stenosen und Atresien im Bereich des Verdauungstraktes ist noch nicht völlig aufgeklärt. Vielleicht trifft auch nicht für alle Fälle eine und dieselbe Erklärung zu. Man hat folgende Faktoren zu Erklärungsversuchen herangezogen: 1. mechanische Faktoren, 2. entzündliche Prozesse, 3. embryonale Entwicklungsstörungen.

ad 1. In einzelnen Fällen mögen eine vergrößerte Leber, ein hypertrophischer Pankreaskopf, kongenitale Tumoren oder Cysten des Abdomens eine Stelle des Darms von außen komprimieren und so zu Stenoseerscheinungen Veranlassung geben. Gewöhnlich können jedoch bei den Passagehindernissen solche Ursachen nicht aufgedeckt werden.

Wie im späteren Leben, kann auch schon in utero ein Volvulus und eine Invagination zum Darmverschluß führen. Eine solche „fetale Achsendrehung des Darmes" kann verschiedene Ursachen haben: Fortsetzung der Nabelschnurtorsion auf den Darm (Tillmanns), Drehungen des Darms um seine Längsachse infolge Anomalien des Mesenterialansatzes oder infolge Wachstumsdifferenzen zwischen Mesenterium und Darmentwicklung, Fixation des Darms durch den Ductus omphalomesentericus oder das Meckelsche Divertikel oder durch peritonitische Stränge. Das Vorkommen einer fetalen Achsendrehung (Schottelius, Gartner, Späther, Leichtenstern, Hüttenbrenner) wird von Kuliga und Kreuter bestritten; auch Hoffmann hält die Torsionen des Darms nicht für die Ursache der Atresien, sondern für terminale Erscheinungen. Nach Trumpp spricht für die ätiologische Bedeutung einer Achsendrehung infolge Nabelschnurtorsion der Umstand, daß bei der Lagerung der Därme in der Nabelschnur gerade das Duodenum und der Cökalabschnitt im Niveau des späteren Nabelringes liegen, also bei der supponierten Drehung der Nabelschnur dem stärksten Druck ausgesetzt sind; das sind eben jene Teile des Darms, in denen bisher die meisten Stenosen und Atresien beobachtet wurden. Intussuszeptionen fanden Chiari und Braun. Kreuter hält auch diese nicht für Ursachen, sondern für Folgen der Stenosen. In einem Fall (Fuchsig) fand sich eine Inkarzeration einer Dünndarmschlinge in einer abnormen Lücke des Mesenteriums, eine Art Hernia retroperitonealis.

ad 2. Die fetale Entzündung, welche von Theremin, Fiedler, Simpson, Tobeitz u. a. zur Erklärung herangezogen wird, kann entweder das Peritoneum oder die Darmschleimhaut betreffen.

Daß eine Peritonitis infolge Adhäsionen, Strangbildung und Knickungen zu Passagehindernissen Veranlassung geben kann, erscheint nach den Erfahrungen beim Erwachsenen recht plausibel, doch wurden in der Mehrzahl der Fälle keine Reste einer fetalen Peritonitis gefunden. Auch ist nicht recht begreiflich, wieso die fetale Entzündung mit Vorliebe so elektiv das Duodenum und untere Ileum befallen sollte (Kreuter). Man neigt deshalb der Ansicht zu, daß auch die Peritonitis eher Folge wie Ursache der Atresie sei. Mag auch in einzelnen Fällen ein peritonitischer Strang eine Stenose verursachen, so ist ein solches Verhalten keinesfalls etwas Häufiges.

Auch die fetale Enteritis, die man auf Grund von verschiedenen anatomischen Veränderungen, wie starker Gefäßfüllung, Follikelschwellung, sowie im Hinblick auf positive bakteriologische Befunde (Marckwald, Trumpp) annehmen zu dürfen glaubte, dürfte eher als sekundärer Prozeß aufzufassen sein.

ad 3. Was die Erklärungsversuche betrifft, welche auf der Annahme von embryonalen Anomalien basieren, wurden die Beziehungen zum Meckelschen Divertikel und Ductus omphalomesentericus schon früher erwähnt. In andern Fällen hat man Gefäßanomalien mit partieller ungenügender Ernährung des Darmes (Wyß) sowie Verschlüsse durch hypertrophische Schleimhautfalten (Hammer, Schnitzlein, Wyß) angenommen; Oberndorfer führt die pathologische Faltenbildung auf akzessorische Drüsensprossen, ausgehend von einer Nebenpankreasanlage, zurück.

Mögen die bisher aufgezählten Ursachen auch für manche Fälle zutreffen, so kommt ihnen doch wahrscheinlich keine allgemeine Gültigkeit zu. Die meisten Anhänger haben derzeit die Hypothesen, nach welchen die Atresien und Stenosen auf das Bestehenbleiben einer frühen Entwicklungsphase zurückgeführt und als reine Hemmungsmißbildungen aufgefaßt werden (Tandler, Kreuter, Kersten). In den ersten Wochen des Fetallebens kommen am Vorder-, Mittel- und Enddarm embryonale Atresien vor, vorübergehende Obliterationen, die mithin einen normalen Entwicklungsvorgang des frühembryonalen Entodermschlauches repräsentieren. Sie entstehen durch Zellproliferation in dem bereits vollkommen entwickelten Darmrohr, aus welcher ein in den verschiedenen Darmabschnitten verschieden lang ausgedehnter massiver Zustand des Darms resultiert. Löst sich die embryonale Verklebung aus irgend einem, noch nicht näher bekannten Grund nicht, so hinterbleibt eine Atresie, löst sie sich nur unvollkommen, eine Stenose. Das Entoderm geht zugrunde und wird ev. durch Bindegewebe ersetzt. Bezüglich der Duodenalstenose glaubt Meusburger, daß vor allem innerhalb des physiologischerweise besonders rasch und ausgiebig wachsenden Gebietes zwischen Pylorus und Lebergangursprung (interkallierendes Duodenumgebiet Beneckes) abnormerweise eine bis zur Atresie gedeihende Wachstumseinschränkung des Entodermalrohres auftreten kann. Nach Kermauners Ansicht liegt die wesentliche Ursache nicht in einer Störung im Bereich des Entoderms, sondern einer solchen in der Entwicklung des Mesoderms, der Muskelwand; für die kausale Genese dürften nach seiner Meinung wohl nur chemisch-toxische Momente in Frage kommen. Zuweilen scheinen hereditäre Einflüsse eine Rolle zu spielen.

5. Rektum und Anus.

Im Bereich des Enddarms kommen folgende Mißbildungen vor:

1. Die Atresia ani. Die Analöffnung ist durch eine Membran verschlossen. Die Haut zieht entweder glatt über den After hinweg, oder es findet sich an dessen Stelle ein seichtes Grübchen oder Fältchen, über welchem der Enddarm blindsackartig endigt.

2. Die Atresia recti. Das Rektum ist zum Teil oder in toto durch einen soliden Strang ersetzt. Die Flexura sigmoidea endigt am Kreuzbein oder noch höher oben nach Art einer Ampulle. In leichteren Fällen kann sich die Atresie auf eine kurze Gewebsbrücke beschränken. Bei der reinen Form der Atresia recti ist ein äußerer After vorhanden; oberhalb desselben stößt jedoch der untersuchende Finger auf ein Hindernis. Besteht gleichzeitig eine Atresia ani, so spricht man von einer Atresia ano-rectalis.

3. Abnorme Mündungen und Kommunikationen. Der Mastdarm mündet nicht an normaler Stelle, sondern im Bereich der Harnwege oder des Genitales:

Atresia ani vesicalis, Mündung in die Blase. Die Mißbildung braucht bei entsprechender Weite der Fistelöffnung nicht zu Ileuserscheinungen zu führen, ist jedoch im Hinblick auf die unausbleibliche Infektion der Harnwege sehr gefährlich.

Atresia ani urethralis, Mündung in die Harnröhre, an der Unterseite des Penis, am Skrotum.

Atresia ani vaginalis, Mündung in die Scheide. Die Prognose ist in diesem Fall bei entsprechend weiter Kommunikation nicht so ungünstig wie bei den erstgenannten Formen.

Atresia ani vestibularis, Mündung in das Vestibulum vaginae. Da hierbei das Rektum nach außen mündet, so ist, natürlich wieder eine genügende Größe der Öffnungen vorausgesetzt, die Prognose relativ günstig.

Bei allen im vorstehenden genannten Mißbildungen kann außer der abnormen Kommunikation auch eine normale Mündung des Rektums vorhanden sein. Es kommt dann eben nur zur Bildung entsprechender Fisteln.

Die Symptome der vollkommenen Atresie des Mastdarms, sowie jener Fälle, bei denen zwar eine Mündung vorhanden, das Lumen derselben aber sehr eng ist, sind die des Darmverschlusses: völliger Stuhlmangel, nach einiger Zeit Erbrechen, Meteorismus, sichtbare Peristaltik usw. Die Diagnose ist bei einiger Aufmerksamkeit leicht zu stellen. Auch bei normaler Analöffnung gelingt es meist leicht, durch digitale Untersuchung des Rektums das blinde Ende zu palpieren; nur bei sehr hohem Sitz der Atresie können diagnostische Schwierigkeiten eintreten. Die Sondenuntersuchung ist trügerisch. Abnorme Kommunikationen und Mündungen erkennt man an dem Kotabgang aus der Harnröhre oder Scheide, resp. an irgend einer Stelle des Peritoneums; dabei ist zu berücksichtigen, daß die Stuhlbeimengung zum Blaseninhalt nicht in jeder Harnportion nachweisbar sein muß.

Die möglichst frühzeitige Erkennung der Atresien im Bereich des Enddarms ist von allergrößter Wichtigkeit, da in der Mehrzahl der Fälle nur eine sofortige Operation das Kind zu retten vermag. Sind einmal Folgeerscheinungen des Darmverschlusses eingetreten, so ist die Prognose wesentlich schlechter. Ein längeres Zuwarten ist nur bei der Atresia vestibularis, unter Umständen auch bei der Atresia vaginalis gestattet.

Die operativen Eingriffe, auf deren nähere Beschreibung hier nicht näher eingegangen werden soll, bezwecken nicht nur den freien Austritt des Kotes, sondern womöglich auch die Herstellung einer normalen und gut funktionierenden Rektalmündung. Am zweckmäßigsten ist es, das blinde Ende des Mastdarms vom Damm aus aufzusuchen. Eine stumpfe Durchtrennung ist nur dann zu empfehlen, wenn die Zwischenschicht so dünn ist, daß man das Mekonium hindurchschimmern sieht. Bei größerer Dicke der Zwischenschicht soll man nach einem medianen Einschnitt das Rektum an der Vorderfläche des Kreuzbeins aufsuchen, wenn möglich die Ampulle uneröffnet in der Haut fixieren und erst dann eröffnen, oder wenn dies nicht möglich ist, die Schleimhaut der eröffneten Ampulle mit der äußeren Haut vernähen (Proktoplastik). Ist der Enddarm nicht auffindbar, so muß man ihn nach Vornahme einer Laparotomie von der Bauchwunde aus aufsuchen und gegen die Perinealwunde vordrängen. Die Anlegung eines Anus praeternaturalis soll das letzte Zufluchtsmittel sein (Spitzy).

Die Hirschsprungsche Krankheit und verwandte Krankheitsbilder.

Obzwar die sog. Hirschsprungsche Krankheit keinen ätiologisch einheitlichen Begriff darstellt, so handelt es sich doch um eine nicht nur klinisch, sondern auch ihrem Wesen nach ziemlich gut umgrenzte Krankheitsgruppe. Ihre charakteristische Eigentümlichkeit besteht in abnormer Weite und Wandverdickung des Dickdarms (Megakolon) bei Fehlen einer Verengerung oder eines sonstigen Passagehindernisses am aufgeschnittenen Darm. Dadurch sind die Fälle von Hirschsprungscher Krankheit von jenen mit einer anatomisch nachweisbaren Stenose scharf abgegrenzt. Nur auf die Frage, wieso die Dila

tation und Hypertrophie des Kolons, das „Megacolon congenitum", zustande
kommt, gibt es keine einheitliche Antwort, und es hat den Anschein,
als ob mehrere der über diesen Gegenstand aufgestellten Hypothesen zu Recht
bestünden (Kleinschmidt).

Von den verschiedenen Faktoren, welche für die Ätiologie der Hirschsprungschen Krankheit in Betracht kommen, ist die wichtigste die Abknickung des Darms bei angeborener Enge und Schlingenbildung des Dickdarmes,
insbesondere der Flexura sigmoidea. Die kindliche Flexur weist eine relativ
bedeutendere Länge auf als die des Erwachsenen. Das Verhältnis der Länge
des Dickdarms zur Körperlänge beträgt beim Neugeborenen $2^{2}/_{3} : 1$ (gegen $2 : 1$
beim Erwachsenen), wobei das aufsteigende und Querkolon relativ kurz, das Colon
descendens und insbesondere die S-Schlinge länger sind. Die relativ bedeutende Länge und Beweglichkeit des Darms und die hierduch gebotene
Gelegenheit zur Schlingenbildung schafft eine Disposition zu Knickungen,
welche eine Passagestörung nach sich ziehen können. Für die Erklärung der
Pathogenese jener Fälle, welche schon nach der Geburt das Bild des Megakolon
darbieten, ist insbesondere ein von Konjetzny erhobener Befund von Wichtigkeit: er konnte bei einem drei Tage alten Kind bei Fixierung der Baucheingeweide in situ durch Gefäßinjektion mit Formalin eine Abknickung des S romanum
gegen das Rektum feststellen, welche noch intrauterin zur Stauung des Mekoniums im Colon transversum und descendens, sowie in der übergroßen, mehrfach gewundenen Flexur und zur Dilatation und Wandhypertrophie dieser
Darmabschnitte geführt hatte. Die Abknickung kann um so leichter zustande
kommen, je länger und je freier beweglich die S-Schlinge ist. Die Knickung
sitzt entweder am Übergang des S romanum in den Mastdarm oder an der Grenze
zwischen absteigendem Kolon und S-Schlinge. Nach Pfisterer ist nicht so
sehr die Länge der Schlinge als vielmehr die ihres Mesenteriums von Bedeutung,
und ist bei genügender Beweglichkeit eine Abknickung auch ohne Verlängerung
der Flexur möglich.

Außer der Abknickung kann auch eine Achsendrehung der Schlinge
zu einem Passagehindernis führen. Dieses Moment ist für das Kindesalter
von untergeordneter Bedeutung, da die Fußpunkte der Schlinge nicht nahe
bei einander stehen, wie dies zum Zustandekommen eines Volvulus erforderlich
ist, sondern im Gegenteil weit von einander (Heller). Nur bei kongenital
bedingter Nahestellung der Fußpunkte, einer seltenen Anomalie, kann schon
bei jungen Kindern die Achsendrehung zustande kommen (Kleinschmidt).

In andern Fällen scheint eine spastische Darmkontraktur zur Ausbildung des Hirschsprungschen Symptomenkomplexes führen zu können,
und zwar auch schon bei ganz jungen Säuglingen (Koeppe). Sitzt das Hindernis in einer noch erreichbaren Höhe, so gelingt es, bei Digitaluntersuchung vom
Rektum aus einen engen Ring zu palpieren, welcher dem spastisch kontrahierten
Darmteil entspricht. Wenn der Spasmus nicht zur Hypertrophie geführt hat,
so ist die wahre Ursache des Leidens auch bei der Sektion nicht zu erkennen.
Es kann in solchen Fällen sekundär zur Dilatation, Kotstauung und Knickung
kommen. (S. die weiter unten angeführten Fälle.)

Die bei Lähmung des Rektums und Beckenbodens sich einstellenden Symptome von Hirschsprungscher Krankheit (Finkelstein)
wurden beim Neugeborenen bisher nicht beobachtet. Dasselbe gilt von dem
Klappenmechanismus auf Grund abnormer Entwicklung der Plicae transversales
des Rektums.

Es scheint, daß sich nicht alle Fälle auf mechanische Ursachen zurückführen lassen, sondern daß auch der Mißbildungstheorie eine gewisse Berechtigung eingeräumt werden muß: in einem Falle von Marchand fand sich

eine erhebliche Erweiterung des Colon ascendens und transversum mit allmählicher Verjüngung im Bereich des Colon descendens, bis am Übergang zur Flexur die relativ engste Stelle erreicht wurde. Kleinschmidt erkennt deshalb neben der durch ein mechanisches Hindernis bedingten Dilatation und Hypertrophie des Dickdarms die Existenz des echten Megacolon congenitum idiopathicum im alten Sinne Hirschsprungs an.

Die drei Hauptsymptome der voll ausgebildeten Hirschsprungschen Krankheit sind folgende: mächtige meteoristische Auftreibung des Bauches (Ballonbauch), hochgradige Obstipation, sicht- und fühlbare Peristaltik (Abb. 49). Zuweilen kommt es auch zu Erbrechen und ausgesprochenen Erscheinungen

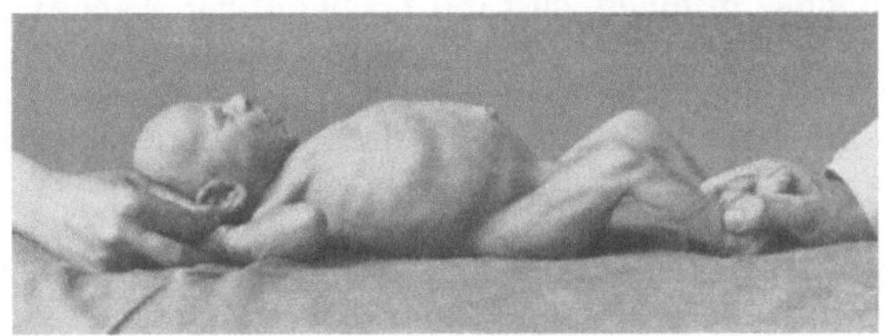

Abb. 49. Meteoristische Auftreibung des Abdomens und Darmsteifung bei Hirschsprungscher Krankheit (erste Lebenswoche).

von Ileus. Die meist sehr erhebliche Beeinträchtigung des Allgemeinzustandes ist eine Folge der Stagnation des Darminhaltes, der Schädigung der Darmwand, der dadurch geschaffenen abnormen Resorptionsverhältnisse und der mangelhaften Ernährung. Die infolge Hochstand des Zwerchfells eintretende Raumbeengung des Thorax führt zu Respirations- und Zirkulationsstörungen.

Es hängt von dem Grad der der Erkrankung zugrunde liegenden anatomischen Veränderung ab, resp. von der Zeit, zu welcher der Folgen sich geltend machen, ob das Leiden schon nach der Geburt manifest ist, oder erst nach einer mehr minder langen Latenzperiode in Erscheinung tritt. Der Beginn ist häufig ein schleichender, doch reichen auch bei den sich allmählich entwickelnden Formen die ersten Anfänge der Erkrankung relativ häufig bis in die früheste Kindheit zurück. Nach der statistischen Zusammenstellung von Löwenstein bestanden unter 88 Fällen die Krankheitssymptome 55 mal seit der Geburt. Die Kinder können schon mit deutlicher Vergrößerung des Bauchumfangs zur Welt kommen; häufiger stellt sich die meteoristische Auftreibung des Leibes erst im Verlauf der ersten Lebenstage ein. Noch häufiger als der Meteorismus tritt das zweite Kardinalsymptom, die Obstipation, schon in den ersten Lebenstagen in Erscheinung. Die Entleerung des Mekoniums kann ausbleiben oder erfolgt erst nach Klysmen und Einläufen. Ist das Mekonium ausgestoßen, so dauert die Obstipation an. Freilich ist es um diese Zeit schwer zu entscheiden, ob die Verstopfung eine Folge der Krankheit oder der Unterernährung ist, denn bei dem schlechten Allgemeinzustand der Kinder ist die Nahrungsaufnahme während der ersten Tage meist eine sehr geringe. Wird genügend Milch aufgenommen, so tritt häufig Erbrechen ein; das Erbrochene kann gallig gefärbt sein. Gelangt Nahrung oder überhaupt Flüssigkeit in den Darm, so macht sich nun das dritte Kardinalsymptom, die sichtbare Peristaltik, geltend. Über das mächtig aufgetriebene Abdomen laufen starke peristaltische Wellen. Das nun vorliegende Krankheitsbild hat große Ähnlichkeit mit dem einer Atresie. Wenn man ein Darmrohr einführt, kann man sich jedoch nicht nur davon überzeugen, daß keine Atresia ani oder recti vorliegt, sondern daß, wie aus dem hierbei meist erfolgenden Abgang von Winden und gefärbtem Darminhalt hervorgeht, sich auch in den höheren Darmabschnitten keine unwegsame Stelle befindet. Es bestehen die klinischen Symptome einer in den unteren Darmabschnitten sitzenden Stenose.

Die unmittelbaren Folgen des Passagehindernisses hängen ganz von dem Grad der Stenose ab. Wird durch therapeutische Maßnahmen für genügende Darmentleerung gesorgt, oder geht der gestaute Darminhalt, wenn auch in langen Intervallen, spontan ab, trinkt das Kind genügend, so kann das Leben erhalten bleiben. Das Leiden nimmt einen mehr chronischen Verlauf an; die Kinder können nicht nur das Säuglingsalter, sondern auch die ersten Lebensjahre überleben. Sind die Symptome von Anfang an schwer, so verfallen die Kinder in einen Zustand hochgradiger Kachexie mit allen ihren Folgezuständen, vor allem der verminderten Resistenz gegen Ernährungsstörungen und Infektionen; oder sie gehen unter den Erscheinungen der Inanition zugrunde. Immerhin hat es den Anschein, daß die Prognose der Hirschsprungschen Krankheit nicht immer ungünstig ist. Abgesehen von Formes frustes, bei welchen nach anfänglichen Stenosenerscheinungen im Lauf des Wachstums bei Kräftigung der Muskelwandungen des sich abknickenden Darmes die Symptome dauernd schwinden können, kann bei entsprechender Therapie auch in Fällen mit voll entwickeltem Symptomenkomplex Heilung oder wenigstens ein längere Zeit andauerndes Latenzstadium eintreten. Ob eine Dauerheilung vorkommt, ist freilich eine andere Frage. Heller glaubt, daß die mit angeborenem großen und abnorm gelagerten Sigma behafteten Kinder, die nicht an Hirschsprungscher Krankheit in der Jugend sterben, Kandidaten für eine Achsendrehung der Flexur im späteren Leben sind.

Therapie. Finden sich bei einem Neugeborenen die Symptome der Hirschsprungschen Krankheit, so muß man sich vor allem bemühen, das Passagehindernis möglichst zu beheben. Beim gewöhnlichen tiefen Sitz des Hindernisses am oberen Ende des Rektums gelingt dies am besten durch Einführung eines Darmrohres. Dies allein bessert bisweilen die momentanen Symptome, die gestauten Darmsekrete und Gase gehen ab. Der Darminhalt soll durch tägliche Eingießungen nach Möglichkeit entfernt werden; zweckmäßig ist es, relativ große Mengen (½ Liter) einzugießen, weil dadurch der geknickte Darm aufgerichtet werden kann. Sehr günstige Erfolge erzielt man manchmal durch die permanente Drainage der stenosierten Stelle mit einem weichen Darmrohr (Göppert, Zarfl). Die Ernährung erfolgt nach den gewöhnlichen Regeln, wie sie bei Trinkschwierigkeiten und Erbrechen üblich sind. In den seltenen Fällen, in denen man einen Krampfzustand der Darmmuskulatur anzunehmen berechtigt ist, kann man Atropininjektionen versuchen.

Eine operative Behandlung kommt wohl immer erst später, jedenfalls nicht während der Neugeborenenperiode, in Betracht, es sei denn, daß eine Indicatio vitalis vorliegen sollte; es ist ja nicht unmöglich, daß auch die Hirschsprungsche Krankheit Symptome eines kompletten Darmverschlusses verursacht, — der Erfolg einer Operation ist dann freilich sehr zweifelhaft.

Bei der typischen Hirschsprungschen Krankheit liegt das Hindernis in der Flexur, die Auftreibung des Darms betrifft das Kolon. Ausnahmsweise können ähnliche Erscheinungen aber auch an andern Stellen des Darms vorkommen. Torkel fand in der Leiche eines zwei Tage alten unter Ileuserscheinungen erkrankten Kindes eine mächtige zylindrische Erweiterung des Jejunums; er nimmt eine „auf einer Entwicklungsstörung beruhende Veränderung" an. Der Tod kam durch mehrfache Abknickung und eine komplizierende Peritonitis zustande.

Einen sehr eigentümlichen Fall beobachtete Reynes. Bei einem Kind mit Ballonbauch, Meteorismus, Stuhlverhaltung und galligem Erbrechen fanden sich bei der am dritten Lebenstag vorgenommenen Operation Cökum, Colon ascendens und die erste Hälfte des Querkolon ausgedehnt und strotzend gefüllt, während die zweite Hälfte des Querkolons, das Colon descendens und die Flexura sigmoidea leer und kontrahiert waren. Da ein mechanisches Hindernis weder bei der Operation noch bei der bald darauf vorgenommenen Obduktion gefunden werden konnte, wird ein paralytischer Zustand des Darms angenommen, ein Zustand von Hypotonie der an sich normalen Darmmuskulatur infolge mangelhafter Innervation (Bing).

Verf. beobachtete folgenden Fall: Ein 1700 g schweres, frühgeborenes Kind entleert zwar am ersten Tag Mekonium, leidet aber von da an an kompletter Stuhlverhaltung. Beim Einführen eines Darmrohrs geht etwas blutiger Schleim ab; Wasserklysmen laufen klar ab. Ernährung mittelst Gavage; häufiges Erbrechen; Aspirationspneumonien. Rasch fortschreitender Verfall. Kein Meteorismus, keine sichtbare Peristaltik. Tod am fünften Tag. Bei der Sektion finden sich Ileum und Dickdarm kontrahiert und bis auf etwas grauweißlichen, zähen Schleim frei von Inhalt. Magen, Duodenum und Jejunum sind relativ stark gefüllt, ihre Schleimhaut befindet sich im Zustand hämorrhagischer Entzündung (Stagnation).

Bei einem andern Kind (3400 g Geburtsgewicht) bestanden während der ersten Tage ausgesprochene Symptome einer Darmstenose: Auftreibung des Bauches, sichtbare Peristaltik, fortwährendes galliges Erbrechen, Fehlen spontaner Stuhlentleerung; nur bei kräftiger Massage des Abdomens konnten relativ reichliche Mengen zersetzten Mekoniums exprimiert werden. Die Symptome kamen nach einer am fünften Tag vorgenommenen Injektion von 0,1 mg Atropin (post oder propter hoc?) völlig zum Schwinden, und das Kind erholte sich zusehends. Es ist nicht ausgeschlossen, daß es sich in diesem Fall um einen Spasmus im untern Dünndarm handelte.

Derartige Fälle weisen darauf hin, daß bei Neugeborenen mitunter mehr oder weniger ausgesprochene Erscheinungen einer Unwegsamkeit oder Verengerung des Darms bestehen können, ohne daß ein mechanisches Hindernis in Gestalt einer wahren Atresie oder Stenose, einer Knickung oder Torsion vorliegen muß. Die Ätiologie dieser seltenen Krankheitsbilder ist noch dunkel.

D. Erkrankungen des Peritoneums.

Peritonitis.

Auch beim neugeborenen Kind kommen sowohl akute wie chronische Peritonitiden zur Beobachtung. Letztere entstehen schon während des intrauterinen Lebens; man bezeichnet sie deshalb auch als fetale Peritonitis.

1. Die fetale Peritonitis.

Die fetale Peritonitis kann in der Weise zustande kommen, daß Infektionserreger oder toxische Stoffe von der Mutter auf den Fetus übergehen. Mya glaubt, daß ein solcher Übergang von Giftstoffen z. B. bei Tuberkulose der Mutter eine adhäsive Peritonitis verursachen könne. Als sicher darf man annehmen, daß es angeborene Peritonitiden auf luetischer Basis gibt. Simpson fand unter 25 Fällen dreimal sicher, dreimal wahrscheinlich Lues. Die luetische Peritonitis findet sich zuweilen neben ulzerativen Prozessen der Darmschleimhaut (siehe S. 469). Peiser glaubt allerdings, daß man bei mazerierten Feten Beschläge auf dem Peritoneum und Ergüsse in den Peritonealraum leicht fälschlich für Peritonitis halten könne. Möglicherweise spielen bei der fetalen Peritonitis auch hämatogene septische Infektionen von seiten der Mutter ätiologisch eine Rolle.

Die relativ häufige Koinzidenz der fetalen Peritonitis mit Atresien und Stenosen, sowie Achsendrehungen des Darms weist auf einen kausalen Zusammenhang dieser Zustände hin. Es ist nur nicht ohne weiteres klar, ob die Peritonitis die Ursache des Darmhindernisses oder dieses die Ursache der Peritonitis ist. Peiser hält die Peritonitis stets für sekundär. Die Peritonitis bei Atresien oder Achsendrehungen ist, wenn überhaupt vorhanden, stets ein rein lokaler, auf die betroffene Darmpartie beschränkter Prozeß. Kommt es im Anschluß an eine Atresie zum Volvulus, — das Vorkommen einer intrauterinen Achsendrehung ist freilich nicht vollkommen sichergestellt —, so scheint allerdings gewöhnlich eine diffuse, über die Bauchhöhle verbreitete Peritonitis zu entstehen, welche zu weitgehenden Verwachsungen der Därme untereinander führen kann. M. Unger fand bei einer diffusen fetalen Peritonitis zwei Abknickungen(Stenosen) des Darms, über welchen das Mekonium angesammelt und die Darmwand verdünnt war. Das Peritonealexsudat erwies sich als steril. Bei Mißbildungen im Bereiche des Urogenitalapparates kann gelegentlich auch ein Urinerguß in die Bauchhöhle, bei intrauterinen Spontanrupturen des Darms ein Austritt von Darminhalt in den Peritonealraum eine Peritonitis zur Folge haben.

Die meisten Kinder mit fetaler Peritonitis sterben während oder unmittelbar nach der Geburt; nur selten bleiben sie einige Stunden oder Tage am Leben. Das hervorstechendste Symptom ist die oft schon während des Durchtritts durch die Geburtswege auffallende Auftreibung und Spannung des Abdomens, welche teils von geblähten Darmschlingen, teils von Ergüssen herrührt. Die Kinder zeigen meist starke Dyspnoe und Cyanose, da das Zwerchfell nach oben gedrängt und die Atmung behindert ist. Die Ileuserscheinungen, welche bei längerer Lebensdauer auftreten, rühren meist von den gleichzeitig vorhandenen Hindernissen im Bereich des Darmlumens her, oder auch von einem Passagehindernis, das infolge Abknickungen und Abschnürungen des Darms durch peritonitische Stränge zustande kommt. Peiser hält es für möglich, daß lokalisierte Peritonitiden ohne jede Folgeerscheinungen verlaufen können oder erst im späteren Leben zu Ileuserscheinungen Veranlassung geben.

Nur die letztgenannten Fälle sind einer operativen Therapie zugänglich; bei schweren Formen sterben die Kinder entweder an den Folgen der gleichzeitig bestehenden Darmanomalie oder an dem Grundleiden, so daß jede Therapie von vornherein aussichtslos erscheint.

2. Die akute Peritonitis.

Die akute Peritonitis der Neugeborenen ist entweder eine Teilerscheinung einer allgemeinen Sepsis oder tritt als lokalisierte Erkrankung auf. Letztere kann verschiedenen Ursprungs sein.

Die vom Nabel ausgehenden Infektionen, sei es nun eine Arteriitis umbilicalis, Omphalitis oder Nabelgangrän usw., dürfen als die häufigste Ursache der akuten Peritonitis des Neugeborenen gelten. Auch das Erysipel der Bauchdecke, das vom Nabel oder vom Genitale seinen Ausgang nimmt, greift häufig auf das Peritoneum über.

Außer diesen auf einer Infektion von außen beruhenden Formen gibt es auch solche, die vom Darm ihren Ausgang nehmen.

Unvermeidlich ist eine Infektion des Bauchfells bei der sog. spontanen Darmruptur. Diese erfolgt in seltenen Fällen schon intrauterin und kann, wie schon erwähnt, eine fetale Peritonitis zur Folge haben (Breslau, Clarke, Dubler, Genersich). Eine Perforation des Dünndarms mag in manchen Fällen dadurch zustande kommen, daß das Meckelsche Divertikel durchreißt oder sich ohne vorherigen Schluß seiner Öffnung vom Nabel ablöst. Shukowski bringt den Durchbruch mit einer Gangrän des strangulierten Divertikels in Beziehung. A. Paltauf sieht die Ursache der Darmperforation in einer Koprostase, welche durch übertriebene Spannung des Darms Risse oder auch Nekrose veranlassen kann. Auch bei intrauterin entstandenen Perforationen schließt sich, sobald nach der Geburt des Kindes die Infektion des Darminhalts erfolgt, an die fetale eine akute Peritonitis an. In der Mehrzahl der Fälle kommen die spontanen Darmrupturen wahrscheinlich während der Geburt zustande (Zillner, Falkenhein und Askanazy, Ciechanowski, Sury). Sie sitzen dann in der Regel im Kolon, am häufigsten in der Gegend der Flexura sigmoidea, besonders bei langem Gekröse der letzteren. Nach Zillner erfolgt die Ruptur der S-förmigen Schlinge in der Weise, daß sie bei strotzender Füllung mit Mekonium zwischen der Lendenwirbelsäule oder der Linea arcuata des Beckens einerseits und den Bauchdecken andererseits bis zur Unwegsamkeit komprimiert wird; das Kindspech kann weder gegen das Querkolon, noch gegen das Rektum ausweichen und ein geringer Druck genügt dann, um die Berstung am Scheitel der Schlinge zustande zu bringen. Bei anderer Lokalisation der Perforationsöffnung mögen Stauungsvorgänge infolge Knickungen des Darms eine ätiologische Rolle spielen.

Die Lebensdauer der Kinder mit Darmruptur ist in der Regel eine kurze; der Tod tritt meist schon am ersten oder zweiten Tag ein. Die Kinder bieten entweder keine auffallenden Symptome, oder sie schreien auffallend viel, verweigern die Nahrungsaufnahme, werden stark zyanotisch; gewöhnlich ist der Bauch trommelartig aufgetrieben. In dem Fall von Falkenhein traten, offenbar infolge teilweisen Verschlusses der Perforationsöffnung durch verkalktes Mekonium, die Symptome der Peritonitis erst nach fünf Tagen auf; das Kind lebte drei Wochen.

Infektionen des Peritoneums vom Darminnern aus sind wahrscheinlich schon beim Neugeborenen von größerer Bedeutung als man gewöhnlich annimmt. Finkelstein weist darauf hin, daß schon in den ersten Lebenstagen im Anschluß an Geschwüre des Magens oder Duodenums Peritonitiden entstehen können. Solche Geschwüre findet man ja zuweilen, speziell bei der Melaena; immerhin dürfte diese Ursache der Peritonitis eine relativ seltene sein. Die — nach der vom Nabel ausgehenden Infektion — vielleichst häufigste Ursache der Bauchfellentzündung liegt wohl in enteralen Infektionen. Die Peritonitis kann sich in solchen Fällen an eine infektiöse Enteritis anschließen, kommt aber auch bei sehr geringgradigen Darmveränderungen, ja selbst bei scheinbar gar nicht wesentlich veränderter Darmschleimhaut vor.

Verf. beobachtete einen Fall von Streptokokkenperitonitis mit hämorrhagischem Exsudat bei einem am sechsten Tag verstorbenen kräftigen Kind, dessen Nabel und Nabelgefäße sich bei der Sektion als vollkommen intakt erwiesen, und dessen Darm außer einer nicht sehr hochgradigen Enteritis des Dickdarms keine wesentlichen Veränderungen zeigte.

Läßt sich nirgends eine Infektionspforte nachweisen, so ist die Annahme die naheliegendste, daß ein Durchtritt von Bakterien durch die Darmwand die Entzündung des Bauchfells verursacht hat.

Akute Peritonitiden, sowohl zirkumskripte als diffuse, sind endlich häufige Folgeerscheinungen der mit Stagnation des Darminhalts einhergehenden oder die Ernährung der Darmwand beeinträchtigenden Passagehindernisse, wie Atresien, Stenosen, Achsendrehungen usw.

Während die Peritonitis früher als eine speziell während der Neugeborenenperiode besonders häufige Erkrankung galt, ist sie wie alle akut infektiösen, septischen Krankheiten des Neugeborenen dank der modernen Wochenbetts- und Säuglingspflege eine sehr seltene Krankheit geworden. Ältere Beobachter (Silbermann) schildern das Krankheitsbild folgendermaßen:

Mitten im besten Wohlbefinden tritt Unruhe auf, die Kinder schreien auf, verweigern die Nahrungsaufnahme, verfallen. In andern Fällen beginnt die Krankheit mit Erbrechen, starken Diarrhöen, Meteorismus, Schmerzhaftigkeit des Leibes, frequenter Atmung, raschem Puls, stärkerem Ikterus. Nach wenigen Tagen, bei foudroyant verlaufenden Fällen schon nach wenigen Stunden, tritt unter Kollapserscheinungen, manchmal unter Krämpfen der Tod ein. Dabei ist jedoch hervorzuheben, daß das Erbrechen zwar ein häufiges, aber kein konstantes Symptom ist, daß bald profuse Diarrhöen bestehen, bald hartnäckige Verstopfung, daß der Meteorismus zuweilen fehlen kann und ein Exsudat in der Bauchhöhle oft nur schwer nachweisbar ist. Die Temperatur bietet wie bei allen septischen Erkrankungen des Neugeborenen nichts Charakteristisches. Die Inkonstanz und Vieldeutigkeit der aufgeführten Symptome läßt es begreiflich erscheinen, daß die Diagnose Peritonitis meist nicht mit Sicherheit gestellt werden kann. Man wird an sie denken, wenn sich eine meteoristische Auftreibung des Abdomens ohne Ileuserscheinungen einstellt und das Kind dabei rasch verfällt. Liegt in einem solchen Fall eine Nabelerkrankung oder ein Erysipel der Bauchdecken vor, so ist die Annahme einer Peritonitis besonders wahrscheinlich.

Die Prognose ist infaust, das Vorkommen von ausheilenden Abortivformen ist zumindest nicht bewiesen. Die Therapie ist aussichtslos.

E. Erkrankungen der Leber und der Gallenwege.

1. Erkrankungen des Leberparenchyms.

Es kann kein Zweifel darüber bestehen, daß die Leber bei den verschiedensten Erkrankungen des Neugeborenen das Krankheitsbild weit mehr zu beeinflussen vermag, als es nach den klinischen Erscheinungen und wohl auch nach dem anatomischen Befund den Anschein hat. Störungen in der Funktion der Leber, jenes großen chemischen Laboratoriums, das als erstes die aus dem Darmkanal aufgenommenen Stoffe zur Verarbeitung zugewiesen erhält, müssen beim neugeborenen Kind, dessen Darmwand eine erhöhte Durchlässigkeit aufweist, besonders leicht zustande kommen, dies um so mehr, als die Leber des Neugeborenen vielleicht eine gewisse funktionelle Rückständigkeit aufweist. Störungen in der Leberfunktion können demnach von der relativ geringen Widerstandskraft des Organs selbst herrühren oder durch toxische und infektiöse Stoffe hervorgerufen werden, die ihr vom Darm zuströmen oder auch schon mit dem Nabelschnurblut zugeführt werden. Bedenkt man, daß auch jede andere von einer beliebigen Einbruchspforte ausgehende Infektion, jede Intoxikation die Leber in Mitleidenschaft zieht, so ergibt sich, daß die Erkrankungen der Leber während der ersten Lebenszeit von größter Bedeutung sein müssen, wenn auch die Zahl der klinisch abgrenzbaren Leberkrankheiten des Neugeborenen noch eine sehr geringe ist. Die Erscheinungen der sog. Leberinsuffizienz sind so wenig konstant, beim neugeborenen Kind aus technischen Gründen einer Untersuchung so schwer zugänglich und auf Grund rein klinischer Symptome so wenig scharf umrissen, daß es besonders bei den schweren Allgemeinerkrankungen fast unmöglich ist, die Rolle, welche die kranke Leber in dem gesamten Krankheitsbild spielt, zu erkennen.

Wie bei der Besprechung des Ikterus neonatorum auseinandergesetzt wurde, besteht beim Neugeborenen eine sicher zum Teil in der Beschaffenheit der Leberzelle begründete Disposition zum Ikterus. Skormin zählt, abgesehen von den auf kongenitalen Erkrankungen beruhenden Passagehindernissen in den großen Gallenwegen eine ganze Reihe von Ikterusformen auf: Ikterus septicus, Ikterus bei Winckelscher Krankheit, Ikterus bei intestinalen Infektionen, Ikterus bei Blutergüssen, Ikterus katarrhalis, Ikterus toxicus, Ikterus bei akuter Atrophie. Ikterus ist während der ersten Lebenswochen ein sehr häufiges Begleitsymptom diverser Erkrankungen. Wir haben es hierbei offenbar vielfach nur mit dem gewöhnlichen Ikterus neonatorum zu tun, der aber in seiner Intensität und Dauer durch die hinzutretenden Allgemeinerkrankungen beeinflußt wird.

Parenchymatöse und fettige Degeneration der Leber sind ein ganz gewöhnlicher Begleitbefund aller septischen Erkrankungen. Degenerative Prozesse in der Leber findet man aber auch zuweilen bei solchen Erkrankungen, bei welchen keine Anhaltspunkte für eine bakterielle Ätiologie vorliegen, sondern wo wir die Wirkung eines Toxins, das auf plazentarem Wege in die Leber des Fetus gelangt ist, annehmen müssen, z. B. bei Kindern eklamptischer Mütter, welche kurze Zeit nach der Geburt sterben (Schmorl, Dienst). Dienst weist darauf hin, daß das den Eklampsiegiftstoff enthaltende Nabelvenenblut als erstes Organ die fetale Leber durchströmt. Hammer untersuchte zwei Kindesleichen, welche makroskopisch keine Veränderungen darboten, aber mikroskopisch hochgradige Degeneration der parenchymatösen Organe und des Herzens aufwiesen. Da in einem Fall die Mutter zur Zeit der Entbindung hoch fieberte, im andern Fall eine Plazentarentzündung vorlag, darf man annehmen, daß die tödlichen Veränderungen in den kindlichen Organen durch toxische Stoffe verursacht wurden, die im Blut der Mutter kreisten (siehe auch S. 304).

In der älteren Literatur finden sich einige Fälle von akuter Leberatrophie bei Neugeborenen mitgeteilt. Politzer beobachtete ein Kind, welches am vierten Tag mit Ikterus und den Erscheinungen einer hämorrhagischen Diathese erkrankte und am 18. Lebenstag starb; im Leichenharn fand sich Tyrosin und Leucin. Aufrecht berichtet über das Kind einer gesunden Mutter, welches unter starkem Ikterus, Blutaustritten in der Haut und Ausscheidung von Leucin im Harn am sechsten Lebenstag starb, und bei welchem die Sektion eine Verkleinerung der Leber, Aufhebung der regelmäßigen Anordnung der Zellen und Kernschwund, also Koagulationsnekrose, und Blutaustritte im Parenchym ergab; es fanden sich auch Bakterien in der Leber. Derartige Fälle sind natürlich als Sepsis aufzufassen, doch verdienen sie wegen des merkwürdigen anatomischen Befundes vielleicht doch eine Sonderstellung; wurden doch auch bei der akuten gelben Leberatrophie des Erwachsenen, deren Ätiologie noch in tiefes Dunkel gehüllt ist, in einer Reihe von Fällen Bakterien gefunden. Von besonderem Interesse ist der Fall von Bing. Bei dem Kind einer eklamptischen Mutter, welche selbst mehrere Krampfanfälle gehabt hatte, fand sich Leucin im Harn und post mortem eine schwere Veränderung der Leber, bestehend in fettiger Degeneration und hämorrhagischen Nekrosen (s. a. S. 418ff).

Die Veränderungen der Leber beim Ikterus septicus werden von Birch-Hirschfeld als ausgesprochene akute interstitielle und parenchymatöse Hepatitis bezeichnet. Der sog. Infektionsikterus der Neugeborenen, welchen Lesage und Demelin beschrieben, äußerte sich bei den von den genannten Autoren beschriebenen Epidemien klinisch in der Weise, daß bei ikterischen Kindern Cyanoseanfälle, manchmal Konvulsionen und Verdauungsstörungen auftraten, Erscheinungen, welche nach mehreren Tagen in Genesung übergingen, in andern Fällen aber auch zum Tode führten. Die Leberbefunde waren verschieden; in den schweren Fällen war die Leber rot und zerfließend wie bei der akuten Atrophie, häufig mit hämorrhagischen Herden durchsetzt. Die Fälle leiten zur Gruppe der hämorrhagischen Erkrankungen, der Winckelschen Krankheit usw. hinüber. Ein der akuten gelben Leberatrophie recht verwandtes Bild bietet auch die Buhlsche Krankheit (siehe S. 418). Bei all diesen Allgemeinerkrankungen infektiösen oder toxischen Ursprungs gehen die Symptome der Lebererkrankung in dem Bild der allgemeinen Sepsis oder Intoxikation verloren. Die Lebererkrankung bildet hier bloß eine anatomische Teilerscheinung in dem Komplex schwerer Veränderungen, welche den Gesamtorganismus betreffen.

Der sog. Ikterus katarrhalis ist trotz seines häufigen Vorkommens bezüglich seiner Pathogenese nicht aufgeklärt. Inwieweit ein bloßer Duodenalkatarrh vorliegt, inwieweit infektiöse Vorgänge in der Leber und in den Gallengängen (Cholangitis katarrhalis u. dgl.) von Bedeutung sind, ist infolge des benignen Verlaufs der Erkrankung und des Fehlens von Sektionsbefunden noch nicht entschieden. Man versteht unter Ikterus katarrhalis vorläufig nicht viel mehr als einen klinischen Symptomenkomplex, bestehend in Ikterus, Acholie der Stühle und Bilirubinurie, mit günstiger Prognose. Derartige Ikterusformen gehören beim Säugling zu den größten Seltenheiten. Raudnitz beobachtete einen vier Tage alten Knaben mit starkem Ikterus, vollkommen farblosen, schleimigen Stühlen und Bilirubinurie; Tod am neunten Tag; bei der Sektion fand sich die Duodenalschleimhaut geschwollen und injiziert. Es ist nebensächlich, darüber zu debattieren, ob man diesen Fall in Anbetracht seines malignen Verlaufs als katarrhalischen Ikterus bezeichnen soll. Jedenfalls kommt es beim Neugeborenen äußerst selten vor, daß ausgesprochen acholische Stühle ausgeschieden werden, wenn nicht eine Atresie der Gallenausführungsgänge vorliegt. Auch Lovett-Morse erwähnt einen Fall von „Ikterus catarrhalis" bei einem Neugeborenen.

Cirrhotische Prozesse in der Leber des neugeborenen Kindes (angeborene Cirrhosen) stehen einerseits mit der Lues hereditaria, andererseits mit kongenitalen Veränderungen der Gallenausführungsgänge in Beziehung. In ersterem Fall handelt es sich um eine diffuse interstitielle hereditär-luetische Hepatitis unter dem Bild der hypertrophischen Cirrhose (Henoch, Neumann); liegen Anomalien an den Gallenausführungsgängen vor (Freund, Theodor, Thomson, Neukirch), so kann die biliäre Cirrhose eine Folge der Gallenstauung sein, oder es handelt sich um (wie A. Meyer annimmt) primäre Lebercirrhosen, welche erst sekundär auf die Gallenwege übergreifen; es sind dies wahrscheinlich entzündliche Cirrhosen toxischen Ursprungs.

Die gewöhnlichen Formen der Lebercirrhose kommen beim Säugling äußerst selten, beim Neugeborenen so gut wie niemals vor.

2. Erkrankungen der Gallenausführungsgänge.

Akute Entzündungen der Gallengänge gehören beim Neugeborenen zu den größten Seltenheiten. Eine akute hämorrhagisch-diphtheritische Entzündung der Gallengänge beschreibt Wronke bei einem am achten Lebenstag verstorbenen Kind.

In vereinzelten Fällen wurden bei Neugeborenen Gallensteine gefunden (Bouisson, Portal, Bärensprung, Still und Thomson); hierbei wurde intra vitam zuweilen intensiver Ikterus beobachtet. Vielleicht sind die kongenitalen Gallensteine Folgen von fetalen Entzündungsprozessen (Bland-Sutton), Produkte einer kongenitalen Erkrankung, welche schließlich zur Stenosierung und Obliteration der Gallenwege führt.

Die Atresien und Stenosen im Bereich der großen Gallengänge
können entweder sämtliche drei Gänge, den Ductus choledochus, hepaticus und
cysticus, oder einzelne derselben betreffen. Ein Teil der Fälle ist sicher hereditär-
luetischen Ursprungs. Die Stenosierung der Gänge rührt in diesen Fällen entweder von einer gummösen Cholangitis (Kaufmann), oder von einer Perihepatitis
her, welche von der Leberkapsel ausgeht und zur Bildung von schwieligem Gewebe führt, das die Gallengänge aneinanderpreßt oder sie durchsetzt (Skormin).
Diese Ätiologie scheint jedoch die relativ seltenere zu sein. Häufiger liegen wohl
ähnliche Verhältnisse vor wie bei den angeborenen Passagehindernissen im Bereich des Darms. Die Gallengänge erscheinen partiell oder total obliteriert,
zuweilen in solide Stränge umgewandelt, oder auch nur an einer Stelle unweg-
sam. Manchmal lösen sich die in ihren Anfangsteilen durchgängigen Gänge
im Bereich des Ligamentum hepatoduodenale scheinbar in Bindegewebe auf.
Endlich kann auch ein totaler Defekt eines oder zweier oder auch sämtlicher
Gallengänge samt der Gallenblase vorliegen (Theodor). Nach Benecke
handelt es sich auch im letztgenannten Fall nicht um eine Agenesie, eine echte
Aplasie der Gallenwege, sondern stets um eine nachträgliche Obliteration, eine
primäre innere Abschnürung, da es entwicklungsgeschichtlich ohne Choledochus
auch keine Leber geben kann. Wir haben es also mit einer Anomalie zu tun,
für die vielleicht die Tandlersche Auffassung über die Entstehung der Darmatresien herangezogen werden darf (s. oben). Immerhin kann man die Annahme einer entzündlichen Genese nicht vollkommen umgehen, insbesondere
bei jenen Fällen, welche nach der Geburt noch keinen völligen Abschluß der
Galle vom Darm erkennen lassen, wo also die totale Obliteration nicht angeboren ist, sondern sich erst im Laufe der ersten Lebenswochen allmählich
entwickelt. Hier muß man wohl annehmen, daß fetale Entzündungsprozesse,
deren Ätiologie allerdings noch dunkel ist, eine Rolle spielen.

Als seltene Ursache des Gallengangverschlusses sei außer dem Verschluß
durch Gallensteine noch die ventilartige Klappenbildung am distalen Chole-
dochusende erwähnt, welche zur Bildung der äußerst seltenen kongenitalen
Choledochuscysten führen kann (Wettwer).

Das sinnfälligste Symptom des Gallengangverschlusses ist die Farblosig-
keit des Darminhaltes. Gewöhnlich ist schon das Mekonium farblos. In einigen
Fällen (Westermann, Ibrahim u. a.) trat jedoch die Acholie der Stühle
erst später auf, entweder bald nach der Entleerung von gefärbtem Mekonium
oder erst im Verlauf der ersten Lebenswochen. (In solchen Fällen muß ein bei
der Geburt noch nicht völlig abgeschlossener Obliterationsprozeß angenommen
werden.) Das zweite Symptom, welches die Absperrung der Galle vom Darm
zur Folge hat, ist der Ikterus, welcher stetig an Intensität zunimmt und so
exzessive Grade erreichen kann, wie man sie ähnlich nur bei malignen
Neoplasmen an der Leberpforte beobachtet. Der Ikterus fehlt nur in jenen
seltenen Fällen, wo bloß der Ductus cysticus und die Gallenblase Sitz der
Erkrankung sind. Dem Ikterus entsprechend besteht auch eine intensive
Bilirubinurie.

Alle bisher beobachteten Fälle von vollständigem Verschluß des Ductus
choledochus oder hepaticus endeten letal. Die Kinder verfallen allmählich
einer hochgradigen Kachexie, schon aus dem Grund, weil die Nahrung schlecht
ausgenützt wird; die Stühle sind ungeheuer fettreich. Der Tod erfolgt wahrscheinlich an den Folgen der Inanition oder einer Cholämie, doch tritt er oft
erst nach vielen Monaten ein.

Die Therapie scheint nach dem Schicksal der bisher beobachteten Fälle
aussichtslos zu sein. Von operativen Eingriffen kämen Anastomosenbildungen
zwischen Gallenblase oder den noch durchgängigen Teilen der Gallengänge

(ev. intraperitonealer Gallengänge) und Darm in Betracht, die Cholecystenterostomie oder die Hepato-Cholangio-Enterostomie (O. Ehrhard). In Anbetracht der Unmöglichkeit einer Spontanheilung ist ein operativer Eingriff keinesfalls a priori von der Hand zu weisen; freilich müßte er, wenn auch nicht in den ersten Lebenstagen, so doch möglichst frühzeitig vorgenommen werden

3. Kongenitale Tumoren der Leber.

Als relativ häufigste kongenitale Tumoren finden sich in der Literatur Sarkome (Rundzellensarkome) beschrieben. In der überwiegenden Mehrzahl der mitgeteilten Fälle fanden sich gleichzeitig Tumoren in der Nebenniere (de Ruyter, Heaton, Pepper, Bruck, Wilke). Die Kombination von Leber- und Nebennierentumoren kommt isoliert bloß angeboren vor. Wahrscheinlich liegt bei dieser gleichzeitig und voneinander unabhängig auftretenden Geschwulstentwicklung in beiden Organen eine Nebennierensystemerkrankung vor, wobei der Lebertumor von einem versprengten Nebennierenkeim ausgeht. Es handelt sich mithin offenbar meist um Hypernephrome.

Die Erkrankung äußert sich entweder schon unmittelbar nach der Geburt in Auftreibung des Leibes und palpablem Lebertumor, oder die Symptome treten erst nach 3—5 Wochen, manchmal auch nach einer monatelangen Latenzperiode hervor. Sobald die Tumoren zur deutlich wahrnehmbaren Auftreibung des Bauches geführt haben, ist das weitere Wachstum gewöhnlich ein sehr rasches und führt binnen kurzem zum Tod. Die Entwicklung von Ascites und Ikterus hängt von den räumlichen Beziehungen zwischen Tumor und Leberpforte ab.

Auch Fälle von primärem Karzinom der Leber bei Neugeborenen sind bekannt (Siebold, Plaut, Yamagiwa). Kongenitale Angiome der Leber findet man in Gestalt von Teleangiektasien, welche bald nur kleine Bezirke, bald einen großen Teil der Leberoberfläche einnehmen können (Simonini), als kavernöse Angiome, welche bersten und zu tödlichen Blutergüssen in die Bauchhöhle führen können (Hammer), oder als multiple knotenförmige maligne Hämangioendotheliome (Veeder und Austin). Ramdohr beschreibt ein „angeborenes multiples Angiosarkom" der Leber, Ernst einen Fall von „allgemeiner Angiomatosis in Haut und Leber eines Neugeborenen".

Lebercysten treten in zweierlei Form auf: als einfache solitäre Cysten oder als multiple Kystome. Die solitären Cysten bilden zuweilen große Tumoren, welche Geburtshindernisse bilden können (Witzel, Sänger-Klopp). In andern Fällen handelt es sich um ganz kleine Cystchen, welche wahrscheinlich als von Vasa aberrantia herstammende Schleimcysten aufzufassen sind, die nicht im Lebergewebe, sondern blind in der Gegend des Ligamentum suspensorium und in der Leberkapsel endigen (Quincke-Hoppe-Seyler); oder es sind Lymphcysten (Shukowski). Derartige kleine Cysten machen gewöhnlich während des Lebens keine Symptome.

Auch Echinokokkencysten wurden bei ganz kleinen Kindern beobachtet (Cruvellier: 12 Tage altes Kind, Mackenzie). Vielleicht erfolgt in diesen Fällen die Infektion durch Vermittlung des Plazentarkreislaufes.

Die multiplen Kystome (Cystenleber, cystische Degeneration) entwickeln sich aus intrahepatischen Gallengängen und stehen in naher Beziehung zu den Adenomen (Kystadenomen). Sie beruhen wahrscheinlich auf embryonalen Entwicklungsstörungen im Gallengangsystem. Sind die kongenitalen Cysten nicht groß, so können sie ganz latent bleiben; doch kann es im späteren Leben zur Vergrößerung kommen.

4. Erkrankungen im Bereich der Lebergefäße.

Die Peripylephlebitis congenita findet sich ausschließlich bei luetischen Kindern und beruht auf einer Bindegewebswucherung um den Stamm der Pfortader und ihrer intrahepatischen Äste, oder auf gummöser Infiltration der Gallenausführungsgänge an der Leberpforte (Chiari, Skormin). Die Symptome der Pfortaderverengerung sind Ascites, Milztumor, Magen- und Darmblutung; zuweilen bestehen auch Symptome der Gallenstauung.

Phlebitis und Thrombose der Pfortader finden sich im Gefolge von Sepsis, in erster Linie bei Phlebitis umbilicalis.

Sittler berichtet über einen merkwürdigen Fall von Zirkulationsstörung im Pfortadergebiet, deren Ätiologie unaufgeklärt blieb. Es handelte sich um einen seit dem zweiten Lebenstage bestehenden Ascites mit ödematöser Durchtränkung des unteren Teils der Bauchwand und Ausbildung eines einer Pfortaderstauung entsprechenden kollateralen Kreislaufes in der Bauchhaut; Heilung nach dreimaliger Punktion.

F. Die Hernien.

Die kongenitale Zwerchfellhernie.

Es gibt wahre Zwerchfellhernien (mit Bruchsack) und falsche (ohne Bruchsack); letztere sind beim Neugeborenen die häufigeren. Die Ursachen der Zwerchfellhernien sind nach Liepmann folgende:

A. Partieller bis totaler Defekt der einen Seite des Zwerchfells.
  1. Gegend der präformierten Lücken:
    a) Trigonum lumbocostale.
    b) Trigonum sternocostale.
  2. Andere Stellen des Zwerchfells:
    a) Centrum tendineum.
    b) Foramen oesophageum.
B. Totaler Defekt des Zwerchfells.

Die Zwerchfellhernien sind häufiger linksseitig als rechtsseitig. Sie können latent bleiben und ihren Trägern jahrelang keine Beschwerden machen (Winkler). Die Diagnose ist nicht leicht. Nach Grosser soll man bei Feststellung einer Dextrokardie am Neugeborenen an das Vorhandensein einer Zwerchfellhernie denken. In vielen Fällen, besonders bei großen Brüchen, sterben die Kinder in den ersten Lebensstunden unter den Erscheinungen der Asphyxie (Lepage, Konow).

Die Hernia ventralis lateralis.

Die (seltenen) seitlichen Bauchbrüche werden zuweilen schon nach der Geburt als weiche reponible Geschwülste bemerkt, welche entweder vor der vorderen Axillarlinie oder zwischen den beiden Axillarlinien lokalisiert sind. Sie können bei partiellen Defekten der Bauchmuskeln zustandekommen (Steinhardt). Möglicherweise handelt es sich um Entwicklungshemmungen oder um atrophierende Zustände infolge Druckes seitens einer Extremität. In einem Falle von Schenk paßte das Knie des angezogenen Beines gerade auf die Stelle der Lücke. Die Prognose der seitlichen Bauchbrüche hängt von der Größe des Bruches ab. Auch multiple Brüche wurden beschrieben. Die vorläufige Behandlung beim Neugeborenen besteht in Verbänden, ev. mit Pelotten.

Der Leistenbruch.

Bei ungefähr der Hälfte aller Neugeborenen ist der Processus vaginalis zur Zeit der Geburt noch offen und obliteriert erst im Verlauf der ersten Lebenswochen. Trotz der Häufigkeit dieser kongenitalen Bruchanlage finden wir während der eigentlichen Neugeborenenperiode nur selten ausgesprochene Hernien; dieselben bilden sich erst allmählich, wenn durch Schreien und Pressen Bruchinhalt in den präformierten Bruchsack eintritt.

Es soll hier auf die Beschreibung und Behandlung der Hernien nicht näher eingegangen und nur die Frage berührt werden, wie man sich bei etwaigem Vorhandensein einer Leistenhernie in den ersten Wochen verhalten soll. Bezüglich der Therapie der Leistenhernie des Säuglings stehen sich zwei Ansichten gegenüber; von einer Seite wird für die Frühoperation eingetreten, von anderer einer konservativen Therapie das Wort geredet. Trotz der gewiß idealen Resultate der bei Beherrschung der Technik ungefährlichen operativen Eingriffe muß betont werden, daß eine sehr große Zahl von Leistenhernien bei Säuglingen unter einfachen Bandagen zur Spontanheilung kommt. Zu welcher Behandlungsmethode man sich auch entschließen mag, so wird man den Zeitpunkt einer etwaigen Operation, wenn auch für die ersten Monate, so doch niemals für die ersten drei Wochen festsetzen. Für das neugeborene Kind kommt wohl nur eine Behandlung mittelst eines Bruchbandes in Betracht. Als solches hat sich für den Säugling das Fiedlersche Wollbruchband bestens bewährt.

Der Nabelbruch.

Man unterscheidet einen Nabelschnurbruch und einen Nabelringbruch. Ersterer wird bei den Erkrankungen des Nabels beschrieben (S. 378). Wenn man von Nabelbruch schlechtweg spricht, versteht man darunter gewöhnlich den Nabelringbruch. Er entsteht in der Weise, daß sich der Nabelring nicht vollständig schließt, der innerhalb des Ringes gelegene nachgiebige Teil der .Bauchwand unter der Einwirkung der Bauchpresse vorgewölbt wird und in den Bruchsack Teile des Netzes oder auch des Darmes vortreten. Die Größe des Bruches ist sehr variabel, im Anfang überschreitet sie selten die einer Haselnuß. Der Nabelbruch entsteht erst dann, wenn der Nabelschnurrest abgefallen und die Nabelwunde verheilt ist, gehört also der Neugeborenenperiode strenge genommen nicht mehr an.

Die Behandlung besteht in der Anlegung eines zirkulären Pflasterverbandes nach Zurückdrängen des Bruchinhalts zwischen zwei in der Richtung der Körperachse verlaufenden Hautfalten. Weitaus die überwiegende Mehrzahl der bei Säuglingen überaus häufigen Nabelbrüche heilt hierbei spontan, so daß operative Verfahren sich nur bei sehr großen Brüchen als notwendig erweisen dürften.

Eine bei den Müttern weit verbreitete irrige Ansicht ist es, daß man durch Anlegung einer Binde um die Nabelgegend (das sog. „Fatschen" des Kindes) die Entstehung eines Nabelbruches verhüten könne. Das ist nicht möglich, da ein solcher Verband auf die Verkleinerung des Nabelringes natürlich ohne jeden Einfluß ist und bei bestehender Disposition der Bruch unter einer Binde unbehindert hervortreten kann. Nach Verheilung der Nabelwunde ist die Anlegung einer Nabelbinde im allgemeinen überflüssig und wird, weil für das Kind manchmal unangenehm, besser unterlassen.

2. Kapitel.

Respirationstrakt.

I. Scheintod. (Asphyxie.)

Stellt sich unmittelbar nach der Geburt die Atmung nicht oder nur sehr unvollkommen ein, obwohl das Kind, wie das Pulsieren des Herzens beweist, lebt, so bezeichnet man diesen Zustand als Scheintod oder Asphyxie. „Asphyxie" bezeichnet in wörtlicher Übersetzung: Pulslosigkeit. Der Ausdruck ist also sehr unzweckmäßig gewählt, doch hat er sich im medizinischen Sprachgebrauch eingebürgert und wird allgemein als mit dem Begriff des Scheintodes identisch angewendet. Wir haben es, streng genommen, nicht mit einem Krankheitsbegriff, sondern mit einem Symptom zu tun, dessen Ätiologie keine einheitliche ist.

Man pflegt zwischen einer intrauterinen, angeborenen und einer post partum erworbenen Asphyxie zu unterscheiden. Als „erworbene Asphyxie" bezeichnet man jene Zustände, welche nicht auf einer Störung des plazentaren Gasaustausches beruhen, sondern erst nach der Geburt in Erscheinung treten, wenn die Lungenatmung aus irgend einem Grund behindert ist. Die Ursachen dieser extrauterinen Atmungsinsuffizienz können zentral gelegen sein (Schädigung des Atmungszentrums), oder es liegt ein Hindernis im Bereich der Atmungswege selbst vor (Mißbildungen, Tumoren, welche die Luftröhre komprimieren, kongenitale Pneumonien usw.).

Wenn man von Asphyxie schlechtweg spricht, so versteht man darunter die angeborene (intrauterin erworbene) Asphyxie des Neugeborenen. Sie beruht auf einer ungenügenden Zufuhr von Sauerstoff während der Geburt. Man kann sie als einen nicht bis zum tödlichen Ende vorgeschrittenen Erstickungsprozeß definieren (B. S. Schultze). Die Behinderung der Sauerstoffzufuhr kann auf zweierlei Momente zurückgeführt werden: auf eine Verlegung der Luftwege durch aspirierte Massen oder eine Herabsetzung der Erregbarkeit des Atemzentrums infolge von Überladung des Blutes mit Kohlensäure (Knapp). Eine scharfe Trennung zwischen der letztgenannten reinen Form der Asphyxie von der durch Aspiration verursachten mechanischen Asphyxie ist in Anbetracht des innigen kausalen Zusammenhangs beider Zustände klinisch nicht möglich.

Der Asphyxie des neugeborenen Kindes geht fast stets eine fetale Asphyxie voraus. Die plazentare Atmung, die Zufuhr von Sauerstoff durch das mütterliche Blut, erfährt während des Geburtsaktes schon unter physiologischen Verhältnissen durch die Wehen eine Beeinträchtigung. Während der Kontraktion des Uterus verkleinert sich die Gebärmutterhöhle, die den Gasaustausch vermittelnde Plazenta wird komprimiert. Die Behinderung des Gasaustausches äußert sich durch eine Verlangsamung der kindlichen Herztöne, welche besonders in der zweiten Geburtsperiode und während der letzten Austreibungswehen fast in allen Fällen festgestellt werden kann. Daß die Einengung der respiratorischen Oberfläche und die Verlangsamung des kindlichen Herzschlages für gewöhnlich eine gewisse Grenze nicht überschreiten, erklärt sich nach Seitz durch folgende Einrichtungen:

1. Die von mehreren Seiten festgestellte Rarefizierung der Muskelelemente an der Plazentarstelle hat zur Folge, daß sich diese Stelle der Uteruswand nicht mit gleicher Energie kontrahiert wie deren übrigen Teile.

2. Im arbeitenden Muskel, also wahrscheinlich auch im kreißenden Uterus kommt durch die gleichzeitige Erregung der Vasodilatatoren eine Erweiterung der Muskelgefäße zustande.

3. Die während der Wehe eintretende Blutdruckerhöhung im mütterlichen Kreislauf erlaubt es, daß trotz der Erhöhung des zwischen den sich kontrahierenden Muskelfasern herrschenden Drucks Blut in den Uterus eindringen kann.

Die mit dem Erlöschen des Plazentarkreislaufes eintretende Sauerstoffverarmung und Kohlensäurevermehrung des Blutes führt zu einer Reizung des Atemzentrums in der Medulla oblongata, welche neben dem Hautreiz, der sich beim Übergang aus dem Uterus in die kühle atmosphärische Luft einstellt, post partum reflektorisch den ersten Atemzug auslöst.

Unter normalen Verhältnissen besteht im Blut des Neugeborenen bis zum Moment der Geburt oder über ihn hinaus ein gewisser Grad von Sauerstoffüberschuß. Der klinische Ausdruck dieses Zustandes ist die sog. physiologische Apnoe, welche bald nur wenige Sekunden, bald aber auch mehrere Minuten andauert. Gewöhnlich fällt die Unterbrechung der fetalen Apnoe mit dem Austritt des Kindes zeitlich zusammen, so daß ein extrauterines Andauern der Apnoe meist nicht zu beobachten ist. In der überwiegenden Mehrzahl der Fälle setzt die Atmung sofort nach Ausstoßung der Frucht ein. Nach Kaiserschnitten, bei welchen die intrauterine Zirkulation keinerlei Störungen ausgesetzt war, findet man jedoch zuweilen eine auffallend lange Dauer des apnoischen Zustandes, bis zu 10 Minuten (Knapp). Die Begriffe Apnoe und Asphyxie müssen streng auseinander gehalten werden. Apnoe ist Atemlosigkeit bei Sättigung des Blutes mit Sauerstoff, Asphyxie dagegen Atemlosigkeit, erzeugt durch Behinderung des Gaswechsels, also bei Mangel an Sauerstoff (Runge).

Die Ursachen der auf Sauerstoffmangel beruhenden Atemlosigkeit, also der Asphyxie, sind verschiedener Art.

Infolge abnorm starker und häufiger Uteruskontraktionen, deren extremste Grade man als „Tetanus uteri" bezeichnet (letzterer tritt am häufigsten als Folge einer unzweckmäßigen Darreichung von Ergotinpräparaten auf), kann die schon physiologischerweise während der Wehen eintretende Zirkulationsstörung eine Steigerung ins Pathologische erfahren, so daß die sonst während der Wehenpausen eintretende Erholung ausbleibt. Wenn der allgemeine Inhaltsdruck des Uterus, welcher unter normalen Verhältnissen bei stehender Fruchtblase sich nach allen Seiten mit der gleichen Intensität fortpflanzt, eine Störung erfährt, was insbesondere nach mehr minder vollständigem Fruchtwasserabfluß eintritt, so kann durch eine, die Plazenta oder die Nabelschnur betreffende, partielle Druckerhöhung der Gasaustausch behindert werden. So kann der vorzeitige Blasensprung an sich zur Asphyxie führen. Er kann dies auch dann, wenn infolge Wehenschwäche oder Beckenenge der Geburtsverlauf nach dem Fruchtwasserabfluß eine Verzögerung erfährt.

Ätiologisch am klarsten ist der Eintritt der Erstickungsgefahr dann, wenn die Zuleitung des sauerstoffreichen Blutes zum Kind infolge eines die Nabelschnur treffenden Hindernisses gestört ist. Nabelschnurumschlingungen bei abnormer Länge, Zerrungen bei abnormer Kürze der Nabelschnur, Zerreißungen derselben, sowie insbesondere die bei Nabelschnurvorfall, marginaler Insertion, Beckenendlage eintretende Kompression der Schnur sind relativ häufige Ursachen des Erstickungstodes während der Geburt oder einer schweren Asphyxie nach derselben.

Der plazentare Gasaustausch kann auch bei vorzeitiger Plazentalösung und bei Placenta praevia, sowie nach der zwecks Blutstillung hierbei vorgenommenen Wendung (mit Tamponade durch das Bein) eine Unterbrechung oder Behinderung erfahren. Hier sei auch jener seltenen Fälle von Geburt in der sog. „Glückshaube" Erwähnung getan, wo das Kind mitsamt den unverletzten Eihäuten geboren wird.

Neben der Behinderung des Gasaustausches zwischen Mutter und Kind kann auch eine bedeutende Verringerung des Sauerstoffgehaltes im mütterlichen Blut zur Asphyxie des Kindes führen. Insbesondere Herz- und Lungenkrankheiten der Mutter, Erkrankungen des Blutes, starker Blutverlust, mit schwerer Kachexie einhergehende Erkrankungen, Nephritis, Eklampsie, vielleicht auch fieberhafte und infektiöse Krankheiten können hierbei eine Rolle spielen.

Die auf angeborenen Herz- und Lungenanomalien beruhenden asphyktischen Zustände des Neugeborenen gehören, streng genommen, nicht mehr zum reinen Bild der angeborenen, sondern zur „erworbenen" Asphyxie. Dasselbe gilt von den infolge Hirndrucksteigerung und Gehirnläsionen eintretenden Zuständen von Scheintod. Auch ohne Hirnläsion und ohne Vermittlung von Blutergüssen können Traumen, welche den kindlichen Schädel treffen, zum Scheintod Veranlassung geben (schwierige Zangenoperationen und Extraktionen am Beckenende bei engem Becken und rigiden Weichteilen). Die Hirndrucksteigerung wirkt in diesen Fällen in der Weise, daß sie eine ungenügende Blutzufuhr zum verlängerten Mark, insbesondere zum Atemzentrum, zur Folge hat und so zu einer Lähmung des letzteren führt, oder daß infolge Vagusreizung eine hochgradige Pulsverlangsamung eintritt, durch die der plazentare Gasaustausch beeinträchtigt wird.

Erstickungstod und Asphyxie können nach dem Gesagten lediglich infolge Beeinträchtigung der intrauterinen Plazenta-Atmung zustande kommen. In der Mehrzahl der Fälle tritt jedoch noch eine weitere Erscheinung hinzu, die teils als Folge der Sauerstoffverarmung im Uterus auftritt, teils als Ursache der fehlenden Atmung am eben geborenen Kind von Bedeutung ist, die Aspiration von Fruchtwasser infolge vorzeitiger Atembewegungen.

Nach Ahlfeld und insbesondere den neueren Untersuchungen von Reifferscheidt ist es wahrscheinlich, daß das Kind schon unter physiologischen Verhältnissen intrauterine Atembewegungen ausführt. Ahlfeld nahm an, daß bei diesen Atembewegungen das Fruchtwasser bis nahe an die Bifurkation eingesaugt und wieder ausgestoßen wird, während Reifferscheidt der Ansicht ist, daß die Atembewegung bei geschlossener Glottis stattfindet und die Saugkraft derselben jedenfalls so gering ist, daß das Fruchtwasser höchstens in die Nasenhöhle oder bis zum Kehlkopfeingang gelangt.

Unter normalen Verhältnissen wird der Respirationstrakt stets frei von Fruchtwasser gefunden. Wird jedoch das im Fetus zirkulierende Blut sauerstoffärmer, so kann die Venosität des Blutes auf das Atemzentrum einen Reiz ausüben und vorzeitige Atembewegungen auslösen. Bei Geburten in Beckenendlage und nach Wendungen kann auch der auf die distalen Körperpartien einwirkende Hautreiz der äußeren Luft das Atemzentrum anregen. Die Folge ist, daß Fruchtwasser, Schleim, Vaginalsekret, Blut oder auch das infolge verstärkter Peristaltik ausgetretene Mekonium in die Luftröhre eindringen. Hat das Kind die Geburtswege verlassen, so können die aspirierten Massen den Luftzutritt ganz oder teilweise verhindern und dem aufs höchste gesteigerten Bedarf nach Sauerstoff ein neues Hindernis bieten. Schon vor Austritt des Kindes erwachsen demselben durch die Aspiration neue Gefahren: bei der Inspirationsbewegung des Thorax entfaltet sich nämlich der Lungenkreislauf, die Lungen aspirieren Blut aus dem rechten Herzen und entziehen dasselbe dem ohnedies schon insuffizienten Plazentarkreislauf. So kommt es, daß die Aspirationsbewegungen zugleich Ursache und Wirkung asphyktischer Zustände sein können.

Diagnose und klinische Symptome der Asphyxie.

Der Geburtshelfer erkennt die drohende Asphyxie vor allem an dem Langsamerwerden der kindlichen Herztöne, insbesondere an dem Andauern der Bradykardie während der Wehenpausen. Bei beginnender Lähmung des Vaguszentrum kann die Herztätigkeit auch unregelmäßig werden. Ein weiteres wichtiges Zeichen der intrauterinen Asphyxie ist die Beimengung von Mekonium zum abfließenden Fruchtwasser. Sie weist auf eine Erhöhung der Darmperistaltik hin, wie eine solche bei jeder Erstickung infolge Hypervenosität des Blutes zustande kommt. Vorzeitige Atembewegungen soll man an Zuckungen des sicht- und fühlbaren Schädels (Ahlfeld), sowie auskultatorisch durch eigentümliche, von Zuckungen des Körpers herrührende Geräusche feststellen können (Seitz). Auch der in seltenen Fällen vorkommende Vagitus uterinus stellt nichts anderes dar als eine intrauterine Atembewegung. Schließlich weist ein besonders lautes und an Stärke zunehmendes Nabelschnurgeräusch auf eine Gefährdung des Kindes hin; in demselben Sinn sind exzessiv starke Kindsbewegungen aufzufassen.

Man pflegt gewöhnlich zwei Grade des Scheintodes zu unterscheiden: die Asphyxie ersten Grades, den blauen Scheintod (Asphyxia livida) und die Asphyxie zweiten Grades, den bleichen Scheintod (Asphyxia pallida).

Beim ersten Grad ist die Haut dunkelrot oder zyanotisch, die Bulbi erscheinen etwas vorgetrieben, die Konjunktiven injiziert. Die Reflexerregbarkeit der Haut ist erhalten, das Herz schlägt zwar langsam aber kräftig. Auch der Tonus der Körpermuskulatur ist vorhanden, er kann sogar etwas erhöht sein. Das Kind atmet nicht oder nur unvollkommen; es erfolgen nur seltene, seichte, schnappende Inspirationen. In diesem Stadium tritt häufig spontan oder nach Vornahme einfacher Wiederbelebungsversuche (Hautreize) binnen wenigen Minuten die Atmung ein. Die Prognose des blauen Scheintodes ist demnach im allgemeinen eine günstige.

Den schwereren Grad der Asphyxie stellt der sog. blasse Scheintod dar. Hier macht sich infolge Reizung der vasomotorischen Zentren durch das mit Kohlensäure überladene Blut eine Kontraktion der Hautgefäße geltend: das Blut wird ins Körperinnere getrieben und setzt dem geschwächten Herzen einen neuen Widerstand entgegen. Die Haut erscheint demzufolge tiefblaß, die sichtbaren Schleimhäute sind livid verfärbt. Die Reflexerregbarkeit ist erloschen; man kann sich davon leicht überzeugen, wenn man den kleinen Finger in den Rachen des Kindes einführt. Die Herztätigkeit ist entweder verlangsamt oder infolge Vaguslähmung beschleunigt, die Herztöne sind dumpf und leise. Der charakteristische Unterschied zwischen beiden Formen des Scheintodes besteht nach Schultze in der Verschiedenheit des Muskeltonus. Er ist beim blassen Scheintod herabgesetzt oder fehlt vollkommen: die Gliedmassen hängen schlaff am Körper herab. So ähnelt der Zustand des Kindes dem eines Absterbenden oder Toten; nur die schwache Herzaktion und vereinzelte Inspirationsbewegungen weisen darauf hin, daß der Tod noch nicht eingetreten ist.

Sind die beiden extremen Grade des Scheintodes auch leicht auseinander zn halten, so gibt es doch Übergangsformen. Ahlfeld hält schon vom pathologisch-anatomischen Standpunkt eine Trennung der beiden Formen für veraltet und gänzlich überwunden. Immerhin haben die Bezeichnungen A. pallida und livida als klinische Typen insofern eine Berechtigung, als damit gewisse Anhaltspunkte für die Therapie gegeben sind.

Die Prognose des tiefen Scheintodes ist eine sehr ernste. Wird das Kind sioh selbst überlassen, so erlischt das Leben allmählich vollständig. Wenn nach Vornahme von Wiederbelebungsversuchen die Körperblässe schwindet und die Herzaktion kräftiger wird, so sind dies günstige Zeichen. Beginnt aber das Kind nach $\frac{1}{2}$—1 stündiger Dauer der Wiederbelebungsversuche nicht ausgiebig zu atmen, so sind die Aussichten auf einen günstigen Ausgang wohl als geschwunden zu betrachten. Auch wenn das Herz noch eine Zeitlang fortschlägt, tritt doch schließlich meist der Tod ein. Da man aber immerhin noch nach stundenlang fortgesetzten Wiederbelebungsversuchen Kinder zum Leben zurückkehren sah, sollen jene so lange fortgesetzt werden, als ein Herzschlag zu hören ist: ehe nicht das Herz stillsteht, ist nicht jede Hoffnung geschwunden.

Therapie.

Die Aufgabe der Therapie ist es in erster Linie, dem an Sauerstoff verarmten Gewebe Sauerstoff zuzuführen, das Atemzentrum wieder anzuregen, die sinkende Zirkulation zu heben.

Die Methoden, welche darauf hinzielen, den Sauerstoff auf extrapulmonalem Wege zuzuführen, haben keine befriedigenden Resultate ergeben. Sauerstoffinfusionen in die Nabelvenen wurden in folgender Weise vorgenommen: Eine mit Hahn versehene Metallspritze wird mit Sauerstoff gefüllt, indem sie mit vorgerücktem Stempel in einen an eine Sauerstoffbombe angefügten Gummischlauch eingestochen wird, worauf der Stempel durch das einströmende Gas zurückgeschoben wird. Der Hahn wird geschlossen und die mit einem stumpfen sterilisierten Ansatz versehene Spritze nach Lockerung des Nabelbändchens in die Vena umbilicalis eingebunden; nun werden langsam 10—12 ccm Sauerstoff im Verlauf von einigen Minuten injiziert (Seitz, Offergeld). Die Methode gilt nicht nur nicht als sehr aussichtsreichts, sondern ist auch nicht ganz ungefährlich (Herzdilatation!).

Der natürlichere Modus der Sauerstoffzufuhr ist es, den Sauerstoff oder die sauerstoffreiche Luft auf pulmonalem Wege in den Körper zu bringen. Dies geschieht in der Weise, daß man die Atmung reflektorisch anzuregen versucht oder künstliche Respirationsbewegungen vornimmt, oder daß man die Luft, resp. den Sauerstoff, direkt in die Atemwege einbläst.

Die erste Vorbedingung für einen günstigen Erfolg der zu diesem Zweck zur Verfügung stehenden Verfahren ist die Freimachung der Passage. Es müssen also vor allem die aspirierten Massen aus den Luftwegen möglichst entfernt werden. Den in der Mund- und Rachenhöhle angesammelte Schleim kann man mittelst des (mit einem sterilen Mull- oder Gazeläppchen umwickelten) kleinen Fingers entfernen, wobei es zweckmäßig ist, das Kind mit dem Kopf nach unten an den Beinen zu halten, um den Abfluß des Sekrets zu erleichtern. Die Nasenhöhle kann mittelst einer weichen Taubenfeder oder eines kleinen gestielten Tupfers gereinigt werden. Eine Aspiration mittelst Katheter ist zur Entfernung der im Nasenrachenraum befindlichen Massen kaum notwendig. Will man die in der Luftröhre und in den Bronchien befindlichen Massen aspirieren, so muß man einen Trachealkatheter (es genügt hierzu ein gewöhnlicher elastischer Katheter von etwa 3 mm Durchmesser) durch den Kehlkopf einführen, ein Verfahren, das für einen in der Intubation geübten Arzt keine besonderen Schwierigkeiten hat, aber gelernt sein muß. Das Ansaugen des Sekrets geschieht mit dem Mund oder besser mittelst eines kleinen Gummiballons. Es ist empfehlenswert, einen kleinen Glasrezipienten einzuschalten, welcher nach dem Vorschlag von Knapp mit einem durch einen Quetschhahn verschließbaren Abfluß versehen sein kann. Die Anwendung des Trachealkatheters wird übrigens bei Vornahme der Schultzeschen Schwingungen für überflüssig erklärt.

Reflektorische Anregung der Atmung durch Haut- oder Schleimhautreize.

Bei leichten Graden der Asphyxie genügt oft der Hautreiz der Abkühlung allein zur Erregung des Atemzentrums. Beginnt das Kind nach 1—2 Minuten nicht zu atmen, so löst häufig das Beklopfen der Nates oder Bespritzen des Körpers mit kaltem Wasser den ersten Atemzug aus. Muß man etwas energischer

vorgehen, so frottiert man den Körper mit warmen Tüchern oder der Hand, oder
taucht das Kind kurz in kaltes Wasser ein. Als vorzügliches Mittel zur Wiederbelebung scheintoter Kinder gilt das warme oder überwarme Bad (38—40⁰).
Ahlfeld zieht dieses Verfahren jedem andern vor, auch den Methoden der
künstlichen Respiration. Im überwarmen Bad erschlaffen die Hautkapillaren,
der Krampf der Vasokonstriktoren wird gelöst, die blutüberfüllten inneren Organe,
insbesondere das Herz, werden entlastet. Von diesem Gesichtspunkt wäre auch
ein Ozet- oder Senfbad oder die Anwendung von Senfwickeln zu empfehlen.
Ahlfeld meint, daß alle scheintot geborenen Kinder, die überhaupt imstande
sind weiter zu leben, außer der Freimachung der Luftwege nur des Aufenthaltes
im warmen Wasser bedürfen, um nach und nach zum ausgiebigen Atmen zu
kommen, wobei Hautreize den Zeitraum der unvollkommenen Atmung ab-
kürzen. Die indirekte Erregung des Atemzentrums durch Hautreize ist der
direkten Reizung (durch subkutane Injektionen von Äther, Kampher, Koffein)
entschieden überlegen, doch kann man auch sie als untersützendes Verfahren
in Anwendung bringen, umsomehr als die in diesem Sinn wirkenden Mittel
auch dem Versagen der Herztätigkeit entgegenzuarbeiten vermögen. Als
weitere Hautreize kommen außer kräftigem Frottieren vor allem kalte Übergießungen oder flüchtiges Eintauchen in kaltes Wasser während des warmen
Bades mit bestem Erfolg zur Anwendung.

Nacke empfiehlt die Herzmassage, welche er in der Weise vornimmt.
daß er die Herzgegend mit elastischen Schlägen der vier Finger der rechten
Hand zirka 300 mal in der Minute perkutiert. Das Herz soll sich dabei oft
noch erholen, selbst wenn die Herztöne kaum noch mit dem Hörrohr wahrnehmbar waren.

Verfahren der künstlichen Respiration.

Die Zahl der künstlichen Respirationsverfahren ist, wie Seitz bemerkt,
fast eine Legion, da viele Autoren ihren Ehrgeiz darein zu setzen scheinen,
neue Wiederbelebungsverfahren entdeckt zu haben. Doch handelt es sich bei
vielen oft nur um geringfügige Modifikationen. Ausführliche Darstellungen
der verschiedenen Verfahren findet man bei Knapp, Seitz, Runge. Im
folgenden seien nur einige der wichtigsten beschrieben.

Verfahren von Marshall-Hall. Man lagert das scheintote Kind auf
das Gesicht und legt beide oder einen Arm unter die Stirn, wobei man die Brust
mit einem Tuch oder ähnlichem stützt. Nach einigen Sekunden dreht man den
Körper langsam auf die Seite oder etwas darüber hinaus, dann schnell wieder
auf das Gesicht zurück. So wiederholt man die Rotationen stetig und gleichmäßig ungefähr 15 mal in der Minute. Während der Bauchlage übt man zugleich einen gelinden Druck mit Reibungen längs der Rückenfläche aus.

Das Verfahren von Silvester ist die gewöhnliche, bei der Wiederbelebung
Erwachsener geübte Methode: Emporziehen der Arme über den Kopf, darauf
Abwärtsführen derselben und festes Anpressen an den Thorax. Statt an den
Armen kann man auch an den von vorn oder hinten umfaßten Schultern einen
Zug ausüben. Das Kind liegt auf dem Rücken, die Schultern etwas höher
gelagert. Die Zunge soll nach vorne gezogen werden, um der Luft den freien
Eintritt zu ermöglichen. Das Kind muß natürlich in irgend einer Weise fixiert
werden, am besten in der Weise, daß es von einem Gehilfen an den Beinen
gehalten wird.

Das Verfahren von Prochownik kann noch vor der Abnabelung des
Kindes angewendet werden. Das Kind wird mit einer Hand in senkrechter
Stellung an den Beinen aufgehängt gehalten. Mit der andern Hand oder, falls

eine andere Person das Kind hält, mit beiden Händen, wird der Thorax in der Weise umfaßt, daß Daumen und Daumenballen auf das Sternum, die übrigen Finger auf den Rücken zu liegen kommen, und nun werden rhythmische Kompressionen ausgeführt, wobei die erste Kompression zwecks Entfernung der aspirierten Massen besonders ausgiebig sein soll.

Die Schultzeschen Schwingungen sind das von den Geburtshelfern am meisten geübte Verfahren. Ihre Ausführung erfolgt nach Runge in folgender Weise:

„Das Kind wird mit beiden Händen in der Weise an den Schultern gefaßt, daß die Daumen an der Vorderfläche des Thorax, der Zeigefinger von der Rückenseite her in die Achselhöhle und die anderen drei Finger schräg längs der Rückenseite des Thorax angelegt werden. Dabei findet der Kopf seine Stütze an den Ulnarrändern der Handwurzeln. Jetzt stellt der Arzt sich mit etwas gespreizten Beinen hin, hält das in der beschriebenen Weise gefaßte Kind, die Arme abwärts streckend, vor sich und wirft einen Blick zur Decke des Zimmers, um seine Höhe zu ermessen. Dann wird das Kind aus dieser hangenden Stellung langsam so aufwärts geschwungen, daß bei geringer Erhebung über die Horizontale der Unterkörper des Kindes langsam auf den Oberkörper übersinkt, wobei die Finger von keiner Seite den Thorax komprimieren dürfen. Hierdurch erfolgt eine bedeutende Kompression der Organe des Thorax sowohl von seiten des Zwerchfelles, als auch der übrigen Brustwandungen, also eine passive Exspirationsbewegung. Als Resultat derselben dringen die aspirierten Flüssigkeiten — besonders wenn man das Kind leicht schüttelt — reichlich aus Mund und Nase und werden nicht selten dem Operateur ins Gesicht geschleudert. Nach einer kurzen Pause von 3—4 Sekunden wird der Kindskörper nach abwärts geschwungen. Der Thorax, von jedem Druck frei, erweitert sich vermöge seiner Elastizität, die Rippen heben sich, und das Zwerchfell weicht nach unten. Es erfolgt eine rein passive, umfangreiche Inspiration, und meist mit hörbarem Laut dringt die Luft durch die Glottis in die Luftwege. Nach einer Pause von wenigen Sekunden wird das Kind wieder von neuem auf- und abwärts geschwungen und dieses Verfahren 8—6 mal wiederholt. Darauf wird das Kind auf einige Minuten in das warme Bad gelegt, um stärkere Abkühlung zu vermeiden, wobei man den Effekt der passiven Respiration beobachtet. Sind noch keine Atembewegungen eingetreten, so wird mit den Schwingungen fortgefahren.‟

Die Methode führt nur bei sehr exakter Ausführung zum Ziel und kann bei fehlerhaftem Vorgehen für das Kind sehr verhängnisvoll sein. Sie muß also geübt werden. Vor dem Beginn der Schwingungen soll die Zungenwurzel kräftig nach vorne gedrückt werden, wodurch der Kehldeckel sich aufwärts stellt.

Verfahren von Gaszynski: Das Kind wird auf die Knie des Arztes gelagert, wobei der Kopf ein wenig nach unten hängt. Die rechte Hand faßt beide Füße, die linke beide Hände. (Zeigefinger zwischen beiden Händen, der Daumen die rechte, die übrigen Finger die linke Hand umfassend; Füße etwas gehoben, Kopf etwas nach unten.)

Exspiration: Die linke Hand mit den Händen des Kindes wird der Vorderfläche des Thorax genähert und ein Druck auf die vordere obere Thoraxfläche in der Richtung nach hinten und zur Bauchseite ausgeübt. Gleichzeitig werden die Füße dem Thorax genähert, der Rumpf im Lendenteil gebogen. Inspiration: Hände und Füße werden gerade gestellt.

In- und Exspirationsbewegungen werden zirka 20 mal in der Minute wiederholt. Wenn die Zunge zurückfällt, wird sie mit einer Peanschen Klemme gehalten.

Verfahren von Dew: Hals zwischen Daumen und Zeigefinger der linken Hand. Kopf nach hinten fallend. Der obere Teil des Rückens liegt auf der Hand. Mit der rechten Hand werden die Knie zwischen Daumen und übrige Finger genommen, so daß die Oberschenkel auf die Handfläche zu liegen kommen. Die Inspiration wird hervorgerufen durch Herunterdrücken des Beckens und der unteren Extremitäten. Beim Ausatmen wird der Kopf nach vorne gegen den Thorax, die Oberschenkel gegen den Bauch gedrückt. Zuerst ist immer die Exspirationsbewegung vorzunehmen.

Verfahren von Ogata: 1. Schlagmethode. Man legt den Rücken des kindlichen Körpers auf eine gespreizte Hand, so daß der Kopf und die Extremitäten herabhängen. Hierbei streckt sich der Rumpf, während sich die Brust stark wölbt. Mit den geschlossenen Fingerspitzen der andern Hand schlägt man im gleichmäßigen Tempo zirka 10—15 mal in der Minute leicht auf die Herzgegend und läßt die Fingerspitzen unmittelbar nach der Berührung des Kindes wieder zurückspringen. Das Klopfen ist nicht nur ein Hautreiz, sondern bewirkt auch eine Exspiration. Beim Abheben der Fingerspitzen springt der Brustkorb in seine ursprüngliche Lage zurück (Inspiration).

2. Schwingmethode. Das auf dem Rücken liegende Kind wird an den Füßen so gepackt, daß die Hand die Gegend der Fußgelenke von hinten her umgreift und der Zeigefinger zwischen die beiden inneren Knöchel, der Daumen auf den äußeren Knöchel des einen, die übrigen Finger auf den äußeren Knöchel des anderen Fußes zu liegen kommen. Die andere Hand wird mit ihrem ulnaren Rand vom Kopf her unter den Rücken des Kindes geschoben; Daumen und Zeigefinger legen sich wie ein Hebel um den Nacken, die übrigen Finger umspannen die eine Brustseite. Die Hohlhand unterstützt flach den Rücken. Die Hand muß das Kind festhalten, ohne einen Druck auf die Brust auszuüben. Das so gefaßte Kind hebt man vor sich in Brusthöhe. Die am Kopfende fassende Hand schiebt den Oberkörper langsam nach oben, dann nach unten, gegen die Füße hin, bis das Gesicht den Fußrücken berührt. Dabei übt die am Rücken befindliche Hand einen Druck auf den Oberkörper aus. Man kann dieses Zusammenkrümmen des Kindes auch so weit treiben, bis der Kopf herabhängt und die Gesäßgegend sich wölbt. Bei dieser Bewegung erfolgt eine Exspiration. Die Blutsäule in der Aorta wird in Bewegung gesetzt, Flüssigkeit wird aus den Luftwegen herausgepreßt. Nach einigen Sekunden kehrt man zur Inspirationsstellung zurück, und zwar unter Umständen über die Horizontallage hinaus. Nach einigen Sekunden wieder Exspirationsstellung usw. Ist ein noch energischeres Verfahren notwendig, so wird der in die Inspirationsstellung zurückgebrachte Körper seiner Stütze am Kopfende durch Wegnahme der Hände beraubt und nur noch an den Füßen festgehalten, wobei die Arme gestreckt über den Kopf herabfallen. Das Schwingen wird in regelmäßigen Pausen 8—10 mal in der Minute wiederholt.

Verfahren von Ssokolow. Das Kind wird mit dem Rücken auf den Tisch gelegt, wobei der Kopf über den Tischrand herabhängt. Der Arzt unterstützt, an der rechten Seite des Kranken stehend, mit seiner linken Hand den Kopf des Kindes und biegt ihn bald vor-, bald rückwärts. Mit der rechten Hand umfaßt er die Unterschenkel und preßt die Beine bei gebeugten Kniegelenken an das Abdomen an, um sie dann wieder zu extendieren. Der erste Akt, die Anpressung der Oberschenkel an das Abdomen, muß mit dem Moment der Sternalflexion des Kopfes koinzidieren.

Das Labordesche Verfahren der rhythmischen Zungentraktionen hat keine besondere Anerkennung gefunden. Es besteht in der Anwendung eines gelinden, etwa 20—30 mal in der Minute wiederholten Zuges an der zwischen den Fingern vorgezogenen Zunge. Es soll auf diese Weise auf die Zungen-schlundnerven ein Reiz ausgeübt werden.

Man hat auch versucht, die Atmung durch elektrische Reizung des Nervus phrenicus in Gang zu bringen, doch hat sich auch diese Methode nicht ein-gebürgert.

Luft- und Sauerstoffinsufflationen.

Die primitivste Methode ist das direkte Einblasen von Mund zu Mund. Es wird besser bei offener als bei zugehaltener Nase vorgenommen. Nach jeder Einblasung soll man den Thorax durch gelinde Kompression wieder entlasten. Die Wirksamkeit des Verfahrens wird dadurch verringert, daß ein großer Teil der eingeblasenen Luft statt in die Luftröhre in den Ösophagus gelangt. Auch ist das Verfahren wegen der Gefahr einer Infektion nicht sehr empfehlenswert.

Zweckmäßiger erscheint die Lufteinblasung mit einem Katheter. Nach Olshausen, welcher die Methode warm empfiehlt, ist der Zweck einer solchen Einblasung weniger die Sauerstoffzufuhr als die Beseitigung der Atelektasen und die Verbesserung der Herztätigkeit, welche sich oft schon nach 6 Ein-blasungen in Beschleunigung und Kräftigerwerden der Herzkontraktionen äußert. Da manchmal neben dem Katheter Luft entweicht, hat Ribemond die sog. Chaussier-Depaultsche Röhre mit einer olivenförmigen Verdickung ver-sehen und ihr eine entsprechende Krümmung gegeben. Der Kautschukballon, aus welchem die Luft eingeblasen wird, faßt 28 ccm Luft, da 30 ccm das größte Maß der zulässigen Luftmenge darstellen.

Es wurde auch empfohlen, vor der Lufteinblasung eine Intubation oder Tracheotomie auszuführen; letztere ist wohl in Anbetracht der sehr ungünstigen Prognose der Tracheotomie bei Neugeborenen überhaupt von vorneherein abzulehnen.

Statt der atmosphärischen Luft kann auch reiner Sauerstoff eingeblasen werden. Knapp leitet den O mittelst eines Gummischlauchs in den Mund oder in ein Nasenloch des Kindes ein, während das andere zugehalten wird. Zangemeister bläst ihn mittelst eines Trachealkatheters durch Druck auf einen dünnwandigen Gummiballon in die vorher von Schleim gereinigte Luft-röhre. Nachdem sich die Lunge langsam aufgebläht hat, übt man einen vor-sichtigen Druck auf den Brustkorb aus, wodurch die Luft neben dem Tracheal-katheter, welcher nicht zu dick sein darf, wieder entweicht. Dank der Dünn-wandigkeit des Ballons kann der Druck nicht so leicht übertrieben werden, so daß die Entstehung eines Emphysems nicht zu befürchten ist.

Bucura kombiniert die Einleitung von O in den Mund des Kindes mit der künstlichen Atmung nach Silvester oder Lufteinblasungen, wobei der in den Mund eingeleitete O in die Lunge befördert wird.

Hoerder empfiehlt eine Modifikation des sog. Überdruckapparates von Brat und Schneider. Die Methode ermöglicht bei einem zur Lungenauf-blähung gerade ausreichenden Druck die Lunge auch während der Exspirations-phase ausgedehnt zu erhalten, ohne daß während der letzteren die zur Lungen-ventilation genügende Retraktion behindert wird. Der Überdruck wird da-durch erzeugt, daß man durch die richtig gewählte Belastung eines Exspirations-ventils die Atmung erschwert. Die Ausführung der Methode geschieht in der Weise, daß ein mit einer Marke versehener Trachealkatheter bis kurz oberhalb der Bifurkation eingeführt wird. Es wird erst der Schleim in eine kleine Glas-kugel aspiriert und dann O eingeblasen. Der Druck wird durch ein Wasser-ventil reguliert. Das Einpumpen des O (etwa 30—40 Pumpenbewegungen in der Minute) wird erst dann unterbrochen, sobald das Kind eine gesunde Farbe bekommen hat, der Katheter erst dann entfernt, bis das Kind selbständig und regelmäßig atmet. Die künstliche Atmung mit dem Apparat soll um so besser funktionieren, je vollkommener die Eigenatmung erloschen ist.

Engelmanns Verfahren der „Sauerstoffdruckatmung" bezweckt eine Aufblähung der kindlichen Lunge ohne Katheterisierung der Luftröhre. Der von Tiegel angegebene Apparat besteht aus einer gewöhnlichen O-Bombe, einem einfachen Wasserventil und einer entsprechenden Gesichtsmaske. Letztere ist so konstruiert, daß sie mittelst eines überall luftdicht abschließenden Gummiringes dem Gesicht aufgedrückt werden kann. Dem Dach der Maske ist ein relativ großer Gummiballon angeschraubt, der mit ihr durch eine weite Öffnung kommuniziert. Im Innern der Maske ist ein aufsteigendes Rohrstück angebracht, durch das der Gasstrom von der Bombe her in den Ballon geleitet wird. Von hier wird er zum Teil inspiriert, zum Teil gelangt er zusammen mit der Exspirationsluft durch eine Abflußöffnung im unteren Teil der Maske in einen Schlauch und von da in ein Wasserstanddruckventil. Dieses besteht aus einem einfachen Metallrohr, das in ein mit Wasser gefülltes Gefäß taucht, welches mit einer Zentimeterskala versehen ist; durch Verschieben des Metallrohrs läßt sich der Druck in dem ganzen System beliebig variieren. Es genügt ein ganz geringer Überdruck (von 2—3 cm Wasser), um die Atmung in Gang zu halten.

Die Frage, welche der zahlreichen Methoden man im Einzelfalle wählen soll, ist nicht leicht zu beantworten. Die diesbezüglichen Angaben der Geburtshelfer weichen recht erheblich voneinander ab. Wesentlich ist es, daß man sich darüber im klaren ist, was man mit dem gewählten Verfahren bezweckt, sich im übrigen jeder Polypragmasie enthält und wie in allen Situationen, welche ein rasches Eingreifen des Arztes erfordern, die Ruhe bewahrt.

Bei den leichten Graden des Scheintodes genügen die einfachen Methoden (Reinigung der Luftwege, Hautreize, warmes Bad) meist vollkommen. Gelangt man mit ihnen nicht zum Ziel oder liegt von vornherein ein schwerer Grad der Asphyxie vor, so wird man ein energischeres Verfahren wählen. Schultze selbst empfiehlt die Anwendung seiner Methode nur bei dem zweiten Grad des Scheintodes, der mit Muskelschlaffheit einhergeht.

Welches Verfahren man anwendet, ob die Schwingungen oder eine andere Methode der künstlichen Respiration, ob Luft- oder Sauerstoffinsufflationen, hängt schließlich von den jeweiligen lokalen Verhältnissen und ganz besonders davon ab, ob man die Technik der in Betracht kommenden Methode beherrscht. Daß manche Methoden, ganz besonders die Schultzeschen Schwingungen, wenn sie von einem Ungeübten ungeschickt ausgeführt werden, mehr schaden als nützen, wird allgemein zugegeben.

Die Frage, ob ein asphyktisches Kind früh oder spät abgenabelt werden soll, erfährt eine verschiedene Beantwortung. Die Forderung einer späten Abnabelung wird dadurch motiviert, daß bei noch pulsierender Nabelschnur die Möglichkeit gegeben sei, daß dem Kind immerhin noch O-reiches Plazentarblut zugeführt werde, während von anderer Seite das späte Abnabeln als völlig nutzlos bezeichnet wird. Seitz meint, daß die Zeit, welche verstreicht, bis man den Grad des vorliegenden Scheintodes festgestellt hat, für gewöhnlich hinreicht. Solange das Kind zwischen den Schenkeln der Mutter liegt, ist übrigens außer Hautreizen höchstens das Prochowniksche Verfahren anwendbar. Ob man die Freimachung der Luftwege vor der Abnabelung oder im Bade vornimmt, dürfte ziemlich gleichgültig sein.

Von einigen Seiten wird empfohlen, bei der Abnabelung zirka einen Eßlöffel Blut aus dem durchschnittenen Nabelstrang abzulassen, um das überfüllte Herz zu entlasten. Die Maßnahme ist jedenfalls unschädlich, vielleicht aber überflüssig.

Sind eingreifende Wiederbelebungsprozeduren entbehrlich, so soll man sich ihrer enthalten. Jedes asphyktische Kind gleich zu schwingen oder ihm Luft einzublasen, ist jedenfalls nicht angebracht; denn beide Methoden sind auch bei kunstgerechter Ausführung nicht ganz unbedenklich.

Die Diskussionen über die Gefahren der Schultzeschen Schwingungen nehmen in der geburtshilflichen Literatur einen recht beträchtlichen Raum ein. Als Kontraindikationen gelten Frühgeburt, intrakranielle Blutung und Frakturen größerer Knochen. Dazu ist zu bemerken, daß die Diagnose sowohl der intrakraniellen Blutung, als auch der Frakturen, insbesondere der Clavicularbrüche, am eben geborenen Kind nicht so einfach zu stellen ist, und daß zu langen differential-diagnostischen Überlegungen keine Zeit ist. Beim Schlüsselbeinbruch ist übrigens, wenn, wie gewöhnlich, keine stärkere Dislokation der Bruchenden besteht, die Möglichkeit einer Pleura- oder Lungenverletzung bei richtiger Ausführung der Schwingungen kaum zu befürchten. Kehrer widerrät a priori nach schweren Zangenoperationen zu schwingen.

Man hat die Schultzeschen Schwingungen insbesondere auch für die Entstehung von inneren Blutungen (Leber, Nebenniere, Milz, Lunge, Wirbelkanal usw.), von Hämatomen des Sternocleidomastoideus und von Entbindungslähmungen verantwortlich gemacht (Ahlfeld, Hengge, Burckhard, Ogata u. v. a.). Schultze und seine Anhänger haben darauf — wohl mit Recht — erwidert, daß die Blutungen vielfach auch ohne vorausgegangene Schwingungen beobachtet werden, und daß sie eher als Folgen der Asphyxie wie als solche der Wiederbelebungsversuche anzusehen sind. Bei der ungeheuren Häufigkeit von kleineren Blutaustritten im Gefolge asphyktischer Zustände ist es aber selbstverständlich möglich, daß durch das Schwingen Gefäßrisse vergrößert werden und an sich geringfügige Blutungen einen größeren Umfang annehmen können. Wenn innere Geburtsverletzungen vorliegen, bei welchen an sich größere Blutaustritte stattgefunden haben, wie z. B. bei den intrakraniellen und Nebennierenblutungen usw., birgt jedes Verfahren, welches die Zirkulation verbessert, die Gefahr einer stärkeren Nachblutung in sich, ein so eingreifendes Verfahren wie die Schultzeschen Schwingungen es sind, ganz besonders. M. Hirsch glaubt, daß ein großer Teil der in der ersten Woche sterbenden Kinder an den Folgen der Wiederbelebungsverfahren zugrunde geht. Das läßt sich natürlich nicht leicht beweisen. Immerhin ergibt sich auf Grund der angeführten Überlegungen die logische Forderung, die Schwingungen nur dann vorzunehmen, wenn sie wirklich nicht umgangen werden können. Hält man sie für unumgänglich notwendig, so muß man eben die Möglichkeit eventueller nachteiliger Folgen riskieren.

Die Gefahr des Lufteinblasens besteht in der Möglichkeit von Zerreißungen der Lunge und Emphysembildung. Es bedarf hierzu keines brutalen Traumas, denn das elastische Gewebe in der Lunge des Neugeborenen ist noch wenig widerstandsfähig und insbesondere bei frühgeborenen Kindern noch nicht völlig ausgebildet (Teuffel). Deshalb sind diejenigen Methoden, welche die Insufflation einer abgemessenen Gasmenge erlauben, dem bloßen Einblasen vorzuziehen, bei welchem sich die Stärke des Druckes nicht leicht abschätzen läßt.

Folgen der Asphyxie.

Die Leichenbefunde der im asphyktischen Zustand gestorbenen Kinder entsprechen den Erscheinungen des Erstickungstodes. Sie bestehen im wesentlichen in den Folgen der Stauung: das Herz, namentlich dessen rechte Hälfte, und die großen Gefäße des Thorax sind strotzend mit Blut gefüllt, das Gehirn und die Organe der Brust- und Bauchhöhle sind blutreich und ödematös. Außerdem findet man fast in allen Organen, auch in der Haut und in den Schleimhäuten allenthalben mehr minder zahlreiche Blutaustritte (Erstickungsekchymosen). Bei leichteren Graden der Asphyxie finden sich die Petechien vor allem in der Haut des Schädels, sowie in den Konjunktiven (hier kann man sie nach jeder etwas protrahierten Geburt finden, auch ohne daß derselben ein ausgesprochen asphyktisches Stadium gefolgt wäre), bei schwereren Graden vornehmlich in den inneren Organen, besonders reichlich an der Pleura. Peritoneal-, Pleura- und Perikardialraum können blutigseröse Ergüsse enthalten. Hat eine Aspiration stattgefunden, so findet man die aspirierten Massen in der Luftröhre, in den Bronchien und deren Verzweigungen.

Aus diesen pathologischen Befunden, die man an der Leiche antrifft, ergeben sich die Veränderungen, die man auch beim überlebenden Kind annehmen darf. Die Folgen der Asphyxie sind mithin die der Stauung, der Stauungsblutungen und der Aspiration.

Auch wenn die Wiederbelebung des Kindes gelungen ist, gehen von den asphyktisch Neugeborenen im ganzen noch 20—30% an den späteren Folgen zugrunde (Seitz). Die Sterblichkeit ist innerhalb der ersten zwei Lebenstage am größten. Nach Poppel sterben innerhalb der ersten Woche fast 7mal mehr asphyktisch geborene, wiederbelebte Kinder als solche, welche lebensfrisch geboren wurden; die Mortalität steht dabei im geraden Verhältnis zur Dauer und Tiefe des asphyktischen Stadiums.

Die Todesursachen sind keine einheitlichen, und es ist nicht immer leicht, die reine Folge des Sauerstoffmangels und der Kohlensäureintoxikation von den akzidentellen Erkrankungen zu trennen. Es können sich asphyktische Anfälle wiederholen, auch wenn das Kind nach den ersten Wiederbelebungsversuchen geatmet und geschrien hat. Hier kann eine mangelhafte Erregbarkeit des Atemzentrums vorliegen. In der Mehrzahl solcher Fälle handelt es sich jedoch um Atelektasen infolge ungenügender Entfaltung der Lungen oder Bronchusverstopfung durch aspirierte Massen. Man muß in solchen Fällen die Wiederbelebungsversuche wiederholen und neuerdings künstliche Atmungsverfahren, Bäder mit Übergießungen usw. in Anwendung bringen. Trotzdem können solche Kinder, wie man dies bei frühgeborenen zu beobachten Gelegenheit hat, infolge der herabgesetzten Erregbarkeit des Atemzentrums, welche sich in Cyanosenanfällen mit mangelhafter Atmung äußert, zugrunde gehen. Hierzu kommen die Gefahren der entzündlichen Lungenkomplikationen in atelektatischen Lungenpartien und nach Aspiration von Fruchtwasser, besonders wenn letzteres keimhaltig war.

Nicht selten bieten asphyktisch geborene Kinder n den ersten Lebenstagen eine auffallende Apathie dar, sie schreien wenig und trinken schlecht. Es ist oft trotz günstiger Stillverhältnisse nicht möglich, solche Kinder zum Saugen zu bringen, man muß sie aus der Flasche oder gar mit dem Löffel füttern. Diese Erscheinungen können im Lauf einiger Tage vorübergehen. Es handelt sich wahrscheinlich um Folgeerscheinungen der venösen Stauung in der Schädelhöhle, der Hyperämie und des Ödems im Gehirn, resp. in den Leptomeningen.

Es darf wohl als feststehend angesehen werden, daß Kinder, welche asphyktisch geboren werden, häufig früher oder später zerebrale Symptome aufweisen. Hier haben wir es aber wohl in sehr vielen Fällen nicht mit den reinen Folgen der Asphyxie, des Zustandes der Sauerstoffverarmung und Kohlensäureüberladung, sondern mit denen einer gleichzeitig im Verlauf der

Geburt zustande gekommenen zerebralen Läsion (intrakranielle Hämatome, Contusio cerebri) zu tun. Die Asphyxie ist in solchen Fällen der Gehirnläsion koordiniert oder ihre Folge, aber nicht ihre Ursache; sie darf also anamnestisch nicht als solche, sondern nur als Indikator eines schweren Geburtsverlaufes betrachtet werden. Was reine Folge der Asphyxie, was Folge des Geburtstraumas ist, ist vielfach wohl kaum zu entscheiden.

Von manchen Neurologen und Psychiatern wird der Asphyxia post partum eine große Bedeutung für das Zustandekommen gewisser Entwicklungshemmungen teils in der motorischen, teils in der psychischen Sphäre beigemessen. Insbesondere wurden Beziehungen zur Idiotie vermutet. Schultze ist der Ansicht, daß eine bleibende Schädigung nur bei protrahierter, über Tage sich hinziehender Asphyxie zu befürchten sei. Gelinge es nach zwei Stunden, die Kinder zum Atmen zu bringen, so bestehe keine Gefahr für die geistige Entwicklung. Diesbezüglich sind die von Hannes vorgenommenen statistischen Untersuchungen von Interesse.

Unter 150 Kindern, welche asphyktisch geboren, waren geistig anormale 3,2%, Idioten 0%; unter 150 Kindern, welche operativ geboren, aber nicht asphyktisch, waren geistig anormale 3,3%, Idioten 1,1%; unter 150 Kindern, welche spontan und regelrecht geboren, waren geistig anormale 3,4%, Idioten 1,1%. Hannes zieht aus seinen Untersuchungen den Schluß, daß die Frage, ob schwere und asphyktische Geburt in höherem Maße zu anormaler Entwicklung oder Idiotie disponiere als regelrechte und spontane Geburt, absolut zu verneinen sei, — ob mit Berechtigung, müssen weitere ¡statistische Erhebungen zeigen.

II. Erkrankungen der oberen Luftwege.

A. Erkrankungen der Nase und des Nasenrachenraums.

Unter den Mißbildungen, welche die äußeren Nasenöffnungen, die Nasengänge und die Gegend der Choanen betreffen können, sind die letztgenannten die praktisch wichtigsten. Der angeborene Verschluß der hinteren Nasenöffnung kann ein- oder doppelseitig, membranös oder knöchern sein (Bonlay). Ist er doppelseitig, so kann er ein Atmungshindernis bilden, und somit zum Auftreten asphyktischer Anfälle Veranlassung geben. Verschließt man den Mund, so zeigen sich inspiratorische Einziehungen der Wangen. Die Kinder vermögen kaum zu saugen, halten den Mund offen, schnarchen und haben zeitweise Erstickungsanfälle. Der Verschluß einer Choane kann lange unbemerkt bleiben. Bei schwerer Behinderung der Atmung kann man versuchen, das Hindernis mit Sonde oder Troikart zu durchstoßen und allmählich zu dilatieren.

Die Nasenhöhle des Neugeborenen zeichnet sich durch besondere Enge der Nasengänge aus. Die untere Nasenmuschel liegt knapp an der Seitenwand, so daß der untere Nasengang schon unter physiologischen Verhältnissen sehr eng ist. Die Fortsetzung der Nasengänge in den Rachen hat die Gestalt eines im rechten Winkel gebogenen Schlauches (Torday).

Die Enge der Nase bringt es mit sich, daß zuweilen bei ganz gesunden Kindern in den ersten Lebenstagen beim Einstreichen der Luft ein schniefendes Geräusch entsteht. Kongestive Schwellungen der Nasenschleimhaut mögen das Zustandekommen der Stenose befördern. Die Kenntnis dieser harmlosen Ätiologie des Schniefens ist wichtig, um diagnostischen Irrtümern, vor allem Verwechslungen mit luetischer Rhinitis, vorzubeugen.

Außer der wichtigsten Form der Rhinitis, nämlich der syphilitischen (s. S. 464), kommen beim Neugeborenen mancherlei andere entzündliche Er-

krankungen der Nase vor. Eine Infektion der Nasenschleimhaut kann schon
während der Geburt beim Durchtritt durch die mütterliche Scheide zustande
kommen. Im allgemeinen sind aber derartige vaginale Infektionen nicht häufig.
Auch das Badewasser kann als Infektionsquelle in Betracht kommen. Ob der
Abkühlung, dem Einatmen von kalter Luft als disponierendem Moment eine
Bedeutung zukommt, ist fraglich. Erreger des Schnupfens können die verschiedenen Eiterkokken sein, ferner Gonokokken und Diphtheriebazillen (s. S. 438).
Kongenitale Rhinitiden sind fast ausnahmslos luetischen Ursprungs. Sonst
treten die Symptome der Coryza gewöhnlich 1—2 Tage nach der Geburt auf.
Die anatomischen Verhältnisse bringen es mit sich, daß relativ geringe Schwellungszustände und Anhäufungen von Sekret zum Verschluß der Nasengänge
führen können. Das Kind ist dadurch beim Atmen und insbesondere beim
Saugen behindert. Torday weist darauf hin, daß sich in solchen Fällen beim
Schlafen mit offenem Mund die Zunge an den Gaumen legt und auf diese Weise
auch die Mundhöhle verschließen kann, wobei Anfälle von Dyspnoe und Cyanose
zustande kommen können. Die Dyspnoe kann auch auf einer Ausbreitung
der Schleimhautschwellung nach hinten und einer dadurch hervorgerufenen
Störung in der Koordination der Muskulatur des Schlundkopfs und weichen
Gaumens beruhen. Eine weitere Gefahr droht dem Kind durch Fortschreiten
der Entzündung auf die tieferen Luftwege. Auch septische Zustände können
von einer Erkrankung der Nase ihren Ausgang nehmen. Baginsky beobachtete sogar plötzliche Todesfälle bei schwerem Schnupfen von Neugeborenen.

Wie für das Säuglingsalter überhaupt, gilt ganz besonders für den gegen
aerogene Infektionen besonders widerstandsschwachen Neugeborenen die Regel,
daß das Kind vor einer Infektion seitens seiner Umgebung möglichst zu schützen
ist. Eine an sich harmlose katarrhalische Affektion der Luftwege bei einem
Erwachsenen in der Umgebung des Kindes kann für dieses sehr verhängnisvoll
werden. Leidet die stillende Mutter an einer solchen Affektion, so muß sie
vor allem darauf achten, daß sie das Kind nicht anatmet. Eventuell kann sie
eine Gesichtsmaske tragen oder das Kind durch ein über sein Gesicht gelegtes
Tuch vor der Tröpfcheninfektion schützen. Schwieriger ist es einer vaginalen
Infektion vorzubeugen. Leidet die Mutter an Fluor, so ist darauf zu achten,
daß die Nase des Kindes nach der Geburt mit einem kleinen gestielten
Wattetampon gereinigt wird, insbesondere dann, wenn eine Aspiration stattgefunden hat.

Bei bestehender Rhinitis leistet im allgemeinen die Salbenbehandlung
(3%iges Borlanolin möglichst tief in die Nase eingeführt) die besten Dienste.
Günstig wirkt manchmal das Eintropfen von 1%iger Lapislösung oder
3%igem H_2O_2; letzteres Mittel wirkt nicht nur desinfizierend, sondern durch
die Schaumbildung auch mechanisch reinigend. Stern empfiehlt die Einführung eines elastischen Katheters in die Nase und Aufsaugen des Sekrets.
Gegen die Schwellungszustände ist die Anwendung von Adrenalin sehr zu
empfehlen. (Einführung eines mit 1%₀iger Lösung getränkten Wattebäusch-
chens 3—4-stündlich für einige Minuten.)

Große Schwierigkeiten macht oft die Ernährung eines mit Schnupfen
behafteten Neugeborenen. Wenn selbst bei älteren Säuglingen das Saugen zuweilen sehr erschwert ist, so gilt dies natürlich in noch viel höherem Maße für
ein Kind, welches die Saugtechnik noch nicht geübt hat und häufig an einer
noch schwer sezernierenden Brust zu trinken genötigt ist. Der Schnupfen
kann ein sehr unangenehmes Stillhindernis bilden, welches die zeitweise Verfütterung von abgezogener Milch erforderlich machen kann.

Nebenhöhlenerkrankungen.

Kieferhöhleneiterungen gehören im Säuglingsalter zu den seltenen Erkrankungen. Canestro berichtet über 8 Fälle (a. d. Lit.) bei Neugeborenen. Die Antritiden entstehen gewöhnlich auf nasalem Wege — ausnahmsweise auch von der Haut oder den Kiefern aus — und äußern sich in Rötung und Schwellung der Wange und des Unterlides, auch des Zahnfleisches oder Gaumengewölbes, Verdrängung des Bulbus; nach einiger Zeit kann es zur Abszedieruug und Fistelbildung kommen. Muggia sah eine eitrige Kieferhöhlenentzündung bei einem 12 Tage alten Säugling, welcher später an Pyämie zugrunde ging. Er glaubt, daß derartige Entzündungsprozesse oft längere Zeit latent bleiben und wegen anderer, gleichzeitig bestehender Krankheiten übersehen werden können. Finkelstein meint allerdings, daß die Fälle, die unter der Diagnose „Empyem der Highmorshöhle" beschrieben wurden, in Wirklichkeit Knochenerkrankungen, Osteomyelitiden, gewesen seien.

Erkrankungen der Rachenmandel.

Im Anschluß an katarrhalische Erkrankungen der vorderen Nase kann es zum Fortschreiten des Prozesses auf die Tonsilla pharyngea, auf das adenoide Gewebe des Rachendaches kommen, welches im Säuglingsalter als Sitz krankhafter Prozesse eine größere Bedeutung hat als das adenoide Gewebe der Gaumentonsillen (s. S. 203). Die Rhinitis posterior oder Angina retronasalis ist eine häufige Komplikation schwerer Coryzaformen und bedingt zum großen Teil die Störungen in der Atmung und Nahrungsaufnahme. Die Erkrankung ist schon äußerlich durch das Offenstehen des Mundes und durch Schnarchen und Rasseln beim Atmen zu erkennen. Nach Erdely gelingt es zuweilen schon bei jungen Säuglingen, die Vergrößerung der Rachenmandel durch Abtasten des weichen Gaumens nachzuweisen, durch welchen man die unebene Oberfläche der Mandeln durchfühlen kann. Die regionären Lymphdrüsen im Kieferwinkel können anschwellen.

Eine direkte Beeinflussung des Prozesses ist in Anbetracht der versteckten Lage des Organs nicht leicht. Am rationellsten scheint die Anwendung eines Sprays von H_2O_2, welcher gegen die Rachenhöhle und womöglich gegen das Rachendach gerichtet wird.

Während vorübergehende Vergrößerungen der Rachenmandeln infolge entzündlicher Prozesse schon bei ganz jungen Säuglingen zur Beobachtung kommen, sind angeborene Hypertrophien nicht entzündlicher Art, also adenoide Vegetationen beim Neugeborenen bisher noch nicht nachgewiesen worden. Die pathologisch-anatomischen Untersuchungen von Czerny und Bartenstein ergaben diesbezüglich ein negatives Resultat. Czerny ist der Ansicht, daß die Entstehung der echten adenoiden Vegetation auf exsudativer Diathese beruht und durch die entsprechende Ernährungstherapie und sonstige Behandlung derselben hintangehalten werden kann. Zu den Frühsymptomen der exsudativen Diathese gehört die Hyperplasie der Rachenmandel jedenfalls nicht.

Schreitet die katarrhalische Entzündung der Nase oder des Nasenrachenraums nach unten fort, so kann es infolge Pharyngitis, Laryngitis und Tracheitis zum Auftreten von Heiserkeit und Husten kommen, bisweilen auch zu Stenosenerscheinungen. Über Otitis s. S. 327.

B. Die mit Stridor einhergehenden Erkrankungen der oberen Luftwege.

Wie im späteren Alter, können auch schon während der Neugeborenenperiode die Erscheinungen eines Stridors durch verschiedene Ursachen hervorgerufen werden. Die Bezeichnung Stridor congenitus kennzeichnet dem Wortlaut nach keinen umschriebenen Krankheitsbegriff, sondern nur ein Symptom. Man findet einen Stridor als Folge eines Hindernisses im Bereich der Atmungswege, mag dasselbe im Laryngotrachealrohr oder außerhalb der Luftröhre liegen und letztere komprimieren. Wenn von „Stridor congenitus" gesprochen wird, so pflegt man jedoch den erwiesenermaßen symptomatischen Stridor, wie er z. B. als Folgeerscheinung einer kongenitalen Struma vorkommt, auszuschalten. Nur eine Art des auf einem nachweisbaren Atemhindernis beruhenden Stridors wurde und wird noch in den Begriff des Stridor congenitus mit einbezogen, nämlich die auf Thymuskompression beruhende Trachealstenose. Die Rolle, welche die Thymus in der Ätiologie des angeborenen Stridors spielt, ist noch Gegenstand der Kontroverse. Während von einer Seite der Stridor congenitus stets auf Thymuskompression bezogen und dementsprechend mit dem „Stridor thymicus" identifiziert wird, wird von anderer Seite die ätiologische Bedeutung der Thymus, wenigstens in dieser verallgemeinernden Form, nicht anerkannt und die Ursache des gewöhnlichen Stridor congenitus in den Kehlkopf verlegt. Eine exklusive Auffassung ist wohl in keiner Richtung statthaft; man darf mit voller Berechtigung annehmen, daß der Begriff des Stridor congenitus (Stridor inspiratorius neonatorum, Laryngismus stridulus neonatorum) zwei Formen umfaßt, den Stridor laryngis und den Stridor thymicus.

a) Stridor laryngis inspiratorius congenitus (benignus).

Bei manchen Kindern fällt, bald schon am ersten Lebenstag, bald erst im Verlauf der ersten Lebenswoche, selten später, ein eigentümliches, lauttönendes, während der Inspiration hörbares Geräusch auf, welches dem Schreien eines Hahnes oder eines aufgeregten Huhnes ähnelt (Feer), dem Glucken einer Henne oder dem Ton des Singultus (Finkelstein). Das Geräusch klingt anders wie das Krähen beim Laryngospasmus oder die pfeifende Inspiration nach einem Keuchhustenanfall. Es ist auch ganz verschieden von dem heiseren Stenosengeräusch des Croup, und von dem Stridor, den man bei der Struma cong. zu hören pflegt. Heubner vergleicht es „mit jenen sibilierenden Geräuschen, die man beim Asthma in der exspiratorischen Phase der Atmung hört, obwohl es auch diesem nicht gleich ist". Zuweilen ist bei jeder Inspiration ein gleichmäßiger langgezogener Ton hörbar, auch im Schlaf, und da manchmal sogar stärker; in anderen Fällen wechselt das Geräusch in seiner Intensität, tritt nur dann auf, wenn das Kind aufgeregt ist und verschwindet im Schlaf. Die Exspiration erfolgt fast immer ganz lautlos. Häufig sieht man leichte inspiratorische Einziehungen im Jugulum, Epigastrium und an den seitlichen Thoraxpartien. Doch scheint das Kind durch die Behinderung der Inspiration keine Beschwerden zu erfahren. Nur ausnahmsweise kommt es zu zyanotischer Verfärbung oder zu dyspnoischen Zuständen, gewöhnlich ist das Allgemeinaussehen und Allgemeinbefinden ein ganz normales.

Die Erscheinungen dauern meistens einige Wochen oder Monate an und verschwinden allmählich, ohne irgendwelche Folgen zu hinterlassen. Gegen Ende des 1. Jahres ist von einem Stridor wohl niemals mehr etwas zu hören. Die Prognose ist somit im allgemeinen eine durchaus günstige. Sie wird nur dann getrübt, wenn Komplikationen seitens der Atmungsorgane hinzutreten. Erkrankt ein mit Stridor behaftetes Kind an einer Rhinitis, Laryngitis, Bronchitis, so machen sich sehr leicht dyspnoische Zustände geltend, welche den Verlauf der Erkrankung wesentlich erschweren können. Es wird auch von plötzlichen Todesfällen bei Kindern mit Stridor cong. berichtet, doch ist es fraglich, ob hier tatsächlich die sonst benigne Form vorlag. Wenn auch das Bild des Stridor cong. ein recht charakteristisches ist, so darf man nicht vergessen, daß zuweilen schwerere Erkrankungen unter den Erscheinungen eines harmlosen Stridors verlaufen können (s. u.).

Was die Ursache des geschilderten Stridor cong. betrifft, so ist sie nach der übereinstimmenden Ansicht der meisten Pädiater in den Larynx zu verlegen. Es ist deshalb empfehlenswert, von einem Stridor laryngis, und zwar, da er rein inspiratorisch zu sein pflegt, von einem Stridor laryngis inspiratorius zu sprechen und ihn durch diese Bezeichnung von dem vielleicht manchmal klinisch ähnlichen, aber wesensverschiedenen Stridor thymicus abzutrennen.

Bezüglich der Veränderungen im Kehlkopf, welche das Symptom des Stridor erzeugen, sind die Ansichten noch geteilt. Eine Reihe von Autoren (Thomson, Stamm, Turner u. a.) nehmen eine nervöse Störung an, welche in einer Entwicklungshemmung der Kortikalzentren für den Larynx bestehen soll; dies habe eine Koordinationsstörung beim Respirationsakt zur Folge. Von anderer Seite wird eine Entwicklungshemmung im Bereich des Rekurrenszentrums angenommen, bei welcher die Stimmritzenmuskeln in ihrer Funktion beeinträchtigt sind, und zwar die Glottiserweiterer stärker als die -schließer (Kuttner). Fullerton denkt an einen übermäßig starken Reiz oder eine besondere Empfindlichkeit der die Glottisschließer versorgenden nervösen Organe. Smith nimmt an, daß der Stridor auf einen reflektorisch von adenoiden Wucherungen aus hervorgerufenen Krampf der aryepiglottischen Falten zurückzuführen sei, eine Annahme, die wohl unhaltbar ist, da neugeborene Kinder keine adenoiden Wucherungen haben.

Nach Trumpps Ansicht handelt es sich um eine angeborene Schwäche der Glottismuskulatur. Er stützt sich hierbei auf Befunde anderer Autoren, welche die bedrohlichen Erscheinungen bei diphtheritischen Larynxstenosen junger Säuglinge auf die schwache Entwicklung der Glottismuskulatur im frühen Kindesalter, insbesondere der Musculi crikoarytaenoidei postici, zurückführen. Dieser Auffassung entsprechend entstünde der Ton in der Stimmritze.

Die meisten Anhänger hat die Ansicht, daß die Ursache des Stridor cong. in Eigentümlichkeiten des Kehlkopfeingangs gelegen sei. Der Kehlkopf des jungen Säuglings ist weicher, biegsamer, sein Eingang enger als beim ältern Kind. Man konnte nun bei Autopsien von Kindern mit Stridor cong., sowie auch durch direkte Inspektion mit dem Autoskop eigentümliche Gestaltsveränderungen des Kehlkopfs nachweisen: Verschmälerung und rinnenartige Vertiefung der Epiglottis, sowie Einrollung ihrer Ränder; starke Annäherung der beiden Aryknorpel, sowie der (nach Reardon) abnorm langen aryepiglottischen Falten. Solche Veränderungen können besonders während der Einatmung, wenn die biegsamen Gebilde durch den Luftstrom gleichsam angesaugt werden, eine beträchtliche Verengerung des Kehlkopfeingangs zur Folge haben (Finder, Thomson und Turner, Variot, Ballin, Finkelstein, Bokay u. a.).

Es ist allerdings noch nicht entschieden, ob diese Gestaltsveränderung des Kehlkopfs als angeborene Mißbildung oder als sekundäre Veränderung aufzufassen ist. Nach Ballin ist der Kehlkopf der Stridorkinder unzweifelhaft kleiner als der normaler Kinder, wenn auch vergleichende Schnitte durch den Larynx bezüglich der Muskeln und Knorpel keine Unterschiede ergeben haben. Vielleicht kommt die ausgesprochene Gestaltsveränderung bei der angeborenen Weichheit und Biegsamkeit der Teile erst infolge der Atmung zur vollen Ausbildung.

Der Mechanismus, welcher das Geräusch hervorruft, dürfte in einer Zusammenfaltung des Larynxeingangs nach Art einer Pfeife zu suchen sein.

Paterson glaubt, daß der Ton durch Vibration der Weichteile an der hinteren Larynxwand zustande kommt.

Eine Therapie ist in den unkomplizierten Fällen wohl überflüssig. Die von Netter empfohlene Darreichung von Kalziumchlorid ist in Anbetracht der Ätiologie des Stridor cong. nicht begründet. Zur Vornahme einer Intubation, bei welcher nach Variot und Trumpp der Stridor verschwinden soll, liegt wohl kaum jemals eine Indikation vor. Dasselbe gilt für die von Reardon empfohlene Exzision der aryepiglottischen Falten. Vom prophylaktischen Standpunkt ist bei Stridorkindern eine ganz besondere Vorsicht gegenüber Respirationserkrankungen geboten. Da schon beim Eintreten eines gewöhnlichen Kehlkopfkatarrhs Erstickungserscheinungen zu befürchten sind, ist bei Zeichen eines solchen rechtzeitige energische Ableitung auf die Haut zu empfehlen (Ballin).

b) Stridor thymicus.

Die zuerst von Avellis vertretene, später insbesondere von Hochsinger mit besonderem Nachdruck verfochtene Anschauung, daß das stridulöse Geräusch beim Stridor cong. stets von einer Kompression seitens der hypertrophischen Thymus herzuleiten sei, und der Vorschlag, den Ausdruck Stridor congenitus überhaupt durch Stridor thymicus zu ersetzen, wird heute ziemlich allgemein abgelehnt. Damit ist aber nicht gesagt, daß es nicht eine Thymushypertrophie gibt, welche beim jungen Kind Stenosenerscheinungen verursachen kann. Vielleicht differieren dieselben auch klinisch vom laryngealen Stridor congenitus. Hochsinger definiert seinen „Stridor congenitus seu thymicus" als „eine angeborene oder in den ersten Lebensmonaten auftretende geräuschvolle Atmung, deren Intensität am Ende des Inspiriums am bedeutendsten ist, welche Tag und Nacht persistiert und ein röchelndes, meckerndes oder gluckendes Tönen bei jedem Atemzug erkennen läßt. Immer finden sich auch supra- und substernale inspiratorische Einziehungen, welche beweisen, daß es sich um eine Stenose der oberen Luftwege handelt." Hochsinger hebt hervor, daß die Erscheinungen viel häufiger nicht gleich nach der Geburt, sondern erst innerhalb der ersten Lebensmonate des Kindes in Erscheinung treten. Demzufolge wäre der Stridor thym. aus dem Rahmen der Krankheiten des Neugeborenen bis zu einem gewissen Grad auszuscheiden und jedenfalls die Berechtigung der Bezeichnung Stridor neonatorum für diese Form anzufechten.

Gegen den inspiratorischen Charakter eines von der Thymus herrührenden Stridors macht Ssokolow Einwände. Er betont, daß die Dyspnoe beim Asthma thymicum exspiratorischen Charakter haben müsse, sich also ähnlich verhalten müsse wie die Dyspnoe bei mediastinalen Tumoren, welche in der Phase der Exspiration auf Trachea und Bronchien drücken. Die zwischen Sternum und Trachea gelegene Thymusdrüse wird bei der Exspiration komprimiert und an die Nachbarorgane angepreßt, bei der Inspiration, wenn die Kapazität des Brustraums größer wird, aber von der Luftröhre abgehoben. Verursacht eine vergrößerte Thymus einen inspiratorischen Stridor, so muß sich letzterer exspiratorisch verstärken, es sei denn, daß die Thymus in die Nachbarschaft, z. B. gegen die Fossa jugularis zu, ausweichen kann. Das Fehlen jeglicher exspirationsstenotischer Erscheinungen bei den meisten Fällen von Stridor congenitus spricht schon vom rein klinischen Standpunkt gegen die Auffassung, daß die auf Thymusvergrößerung beruhende Form die häufigere oder gar die einzig existierende sei.

Die als Beweis für die Existenz einer thymogenen Trachealstenose angeführten Momente sind:

1. Der Nachweis einer Abplattung der Trachea durch eine vergrößerte Thymus. Diese, insbesondere von Flügge und Hedinger in Fällen

von plötzlichem Tod kleiner Kinder gefundene Erscheinung ist für die Beurteilung des Gegenstandes aus zwei Gründen nicht ausschlaggebend. Einerseits sind Fälle von Stridor mit Thymusvergrößerung beschrieben, welche zum plötzlichen Tode führten, ohne daß irgendwelche Kompressionserscheinungen an der Trachea nachgewiesen werden konnten (Proebsting); andererseits erklärt Richter die an gehärteten Präparaten konstatierte Abflachung der Trachea für ein Kunstprodukt.

2. Der Nachweis einer Vergrößerung der Thymusdrüse bei der Sektion der unter Stenosenerscheinungen zugrunde gegangenen Kinder. Bezüglich der Annahme einer Vergrößerung nach dem bei der Obduktion ermittelten Gewicht oder nach den bei derselben aufgenommenen Maßen ist größte Vorsicht geboten. Nach Richter gibt es bei Neugeborenen Thymusdrüsen von 20—24 g gar nicht so selten und gehört z. B. der von Perrin de la Touche beschriebene Fall mit einer 17 g schweren Thymus noch in die Grenzen des Normalen. Shukowski untersuchte bei 150 Neugeborenenleichen die Thymus und fand 21 mal ein Gewicht von 10—27 g, ohne daß in den betreffenden Fällen Erscheinungen von Asthma oder Thymustod festgestellt werden konnten. Auch die Längsmaße scheinen schon unter normalen Verhältnissen innerhalb weiter Grenzen zu schwanken. Für die Druckwirkung kommt auch weniger die absolute Größe als der Dickendurchmesser (von vorne nach hinten) und die Konsistenz des Organs in Betracht.

Freilich gibt es auch unzweifelhaft pathologisch vergrößerte Thymen. Klose beobachtete einen Fall, bei welchem die Thymus den größten Teil beider Brusthöhlen ausfüllte (4 Stunden nach der Geburt), Rübsamen ein in Deflexionslage geborenes Kind mit einem enormen „Kropf", welcher größtenteils durch Thymushypertrophie gebildet war. Große Thymustumoren wurden wiederholt bei Kindern mit Mißbildungen beobachtet (Henning, Hedinger).

3. Der Nachweis einer Thymusvergrößerung im Röntgenbild (Abb. 50). Vorzüglich dieses Symptom ist es, welches Hochsinger zu seiner Auffassung der thymogenen Natur des Stridor cong. veranlaßte. Nach Hochsinger „gibt es ein typisches Röntgenbild der Thymus, welches sich als ein vom Herzschatten parallel mit dem Wirbelsäulenschatten vom oberen Brustteilrand

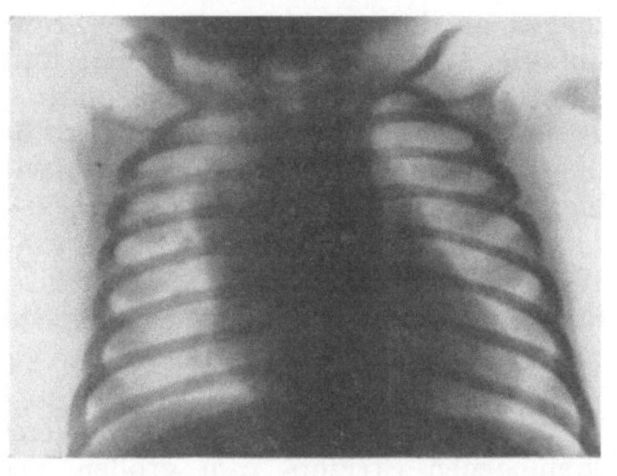

Abb. 50. Verbreiterung des oberen Teils des thorakalen Mittelschattens im Röntgenbild bei einem 5 Wochen alten Kind mit angeborenem Stridor. (Beobachtung von E. Rach.)

emporsteigendes, die Wirbelsäule seitlich überragendes und konkav begrenztes Band darstellt. Unter normalen Verhältnissen ist die Breite dieses Bandes auf der Höhe der Insertion der zweiten Rippe an dem Dorsalwirbel nur um ein Geringeres breiter als der Wirbelsäulenschatten. Unter pathologischen Verhältnissen wird nun der dem Wirbelsäulenschatten folgende Anteil des Thymusschattens breiter, so daß er beiderseits mehr oder weniger den ersteren überragt und auch den Herzschatten scheinbar seitlich vergrößert". Hochsinger konnte bei Säuglingen mit Stridor cong. mittelst der Röntgenmethode wiederholt eine solche Thymushypertrophie feststellen. Andere Autoren konnten diesen Befund jedoch nicht bestätigen. Ssokolow sah zwar Verdunkelungen, die über den Sternalrand hinabgehen, hält aber die Entscheidung für schwer, ob dieselben auf die Thymus, auf die Gefäße oder auf die Lymphdrüsen zu beziehen sind. Nach Benjamin und Gött findet sich der Hochsingersche „Thymusschatten" bei völlig gesunden Kindern und scheint nicht von der Thymus, sondern von der Vena cava sup. herzustammen. Der Schatten kann bei ein und demselben Kind innerhalb der kürzesten Zeit bald vorhanden sein, bald verschwinden und zeigt eine mit der Atmung parallel gehende Verschiebung, insofern als er bei der Inspiration weit ins rechte Lungenfeld hineinragt, bei der Exspiration am Wirbelsäulenrand verschwindet. Im Hinblick auf diese Beobachtungen wird man auch einem von Rehn beobachteten Symptom der Thymusvergrößerung, bestehend in einem Hinabsteigen des Schattens bei der Inspiration und einem Aufsteigen bei der Ausatmung, diagnostisch nicht allzuviel Bedeutung beimessen dürfen und bei der Beurteilung des Röntgenbefundes große Vorsicht walten lassen müssen.

4. Der Nachweis einer Thymusvergrößerung durch Perkussion gelingt wohl selten in überzeugender Weise. Die von Blumenreich und Friedjung angegebene Dämpfungsfigur der Thymus stellt ein gleichseitiges Dreieck dar, dessen Basis die Verbindung der beiden Sternoclaviculargelenke bildet, dessen abgerundete Spitze in der Höhe der zweiten Rippe oder etwas tiefer liegt. Man muß bekanntlich bei der Verwertung von Perkussionsergebnissen über dem elastischen Thorax des Säuglings sehr vorsichtig, und speziell bei der Beurteilung der an sich ja sehr wenig intensiven Thymusdämpfung mit der Diagnose einer Thymusvergrößerung sehr zurückhaltend sein. Es ist immer der Eigenschall des Manubrium sterni und die dämpfende Wirkung benachbarter Organe, besonders des Herzens, zu berücksichtigen. Nur sehr ausgesprochene Dämpfungen an der charakteristischen Stelle dürfen mit einiger Wahrscheinlichkeit auf die Thymus bezogen werden, und solche kommen wohl nur selten vor. Übrigens ist zu bedenken, daß zum Zustandekommen einer Kompression der Trachea eine radiologisch oder perkutorisch nachweisbare Thymusvergrößerung überhaupt nicht notwendig ist, da, wie schon erwähnt, die Größe des Organs hierfür nicht ausschlaggebend ist.

5. Die Palpation der Thymusdrüse ist in einigen Fällen in der Weise gelungen, daß man bei der Exspiration in jugulo einen weichen Tumor fühlte. Bei gleichzeitig bestehenden Stenosenerscheinungen ist dieses Symptom, wenn es in ausgesprochener Weise vorhanden ist, diagnostisch sicherlich zu verwerten.

6. Wenn die bisher angeführten Argumente für das Vorkommen eines thymogenen Stridors zum großen Teil bestritten werden können, wird die Beteiligung des Thymus an der Entstehung gewisser Stenosenerscheinungen durch die Erfolge operativer Eingriffe bewiesen. Klose und Ssokolow haben die bisher operierten Fälle zusammengestellt. Ihren Tabellen sind die folgenden Fälle, soweit sie nach den vorliegenden Angaben bis in die Neugeborenenperiode zurückgreifen, entnommen.

1. Fall König. (Alter bei der Operation 9 Wochen.) Seit der zweiten Lebenswoche Asthmaanfälle und Cyanose. Nach Vornahme einer Tracheotomie bestehen die Asthmaanfälle mit starker Einziehung oberhalb des Jugulums und des Epigastriums weiter. Vor der Trachea eine weiche Geschwulst. Bei Herabziehung dieser Masse, die sich als die Thymus erwies, Erleichterung der Atmung. Ein Teil der Thymus wird reseziert, der übrige mit Catgut am Manubr. sterni festgenäht. Genesung.

2. Fall Purrucker. (Alter bei der Operation 2½ Jahre.) Von Geburt an tönende, langgezogene Respiration, Heiserkeit. Zunahme der Atembehinderung, so dass die Tracheotomie gemacht wird. Hierbei kommt die vergrößerte Thymus als weiße Masse bei der Inspiration zum Vorschein. Die Drüse wird in toto enukleiert, und der Stridor schwindet sofort. Genesung.

3. Fall Rehn. (Alter bei der Operation 4 Monate.) Schon seit der Geburt Atmungsbehinderung, die sich bei jeder Aufregung steigert. Cyanoseanfälle. Die Inspiration er-

schwert, die Exspiration leichter, bei letzterer tritt oberhalb des Manubr. sterni eine Hervor-
wölbung auf. Operation: Hautschnitt, stumpfe Trennung der Muskulatur, Schnitt auf die
tiefe Faszie. Bei der Exspiration wölbt sich in der Wunde die Thymus hervor, bei der
Inspiration wird sie eingezogen. Beim Fassen der Drüse mit Pinzetten reisst dieselbe ein.
Die Kapsel wird an die Faszie oberhalb des Manubr. sterni angeheftet. Nach der Operation
schwindet die Cyanose, es tritt freie Atmung ein.

4. Fall König. (Alter bei der Operation 4 Monate.) Seit Geburt Atembeschwerden.
Bei der Exspiration die sich vorwölbende Thymus im Jugulum fühlbar. Resektion des
linken Thymuslappens und Festnähung des Stumpfes. Da die Atmung nicht frei wird,
Tracheotomie. In einer zweiten Operation Entfernung der Reste des linken Lappens. Nach
Resektion des oberen Sternalrandes wird der rechte Lappen vorgezogen. Erst hierdurch
wird die Respiration frei.

5. Fall Schwimm. (Alter bei der Operation 23 Tage.) Erschwerte Atmung seit
der Geburt. Lauter in- und exspiratorischer Stridor. Bei der Exspiration wird im Jugulum
stoßweise eine kleine Geschwulst hervorgeschleudert. Teilweise Resektion der Thymusdrüse, vollständige Heilung.

6. Fall Morfe-Murphy. (Alter bei der Operation 11 Wochen.) Schwerste Atemnot
seit der Geburt. Palpatorisch und perkutorisch keine Geschwulst nachzuweisen. Nach
Resektion des Manubr. sterni Anheftung der Thymuskapsel. Die Respirationserschei-
nungen bessern sich, doch stirbt das Kind nach 16 Tagen.

7. Fall Veau. (Alter bei der Operation 11 Monate.) Seit Geburt schwerste Erstickungsanfälle und lauter Stridor. Intrakapsuläre Enukleation der Thymus. Die Erstickungsanfälle bleiben nach der Operation aus, jedoch ohne daß der Stridor verschwindet.

Die Erfolge der operativen Entfernung der Thymusdrüse oder eines Teiles
derselben sind der beste Beweis für die tatsächliche Existenz eines Stridor
thymicus oder Asthma thymicum, einer Trachealstenose infolge Kompression
durch die vergrößerte Thymusdrüse. Es handelt sich hier nicht um eine speziell
dem Neugeborenen eigene Erscheinung, doch reichen die Symptome nicht selten
bis in die erste Lebenszeit zurück. Die Diagnose ist schwierig und nur in sehr
ausgesprochenen Fällen mit einer gewissen Bestimmtheit zu stellen. Nach
Klose „kann die Diagnose auf Thymusstenose (bei mangelnden physikalischen
Befunden) allein gestellt werden auf Grund chronischer Stenoseerscheinungen
von seiten der tieferen Halsorgane mit akuter paroxysmatischer Steigerung
oder auch nur auf Grund von Attacken lebensgefährlicher Atemnot mit exspiratorischer jugularer Tumorbildung". Es gibt aber gewiß auch leichtere
Fälle, bei welchen die Erstickungsanfälle, sowie das letztgenannte Symptom
der Tumorbildung fehlen. Leichtere Formen von Stridor thym. dürften
schwinden, wenn sich mit zunehmendem Alter die Trachea festigt. Während der
ersten Lebenstage könnte auch eine auf Hyperämie beruhende Vergrößerung der
Thymus von Bedeutung sein, geradeso wie es bei der Intumeszenz der Schilddrüse der Fall ist. Es ist sehr wohl möglich, daß auch ein thymogener Stridor
existiert, dessen Maximum in die ersten Tage fällt; bewiesen ist dies aber
noch nicht.

Die endothorakale Lage des Tumors bringt es mit sich, daß der Typus
der Dyspnoe und des Stridors ein vorwiegend exspiratorischer ist; daher der Name
„Asthma" thymicum. Es kommen Fälle vor, bei denen eine eigentliche stridoröse
Atmung oder ausgesprochene Dyspnoe fehlt, und die komprimierende Wirkung
der Thymus sich bloß darin äußert, daß das Exspirium hörbar und die
Atmung etwas frequenter ist (Unger).

Die mitunter lebensbedrohlichen Erscheinungen, welche bei Kindern mit
Thymusstridor auftreten können, erfordern ein therapeutisches Eingreifen.
Solange stärkere Stenosenerscheinungen fehlen, hat man sich selbstverständlich
abwartend zu verhalten; die Thymus wird ja mit zunehmendem Alter kleiner
und die Trachea fester. Insofern ist die Prognose günstig. Muß wegen schwerer
Stenosenerscheinungen Luft geschafft werden, so genügen unsere gewöhnlichen
Methoden, Intubation und Tracheotomie, deswegen nicht, weil das Hindernis
zu tief sitzt. Theoretisch wäre die Tracheotomie vorzuziehen, weil man von

der Trachealwunde aus einen Katheter einführen kann, doch ist die Tracheotomie wegen der Gefahr sekundärer Pneumonien beim Neugeborenen an sich ein lebensgefährlicher Eingriff. Die zweckmäßigste Operation ist die intrakapsuläre Dislokation und Ektopexie; genügt sie nicht, so kombiniert man sie mit teilweiser Enukleation oder Exzision. Endlich kann die partielle Thymektomie mit der Exopexie nach Resektion des Manubr. sterni ausgeführt werden (Klose und Vogt). Wie aus den im vorstehenden ausgeführten Fällen ersichtlich, scheint übrigens ein operativer Eingriff bisher niemals vor Ablauf des ersten Monats vorgenommen worden zu sein.

Mors thymica.

Es erübrigt nun noch auf jene, gerade beim Neugeborenen relativ häufig beschriebene Art des plötzlichen Todes einzugehen, welche man als Mors thymica zu bezeichnen pflegt. Man versteht unter dieser Bezeichnung nicht so sehr den unter zunehmenden Stenosenerscheinungen eintretenden Erstickungstod, als vielmehr den unerwarteten Tod, welcher beim neugeborenen Kind unmittelbar oder kurze Zeit nach der Geburt, gewöhnlich innerhalb der ersten Stunden, unter den Zeichen der Asphyxie, seltener erst während der ersten Tage eintritt. In letzteren Fällen handelt es sich entweder um Kinder mit einem Stridor, der während einer plötzlichen Exacerbation zum Tode führt (Somma), oder um scheinbar gesunde Kinder ohne Zeichen einer Atembehinderung.

Die Beziehungen der Thymusdrüse zum plötzlichen Tod werden auf zweifache Art erklärt. Entweder führt die Thymus durch Kompression der Trachea und der benachbarten großen Gefäße, also rein mechanisch, zum Erstickungstod, oder sie ist der Ausdruck eines Status thymico-lymphaticus, jener Konstitutionsanomalie, welche bekanntlich auch im späteren Leben für das unerwartete Eintreten des Todes bei scheinbar gesunden Individuen verantwortlich gemacht wird.

Die Mors thymica der Neugeborenen wird von der Mehrzahl der Autoren als auf mechanische Weise zustande kommend erklärt. Wenn der Tod ganz kurze Zeit nach der Geburt eintritt, ohne daß das betreffende Kind sich von der Geburtsasphyxie völlig erholt hat, so ist für die thymogene Natur des Todes einzig und allein der anatomische Nachweis einer Thymusvergrößerung resp. ihres komprimierenden Einflusses auf Luftröhre und Gefäße, beweisend. Solche Befunde wurden besonders von Flügge, Somma und Hedinger erhoben. Der letztgenannte Autor berichtet über 17 Fälle von anscheinend gesunden Neugeborenen oder Frühgeborenen, welche längere oder kürzere Zeit nach der Geburt meist unter den Zeichen der Asphyxie zugrunde gingen; bei der Autopsie fand sich, zuweilen kombiniert mit einer Hyperplasie der Schilddrüse, eine mehr oder weniger ausgesprochene Thymushyperplasie.

Will man die erst nach Verlauf einiger Tage bei scheinbar gesunden Kindern eintretenden plötzlichen Todesfälle erklären, so muß man eine plötzliche hyperämische Schwellung der Thymus annehmen. Nach Kloses Ansicht ist dies zulässig. Er verweist auf ganz ähnliche Verhältnisse bei der intrathorakalen Struma, welche nach den Erfahrungen der Chirurgen ganz plötzlich aus voller Gesundheit heraus zur Erstickung oder doch zu Erstickungssymptomen führen kann. Baginsky fand bei einem plötzlich verstorbenen Kind eine völlige Umfassung der Luftröhre durch die Thymusdrüse, und dabei den Leichenbefund des Erstickungstodes.

In einzelnen Fällen dürften größere Blutungen (Apoplexien der Thymusdrüse) die Ursache des plötzlichen Todes sein (Baerensprung, Raudnitz, Schlesinger, Mendelssohn), doch gehört ein derartiges Ereignis wohl zu den größten Seltenheiten. In den bisher beobachteten Fällen handelte es sich zum Teil um Blutungen auf luetischer Grundlage, zum Teil um solche in einer präformierten Cyste.

Klare Beziehungen zum Status thymico-lymphaticus, wie wir ihn bei älteren Kindern sehen, lagen in den bisher beobachteten Fällen nicht vor. Nur Penkert berichtet über Schwellung der mediastinalen Drüsen bei zwei bald nach der Geburt verstorbenen Kindern („Thymustod") und Unger beschreibt einen Fall, welcher neben perkutorisch und röntgenologisch nachweisbarer Thymusvergrößerung eine Hyperplasie fast sämtlicher palpabler Lymphdrüsen und der Milz darbot. Dies ist jedoch nicht der gewöhnliche Befund. Die Sektionen Hedingers ergaben außer der Thymusvergrößerung keine Hyperplasie im Bereich des lymphatischen Systems und auch das chromaffine System zeigte makro- und mikroskopisch ein normales Verhalten. Auch Lubarsch konnte bei der Sektion von Feten, Neugeborenen oder innerhalb der ersten zwei Wochen verstorbenen Säuglingen niemals die Befunde des Status lymphaticus erheben. Irgendwelche Sekretionsstörungen der Thymus könnten natürlich trotzdem bestehen und als Ursache des plötzlichen Todes eine Rolle spielen, doch fehlen für eine solche Annahme jegliche Anhaltspunkte.

Eine gewisse Skepsis bezüglich des kausalen Zusammenhangs zwischen plötzlichem Tod und Thymus dürfte überhaupt geboten sein. Es kommen Fälle von plötzlichem Tod vor, bei welchen die Sektion nicht die geringste Thymusvergrößerung ergibt; und wenn auch tatsächlich eine große Thymus und Zeichen einer Kompression an der Trachea gefunden werden, so ist in Anbetracht der Unzuverlässigkeit dieser Symptome damit noch nicht erwiesen, daß die eigentliche Todesursache nicht anderswo zu suchen ist. Ssokolow hat 29 Fälle von plötzlichem „Thymustod" bei Neugeborenen aus der Literatur zusammengestellt. Bei der kritischen Betrachtung dieser Fälle ergibt sich der berechtigte Schluß, daß der Tod vielfach eher als Folge des Geburtstraumas und der Asphyxie eintrat. Als erwiesen darf man nur ansehen, daß die Thymus stenotische Erscheinungen hervorrufen und wohl auch Ursache eines im Verlauf derselben eintretenden Todes sein kann. Bezüglich der Rolle, welche ihr bei jenen plötzlichen Todesfällen zukommt, die sich im asphyktischen Zustand post partum oder in den ersten Lebenstagen ereignen, befinden wir uns noch auf dem Boden von sehr wenig gut fundierten Hypothesen.

c) Stridor congenitus anderer Ätiologie.

Im folgenden sollen jene Erkrankungen des Neugeborenen angeführt werden, welche mit einem mehr oder minder ausgesprochenen Stridor einhergehen, der mit den im vorstehenden beschriebenen Formen klinische Ähnlichkeiten aufweist.

Die Ursache eines inspiratorischen Stridors kann schon oberhalb des Kehlkopfs, im Munde, gelegen sein. Es gibt angeborene Tumoren in der Gegend des Zungengrundes und Kehlkopfeingangs (Cysten des Ductus thyreoglossus, Dermoide), welche mitunter die im allgemeinen harmlosen Symptome des Stridor benignus verursachen, mitunter aber auch zu starken dyspnoischen Beschwerden, ja selbst zu Suffokationserscheinungen Veranlassung geben können (Finkelstein). Shukowski beobachtete zwei Fälle von Mikrognathie, bei welchen die nach hinten gesunkene Zunge die Erscheinungen eines Stridors (tönende, pfeifende Inspiration) und mit Cyanose einhergehende Atembeschwerden verursachte. Er empfiehlt in solchen Fällen die Zunge nach vorn zu ziehen und an der Unterlippe oder Wange anzunähen. Auch Ssokolow weist darauf hin, daß durch das Nachhintenfallen der Zunge, und zwar nicht

nur einer vergrößerten, sondern auch einer abnorm kleinen Zunge, Stridor-
erscheinungen hervorgerufen werden können.

In einem Falle Hohlfelds bestand seit den ersten Lebenswochen ein
inspiratorischer Stridor mit Erstickungsanfällen neben Erschwerung der Nahrungsaufnahme. Das Kind starb nach drei Monaten, als es in einem schweren
Anfall von Atemnot tracheotomiert wurde. Die Sektion ergab einen Tumor
(Leiomyoma fibrosum) an der hinteren Wand des Kehlkopfs am Übergang
des Pharynx in den Ösophagus, welcher den Kehlkopf und die Luftröhre bis
zur Bifurkation hinab komprimierte.

Die angeborenen Trachealstenosen, welche meist gleich nach der
Geburt zum Tode führen, lassen ausnahmsweise auch eine längere Lebensdauer
zu (Gregor). Moussons berichtet über ein Kind, welches seit der Geburt kontinuierlich an starker Dyspnoe und Cyanose bei klarer Stimme gelitten hatte;
Tod im dritten Monat; die Sektion ergab unterhalb des Ringknorpels eine
Stenose und Torsion der Trachea. O'Dwyer beobachtete einen Fall von kon-
genitaler Mißbildung des Larynx, darin bestehend, daß die aryepiglottischen
Falten vereinigt waren und den Kehlkopfeingang verengerten. Dies führte
zu Dyspnoe, welche seit Geburt bestand. Heilung durch progressive Dilatation
mit Urethralsonden. Rothschild berichtet über einen Fall von „typischem
Stridor cong." infolge einer submukösen Retentionscyste, ausgehend von einer
Schleimdrüse des Kehlkopfs, welche vereiterte und zum Tode führte.

Eine relativ nicht seltene Ursache von erschwerter Atmung ist die kongenitale Schilddrüsenschwellung (s. S. 280). Insbesondere die relativ kleinen
retrosternalen Strumen können diagnostische Schwierigkeiten machen,
da sie bedrohliche Atembeschwerden und Cyanose verursachen können, ohne
daß ein Hindernis klinisch nachweisbar wäre (Brecely).

Die bei älteren Säuglingen vorkommenden, mit Stridor einhergehenden
entzündlichen Erkrankungen des Rachens (retropharyngeale Lymphadenitiden und Abszesse) und des Kehlkopfs (Croup, Pseudo-Croup) kommen
während der Neugeborenenperiode nur ausnahmsweise zur Beobachtung. Stellt
sich jedoch tatsächlich eine entzündliche Schwellung der Kehlkopf- oder
Trachealschleimhaut ein, so können sich sehr leicht bedrohliche Erscheinungen
entwickeln, da die Lichtung der Luftröhre, besonders wenn die Sekretion eine
erhebliche ist, sehr leicht verlegt werden kann. Eine mit starker Schleimhautschwellung einhergehende Tracheitis kann selbst bei Freibleiben des Kehlkopfs
die Vornahme einer Intubation notwendig erscheinen lassen. Gewöhnlich sind
die Kinder schon 2—3 Wochen alt, wenn sie derartige Symptome zeigen.
Symptome von Pseudo-Croup können dann verhältnismäßig leicht in Erscheinung treten, wenn ein an Stridor cong. leidendes Kind von einer Laryngitis
befallen wird (Finkelstein). Shukowski beschreibt einen Fall von Laryngitis ulcerosa auf vielleicht luetischer Basis, welche einen seit dem zweiten
Lebenstag bestehenden Stridor verursachte.

Infolge Druckes eines kongenital mißbildeten Herzens auf den
Nervus recurrens kann es zu Lähmungserscheinungen seitens des letz-
teren kommen (Hauser, Hochsinger, Finkelstein). Sie äußern sich in
Heiserkeit und dauernder oder anfallsweise auftretender Atemstörung (Stridor).
Der echte Laryngospasmus kommt beim Neugeborenen nicht vor (s.
S. 305).

Wie schwierig es sein kann, die Ursache eines kongenitalen Stridors selbst
bei der Autopsie sicherzustellen, zeigt folgender vom Verf. beobachteter Fall.
Ein normal geborenes kräftiges Kind zeigt unmittelbar nach der Geburt einen
auffallenden in- und exspiratorischen Stridor, der während der folgenden
Stunden zunimmt und mit bedrohlichen Suffokationserscheinungen verbunden

ist. Intubation ohne Erfolg, obwohl der Tubus nach dem Röntgenbild bis in die Jugulargegend hinabreicht. Da mithin eine laryngeale oder von der Schilddrüse herrührende Stenose ausgeschlossen werden kann, wird etwa 12 Stunden post partum eine Thymusexstirpation vorgenommen; doch erfolgt auch hierauf keine Besserung der Erscheinungen. Tod 1½ Stunden nach der Operation. Wie die Sektion ergab, war nur der rechte Lappen der Thymus entfernt worden; er wog 6 g, der Rest 4 g. Eine anatomische Ursache der Stenosenerscheinungen konnte nicht mit Sicherheit aufgedeckt werden, nur wiesen die Trachealknorpel in der Thymushöhe eine leichte Einknickung auf. Vielleicht lag doch ein thymogener Stridor vor, obzwar die Thymus keineswegs abnorm groß war und ein vor der Operation festgestellter großer Röntgenschatten in der Thymusgegend sicher nicht von der Thymus herrührte.

III. Erkrankungen der Bronchien und Lungen.

1. Angeborene Anomalien.

Fetale Bronchiektasie.

Die sog. angeborene Bronchiektasie (Grawitz) umfaßt zwei Formen: die universelle Bronchiektasie, welche durch hydropische Entartung eines ganzen Bronchus zustande kommt, und die teleangiektatische Bronchiektasie, bei welcher die Bronchien zystische Ektasien bilden, die bald in Form einzelner kleiner Cysten, bald als mehrkämmerige Säcke auftreten (Cystenlunge, Wabenlunge) (Couvelaire, Peiser, Stoerk u. a.).

In anderen Fällen bestehen Beziehungen zur fetalen Atelektase. Man spricht dann von atelektatischer Bronchiektasie. Bei diesen Atelektasen handelt es sich entweder um nicht zur Entfaltung gelangte Lungenabschnitte, welche durch das Wachstum des Bronchialbaumes komprimiert wurden und zirrhotisch geworden sind, oder um die Folgen einer fetalen Pleuritis, welche die Lunge an der Entfaltung gehemmt hat. Von anderer Seite wird die Atelektase als eine einfache Hemmungsbildung angesehen (Buchmann). Peiser hält sie bei angeborener Bronchiektasie für sekundär.

Die klinischen Symptome der fetalen Bronchiektasie sind recht wenig charakteristisch. Sind die Atelektasen oder die cystischen Veränderungen sehr ausgebreitet, so sterben die Kinder bald nach der Geburt unter den Erscheinungen der Asphyxie. Geringgradige Veränderungen verlaufen anfänglich symptomlos. Erst später treten entzündliche Komplikationen hinzu, durch welche das klinische Symptomenbild der Bronchiektasie manifest wird.

Agenesie, Hypoplasie und Hyperplasie einer Lunge.

Die Mißbildungen der Lunge sind teils Defekt-, teils Exzeßbildungen. Bei der Agenesie oder Hypoplasie findet sich an Stelle einer Lunge ein kleines luftleeres Gebilde. Da die gesunde Lunge in solchen Fällen gewöhnlich in die leere Brusthälfte hineinwächst und der Thorax auf der gesunden Seite im Wachstum zurückbleibt, findet sich meist keine Thoraxdeformität (Ponfick, Neisser, Oberwarth). Dasselbe gilt für die Fälle von Exzeßbildung, bei welchen die Hypertrophie einer Lunge das Primäre ist (Graff), oder sich neben den beiden gut entwickelten Lungen kleine Gebilde aus Lungengewebe, dritte unpaare Lappen, finden.

Wenn solche Mißbildungen überhaupt mit der Lebensfähigkeit vereinbar sind, so können mit ihnen behaftete Menschen ein höheres Alter erreichen. Bisweilen ist die Agenesie mit Bronchiektasien kombiniert.

Die Diagnose intra vitam ist wegen des ausgleichenden Wachstums der andern Lunge nur dann zu stellen, wenn sich über einer Thoraxhälfte eine Dämpfung findet. Eine solche dürfte bei älteren Kindern wohl stets auf eine Infiltration oder ein Exsudat bezogen werden; beim Neugeborenen könnte man unter Umständen allerdings auf die richtige Vermutung kommen, doch ist dies bisher in keinem Fall geschehen.

2. Lungenatelektase.

Die Lunge erfährt beim ersten Atemzug noch nicht ihre volle Entfaltung. Besonders am ersten Lebenstag ist nach den Untersuchungen von Dohrn und Recklinghausen der respiratorische Luftwechsel ein äußerst geringer. Messungen der Luftkapazität in den ersten Stunden ergaben:

20 Minuten post partum 17 ccm,
3½ Stunden post partum 21 ccm,
innerhalb der ersten 6 Stunden 36 ccm.

Die Größe der Atemzüge erfährt erst vom ersten zum zweiten Lebenstag eine erhebliche Steigerung und es braucht Tage, ehe die Lunge sich vollständig entfaltet hat. Peiser sucht die Ursache dieser Erscheinung in der noch unvollkommenen Entwicklung des Nervensystems, in der relativ geringen Erregbarkeit des Atemzentrums durch den CO_2-Reiz, sowie in dem Umstand, daß infolge der Geringfügigkeit aktiver Bewegungen bei neugeborenen Kindern die bei der Muskeltätigkeit entstehenden Reizstoffe für das Atemzentrum in sehr geringer Menge gebildet werden. Bei schwächlichen und frühgeborenen Kindern dauert die Entfaltung der Lungen noch länger. Während am ersten Lebenstag die Thoraxerweiterung vorwiegend durch das Zwerchfell erfolgt, macht sich später allmählich auch die Thoraxatmung in steigendem Maße geltend.

Bis zu einem gewissen Grad ist nach dem Gesagten die Atelektase in den ersten Lebentagen ein physiologischer, allmählich vorübergehender Zustand. Der Übergang zum Pathologischen ist ein ganz fließender.

Die angeborene Atelektase kann allgemein oder partiell sein. Die erstere findet sich bei Kindern, die noch nicht geatmet haben; sie hat nur ein anatomisches Interesse. Wie Peiser an in situ fixierten Thoraxorganen nachgewiesen hat, finden sich die ausgedehntesten atelektatischen Bezirke in den paravertebralen, und zwar besonders den kopfwärts gelegenen, und den zentralen Lungenabschnitten am Hilus, während die Lungenspitzen und -ränder in der Regel sehr rasch lufthaltig werden. Die linke Lunge ist gewöhnlich stärker atelektatisch als die rechte.

Atelektasen sind sehr häufig mit Blutungen und Ödem kompliziert. Infolge des mangelhaften Gasaustausches ist die Herztätigkeit eine mangelhafte. Es kommt zur Stase, weiterhin zum Austritt von Blut und Blutflüssigkeit aus den Kapillaren, deren Wandungen durch die Stase geschädigt sind. Blutungen findet man besonders in der Hilusgegend. Ist die Schädigung der Kapillarwandung geringgradig, so kommt es bloß zum Austritt von Ödemflüssigkeit.

Die an Blut und Gewebsflüssigkeit reichen atelektatischen Lungenpartien bilden Prädilektionsstellen für Pneumonien.

Die pathologischen Atelektasen und ihre Folgezustände finden sich besonders häufig bei frühgeborenen und debilen Kindern, sowie bei solchen, welche bei der Geburt asphyktische Erscheinungen gezeigt hatten. Während bei ersteren die Erregbarkeit des Atemzentrums a priori eine geringe ist, liegt im zweiten Fall eine Herabsetzung der Erregbarkeit durch die Asphyxie vor. Die Schädigung des Atemzentrums kann auch eine Folge intrakranieller Drucksteigerung sein, insbesondere nach Blutergüssen in die Schädelhöhle beobachtet man oft ausgedehnte Lungenatelektasen (Kundrat). Die Atemexkursionen sind nicht genügend groß, um die Lungen in ausreichendem Maße zu entfalten; dadurch bleiben größere Partien atelektatisch. Der Gasaustausch ist ein geringer. Die schon post partum asphyktischen Kinder werden bald nach ihrer Wiederbelebung abermals zyanotisch; sie kommen aus dem asphyktischen Zustand überhaupt nicht heraus. Andere liegen in somnolentem Zustand mit kaum merkbaren Atembewegungen da, werden dann plötzlich zyanotisch, die Atmung wird immer unvollkommener, es treten schließlich absolute Atempausen auf, — kurz, es entwickelt sich ein Bild, welches dem Scheintod des eben geborenen Kindes ganz analog ist. In diesem Zustand pflegt das Leben schließlich völlig zu erlöschen.

Sind die Atemexkursionen genügend groß, um das Sauerstoffbedürfnis noch zu decken, so sind es hauptsächlich die entzündlichen Komplikationen, welche das Leben gefährden. Die in den atelektatischen Lungenpartien auftretenden Pneumonien, welche bei vorhandener Infektionsgelegenheit so leicht entstehen, sind eine überaus häufige Todesursache frühgeborener Kinder.

Die Lungenatelektase ist leichter nach dem klinischen Bild, der seichten Atmung und dem asphyktischen Zustand zu erschließen, wie auf Grund physikalischer Symptome mit Sicherheit zu diagnostizieren. Dämpfungen sind nur schwer und bloß bei weit ausgebreiteter Lungenverdichtung herauszuperkutieren. Das auffallendste physikalische Symptom ist das sog. atelektatische Knistern, das man nicht selten in sehr ausgesprochener, untrüglicher Weise hört, wenn man das Kind durch Beklopfen u. dgl. zu einer tiefen Inspiration veranlaßt. Nach Peiser weist es auf einen Flüssigkeitsaustritt in die Alveolen hin. Sonstige auskultatorische Zeichen der Infiltration (Bronchialatmen, Bronchophonie) sind meist nicht deutlich wahrnehmbar, weil eben die Atemexkursionen zu mangelhafte sind.

Die Behandlung der Atelektase muß darauf gerichtet sein, die Lungen durch Anregung tiefer Inspirationen möglichst zu entfalten. In leichteren Fällen genügen Hautreize, welche das Kind zum tiefen Atmen und Schreien veranlassen. Man darf derartige Kinder keinesfalls längere Zeit ruhig auf dem Rücken liegen lassen. Das energischeste Mittel sind kalte Übergießungen, welche am besten während eines heißen Bades (event. Senfbades, Ozetbades) vorgenommen werden. Die Bäder bezwecken, durch Erweiterung der Hautgefäße der Blutüberfüllung der Lungen entgegenzuarbeiten. Im Asphyxieanfall kommen überhaupt alle Mittel in Betracht, welche beim Scheintod nach der Geburt zur Anwendung kommen.

Außer der fetalen, angeborenen Atelektase gibt es auch beim jungen Säugling erworbene Atelektasen. Von den beiden Formen derselben, der Kompressions- und Obdurationsatelektase, ist letztere beim Neugeborenen die relativ häufigere. Im Verlauf einer Bronchitis kann es zur Bronchusverstopfung kommen, welche leicht zur Atelektasenbildung Veranlassung gibt, besonders dann, wenn der Bronchus in einen an sich wenig ventilierten Lungenabschnitt führt. Ein Übergang zu entzündlicher Infiltration ist in einem solchen Fall besonders leicht gegeben.

3. Stauungslunge.

Bei kongenitalen Herzanomalien können in den hinteren und unteren Lungenabschnitten Stauungserscheinungen zustande kommen, die mit Blutaustritten in die Alveolen verbunden sind. Bei höheren Graden der Stauung gesellen sich später Exsudation und reaktive Verdickung des Bindegewebsgerüstes der Lunge hinzu. Die klinischen Symptome bestehen in Atemstörungen, anfangs oberflächlicher und unregelmäßiger Atmung, später asphyktischen Anfällen, und im Auftreten einer Dämpfung, die mit Pneumonie oder Atelektasen verwechselt werden kann (Hayashi).

4. Entzündliche Erkrankungen der Lungen und Bronchien.

Für die entzündlichen Erkrankungen der Lunge kommen folgende Infektionswege in Betracht:

- a) Intrauterine Infektion;
- b) Infektion intra partum (Aspiration von mikrobenhaltigem Fruchtwasser, Vaginalsekret etc.);
- c) Extrauterine Infektion (aerogene Infektion, Aspiration von Milch, Erbrochenem etc.).

Kongenitale Pneumonie.

Wenn das Kind einer an Sepsis erkrankten Mutter in den ersten Lebenstagen an einer Pneumonie erkrankt, so ist die Annahme einer Infektion auf plazentarem Wege noch nicht ohne weiteres gestattet. Die Infektion kann auch durch infiziertes Fruchtwasser zustande gekommen (s. S. 481) oder intra partum erfolgt sein. Auch eine post partum durch Aspiration oder Inhalation von infektiösem Material akquirierte Pneumonie ist nicht immer mit Sicherheit auszuschließen. Die zeitlichen Verhältnisse können diesbezüglich nur mit großer Vorsicht verwertet werden. Wie Finkelstein hervorhebt, kann z. B. die Grippe innerhalb weniger Stunden erstaunlich umfangreiche Infektionen verursachen.

Die Zahl der Fälle, welche mit Berechtigung als plazentar übertragene kongenitale Pneumonien angesehen werden dürfen, ist recht klein (s. auch S. 480).

Levy beschreibt folgenden Fall: Das Kind einer Mutter, welche in den letzten Tagen vor und während der Geburt an Pleuropneumonie litt, zeigte 7 Stunden post partum Cyanose, Dyspnoe, kleinblasige Rasselgeräusche und starb 49 Stunden post partum. Die Sektion ergab eine hämorrhagisch-katarrhalische Pneumonie der rechten Seite, deren Alter von Recklinghausen auf höchstens 3 Tage geschätzt wurde. Es wurde eine genuine, croupöse, in utero akquirierte Pneumonie angenommen, obwohl die mikroskopische Untersuchung der Plazenta negativ ausfiel. In den Lungen von Mutter und Kind wurde der Diplococcus pneumoniae nachgewiesen.

Ähnliche Fälle beschreiben Thorner (Mutter Pneumonie, Kind stirbt zwei Tage post partum mit lobärer Pneumonie) und Macdonald (Mutter Pneumonie, Kind stirbt 28 Stunden post partum mit kompakter Pneumonie im Stadium der roten Hepatisation).

Recht überzeugend ist der Fall Bochensky-Groebel: Bei dem Kind einer an rechtsseitiger Unterlappenpneumonie leidenden Frau, das unmittelbar nach der Geburt zyanotisch und dyspnoisch war, konnten am Thorax zahlreiche Rasselgeräusche bei ausgebreiteter Dämpfung und verschärftem Atmen nachgewiesen werden. Die Mutter wurde gesund; das Kind starb 11 Stunden post partum. Bei der Obduktion erwiesen sich sämtliche Lappen mit Ausnahme der Spitzen von hämorrhagischen, lobulärpneumonischen Herden durchsetzt und von Bronchitis befallen (Erreger Diplococcus pneumoniae). Die kurze Lebensdauer und der unmittelbar nach der Geburt erhobene physikalische Befund lassen in diesem Fall eine Infektion post partum wohl mit großer Wahrscheinlichkeit ausschließen.

Man muß annehmen, daß in diesen seltenen Fällen die Infektion auf dem Blutwege infolge Überwanderns der Erreger durch die (wahrscheinlich durch Toxine geschädigte) Plazenta erfolgte. Es ist auffallend, daß die Kinder nicht immer an einer allgemeinen Pneumokokkensepsis erkranken, sondern daß die Pneumokokken gerade die Lunge des Fetus infizieren. Niederhof, welcher einen Fall von angeborener ausgedehnter Streptokokkenpneumonie beschreibt, nimmt eine intrauterine Infektion durch Aspiration kokkenhaltigen Fruchtwassers an (S. 481). Dieser bei allgemeiner Ausbreitung des pneumonischen Prozesses sehr plausibel erscheinende Infektionsmodus dürfte für jene Fälle, bei welchen die Erkrankung bloß in einer Lunge oder einem Lappen sitzt, nicht zutreffen. Man muß hier wohl eine besondere Affinität des auf dem Blutwege eingedrungenen Pneumokokkus zu den Lungen annehmen.

Extrauterin akquirierte Erkrankungen der unteren Luftwege.

Die erworbenen Bronchitiden und Pneumonien, welche entweder intra oder post partum akquiriert werden, beruhen auf Aspiration oder Inhalation infektiösen Materials oder sind Teilerscheinungen einer allgemeinen septischen Infektion (Küstner, Geyl, Netter).

Die Gefahr, daß sich eine Aspirationspneumonie entwickle, ist bei infiziertem Fruchtwasser oder virulentem Vaginalsekret eine recht erhebliche. Die Untersuchungen von Hochheim, welcher fast bei jedem Neugeborenen vereinzelte Plattenepithelien oder Talgtropfen in den Lungen nachweisen konnte, sprechen für das relativ häufige Vorkommen von, wenn auch geringgradigen, Aspirationsbewegungen. Da das Vaginalsekret fast immer Mikroorganismen enthält, so ist bei jeder stärkeren Aspiration für die Entstehung von entzündlichen Erkrankungen der Luftwege Gelegenheit gegeben.

Die Lungen können die Infektionspforte für eine Sepsis sein. In andern Fällen treten pneumonische, zuweilen hämorragische Herde zu einer bereits bestehenden septischen Erkrankung hinzu, sei es auf embolischen Wege, wie z. B. die metastatischen Pneumonien nach Arteriitis umbilicalis (Wassermann), sei es infolge einer Sekundärinfektion der untern Luftwege, wie eine solche bei den durch die Allgemeinerkrankung schwer geschädigten widerstandsschwachen Kindern sehr leicht zustande kommt.

Die Prognose der in den ersten Lebenstagen auftretenden, oft foudroyant verlaufenden Pneumonien, ist eine absolut infauste. Etwas günstiger ist sie dort, wo es sich um einen allmählich fortschreitenden absteigenden Prozeß nach aerogenen Infektionen handelt, bei Bronchitiden und bronchopneumonischen Herden im Anschluß an Erkrankungen der oberen Luftwege. Der Ausgang richtet sich nach der Virulenz der Erreger (Streptokokkenprozesse sind im allgemeinen noch weit gefährlicher als Pneumokokkeninfektionen), nach der Ausbreitung des Prozesses (Befallensein einzelner Lungenlappen oder allgemeine Ausbreitung, Kapillärbronchitis) und endlich nach dem allgemeinen Kräftezustand des Kindes.

Zwei Momente sind es, welche das Auftreten von entzündlichen Prozessen in den Lungen begünstigen. Wie früher erwähnt, sind atelektatische Lungenpartien ein besonders geeigneter Boden für pneumonische Herde. Ein weiterer sehr wichtiger Faktor bei debilen oder benommenen Kindern ist die Aspiration von Flüssigkeit. Solche Kinder sind bekanntlich häufig nicht imstande, zu saugen, weder von der Brust, noch aus der Flasche. Wenn bei Fütterung mit dem Löffel ein Schlingreflex ausgelöst wird, so ist diese Ernährungsmethode gewiß die richtige. Ist dies jedoch nicht oder nur in unvollkommenem Maße der Fall, so rinnt ein Teil der Milch oder Flüssigkeit in die Luftröhre und wird infolge der geringen oder gänzlich fehlenden Reflexerregbarkeit bis in die Bronchien aspiriert. Die Flüssigkeit bewirkt hier schon rein mechanisch eine

Alteration der Schleimhaut und bereitet so einer Infektion den Boden, oder sie bringt aus der stets bakterienhaltigen Mundhöhle bereits infektiöses Material in die tieferen Luftwege. So können in bester Absicht vorgenommene Maßnahmen für das Kind verhängnisvoll werden. Insofern als es sich um bloßes „Verschlucken" handelt, kann man die Gefahr der Aspiration durch Sondenfütterung umgehen. Vielfach ist es aber nicht nur die per os gereichte Nahrung, sondern regurgitierter oder erbrochener Mageninhalt, welcher aspiriert wird. Pneumonien in Atelektasen, sowie Aspirationsbronchitiden und -pneumonien sind bei frühgeborenen, lebensschwachen Kindern und bei allen Zuständen, welche mit Bewußtseinstrübung einhergehen, eine häufige terminale Erscheinung und oft die unmittelbare Todesursache.

Die Diagnose der Bronchitis und Pneumonie ist beim jungen Säugling eine recht schwierige. Die physikalischen Symptome der Bronchitis (trockene und feuchte Rasselgeräusche) und der Infiltration (erhöhte Resistenz, Dämpfung, bronchiales oder verschärftes Atemgeräusch, Bronchophonie, klingendes Rasseln) sind häufig bloß angedeutet oder fehlen vollkommen, besonders dann, wenn die erkrankten Bezirke nicht sehr umfangreich sind. Der Grund hierfür liegt in den geringen Atemexkursionen überhaupt, sowie in dem Umstand, daß die erkrankten, häufig zentral gelegenen atelektatischen Partien überhaupt nicht atmen: strömt in die erkrankten und die in der Umgebung der Erkrankungsherde gelegenen Lungenpartien keine Luft ein, so darf man keine ausgesprochenen auskultatorischen Phänomene erwarten. Man muß das Kind auf irgend eine Weise zum tiefen Atmen oder Schreien anregen, um überhaupt etwas Krankhaftes zu hören. Die Perkussion gibt nur bei ausgedehnten Infiltraten sichere Anhaltspunkte. Bei kleinen Herden stört die Elastizität des kindlichen Thorax, besonders bei zentraler Lage der Infiltrate, den sicheren Nachweis. Selbst wenn es gelingt, durch den Nachweis von Sekretgeräuschen oder Infiltrationserscheinungen die Diagnose mit Sicherheit zu stellen, ergibt der anatomische Befund fast stets einen weit ausgebreiteteren Prozeß als die physikalische Untersuchung nachzuweisen gestattete. Man muß also die Lungenkomplikationen oft mehr nach dem allgemeinen Krankheitsbild vermuten, als man sie durch ausgesprochene physikalische Phänomene erkennen kann. Gesteigerte Atemfrequenz, Nasenflügelatmung, Cyanoseanfälle bieten wertvolle Anhaltspunkte. Aus dem Verhalten der Körpertemperatur kann man wenig Sicheres entnehmen.

5. Emphysem.

Emphysem der Lunge tritt bei Neugeborenen spontan nur in Form der akuten Lungenblähung resp. des vikariierenden Emphysems auf, und auch dieses ist in Anbetracht des relativ seltenen Vorkommens der zur Emphysembildung führenden Grundkrankheiten und der zur Lungenblähung notwendigen forcierten Atembewegungen keine häufige Erscheinung. Esser weist darauf hin, daß Innervationsstörungen im Atmungszentrum, z. B. stärkere Vagusreizungen, Lungenblähungen zur Folge haben können, bei denen manchmal sekundär infolge starker und plötzlicher Streckung der Blutgefäße auch ausgedehnte Lungenblutungen auftreten können.

Kirchgeßner beschreibt einen Fall von subkutanem Emphysem, welches bei einem sehr schwer asphyktischen Kind wahrscheinlich in der Weise zustande kam, daß intrauterin bei einer tiefen Inspiration ein Schleimpfropf in einen Bronchus geraten war; infolge seitlicher Thoraxkompression erfolgte durch Überdruck in der betreffenden Lunge eine Ruptur, welche zur Bildung von interstitiellem und subkutanem Emphysem führte. Derartige subkutane

Emphyseme bieten an sich keine ungünstige Prognose; sie können sich binnen wenigen Tagen zurückbilden (Wilkins).

Auf traumatischem Wege kann es zur Emphysembildung kommen, wenn bei Wiederbelebungsversuchen scheintoter Kinder Luft eingeblasen wird.

Ferner kann bei Verletzungen der Lungen und solchen der Pleura costalis und pulmonalis durch ein gebrochenes Schlüsselbein Luft in den Pleuraraum, resp. in den Mediastinalraum gelangen und auf diese Weise ein Pneumothorax mit interstitiellem, mediastinalem und subkutanem Emphysem zustande kommen. Daß bei solchen Verletzungen auch die Schultzeschen Schwingungen ätiologisch eine Rolle spielen können, ist nicht von der Hand zu weisen (Heydrich).

IV. Pleuritis.

Pleuritische Exsudate sind bei Neugeborenen ein überaus seltenes Vorkommnis. Die seröse Pleuritis kommt ihrer Ätiologie entsprechend (Tuberkulose, rheumatische Pleuritis) so gut wie niemals zur Beobachtung. Fibrinöse, fibrinöseitrige und rein eitrige Exsudate wurden als Komplikationen von Pneumonien, insbesondere septischen Pneumonien, beobachtet. Meist sind solche Pleuritiden Teilerscheinungen einer allgemeinen Infektion, einer Pyämie, mag diese nun von einer primären Infektion der Lungen ausgehen oder eine andere Infektionspforte haben (Steele). Die Pleuritiden des Neugeborenen sind relativ am häufigsten Streptokokkenempyeme (Gayet, Comby, Stuhl, D'Astros). (S. a. S. 481.)

Die Diagnose ist schwierig, da die physikalischen Erscheinungen oft recht wenig charakteristisch sind. Comby führt als wichtigste klinische Symptome an: trockener, anfallsweiser Husten, starkes remittierendes Fieber, kurze, sakkadierende Zwerchfellatmung mit starker Dyspnoe und Einziehungen, blasses, oft zyanotisches oder ikterisches Gesicht, Erbrechen, schwere Beeinträchtigung des Allgemeinbefindens. Man wird schwerlich in der Lage sein, aus solchen Symptomen eine Pleuritis zu erschließen, wenn keine ausgesprochene Dämpfung nachweisbar ist. Diagnostisch nicht unwichtig kann ein leichtes Hautödem über den befallenen Lungenabschnitten sein.

Wenn es sich nicht um ein gewöhnliches metapneumonisches Pneumokokkenempyem handelt, wie es sich bei älteren Säuglingen findet, und dessen Vorkommen ja auch innerhalb der ersten drei Lebenswochen nicht unmöglich ist, ist die Prognose so schlecht, daß auch eine auf Grund richtiger Diagnose vorgenommene Rippenresektion den tödlichen Ausgang kaum je verhindern dürfte.

3. Kapitel.

Schilddrüse.

Die Schilddrüse des Neugeborenen liegt im allgemeinen etwas höher wie im späteren Lebensalter. Die Spitzen der Seitenhörner pflegen sich schon im normalen Zustand zwischen den obersten Abschnitt der Luft- und Speiseröhre oder zwischen Larynx und Pharynx zu schieben, seltener zwischen diesen und die Wirbelsäule. Dadurch kann es bei einer Volumszunahme des Organs leicht zu zirkulärer Konstriktion der Trachea kommen (Demme). Bei leichter Dorsalflexion des Kopfes kann man bei vielen Neugeborenen die drei Lappen der Schilddrüse leicht abtasten. Größe und Gewicht der normalen Schilddrüse zeigen je nach der Herkunft aus verschiedenen Gegenden beträchtliche Unterschiede. Die Drüsen aus Kropfgegenden sind, auch wenn sie keine Knoten enthalten, fast durchweg bedeutend größer als die aus kropffreien Gegenden

(Isenschmied). Das Durchschnittsgewicht einer großen Anzahl von Schilddrüsen, welche älteren Feten, Neugeborenen und Säuglingen bis zum sechsten Monat angehörten, betrug nach den Untersuchungen von Hesselberg bei Herkunft aus der norddeutschen Tiefebene (Kiel, Königsberg, Berlin) durchschnittlich 1,55 g, das der Schilddrüsen aus Bern durchschnittlich 4,1—6,6 g, ohne daß dabei manifest strumöse Organe mitgewogen wurden. Ähnliche Beobachtungen machte Meroz - Tydman bezüglich des Gewichts der Schilddrüsen in Genf.

Von den Lageanomalien der Thyreoidea ist vor allem diejenige von klinischem Interesse, welche man als retrosternale bezeichnet. Gewöhnlich betrifft sie strumös veränderte Drüsen, deren Isthmus eine abnorm tiefe Lage hat oder einen zapfenartigen Ausläufer unter das Brustbein aussendet. Solche retrosternale Strumen, welche besonders leicht zu Suffokationserscheinungen Veranlassung geben, kommen nur sehr selten vor.

E. Meyer beobachtete einen seit Geburt heiseren Säugling, bei welchem sich an der vorderen Kommissur der Stimmbänder ein als Papillom imponierender blaßgrauer Tumor fand, der sich nach der Exstirpation als zum Teil aus Schilddrüsengewebe bestehend erwies. Es handelte sich also um eine kongenitale endolaryngeale Struma.

Entzündungen der Schilddrüse (Strumitis) kommen als Teilerscheinungen septisch-pyämischer Erkrankungen, jedoch nur sehr selten, zur Beobachtung.

Pettavel fand bei einem am 10. Tage „an Purpura" verstorbenen Kind eigentümliche herdförmige Degenerationen der Thyreoidea-Epithelien. Er spricht die Vermutung aus, daß es sich um eine Zellschädigung durch eine im Blute befindliche Noxe handeln könne. (Virch. Arch. 206, 1911, S. 1.)

Die Hypoplasie und Aplasie der Schilddrüse führt zu den Erscheinungen des kongenitalen Myxödems (s. S. 149). Auch aus der Druckwirkung von Geschwülsten, insbesondere Teratomen, kann ein teilweiser oder gänzlicher Mangel der Schilddrüse resultieren.

Der Morbus Basedowii, die auf Hyperfunktion der Schilddrüse beruhende Erkrankung, gehört im Kindesalter überhaupt zu den größten Seltenheiten. Über einen sehr bemerkenswerten Fall von „kongenitalem Morbus Basedowii" berichtet Clifford White: Das Kind einer seit dem 5. Schwangerschaftsmonat an progredienten Basedowsymptomen leidenden Frau zeigte starke Protrusio bulbi, feinschlägigen Tremor der Hände, Tachykardie von 150—200 Pulsen, Schilddrüsenvergrößerung. Tod am 2. Lebenstag.

Die angeborenen Vergrößerungen der Thyreoidea.
(Struma congenita im weiteren Sinn).

1. Die passageren Vergrößerungen der Thyreoidea.

Ein Teil der beim Neugeborenen vorkommenden Schwellungen der Schilddrüse ist klinisch dadurch charakterisiert, daß die Volumsvermehrung nach relativ kurzem Bestand vollkommen verschwindet, bald nach wenigen Tagen, bald erst nach einigen Wochen. Die Schilddrüse erweist sich in allen Teilen gleichmäßig geschwollen und ist gewöhnlich von ziemlich weicher Konsistenz. An der Schwellung kann auch das umliegende Gewebe (Haut- und Unterhautzellgewebe) beteiligt sein. Die Geschwulst verursacht häufig gar keine Erscheinungen, in andern Fällen sind die Kinder nach der Geburt asphyktisch, oder zeigen während der ersten Tage vorübergehende Suffokationserscheinungen, beim Trinken oder bei stärkerer Beugung des Kopfes, zuweilen im Schlaf. Nur äußerst selten nehmen diese Erscheinungen einen bedrohlichen Charakter an.

Die Schwellung nimmt während der ersten Tage rasch ab und die Stenosenerscheinungen treten nicht wieder auf. Daß die hierher gehörigen Formen der Struma cong. ernstere Symptome machen, ja selbst zum Tode führen, wie in einem Falle Heckers, gehört sicher zu den seltenen Ausnahmen: meist dürften in solchen Fällen Kombinationen mit echter Struma vorliegen.

Als Ursache der passageren Schilddrüsenschwellung wird allgemein eine stärkere Hyperämie und ödematöse Durchtränkung des Drüsengewebes angenommen. Man bezeichnet den Zustand als hyperämische Turgeszenz (Demme), als Kongestion der Schilddrüse (Fabre und Thévenot).

Bezüglich der Ätiologie kommen mehrere Faktoren in Betracht. Fabre und Thévenot nehmen an, daß das Zustandekommen der Kongestion durch die Persistenz des fetalen Gefäßsystems, durch Erhaltenbleiben des schon von Wölfler beschriebenen embryonalen Typus der lakunären Vaskularisation begünstigt werde. Die eigentlich auslösende Ursache sehen sie in dem während des Geburtsaktes bestehenden Überdruck. Daß Stauungsvorgänge eine wichtige Rolle spielen, ergibt sich aus der häufigen Koinzidenz von Struma und Gesichtslage. Es ist klar, daß ein großer Tumor an der Vorderseite des Halses eine Dorsalflexion des Kopfes verursachen und eine Gesichtsstellung zur Folge haben kann. Umgekehrt kann aber auch die Gesichtsstellung das Primäre und die Schilddrüsenschwellung das Sekundäre sein. Letztere wäre dann als eine bei lordotischer Haltung der Wirbelsäule zustande kommende, der Geburtsgeschwulst analoge Stauungsschwellung aufzufassen (v. Winckel, Kamann). Daß hierin die alleinige auslösende Ursache zu suchen sei, ist jedoch deshalb nicht anzunehmen, weil die Kongestionen der Schilddrüse auch bei in Hinterhauptslage geborenen Kindern vorkommen.

Außer der Stauung, sei es nun einer lokalen am Hals oder einer allgemeinen, verdienen noch andere Faktoren Berücksichtigung. Man könnte die Turgeszenz der Thyreoidea mit den Ödemen und hyperämischen Zuständen in Parallele bringen, welche Halban als Schwangerschaftsreaktionen bezeichnet (Lieber). Die Schilddrüse der Frau zeigt eine deutliche Beeinflußbarkeit von seiten der Geschlechtsorgane. Sie schwillt nicht nur während der Menstruation, sondern auch während der Gravidität und ganz besonders während des Geburtsaktes fast regelmäßig an, um dann meist wieder auf ihr normales Volumen zurückzukehren (Freund). Analog den anderen Schwangerschaftsreaktionen könnte man auch die Schilddrüsenschwellung auf die Wirkung von plazentaren „Schwangerschaftsgiften" beziehen. Ein Umstand scheint allerdings gegen diese Auffassung zu sprechen, die relative Seltenheit der Affektion beim Kind. Doch ist es durchaus möglich, daß leichte Vergrößerungen des Organs der klinischen Beobachtung entgehen oder übersehen werden. Daß die Schilddrüse des Neugeborenen sehr häufig palpabel ist, wurde schon früher hervorgehoben. Dort, wo die Vergrößerung der kindlichen Schilddrüse in die Augen springt, zeigt meistens auch die Mutter eine stärkere Anschwellung des Organs, als es gewöhnlich der Fall zu sein pflegt.

Die Differentialdiagnose gegenüber persistierenden Strumen und damit die Prognosenstellung ist — wenigstens am ersten Lebenstag — nicht immer ganz einfach. Einen gewissen Anhaltspunkt kann die Anamnese geben. In Anbetracht der ausgesprochenen Heredität des echten kongenitalen Kropfes wird die Angabe, daß die bei der Mutter bestehende Anschwellung der Drüse erst während der Schwangerschaft aufgetreten sei, die Annahme einer passageren Schwellung auch beim Kind rechtfertigen. Rasches Abschwellen während der ersten Lebenstage spricht nicht unbedingt gegen echte Struma, da auch die kropfig entartete Drüse eine durch Kongestion verursachte, vorübergehende stärkere Schwellung aufweisen kann.

2. Die persistierenden Vergrößerungen der Schilddrüse.

a) Der kongenitale Kropf. (Struma congenita im engeren Sinn.)

Der echte kongenitale Kropf steht in enger Beziehung zum endemischen Kropf und ist ausgesprochen hereditär. Es gelingt in solchen Fällen fast immer, zu eruieren, daß in der Familie des kropfkranken Kindes Kropfträger vorgekommen sind, oder daß die Familie aus einer Gegend stammt, in welcher häufig Kröpfe vorkommen. In den allermeisten Fällen hat die Mutter des Kindes einen Kropf. Dementsprechend ist auch die Häufigkeit der echten Struma cong. an verschiedenen Orten eine verschiedene. Während sie in manchen Gegenden eine Seltenheit ist, wird sie von anderen Beobachtern, deren Material den Alpenländern oder dem deutschen Mittelgebirge (Thüringen) entstammt, als eine relativ häufige Erkrankung bezeichnet (Demme, Küstner, Rübsamen).

Der endemische Kropf tritt am häufigsten erst zur Zeit der Pubertät oder in den letzten Jahren der Kindheit auf. Das zweitgrößte Kontingent zur Zahl der Kropferkrankungen stellt die allererste Lebenszeit, vom Fetalleben bis zum Ablauf des ersten Lebensjahres. Unter 642 Kindern mit Kröpfen fand Demme 53 Fälle von angeborener Struma. Doch gilt dies wahrscheinlich nur für ausgesprochene Kropfgegenden, während andern Orts ein solches Maximum nicht beobachtet werden konnte (Flesch und Winternitz). Von großem Interesse sind die vergleichenden histologischen Untersuchungen von klinisch normalen kindlichen Schilddrüsen aus Bern und der norddeutschen Tiefebene (Isenschmied). Es zeigte sich, daß die Berner Schilddrüsen nicht nur größer und schwerer sind als die deutschen, sondern daß auch im feineren Bau beträchtliche Unterschiede bestehen: die Berner Drüsen haben viel kleinere Follikel und häufig besonders große chromatinreiche Kerne, wie man solche in Strumaknoten anzutreffen pflegt. Auch die Arterien zeigen eigentümliche Veränderungen. In diesen Besonderheiten haben wir wahrscheinlich die Folgen der Wirksamkeit des noch hypothetischen Kropfgiftes zu erblicken, das von den einen im Trinkwasser, von den andern in einem kontagiösen Agens gesucht wird. Sie sind der histologische Ausdruck der Neigung zur Kropfbildung.

Was die eigentliche Ursache der angeborenen Struma ist, ob ein Übergang von toxisch wirkenden Substanzen (Kropfgift) auf den Fetus stattfindet, oder ob eine ererbte fehlerhafte Anlage der Drüse vorliegt, entzieht sich vorläufig unserer Beurteilung. Daß es eine kongenitale Struma auf hereditärluetischer Grundlage gibt, wie dies Fürst annimmt, ist noch nicht bewiesen. Jedenfalls ist die Schilddrüsenschwellung kein gewöhnliches Symptom der Erbsyphilis. Seitens englischer Autoren (Simpson, Hewetson, Macdonald, Fothergill) wurden Fälle von hyperplastischer parenchymatöser Struma cong. mitgeteilt, bei denen die Mütter während der Schwangerschaft Chlorkali erhalten hatten. Da die Eltern kropffrei waren, werden die Kröpfe des Kindes mit der Chlorkalidarreichung an die Mutter in kausalen Zusammenhang gebracht.

Die anatomischen Veränderungen, welche der Struma cong. zugrunde liegen, können verschiedener Art sein. Wir kennen folgende Formen:

1. Die Struma vasculosa oder Struma cong. teleangiectatica. Sie sei an erster Stelle genannt, nicht weil sie die häufigste ist, sondern weil sie sich nach ihrem histologischen Bau an die oben geschilderte kongestive Schwellung der Schilddrüse anschließt. Es handelt sich vorzugsweise um eine Erweiterung der subepithelialen Kapillarteile. Wie Hesselberg ausführt, kann man die hochgradige Hyperämie bei den kleinen Drüsen von 2—4 g Gewicht auf eine Stauung zurückführen, muß aber für die schweren Drüsen bis gegen 40 g Gewicht

neben der Hyperämie eine Hyperplasie des gesamten Gefäßsystems annehmen. Wieweit sich dabei das Parenchym beteiligt, läßt sich nicht genau präzisieren: Die Struma vasculosa befällt gewöhnlich das ganze Organ und ist von gleichmäßiger weicher Konsistenz. Mitunter sind Gefäßgeräusche hörbar.

2. Die Struma parenchymatosa, Struma hyperplastica. Dieser Form gehört die Mehrzahl angeborener Kröpfe an. Es handelt sich um eine Vermehrung der Drüsenläppchen im Sinn des normalen Wachstums. Die Alveolen sind bald von lockeren Zellhaufen erfüllt, bald finden sich zahlreiche, zum Teil mit Kolloid erfüllte rundliche Bläschen und lange Schläuche, wie man dies auch bei der normalen Schilddrüse des Neugeborenen sieht (Hesselberg). In andern Fällen beobachtete man angeborene Adenome, epitheliale Neubildungen, die aus embryonalen, atypisch vaskularisierten Drüsenformationen sich entwickeln (Wölfler). Die parenchymatösen Strumen können ein Gewicht von 10—40 g erreichen; auch noch weit höhere Zahlen (bis 100 g) werden angegeben, doch dürfte es sich hier nicht mehr um rein parenchymatöse Formen handeln. Die Vergrößerung betrifft entweder die ganze Drüse gleichmäßig oder einzelne Lappen; häufig ist ein Seitenlappen besonders stark vergrößert (Abb. 51).

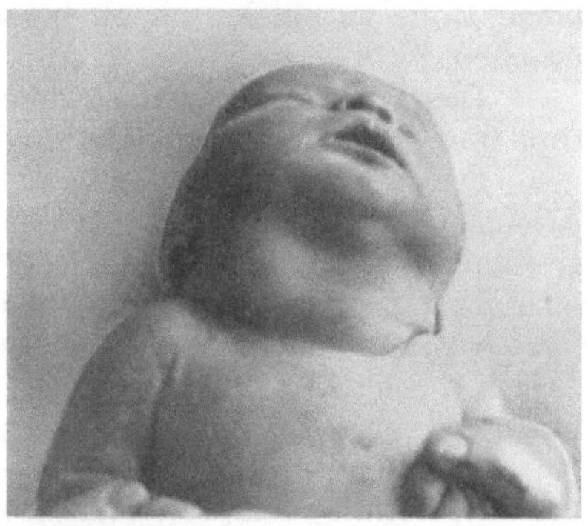

Abb. 51. Struma congenita.

3. Die Struma fibrosa ist die seltenste Form der angeborenen Schilddrüsenvergrößerung. Ein Fall wurde von Demme beobachtet.

4. Struma cystica und colloides. Auch Cysten- und Gallertkröpfe sind beim Neugeborenen äußerst selten. Es liegen zwar, insbesondere aus der älteren Literatur, diesbezügliche Beobachtungen vor, doch dürfte wohl die Mehrzahl der als zystische Strumen beschriebenen Tumoren des Halses als Teratome anzusprechen sein. Daß der Gallertkropf entgegen den Behauptungen von Virchow und Demme auch schon beim Neugeborenen vorkommt, ergibt ein anatomisch untersuchter Fall von Wölfler.

Die unter 3. und 4. angeführten Formen des Kropfes stehen zum endemischen Kropf in keiner Beziehung.

b) Die kongenitalen Teratome der Schilddrüsengegend.

Die Teratome der Schilddrüsengegend gehen niemals von der Thyreoidea selbst aus; es handelt sich also streng genommen nicht um Schilddrüsentumoren. Doch sind die Beziehungen zur Thyreoidea meist sehr innige: die Teratome finden sich entweder in unmittelbarer Nähe der Schilddrüse oder in ihrer Substanz selbst; eine trennende Schicht zwischen Drüsensubstanz und Geschwulst läßt sich allerdings leicht nachweisen. Die Schilddrüse ist durch das große Neoplasma meist in ihrer Entwicklung gehemmt. Einzelne Gebiete bleiben in ihrer Ausbildung zurück, ja es sind Fälle beschrieben, bei welchen die Schilddrüse ganz fehlte.

Die teratoiden Tumoren sind fast immer ungewöhnlich groß; man hat geradezu monströse Geschwülste, bis zu Kindskopfgröße, beobachtet. Sie liegen, von einer Bindegewebskapsel umgeben, unter den oberflächlichen Halsmuskeln, entweder median oder mehr seitlich. Die großen Halsgefäße, die Nerven und der Kopfnicker erleiden oft eine starke Verdrängung. Die Oberfläche der Geschwulst ist gewöhnlich unregelmäßig, grobhöckerig; häufig läßt sich an einzelnen Stellen eine von Cysten herrührende Fluktuation nachweisen. Die histologische Untersuchung ergibt ein wirres Durcheinander von Derivaten aller drei Keimblätter: Bindegewebe, Fettgewebe, Gehirngewebe, Knorpel, Knochen, quergestreifte und glatte Muskeln, Haut- und Schleimhautbildungen mit ihren Drüsen, Schleimdrüsen, retinales Pigmentepithel etc. Auch über den Befund von Haaren und Darmschlingen in den Tumoren wird berichtet (Morand, Joube).

Die Teratome verdanken entweder Kiemengangsresten ihre Entstehung oder sind als bigerminale Teratome (Fetus in feto) aufzufassen (Poult). Ihre Entwicklung fällt in eine frühe Periode der Fetalzeit. Die Mehrzahl der beschriebenen Fälle betrifft frühgeborene Kinder. Hereditäre Momente scheinen keine Rolle zu spielen; auch bestehen natürlich keine Beziehungen zum endemischen Kropf.

Die Tumoren zeigen zuweilen malignen Charakter, Neigung zum Wachstum und auch zur Metastasenbildung in den Lymphdrüsen (Pupovac).

Die kongenitalen Teratome der Schilddrüsengegend sind eine seltene Affektion. In der sehr eingehenden, bis auf das 18. Jahrhundert zurückgreifenden Arbeit von Hunziker finden sich 21 Fälle zusammengestellt. Wahrscheinlich gehört eine Reihe älterer Beobachtungen über große angeborene Cysten- und Gallertkröpfe hierher. Die aus den letzten Jahren stammenden Arbeiten stützen sich zumeist auf genaue histologische Untersuchungen (Swoboda, Schneider, Poult, Flesch und Winternitz, Hunziker).

Die Gefahr der angeborenen Vergrößerungen der Schilddrüse liegt vor allem in ihren Beziehungen zur Trachea. Große Tumoren, insbesondere Teratome, können eine völlige Kompression der Luftröhre bewirken und somit die Lebensfähigkeit der Frucht aufheben. Die Kinder sterben, wenn sie nicht schon tot geboren werden, kurze Zeit nach der Geburt an Erstickung. Auch kleinere Strumen können gefahrdrohende Kompressionserscheinungen zur Folge haben. Die Weichheit der kindlichen Trachealknorpel, die Enge des Tracheallumens, die oben erwähnte Lage der Schilddrüse, deren seitliche Teile die Luftröhre manchmal umgreifen, sind Momente, welche das Zustandekommen von Stenosenerscheinungen sehr erleichtern. Dieselben treten gewöhnlich bald nach der Geburt oder doch in den allerersten Tagen auf, wahrscheinlich infolge der stärkeren Durchtränkung der Gewebe und der kongestiven Hyperämie, welche sich natürlich auch bei den persistierenden Strumen bemerkbar macht. Die Stenosenerscheinungen sind entweder dauernd oder treten mehr anfallsweise auf. Die Kinder zeigen die bekannten Erscheinungen der Trachealstenose, in- und auch exspiratorischen Stridor, meist sehr starke Einziehungen des elastischen Thorax, Cyanose. In solchen Anfällen kann, wenn nicht Hilfe geschaffen wird, der Erstickungstod eintreten. Eine wichtige Rolle spielt die Lagerung des Kopfes. Gewöhnlich sind die dyspnoischen Erscheinungen dann am stärksten, wenn die Halswirbelsäule nach vorn gebeugt wird und hierbei die Drüse einen besonders starken Druck auf die Luftröhre ausübt. Dementsprechend treten sie häufig beim Anlegen des Kindes auf oder im Schlaf, wenn der Kopf nach vorne oder zur Seite sinkt. Auf diese Weise können unter Umständen auch dann noch Suffokationserscheinungen eintreten, wenn die gefährlichen ersten Lebenstage vorüber sind (plötzlicher Tod am 7. Tag in einem Fall von Demme).

Bei kleineren Strumen sind die Erscheinungen meist sehr geringfügiger Natur und bestehen bloß in leisem Stridor und leichten Attacken erschwerter Atmung, welche sich unschwer beheben lassen oder von selbst vorübergehen. Stenosenerscheinungen können auch vollkommen fehlen.

Ist die erste Lebenswoche vorüber, so richtet sich die weitere Prognose im wesentlichen nach der Natur des Tumors. Während man bei den Teratomen, auch wenn sie anfangs keine Beschwerden machen sollten, auf stärkeres Wachstum gefaßt sein muß, pflegen die gewöhnlichen kongenitalen Kröpfe in den ersten Lebenswochen allmählich kleiner zu werden. Man darf annehmen, daß beim Kind ähnliche Wirkungen der Schwangerschaftssubstanzen vorliegen wie bei den kropfigen Müttern, deren Strumen während der Gravidität zu wachsen und nach der Entbindung abzuschwellen pflegen. Die Verkleinerung selbst recht großer Kröpfe ist zuweilen eine so beträchtliche, daß bei der Weiterbeobachtung eines Falles Zweifel aufsteigen können, ob die beim Neugeborenen gestellte Diagnose einer persistierenden Struma nicht auf einem Irrtum beruhte. Es ist oft sehr schwer, die echten Strumen von den passageren Schwellungen klinisch zu differenzieren.

Die Therapie der Schilddrüsenvergrößerungen richtet sich vor allem gegen die Suffokationserscheinungen. Da die Hyperämie in dieser Hinsicht eine wichtige Rolle spielt, leistet oft die Applikation von kalten Umschlägen oder einer Eiskrawatte sehr gute Dienste (Firbas, Planchu). Auf diese Weise können auch die Stenosenerscheinungen, welche manchmal nach dem ersten warmen Bad auftreten, rasch behoben werden (Escherich). Auch die Applikation von Blutegeln, sowie von Sinapismen auf die untern Extremitäten wurde empfohlen (Nicod d'Arbent).

Ein zweites wichtiges Mittel zur Behebung der Atembeschwerden ist die zweckmäßige Lagerung des Kopfes. Der Hals soll leicht nach hinten flektiert werden, was man am besten durch ein unter den Nacken geschobenes, zusammengelegtes Tuch oder kleines Kissen bewerkstelligt (Freund, Lieber). Langer empfiehlt die Rückbandagierung des Kopfes mittelst Pflasterstreifen, welche von der Stirn über den Nacken zum Rücken geführt werden.

Bestehen trotzdem schwere Stenosenerscheinungen, so muß auf andere Weise Luft geschafft werden. Man kann den Tumor mit der Hand von der komprimierten Trachea möglichst abheben und auf diese Weise Zeit gewinnen, ehe man sich zu einem energischen Eingriff entschließt. Bezüglich der Intubation liegen in der Literatur keine Angaben vor. Sie erfordert beim Neugeborenen gewiß eine besonders gründliche Beherrschung der Technik, doch ist sie immerhin möglich, und wäre des Versuchs wert, da auch die kleinste Intubationsröhre meist genügend tief in die Luftröhre gelangen dürfte. Die Tracheotomie ist nach dem übereinstimmenden Urteil aller Autoren nicht empfehlenswert. Sie ist beim strumösen Neugeborenen selbst für einen geübten Chirurgen ein äußerst schwieriger Eingriff; alle bisher tracheotomierten Kinder gingen übrigens in den folgenden Tagen an Pneumonie zugrunde. Hingegen sind andere operative Eingriffe schon einige Male mit bestem Erfolg ausgeführt worden. Es kann die einfache Durchtrennung des Isthmus genügen (Malgaigne, Spitzy); sie geschieht mittelst eines Angiotribs und doppelter Ligatur. Die Blutung war in den so behandelten Fällen eine geringe. Von französischen Autoren wird insbesondere die Exothyreopexie warm empfohlen (Polosson, Planchu und Richard, Fabre und Thévenot). Die Thyreoidea wird bloßgelegt, vom Druck der umgebenden Haut und Muskeln befreit, von der Trachea möglichst losgelöst, so daß sie auf letztere nicht mehr drückt, und mit einem Faden an das obere Ende der Inzisionswunde fixiert. Der Kropf soll sich später zusammenziehen und der Atrophie verfallen. Auch die Exstirpation angeborener Kröpfe (partielle Thyreoidektomie) wurde schon vorgenommen (Schimmelbusch, Lugenbühl, Fischer, Spitzy). Der Ausgang war in drei Fällen günstig; im Falle Lugenbühls erfolgte der Tod an Pneumonie nach Tracheotomie. Der Zeitpunkt der Operation richtet sich nach der Schwere der Stenosenerscheinungen; **Fischer** empfiehlt, sie möglichst kurze Zeit nach der Geburt (1 Stunde) vorzunehmen. Es wurde bisher stets ohne Narkose operiert. Bei den Teratomen ist die Exstirpation natürlich die einzig richtige Therapie; doch kann man, wenn keine indicatio vitalis vorliegt, bis zum Ende des ersten, zweiten oder dritten Lebensjahres warten.

Wenn keine bedrohliche Erscheinungen bestehen, soll man sich fürs erste exspektativ verhalten und die spontane Verkleinerung der Struma in Rechnung ziehen. Mit der medikamentösen Therapie hat es deshalb meist einige Wochen Zeit; doch wurde vielfach auch schon beim Neugeborenen eine Jodbehandlung eingeleitet, sei es in Form von Einreibungen mit Jodsalben, Jodkaliklysmen oder Injektionen. **Rübsamen** empfiehlt die Darreichung von kleinen Jodothyrindosen in der Milch. Auch die Einreibung von Unguentum cinereum kann versucht werden. **Fürst** glaubt, in einem als Lues gedeuteten Fall einen günstigen Einfluß von einer Quecksilberbehandlung der Mutter gesehen zu haben.

Von der Überlegung ausgehend, daß der Kropf dem Übergang eines Giftes von der Mutter auf den Fetus seine Entstehung verdankt, wurde versucht, durch Thyreoidinbehandlung der Mutter prophylaktisch das Entstehen des Kropfes beim Kind hintanzuhalten (**Mossé** und **Cattula**). **Schmid** berichtet über eine Familie, in welcher zwei Kinder während der ersten Lebenstage an den Folgen einer Struma cong. zugrunde gegangen waren und das dritte Kind nach Schilddrüsenbehandlung der schwangeren Mutter kropffrei geboren wurde (1—2 mal täglich eine Thyreoidintablette bis zur Niederkunft).

4. Kapitel.

Zirkulationsapparat.

1. Lageanomalien des Herzens.

Außer den Lageveränderungen des Herzens im Thoraxraum, der Mesokardie und Dextrokardie (mit und ohne Situs inversus der übrigen Organe), welche bei Fehlen anderer Mißbildungen meist keine Gefahr mit sich bringen, gibt es einige lebensbedrohende Lageanomalien, die man unter der Bezeichnung **Ektopia cordis** zusammenfaßt. Das meist mißbildete Herz ist hierbei entweder in das Abdomen oder vor die Brust- oder Bauchhöhle verlagert, wobei es mit dem Perikardium oder ohne dasselbe vorliegen kann. Gewöhnlich findet sich in solchen Fällen ein Spalt oder größerer Defekt im Sternum, in schwersten Fällen mit Spaltbildungen des Abdomens kombiniert. Derartige Mißgeburten können mehrere Stunden oder Tage leben; es wurden Fälle mit 48 stündiger Lebensdauer beobachtet (**Greiffenberg**, **Mattenci**).

2. Angeborene (reine) Hypertrophie und Dilatation.

Die bei Obduktionen von Säuglingen wiederholt gefundene Herzhypertrophie dürfte wahrscheinlich nicht in allen Fällen wirklich als kongenitale zu betrachten sein. Immerhin war einige Male die Hypertrophie so beträchtlich, daß die während der kurzen Lebensdauer der betreffenden Kinder etwa eingetretenen Ursachen für eine sekundäre Hypertrophie zur Erklärung der hochgradigen Veränderung nicht ausreichten (**Effron**, **Hedinger**). Ganz einwandfrei ist der Fall von **Simmonds**, welcher bei einem Kind, das während der Geburt gestorben war, eine starke Vergrößerung und Gewichtszunahme des Herzens (44 g gegen 24 g) bei normalem Klappenapparat feststellen konnte.

Die Erklärung der kongenitalen Hypertrophie ist noch ausständig. Man muß wohl Zirkulationsstörungen unbekannter Art im Embryonalleben annehmen; die Erklärung der Veränderung als diffuse Myombildung hat wenig Wahrscheinlichkeit.

Die Diagnose der reinen kongenitalen Hypertrophie des Herzens wurde beim Neugeborenen bisher noch nicht gestellt. Die Kinder scheinen sich im allgemeinen anfangs normal verhalten zu können. Der physikalische Nachweis der Herzvergrößerung kann deshalb auf Schwierigkeiten stoßen, weil das Herz von den Randpartien der Lungen überlagert sein kann. Auch dürfte sich bei einem post partum nachweislich vergrößerten und hypertrophischen Herzen die Diagnose eines kongenitalen Vitiums nur schwer ausschließen lassen.

Eine akute Herzdilatation kann bei asphyktischen Neugeborenen infolge der Zirkulationsstörung im Lungenkreislauf eintreten. Die Dilatation betrifft dementsprechend in erster Linie den rechten Vorhof. Sie kann unter Umständen auch perkutorisch nachgewiesen werden. Infolge des im Vorhof herrschenden Überdrucks bleibt das Foramen ovale offen, so daß venöses Blut in den linken Vorhof überströmt und schwere Cyanose eintreten kann. Ferreira empfiehlt deshalb bei schwerer Asphyxie neben der künstlichen Atmung auch die Anwendung von Exzitantien (Kampferinjektionen u. dergl.), um den Herzmuskel zu kräftigen.

3. Die kongenitalen Anomalien und Veränderungen im Herzen und an den großen Gefäßen.

a) Die Persistenz fetaler Kommunikationswege.

Der fetale Kreislauf läuft in folgender Weise ab: Das in der Plazenta arterialisierte Blut strömt durch die Vena umbilicalis in den kindlichen Körper, gelangt durch den Ductus venosus Arantii zur Vena cava inferior und vermischt sich hier mit dem aus der unteren Körperhälfte dem Herzen zuströmenden venösen Blut. Das gemischte, aber relativ O-reiche Blut gelangt in den rechten Vorhof, dann seiner Strömungsrichtung entsprechend durch das Foramen ovale in den linken Vorhof und schließlich in den linken Ventrikel; von hier fließt es durch die Aorta in die Arterien für die oberen Extremitäten und den Kopf. Das venöse Blut aus diesen Gebieten strömt durch die Vena cava superior in den rechten Vorhof und gelangt, wahrscheinlich ohne wesentliche Mischung mit dem O-reicheren Blut der unteren Hohlvene, in den rechten Ventrikel; von hier fließt es durch die Art. pulmonalis und durch den Ductus arteriosus Botalli in den Arcus aortae, wo es sich mit dem O-reichen Blut der Aorta ascendens mischt und nun der unteren Körperhälfte zuströmt. Durch die aus den Art. hypogastricae entspringenden Nabelarterien fließt das venöse Blut durch den Nabelstrang wieder der Plazenta zu.

Nach Aufhören der plazentaren Zirkulation und Beginn der Lungenatmung verliert der Ductus venosus Arantii seine Quelle, und spielt von nun an im Kreislauf keine Rolle mehr. Das venöse Blut des rechten Ventrikels, welches den Ductus Botalli gespeist hat, fließt nun durch die Art. pulmonalis in die Lunge, von wo es im arterialisierten Zustand durch die Lungenvenen dem linken Vorhof zuströmt. Der hier herrschende Überdruck verschließt das Foramen ovale. Das Blut, welches in den linken Ventrikel gelangt, ist nun das arterielle Blut der Lungenvenen. Es verläßt durch die Aorta das Herz und versorgt den großen Kreislauf, ohne daß ihm durch den nunmehr verschlossenen Ductus Botalli venöses Blut des rechten Herzens zuströmt.

Während der Verschluß des Foramen ovale aus dem Sinken des Drucks im rechten Vorhof (infolge Aufhörens des Zuflusses aus der Nabelvene) und

dem Ansteigen des Drucks im linken Vorhof (infolge Vermehrung des Blut-
zuflusses aus den Lungen) leicht erklärlich und das Ausbleiben des Verschlusses
bei anormalen Druckverhältnissen ohne weiteres verständlich ist, hat sich über
den Mechanismus, welcher den Verschluß des Ductus Botalli bewirken soll,
eine rege Debatte entsponnen.

Die verbreitetste Theorie ist die von Straßmann, welcher den Verschluß des Ductus im wesentlichen folgendermaßen erklärt: Der Ductus
mündet in einem spitzen Winkel in die Aorta. Wenn in dem Moment des
Einsetzens der Lungenatmung der Druck im rechten Herzen und in der Art.
pulmonalis sinkt und im linken Herzen, sowie in der Aorta steigt, wird die
Aortenmündung des bereits weniger gefüllten Botallischen Ganges in der
Weise zugedrückt, daß sich dessen vordere, mit der Aortenwand eine Dupli-
katur bildende Wand klappenartig vorschiebt.

Scharfe stellt sich vor, daß der Ductus selbst mit seiner wenig elastischen
nachgiebigen Wandung bei der Saugwirkung des Aortensystems nach Art eines
Schlauchventils funktioniert, eine Annahme, der von Straßmann und Roeder
lebhaft widersprochen wurde.

Nach Thoma - Haberda kommt der Verschluß in folgender Weise zustande: Während in der Fetalperiode der Blutdruck in der Art. pulmonalis
höher ist als in der Aorta descendens, so daß die Blutströmung von der Pulmonalis gegen die Aorta gerichtet ist, kehrt sich einige Zeit nach der Geburt
die Strömungsrichtung um. Zwischen diesen beiden Zeitabschnitten muß ein
Moment liegen, in welchem der Pulmonal- und Aortendruck gleich ist und die
Blutsäule im Ductus Botalli sich in Ruhe befindet. In diesem Augenblick
kontrahiert sich die muskelreiche Wand des Ductus.

Kirstein nimmt einen mehr vermittelnden Standpunkt ein. Auch er
mißt der Druckgleichheit in Aorta und Pulmonalis und einer durch sie bedingten Kontraktion der Ductuswand, die durch die elastisch-muskulösen
Elemente bewirkt wird, eine große Bedeutung bei, erkennt aber auch die Wichtigkeit der Ductusfalte an der Aortenmündung an. Er glaubt, daß endlich auch
die Veränderung der Herzlage, welche nach dem ersten Atemzug durch das
Tiefertreten des Zwerchfells veranlaßt wird, und die damit einhergehende Vorwölbung der Teilungsstelle der Pulmonalis eine Rolle spielen.

Die Endarteriitis obliterans, welche schließlich die Umwandlung des
Ductus zum Ligamentum arterios. bewirkt, ist zwar schon zur Zeit der
Geburt in ihren Anfängen zu erkennen, führt aber wohl erst in der dritten
bis vierten Lebenswoche zur Verödung des Ganges (Roeder). Daß der
Verschluß des Ductus nicht durch Thrombosierung erfolgt, darf man nach
den Untersuchungen von Rauchfuß, Straßmann u. a. als erwiesen be-
trachten. Eine Thrombose des Ductus Botalli gehört schon ins Bereich des
Pathologischen.

Wenn wir das für die Pathologie Wesentliche zusammenfassen, so können
wir sagen, daß der Verschluß des Ductus beim Neugeborenen in erster Linie
auf mechanische Weise zustande kommt, nämlich durch die veränderten Blutdruckverhältnisse beim Übergang vom fetalen zum postfetalen Kreislauf. Der
Ductus ist anfangs nur durch die Verlegung seiner Mündung, die Aneinanderlagerung und Kontraktion seiner Wände verschlossen, während eine Durchgängigkeit für die Sonde des Anatomen für die erste Woche als etwas durchaus
Normales betrachtet werden muß, und auch im späteren Leben eine klinisch
bedeutungslose Anomalie darstellt. Der Verschluß des Ductus kann entweder
von vornherein ausbleiben (primäres Offenbleiben) oder wieder aufgehoben
werden (sekundäres Offenbleiben); gewöhnlich wird das erstere der Fall sein,

wobei allerdings eine sekundäre Erweiterung des offengebliebenen Ganges erfolgen kann.

Die Momente, welche zur Ductusapertur Veranlassung geben, sind teils Widerstände im Lungenkreislauf (Atelektasen usw.), teils abnorme Druckverhältnisse in den großen Gefäßen des Herzens, wie sie bei Abnormitäten der letzteren selbst oder bei kongenitalen Anomalien innerhalb des Herzens zustande kommen. Als unterstützendes Moment kommt eine mangelhafte Entwicklung des Ductus, wie wir sie z. B. bei Frühgeborenen annehmen dürfen, in Betracht. Nach Roeder weist die Ductuswand, welche im Moment der Geburt eine hohe Kontraktionsfähigkeit besitzt, nach Ablenkung des Blutstromes eine verminderte Spannkraft auf. Die Zeit bis zur endgültigen Obliteration ist für das Neugeborene immerhin eine kritische, denn es kann infolge Nachgiebigkeit der obliterierenden Ductuswand zur Ektasie, zur Entstehung von Aneurysmen, zu Einreissungen der Intima, zur Bildung eines Aneurysma dissecans und endlich zur Ruptur kommen.

Die physikalischen Symptome des offenen Ductus Botalli im späteren Leben sind: ein kappenartiger Aufsatz über dem Herzen, welcher perkutorisch und röntgenologisch nachweisbar ist und von dem erweiterten Gang herrührt, ein systolisches Geräusch, welches infolge Überströmens von Aortenblut gegen die Pulmonalis zustande kommt, Akzentuation des zweiten Pulmonaltones, Hypertrophie und Dilatation des rechten Herzens. Alle diese Symptome sind beim Neugeborenen noch wenig ausgebildet. Auch stärkere Cyanose pflegt zu fehlen, wenn nicht gleichzeitig andere Herzanomalien vorliegen; wenigstens fehlen bei älteren Kindern mit ausgesprochenen Erscheinungen einer Ductusapertur meist diesbezügliche anamnestische Hinweise. Escherich hält es für möglich, daß speziell bei frühgeborenen Kindern die mit Atempausen einhergehenden Cyanoseanfälle auf ungenügender Blutzufuhr zur Lunge beruhen, wie sie die erhaltene Zirkulation durch den Ductus Botalli zur Folge haben könnte. Ein Geräusch ist in solchen Fällen gewöhnlich nicht hörbar. Nach Escherich kommt es jedoch vor, daß zuweilen in der Gegend der Pulmonalis während des Atemstillstandes ein deutliches systolisches Geräusch zu hören ist, welches während der gewöhnlichen Respiration und im Beginn der Anfälle fehlt; die Ursache dieses Phänomens liegt vielleicht darin, daß während des Atemstillstandes der Druck in der Pulmonalis erhöht und gleichzeitig der arterielle Druck herabgesetzt ist; diese Vermehrung der Druckdifferenz hat eine stärkere Durchströmung des Ductus Botalli — und zwar in der fetalen Strömungsrichtung — zur Folge, wodurch die Bedingungen zur Entstehung eines Geräusches gegeben sind. —

Die Dilatation des Ductus mit aneurysmatischen Veränderungen ist beim Neugeborenen in der Regel noch nicht ausgebildet. Daß jedoch auch schon in den ersten Tagen erhebliche Dehnungen der Ductuswand stattfinden können, ergibt sich aus dem Vorkommen einer Ruptur des Ductus Botalli, wie ihn Röder und Esser in 4 Fällen beschrieben haben. Es handelte sich um Risse an einer oder mehreren Stellen nach Art eines Aneurysma dissecans. Eines der Kinder starb nach einer Asphyxie infolge Nabelschnurumschlingung einige Stunden post partum; ein zweites (Steißlage) nach 2 Tagen unter den Erscheinungen erheblicher Dyspnoe, die Herztöne waren deutlich hörbar und rein; das dritte kräftig entwickelte Kind (Struma cong.) starb unter den Symptomen einer diffusen Bronchitis ziemlich plötzlich nach 3 Tagen; der vierte Fall betraf ein bis zum dritten Tag normales Kind, welches ohne nachweisbare Ursache oberflächlich zu atmen begann und sklerödematöse Hautveränderungen zeigte, Tod am 6. Tag. In allen Fällen fanden sich Symptome einer hochgradigen Stauung, welche zu Veränderungen der Blutdruckverhältnisse im Herzen Veranlassung geben konnte. Während jedoch Röder einen Überdruck im Arcus aortae annimmt, welcher den klappenartigen Verschluß des Ductus an der Aortenmündung sprengt, verlegt Esser den Überdruck in die Pulmonalis. Röder ist der Ansicht, daß der Tod in solchen Fällen vielleicht nicht so sehr durch innere Verblutung eintritt, als vielmehr infolge des Aneinanderprallens von Aorten- und Pulmonalisstrom und des infolgedessen eintretenden Stillstands der Zirkulation.

Auch das Foramen ovale wird vorerst nur durch den Blutdruck verschlossen, ohne daß sogleich eine Verwachsung eintritt. Wenn sich die Druckverhältnisse bei Affektionen des Atmungs- und Kreislaufapparates ändern, ist die Möglichkeit eines Überströmens von venösem Blut in den linken Vorhof gegeben; es mag dieses Verhalten für das relativ leichte Zustandekommen der Cyanose bei Neugeborenen nicht ohne Bedeutung sein. Im allgemeinen ist das Offenbleiben des Foramen ovale nur bei gleichzeitigem Bestehen anderer Herzanomalien von Bedeutung. Zu einer Geräuschbildung kommt es in der Regel nicht.

b) Die kongenitalen Herzfehler.

Die kongenitalen Herzfehler sind teils als Hemmungsbildungen zu betrachten, teils als Folgen einer fetalen Endokarditis.

Die fetale Endokarditis geht nach B. Fischer mit Erkrankungen des Herzmuskels (Nekrose, Verkalkung, Rundzelleninfiltration, Schwielenbildung) einher; es handelt sich also um eine Endomyokarditis. Derartige Erkrankungen des Fetus können, wie es scheint, durch akute Infektionskrankheiten der Mutter verursacht sein, wenn dieselben während der letzten zwei Monate der Schwangerschaft aufgetreten sind. So beschreibt Kockel eine Mitralstenose bei einem Neugeborenen nach einer in der Schwangerschaft überstandenen akuten Bronchitis der Mutter; B. Fischer eine angeborene Aorten- und Mitralstenose infolge einer Influenza, welche die Mutter 6 Wochen vor der Entbindung durchgemacht hatte. Es ist auffallend, daß in diesen beiden Fällen die Entzündung wie bei der erworbenen Endokarditis des späteren Lebens die Klappen des linken Herzens befallen hatte. Aber auch für das Entstehen der kongenitalen Veränderungen an den rechten Herzostien, sowie für die der kongenitalen Herzanomalien überhaupt, werden vielfach Infektionskrankheiten, speziell die Lues der Eltern, verantwortlich gemacht. Man muß sich vorstellen, daß die entzündlichen Prozesse hierbei in die normale Entwicklung des Herzens hemmend und störend eingreifen.

Die größere Zahl der angeborenen Herzfehler dürfte jedoch nicht als Folge fetaler Entzündungen aufzufassen sein, sondern muß den Mißbildungen zugezählt werden. Dies ergibt sich schon vom rein klinischen Standpunkt aus der relativ häufigen Koinzidenz mit anderweitigen Anomalien an den verschiedensten Körperstellen, mit degenerativen Veränderungen des Nervensystems, mit allgemeinen Konstitutionsanomalien (z. B. Mongolismus). Es handelt sich um primäre Wachstumshemmungen und Wachstumsstörungen, denen zufolge gewisse Bestandteile des Herzens kümmerlich oder in abnormer Lage und Gestaltung zur Ausbildung kommen (Ziegler).

Allgemeine Symptomatologie und Diagnostik.

Die Diagnose eines angeborenen Herzfehlers beim Neugeborenen stützt sich im wesentlichen auf zwei Symptome: die Cyanose und das Vorkommen von Geräuschen über dem Herzen.

Die Cyanose bei kongenitalen Vitien ist weniger eine Stauungscyanose, als vielmehr eine Mischungscyanose infolge der abnormen Kommunikationen zwischen rechtem und linkem Herzen und der daraus resultierenden Vermischung von arteriellem und venösem Blut. Die Cyanodermie kann sehr hochgradig sein; die Haut und insbesondere die Schleimhäute können tatsächlich ein geradezu blauschwarzes Kolorit zeigen, welches die Bezeichnung „Morbus coeruleus" vollkommen berechtigt erscheinen läßt. Die Cyanose kann die ganze Körperoberfläche oder nur die peripheren Teile betreffen, sie kann in den ersten Lebenstagen besonders hochgradig sein und bald nach der Geburt beträchtlich an Intensität abnehmen.

So wichtig auch die Cyanose für die Diagnose eines angeborenen Herzfehlers ist, so darf andererseits nicht vergessen werden, daß gerade in den ersten Lebenstagen die Cyanose ein recht vieldeutiges Symptom ist und gewiß nicht minder häufig durch mangelhaften Gasaustausch in den Lungen infolge Störungen im Atemzentrum oder Lungenaffektionen verursacht wird. Freilich kann die der Cyanose zugrunde liegende Lungenaffektion, wie oben erwähnt, eine Apertur des Ductus Botalli und des Foramen ovale zur Folge haben, welche wieder die Ursache für eine Zunahme der Cyanose sein kann. Ferner sei an die Winckelsche Cyanose und ähnliche Zustände erinnert.

Andererseits gibt es viele angeborene Herzfehler, bei welchen während der Neugeborenenperiode von einer auffallenden Cyanose nichts zu sehen ist. Ihr Fehlen erlaubt keineswegs, das Vorhandensein einer Herzanomalie auszuschließen.

Da funktionelle Herzgeräusche bei jungen Säuglingen so gut wie niemals vorkommen, darf man ein bei der Herzauskultation deutlich hörbares Geräusch als untrügliches Zeichen einer angeborenen Herzanomalie betrachten, ob es nun intensiv (blasend, rauh, musikalisch) oder leise ist und nur bei völliger Ruhe des Kindes mit Sicherheit wahrgenommen werden kann; manche Geräusche, wie z. B. das systolische Geräusch bei der Isthmusstenose, hört man nur (oder doch besser) bei der Auskultation am Rücken.

Laute Herzgeräusche beim Fetus können selbst bei Auskultation des schwangeren Uterus wahrgenommen werden und schon während der Gravidität die Diagnose eines fetalen Herzfehlers ermöglichen. Als Haupterkennungszeichen und zugleich als Unterscheidungsmerkmale von Nabelschnurgeräuschen führt Hoehne folgende Symptome an: den rauhen Charakter eines mit dem mütterlichen Pulse nicht synchronen Geräusches; dessen Konstanz bezüglich Dauer und Stärke; das kontinuierliche Fehlen meist beider Herztöne, seltener nur eines Tones; endlich die weite Verbreitung des Geräusches am Abdomen mit größter Intensität entsprechend der Gegend des kindlichen Herzens.

So wichtig auch der Nachweis eines Herzgeräusches für die Erkennung eines Herzfehlers ist, so darf man doch auch aus dem Fehlen eines Geräusches keineswegs den Schluß ziehen, daß keine Herzanomalie vorliegen könne; denn es kommen die schwersten Veränderungen am Herzen und an den großen Gefäßen ohne jegliche Geräuschbildung vor. Es ist dies ohne weiteres verständlich, wenn man bedenkt, daß ein Geräusch nur dann entsteht, wenn das Blut durch eine stenosierende Stelle oder durch entzündlich veränderte Klappen strömt, oder wenn an irgend einer Stelle des Blutstromes Wirbelbildungen zustande kommen. Dies alles muß bei einer angeborenen Herzanomalie nicht der Fall sein, die Klappen sind häufig nicht verändert, die abnormen Kommunikationen breit. Zuweilen werden Herzgeräusche, welche anfangs kaum oder gar nicht zu hören waren, nach einigen Tagen deutlich nachweisbar.

Die allgemeine Diagnose „angeborener Herzfehler" kann nach dem Gesagten dann mit voller Sicherheit gestellt werden, wenn über dem Herzen ein Geräusch hörbar ist und zugleich eine mehr minder ausgesprochene Cyanose besteht; sie ist beim Nachweis eines ausgesprochenen Herzgeräusches auch dann noch als gesichert zu betrachten, wenn das betreffende Kind nicht zyanotisch ist. Andauernde intensive Cyanose bei einem kräftigen Kind, welches nicht asphyktisch ist und keinerlei Zeichen einer Lungenerkrankung darbietet, spricht mit großer Wahrscheinlichkeit für das Bestehen eines Vitiums, auch wenn keinerlei Geräusch wahrnehmbar ist. Bei intermittierender Cyanose ist die Diagnose schon recht zweifelhaft. Andererseits läßt sich beim Neugeborenen das Vorliegen irgend einer Herzanomalie auch bei fehlender Cyanose und fehlendem Herzgeräusch nicht mit voller Sicherheit ausschließen.

Dilatation und Hypertrophie einzelner Abschnitte des Herzens finden sich zwar nicht allzuselten schon in den ersten Lebenstagen, doch kommen sie häufig erst einige Zeit nach dem Einsetzen der postfetalen Zirkulation zur Ausbildung; sie sind ja Folgezustände der sich hiebei ergebenden Hindernisse. Man darf deshalb in der ersten Zeit weder von den Perkussionsergebnissen, noch von einem Röntgenbefund klare Aufschlüsse erwarten. Das Perkussionsergebnis dürfte wohl nur dann diagnostisch verwertbar sein, wenn gleichzeitig ein Geräusch zu hören ist oder wenn starke Cyanose besteht, ohne daß eine andere Ursache für dieselbe nachweisbar wäre. Dasselbe gilt von der Beschleunigung der Atmung und des Pulses, der Hyperglobulie, den bei zyanotischen Kindern überhaupt überaus häufigen Untertemperaturen, sowie von gewissen zerebralen Allgemeinsymptomen (Bewußtseinstörung, Schlafsucht, mangelhaftes Trinkbedürfnis u. dgl.), die man bei Kindern mit kongenitalen Vitien manchmal beobachtet, und die möglicherweise mit Zirkulationsstörungen in Zusammenhang stehen. Auffallend starke ,,hebende" Pulsation in der Herzgegend ist bei einem neugeborenen Kind zwar kein häufiges Symptom, aber — wenn vorhanden — für die Diagnose einer angeborenen Herzanomalie mit allergrößter Wahrscheinlichkeit zu verwerten.

Was die prognostische Bedeutung der angeführten Symptome betrifft, so kann man sagen, daß Herzgeräusche ohne Cyanose im allgemeinen eine relativ günstige Prognose gestatten; ob im Laufe des Wachstums bei Hinzutreten interkurrenter Erkrankungen nicht schwere Erscheinungen eintreten, läßt sich freilich a priori nicht bestimmen. Die Cyanose ist nach Hochsinger etwa folgendermaßen zu bewerten: Die bei der Geburt tief dunkelblauen Kinder bleiben in der Regel nicht lange am Leben. Kinder, bei welchen die Cyanose bald nach der Geburt geringer wird, aber nicht gänzlich schwindet, erhalten sich gewöhnlich einige Monate, mitunter auch Jahre. Wenn die bei der Geburt vorhandene Cyanose rasch zurückgeht oder in der ersten Lebenszeit überhaupt fehlt, ist eine längere Lebensdauer möglich.

Spezielle Pathologie der einzelnen Herzfehler.

Die überaus zahlreichen Kombinationen, welche bei den kongenitalen Herzanomalien vorkommen, erschweren die Diagnose der im Einzelfalle vorliegenden Veränderungen selbst beim älteren Kind und Erwachsenen in hohem Grade. In um so höherem Maße ist dies beim neugeborenen Kind der Fall, bei welchem nicht einmal die unkomplizierten ,,typischen" Formen das charakteristische Symptomenbild zeigen, das eben erst als ein Produkt der den Anforderungen des extrauterinen Lebens sich anpassenden Herzarbeit allmählich zustande kommt. Wenn im folgenden eine kurze Übersicht über die wichtigsten Typen der kongenitalen Herzfehler gegeben wird (hauptsächlich unter Zugrundelegung der Hochsingerschen Angaben), so soll damit nur darauf hingewiesen werden, in welcher Richtung sich die diagnostischen Überlegungen bewegen sollen. Im allgemeinen muß man sich damit begnügen, das Vorliegen einer kongenitalen Herzanomalie überhaupt erkannt zu haben: wenn jegliches physikalische Symptom am Herzen fehlt, ist selbst der Geübteste nicht imstande, eine genaue Diagnose zu machen, und auch bei positivem physikalischen Befund deckt der Obduzent in vielen Fällen zumindest eine Anzahl unerkannter Herzanomalien neben der angenommenen auf.

1. Scheidewanddefekte.

a) Septumdefekt.

Häufige Anomalie. Kommt isoliert vor, öfters kombiniert mit anderen Anomalien, insbesondere mit Pulmonalstenose.

Symptome: Rauhes systolisches Geräusch in der Mitte der Herzgegend (Roger), nur bei Druckdifferenzen zwischen beiden Ventrikeln und Offenbleiben der Lücke während der Kammerkontraktion. Nicht selten fehlt das Geräusch. Zweiter Pulmonalton gewöhnlich akzentuiert. Meist keine stärkere Cyanose.

Prognose im allgemeinen günstig.

b) Offenes Foramen ovale (s. o.).

2. Atresien und Stenosen der großen Arterien.

a) Pulmonalstenose.

Es gibt Ostium- und Konusstenosen. Die Pulmonalstenose ist einer der häufigsten und wichtigsten angeborenen Herzfehler. Häufig Kombination mit Septumdefekt, offenem Foramen ovale und offenem Ductus Botalli.

Symptome: Systolisches Geräusch über der Pulmonalis; kann aber vollkommen fehlen oder erst später auftreten. Abschwächung des zweiten Pulmonaltons, wenn nicht gleichzeitig der Ductus Botalli offen ist. Meist sehr starke Cyanose. Die Kinder kommen manchmal scheintot zur Welt, erholen sich aber relativ bald. Lebensdauer durchschnittlich 10—12 Jahre, aber auch mehr. Manchmal subjektives Wohlbefinden trotz erheblicher Cyanose.

Bei reiner Stenose oder Kombination mit offenem Foramen ovale: abnorm schwacher zweiter Ton. Keine Fortleitung des Geräusches in die Halsadern.

Bei gleichzeitigem Septumdefekt: deutlicher, doch nicht akzentuierter zweiter Pulmonalton. Mit oder ohne Fortleitung des Geräusches in die Halsadern.

Bei gleichzeitiger Ductusapertur: lebhafte Akzentuation und Verstärkung des zweiten Tones mit deutlicher Fortpflanzung der Geräusche in die Karotis und Subclavia.

Pulmonalisatresien sind selten. Bach beschreibt einen solchen Fall, welcher mit Stenose und Insuffizienz der Tricuspidalklappe und Persistenz des Foramen ovale und Ductus Botalli kombiniert war; Tod mit 7 Wochen; Cyanose, Dyspnoe, keine Geräusche.

b) Aortenstenose.

Es gibt Ostium-, Konus- und Isthmusstenosen. Das systolische Geräusch, welches man bei der dem erworbenen Herzfehler entsprechenden Verengerung hört, kann bei hochgradiger Stenose fehlen, wenn gleichzeitig der Ductus Botalli oder das Septum offen ist. Bei der Isthmusstenose ist das Geräusch manchmal vorwiegend am Rücken hörbar.

Bei Aortenatresie (vollkommener Obliteration des Anfangsteils) findet man in der Regel eine vikariierende Erweiterung der Pulmonalis, weit offenes Septum ventriculorum und offenen Ductus. Lebensdauer selten mehr als einige Wochen.

3. Veränderungen an den venösen Ostien.

Sowohl an der Mitral- als auch an der Tricuspidalklappe kommen angeborene Atresie, Stenose und Insuffizienz vor. Die Stenose und Insuffizienz bieten die entsprechenden Symptome der erworbenen Herzfehler, doch sind die Anomalien fast stets mit anderen (insbesondere Defekten im Septum) kombiniert, welche das Bild verwischen.

Die angeborene Atresie der Tricuspidalis verursacht nach Kühne hochgradige Cyanose, Stickanfälle, Ödeme usw., die von Geburt an bestehen; dabei lautes systolisches Geräusch, Herzvergrößerung nach links (Ähnlichkeit mit Pulmonalstenose!). Prognose schlecht; immerhin besteht die Möglichkeit einer längeren Lebensdauer (ältester Fall 27 Jahre). Einen Fall von Mitralatresie beschreiben Spolverini und Barbieri: systolisches Geräusch, Tod am 40. Tag.

Bei den Atresien ist ein Weiterleben natürlich nur bei gleichzeitigen abnormen Kommunikationen zwischen den beiden Herzhälften möglich.

4. Anomalien der großen Gefäße.

a) Persistenz des Ductus Botalli.

Symptome: Dämpfung s. o. Reine Herztöne oder systolisches, seltener diastolisches Geräusch mit Maximum am Manubrium sterni, Fortleitung nach der oberen Brustapertur, in die Karotiden und nach dem Rücken zu. Verstärkung des zweiten Pulmonaltones. Bei reinen Fällen meist keine Cyanose. Die Anomalie erlaubt an sich eine längere Lebensdauer.

b) Transposition der großen Arterienstämme.

Aorta an Stelle der Pulmonalis und umgekehrt. Die Gefäße können auch aus einer Kammer entspringen, oder die Aorta entspringt aus beiden Kammern und reitet auf dem Septum. Häufig kombiniert mit Scheidewanddefekten, offenem Ductus, Stenosen der Herzostien. Symptome sehr unklar. Meist hochgradige Cyanose, bei vollkommener Transposition Verstärkung des zweiten Tones an der Basis infolge Überdrucks in der Pulmonalis. Systolisches Geräusch unter der Herzmitte infolge Septumdefekt. Lebensdauer beschränkt; Tod meist innerhalb der ersten 6 Monate.

4. Störungen des Herzmechanismus.

Das bisher vorliegende Beobachtungsmaterial über das Verhalten des Herzmechanismus beim Neugeborenen ist noch zu klein, um über die Häufigkeit des Vorkommens irgendwelcher Störungen Anhaltspunkte zu geben. Der an älteren Individuen mit kongenitalen Herzfehlern von mehreren Autoren erhobene Befund einer tiefen J_p-Zacke im Elektrokardiogramm kann für das neugeborene Kind nicht verwertet werden, da um diese Lebenszeit die J_p-Zacke unter normalen Verhältnissen sehr tief ist (s. S. 39). Hecht fand bei einem Neugeborenen mit Herzfehler $J_p = 100\%$ von J, einen noch durchaus in den Bereich des Normalen fallenden Wert.

Ob bei verschiedenen Allgemeinerkrankungen, etwa als Folgen septischer oder toxischer Noxen, schon beim Neugeborenen bisweilen Reizleitungsstörungen am Herzen vorkommen, ist noch unbekannt. Der folgende, ätiologisch allerdings ungeklärte Fall einer kongenitalen Überleitungsstörung mit Ausgang in Heilung ist darum von besonderem Interesse:

3500 g schweres, entsprechend entwickeltes Kind einer gesunden Erstgebärenden. Am ersten Lebenstag ausgesprochene Arhythmie, die dem Geburtshelfer (Dr. Pock,

III. Frauenklinik, Wien) schon bei der Auskultation des Uterus der Gebärenden als dreischlägiger Rhythmus der kindlichen Herztöne aufgefallen war. Physikalischer Herzbefund sonst normal; auch röntgenologisch keine abnormen Verhältnisse. Keine Cyanose, keine Dyspnoe. Die Arhythmie, bisweilen mit ausgesprochener Bradykardie kombiniert (70), bleibt bis zum 6. Tag deutlich nachweisbar.

Am 2. Lebenstag wird von Dr. A. F. Hecht eine elektrokardiographische Untersuchung nach den drei gebräuchlichen Ableitungsmethoden vorgenommen. Gleichzeitig Registrierung der Atmung. Die Pulsfrequenz schwankt zwischen 105 und 120, die Atmungsfrequenz beträgt an 60. Das Intervall der Ventrikelsystolen erhebt sich manchmal auf fast das Doppelte, auf 0.90—0.96", während das normale Intervall 0.50—0.54" beträgt. Dieser Ventrikelsystolenausfall erfolgt manchmal eine Zeitlang nach zwei Schlägen, so daß eine Art „Bigeminie" entsteht, dann wird er wieder durch 30 Schläge und länger vermißt. Ein Zusammenhang der abnorm langen Pulsperiode mit der Atmungsphase, wie man ihn bei respiratorischen Arhythmien findet, besteht nicht; wohl aber geht jedem Ventrikelsystolenausfall eine blockierte Vorhofsaktion voraus. Diese folgt der vorausgehenden Vorhofssystole in einem sehr kurzen Intervall (0.26"). Ob es sich um eine so frühzeitig fallende Extrasystole oder — was weniger wahrscheinlich — um eine vom Ventrikel

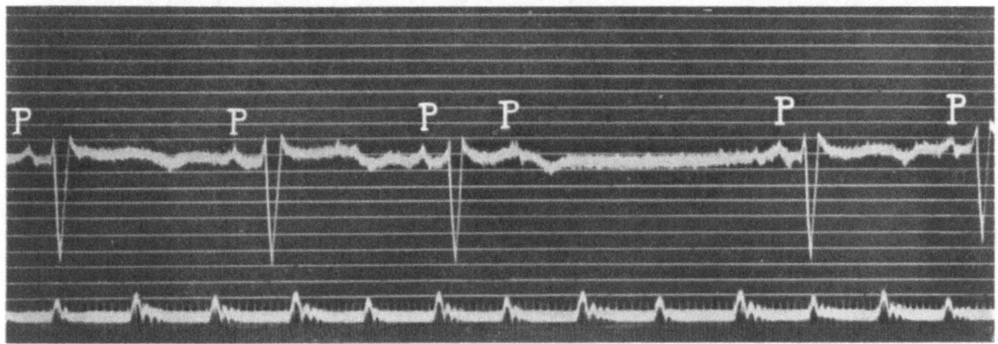

Abb. 52.

I. Abl. 1 M.V. = 2 cm. In der Nachschwankung des dritten Schlags ist eine Vorhofszacke (Extrasystole oder retrogradiert?), auf die keine Ventrikelschwankung folgt (Blockierung!). Die Vorhofssystolenintervalle betragen: 0.55, 0.51, 0.27, 0.70, 0.52"; die Pause ist also nicht vollkommen kompensierend. (Die Zeitschreibung gibt $^1/_5$ und $^1/_{50}$" an.)

rückgeleitete Vorhofsaktion handelt, ist nicht zu entscheiden. Jedenfalls tritt sie konstant zu einer Zeit auf, wo die Ventrikelsystole noch nicht abgelaufen ist; daher ist ihre Schwankung auf die Nachschwankung superponiert (vgl. Abb. 52). Es läßt sich nicht sicher entscheiden, ob die Reizleitung nur deshalb ausbleibt, weil das Reizleitungsvermögen sich nicht so rasch wieder herstellen kann als der Vorzeitigkeit der Extrasystole entspricht oder ob gleichzeitig wirklich eine Reizleitungsstörung besteht.

Am siebten Lebenstag kann keine Arhythmie mehr nachgewiesen werden. In der dritten Woche wird das Kind neuerlich elektrokardiographisch untersucht: es bestehen jetzt durchaus normale Verhältnisse. Arhythmie geschwunden. Herzaktion lebhaft (150—160). Das Kind hat sich nach anfänglichen Stillschwierigkeiten an der Mutterbrust normal entwickelt und von 3100 g (5. Tag) bis 3370 g (17. Tag) zugenommen.

5. Akute Endokarditis und Perikarditis.

Die akute Endokarditis, und zwar sowohl die rheumatische wie die septische, kommt beim Neugeborenen so gut wie niemals vor (Lempp). Ein von Czerny beschriebener Fall von septischer Endokarditis (1 Monat altes Kind) scheint der jüngste zu sein.

Von den Erkrankungen des Perikards wurde bei Neugeborenen bisher nur die eitrige Perikarditis beobachtet; auch sie ist selten. Es handelt sich um eine metastatische Eiterung im Verlauf einer pyämischen Erkrankung, manchmal um Komplikationen einer eitrigen Pleuritis. Verfasser sah bei einem 8 Tage alten Kind mit einer eitrigen Meningitis (Bact. coli), die von einer Rinitis ausgegangen war, eine eitrige Perikarditis als einzige Metastase. Die Erkrankung kann ohne charakteristische Symptome verlaufen.

Die gewöhnlich als „Klappenhämatome" bezeichneten Knötchenbildungen an den Herzklappen Neugeborener sind keine Blutungen, sondern beruhen auf Ektasien und Cysten; sie sind Residuen des Evolutionsprozesses des embryonalen vaskulären Gewebes an den Herzklappen (Berti, Fahr). Eine klinische Bedeutung kommt ihnen wahrscheinlich nicht zu.

6. Erkrankungen im Bereiche der Blutgefäße.

Von Erkrankungen der Blutgefäßwandungen ist nur eine Form bekannt, nämlich die luetische (s. S. 465).

Thrombosen kommen im Verlauf septischer Zustände und bei marantischen Neugeborenen vor. Hochsinger beobachtete eine entzündliche Thrombose der Art. thoracica longa bei einem neugeborenen Kind mit Pneumonie, welche zur Hautnekrose im Gebiet der Arterie führte, Rauchfuß eine eitrige Thrombose im Ductus Botalli. Wirtz beschreibt eine Thrombose der Vena cava inferior und einer Nierenvene bei einem 15tägigen Säugling, welche zu Hämaturie und Blutungen in die freie Bauchhöhle Veranlassung gab; Ätiologie unbekannt. S. auch S. 295.

5. Kapitel.

Blut.

So reichhaltig das vorliegende Beobachtungsmaterial über die normale Hämatologie des Neugeborenen ist, so dürftig sind unsere Kenntnisse über die pathologischen Veränderungen des Blutes in dieser Lebensperiode.

Das Gros der Bluterkrankungen des Säugligs ist sicher erworben, mag auch die Anlage in vielen Fällen angeboren sein. Bei manchen Anämien des Säuglingsalters, welche auf kongenitaler Veranlagung, auf einer angeborenen „Schwäche der blutbereitenden Organe" oder „funktionellen Minderwertigkeit des Knochenmarks" beruhen (Benjamin), hört man in der Anamnese, daß die Kinder schon seit der Geburt blaß und kränklich gewesen seien; im allgemeinen sind aber ausgesprochene Anämien in den ersten Lebenswochen selten. Gewöhnlich handelt es sich um sekundäre Anämien nach hämorrhagischen Erkrankungen (Melaena, Nebennierenblutungen usw.) im Verlauf septischer Zustände, bei luetischen Kindern usw. Solche Anämien können manchmal sehr hochgradig sein.

Was das Vorkommen einer angeborenen Leukämie betrifft, so finden sich schon in der älteren Literatur Fälle von Hydrops fetus universalis beschrieben, bei welchen auf Grund des Sektionsbefunds der totgeborenen oder unmittelbar nach der Geburt verstorbenen Kinder eine angeborene Leukämie angenommen wurde. Im Falle Jakesch stellte Eppinger Veränderungen fest, die einem „leukämoiden, wenn nicht vollständig leukämischen Zustand" entsprachen; im Falle Sänger war das Verhältnis der weißen Blutkörperchen zu den roten = 1 : 3, im Falle Siefart fanden sich in allen Organen sowohl innerhalb der Gefäße, als auch frei im Gewebe starke, zum Teil lymphomartige Anhäufungen von Leukocyten. Die Mütter waren sämtlich frei von Leukämie. Da andererseits leukämische Frauen keine leukämiekranken Kinder zur Welt bringen, liegen für eine intrauterine Übertragung der Erkrankung keinerlei Anhaltspunkte vor (Sänger).

Neuere Untersuchungsergebnisse machen es übrigens wenig wahrscheinlich, daß zwischen Hydrops fetus universalis und Leukämie tatsächlich die früher angenommenen Beziehungen bestehen. Schridde und Fischer fanden zwar im Leichenblut hydropischer Feten massenhaft Myeloblasten. In einem Falle Rautmanns war jedoch geradezu ein völliges Zurücktreten aller Leukocyten zu konstatieren; nach seiner Ansicht handelt es sich um eine pathologische Wucherung des erythroblastischen Gewebes, wahrscheinlich infolge einer Stoffwechselstörung, die durch eine Nephritis der Mutter hervorgerufen wird (s. S. 373).

Zuccola berichtet über einen Fall von hämorrhagischer Diathese, welche sich im Verlauf einer in den ersten Lebenstagen einsetzenden, unter Erbrechen und Durchfall rapid fortschreitenden Erkrankung entwickelte und bei intermittierendem Fieber in der vierten Woche zum Tode führte. Die Blutuntersuchung ergab eine Herabsetzung der roten Blutkörperchen auf 1,000.000 und eine Vermehrung der weißen Blutkörperchen auf 38.000. Die Verteilung der Leukocyten entsprach einer lymphatischen Leukämie.

Lommel berichtet über ein Kind, bei welchem er am 28. Tag den Blutbefund einer lymphatischen Leukämie erheben konnte: 1,240.000 weiße Blutkörperchen, und zwar größtenteils Lymphocyten; 1,282.000 rote Blutkörperchen. Das Kind war sehr blaß und mager und hatte einen hochgradigen Milztumor; letzterer scheint schon bei der Geburt bestanden zu haben, da der Mutter und Hebamme die Auftreibung und Härte des Bauches aufgefallen war, welche im Laufe der ersten Wochen zunahm. Die Ätiologie des Falles blieb unaufgeklärt; die Eltern waren gesund, Infektionskrankheiten während der Schwangerschaft waren nicht vorausgegangen.

Pollmann beschreibt einen Fall von höchstwahrscheinlich angeborener Erkrankung des Blutes, die er als „lienal-medulläre Leukämie" bezeichnet. Das Kind zeigte schon bei der Geburt Purpuraflecke. Im Alter von 14 Tagen wurde eine beträchtliche Leber- und Milzvergrößerung konstatiert. Rote Blutkörperchen $2\frac{1}{2}$ Millionen, die weißen sehr stark vermehrt, Verhältnis von weißen zu roten $= 1 : 8$, fast durchwegs einkernige Formen mit ziemlich großem Kern. Die Sektion des bald darauf verstorbenen Kindes ergab einen kongenitalen Herzfehler (Endokarditis der Trikuspidalis). Verf. nimmt eine Infektion während des Fetallebens an. Eine starke Vermehrung der Myelocyten konnte auch Neukirch in einem ausgesprochen septischen Fall konstatieren. Im Hinblick auf die neueren Auffassungen über das Wesen der sog. akuten myeloischen Leukämie als Ausdruck einer „Allgemeininfektion mit starker Mitbeteiligung der blutbereitenden Organe" (Sternberg) sind derartige Blutbefunde verständlich.

Milz.

Fehlen der Milz (Alienie) findet sich neben andern Mißbildungen, aber auch isoliert. Im letzteren Fall kommt ihr keine klinische Bedeutung zu; die mit dieser Anomalie behafteten Personen können ein hohes Alter erreichen (Krauße).

Akute Milztumoren kann man bei allen septischen Erkrankungen finden, chronische Milztumoren insbesondere bei der kongenitalen Lues, ferner bei den Erkrankungen des Blutes, beim Hydrops fetus universalis, bei der kongenitalen Malaria usw.

Inwieweit die neuerdings festgestellte funktionelle Bedeutung der Milz für den Blutstoffwechsel des Neugeborenen in Betracht kommt, und ob in der ersten Lebenszeit Störungen der Milzfunktion vorkommen, darüber besitzen wir vorläufig noch keine Kenntnisse.

6. Kapitel.

Urogenitaltrakt.

Erkrankungen im Bereich des Harnapparats.

Gleichwie die Leber wird auch die Niere durch die mannigfachen toxischen und infektiösen Momente, welche im Verlauf der verschiedensten Allgemeinerkrankungen eine Rolle spielen, in Mitleidenschaft gezogen. Hier wie dort findet man bei der Obduktion sehr häufig die anatomischen Folgen solcher Schädigungen, parenchymatöse oder fettige Degeneration der Zellen.

Wie bei den Nierenaffektionen, welche man beim älteren Säugling im Verlauf der alimentären Intoxikationen findet, decken sich auch beim Neugeborenen die klinischen Symptome der renalen Schädigung (Albuminurie, Zylindrurie) nicht immer mit den Veränderungen, welche der Anatom als Nephritis anzusprechen gewohnt ist. Auch wenn der Harnbefund dem einer „parenchymatösen Nephritis" entspricht, lautet die anatomische Diagnose fast immer bloß auf Nierendegeneration. Wenn Friedrich Müller als Sammelname für entzündliche und degenerative Nierenschädigungen die Bezeichnung „Nephrose" vorschlägt, so entspricht dies für die Neugeborenenperiode den klinischen Bedürfnissen ganz besonders.

Es ist vorläufig ganz unmöglich, die gewiß nicht so seltenen krankhaften Affektionen der Niere des Neugeborenen in ein System zu bringen. Dazu sind die bisher vorliegenden anatomischen und klinischen Befunde viel zu spärlich und viel zu wenig genau. Die modernen Methoden der Funktionsprüfung der Niere haben infolge der seltenen Möglichkeit einer exakten klinischen Beobachtung für das Neugeborene bisher keine Verwertung gefunden. Mit den übrigen klinischen Symptomen einer Nierenerkrankung, wie Albuminurie, Hämaturie, Zylindrurie, Ödembildung kommt man gerade beim Neugeborenen recht wenig weit.

Was die Albuminurie betrifft, so stört das Vorkommen einer leichten Albuminurie bei den meisten Neugeborenen die Beurteilung des Symptoms sehr. Dasselbe gilt von dem Sedimentbefund: aus vereinzelten Zylindern und einigen roten Blutkörperchen darf man in den ersten Tagen gewiß nicht auf das Bestehen einer Nephrose schließen. Erst wenn die genannten Symptome höhere Grade erreichen und über die ersten drei Lebenstage hinaus in unveränderter Intensität andauern, ist man berechtigt, krankhafte Zustände anzunehmen. Wie bei Besprechung der Albuminurie der Neugeborenen hervorgehoben wurde, ist es sehr leicht möglich, daß die verschiedensten infektiösen, chemischen, physikalischen Einflüsse auf Intensität und Verlauf der im allgemeinen geringgradigen und rasch vorübergehenden physiologischen Albuminurie im fördernden Sinn einwirken; der Übergang vom Physiologischen ins Pathologische ist ein ganz fließender.

Ausgesprochene Nephritissymptome im althergebrachten Sinn, insbesondere stärkere Albuminurie von mehr als $\frac{1}{2}\%_{00}$, findet man in der ersten Lebenszeit jedenfalls nur ganz ausnahmsweise. Über die relativ wichtigste Form der Nephritis des Neugeborenen, nämlich die syphilitische, s. S. 468. Eine schon vom theoretischen Standpunkt interessante Frage ist die nach dem Einfluß der Schwangerschaftsnephritis und der mit letzterer häufig zusammenfallenden Eklampsie der Mutter auf die kindliche Niere. Es bestehen hier zwei Möglichkeiten eines Übergangs von nierenschädigenden Substanzen auf den Fetus: einerseits desjenigen Giftstoffes, der die Nephritis der Mutter hervorgerufen hat, und andererseits derjenigen Toxine, welche infolge der Nierenerkrankung der Mutter in deren Blut retiniert wurden. Erfährt das Kind durch die Erkrankung der Mutter überhaupt eine klinisch erkennbare Schädigung — es ist dies keineswegs immer der Fall —, so sind ihre Folgen gewöhnlich degenerativer Natur. Die Zelldegeneration kann sehr hochgradig sein, ausgesprochene mit der mütterlichen Nierenerkrankung zusammenfallende Nephritiden des Kindes scheinen aber nur selten vorzukommen. Verf. hat wiederholt feststellen können, daß der Harn von Kindern nephritischer Mütter keinerlei Abweichungen vom normalen darbot, und zwar auch dann nicht, wenn die Mütter noch während des vollen Bestehens ihrer Nierenerkrankung oder doch während des Abklingens derselben ihre Kinder selbst stillten. Der Harnbefund kann auch dann ein normaler sein, wenn die Kinder selbst eklamptische Anfälle zeigen (Esch). Imerhin liegt in der Literatur eine Reihe positiver Beobachtungen vor. Weißwange und Rietschel konnten bei dem Kind einer eklamptischen Mutter, das seit dem ersten Lebenstag somnolent war, aber niemals Konvulsionen hatte, am 14. Lebenstag das Bestehen einer hämorrhagischen Nephritis mit einer Albuminurie von 1%₀₀ feststellen: die Nierensymptome klangen nach 10 Tagen ab. Auch Grulee stellte bei einem am 5. Tag unter Krämpfen verstorbenen Kind einer eklamptischen Frau eine Nephritis fest. Goodall beobachtete bei dem Kind einer Eklamptischen eine durch 18 Tage andauernde Albuminurie; er mißt der mütterlichen Eklampsie eine große Bedeutung für die Ätiologie der Kindernephritis bei. Sitzenfrey fand bei einem kurz post partum verstorbenen Zwillingspaar einer an akuter Nephritis mit Ödemen leidenden Mutter akute Nephritis mit kongelativem Ödem und Ascites. Auch der Hydrops fetus universalis scheint mit der Schwangerschaftsnephritis in Beziehung zu stehen (s. S. 373). Endlich wird das Auftreten von Hydramnios mit mütterlicher Nephritis, sowie auch mit Veränderungen der kindlichen Niere in Zusammenhang gebracht (Lieven).

Auch chronische Nephritiden der Mutter scheinen manchmal für das Kind von Bedeutung zu sein; wenigstens scheint eine Beobachtung Hellendals dafür zu sprechen, welcher bei einem halbjährigen Kind, dessen Mutter nierenleidend war, eine Schrumpfniere feststellen konnte. Über primäre, wahrscheinlich kongenitale (sicher nicht luetische) Schrumpfnieren bei jungen Säuglingen berichten auch Democh und Fröhlich; besonders ein von dem letztgenannten Autor beobachteter Fall ist für die Pathologie des Neugeborenen von Interesse, da die Diagnose noch im ersten Monat gestellt werden konnte.

Eine relativ große Zahl der Nephrosen bei Neugeborenen dürfte infektiösen Ursprungs sein. Mensi berichtet über 17 Beobachtungen von Nephritis bei 10—14 Tage alten Kindern; er nimmt in allen Fällen Sekundärinfektionen nach Erkrankungen des Atmungs- und Verdauungstraktes an.

Das Vorkommen von Hämaturie und Hämoglobinurie wird an anderer Stelle besprochen. Hier sei nur auf die sog. angeborene (erbliche und familiäre) Hämaturie hingewiesen. Die Erkrankung besteht in anfallsweise auftretender Entleerung von blutigem Urin und wurde einige Male bereits in der ersten Lebenswoche beobachtet (Aitken). Finkelstein vermutet Beziehungen zur paroxysmalen Hämoglobinurie.

Über einen Fall von Nierenvenenthrombose berichtet Finkelstein. Das betreffende Kind, welches an einer Nabeleiterung litt, erkrankte in der zweiten Lebenswoche unter den Symptomen eines schwer toxischen Zustandes mit Durchfall. Am 14. Lebenstag wird eine erhebliche Vergrößerung und deutliche Schmerzhaftigkeit der linken Niere festgestellt. Der Urin ist leicht hämorrhagisch und sehr eiweißreich. Die Sektion ergibt eine vollkommene Infarzierung der linken Niere; in den Venen frische lockere Thromben, aus denen Streptokokken isoliert werden können.

Nierensteine wurden zwar während der Neugeborenenperiode noch nicht beobachtet (Bókay), doch wird ihr Auftreten von manchen Seiten mit dem Niereninfarkt der Neugeborenen in Zusammenhang gebracht und deshalb vom prophylaktischen Standpunkt empfohlen, während der ersten Lebenstage genügend Flüssigkeit zuzuführen, um die Ausscheidung des Infarkts zu befördern (Zuckerkandl). Die ungleiche geographische Verteilung der infantilen Lithiasis spricht jedenfalls gegen die ausschlaggebende ätiologische Bedeutung der Exsikkation des neugeborenen Kindes.

Die angeborene Hydronephrose kommt in manchen Fällen in der Weise zustande, daß sich die Mündung des Ureters spitzwinklig an das Nierenbecken ansetzt, so daß bei stärkerer Füllung desselben die Abgangsstelle des Ureters klappenartig verschlossen wird (Eröß). Diese Klappenhydronephrose kann einen intermittierenden Charakter haben. In anderen Fällen ist die Erkrankung die Folge eines angeborenen Passagehindernisses in den ableitenden Harnwegen oder durch Lageanomalien und Mißbildungen der Nieren (Hufeisenniere) bedingt. Die Hydronephrose kann schon bei der Geburt so hochgradig sein, daß die Auftreibung des Bauches ein Geburtshindernis darstellt. Gewöhnlich kommt es erst allmählich zu einer stärkeren Vergrößerung des Abdomens (Shirlaw). Die Affektion kann ein- oder doppelseitig sein. Bei diagnostischen Zweifeln kann eine Probepunktion Aufschluß geben.

Die angeborene Hydronephrose bietet klinisch gewisse Ähnlichkeiten mit der kongenitalen Cystenniere. Letztere enthält zahlreiche, meist rundliche Hohlräume von verschiedener Größe, welche entweder als Retentionscysten infolge Verstopfung der Harnkanälchen durch Urate, resp. eines entzündlichen Verschlusses derselben, oder als Ausdruck einer Entwicklungshemmung aufzufassen sind. Auch die Cystennieren sind nicht selten schon bei der Geburt als deutliche Tumoren erkennbar. Sie sind meist doppelseitig und relativ häufig mit anderen Mißbildungen vergesellschaftet.

Behr berichtet über einen von Geburt an klinisch beobachteten Fall von Cystenniere. Zuerst wird ein intraabdomineller linksseitiger Tumor, der mit der Milz große Ähnlichkeit hat, bald darauf auch ein rechtsseitiger konstatiert. Urin eiweißfrei. Tod mit 6 Wochen. Der pathologische Prozeß wird der Hauptsache nach aufgefaßt als eine interstitielle Nephritis mit Cystenbildung teils durch Retention, teils durch Bindegewebsretraktion.

Die echten Tumoren der Nieren betreffen relativ häufig Kinder des ersten Lebensjahres; man darf daraus schließen, daß sie verhältnismäßig oft angeboren sind, wenn sie auch nicht immer schon beim Neugeborenen Erscheinungen zu machen brauchen. Daß gutartige kleine Tumoren dem klinischen Nachweis entgehen, ist bekannt; so sind z. B. die kongenitalen Fibrome der Niere beim Neugeborenen meist nur linsengroß (Rucker). Die bösartigen Nierentumoren des Fetus und Neugeborenen gehören den embryonalen Mischgeschwülsten an. In der Literatur finden sie sich gewöhnlich als Adenosarkome beschrieben (Muus, Paul u. a.); ein doppelseitiges Adenokarzinom der Nieren bei einem totgeborenen Kind beschreibt Weigert. Diese Tumoren wachsen rasch und führen, obwohl sie keine besondere Neigung zur Metastasenbildung zeigen, gewöhnlich nach einigen Wochen oder Monaten zum Tod. Bei frühzeitiger Exstirpation eines einseitigen Tumors soll übrigens die Prognose nicht absolut infaust sein (Steffen). Was die klinische Diagnose der kongenitalen Nierentumoren betrifft, so wird man über die Natur des Tumors anfangs wohl immer im unklaren bleiben, besonders wenn es sich um zystische Tumoren handelt. Eine Abgrenzung der zystischen Mischgeschwülste von einer Cystenniere ist anfangs kaum möglich. Auch die allgemeine Diagnose „Nierentumor" wird dadurch erschwert, daß die kongenitalen Tumoren dieser Gegend relativ oft nicht der Niere, sondern der Nebenniere angehören.

Auch die Tumoren der Nebenniere können ein- oder doppelseitig sein. Es handelt sich um Sarkome, Adenosarkome, Hypernephrome (Makai, Marthen und Shukowski). Auf die relativ häufige Kombination von Nebennierentumor mit Lebertumor wurde schon hingewiesen. Auch zystische Tumoren in der Nebenniere kommen vor.

Auf die verschiedenen Anomalien der Niere (Fehlen oder Hypoplasie einer Niere bei Hypertrophie der andern; Hufeisenniere, Beckenniere und andere Dystopien) soll nicht näher eingegangen werden. Hier sei nur auf die sog. angeborene Wanderniere hingewiesen. Finkelstein warnt davor, beim Neugeborenen jede Niere als ptotisch zu bezeichnen, die respiratorisch verschieblich, d. h. bei tiefer Atmung in ihrer unteren Zirkumferenz umgreifbar ist (Albu); er weist darauf hin, daß es bei einiger Übung nahezu ausnahmslos gelinge, zumindest die untere Hälfte der Niere zu palpieren. Die Kenntnis dieses Palpationsbefundes ist nicht unwichtig.

Nierenbecken, Ureter und Blase scheinen beim Neugeborenen nur selten Sitz von Erkrankungen zu sein, wenigstens sind unsere diesbezüglichen Kenntnisse sehr mangelhaft. Das Vorkommen einer infektiösen Erkrankung der ableitenden Harnwege, einer Pyelocystitis, liegt natürlich beim Neugeborenen ebenso im Bereich der Möglichkeit wie beim älteren Säugling; die Gelegenheit scheint in Anbetracht der relativen Häufigkeit von Allgemeininfektionen in der ersten Lebenszeit sogar eher eine günstige zu sein, doch fehlt es an klinischen Belegen. Der jüngste bisher beobachtete Fall von Cystitis und Pyelonephritis wurde von Kovalewsky und Moro beschrieben. Es handelte sich um einen untergewichtigen, lebensschwachen Knaben, welcher am 8. Tag reichlich blut- und eiweißhaltigen Harn entleerte, dessen Sediment Leukocytenhaufen und Kolibazillen enthielt; Tod am 11. Lebenstag (Kolisepsis).

Auf das Vorkommen von Klappenbildungen im Bereich des Ureters, welche zur Entstehung einer Hydronephrose Veranlassung geben können, wurde schon früher hingewiesen. Es seien noch die verschiedenen Formen einer abnormen Ureterenmündung erwähnt: die Atresia uretero-vaginalis, uretero-uterina, uretero-urethralis.

Bleibt der den Nabelring passierende Allantoisgang offen, so kommt es zur Entstehung einer Fistelöffnung am Nabel, aus welcher sich Harn entleert (Urachusfistel). Sie kommt entweder durch Störungen in der Umbildung der Allantois in Blase und Urachus zustande oder als Folge intrauteriner Harnstauung bei Hindernissen im Bereich der Harnröhre. Zur Sicherung der Diagnose empfiehlt Spitzy die subkutane Injektion von Methylenblau; besteht eine Kommunikation mit der Harnblase, so tritt Blaufärbung der aus der Fistel sich entleerenden Flüssigkeit ein. Da die Urachusfistel die Gefahr einer Infektion der Harnwege darbietet, soll sie schon aus diesem Grunde möglichst frühzeitig behoben werden. Immerhin wird man als Zeitpunkt einer plastischen Operation womöglich nicht die ersten Lebenswochen wählen. Bei engem Gang führt manchmal eine Ätzung mit dem Lapisstift zum Verschluß der Fistel. Bleibt der Gang nur partiell durchgängig, so können sich — meist in seinem untern Drittel — mit Zylinderepithel ausgekleidete „Urachuscysten" entwickeln (Wutz).

Die praktisch wichtigste Mißbildung im Bereiche der ableitenden Harnwege ist die Ektopia vesicae (Bauchblasenspalte). Analog den übrigen Spaltbildungen darf man sie wohl als reine Hemmungsmißbildung auffassen. Aus der medianen, zuweilen bis gegen den Nabel hinreichenden Bauchspalte drängt sich oberhalb der Symphysengegend die Schleimhaut der hinteren Blasenwand mit den Ureterenmündungen als roter Wulst hernienartig hervor. Die Spaltung setzt sich meist auf die Urethra und das äußere Genitale fort; bei Knaben ist der Penis rudimentär, epispadisch, das Skrotum gespalten, die Testikel sind nicht herabgetreten; bei Mädchen findet sich Spaltung der Labien und der Klytoris, Fehlen der Kommissur. Die Therapie kann nur auf operativem Wege zu einem halbwegs befriedigenden Resultat führen. Doch sollen alle eingreifenden Operationen auf das spätere Kindesalter verschoben werden (Spitzy). Durch das Tragen von Kompressionsapparaten können für eine spätere Operation günstigere Bedingungen geschaffen werden. Fürs erste muß man dafür sorgen, daß durch besonders sorgfältige Pflege und Reinlichkeit eine aufsteigende Infektion möglichst hintangehalten wird.

Erkrankungen im Bereich der äußeren Genitalien.

a) Männliche Genitalien.

Hydrokelen sind zwar vielfach auf eine angeborene Anlage zurückzuführen, aber während der Neugeborenenperiode oft noch nicht manifest. Der Umstand, daß der Processus vaginalis meist noch offen ist, mag es mit sich bringen, daß die von den serösen Flächen sezernierte oder aus dem Peritonealraum stammende Flüssigkeit manchmal nach dem letzteren wieder abfließen kann. Übrigens findet man auch bei Neugeborenen gar nicht selten schon typische Hydrokelen. Eine Behandlung ist fürs erste überflüssig.

Einen äußerst seltenen Fall von Hämatokele (nicht traumatischen Ursprungs) stellt Abb. 53 dar.

Auch die Lageanomalien des Hodens sind beim Neugeborenen noch nicht in ihrer vollen Ausbildung erkennbar. Spitzy weist darauf hin, daß bei einer großen Anzahl von Neugeborenen der Leistenkanal noch längere Zeit für den Hoden durchgängig ist; bei Einwirkung von Kälte oder Auslösen des Kremasterreflexes kann er sich im Leistenkanal bis in die Bauchhöhle zurückziehen, um nach Aufhören dieser äußeren Einwirkung wieder zu erscheinen. Die Skrotaltaschen sind bei diesen Kindern auffallend klein, was Spitzy als Folgeerscheinung und nicht als Ätiologie des Leidens auffaßt. In der Mehrzahl der Fälle findet der Testikel bei zunehmender Schwere des Organs im Lauf des Wachstums die ihm zukommende Lage. Von einer Retentio testis (abdominalis, s. Kryptorchismus, oder inguinalis) oder Ektopia testis (cruralis oder perinealis) kann man beim neugeborenen Knaben nur dann sprechen, wenn das Organ dauernd in der abnormen Lage verbleibt. Selbst in diesen seltenen Fällen wird man die (beim Leistenhoden jedenfalls notwendige) operative Therapie nicht schon während der ersten Wochen in Angriff nehmen.

Abnorme Mündungen der Urethra und Spaltbildungen im Bereich der letzteren bezeichnet man je nach ihrer Lage an der oberen oder untern Fläche des Penis als Epispadie (Blasenepispadie, Penisepispadie, Epispadia glandis) oder Hypospadie (H. scrotalis, penis, glandis). Die operative Behandlung dieser Anomalien wird erst im mittleren Kindesalter vorgenommen.

Von größerer praktischer Bedeutung für die Pathologie des Neugeborenen sind die allerdings sehr seltenen Atresien der Harnröhre, und zwar weniger die hochgradigen Mißbildungen (z. B. totales Fehlen der Urethra bei Vorhandensein oder Mangel des Penis), welche gewöhnlich mit abnormen Mündungen der Harnröhre kombiniert sind, als vielmehr die Imperforatio glandis, die auf Verschluß der äußeren Harnröhrenmündung durch membranöse Verwachsungen beruht. Diese Mißbildung ist dadurch charakterisiert, daß die Glans gar keine Andeutung einer Harnröhre oder nur ein seichtes, blind endigendes Grübchen trägt (Langstein). Handelt es sich nicht um harmlose oberflächliche Verklebungen der äußeren Mündung, die mit einer Sonde leicht gelöst werden können, so muß unmittelbar nach der Geburt eine operative Therapie eingeleitet werden, um der Harnstauung vorzubeugen. Auch kongenitale Urethralstrikturen wurden beschrieben; sie können zur Hämaturie Veranlassung geben (Churchmann).

Die Phimose ist für den neugeborenen Knaben bis zu einem gewissen Grade ein physiologischer Zustand. Zwischen dem inneren Präputialblatt und

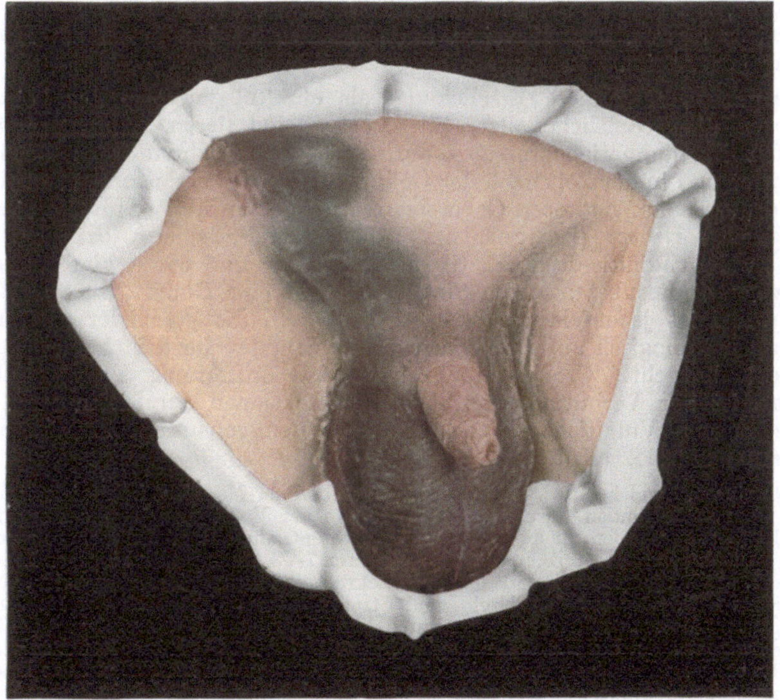

Abb. 53. Hämatokele und Hämatom im Bereich des rechten Samenstrang bei einem 7 Tage alten Kinde.

der Eichel finden sich stets epitheliale Verklebungen, welche sich erst im Laufe der ersten Monate oder Jahre allmählich zu lösen pflegen. Immerhin kann sich ein kongenital zu langes und zu enges Präputium oder die Engigkeit der äußeren Präputialöffnung schon beim Neugeborenen unliebsam bemerkbar machen und hier und da zu Störungen in der Harnentleerung Veranlassung geben; häufig ist dies jedenfalls nicht. Operative oder auch sonstige mechanische Eingriffe sind im allgemeinen auf einen späteren Zeitpunkt zu verschieben; doch soll man die Phimose stets noch im ersten Lebensjahr zu beheben trachten, denn es gelingt dies beim Säugling fast immer ohne Operation, bloß durch gewaltsames Zurückschieben der Vorhaut.

b) Weibliche Genitalien.

Das Erscheinen von Keimen im Genitalsekret darf man wohl mit demselben Recht als einen physiologischen Vorgang auffassen, wie die Besiedlung der Mundhöhle oder des Darmkanals mit Bakterien. Eine ätiologische Bedeutung für die Entstehung von Krankheiten kommt dieser Bakterieninvasion in den ersten Tagen nicht zu.

Als ebenfalls physiologische Erscheinung muß man die Schwellung und Schleimsekretion der Vulva betrachten, die man in mehr minder ausgesprochenem Maße bei allen neugeborenen Mädchen während der ersten Woche beobachten kann. Inspiziert man das äußere Genitale, so fällt die oft sehr erhebliche Sukkulenz der großen Labien auf. Entfaltet man letztere, so findet man häufig auch die kleinen Labien und die Klytoris relativ vergrößert und an der Schleimhaut der Vulva mehr oder minder reichliches, weißliches, anfangs zähes, in den späteren Tagen etwas weniger konsistentes, schleimiges Sekret, das bisweilen auch aus der Vagina durch die Hymenalöffnung hervortritt.

Epstein faßt diese Erscheinung als ein Teilsymptom des beim Neugeborenen über sämtliche allgemeine Decken und deren Einstülpungen verbreiteten Desquamationsprozesses auf, der schon während des Fetallebens stattfindet und in der Zeit nach der Geburt infolge der veränderten Lebensweise und der neuen auf den eben Geborenen einwirkenden äußeren Reize sich noch energischer fortsetzt (Langstein). Möglicherweise spielen bei der Genese dieser „Vulvovaginitis desquamativa neonatorum" und der Genitalödeme auch Schwangerschaftssubstanzen im Sinne Halbans eine Rolle. Vom praktischen Standpunkt ist jedenfalls zu betonen, daß man die geschilderten Vorgänge nicht als pathologisch auffassen darf und dementsprechend in keiner Weise zu behandeln braucht. Öfteres Trockenlegen und Entfernung des vorquellenden Sekretes ist zur Verhütung von Sekundärinfektionen empfehlenswert. Eine ausgesprochene Vulvitis entwickelt sich aus den genannten Zuständen wohl nur ausnahmsweise (Noack).

Neujeau, welcher das Genitalsekret neugeborener Mädchen bakteriologisch untersuchte, kam zu folgenden Resultaten: Die Sekrete der Vulva und Vagina Neugeborener, die nicht gebadet wurden, bleiben, wenn die Sekretentnahme nach der Geburt unter aseptischen Kautelen erfolgte, steril, und zwar die ersteren 7—8, die letzteren bis gegen 12 Stunden. Von der 7. bis 8. Stunde an enthält das Vulvasekret stets Keime, Darmbakterien, vor allem vom Typus Coli, aber auch Staphylo- und Streptokokken. Die nach der 12. Stunde in der Vagina auftretenden Keime pflegen unter dem Einfluß der Selbstreinigung der Scheide zu verschwinden. In der Flora der Vagina herrscht der Döderleinsche Scheidenbazillus vor. Das erste Bad hat an und für sich einen beschleunigenden Einfluß auf das Erscheinen von Keimen im Genitale, das Auftreten des Scheidenbazillus wird aber in keiner Weise beeinflußt. Die Infektion des Fruchtwassers bei vorzeitigem Blasensprung kann das Erscheinen von Keimen beschleunigen.

Weitaus die wichtigste Form der Vulvovaginitis ist auch beim neugeborenen Kind die gonorrhoische. Wenn sie im Verhältnis zur Konjunktivitis im allgemeinen sehr selten vorkommt, so hat dies wohl darin seinen Grund, daß die Infektionsgelegenheit keine so günstige ist. Wie Aichel hervorhebt, verlassen die Geschlechtswege des Kindes den Geburtsschlauch in wenigen Minuten, während der Kopf nach dem Blasensprung oft noch stundenlang gerade in diesen für die Infektion besonders günstigen Partien steckt. Die gonorrhoische Infektion der Vulva dürfte in der Mehrzahl der Fälle auch nicht während, sondern nach der Geburt erfolgen. In den von Koblanck und Aichel beobachteten Fällen trat die Erkrankung am Ende der ersten und in der zweiten Woche auf und äußerte sich in starker Schwellung und Rötung der äußeren Genitalien, sowie Entleerung von gelblichem Eiter. Beide Autoren beobachteten auch Blutungen, was wohl aus der besonderen Neigung des Neugeborenen zu solchen zu erklären sein dürfte; bei älteren Säuglingen gehört eine Vaginalblutung oder ein Übergreifen des Prozesses auf den Uterus nicht zum

Bild der gonorrhoischen Vulvovaginitis. Weit eher ist ein Übergreifen auf Harnröhre und Blase zu befürchten. Auch ohne daß letzteres der Fall ist, ist die Prognose insofern nicht ganz günstig, als die Erkrankung meist einen recht langwierigen Verlauf nimmt, oft rezidiviert und einer gründlichen Behandlung schwer zugänglich ist. Immerhin kann nach wenigen Wochen vollkommene Heilung eintreten. Epstein hat empfohlen, prophylaktisch 2%ige Argentum nitricum-Lösung in die Vulva einzuträufeln. Wenn die Mutter nicht an Gonorrhöe leidet, so dürfte im allgemeinen die den modernen Anforderungen entsprechende Reinlichkeit genügen, um dem Entstehen der Erkrankung vorzubeugen. Auch bei bestehender Erkrankung ist die erste Forderung Reinlichkeit, oftmaliges gründliches Waschen der Genitalien und Entfernung des Sekretes, am besten mit einem in schwache Kaliumhypermanganat-Lösung getauchten Wattebausch. Man kann auch versuchen, die Vulvaschleimhaut mit 2%iger Lapislösung zu tuschieren oder etwas Protargol oder Sophollösung einzuträufeln. Vaginalspülungen wird man in Anbetracht der an sich relativ geringen Tendenz der Erkrankung zu einer Ausbreitung in dieser Richtung besser unterlassen.

Über Vaginalblutung s. S. 409.

In der Literatur finden sich einige Beobachtungen von Prolapsus uteri bei neugeborenen Kindern niedergelegt. Gewöhnlich scheint die (im allgemeinen sehr seltene) Affektion Kinder mit Spina bifida zu befallen (Krause, Hanssen); Radwansky sah sie jedoch auch bei einem im übrigen ganz gesunden Mädchen. Der Prolaps ist entweder schon gleich nach der Geburt als rundliche, zwischen den Schamlippen hervorragende Geschwulst sichtbar oder tritt erst einige Tage später auf.

Angeborene Anomalien im Bereich der äußeren Harnröhrenmündung, wie die als Epispadie und Hypospadie beschriebenen Spaltbildungen im Bereich der Urethra und der Klytoris, fehlerhafte Ausmündung der Urethra in den Darm oder die Scheide usw., sind relativ selten.

Ein gewisses praktisches Interesse beanspruchen die Atresien im Bereich des äußeren Genitales. Als Atresia vaginae hymenalis bezeichnet man den Verschluß der Vagina durch eine imperforierte Hymenalmembran (Breisky, Bunzel, Commandeur). In solchen Fällen wölbt sich beim Schreien zwischen den Labien ein kirschgroßer, zuweilen bis taubeneigroßer Tumor mit grauer wachsartiger Oberfläche vor, der sich durch Druck verkleinern läßt. Wird inzidiert oder bricht die Geschwulst nach einigen Tagen spontan durch, so entleert sich oft in reichlicher Menge milchigtrübes, schleimiges Vaginalsekret.

Als Atresia vulvae bezeichnet man die epitheliale Verklebung der großen und kleinen Labien. Eine solche Konglutination kann unter Umständen zu Harnverhaltung und Schleimretention Veranlassung geben. Ihre Behebung gelingt leicht, indem man mit einer Sonde die Verklebung stumpf durchtrennt.

Störungen der Harnentleerung können gelegentlich auch durch eine angeborene Hymenalcyste verursacht werden (O. Müller).

An dieser Stelle sei darauf hingewiesen, daß man während der ersten Lebenstage sowohl bei Knaben wie bei Mädchen mitunter Formen von Harnverhaltung sieht, ohne daß ein mechanisches Hindernis nachgewiesen werden kann. Möglicherweise handelt es sich um ein Fehlen des Entleerungsreflexes bei gefüllter Blase, manchmal vielleicht auch um spastische Zustände im Sphinkter. Im allgemeinen gelingt die Katheterisierung ohne Schwierigkeiten; sie fördert oft ganz auffallend große Harnmengen zutage. Diese sind nicht minder reichlich, wenn die Harnentleerung, wie dies häufig der Fall ist, schließlich doch spontan erfolgt. Meist handelt es sich um passagere, harmlose Zustände.

c) Zum Schluß soll mit einigen Worten auf jene Formen des Pseudohermaphroditismus eingegangen werden, welche für die Pathologie des

Neugeborenen praktisch von Bedeutung sind. Während der Hermaphroditismus internus, bei welchem die Anomalien nur die inneren Genitalien betreffen, beim Neugeborenen noch keine Rolle spielt, ergeben sich beim Hermaphroditismus externus bezüglich der Frage „Knabe oder Mädchen" oft die
größten Schwierigkeiten.

Nach Neugebauer charakterisieren sich die beiden Formen des äußeren
Hermaphroditismus folgendermaßen:

1. Pseudohermaphroditismus femininus externus: Eine mehr oder weniger
hypertrophische, selbst erektile Klytoris, unter Umständen in der ganzen Länge
von der Harnröhre durchbohrt, täuscht einen Penis vor; die miteinander mehr
oder weniger weit hinauf verwachsenen Labien täuschen ein leeres Skrotum
vor. Kommt noch in einer oder beiden Hälften dieses scheinbaren Skrotums
oder vor der äußeren Öffnung der Leisteneingänge ein tastbares Gebilde hinzu,
welches einen Testikel vortäuschen kann, so kann leicht eine irrtümliche Geschlechtsbestimmung erfolgen (ektopische Ovarien usw.). In andern Fällen ist
die Klytoris hypertrophisch und die Vulva ganz normal gebildet, oder ist
bei hypertrophischer Klytoris die Rima vulvae so weit von unten nach
oben zu verwachsen, daß man keine Öffnung der Vagina erblicken kann,
sondern nur eine Öffnung im scheinbar gespaltenen Skrotum: die Urethralöffnung, welche eigentlich die äußere Öffnung des Canalis urogenitalis ist, des
gemeinsamen Ausführungsganges für Urethra und Vagina. Es wird hier in
vollkommener Weise eine Hypospadiasis peniscrotalis vorgetäuscht.

2. Pseudohermaphroditismus masculinus externus. (Die allerhäufigste
Form des Scheinzwittertums.) Durch eine Hypospadiasis peniscrotalis mit mehr
weniger rudimentärer Entwicklung des hypospaidschen Penis wird eine Vulva
vorgetäuscht: es gibt sehr zahlreiche Fälle, wo an einer solchen Vulva auch
nicht die geringste Abweichung von der normalen Vulva auf die Möglichkeit
oder Wahrscheinlichkeit eines „Erreur de sexe" hinwiese, falls das Individuum
für ein Mädchen erklärt wurde. Meist handelt es sich um Hypospadie nur des
Penis oder solcher mit teilweiser Spaltung des Skrotums, in dessen oberer Hälfte
die Urethralmündung liegt, in anderen Fällen ist das Skrotum total gespalten,
ja sogar rudimentäre kleine Labien werden durch die Ränder der gespaltenen
Harnröhre vorgetäuscht. Die inneren Genitalien sind dabei dem Hoden entsprechend männlich gebildet.

Bezüglich der Entscheidung des Geschlechtes gibt Neugebauer folgende
Anhaltspunkte: Da das weibliche Aussehen des äußeren Genitales beim männlichen Scheinzwitter hauptsächlich auf dem Vorhandensein einer Hypospadie
beruht, so wird es zunächst darauf ankommen, den Nachweis zu liefern, daß
Hoden, Nebenhoden und Samenstränge vorhanden sind. Eine Prostata, die
notabene auch fehlen kann, per rectum bei einem Neugeborenen mit Sicherheit
zu tasten, dürfte ein illusorisches Verlangen sein, auch könnte deren Anwesenheit
oder Fehlen das Geschlecht nicht entscheiden. Gelingt es, symmetrische, der
Form, Größe und Konsistenz nach den männlichen Geschlechtsdrüsen entsprechende Gebilde in den scheinbaren großen Labien zu tasten, so ist das
männliche Geschlecht gesichert, auch wenn sich unterhalb der scheinbar weiblichen Harnröhrenmündung die Öffnung einer Vagina, von einem Hymen umsäumt und sogar kleine Schamlippen als Andeutung der Ränder der gespaltenen
Harnröhre finden sollten. Klebs erklärt das Vorhandensein kleiner Labien als
entscheidend für weibliches Geschlecht; Neugebauer stimmt dem nicht bei,
da er Fälle kennt, wo bei absolut normal weiblicher Bildung der Vulva, sogar
ohne Spur von Hypertrophie der Klytoris, die Geschlechtsdrüsen als Hoden
sich erwiesen. Gelingt es beim Neugeborenen nicht, Hoden und Nebenhoden
sicher zu tasten, so muß man das Geschlecht bis auf weiteres für fraglich er-

klären, ev. spätere erneuerte Untersuchungen verlangen, oder sogar die Entscheidung bis zum geschlechtsreifen Alter des Individuums hinausschieben. Liegt beiderseitiger Kryptorchismus vor, so muß die Entscheidung unbedingt aufgeschoben werden, will man nicht einen groben Irrtum riskieren. Man muß sich davor hüten, bei abnorm großer Klytoris stets männliches Scheinzwittertum anzunehmen, wie dies seitens vieler Ärzte geschieht.

Sehr häufig finden sich zugleich mit dem Pseudohermaphroditismus auch andere Mißbildungen: Spaltbecken, Blasenektopie, Epispadie, Atresia ani, Atresia urethrae, Spina bifida, Hydrozephalus usw. Sehr viele mit Scheinzwittertum behaftete, auch anderweitig mißbildete Früchte kommen tot oder nicht lebensfähig zur Welt.

7. Kapitel.

Nervensystem.

I. Die Krämpfe.

Die verschiedenen Krampfformen des Säuglingsalters pflegt man gewöhnlich in zwei Gruppen zu trennen: die organischen (oder symptomatischen) und die funktionellen (oder idiopathischen). Bei den erstgenannten sind im Bereich des Zentralnervensystems anatomische oder doch histologische Veränderungen nachweisbar, bei den letzteren lassen sich mit unsern bisherigen Untersuchungsmethoden keine solchen erkennen. Trotz der Äußerlichkeit einer solchen Differenzierung hat sich vom klinischen Standpunkt die Trennung in die genannten Gruppen bewährt. Während beim älteren Säugling, etwa vom zweiten Vierteljahr an, die funktionellen Krämpfe weitaus häufiger vorkommen, liegt den Krämpfen bei Neugeborenen in der Mehrzahl der Fälle eine anatomisch erkennbare Ursache zugrunde; jedoch auch nicht in allen Fällen.

1. Die funktionellen Krämpfe.

Eine Krampfform hebt sich aus dem Vielerlei der funktionellen Säuglingskrämpfe sowohl durch ihr klinisches Bild, sowie durch ihre völlig feststehende Ätiologie heraus: der Tetanus neonatorum. Wir kennen hier den Erreger und den Infektionsweg und haben trotz des Fehlens von charakteristischen anatomischen Veränderungen eine ziemlich klare Vorstellung von der Pathogenese der Symptome. Der charakteristische tonische Starrkrampf, der Trismus usw. gibt der Krankheit auch klinisch ein besonderes Gepräge (s. S. 440).

Noch eine zweite Art von funktionellen Krämpfen des Neugeborenen nimmt durch ihre wohl umgrenzte Ätiologie eine Sonderstellung ein: die sog. Eklampsia neonatorum. Es muß an dieser Stelle betont werden, daß wir gerade beim Neugeborenen das Wort „Eklampsie" nicht in dem generalisierenden Sinn gebrauchen dürfen, wie es für die Krämpfe des späteren Säuglingsalters bei den Pädiatern üblich ist, welche alle Krämpfe oder Konvulsionen überhaupt als „eklamptische Anfälle" zu bezeichnen pflegen. Als Eklampsia neonatorum hat man nur jene Krämpfe zu bezeichnen, welche in den ersten Lebenstagen bei Kindern solcher Mütter auftreten, die während der letzten Zeit der Gravidität, intra oder post partum an Eklampsie gelitten haben, also an jener dem schwangeren Zustand eigentümlichen Erkrankung, welche mit der Schwangerschaftsalbuminurie und -nephritis in Beziehung steht, mit Konvulsionen und Bewußtseinsstörung einhergeht und wahrscheinlich als Folge einer Autointoxikation mit einem derzeit noch unbekannten Stoffwechselgift aufzufassen ist. Es wurde schon wiederholt darauf hingewiesen, daß die Kinder eklamptischer Frauen durch das im mütterlichen Blut kreisende Gift in hohem Grade gefährdet sind. Es gibt zwar zahlreiche Fälle, bei welchen die Kinder während der ersten Lebenszeit und wie es scheint auch späterhin keinerlei Krankheitssymptome aufweisen, die mit der mütterlichen Erkrankung in kausalem Zusammenhang stehen; aber vielfach ist die schädliche Wirkung der letzteren doch ganz evident (Davis). Viele Kinder sterben schon vor oder kurz nach der Geburt; andere werden in schwer geschädigtem Zustand geboren und sterben in den ersten Lebenstagen unter den Symptomen der „Lebensschwäche" mit Degeneration der inneren Organe, wieder andere erkranken in den ersten Lebenstagen, z. B. an einer hämorrhagischen Erkrankung. Verhältnismäßig klein ist die Zahl jener Fälle, welche klinisch der mütterlichen Eklampsie analoge Krankheitssymptome aufweisen. Nur ausnahmsweise erkranken die Kinder unter den Erscheinungen einer Nephritis (s. S. 295), häufiger, wenn auch immerhin im ganzen selten, treten Konvulsionen auf. Esch konnte im Jahre 1910 32 Fälle (teils selbst beobachtet, teils aus der Literatur) von Eklampsia neonatorum zusammenstellen. Die Krampfanfälle treten beim Kind stets innerhalb der ersten Lebenstage auf, bisweilen schon einige Minuten nach der Geburt, kaum jemals später als am Ende des zweiten Tages. Der Anfall beginnt gewöhnlich im Gebiet der Augenmuskeln, es tritt Cyanose auf, dann folgen tonisch-klonische Krämpfe der Körpermuskulatur. Die Krämpfe dauern bald nur wenige Sekunden, bald mehrere Minuten; sie treten bald vereinzelt (bisweilen rudimentär), bald gehäuft auf. Die Schwere der mütterlichen Eklampsie scheint keinen Einfluß auf das Zustandekommen und die Schwere der kindlichen Krämpfe zu haben. Letztere scheinen im Gegenteil gerade bei leichter Erkrankung der Mutter relativ häufiger vorzukommen. Kreuzmann beobachtete Krämpfe bei dem Kind einer Frau, welche während der Schwangerschaft an Nephritis, jedoch ohne eklamptische Anfälle, gelitten hatte. Es werden fast ausschließlich solche Kinder befallen, die entweder ausgetragen sind, oder sich dem Stadium der Reife nähern. Ob die Prognose der von eklamptischen Müttern stammenden Kinder durch das Auftreten von Krampfanfällen wesentlich verschlechtert wird, ist fraglich. Wenn auch während des Krampfanfalles plötzlich der Tod eintreten kann (Dienst), so fehlen in andern Fällen weitere Krankheitserscheinungen und die Kinder bleiben nach Aufhören der Krämpfe wenigstens während der ersten Lebenswochen gesund (Esch). Als Therapie wird Zufuhr von Flüssigkeit, sei es per Os oder Klysma, sei es subkutan, empfohlen, um dadurch ev. eine Ausschwemmung des Giftes herbeizuführen.

Unter den Krampfkrankheiten des Säuglingsalters sondert sich noch ein weiterer, klinisch gut umgrenzter Typus ab, die Tetanie oder spasmophile Diathese. Die Bezeichnungen werden vielfach synonym gebraucht, obwohl es logischer erscheint, mit dem Wort Spasmophilie die allgemeine Disposition des Säuglings zu Krampfkrankheiten zu bezeichnen und die Tetanie dem weiteren Begriff der Spasmophilie unterzuordnen. Die typische Tetanie mit ihren charakteristischen Symptomen wurde beim neugeborenen Kind bisher nicht beobachtet, weder die latente Tetanie mit der Trias des Erbschen, Chvostekschen und Trousseauschen Phänomens, noch die manifeste Tetanie mit den Karpopedalspasmen, den tonisch-klonischen Krampfanfällen und dem Laryngospasmus. Die Diagnose der latenten Tetanie ist in den ersten Lebenswochen allerdings deshalb schwer möglich, weil das eindeutigste Symptom, die elektrische Übererregbarkeit, der Prüfung schwer zugänglich ist. Die elektrische Erregbarkeit der peripheren Nerven ist beim Neugeborenen eine geringe, gegenüber dem späteren Säuglingsalter eine herabgesetzte. Es liegen bisher keine

Untersuchungsreihen vor, welche darüber Aufschluß geben könnten, wann wir in den ersten Lebenswochen vielleicht eine relative elektrische Übererregbarkeit annehmen dürfen. Unter Yanases Fällen mit Epithelkörperchen-Blutungen finden sich zwei Kinder im Alter von 12 und 15 Tagen mit anodischer Übererregbarkeit. Das jüngste Kind mit kathodischer Übererregbarkeit war 26 Tage alt. Bei vier Kindern im Alter von 1—9 Tagen mit der Diagnose „Eklampsie" und Epithelkörperchenblutungen war der Befund am Nervensystem ein negativer. Das Fazialisphänomen, die Zuckung der Gesichtsmuskulatur beim Beklopfen der hinteren Wangenpartien, kommt beim neugeborenen Kind zwar gar nicht selten vor, doch darf man es in diesem Lebensalter sicher nicht als für Tetanie pathognomonisch ansehen (s. S. 63). Escherich beschreibt einen Fall von Pseudotetanus („persistierende Form der Tetanie") bei einem 12 Tage alten Kind, spricht aber selbst Zweifel an der Zugehörigkeit dieses Falles zur Tetanie aus. Typische Tetanieanfälle mit Laryngospasmus scheinen im ersten Lebensvierteljahr überhaupt nicht vorzukommen [1]).

Das späte Auftreten der Tetanie ist aus dem Grund auffällig, weil man ihre Ursachen in Veränderungen gesucht hat, welche bei der Geburt zustande kommen, nämlich in Hämorrhagien der Epithelkörperchen (Glandulae parathyreoideae), deren Verletzungen im Tierexperiment der Tetanie ganz ähnliche Symptome nach sich ziehen. Erdheim hat zuerst auf das Vorkommen dieser Blutungen bei Neugeborenen hingewiesen, und sie mit der Geburtsasphyxie in Zusammenhang gebracht. Yanases Untersuchungen ergaben sodann, daß auch die histologisch nachweisbaren Folgezustände und Residuen der Hämorrhagien, die er in 37% der von ihm untersuchten 89 Kinder des verschiedensten Lebensalters fand, mit größter Wahrscheinlichkeit darauf hinweisen, daß die Epithelkörperchenblutungen am häufigsten im Beginn des postfetalen Lebens stattfinden. Die Blutungen können verschiedene Grade zeigen, so daß man bei der Untersuchung älterer Säuglingsleichen in den Epithelkörperchen bald noch Blutzysten, bald nur mehr Pigmentreste findet; möglicherweise können die Blutungen auch ohne Residuen verschwinden. Ihre häufigste Ursache dürfte die Asphyxie sein; doch beobachtete Yanase, daß trotz typischer Stauungsecchymosen in Pleura und Pericard die Epithelkörperchen intakt sein können. Andererseits erhielt er unter 33 Fällen von Epithelkörperchenblutungen bei einer Umfrage nach dem Geburtsverlauf 19 mal die Auskunft, die Geburt sei normal verlaufen; freilich braucht die Asphyxie nicht immer Folge einer langdauernden Geburt zu sein.

Die negativen Befunde, welche von späteren Untersuchern an den Epithelkörperchen tetaniekranker Kinder erhoben wurden, sowie vor allem der Um-

---

[1]) **Nachtrag während der Korrektur.** E. Kehrer (Arch. f. Gynäkol. 99, 1913, 372, und Jahrb. f. Kinderheilk. 27, 1913, 629) beschreibt jüngst Fälle von Krampfzuständen bei Neugeborenen mit Beugekontrakturen der Extremitäten, Pfötchenstellung der Hände, positivem Fazialis- und Trousseau-Phänomen, mechanischer Übererregbarkeit der Muskeln; nach Kalziumdarreichung rasche Besserung. Ob man berechtigt ist, auf Grund der genannten tetanoiden Symptome die Erkrankung, welche zum Teil unter Somnolenz und Fieber verlief und niemals von Laryngospasmus begleitet war, als Tetanie anzusprechen, erscheint fraglich. Verf. beobachtete kürzlich ein Kind mit Subduralblutung, welches nicht nur ein sehr lebhaftes Fazialisphänomen, sondern auch die Trousseausche Handstellung und äußerst hochgradige mechanische Erregbarkeit der Extremitätenmuskulatur gezeigt hatte. In den Epithelkörperchen fanden sich bei der (von Erdheim vorgenommenen) Sektion keine anatomisch erkennbaren Veränderungen. Die tetanoiden Symptome sind in diesem Fall sicherlich mit dem Gehirntrauma in kausalen Zusammenhang zu bringen, und es ist gewiß nicht ausgeschlossen, daß gelegentlich auch toxische Einflüsse ähnliche Erscheinungen hervorrufen können, ohne daß jene Diathese vorliegt, welche wir Tetanie nennen.

stand, daß die klinischen Symptome erst einige Monate nach der Geburt auftreten, hat einen großen Teil der Pädiater zu einer ablehnenden Haltung gegenüber der besonders von Escherich verfochtenen Annahme einer ätiologischen Bedeutung der Epithelkörchenschädigung veranlaßt. Mögen die genannten Einwendungen auch berechtigte Bedenken gegen diese Hypothese erlauben, so darf man nicht vergessen, daß einerseits negative Epithelkörperchenbefunde bei älteren Säuglingen die Annahme einer aus der Zeit der Geburt herrührenden Funktionsstörung noch nicht auszuschließen gestatten, und daß andererseits eine längere Latenzperiode bei vielen „Diathesen" beobachtet wird, ohne daß man deshalb leugnet, daß die „Krankheitsbereitschaft" angeboren ist. Wenn man sich nicht darüber wundert, daß eine spasmophile Diathese unbekannter Ätiologie erst nach einem Vierteljahr manifest wird, so darf man es auch dann nicht tun, wenn ihre Ätiologie in bestimmtere Form gefaßt wird. Man muß eben annehmen, daß nur die Bereitschaft angeboren ist und für das Manifestwerden von Krankheitssymptomen erst auslösende Ursachen hinzutreten müssen. Wenn man an der parathyreoidealen Ätiologie der Tetanie festhält, könnte man auch daran denken, die Latenzperiode durch die Annahme eines Übergangs von mütterlichen Stoffen auf den Fetus zu erklären, ähnlich wie man z. B. zur Erklärung des relativ späten Manifestwerdens des kongenitalen Myxödems einen Übergang vom mütterlichen Schilddrüsensekret auf das Kind anzunehmen pflegt.

Außer den klinisch gut charakterisierten Krämpfen auf tetanoider Basis kommen bekanntlich im Säuglingsalter im Verlauf der verschiedenartigsten Erkrankungen sowie scheinbar primär auftretende, funktionelle Krämpfe vor, deren klinisches Bild trotz sicherlich verschiedenartiger Ätiologie ein recht gleichartiges ist.

Es ist möglich, daß sich das neugeborene Kind gegen die diese Krämpfe auslösenden Gifte bis zu einem gewissen Grade refraktär verhält. Tatsächlich kommen derartige Krämpfe beim Neugeborenen relativ selten vor; vielleicht aber nur deshalb, weil die auslösenden Ursachen seltener sind. Eine geringere Krampfneigung überhaupt darf man beim Neugeborenen nicht annehmen, da ja Krämpfe bei anatomisch nachweisbaren Läsionen des Gehirns sehr häufig vorkommen. Andererseits entspräche es kaum den klinischen Tatsachen, wenn man eine besondere Disposition des jungen Säuglings zu Krämpfen auf Grund seiner erhöhten Reflexdisposition annehmen wollte, die aus einem Wegfall des hemmenden kortikalen Einflusses der beim Neugeborenen mangelhaft funktionierenden Hirnrinde auf subkortikale Zentren zu erklären wäre.

Fieberhafte Zustände scheinen auch beim ganz jungen Säugling Krämpfe auslösen zu können. Auch im Verlauf septischer Erkrankungen kann es zum Auftreten von Konvulsionen kommen, ohne daß die Sektion das Vorhandensein einer Meningitis oder Enzephalitis ergibt (Thiemich). Ein Teil der Krampfformen mag auch als Folge der Kohlensäureüberladung des Blutes aufzufassen sein. Man beobachtet sowohl terminale Krämpfe, wie solche im Verlauf von vorübergehenden Cyanoseanfällen in den ersten Lebenstagen (Snow). Allerdings muß hervorgehoben werden, daß die besonders bei frühgeborenen Kindern so häufig vorkommenden Anfälle von Cyanose in der Regel keine Krämpfe auslösen. Stamm beobachtete bei einem fiebernden Kind Konvulsionen nach Fütterung von Kuhmilch, bei einem andern im Anschluß an ein warmes Bad. Auch Esch führt das Auftreten von Krämpfen in manchen Fällen auf plötzlichen Temperaturwechsel, Aufenthalt in überheizten Zimmern usw. zurück. Es ist sehr schwer zu beurteilen, ob in derartigen Fällen nicht vielleicht doch andere Ursachen, wie Gehirnkontusionen, leichte leptomeningeale Blutungen usw. eine Rolle spielen. Man sieht gelegentlich ohne weitere bedrohliche Erscheinungen einhergehende Anfälle von klonischen Zuckungen bei 2—3 Wochen alten Kindern, welche nach einiger Zeit völlig sistieren. Möglicherweise handelt es sich hier doch um vorübergehende Folgen leichter Gehirnläsionen.

Auch die Epilepsie datiert zuweilen bis in die ersten Lebenstage zurück, und zwar sowohl die als Komplikation einer zerebralen Kinderlähmung auftretende, als die scheinbare genuine Form. In vielen Fällen dürfte es sich auch bei dieser später als funktionell imponierenden Nervenkrankheit um intra partum erfolgte Cerebralläsionen, insbesondere Meningealblutungen handeln (Neurath).

Unter dem Namen „Stäupchen" beschreibt Zipperling eine in ärztlichen Kreisen wenig bekannte, den Hebammen aber keineswegs fremde Form motorischer Reizzustände, welche sich bei etwa 40% aller Neugeborenen finden sollen. Sie betreffen das Gebiet der Augenmuskeln und des Facialis; der übrige Körper bleibt stets frei. Zipperling schildert die Erscheinungen folgendermaßen: Es werden plötzlich die Augen verdreht, vollständig konjugiert, in allen nur denkbaren Stellungen, zwischendurch ein kurz dauernder Blepharospasmus und blitzartige Kontraktionen des ganzen M. orbicularis oculi, und außerdem bei manchen Kindern ein Verziehen der Mundwinkel für wenige Sekunden; dann ist alles vorbei. Das Kind holt manchmal, nicht immer etwas tiefer Atem und ist ruhig, plötzlich setzt das Spiel von neuem ein. Die Bulbi zeigen häufig bei geschlossenen Lidern noch lebhafte rollende Bwegung. Bisweilen können die Anfälle auch mehrere Minuten andauern und sich sehr häufig, bis zu hundertmal täglich und mehr, wiederholen. Sie scheinen zuweilen erst nach einigen Monaten völlig zu verschwinden. Im allgemeinen sind die geschilderten Reizerscheinungen so geringgradig, daß sie nur bei aufmerksamer Beobachtung wahrgenommen werden können. Das von manchen Müttern schon bei Kindern der ersten Lebenstage beobachtete Lächeln ist vielleicht diesen „Stäupchen" zuzurechnen. Zipperling hält das Ganze für eine physiologische Erscheinung; nach seiner Ansicht handelt es sich um wahrscheinlich durch Zirkulationstörungen hervorgerufene Reize im Ursprungsgebiet der Kerne einzelner motorischer Gehirnnerven.

2. Die organischen Krämpfe.

Folgende Affektionen können zu Krämpfen Veranlassung geben: intrakranielle Geburtsverletzungen im Bereich der Meningen und der Gehirnsubstanz; entzündliche Erkrankungen der Gehirnrinde und -häute; kortikale Entwicklungsstörungen und ihre Folgezustände; Hydrozephalie. Näheres siehe bei den betreffenden Grundkrankheiten.

Über die bei Krämpfen einzuleitende symptomatische Therapie s. S. 191.

II. Die organischen Erkrankungen des Zentralnervensystems.

1. Wachstumsstörungen und Mißbildungen.

Anenzephalie.

Als Anenzephalie bezeichnet man den angeborenen Defekt der Großhirnhemisphären. Dieselben fehlen entweder gänzlich oder sind durch eine vaskulöse Masse ersetzt. Medulla oblongata und Rückenmark, sowie ein Teil der Stammganglien sind in der Regel normal entwickelt; das Kleinhirn ist meist atrophisch. Fälle von totaler Amyelie neben Anenzephalie sind selten; Kinder mit solchen Mißbildungen sind nicht lebensfähig.

Beim Anenzephalus fehlt in der Regel das Schädeldach. Der kleine Hirnschädel erscheint von einer rötlichen schwammigen Masse eingenommen. Unter einer hautähnlichen Decke findet sich gefäßreiches Bindegewebe. Die Mißbildung wird bald auf eine fetale Meningitis zurückgeführt, bald als Entwicklungshemmung aufgefaßt und mit folgenden Faktoren in Zusammenhang gebracht: frühzeitige Spaltbildung, nicht eingetretener Verschluß des Medullarrohres, mangelhafte Ektodermanlage, amniotische Verwachsungen, chemisch-toxische Einflüsse. Der bei einigen Anenzephalen erhobene Befund einer Aplasie oder Hypoplasie der Nebenniere hat — wohl schwerlich mit Recht — — dazu Veranlassung gegeben, die Entstehung der Mißbildung mit dem Ausfall der Nebennierenfunktion in kausalen Zusammenhang zu bringen. Vielleicht spielen auch hereditäre Einflüsse eine Rolle; die Anenzephalie tritt gelegentlich familiär auf. Kombinationen mit andern Mißbildungen sind relativ häufig.

Ein Anenzephalus kann mehrere Tage am Leben bleiben. Die längste bisher beobachtete Lebensdauer betrug 16 Tage (Ziehen). Die Kinder können schlucken und kauen, machen auf Hautreize hin Abwehrbewegungen und schreien. Die Muskulatur befindet sich gewöhnlich im Zustand hochgradiger Hypertonie. Die Muskelreflexe sind gesteigert; zuweilen besteht grobschlägiger Tremor, manchmal ausgesprochene Krämpfe. Darm- und Blasenentleerung sind normal. Mimische Reflexe bei Applikation bitterer und süßer Substanzen auf die Zunge will man beobachtet haben. Gelegentlich können auch starke Lichtreize Reflexe auslösen (Heubner, Wichura, Sternberg, Latzko).

Encephalokele.

Unter Encephalokele (Hirnbruch) versteht man den Vorfall eines Hirnteils samt den ihn bedeckenden Hirnhäuten, unter Meningokele den Vorfall eines Teils der harten und weichen Hirnhaut durch eine präformierte Schädellücke. Als Hydroencephalokele oder Encephalozystokele bezeichnet man den Vorfall eines Hirnteils mit einem Lumen, das der Ausbuchtung eines Ventrikels entspricht. Während die gewöhnlichen Enzephalo- und Meningozelen nach der Geburt ihre Größe nicht verändern, zeigt die Hydroenzephalozele meist ein rasches Wachstum.

Man kann drei Hauptformen der Encephalokele unterscheiden (Ziehen):

1. Die basale Encephalokele. Der Bruch tritt in diesem Fall in die Nasen- oder Rachenhöhle ein. Die intranasale Encephalokele, bei welcher ein Teil des Stirnlappens durch die Lamina cribrosa des Siebbeins in die Nasenhöhle vortritt, behindert die Nasenatmung und erscheint zuweilen als eine aus dem Nasenloch hervortretende Geschwulst (E. v. Meyer). Die sphenopharyngeale Encephalokele erscheint zwischen Keilbein und Siebbein. Exner beschreibt einen Fall von basaler Encephalokele, bei welchem durch eine Lücke der knöchernen Schädelbasis und eine Spalte des weichen Gaumens eine Cyste in die Mundhöhle vortrat, welche mit dem erweiterten Vorderhorn des rechten Seitenventrikels kommunizierte. Bei der Encephalokele sphenoorbitalis tritt der Bruch durch die Fissura orbitalis sup., bei der Encephalokele sphenomaxillaris durch die Fissura orb. inf.

2. Die sinzipitale Encephalokele. Der häufigste Vertreter dieser Gruppe ist die Encephalokele nasofrontalis, bei welcher der Bruch zwischen den Stirnbeinen vortritt und am Nasenansatz erscheint. Weitaus seltener sind die Encephalokele nasoorbitalis am medialen Augenwinkel (Bruchpforte zwischen Siebbein, Stirnbein und Tränenbein) und die Encephalokele nasoethmoidalis am unteren Rand des Nasenbeines zwischen knöcherner und knorpeliger Nase (Bruchpforte Foramen coecum).

3. Die o k z i p i t a l e Enzephalokele ist die häufigste Form des Hirnbruchs. Sie findet sich am Nacken unter- und oberhalb der Protuberantia occipitalis externa. Abb. 54.

Die Ätiologie der Enzephalokele ist noch nicht klargestellt. Ihre Lokalisation spricht gegen die Annahme, daß sie durch das Vorhandensein von präformierten Knochendefekten am Schädel zustande kommt. Ziehen sieht die befriedigendste Erklärung in der Theorie von Geoffroy St. Hilaire, nach welcher die Hirnbrüche durch zirkumskripte Verwachsungen der Hirnanlagen mit den Eihüllen zustande kommen. Bei andern Formen mag wohl der mangelhafte Verschluß der Hirnkapsel eine wichtige Rolle spielen. Diese Genese ist besonders dann wahrscheinlich, wenn gleichzeitig Spaltbildungen im Bereich der Wirbelsäule vorliegen.

Die Enzephalokelen zeigen verschiedenste Größe; von Haselnuß- bis Überkindskopfgröße kommen alle Übergange vor. Die Haut über dem Tumor ist entweder normal oder gespannt und glänzend, manchmal bläulich verfärbt; zuweilen weist sie narbige Veränderungen auf, Reste von amniotischen Verwachsungen. Die Geschwülste sind bald schmal gestielt, bald sitzen sie mit breiter Basis auf. Zuweilen lassen sie sich komprimieren; hierbei können Hirndrucksymptome auftreten. Die Hydrenzephalokelen zeigen Fluktuation und Transparenz, Vorwölbung beim Schreien, Pressen, Husten; manchmal erfolgt beim Lagewechsel An- und Abschwellen. Manche Enzephalokelen zeigen Pulsation; Respirationsbewegungen sind an der Geschwulst nur selten zu bemerken.

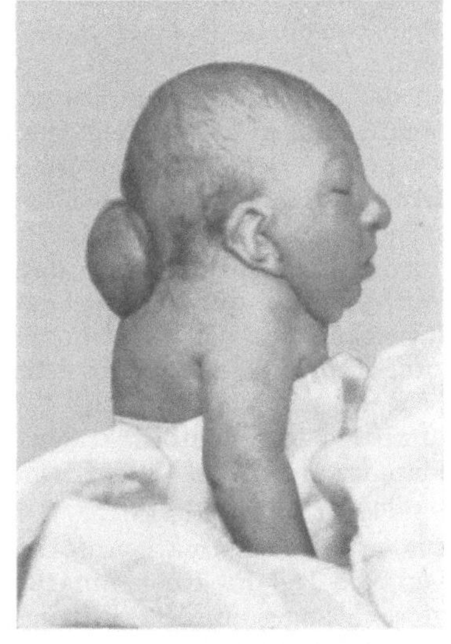

Abb. 54. Okzipitale Enzephalokele

Ganz große Hirnbrüche können Geburtshindernisse bilden. Sonst sind die klinischen Symptome während der ersten Lebenszeit gewöhnlich keine auffallenden. Sie richten sich nach dem Sitz und der Größe der Hernie, der Beschaffenheit des vorgedrängten Gehirnteils. Während kleine Gehirnbrüche auch späterhin symptomlos verlaufen können, geben die rasch wachsenden Formen eine recht schlechte Prognose. Sich selbst überlassen, kommen die Hydrenzephalokelen häufig zum Platzen; oder es entwickeln sich schwere Ausfallerscheinungen, Idiotie, Lähmungen etc. Bei großen Brüchen gehen die Kinder nicht selten an Sekundärinfektionen zugrunde.

Die Therapie ist im wesentlichen eine chirurgische. Die früher geübte Punktion und Kompression hat man zugunsten der radikalen Abtragung der Geschwulst verlassen (Bergmann). Am meisten geeignet für die Operation sind die Enzephalokelen mit dünnem Stiel und enger Kommunikationsöffnung, sowie alle kleinen sinzipitalen und okzipitalen Geschwülste. Die Anwesenheit von Hirnsubstanz und die Kommunikation mit einem Seitenventrikel stellen keine Kontraindikation gegen die Operation dar. Eine solche besteht nur bei großen Okzipitalhernien und für solche Fälle, welche mit Hydrozephalus und andern tödlichen Mißbildungen kombiniert sind. Es ist vielfach schon in den ersten Lebenswochen oder -tagen mit gutem Erfolg operiert worden. Relativ häufig wurde jedoch nach zunächst glücklichen Operationen die Entwicklung eines s e k u n d ä r e n H y d r o z e p h a l u s beobachtet (Lindfors, Vogel).

Wenn dies auch gewiß nicht immer der Fall ist, so ist doch zu bedenken, daß Fälle beschrieben wurden, welche ohne operativen Eingriff bis ins späte Alter gesund blieben. Man wird also nur bei rasch wachsenden Geschwülsten frühzeitig operieren.

Spina bifida.

Die Spina bifida kommt dadurch zustande, daß die Vereinigung des Medullarrohres an einer Stelle ausbleibt. Bei der sog. offenen Form der Spina bifida (Rachischisis) findet sich in der Mitte des Rückens ein offener Defekt, an dessen Rand Haut, Faszie, Muskel, Knochen, Dura und Pia plötzlich aufhören, und in dessen Tiefe man Reste des Rückenmarks sieht. Die Mißbildung ist in der Regel mit andern schweren Anomalien kombiniert und wegen der Lebensunfähigkeit des Kindes klinisch ohne Interesse.

Bei der geschlossenen Form der Spina bifida (Spina bifida cystica) wird der Spalt der Wirbelsäule dadurch verdeckt, daß sich ein Teil des Inhalts des Wirbelkanals durch den Druck der an dieser Stelle angesammelten Spinalflüssigkeit zystisch aus ihm herausdrängt, wobei dann diese Gebilde, wenigstens zum Teil, frei an der Oberfläche liegen oder auch ganz durch äußere Haut bedeckt sein können. Die Spina bifida cystica sitzt am häufigsten am dorsolumbalen oder lumbosakralen Teil der Wirbelsäule, seltener im zervikalen Teil. Man unterscheidet drei Formen:

1. Die Myelokele. Die Spalte betrifft Haut, Muskel, Knochen, Dura, Pia und Rückenmarksubstanz. Der Zentralkanal ist nicht geschlossen. Der ventrale Teil des Rückenmarks selbst wird durch die im ventralen Arachnoidealgewebe angesammelte Flüssigkeit umgestülpt und zystisch vorgetrieben. Die Myelokele sitzt fast immer in der Lumbalgegend. Sie bildet eine nuß- bis apfelgroße, pilzförmige, rundliche oder längsovale, fluktuierende, meist ziemlich prall gespannte, an der Kuppe dunkelrote, nässende Geschwulst, an welcher man mehrere Zonen unterscheiden kann. Die Zona medullo-vasculosa, welche den Resten des vorgestülpten Rückenmarks entspricht, bildet die zentralste Partie; in frischen Fällen kann man das zuführende und eventuell auch das abführende Ende des Zentralkanals sondieren, aus dem sich Flüssigkeit entleert. An diese Zone schließt sich die perlgraue, zarte, gefäßreiche Zona epithelo-serosa an; sie entspricht der nach hinten umgestülpten Pia, die mit Epithel bedeckt ist, das von den Hautgrenzen auf sie hinübergewuchert ist. Die äußere Umgrenzung bildet die Zona dermatica, welche von gefäßreicher, gewöhnlich stark behaarter Haut gebildet wird. Wenn sich auf dem nässenden Grund der innersten Zone bald nach der Geburt infektiöse Prozesse entwickeln, oder die Cyste schon während der Geburt einreißt, mazeriert und zerfällt, verliert das anatomische Bild an Klarheit.

2. Die Myelocystokele beruht auf einer Erweiterung des Zentralkanals und einer Vorwölbung der dorsalen Rückenmarkswand. Die äußeren Hautdecken sind geschlossen.

3. Die Meningokele, in ihrer reinen Form sehr selten, beruht auf einer Vorwölbung der Leptomeningen an der dorsalen Seite des intakten Rückenmarks. Sie sitzt gewöhnlich am Kreuzbein. Bei ventralem Sitz einer solchen Meningokele spricht man von Spina bifida anterior.

4. Die Spina bifida occulta. Hier kommt es infolge Fehlens eines Flüssigkeitsergusses zu keiner Vorwölbung. Trotzdem können Mark und Nervenwurzeln schwer geschädigt sein.

Als rudimentärste Form der Spaltbildungen in der Kreuzsteißbeingegend sind die mannigfaltigen Grübchen, fistelartigen Einziehungen und Spalten dieser Gegend zu betrachten, welche man etwa bei $\frac{1}{3}$ aller Neugeborenen in einer Entfernung von 1—3½ cm über dem Anus findet (Markoc und Schley). Sie können der Ausdruck einer „Myelodysplasie" sein, sind aber im allgemeinen ohne pathologische Bedeutung.

Die klinischen Erscheinungen der Spina bifida sind von der jeweiligen Beteiligung des Rückenmarks abhängig. Bei der Myelokele und Myelocystokele findet man meistens eine Paraplegie oder -parese beider untern Extremitäten, besonders der Unterschenkel, Sphinkterenlähmungen mit Incontinentia alvi et urinae, Prolapsus ani, Sensibilitätsstörungen. Die Meningokele braucht keine nervösen Störungen zu verursachen.

Diagnostische Schwierigkeiten ergeben sich nur sehr selten. Bei Fehlen von Lähmungserscheinungen kann man eine Meningokele mit einem Sakraltumor verwechseln, doch sind die sakralen Teratome meistens härter und höckerig. Die typische Myelokele, die häufigste Form der Spina bifida, ist nicht zu verkennen.

Die Prognose der Spina bifida ist eine schlechte. Nur die mit Haut bedeckten Zysten geben eine bessere Prognose. Die Kinder sterben meist infolge einer Infektion der Geschwulst oder an den Folgen einer Cystopyelitis, wenn auch der tödliche Ausgang während der Neugeborenenperiode gewöhnlich noch nicht zu erwarten ist. Die Infektion läßt sich durch peinliche Asepsis zuweilen vermeiden. Wenn man den nässenden Tumor täglich gründlich mit Dermatol bestreut und mit steriler Gaze bedeckt, kann es allmählich zur Überhäutung und Verheilung kommen. Die zerstörten Funktionen kehren selbstverständlich nicht wieder. Auch entwickelt sich in solchen Fällen auffallend häufig später ein Hydrozephalus. Dieselbe traurige Prognose geben auch alle operativen Eingriffe (Punktion, ev. mit nachfolgender Injektion entzündungserregender Mittel, wie (Jod; Paraffininjektion; Exstirpation des Zystensackes mit Reposition etwa in ihm gelagerter Rückenmarksteile usw.). Es ist sehr fraglich, ob man bei Bestehen von Lähmungserscheinungen den Kindern mit der Operation, auch wenn sie gelingt, einen Dienst erweist. Wenn Lähmungen fehlen und die Geschwulst mit Haut bedeckt ist, sind wieder die Gefahren einer Operation so groß, daß man sich nur schwer zu ihr entschließt.

Aplasien und Dysplasien im Bereich des Großhirns.

Es gibt eine Reihe von Erkrankungen des Zentralnervensystems, welche auf Entwicklungsdefekte und Entwicklungsstörungen zurückgeführt werden. Dieselben können die Großhirnrinde, namentlich die motorische Region, und die Hirnnervenkerne betreffen. Nach Ziehen kann man die kortikalen und nukleären Aplasien und Dysplasien, soweit es sich nicht um im späteren Kindesalter eintretende Störungen handelt, in folgender Weise gruppieren:

1. Reine Entwicklungsdefekte (reine Aplasien und Hypoplasien).

2. Intrauterine Zerstörungsprozesse mit entsprechender Entwicklungsstörung (intrauterine Dysplasien).

3. Intra partum eingetretene Zerstörungsprozesse mit entsprechender Entwicklungsstörung (natale Dysplasien).

Der ersten Gruppe darf man jene Fälle angliedern, bei welchen die normalen Entwicklungsbedingungen durch eine Frühgeburt unterbrochen und verzögert werden. Da diesen Formen im Gegensatz zu den Hypo- und Aplasien im engern Sinn eine Tendenz zur Rückbildung und Nachentwicklung zukommt, kann man von einer Hysteroplasie sprechen. Bei der zweiten Gruppe handelt es sich um infektiös-entzündliche oder traumatisch-hämorrhagische Prozesse im

Höhlengrau oder um Destruktionsprozesse der Hirnrinde und der Pyramidenbahnen im Anschluß an intrauterine Meningitiden. Die Ätiologie dieser fetalen
Entzündungen ist unbekannt; mit Sicherheit kann man nur die hereditäre
Syphilis für ihr Zustandekommen verantwortlich machen. Auch Traumen des
graviden Uterus spielen vielleicht eine Rolle. Als Ursache der natalen Dysplasien
kommt das Geburtstrauma und die Asphyxie, möglicherweise auch die traumatische Wirkung von Wiederbelebungsversuchen in Betracht.

Die klinischen Bilder der hierher gehörigen kongenitalen Erkrankungen
sind für die nukleäre Form der sog. infantile Kernschwund, für die kortikale
die Gruppe der angeborenen zerebralen Kinderlähmung.

a) Kongenitale Hirnnervenlähmungen („infantiler Kernschwund").

Die kongenitalen Lähmungen betreffen relativ am häufigsten die Augenmuskeln, und zwar insbesondere den M. levator palpebrae (kongenitale Ptosis),
aber auch andere, vom N. occulomotorius versorgte Augenmuskeln oder den
Abducens. Sehr selten ist die totale Ophthalmoplegia externa. Die Lähmungen
treten häufig symmetrisch auf, was gegenüber traumatischen Lähmungen
differentialdiagnostisch von Bedeutung ist. Auch Kombinationen mit anderweitigen Hirnnervenlähmungen, sowie mit verschiedenen andern Bildungsfehlern (Fehlen von Fingergliedern, Muskeldefekten, Veränderungen der Ohrmuschel usw.) kommen vor (Bernhardt, Schmidt). Eine genaue Analyse
des Krankheitsbildes ist in der ersten Lebenszeit kaum möglich.

Noch seltener sind Entwicklungsstörungen im Bereich des Fazialis. Die
Lähmungen können ein- oder doppelseitig sein, den Augen- oder Mundfazialis
oder auch beide Äste betreffen. Verwechslungen mit der harmlosen traumatischen peripheren Fazialislähmung, sowie mit kortikalen Lähmungen infolge
Geburtstraumas sind sehr leicht möglich. Die Sachlage dürfte sich nach wenigen
Tagen wohl meistens klären: bei der peripheren Lähmung erfolgt rasche Rückbildung, bei der kortikalen fehlen selten andere Rindensymptome.

Angeborene bulbäre Lähmungen sind, wenn sie überhaupt vorkommen,
äußerst selten.

Das Vorkommen einer kongenitalen Kernaplasie ist sichergestellt
(Moebius, Heubner u. a.); doch haben die anatomischen Untersuchungen
ergeben, daß bei einer großen Anzahl von angeborenen Lähmungen im Gebiet
der Augenmuskeln und des Fazialis keine nukleären Erkrankungen vorliegen, sondern Defekte von Nerven oder Muskeln. In vivo ist die
Differentialagnose dieser Lähmungen kaum möglich. Bei einseitigen Beweg-
lichkeitsdefekten des Auges und bei einseitiger Gesichtslähmung scheint es
sich fast stets um periphere Defekte zu handeln (Zappert).

Die Prognose der kongenitalen Hirnnervenlähmungen, mag es sich nun um
nukleare Aplasien oder periphere Defekte handeln, ist bezüglich eines etwa zu
erwartenden Rückgangs der Erscheinungen absolut ungünstig. Eine gewisse
Besserung erscheint nur bei den intrauterinen Dysplasien nicht ausgeschlossen.
A priori läßt sich das natürlich nicht entscheiden.

b) Die angeborenen Formen der zerebralen Kinderlähmung.

Bei den angeborenen Formen der zerebralen Kinderlähmung muß man
zwischen jenen Formen, welche schon bei der Geburt bestehen, und solchen
unterscheiden, bei welchen sich die typischen Erscheinungen an die Symptome
einer bei der Geburt entstandenen Gehirnverletzung anschließen. Auf die
letztgenannten Formen wurde schon bei der Besprechung der intrakraniellen

Verletzungen hingewiesen. Es wurde betont, daß die Lähmungsform, welche auf einer Gehirnschädigung durch Duralhämatome beruht, gewöhnlich einen hemiplegischen Typus zeigt, während die spastischen Diplegien (Littlescher Symptomenkomplex) mit doppelseitigen leptomeningealen oder kortikalen Blutungen und Läsionen in Zusammenhang stehen. Das relativ häufige Vorkommen des letztgenannten Typus bei frühgeborenen Kindern beruht vielleicht auf einer leichteren Verletzbarkeit der in ihrer Entwicklung noch rückständigen motorischen Bahnen. Möglicherweise handelt es sich aber auch nur um eine Unterbrechung der normalen Entwicklung im Bereich der motorischen Regionen und der Pyramidenbahnen ohne daß ein Trauma eingewirkt hat, um eine Hysteroplasie in dem oben angedeuteten Sinn. In solchen Fällen muß man erwarten, daß die Kinder schon in den ersten Lebenstagen das ausgeprägte Bild der paraplegischen Starre zeigen. Die intrauterinen Dysplasien im Bereich der Großhirnrinde infolge fetaler Meningitis führen zu para- und hemiplegischen Lähmungsformen, welche ebenfalls schon nach der Geburt nachweisbar sein müssen, später zu Intelligenzdefekten, Epilepsie etc. Die klinische Trennung der traumatischen von den nichttraumatischen Formen ist häufig unmöglich.

2. Entzündliche Erkrankungen im Bereiche des Gehirns.

a) Enzephalitis.

Das Kapitel Enzephalitis des Neugeborenen umfaßt ein ätiologisch, anatomisch und klinisch recht dunkles Gebiet.

Als Enzephalitis interstitialis congenita wurden vor Jahren von Virchow Veränderungen in der Marksubstanz des Großhirns beschrieben, welche im wesentlichen in einer diffusen oder herdförmigen Infiltration mit Fettkörnchenzellen bestehen. Die Erscheinung wurde später von Jastrowitz und Limbeck für nicht pathologisch erklärt. Nach den histologischen Untersuchungen von Merzbacher gibt es wahrscheinlich sowohl „physiologische", als auch „pathologische" Körnchenzellen, auf deren Bedeutung hier nicht näher eingegangen werden soll. Ein klinisches Bild für derartige Enzephalitiden ist niemals beschrieben worden.

Man hat Hirndefekte (Porenzephalien) mit kongenitaler Enzephalitis in Zusammenhang gebracht. Nach Seitz handelt es sich jedoch hierbei teils um Folgeerscheinungen von Blutungen, teils um solche extrauterin erworbener, auf Infektion oder vielleicht auch Intoxikation beruhender Veränderungen.

Am klarsten liegen die Verhältnisse noch bei der eitrigen Enzephalitis, welche auf einer, sei es nun vor oder nach der Geburt stattgehabten Infektion beruht.

Verf. beobachtete ein frühgeborenes Kind von 2350 g, bei welchem wegen relativ großen Schädelumfangs (36 cm bei 46 cm Körperlänge) die Zange angelegt werden mußte. Das Fruchtwasser war mißfarbig. Das Kind zeigte eine auffallende Asymmetrie des Kopfes zugunsten der rechten Seite, eine linksseitige Fazialisparese und Spasmen der linken oberen Extremität, Fieber bis 39°. Es starb am zweiten Lebenstag. Bei der Sektion fand sich eine Enzephalitis der rechten Großhirnhemisphäre und ein Pyozephalus der rechten Seite mit Erweiterung des Seitenventrikels.

Die septische Enzephalitis tritt als metastatische Enzephalitis oder als Meningoenzephalitis auf. Erstere kann anatomisch in Gestalt von multiplen leukocyten- und bakterienhaltigen Herden in der Marksubstanz erscheinen (Fischl); letztere entsteht durch Übergreifen einer eitrigen Hirnhautentzündung auf die Hirnsubstanz. Die Erkennung dieser Zustände in vivo, insbesondere die Unterscheidung zwischen reiner Enzephalitis und Meningoenzephalitis ist fast unmöglich.

Feuchtwanger beschreibt einen Fall von Imbezillität mit Krämpfen bei einem Kind, welches nach anfänglichem Wohlbefinden am vierten und fünften Lebenstag vorübergehend Fieber und Cyanose gezeigt hatte. Er faßt diese Erkrankung als Polioenzephalitis auf.

Über Meningoencephalitis luetica s. S. 470.

b) Meningitis.

Die Ursache der fetalen Meningitis, welche mit den Entwicklungsstörungen im Bereich der Hirnrinde in Beziehung steht, ist noch völlig unbekannt. Es scheinen akute und chronische Prozesse vorzukommen. Ebenso unklar sind unsere Kenntnisse über das Wesen jener serösen Meningitis, welche als Ursache des Hydrozephalus congenitus angenommen werden muß.

Die Pachymeningitis interna haemorrhagica entsteht wahrscheinlich nur auf dem Boden der hereditären Syphilis (s. S. 471).

Die eitrige Meningitis entsteht durch Übergreifen einer eitrigen Entzündung des Mittelohrs oder Nasenrachenraums auf die Hirnhäute oder auf metastatischem Wege. Manchmal bestehen typische meningeale Symptome: Krämpfe, Nackenstarre, Hypertonie, Vorwölbung der Fontanellen und Nähte usw., zuweilen an Tetanus erinnernde Erscheinungen (de Bruin). Doch kann die Erkrankung auch ohne jedes charakteristische Symptom verlaufen. Die Kinder sind bloß welk, matt, trinkschwach und erst die Sektion deckt als Ursache dieser Erscheinungen von „Lebensschwäche“ eine eitrige Meningitis auf. Die Diagnose könnte durch die Vornahme einer Lumbalpunktion gesichert werden, doch denkt man in Anbetracht des seltenen Vorkommens der Erkrankung wohl nur dann an Meningitis, wenn zerebrale Reizerscheinungen vorhanden sind. Auffallend ist es auch, daß die Meningitis beim Neugeborenen relativ häufig ohne jedes Fieber verläuft, oder daß bloß terminale Temperatursteigerungen auftreten.

Die Prognose ist absolut infaust. Die Erkrankung kann schon nach 24 Stunden zum Tode führen, aber auch längere Zeit, manchmal 8—14 Tage dauern. Ihr Beginn ist bei der Unbestimmtheit der Symptome freilich nicht immer mit Sicherheit festzustellen.

Als Erreger eitriger Meningitiden bei Neugeborenen wurden bisher beobachtet: Bact. coli (Hiosdale, Goldreich, eigene Beobachtung), Bact. lactis aerogenes (Scheib), ein dem Friedländerschen Bazillus nahestehender Bacillus mucosus capsulatus (Bonhoff und Esch), Bac. pyocyaneus (Benfey).

Die phlebitische Form der Sinusthrombose, welche man nach septischen Erkrankungen in der Nachbarschaft eines Sinus beobachtet, kommt gelegentlich schon beim Neugeborenen vor, z. B. bei eitriger Erkrankung des Ohres oder der Nasenhöhle. Vielleicht kann sie auch bei einer allgemeinen Pyämie auf hämatogenem Wege zustande kommen. Hamill sah eine ausgebreitete Sinusthrombose bei einem 7 Tage alten Kind mit Nabelsepsis. Die Symptome, welche man bei einer Sinusthrombose zu erwarten hat, sind starke Füllung der Hautvenen und Ödeme verschiedener Lokalisation (je nach dem Sitz des befallenen Sinus) Vorwölbung der Fontanelle usw.; doch liegt bisher beim Neugeborenen kein diagnostizierter Fall vor. Die Differentialdiagnose gegenüber eitriger Meningitis ist fast unmöglich.

c) Hydrozephalus congenitus.

Als Hydrozephalus cong. bezeichnet man einen angeborenen serösen Erguß in die Hirnventrikel mit Erweiterung der letzteren (Hydroz. cong. internus) oder einen solchen an der Oberfläche des Gehirns (Hydroz. cong. externus). Die letztere Form ist die weitaus seltenere, doch kann auch sie beim Neugeborenen vorkommen (Bókay), manchmal in Kombination mit Meningokelen (Hammerschlag).

Wenn man von Hydrozephalus cong. schlechtweg spricht, so meint man gewöhnlich den Hydrozephalus internus. Er beruht auf einer Trans- oder Exsudation. Erstere kann man dort annehmen, wo ein Abflußhindernis vorliegt, wie ein solches durch intrakranielle Blutungen zustande kommen kann (s. S. 190). Jonkowsky beobachtete einen hydrozephalischen Neugeborenen mit einer Cyste in der Zirbeldrüse. Wahrscheinlich liegt jedoch dem Hydrozephalus cong. int. meist ein entzündlicher Vorgang, eine intrauterine seröse Meningitis oder Meningoenzephalitis zugrunde, deren Ätiologie in Dunkel gehüllt ist. Die Lues ist gewöhnlich nicht die Ursache des angeborenen Wasserkopfes. Vielleicht spielen Alkoholismus der Eltern und Traumen des schwangeren Uterus eine Rolle; meist sind es wohl infektiöse Prozesse unbekannten Ursprungs, die von der Mutter auf den Fetus übertragen werden.

Der Entzündungsprozeß, welcher zur Entstehung des Hydrozephalus führt, kann bei der Geburt schon abgelaufen sein, gewöhnlich dauert er jedoch fort. Die meisten angeborenen Wasserköpfe nehmen im extrauterinen Leben noch an Größe zu oder werden überhaupt erst einige Zeit nach der Geburt manifest. Wenn die Wasseransammlung in einem frühen Stadium der intrauterinen Entwicklung beginnt, kann die Entwicklung des Gehirns eine hochgradige Hemmung erleiden. Der äußere Schädelumfang braucht dabei nicht vergrößert zu sein, ja er kann sogar abnorm klein sein, es kann die charakteristische Gestalt der Mikrozephalie vorliegen. Das Gehirn ist in solchen Fällen in eine wässerige Cyste umgewandelt (Zappert und Hitschmann). Man bezeichnet diese Formen als Hydromikrozephalie oder Hydranenzephalie, da das Gehirn bis auf geringe Reste fehlen kann.

Gewöhnlich ist der Schädel bei Vorhandensein eines Ergusses schon bei der Geburt vergrößert. Er kann ein Geburtshindernis bilden, so daß die Perforation oder Punktion des Kindesschädels notwendig wird. Derartige intra partum punktierte Hydrozephalen können ausnahmsweise sogar am Leben bleiben, gewöhnlich muß natürlich das Kind geopfert werden. Der Schädel kann schon bei der Geburt einen Umfang bis zu 50 cm aufweisen und bietet meist schon deutlich die charakteristische Konfiguration des Wasserkopfes dar: relative Vergrößerung des Hirnschädels gegenüber dem Gesichtsschädel, Vortreibung der Stirn- und Scheitelbeine, Steilheit der Stirne oder Neigung derselben nach vorne, Auswärtsneigung der Schläfenschuppen, starke Verbreiterung der Schädelnähte und Vergrößerung der Fontanellen, Stellungsveränderungen des Bulbus etc. Die Diagnose ist in solchen Fällen leicht, auch dann, wenn keine stärkere Spannung und Vorwölbung des häutigen Kraniums zu konstatieren ist, wie dies bei Stillstand des Prozesses der Fall sein kann. Auch die übrigen Symptome des Hydrozephalus kann man schon beim Neugeborenen finden: Hypertonie und Spasmen der Muskulatur, Steigerung der Reflexe, Krämpfe, psychische Störungen, die sich in auffallender Apathie und Trinkfaulheit des Kindes äußern können.

Bei Fehlen einer Vergrößerung, sowie der charakterischen Gestaltung des Schädels ist die Diagnose schwieriger. Verbreiterung der Nähte und abnorme Größe der Fontanellen braucht bei Fehlen stärkerer Spannung durchaus nicht Folge eines Wasserkopfs zu sein; bei Vorwölbung der häutigen Schädelpartien kann es sich auch um intrakranielle Blutergüsse oder Meningitis handeln. In solchen Fällen entscheidet das Resultat einer Lumbalpunktion oder auch einer Transparenzuntersuchung des Schädels.

Die Prognose bezüglich des Verlaufs ist während der ersten Lebenszeit schwer zu stellen. Nur die intrakranielle Drucksteigerung gibt gewisse Anhaltspunkte dafür, ob der Prozeß stationär oder progressiv ist. In Anbetracht des physiologischen Wasserverlustes der ersten Tage und der damit einhergehenden Entspannung der Fontanellen ist man jedoch in dieser Hinsicht Täuschungen ausgesetzt.

Der einzige therapeutische Eingriff, der während der ersten Lebenswochen in Frage kommt, ist die Lumbalpunktion. Die Vornahme derselben ist, wenn auch nur als symptomatische Therapie, schon in den frühesten Stadien empfehlenswert.

3. Rückenmarkserkrankungen.

Die Myatonia congenita Oppenheim (Atonia musculorum cong. Tobler, Myohypotonia cong. Bernhardt, Amyotonia cong. Griffith) besteht in einer angeborenen Muskelschlaffheit beider Beine; etwas seltener sind auch die Arme, zuweilen auch die Rumpf- und Halsmuskulatur, sehr selten das Gebiet der Hirnnerven (Pollak) ergiffen. Gewöhnlich ist die Lähmung keine komplette und ein geringer Rest aktiver Beweglichkeit noch vorhanden. Das Leiden ist niemals progredient, gewöhnlich schwindet im Verlauf von Monaten ein großer Teil der Lähmungserscheinungen, doch ist ihr Rückgang ein sehr langsamer; vollkommene Ausheilung wurde bisher nicht beobachtet. Die Prognose quoad vitam ist im allgemeinen günstig und wird nur dadurch getrübt, daß die Kinder bei Beteiligung der Atemmuskulatur an dem Krankheitsprozeß zu akuten Affektionen der Atmungsorgane inklinieren, denen sie relativ häufig erliegen. Differentialdiagnostisch kommen Mißbildungen und Geburtsverletzungen im Bereich des Wirbelkanals in Betracht, welche jedoch meist nicht bloß zur Paraplegie, sondern gleichzeitig zu Sphinkterenlähmungen führen.

Der Beginn des Leidens geht ins Fetalleben zurück. Mehrfach wurden die normalen Kindesbewegungen von der Mutter nicht wie sonst gefühlt (Tobler). Bezüglich des Wesens der Erkrankung herrscht unter den Neurologen noch keine Einigkeit. Der primäre Sitz wird teils im Muskel selbst (Archangelsky und Abrikosoff), teils in den peripheren Nerven (Bernhardt), teils im Rückenmark gesucht. Nach den histologischen Befunden handelt es sich entweder um eine Form spinaler Muskelatrophie (Rothmann), eine der Werdnigg-Hofmannschen familiären Muskelatrophie verwandte Erkrankung, oder um eine fetale Poliomyelitis (Marburg).

Als chronische spinale Muskelatrophie beschreibt Comby einen Fall von seit Geburt bestehender diffuser Lähmung der Muskeln aller Extremitäten, der Rücken- und Interkostalmuskeln, welcher unter Erstickungsanfällen nach 5 Monaten zum Tode führte.

Die Poliomyelitis acuta als erworbene Krankheit ist während der Neugeborenenperiode jedenfalls eine Rarität. Während der zahlreichen Epidemien der letzten Jahre wurde nur ein Fall bei einem 15 Tage alten Kind beschrieben, welches ohne Fieber an Lähmungserscheinungen im Bereich der Extremitäten erkrankte, die nach 4 Wochen vollkommen zurückgingen (Falk). Daß es sich in diesem Fall wirklich um eine Poliomyelitis handelte, läßt sich kaum beweisen.

III. Erkrankungen der peripheren Nerven.

Unter den peripheren Nervenerkrankungen, welche beim Neugeborenen vorkommen, spielen die Entbindungslähmungen im Bereich des Plexus brachialis und die traumatischen Fazialislähmungen die weitaus wichtigste Rolle (s. S. 160). Die sonstigen Lähmungen sind in Anbetracht ihrer Seltenheit von geringerer Bedeutung.

Die angeborene **Radialislähmung** äußert sich in einem schlaffen Herabhängen der Hand infolge Lähmung der Extensoren; zuweilen besteht eine sekundäre Kontraktur der Beugemuskeln. **Bonnaire** fand in einem solchen Fall eine angeborene Atrophie des Nerven. **Spieler** sah bei einem Kind mit angeborener Radialislähmung unterhalb des Ellbogengelenks eine braunrot verfärbte Stelle, an welcher sich später ein Geschwür bildete; er denkt an eine intrauterine amniotische Umschnürung des Vorderarms. Auch **Kirmisson** berichtet über eine Klumphand, die er auf solche Umschnürungen zurückführt. In klarster Weise tritt diese Ätiologie dann hervor, wenn sich entsprechend der Umschlagsstelle des Nervus radialis um den Oberarm eine zirkuläre Schnürfurche vorfindet (**Cassirer**).

Joachimsthal und **Peltessohn** hatten Gelegenheit, analoge Fälle von **Peronaeuslähmung** zu beobachten, welche zur Klumpfußbildung führte. Die Schnürfurche fand sich am oberen Ende des Unterschenkels oder an der Grenze zwischen dessen unterem und mittlerem Drittel.

Die Prognose solcher Lähmungen ist quoad sanationem ziemlich ungünstig. Es resultieren meist dauernde Einschränkungen der Beweglichkeit und Wachstumsstörungen. Außer orthopädischem Verfahren käme ev. die operative Befreiung des Nerven von der Umschnürung in Frage.

8. Kapitel.

Auge und Ohr.

A. Erkrankungen des Auges.

1. Angeborene Erkrankungen.

Die angeborenen Augenleiden kann man von ätiologischen Gesichtspunkten aus in mehrere Gruppen einteilen (**Leitner**). Eine Gruppe von Erkrankungen beruht auf fehlerhafter, bzw. mangelhafter Entwicklung. Ihr reihen sich solche Bildungsfehler an, bei deren Zustandekommen wahrscheinlich auch Entzündungserreger oder der seitens des Amnion ausgeübte traumatische Einfluß von Bedeutung sind. Endlich können in ihrer Anlage fehlerlose und gut gebildete Augen durch eine intrauterine Entzündung Schaden leiden. Von der großen Menge der kongenitalen Erkrankungen des Auges sollen hier nur jene genannt werden, welche schon beim Neugeborenen klinisch manifest sind und bezüglich Prognose und Therapie eine Auskunft seitens des behandelnden Arztes erheischen. Eine eingehende Besprechung findet man bei **Eversbusch**, dessen Einteilung auch die folgende Übersicht im wesentlichen folgt.

a) Lider und Tränenwege.

Das angeborene Lidkolobom erscheint als eine spitzwinklige oder abgerundete Einkerbung des oberen, seltener des unteren Lides und ist nicht selten mit Veränderungen der umgebenden Teile, des Bulbus, des Gesichts, der Mundhöhle usw. kombiniert. Eine Beseitigung des Lidkoloboms ist je nach dem Grad der Anomalie durch eine später vorzunehmende Blepharoplastik möglich.

Die sog. Mongolen- oder Epicanthusfalte ist bei mongoloiden Kindern schon nach der Geburt meist deutlich erkennbar.

Andere, seltenere angeborene Lidanomalien sind: Entropium bei Hemiatrophia facialis cong., Atrophie der Lidhaut bei Mikrophthalmus usw., Symblepharon (Verwachsung zwischen Lid und Bulbus), Ankyloblepharon (Verklebung und Verwachsung der Lidränder) usw.

Als Kryptophthalmus bezeichnet man das Fehlen der Lidspalte, eine Mißbildung, die darauf beruht, daß das die Augenblase überziehende Mesoderm und Ektoderm sich nicht zur Kornea, sondern zu Haut differenziert hat, und somit die Entstehung von Lidern und Bindehautsack ausblieb. Ein operatives Vorgehen ist infolge rudimentärer Entwicklung des Bulbus von vornherein ausgeschlossen. Die Anomalie kann doppelseitig sein (Goldzieher).

Von angeborenen Tumorbildungen der Lider und Lidgegend kommen Dermoide, Nävi, Häm- und Lymphangiome, Fibrome, Neurofibrome, Lipome zur Beobachtung. Der Zeitpunkt einer Operation richtet sich nach dem Grad des Wachstums. Fürs erste soll man sich abwartend verhalten, um so mehr, als bei Angiomen fibröse Entartung und spontane Verkleinerung vorkommen.

Von den verschiedenen Anomalien im Bereich der Tränengegend ist der angeborene Verschluß des Tränenschlauchs praktisch am wichtigsten, da er durch Retention des Tränensackinhalts zu entzündlichen Erscheinungen Veranlassung geben kann (s. u.). Außerdem beobachtet man Atresie und Fehlen der Tränenpunkte, angeborene Tränensackfisteln usw.

b) Konjunktiva, Kornea und Sklera.

Angeborene Anomalien der Binde- und Lederhaut sind selten. Man kennt Angiome, Nävi, Dermoide, Lipodermoide der Konjunktiva; an der Sklera angeborene Dünnheit, die sich durch eine bläuliche Verfärbung des Augapfels zu erkennen gibt, sowie Skleralcysten.

Die Kornea ist nicht allzuselten Sitz von kongenitalen Trübungen. Wenn man von den Geburtsverletzungen absieht, handelt es sich hier wohl meist um Narben nach einer intrauterin abgelaufenen Keratitis (Seefelder). So können angeborene Trübungen Residuen einer Uveokeratitis foetalis syphilitica sein. Man beobachtet zungenförmige Randtrübungen, parenchymatöse Trübungen an verschiedenen Stellen, angeborene ektatische Leukome und Staphylome der Hornhaut. Auch beim Hydrozephalus kommen gelegentlich Kornealtrübungen vor. Endlich wurde von Peters eine fast stets doppelseitige angeborene (auch erblich familiär beobachtete) parenchymatöse, scheibenförmige Trübung der Hornhautmitte mit zentraler Defektbildung der Descemetschen Membran beschrieben; die Anomalie kann mit andern Mißbildungen kombiniert sein: Kleinheit der Augäpfel, Persistenz des fetalen Lig. pectinat., Iriskolobom, Embryontoxon (abnorm weites Hinüberreichen des episkleralen Gewebes über den Limbus in Gestalt einer ringförmigen Trübung des Hornhautrandes), Keratokonus, Hydrophthalmus. Die Trübung kann sich vom Rand her aufhellen und völlig verschwinden, aber auch persistieren. Auch die Prognose der vorerwähnten Trübungen ist bezüglich einer zu erwartenden Aufhellung zweifelhaft; bei Leukomen und Staphylomen ist sie natürlich a priori ungünstig.

Ziemlich häufig sind die sog. epibulbären Geschwülste (Dermoide und Lipodermoide), welche als flache, halbkugelige oder linsenförmige Erhebungen von weißlicher oder gelblicher Farbe gewöhnlich am äußeren oder unteren Bezirk des Korneoskleralrandes sitzen (Baguis). Sehr selten sind zentral lokalisierte Dermoide der Kornea.

c) Angeborene Anomalien des inneren Auges.

Die wichtigsten Anomalien der Iris sind die Aniridie oder Irideremie, der angeborene gänzliche oder teilweise Mangel der Iris (besonders häufig als erbliche Mißbildung beobachtet), und die Iriskolobome. Das typische Iriskolobom erscheint als vertikal verlaufende, birn- oder eiförmige Spalte im untern Anteil der Regenbogenhaut; es ist sehr häufig mit andern Kolobomen des Augapfels kombiniert. Das atypische Kolobom besteht in einer bloßen Verlagerung der Pupille (Korektopie). Von selteneren Anomalien seien die angeborenen Synechien, sowie das Ektropium des Pigmentblattes der Iris erwähnt.

Eine recht häufige Anomalie sind die Reste der Pupillarmembran, Punkte und Fäden auf der vorderen Linsenkapsel, welche manchmal die Pupille überspannen; zuweilen erscheint fast die ganze Membran erhalten, so daß eine Exsudatmembran vorgetäuscht wird.

Von den angeborenen Anomalien der Linse können die Trübungen unter Umständen schon beim Neugeborenen auffallen, während die Lageveränderungen (Linsenluxation usw.) meist erst später bemerkt werden. Die verschiedenen Formen der angeborenen Katarakta (Kern-, Spindel-, vorderer und hinterer Polar-, Schicht- oder Totalstar) sind häufig mit andern Entwicklungsstörungen des Auges (Mikrophthalmus usw.) und auch des übrigen Körpers vergesellschaftet. Die kongenitalen Stare sollen möglichst frühzeitig operiert werden, ev. noch vor Ablauf des ersten Lebensjahres.

Die angeborenen Veränderungen des hintern Bulbusabschnittes, wie die Kolobome der Chorioidea, die persistierende Arteria hyaloidea, Exsudate im Glaskörper, Anomalien im Bereich der Papilla nervi optici usw. sind nur mit dem Augenspiegel erkennbar. Klinische Erscheinungen machen sich natürlich erst später bemerkbar. Über die Augenhintergrundsveränderungen bei der Lues cong. s. S. 472.

d) Anomalien des Bulbus.

Abnorme Kleinheit des Bulbus (Mikrophthalmus) findet man in reiner Form, ohne sonstige Veränderungen des Auges, oder kompliziert mit mannigfachen Mißbildungen des Bulbus, insbesondere Kolobomen.

Als Anophthalmus bezeichnet man das totale Fehlen oder die rudimentäre Entwicklung eines oder beider Augäpfel. Klinisch fällt meist sofort die besondere Enge der Lidspalte, die Verkleinerung der Orbita auf. An Stelle des Bulbus finden sich manchmal cystische Bildungen der Lider oder Orbita. Als Cyklopie bezeichnet man eine seltene Mißbildung, bei welcher bloß eine median gelegene Orbita und nur ein (gewöhnlich mißbildeter) Bulbus vorhanden ist; die mit ihr behafteten Früchte sind kaum jemals lebensfähig.

Die angeborene Vergrößerung des Bulbus, resp. der Kornea bei einem im übrigen normalen Auge bezeichnet man als Megalophthalmus, resp. Megalokornea. Von ihr zu unterscheiden ist eine klinisch wichtigere Größenanomalie des Bulbus, der sog. Hydrophthalmus congenitus oder das angeborene Glaukom, eine Erkrankung, die allerdings beim Neugeborenen oft noch nicht so weit vorgeschritten ist, daß sie bemerkt wird.

Exophthalmus und sonstige Verlagerungen des Augapfels sind Folgen einer Orbitalblutung (Borland), eines Tumors (Dermoidcyste) der Orbita, einer Kieferhöhleneiterung, einer abnormen Kleinheit der Augenhöhle (Bertram). Angeborener Enophthalmus ist eine Begleiterscheinung des Mikrophthalmus oder Folge einer Augenmuskelerkrankung.

Über Kong. Augenmuskellähmungen s. S. 194 und 316.

2. Intra- oder post partum akquirierte Erkrankungen.

Blutungen.

Wenn man neugeborene Kinder mit dem Augenspiegel untersucht, so findet man in den Retinalgefäßen bald nach der Geburt bisweilen eine ausgesprochene Stauung. Die Papilla nervi optici zeigt manchmal eine dunkelgraue bis blaugraue Farbe (Jäger, Königstein, Ulrich, Stumpf und Sicherer); gleichzeitig findet man oft einen rötlichen Saum an Stelle des Skleralringes, von welchem aus radiär verlaufende, zarte, flammige, hämorrhagische Streifen ausstrahlen. Der eigentümliche Farbenton des Sehnervenkopfes rührt wahrscheinlich von Blutungen im Sehnervenscheideraum her; er verschwindet nach einigen Tagen vollständig (Sicherer).

Ein relativ häufiger Befund sind Retinalblutungen. Montalcini fand sie bei 23%, Sicherer bei 21% aller Neugeborenen, und zwar in der Hälfte der Fälle doppelseitig. Die Blutungen haben eine rundliche oder radiär flammige Gestalt und finden sich entweder vereinzelt oder über den ganzen Fundus in so reichlicher Menge ausgestreut, daß selbst die Papillengrenzen verschwommen erscheinen können. Sie verschwinden, selbst wenn sie sehr ausgebreitet sind, schon während der ersten Tage; meist ist nach 6 Tagen nichts mehr von ihnen zu sehen. Die kleinen peripheren Blutungen dürften belanglos sein, größere, tiefer gelegene oder in der Makularregion auftretende Blutaustritte könnten durch Läsion der feinsten Retinalelemente für das spätere Sehen nicht ohne Bedeutung sein; vielleicht bestehen diesbezüglich Beziehungen zu der sog. „Amblyopie ohne Befund" (Sicherer). Retinalblutungen können möglicherweise auch zur Gliombildung Veranlassung geben (Wehrli).

Die Blutungen in der Retina werden höchstwahrscheinlich ausschließlich durch den Geburtsvorgang bewirkt. Ihre Entstehung ist mit der Bildung der Geburtsgeschwulst in Parallele zu bringen; bei erster Schädellage ist gewöhnlich das rechte Auge allein oder vorwiegend getroffen, bei zweiter Schädellage das linke. Daraus kann man schließen, daß die in einem ganz bestimmten zirkumskripten Gefäßgebiet des Kopfes durch den Geburtsakt bedingte Zirkulationsstörung und die dadurch hervorgerufene Blutstauung die Ursache der Netzhautblutungen ist. Die Asphyxie wirkt auf ihre Entstehung begünstigend ein. Eine besondere Disposition scheinen die Kinder mit weichem Kopf zu haben, ebenso die frühgeborenen und zarten Kinder mit leicht zerreißlichen Gefäßen. Beziehungen zu den echten hämorrhagischen Erkrankungen scheinen nicht zu bestehen (Stumpf und Sicherer).

Auf dieselbe Weise wie die Retinalblutungen entstehen die ebenfalls sehr häufigen Blutungen in der Konjunktiva bulbi, welche oft in Gestalt einer Sichel die äußere Kornealhälfte umrahmen. Sie bilden sich im Lauf der ersten Wochen stets spontan zurück.

Über Geburtsverletzungen des Auges s. S. 193.

Conjunctivitis gonorrhoica.

(Gonoblenorrhoea neonatorum.)

Unter den entzündlichen Erkrankungen des Auges, welche während der ersten Lebenstage vorkommen, ist die durch den Gonokokkus hervorgerufene Konjunktivitis weitaus die wichtigste, sowohl betreffs der Häufigkeit ihres Vorkommens als auch bezüglich der Folgen für das spätere Leben. Es handelt sich um eine der wichtigsten Erkrankungen des Neugeborenen überhaupt: durch eine zielbewußte Prophylaxe und rechtzeitig eingeleitete gründliche Behandlung kann sie in der Mehrzahl der Fälle vermieden, resp. geheilt werden, während sie ohne therapeutisches Eingreifen oft zur Erblindung führt.

Die Infektion erfolgt in der Regel beim Durchtritt des Kopfes durch den Geburtsschlauch einer Frau, welche entweder an florider Gonorrhoe leidet oder nach Ablauf einer solchen noch Gonokokken in der Vulva, Vagina oder im Cervikalkanal beherbergt. Die Erkrankung der Mutter kann auch latent verlaufen sein. Das Kontagium der Gonorrhoe weist eine hohe Tenazität auf, — selbst Jahre nach der Infektion des Vaters ist eine Infektion des Kindes möglich. Je länger der Schädel in den unteren Geburtswegen verweilt, je länger der Kontakt mit den infizierenden Sekreten dauert, desto leichter kommt die Infektion zustande. Bei protrahierten Geburten, bei Kindern mit großem Schädel, bei relativ engen Geburtswegen, überhaupt bei Erstgebärenden, ferner bei Gesichts- und Vorderhauptslagen, bei Anlegung der Zange, welche ev. eine passive Eröffnung der Lidspalte bewirken kann, ist die Infektionsgelegenheit eine relativ günstigere. Gewöhnlich wird das Kind in dem Moment des ersten Augenaufschlags infiziert: das an den Lidern haftende Sekret dringt in den Bindehautsack ein.

In seltenen Fällen erfolgt die Infektion des Kindes vor der Durchtrittsperiode, also intrauterin. Es ist eine Reihe von Fällen beschrieben worden, bei welchen die Kinder schon mit den Symptomen der Blennorrhoe geboren wurden oder noch während der ersten zwei bis drei Tage, also vor Ablauf der Inkubationsperiode, erkrankten (Haußmann, Magnus, Krukenberg, Keller, Feis, Hirschberg, Naumann, Holzbach, Dorland u. a.). Fast in allen derartigen Fällen hatte ein vorzeitiger Blasensprung stattgefunden, zuweilen mehrere Tage vor Eintritt der Wehentätigkeit. Der Infektionsvorgang ist wahrscheinlich der, daß nach dem Blasensprung das Fruchtwasser infiziert wird, und dieses noch im Uterus durch die Lidspalten in die Augen eindringt. Letztere scheinen in dem infizierten Fruchtwasser durch die Gonokokkeninfektion besonders gefährdet zu sein; bei der hohen Temperatur im Uterus schreitet der Prozeß sehr rasch vor. Es handelt sich darum bei der intrauterin erworbenen Ophthalmoblennorrhoe fast stets um besonders bösartige Formen, welche rasch zu Erkrankungen der Hornhaut führen; zuweilen wurde schon am eben geborenen Kind ein Ulcus corneae gefunden.

Die Infektion kann endlich auch nach der Geburt stattfinden, — ein gewiß nicht sehr seltenes Vorkommnis; alle Fälle, bei welchen sich die allerersten Symptome der Erkrankung erst nach dem vierten Tage zeigen, sind in dieser Hinsicht suspekt. Die Übertragung erfolgt in der Weise, daß die Gonokokken durch die Finger der Mutter oder Pflegeperson, oder durch Wäschestücke, Schwämme, Handtücher, unsauberes Badewasser u. dergl. aus dem Lochialsekret der Mutter oder dem Blennorrhoeeiter eines andern Kindes in das Auge gebracht werden.

Hat die Infektion zur Zeit der Geburt stattgefunden, so machen sich die ersten Symptome der Erkrankung gewöhnlich am dritten Tage bemerkbar; sie bestehen anfänglich in leichter Schwellung und Rötung der Konjunktiven und vermehrter Sekretion, etwa wie bei einer Konjunktivitis katarrhalis. Die Lidränder sind mit eintrocknendem, gelblichen Sekret bedeckt; öffnet man sie, so quillt eine wässerige, meist gelblich verfärbte Flüssigkeit hervor, welche zuweilen mit grauen Flocken vermengt ist. Da die entzündete Bindehaut leicht blutet, nimmt das Sekret nicht selten eine etwas hämorrhagische Beschaffenheit an. Die Erscheinungen nehmen nun sehr rasch an Intensität zu. Zwei bis drei Tage nach dem Auftreten der ersten Symptome hat man gewöhnlich schon das typische Bild der Gonoblennorrhoe vor sich: zwischen den Lidern quillt schon spontan, besonders aber beim passiven Öffnen der Lidspalten, reichlich gelber, an Chaudeau erinnernder Eiter von bald mehr dicklicher, bald dünner (spritzender) Beschaffenheit hervor. Die Lider erscheinen gewöhnlich schon von außen stark geschwollen, infiltriert und gerötet; beim Umstülpen sieht man, daß sich die Conjunctiva palpebrae im Zustand starker Entzündung befindet; auch die Conjunctiva bulbi ist häufig ödematös und injiziert, manchmal auch von Blutungen durchsetzt.

Der weitere Verlauf ist ein recht verschiedener; er hängt einerseits von der Virulenz der Erreger und der jeweiligen Widerstandskraft des Kindes, andererseits (und zwar wohl in erster Linie) von der eingeleiteten Therapie ab. Daß es auch ohne Rücksicht auf letztere sehr verschiedene Varianten des Verlaufs gibt, sehr schwere, foudroyant verlaufende und demgegenüber abortive, gutartige Formen, darf als sichergestellt betrachtet werden. Die Hauptgefahr der Blennorrhoe besteht in dem Übergreifen des Krankheitsprozesses auf die Hornhaut. Schon vor dem Höhepunkt der Erkrankung können Kornealinfiltrate auftreten. Sie breiten sich nun in die Fläche und Tiefe aus und führen schließlich zur Ulzeration, zum Durchbruch der Kornea und zum Irisprolaps, in schwersten Fällen zur Panophthalmitis. Seltene lokale Komplikationen sind phlegmonöse Abszesse in den Lidern und im subkonjunktivalen Zellgewebe.

Der endgültige Ausgang der Erkrankung richtet sich ganz nach der Schwere der Kornealaffektion. Kleinere Infiltrate können mit Hinterlassung kleinster Maculae corneae, welche das Sehen nicht wesentlich stören müssen, ausheilen. Bei größeren Infiltraten resultieren jedoch meist ausgedehnte starke Trübungen, welche das Sehen in hohem Grade beeinträchtigen. Bei tieferen Geschwüren und Irisvorfall kommt es zur Entstehung mehr oder minder dichter Narben mit oder ohne Einheilung der Iris, zur Bildung eines vorderen Zentralkapselstares, zu staphylomartiger Vorbuchtung der Kornea. Die Panophthalmitis führt zur Phthisis bulbi. Da die Affektion in der Mehrzahl der Fälle doppelseitig auftritt, da auch bei primärer Erkrankung nur eines Auges das andere gewöhnlich nachträglich infiziert wird, resultieren für das spätere Leben die schwersten Störungen des Sehvermögens oder vollständige, dauernde Blindheit.

Die starken entzündlichen Erscheinungen dauern in der Regel 3—6 Tage an; dann nehmen Schwellung und Sekretion allmählich wieder ab. Nach etwa 3 Wochen kann die Lidspalte meist wieder frei geöffnet werden. Die Gesamtdauer der Erkrankung schwankt zwischen 3—8 Wochen. Es lassen sich diesbezüglich kaum allgemein gültige Angaben machen, da die selbst in vernachlässigten Fällen doch schließlich eingeleitete Therapie auf die Dauer des Prozesses von wesentlichem Einfluß ist.

Mit der Gonokokkeninfektion direkt im Zusammenhang stehende Allgemeinerscheinungen sieht man nur selten. Die relativ am häufigsten beobachtete Komplikation der Gonoblennorrhöe ist die Arthritis gonorrhoica (s. S. 341). Obzwar man die Gelenkaffektionen mit den metastatischen Gelenkeiterungen bei pyämischen Prozessen in Analogie bringen und auf das Eindringen der Gonokokken ins Blut, also auf eine Gonokokkämie (Hocheisen) beziehen muß, drohen dem Kind von einer derartigen Gonokokkensepsis meist keine direkten Gefahren. Auch Sekundärinfektionen an andern Körperstellen (Mund, Vulva, Haut) gehören zu den seltenen Vorkommnissen.

Prophylaxe.

1. Das Credésche Verfahren wird nach der wörtlichen Vorschrift des Autors in folgender Weise ausgeführt: „Nachdem die Kinder abgenabelt, gebadet und dabei die Augen mittelst eines reinen Läppchens — nicht mit dem Bade-

wasser, sondern mit anderem reinen Wasser — äußerlich gereinigt sind, namentlich von den Lidern aller anhaftende Hautschleim beseitigt ist, wird vor dem Ankleiden auf dem Wickeltisch zur Ausführung des Einträufelns geschritten. Jedes Auge wird mittelst zweier Finger ein wenig geöffnet, ein winziges, an einem Glasstäbchen hängendes Tröpfchen einer 2%igen Lösung von salpetersaurem Silber der Hornhaut bis zur Berührung genähert und mitten auf sie einfallen gelassen. Jede weitere Berücksichtigung der Augen unterbleibt. Namentlich darf in den nächsten 24—36 Stunden, falls eine leichte Rötung oder Schwellung der Lider mit Schleimabsonderung folgen sollte, die Einträufelung nicht wiederholt werden. Das Glasstäbchen soll 3 mm dick und an den Enden rund und glatt abgeschmolzen sein. Die salpetersaure Silberlösung ist selbstverständlich in schwarzem Glase mit eingeriebenem Glasstöpsel aufzubewahren. Der Vorrat sei möglichst klein (ca. 10,0)."

Die segensreiche Wirkung der prophylaktischen Lapiseinträufelung geht aus zahlreichen Statistiken hervor. Bei richtiger Ausführung gelingt es, die Zahl der Erkrankungen, wenn auch nicht auf 0, so doch auf ein Minimum zu reduzieren. Die Wirksamkeit des Credéschen Verfahrens geht aus der folgenden Zusammenstellung von Dimmer hervor:

	vor Credé:		nach Credé:	
	Gesamtzahl der Neugeborenen	Fälle von Blennorrhoe	Gesamtzahl der Neugeborenen	Fälle von Blennorrhoe
Credé	2897	10,8 %	1160	0,1—0,2 %
Königsstein	1092	4,8 „	1250	0,7 „
Felsenreich	1887	4,3 „	3000	1,9 „
—	—	— „	2100	1,0 „
Bayer	1106	12,3 „	361	0 „
Haab	40000	9,0 „	10000	1,0. „

Die Mißerfolge der Credéisierung dürften meist davon herrühren, daß alte wirkungslose Lapislösungen verwendet und die Einträufelungen nicht mit der nötigen Sorgfalt vorgenommen wurden. Das Öffnen der Lidspalten beim neugeborenen Kind erfordert unter Umständen etwas Geduld, — im Großbetrieb einer Gebäranstalt mag es nicht selten vorkommen, daß die Lapislösung gar nicht in den Bindehautsack gelangt, sondern über die Wangen herunterfließt.

Ein weiterer Nachteil der Lapiseinträufelung liegt in der manchmal eintretenden Konjunktivalreizung, welche sich zuweilen schon nach wenigen Stunden bemerkbar macht. Diese „Argentumkatarrhe" können eine beträchtliche Intensität erreichen und mit starker Schwellung und Sekretion (selbst eitrig getrübten Exsudates) einhergehen. Cramer glaubt, daß die Stärke der Reaktion weniger von der Menge und Konzentration der eingetropften Lösung, als vielmehr von den mechanischen Schädigungen abhängig ist, welche die Konjunktivalschleimhaut während der Geburt erleidet: sie befindet sich manchmal im Zustand der Hyperämie und serösen Durchtränkung. Nichtsdestoweniger mag die Ursache der nach der Instillation auftretenden Reizerscheinungen wenigstens zum Teil in einer fehlerhaften Ausführung des Credéschen Verfahrens gelegen sein. Bischoff ist der Ansicht, daß nach vorschriftsmäßiger Ausführung des Verfahrens die entzündlichen Reaktionen überhaupt selten und stets geringgradig sind. Die Erscheinungen des Argentumkatarrhs sind übrigens nach dem 4.—5. Tag fast stets vollständig geschwunden; meist ist dies sogar noch früher der Fall.

2. Um das Auftreten von Reizerscheinungen zu vermeiden, hat man einige Modifikationen des Credéschen Verfahrens vorgeschlagen, so die Verwendung einer bloß 1%igen frisch bereiteten Lapislösung (Leopold).

Nach dem Vorschlage von Hellendal kann die Lösung zwecks genauer Dosierung in 0,5 ccm fassenden Ampullen vorrätig gehalten werden. Nach Eröffnung derselben wird die Flüssigkeit in eine gewöhnliche Augenpipette übertragen, aus welcher sie durch ein an ihrem unteren Ende angebrachtes Wattefilter langsam austropft („Wattezopfpipette"). In jedes Auge kommen zwei Tropfen. Auch noch schwächere Lösungen ($\frac{1}{2}$—$\frac{2}{3}$%ig) sollen zur prophylaktischen Behandlung genügen (Willim).

3. Als Ersatzmittel des Argentum nitricum werden Silbereiweißpräparate, wie das Protargol in 10%iger Lösung (Veverka) oder Largin in 5%iger Lösung (Fürst), das Argentum aceticum in 1,2%iger Lösung (Thieß, Zweifel, Seefelder, Scipiades) und das Sophol, eine Verbindung von Formaldehyd, Nukleinsäure und Silber, in 5%iger Lösung (v. Herff, Hörder, Gallatia, Hannes, Zemann) verwendet. Der Vorzug des Argentum acet. besteht darin, daß es seine Konzentration auch bei längerer Aufbewahrung nicht ändert. Großer Beliebtheit erfreut sich derzeit das Sophol wegen seiner besseren Haltbarkeit, Gefahrlosigkeit, Schmerzlosigkeit und geringen Reizwirkung bei genügender bakterizider Kraft (Lehle). Bei Kindern, die von notorisch hämophilen Eltern abstammen, empfiehlt Eversbusch wegen der Gefahr einer tödlichen Blutung aus der freien Oberfläche das chemisch indifferente Calc. permanganic. puriss. (0,1 : 1000,0).

Man hat viel darüber debattiert, ob die prophylaktische Instillation obligatorisch eingeführt und in jedem Fall vorgenommen werden soll, oder nur bei ausgesprochener Gonorrhoe oder begründetem Gonorrhoeverdacht. Mag auch in vielen Fällen die Credéisierung überflüssig sein, so muß man sich im Hinblick auf die große Verbreitung der Gonorrhoe und die hohe Tenazität ihres Virus jedenfalls für die allgemeine Einführung der für das Kind wohl stets ungefährlichen prophylaktischen Instillationen aussprechen. Selbst dann, wenn eine Gonorrhoe der Eltern mit Sicherheit ausgeschlossen werden kann, kann die Einträufelung nur von Nutzen sein, da sie auch dem Entstehen einer nicht gonorrhoischen Bindehautentzündung meist vorbeugen dürfte.

4. Was sonstige prophylaktische Vorkehrungen betrifft, so hat Küstner empfohlen, in jedem gonorrhoeverdächtigen Falle bei Beginn der Geburt die äußeren Genitalien der Mutter durch Berieselung mit einer Sublimatlösung (1 : 4000) und Abreibung mit einem in 0,1%$_{00}$ Sublimatlösung getauchten Wattebausch zu desinfizieren, die Scheide mit einer weichen Zahnbürste einzuseifen und den Seifenschaum unter Irrigation von Sublimatlösung und Umdrehen der Bürste zu entfernen. Küstner empfiehlt ferner, die Augen des Kindes noch vor dem Durchtritt der Schultern in der Weise zu reinigen, daß aller auf den Lidern haftende Schmutz mit kleinen Wattebäuschchen, die in Jodtrichlorid (1 : 4000) bereit liegen, aufs sorgfältigste entfernt wird.

Eine Aufklärung der Eltern über die dem Kind drohenden Gefahren vor und während der Schwangerschaft ist im Hinblick auf eine möglichst frühzeitige Einleitung einer Therapie natürlich sehr wünschenswert.

Eine Spätinfektion des neugeborenen Kindes durch die Mutter oder andere Frauen und Kinder kann durch eine allen Anforderungen entsprechende Kindes- und Wochenbettpflege auch in Gebäranstalten mit Sicherheit vermieden werden. Wenn jedes Kind seine eigenen Reinigungsutensilien hat und die Pflegeperson sich vor Berührung jedes Kindes die Hände wäscht, so ist eine Übertragung kaum zu befürchten. Sehr wichtig ist es natürlich, die Mutter darüber aufzuklären, daß ihre Finger, wenn sie mit Genitalsekret beschmutzt sind, sowie Vorlagen u. dergl. für das Kind im höchsten Grade gefährlich sind.

Therapie.

Die Therapie der Gonoblennorrhoe gehört zu den dankbarsten Aufgaben des Arztes. Wenn auch der Behauptung von Greff, daß sich durch richtige und frühzeitige Behandlung jede Hornhautaffektion mit Sicherheit verhüten lasse, mehrfach widersprochen wurde (Schanz, Elschnig), so darf man doch ohne Übertreibung sagen, daß sich die Kornealerkrankungen durch eine rechtzeitig eingeleitete Therapie auf ein Minimum reduzieren lassen; es sind gewöhnlich schlecht ernährte, schwächliche Kinder, welche trotz einer solchen nicht geheilt werden können.

Für die Behandlung der Blennorrhoe hat das Argentum nitricum gegenüber allen anderen Ag-Präparaten den ersten Platz behauptet. Man kann sich vielleicht darauf beschränken, die Konjunktiven täglich einmal mit 1%iger Lapislösung gründlich zu überspülen. Die meisten Augenärzte empfehlen jedoch ein etwas energischeres Vorgehen, nämlich die Tuschierung der Konjunktiven mit 2%iger Lapislösung. Das Umstülpen der wimperlosen Lider des Neugeborenen ist ziemlich schwierig und muß gelernt sein. Es geschieht in der Weise, daß man zunächst das untere Lid in leicht entropioniertem Zustand vom Lidrande aus nach unten schiebt und mit dem Zeigefinger der andern Hand über den Oberlidrand, etwa dem oberen Rande des Tarsus entsprechend, von innen nach außen hin streicht: Das Oberlid stülpt sich dabei um. Nun fixiert man das umgestülpte Lid mit 2 Fingern einer Hand und tuschiert die Konjunktiva und den sich vorwölbenden Anteil des Fornix conj. mit einem in die Lapislösung getauchten weichen Haarpinsel oder gestielten Wattetupfer gründlich, aber nicht brüsk. Unmittelbar darauf spült man die überschüssige Lapislösung mit physiologischer Kochsalzlösung entweder aus einer Undine oder ebenfalls mittelst eines Pinsels oder dergl. ab. In analoger Weise wird das untere Lid behandelt, dessen Umstülpung meist wesentlich leichter gelingt.

Die Lapistuschierung wird einmal, höchstens zweimal täglich vorgenommen. Sie soll auch nach Aufhören der Sekretion noch einige Tage fortgesetzt werden. Nach Eversbusch kann man allmählich zu einer $1-\frac{1}{2}-\frac{1}{4}\%$igen Lösung übergehen.

Nicht minder wichtig wie der besprochene Teil der Behandlung ist die Reinigung der Augen, welche zur Zeit der starken Sekretion in $\frac{1}{2}-1$ stündigen Intervallen vorgenommen werden muß. Sobald sich Eiter im Bindehautsack angesammelt hat, muß derselbe entfernt werden. Das Auge wird leicht geöffnet, und nun mit einer Undine oder aus einem Löffel oder durch Ausdrücken eines Wattebausches Flüssigkeit darüber gespült. (Abreiben, oder auch nur Abwischen des Auges ist bei der Reinigung zu unterlassen.) Die Zusammensetzung der Flüssigkeit ist dabei von untergeordneter Bedeutung. Gewöhnlich verwendet man eine weinrote Lösung von Kal. hypermangan. (ca. 1 : 1000), welche man sich aus einer 2%igen Stammlösung jedesmal frisch herstellen soll. Doch kann auch mit physiologischer Kochsalzlösung, Borwasser, stark verdünnter Sublimatlösung (Heß) gespült werden. (Gilbert empfiehlt 2—3 stündliche Spülungen mit Rinderserum, welches reichliche Opsonine gegen die Gonokokken enthalten soll.)

Die empfindliche Lidhaut kann mit Salbe eingefettet werden, um ekzematöse Veränderungen hintanzuhalten.

Umschläge sind im allgemeinen zu vermeiden. Wenn sie nicht in eiskaltem Zustand angelegt und sehr oft gewechselt werden, — bei sehr starker entzündlicher Schwellung der Lider mögen derartige Umschläge (mit essigsaurer Tonerde befeuchtete Gaze) ja immerhin eine gewisse Berechtigung haben —, so kann die etwa eintretende Dunstwärme die Eiterung geradezu fördern!

Ist bloß ein Auge erkrankt, so muß man sich bemühen, das andere so gut als möglich vor der Infektion zu schützen. Okklusivverbände haben bei neugeborenen Kindern wenig Erfolg. Man beschränkt sich deshalb besser auf eine einmalige gründliche Touchierung des gesunden Auges oder tägliche Einträufelungen von Sophol u. dergl. und achtet im übrigen sorgfältig auf die ersten Zeichen einer Entzündung, um diese womöglich im Keime zu ersticken.

Die Erfolge des geschilderten Behandlungsverfahrens sind so zufriedenstellend, daß eigentlich kein Bedürfnis nach anderen Methoden vorliegt. Adam empfiehlt, neben täglicher Einträufelung je eines Tropfens $\frac{1}{2}$—1%iger Lapislösung, in 2—3stündlichen Pausen eine 5—10%ige Blenolenicetsalbe in den Bindehautsack einzustreichen. Die Methode wird von manchen gelobt (Hörder, Wolffberg), von andern ungünstig beurteilt (Bayer). Elze verwendet 5%iges Ichthyolvaselin.

Bernheimer empfiehlt Airolpulver, welches nach vorsichtiger gründlicher Reinigung und Durchspülung des erkrankten Auges mit einem Glasspatel auf die Schleimhaut des möglichst ektropionierten unteren Lides gebracht wird, je nachdem mehr oder minder reichlich, 2—4mal täglich. Erst wenn es durch die Flüssigkeit zu einem Brei verwandelt ist, läßt man das ektropionierte, dicht mit dem Airolbrei bedeckte Lid ganz allmählich zurückschnellen, wobei man, damit die ganze Airolmasse in den Bindehautsack eindringt, das obere Lid gleichzeitig leicht hebt. In der Zwischenzeit werden warme, nasse (in gekochtes Wasser getauchte) Bauschen aus Gazestoff aufgelegt. Auch in das etwa nicht ergriffene Auge wird durch einige Tage prophylaktisch ganz wenig Airol eingestreut. Hat die Sekretion ganz oder nahezu aufgehört, so wird zur Verhütung von Rückfällen durch einige Tage 1—2mal täglich eine 1%ige Lapislösung eingeträufelt.

Zur Behandlung von Hornhautgeschwüren empfiehlt Eversbusch bei peripher sitzendem Ulcus Einträufelungen von $\frac{1}{2}$ —1%igem Physostigmin, bei zentralem Ulcus von $\frac{1}{2}$%igem Atropin oder $\frac{1}{5}$%igem Scopolamin; erstmals eine Stunde nach der Einpinselung, dann in gleichen Zeiträumen 2—3mal des Nachmittags. Hat die Eiterung bereits nachgelassen, so sind feuchtwarme Umschläge auf die Lider empfehlenswert. Im allgemeinen ist bei Ergriffensein der Hornhaut eine spezialärztliche Behandlung dringend geboten.

Konjunktivitiden anderer Ätiologie.

Nicht jede Konjunktivitis bei Neugeborenen, auch nicht jede eitrige, ist gonorrhoischer Natur. Die Häufigkeit der nicht gonorrhoischen Bindehautaffektionen scheint sogar eine recht beträchtliche zu sein (in Elschnigs Material 49%).

Man hat die verschiedensten Mikroorganismen gefunden. Pneumo-, Staphylo- und Streptokokken, Influenza- und Pseudoinfluenzabazillen, Diplobazillen, Koch-Weeksche Bazillen, Bact. coli (Dimmer, Credé-Hörder). Elschnig fand in drei Fällen besonders reichliche Mengen von Xerose-Bazillen. Er glaubt, daß diese im allgemeinen harmlosen Schmarotzer des Bindehautsackes vielleicht auf der durch das Geburtstrauma gereizten Konjunktiva einen guten Nährboden finden. In manchen Fällen wurden gar keine Mikroorganismen gefunden.

Die klinischen Symptome der verschiedenen nicht gonorrhoischen Konjunktivitiden sind nicht charakteristisch. Bei demselben Krankheitserreger kann die Erkrankung gutartig verlaufen und in wenigen Tagen abheilen oder mehrere Wochen persistieren. Im allgemeinen ist ein leichterer Verlauf der häufigere, selbst wenn das Sekret eitrig ist (wie insbesondere bei Pneumokokkeninfektion). Gewöhnlich ist das Konjunktivalexsudat mehr serös. Die Kornea wird nur ganz ausnahmsweise ergriffen. Die Erkrankung beginnt gewöhnlich etwas später als die Gonoblenorrhoe, jenseits des 5. Tages, mitunter selbst erst 2—3 Wochen nach der Geburt. Ohne bakteriologischen Befund, — das zu untersuchende Sekret wird am besten dem Fornix conj. entnommen, — ist die Diagnose Gonorrhoe aber nur mit einer gewissen Wahrscheinlichkeit, niemals mit Sicherheit auszuschließen.

In den letzten Jahren mehren sich die Beobachtungen über das Vorkommen der sog. „Einschlußblenorrhoe" bei Neugeborenen (Halberstaedter und Prowazek, Stangardt, Schmeichler, Lindner, Hofstätter, Morax). Es handelt sich um frühzeitig auftretende, eitrige Konjunktivitiden, in deren Sekret die beim Trachom gefundenen Zelleinschlüsse (Chlamydozoen) nachgewiesen werden konnten (mittelst der gewöhnlichen Giemsa- Färbung). Daß es sich hierbei um eine von der Gonorrhoe ganz unabhängige parasitäre Erkrankung handelt, konnte durch Überimpfung auf Affenaugen bewiesen werden. Der Verlauf der Einschlußblenorrhoe kann ein langwieriger sein, doch scheint die Erkrankung im allgemeinen eine günstige Prognose zu erlauben.

Die Behandlung der nicht gonorrhoischen Blenorrhoeformen ist im wesentlichen dieselbe wie die der gonorrhoischen. Bei leicht verlaufenden Formen kann man die Lapisierung seltener vornehmen oder unterlassen und sich auf mehrmals täglich vorzunehmende Ausspülungen des Auges mit Kal. hypermangan-Lösung, $^1/_{50}\%$iger Lösung von Hydrargyrum oxycyanat. u. dgl. beschränken.

Dacryocystoblenorrhoea neonatorum (congenita).

Die Erkrankung beruht auf dem früher erwähnten angeborenen Verschluß des Ductus nasolacrimalis und der infolge desselben eintretenden Stauung im Tränensack. Die aus dem Konjunktivalsack eingeschwemmten Bakterien rufen eine Zersetzung der gestauten Flüssigkeit und eine (sekundäre) Entzündung hervor. Die Erkrankung ist fast stets einseitig. Sie äußert sich anfangs manchmal bloß in geringer Eiterabsonderung im Bereich des inneren Lidwinkels. In ausgesprochenen Fällen tritt jedoch bald eine sehr charakteristische Schwellung und Rötung der Tränensackgegend auf. Übt man auf letztere einen leichten Druck aus, so quellen gelatinöse oder Detritusmassen und eitrig getrübtes Sekret aus dem Tränenröhrchen hervor.

Die Erkennung der Erkrankung ist von Wichtigkeit, weil sie Bindehautentzündungen und Hornhautinfektionen zur Folge haben kann. Da Spontanheilungen vorkommen, kann man sich für den Anfang abwartend verhalten; es genügt zuweilen eine mehrmals täglich vorzunehmende, leichte Massage des Tränensackes, um die Passage zu erzwingen. Führt aber die Massage nicht zum gewünschten Erfolg, so muß eine Sondierung des Tränennasengangs vorgenommen werden. Gewöhnlich genügt die einmalige Einführung der Sonde, um das Leiden meist wie mit einem Schlag zu beseitigen (Peters, Heimann, Antonelli, Zentmayer).

B. Erkrankungen des Ohres.

Unsere Kenntnisse der Ohrerkrankungen des Neugeborenen beschränken sich lediglich auf die eitrige Paukenhöhlenentzündung. Diese scheint nach dem Ergebnis der Sektionsbefunde keineswegs selten zu sein; allerdings sind es meist schlecht entwickelte, kranke Kinder, in deren Paukenhöhle bei der Obduktion Eiter angetroffen wird.

Die Ursache für das relativ leichte Zustandekommen einer eitrigen Otitis media beim Neugeborenen liegt nach Urbantschitsch in folgenden Momenten: 1. in der gestörten Rückbildung der tympanalen fetalen Sulze; 2. im Eindringen von Fruchtwasser in die Paukenhöhle bei vorzeitigen Bewegungen des Fetus; 3. vielleicht auch im Eindringen von Mageninhalt während des Brechaktes; 4. in der Neigung des kindlichen Organismus zu Eiterungsprozessen überhaupt; endlich 5. in dem Blutreichtum der Paukenhöhle Neugeborener.

Nach Aschoff kann Fruchtwasser schon in einer frühen Embryonalperiode in das Cavum tympani eindringen. Die Otitis neonatorum ist dann nicht immer Folge eines infektiösen Prozesses; zuweilen scheint es sich nur um eine Fremdkörpereiterung zu handeln. Von den verschiedenen Bakterien, welche im Eiter gefunden wurden (Influenzabazillus, Eiterkokken, Bac. Friedländer, Bac. pyocyaneus usw.) seien speziell die Gonokokken erwähnt, welche von Haug zugleich im Ohr und Nasensekret nachgewiesen werden konnten; die Otoblennorrhoe kann mit oder ohne Rhinitis gonorrhoica verlaufen und beruht zweifellos auf einer Infektion während des Geburtsaktes.

Die klinischen Zeichen einer Otitis neonatorum sind im allgemeinen recht wenig charakteristisch. Eine ausgesprochene Schmerzhaftigkeit des Ohres zu konstatieren, dürfte nicht immer gelingen. Die Inspektion des Trommelfelles ist, wenigstens für den Nichtspezialisten, beim Neugeborenen äußerst schwierig.

Die Bedeutung der meisten Otitiden, die man bei Sektionen findet, dürfte eine sekundäre sein, doch darf man die Gefahr einer Mittelohreiterung deshalb nicht unterschätzen. Sie kann der Ausgangspunkt für eine eitrige Meningitis (Bonhoff und Esch), für eine Sinusthrombose sein. Im übrigen heilen wohl die meisten Otitiden, wenn die mit ihr behafteten Kinder nicht an einer anderen Erkrankung sterben, entweder spontan aus oder führen zum Durchbruch des Tromellfelles; Verf. sah schon bei einem wenige Tage alten Kind eine doppelseitige Otorrhoe.

Blutungen aus dem Ohr hat man bei hämorrhagischer Sepsis, mitunter im Anschluß an eitrigen Ausfluß, beobachtet.

9. Kapitel.

Skelett.

I. Angeborene Anomalien und Stellungsveränderungen.

1. Rumpf.

Angeborene Kyphosen sind außerordentlich selten. Sie können die gesamte Wirbelsäule umfassen (Lange) oder auch einzelne Teile derselben, z. B. die Halswirbel (Bernhard) betreffen. Sie kommen wahrscheinlich meist infolge Fruchtwassermangels zustande; auch Krankheiten der Mutter werden zu ihrer Erklärung herangezogen.

Skoliosen sind vielleicht etwas häufiger angeboren. Sie beruhen entweder auf einer Zwangshaltung im Uterus oder auf einer asymmetrischen Anlage einzelner Wirbel.

Am Thorax kommen gelegentlich Veränderungen zur Beobachtung, welche der als Trichterbrust bekannten Deformität entsprechen, muldenförmige Vertiefungen im Bereich des Sternums und der angrenzenden Rippenteile. Man nimmt an, daß die Trichterbrust durch abnormen intrauterinen Druck zustande komme (durch das Kinn, den Ellbogen, einen Fuß des Kindes). Bisweilen sind es frühgeborene Kinder mit dünnen nachgiebigen Rippen, welche dann bei jeder Inspiration tiefe Einziehungen im Sinn einer Trichterbrust darbieten.

2. Extremitäten.

a) Defektbildungen und Transpositionen.

Von angeborenen Defekten der Extremitäten unterscheidet man folgende Formen: die Amelie — Defekt sämtlicher Extremitäten (Rosenhaupt); die Ektromelie — vollständiges Fehlen einer oder mehrerer Extremitäten; die Hemimelie — rudimentäre Ausbildung der distalen Teile einer oder mehrerer Extremitäten bei guter Ausbildung der proximalen; die Phokomelie — Fehlen des proximalen Segments einer oder mehrerer Extremitäten bei Vorhandensein der distalen Teile (Abb. 55). Bei der letztgenannten Mißbildung setzen

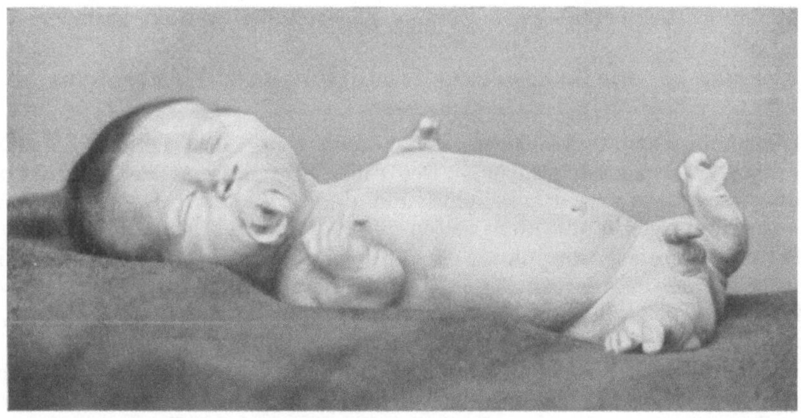

Abb. 55. Phokomelie.

sich Hände und Füße flossenartig direkt vom Rumpfe ab. Als Symmelus beschreibt K. Mayer eine an Phokomelie erinnernde Mißbildung, bei welcher der Oberschenkel nicht fehlte, sondern neben den Unterschenkel disloziert war.

Die genannten Mißbildungen sind teils auf Entwicklungsstörungen degenerativer Art zurückzuführen, teils auf Abschnürungen durch die Nabelschnur oder noch häufiger amniotische Abschnürungen und Verwachsungen. Durch amniotische Stränge kommen auch die sog. intrauterinen Amputationen zustande, bei welchen die Kinder mit Extremitätenstümpfen geboren werden. Endlich sind auch die seltenen Transpositionen größerer Körperteile so zu erklären, daß während des Embryonallebens ein Teil (z. B. der Fuß) durch amniotische Bänder an einer bestimmten Körperstelle fixiert wird, während der Stamm weiter wächst und seine frühere Stellung verändert (Ahlfeld). Als eine Vorstufe der amniotischen Abschnürungen sind die mehr minder tiefen Schnürfurchen zu betrachten, die man bisweilen an den Extremitäten findet und welche bloß die Weichteile (Haut, Muskel, Nerven) betreffen.

Die angeborenen Defekte einzelner langer Röhrenknochen decken sich zum Teil mit den als Phokomelie bezeichneten Mißbildungen, so der seltene Defekt des Humerus und der etwas häufigere des Femur. Beim Defekt eines

Unterarm- oder Unterschenkelknochens findet man meist gleichzeitig Mißbildungen im Bereich der Hand, resp. des Fußes, so beim Mangel des Radius
Fehlen des Daumens mit seinem Metacarpus, bei mangelnder Tibia Fehlen der
großen Zehe und des ersten Metatarsus, bei Defekten der Ulna und Fibula
Mangel der ulnar-, resp. fibularwärts gelegenen Hand- und Fußteile. Ob es sich
um totale oder partielle Defekte der genannten Knochen handelt, kann nur
durch das Röntgenverfahren mit absoluter Sicherheit entschieden werden
(Joachimsthal).

Die Mißbildungen im Bereich der Finger und Zehen bestehen in zu geringer
Zahl derselben (Oligodaktylie), übergroßer Zahl (Polydaktylie) — relativ
häufig sind Verdopplungen des Daumens —, Verwachsungen (Syndaktylie).
Sie sind zum großen Teil einer operativen Behandlung zugänglich, sei es nun
durch plastische Operationen oder allmähliche Durchtrennung mittelst geeigneter
Klemmapparate (Spitzy). Überzählige Teile können abgetragen werden.
Besonders leicht gelingt dies bei den Hautanhängseln, welche man an Fingern
und Zehen, zuweilen symmetrisch findet; es sind gewöhnlich überzählige Klein-
finger oder -zehen, einzelne Glieder mit Nägeln, welche an einem dünnen Stiel
hängen, der mittelst eines Seidenfadens abgeschnürt werden kann.

b) Angeborene Stellungsveränderungen und Kontrakturen der Gliedmassen.

Die häufigste und wichtigste angeborene Deformität ist der kongenitale
Klumpfuß (Pes varus congenitus). Der Fuß ist in Supinationsstellung fixiert,
die Fußspitze nach einwärts gekehrt und dabei gesenkt. Der Klumpfuß ist
sehr häufig doppelseitig und nicht selten mit anderen Bildungsfehlern kombiniert.

Seltener ist die Klumphand, die Abweichung der Hand zu einer Winkel-
stellung gegen den Vorderarm; am häufigsten ist die Fixation in Palmar- und
Ulnarflexion. Die Affektion ist relativ häufig, wenn auch nicht immer, mit
Skelettmißbildungen des Vorderarmes (Knochendefekten) kombiniert.

Es kommen auch multiple angeborene Kontrakturen vor. Nach Wunsch
sind in erster Reihe die Hand- und Fußgelenke befallen: Hand in Volar-,
seltener Dorsalflexion (Hoffas Dackelhand), Klumpfüße, Bewegungsbeschrän-
kungen im Bereich der Hüft- und Schultergelenke, der Ellbogen- und Knie-
gelenke, seltener auch der Wirbelsäule oder gar der Kiefer. Die Gelenke können
dabei mehr oder weniger ankylosiert sein (Keller).

Die Deformitäten kommen wahrscheinlich am häufigsten durch Druck
seitens der Uteruswand zustande; man findet nicht selten Druckmarken an
der Haut. Auch amniotische Verwachsungen und fetale Knochen- oder Allgemeinerkrankungen werden als ätiologische Faktoren angeführt.

Wunsch empfiehlt bei den multiplen Kontrakturen möglichst frühzeitiges
Redressement, Tendoplastik und Fixation in Gipsverbänden.

Bezüglich der Behandlung der häufigsten und daher praktisch wichtigsten
Deformität, nämlich des Klumpfußes, weichen die Ansichten der Chirurgen
voneinander ab. Ein Teil derselben ist für die Vorbehandlung des Fußes durch
redressierende Manipulationen und Vornahme des eigentlichen Redressements
im Alter von 9—12 Monaten, während andere Autoren (Finck, Oettingen,
Spitzy, Haudek) für ein möglichst frühzeitiges definitives Redressement,
womöglich in den ersten Lebenstagen, eintreten. Die geeignetste Methode
für die Frühbehandlung des Klumpfußes ist das Verfahren von Finck-Oet-
tingen: nach Korrektur der Stellung, welche ohne Tenotomie gelingt, wird
ein Bindenverband angelegt, welcher durch ein geeignetes Klebemittel festgehalten wird.

Von anderen angeborenen Stellungsanomalien des Fußes wären der Spitzfuß und der Plattfuß zu erwähnen. Nach Lengfellner ist der Fuß des Neugeborenen in ca. 75% ein platter, resp. gesenkter, während nur in etwa 25% das Fußgewölbe gut ausgeprägt ist. Auch Spitzy hebt hervor, daß ein gewisser Prozentsatz der Neugeborenen eine Fußstellung zeigt, die zur Valgusstellung hinneigt, doch trifft man nach seiner Ansicht nur bei einem geringen Prozentsatz der Neugeborenen eine ausgesprochene Plattfußstellung; der Fuß wird in diesen Fällen in der embryonalen Stellung mit dem Fußrücken gegen den Unterschenkel hinaufgeklappt gehalten. Es handelt sich also um das gerade Gegenstück zum Klumpfuß. Die Behandlung ist der des letzteren ganz analog.

An dieser Stelle sei auch auf die bei neugeborenen Kindern überaus häufige leichte Einwärtskrümmung der Tibien hingewiesen, die ebenfalls eine Folge des Uterusdruckes sein dürfte und sich im Lauf des Wachstums meist vollständig ausgleicht.

c) Kongenitale Luxationen.

Kongenitale Luxationen des Humerus sind äußerst selten. Die Luxationen im Bereich des Ellbogengelenkes sind hauptsächlich isolierte Luxationen des Radius nach vorn: die Hand steht hierbei in Pronation, sie kann nicht supiniert und der Vorderarm im Ellbogengelenk nicht völlig gebeugt werden. Besteht gleichzeitig eine Verwachsung der beiden Vorderarmknochen, so ist die Supination um so mehr behindert (Blumenthal). Auch angeborene Luxationen des Kniegelenkes sind verhältnismäßig selten. Sie können mit Defekt der Patella kombiniert sein. Nach Kuh äußert sich die Kniegelenksverrenkung beim Neugeborenen in beträchtlicher Hyperextension, die bis zur völligen Berührung des Ober- und Unterschenkels führen kann; bei extremsten Graden macht es den Eindruck, wie wenn Vorder- und Rückseite des Gelenkes ihre Rolle vertauscht hätten. Die Behandlung besteht in unblutiger Reposition und ev. nachfolgender Anlegung eines Gipsverbandes.

Die praktisch wichtigste angeborene Luxation ist die Luxatio coxae congenita. Die meisten angeborenen Hüftgelenksverrenkungen werden erst dann manifest, wenn das Kind zu gehen anfängt. Beim Neugeborenen ist die Stellungsveränderung gewöhnlich noch keine besonders markante. Daß die Luxation schon bei der Geburt voll ausgebildet sein kann, konnte anatomisch sichergestellt werden. Vielfach handelt es sich aber im Anfang wohl nur um Subluxationen oder um eine angeborene Disposition zur Luxation (Veränderungen der Pfanne, des Oberschenkelkopfes).

Zur Stellung der Frühdiagnose kann unter Umständen das Röntgenverfahren herangezogen werden. Bade macht darauf aufmerksam, daß bei Luxatio coxae die Faltenbildung am Oberschenkel eine andere ist: während bei normalen Kindern die Endpunkte der sog. Adduktorenfalten (welche zwischen der Adduktorenkulisse und dem M. quadriceps femoris liegen) bei gestreckten und geschlossenen Beinen zusammenfallen, besteht hier eine Asymmetrie dieser Falten.

Gelingt es, die Diagnose zu stellen, so rät Spitzy, mit der Behandlung nicht zuzuwarten, sondern durch Anwendung von Dauerextension die Ausbildung der Luxation zu verhindern.

d) Kongenitale (intrauterine) Frakturen.

Frakturen in utero können entstehen, wenn infolge einer Fetalerkrankung eine abnorme Brüchigkeit der Knochen vorliegt (s. u.). Auch infolge amniotischer Umschnürungen können Infraktionen zustande kommen. Endlich können direkte oder indirekte Traumen der Mutter während der Schwangerschaft Knochenbrüche zur Folge haben, die bei der Geburt unter Kallusbildung ausgeheilt sein können, meist unter beträchtlicher Deformierung des gebrochenen Gliedes (Verbiegung, Knickung, Verkürzung). Die relativ am häufigsten frakturierten Knochen sind die Unterschenkelknochen (Kramer, Rentoul).

3. Schädel.

Am häufigsten und mannigfaltigsten sind die Veränderungen, welche der Schädel des Neugeborenen darbietet. Sie betreffen einerseits die Fontanellen und Nähte, andererseits das Schädeldach. Eine besonders eingehende Würdigung dieser Verhältnisse verdanken wir Kassowitz.

Die große Fontanelle weist in ihrer Größe und Konfiguration die mannigfaltigsten Varianten auf. Es gibt Fontanellen, welche ganz kleine Lücken von weniger als einem halben Zentimeter (bis herab zu 2 mm) Durchmesser darstellen, und ihnen gegenüber solche, deren größter Durchmesser mehr als 3 cm beträgt oder wegen weiten Klaffens der einmündenden Nähte nicht bestimmt werden kann.

Auch die hintere Fontanelle weist individuelle Verschiedenheiten auf. Kassowitz konnte an einem großen Material nachweisen, daß sie bei Neugeborenen nicht, wie gewöhnlich angenommen wird, meist geschlossen ist, sondern daß sie etwa in einem Viertel der Fälle offen gefunden wird. Sie kann mehr als $\frac{1}{2}$ cm groß sein. Auf das nicht so seltene Vorkommen von drei- oder viereckigen Schaltknochen im Bereich der hinteren Fontanelle weist R. Meyer hin.

Die Frontalnaht kann man manchmal bis zur Nasenwurzel hin verfolgen, gewöhnlich endigt sie an irgend einer Stelle zwischen der unteren Ecke der Fontanelle und der Glabella, zuweilen ist aber überhaupt keine Spur einer Stirnnaht zu tasten.

Die Koronarnaht bot in Kassowitz' Material nur in 31,7% der Fälle keinerlei Anomalien dar. Sonst fanden sich klaffende Nähte, Beweglichkeit oder Weichheit der sie begrenzenden Knochenrandpartien. Das Klaffen der Nähte braucht nicht immer mit einer leichteren Beweglichkeit oder gegenseitigen Verschiebbarkeit der durch die Naht getrennten Knochenspitzen einherzugehen. Die Erweichung betrifft häufiger die Scheitelbeine als das Stirnbein, dessen Ränder gegenüber dem nachgiebigen Parietale oft eine normale Resistenz darbieten. Kassowitz konnte ferner nachweisen, daß die Veränderungen an der Kranznaht auffallend häufig asymmetrisch sind, daß die rechte Seite viel häufiger befallen ist als die linke, und daß diesbezüglich eine enge Beziehung zu der jeweiligen Schädellage besteht.

Von allen Schädelnähten ist es die Sagittalnaht, welche weitaus am häufigsten Veränderungen darbietet, sei es in Gestalt von Klaffen oder Verschiebbarkeit der sie begrenzenden Knochen oder Weichheit ihrer Ränder. Auch hier kommen die verschiedensten Kombinationen vor. Die Anomalien sind so häufig, daß man fast Zweifel hegen könnte, ob eine Berechtigung vorliegt, nur die geschlossene Naht mit harten unbeweglichen Rändern als normal zu betrachten. Kassowitz verzeichnet bloß 12,4% ganz normaler Fälle.

Die Lambdanaht bildet insofern einen Gegensatz zur Pfeilnaht, sowie zu dem Verhalten bei älteren (rachitischen) Säuglingen, als bei ihr der normale Befund um mehr als dreimal so häufig ist als bei der Pfeilnaht, und daß sie in bezug auf die normalen Befunde auch die ziemlich oft verschonte Kranznaht noch um ein beträchtliches übertrifft. Besonders das Klaffen der Naht ist selten, aber auch die Erweichung der Ränder ist nicht häufig. Die Erweichungsstellen sitzen vorwiegend an den Parietalrändern, während die Hinterhauptsschuppe entweder gar nicht oder doch in geringem Grade beteiligt ist.

Wenn die an den Randpartien der Schädelknochen fühlbare Erweichung das Gebiet der Nähte um ein beträchtliches überschreitet, so bezeichnet man dies als „Weichschädel". Die Erweichung liegt, wie sich schon aus den im Vorstehenden erwähnten Veränderungen an den Nähten ergibt, weitaus am häufigsten im Gebiet der Scheitelbeine, ganz besonders in ihren der Pfeilnaht benachbarten Anteilen, und hier wieder am häufigsten auf der Scheitelhöhe („Kuppenweichschädel" Wielands). Die Erweichung ist gewöhnlich auf beiden Seiten nachweisbar, häufig aber auf einer Seite stärker wie auf der gegenüberliegenden. Die Beschaffenheit des erweichten Knochens ist für den palpierenden Finger ganz dieselbe wie bei der rachitischen Kraniotabes; in schweren Fällen findet man an Stelle der Knochen nichts anderes als eine leicht eindrückbare, knitternde Membran, welche sich bis in den Bereich der Scheitelhöcker hin erstrecken kann. Der Übergang in den normalen Knochen ist dabei ein ganz allmählicher.

Neben dieser diffusen Erweichung, auf deren Wesen weiter unten näher eingegangen werden soll, gibt es noch eine andere, seltenere Form von mangelhafter Ossifikation, die man am besten als Lückenschädel bezeichnet (Engstler, Hochsinger). Der Übergang vom harten Knochen in die weichen Partien ist hier nicht ein fließender, wie beim gewöhnlichen Weichschädel; die Lücken sind vielmehr scharf umgrenzt und durch vollständig knochenloses Gewebe ausgefüllt; Hochsinger spricht deshalb von Pseudofontanellen. Es handelt sich um rundliche, durchschnittlich bohnengroße, bisweilen aber auch größere Defekte mitten in dem sonst gleichmäßig verknöcherten Schädeldach entweder in der Höhe der Scheitelhöcker oder im Gebiet der Pfeilnaht. Hochsinger macht darauf aufmerksam, daß man mitunter Andeutungen solcher Schädellücken in Form von hakenförmigen Einkerbungen im Verlauf der Pfeil- und Lambdanaht findet, welche symmetrisch an den sich berührenden Nahtstellen gelegen sind und sich zu einem kleinen Kreis schließen können. Die Lückenbildungen im Schädeldach scheinen mit der Spina bifida in einem genetischen Zusammenhang zu stehen (Recklinghausen, Heubner, Engstler, Hochsinger). Vielleicht handelt es sich hier um den Ausdruck einer an verschiedenen Stellen des Gehirnwirbelkanals lokalisierten Hemmungsbildung, um eine intrauterine Wachstumshemmung infolge Druckwirkung im Verlauf eines hydrozephalischen Prozesses. Für die ätiologische Bedeutung des intrakraniellen Druckes beim Zustandekommen des Lückenschädels spricht die Beobachtung Wielands, daß die Knochenränder zuweilen nach außen umgebogen sind („vorgewölbter Weichschädel"). Die Prognose darf, wenn nicht eine Kombination mit Spina bifida besteht, als eine günstige bezeichnet werden; die Lücken verkleinern sich im Lauf des Wachstums von selbst.

Als relativ seltenste Ursache von angeborenen Schädelknochendefekten müssen äußere Ursachen angesehen werden, wie Verwachsungen der Eihäute oder der Plazenta mit dem Kopf.

Knochenerkrankungen.

a) Die Frage der kongenitalen Rachitis.

Obzwar die Rachitis unzweifelhaft als eine Allgemeinerkrankung aufgefaßt werden muß, beruht ihre klinische und anatomische Diagnose im wesentlichen auf den Veränderungen des Skelettes; es sei darum an dieser Stelle die Frage der kongenitalen Rachitis mit einigen Worten erörtert.

Wir befinden uns hier auf einem Gebiet, das schon seit Jahrzehnten der Schauplatz eingehender wissenschaftlicher Kontroversen ist, die auch heute noch nicht als abgeschlossen betrachtet werden dürfen. Es stehen sich im wesentlichen zwei Anschauungen gegenüber. Nach der einen ist zwar die Disposition zur Rachitis angeboren, nicht aber die rachitische Erkrankung selbst: das was wir als Rachitis bezeichnen, entsteht auf dem Boden einer Diathese; die Schädigungen, welche schließlich zur Ausbildung der Skelettveränderungen führen, treffen das Kind erst im Verlauf der ersten Lebensmonate; die eigentliche Erkrankung beginnt dementsprechend erst einige Zeit nach der Geburt. Nach der anderen Ansicht fällt der Beginn der Erkrankung selbst in das Fetalleben und wird hier durch dieselben Ursachen hervorgerufen, welche auch später die Rachitis auszulösen imstande sind. Die eigentümlichen Befunde am Schädel vieler neugeborener Kinder, welche früher aufgezählt wurden, wären dieser Auffassung entsprechend als rachitische Veränderungen zu deuten: das Klaffen der Nähte, das weite Offenstehen der Fontanellen, die Verschieblichkeit der Schädelknochen, die Nachgiebigkeit ihrer Ränder, endlich der angeborene Weichschädel, der abgesehen von seiner Lokalisation ein getreues Abbild der Kraniotabes rachitica zu sein scheint; die bei einer großen Anzahl von Neugeborenen zu konstatierende Auftreibung oder wenigstens Tastbarkeit der Knochenknorpelgrenze an den Rippen wäre ebenfalls als echter rachitischer Rosenkranz aufzufassen.

Bei der Entscheidung über das Vorkommen einer kongenitalen Rachitis kommt es also im wesentlichen auf die Beantwortung der Frage an, ob die eben genannten Skelettveränderungen als rachitisch aufzufassen sind oder als eine einfache Folge verspäteter Ossifikation. Für die kongenitale Rachitis treten insbesondere Kassowitz und seine Schüler, Feer, Fischl, Spietschka, sowie eine Reihe französischer Autoren (Spillmann, Marfand, Nau, Porak und Durante) ein; im ablehnenden Sinne äußern sich Pommer, Tschistowitsch, Escher, Finizio, Fede und insbesondere Wieland. Man hat die Frage sowohl auf klinischem wie anatomischem Wege zu entscheiden versucht. Kassowitz hat auf Grund seiner umfangreichen Beobachtungen berechnet, daß die Häufigkeit der strittigen Skelettveränderungen bei Neugeborenen je nach der Jahreszeit dieselben Schwankungen aufweist, wie dies für die Säuglingsrachitis festgestellt werden konnte, und daß auch in den ersten Lebenstagen die Landkinder bezüglich der „rachitischen" Erscheinungen vor den Stadtkindern im Vorteil sind. Er schließt daraus, daß dieselben Noxen, welche beim Säugling die Rachitis hervorzurufen vermögen, das Kind schon im Mutterleib beeinflussen könnten. Die auffallende Lokalisation der Schädelweichheit beim Neugeborenen, welche von der des älteren Rachitikers verschieden ist, wäre durch die Belastung der Schädelkuppe zu erklären, welche bei der Geburt durch das nach abwärts drängende Gehirn zustande komme. Spietschka hat das weitere Schicksal solcher Kinder verfolgt, die als Neugeborene Symptome des Weichschädels dargeboten hatten. Es zeigte sich, daß der Verlauf ein verschiedener war, je nachdem eine Phosphorbehandlung eingeleitet wurde oder nicht. Im ersteren Falle erfolgte binnen wenigen Wochen eine Ausheilung der „Kraniotabes", und es blieb die Entwicklung rachitischer Veränderungen am übrigen Skelett vollständig aus; in unbehandelt gebliebenen Fällen war dagegen ein Fortschreiten des Prozesses in dem Sinn zu beobachten, daß sich die schon vorhandenen Defekte vergrößerten, oder daß sich die Weichheit der Nähte im Lauf weniger Wochen in eine ausgebreitete Kraniotabes verwandelte. Eine rasche Spontanheilung eines angeborenen Weichschädels beobachtete Spietschka bei seinem großen Material nur einmal; gewöhnlich war die spontane Rückbildung, wenn sie erfolgte, nur eine partielle und ging nur äußerst langsam vor

sich. Die Gegner der Lehre von der angeborenen Rachitis könnten derartige
Befunde freilich auch so deuten, daß die Kinder mit angeborenem Weichschädel
vielleicht nur eine erhöhte Disposition zur rachitischen Erkrankung besitzen,
ohne deswegen schon rachitisch zu sein. Im allgemeinen scheint es doch, daß
die rachitisähnlichen Affektionen des Neugeborenen wenigstens unter günstigen
Lebensbedingungen (Brusternährung, warme Jahreszeit) auch ohne anti-
rachitische Therapie spontan ausheilen können; man müßte sonst der Häufigkeit
des Weichschädels entsprechend viel mehr schwere Formen von Rachitis sehen,
denn solche wären bei intrauterinem Beginn des Leidens wohl zu erwarten.
Hochsinger beobachtete einen Fall von angeborenem Kuppenweichschädel,
welcher später in eine echte „Kraniotabes des Hinterkopfes" überging. Marfan
berichtet, daß der angeborene Rosenkranz in den zweifellos rachitischen Rosenkranz der späteren Monate übergehen kann. Es wäre sehr wünschenswert,
daß derartige Beobachtungen, welche ein Urteil darüber gestatten, ob die
angeborenen, an Rachitis erinnernden Symptome Vorläufer einer unzweifelhaften Säuglingsrachitis zu sein pflegen, in größerem Umfang angestellt würden.
Kassowitz selbst konnte diesbezüglich keine Erfahrungen sammeln, glaubt
jedoch, dem Wielandschen Material entnehmen zu können, daß die Schädelweichheit zwar unter dem Einfluß der günstigen Jahreszeit rasch ausheilen kann,
daß aber der Weichschädel der im Winter geborenen Kinder keine Heilungstendenz zeigt.

Was die histologischen Befunde betrifft, so kommt Wieland auf Grund
genauer Untersuchungen zu dem Resultat, daß „an Stellen mit endochondraler
Ossifikation weder die Kalkablagerung in der Regressivschicht, noch die Gefäß-
verteilung im Knorpel, noch das Verhältnis der verschiedenen Knorpelwuche-
rungszonen zueinander bei Neugeborenen solche Veränderungen zeigen, wie sie
für beginnende oder vorgeschrittene Rachitis gültig sind". Die Deutung der
Schädelbefunde als rachitische rührt nach Wielands Ansicht von einer Verwechslung des „physiologischen Osteoids" Neugeborener mit dem krankhaft
vermehrten, rachitischen Osteoid her. In den rasch wachsenden Knochen
normaler Neugeborener und Frühgeborener findet man nämlich reichlich kalklos
apponierte junge Knochensubstanz. Der Breitendurchmesser dieses physiologischen Osteoids bleibt jedoch im Gegensatz zum rachitischen annähernd
konstant. Eine meßbare Verbreiterung der osteoiden Säume, wie sie als das
einzig ganz charakteristische histologische Stigma des rachitischen Prozeses
betrachtet wird, findet man vor und bei der Geburt nicht. An dieser Deutung
der histologischen Bilder hat Kassowitz unter Zuhilfenahme neuer Untersuchungen scharfe Kritik geübt. Er erkennt das Vorkommen eines „physiologischen" Osteoids nicht an, da er in makroskopisch normalen Knochen
ein solches niemals nachweisen konnte. Nach seiner Ansicht ist durch die
histologischen Untersuchungen sowohl für die rachitische Natur des angeborenen
Rosenkranzes der Beweis erbracht, als auch die Identität der angeborenen
Schädelweichheit mit der rachitischen Kraniotabes bewiesen.

Solange die verschiedenen Forscher sich nicht darüber einigen können,
was am mikroskopischen Präparat als rachitisch gedeutet werden darf und was
nicht, muß die Frage der kongenitalen Rachitis unentschieden bleiben. Für
den Praktiker mag es trotz der sehr begründeten theoretischen Einwände
vorläufig der klügste Standpunkt sein, die Möglichkeit einer intrauterinen
Entstehung der Rachitis zuzugeben, — denn die prophylaktischen und hygienischen
Maßnahmen, welche Kassowitz empfiehlt, sind für Mutter und Kind gewiß
nur von Vorteil: möglichst ausgedehnter Aufenthalt der künftigen Mütter im
Freien, auch in den kälteren Monaten gründliche Lüftung ihrer Wohnräume.
Gegenüber den Skelettveränderungen des Neugeborenen wird man sich zu-

nächst abwartend verhalten. Bleiben sie stationär oder treten neue, sicher
rachitische Symptome hinzu, so ist die Verabreichung von Phosphor-Lebertran
gewiß empfehlenswert.

b) Die fetalen Skeletterkrankungen.

Die Terminologie der sog. fetalen Skeletterkrankungen bietet ein recht
buntes Bild. Es existiert besonders in der älteren Literatur eine Unzahl von
Namen, für welche aber, wie insbesondere die Untersuchungen von Kaufmann
ergeben haben, im wesentlichen bloß zwei verschiedene Erkrankungen die Grundlage bilden, die Chondrodystrophie und die Osteogenesis imperfecta. Beide Krankheitstypen wurden früher unter dem Sammelnamen
„fetale Rachitis" zusammengefaßt. Wenn auch die Frage der kongenitalen
Rachitis noch nicht gelöst ist, so herrscht doch in dem einen Punkt eine
erfreuliche Übereinstimmung, daß die genannten fetalen Skeletterkrankungen
mit der Rachitis in keinerlei Beziehung stehen.

1. Die Chondrodystrophia fetalis.

(Mikromelie.)

Der Name Mikromelie kennzeichnet das wesentliche klinische Symptom
der Erkrankung, die Kurzgliedrigkeit. Man gebraucht ihn heute wohl ausschließlich für die Chondrodystrophie, während man die ebenfalls durch eine
Verkürzung der Extremitäten ausgezeichnete Phokomelie und gewisse Formen
der Osteogenesis imperfecta in den Begriff der Mikromelie nicht einzu-

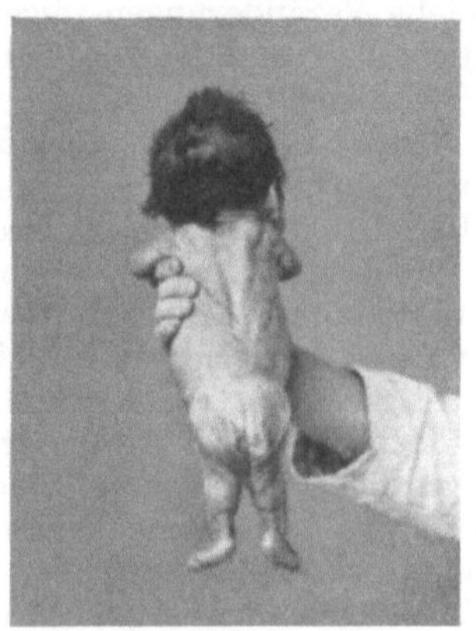 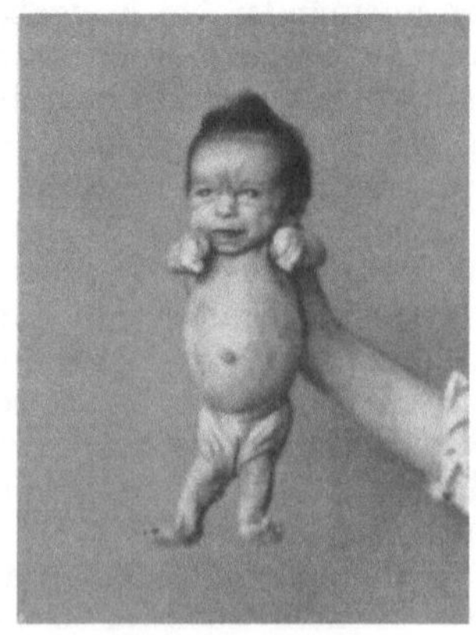

Abb. 56.   Abb. 57.

Chondrodystrophie. (Beobachtung von E. Mayerhofer.)

beziehen pflegt. Von sonstigen, heute noch gebräuchlichen Namen seien die
Bezeichnungen Osteosklerosis cong. und Achondroplasie erwähnt.
Die Begriffe Mikromelie und Chondrodystrophie decken sich nur insofern nicht
vollständig, als es nach Kaufmann eine besondere Form der Dystrophie gibt,
welche nicht mit Verkürzung der Extremitäten einhergeht, die Chondrodystrophia hyperplastica. Die gewöhnliche Form der Chondrodystrophie, die
Ch. hypoplastica, sowie die den extremsten Grad darstellende Ch. malacica
äußern sich klinisch vor allem in auffallender Kürze und Plumpheit der
langen Röhrenknochen, einem auffallenden Mißverhältnis zwischen Rumpf-

und Extremitätenlänge (Abb. 56 u. 57). An der Verdickung der Extremitäten nimmt meist auch die Haut teil, welche häufig eine Vermehrung des subkutanen Fettes und tiefe Querfurchen aufweist. Auch die Finger sind kurz und dick. Der Kopf ist relativ groß, manchmal sogar ganz ungewöhnlich groß, gut verknöchert, die große Fontanelle weit offen, die Nasenwurzel gewöhnlich stark eingezogen, die Lippen dick, aufgeworfen, der Mund geöffnet, die Zunge vortretend. Nach Bohrenträger ähnelt der Gesichtstypus „einem im Niesen begriffenen" (Sumita). Der Thorax wird als

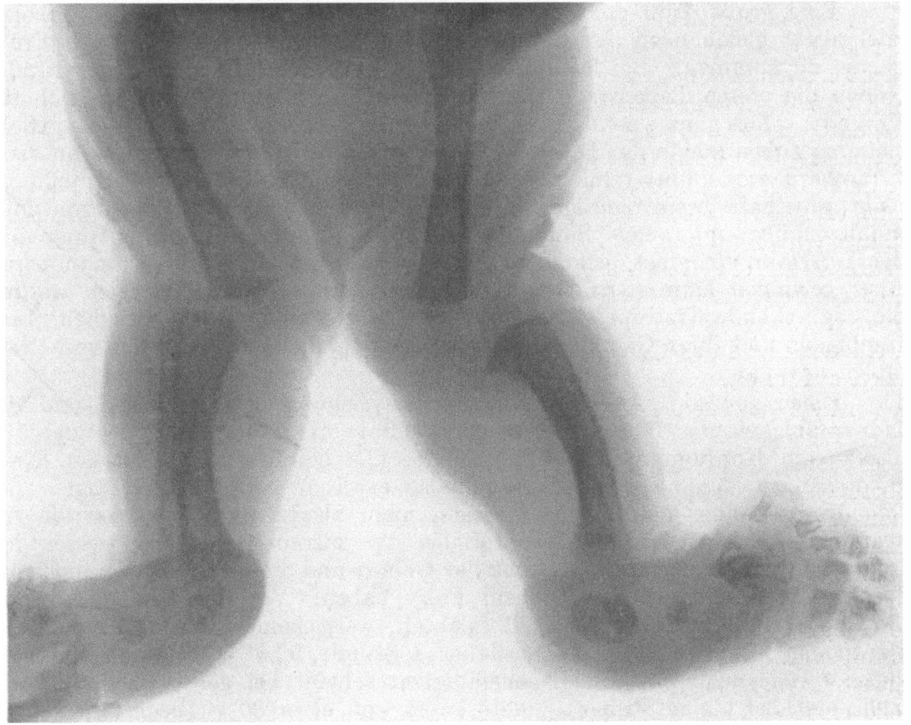

Abb. 58. Röntgenaufnahme von Abb. 56/57.

glockenförmig beschrieben. Der Bauch ist in der Regel aufgetrieben, die Wirbelsäule im Lendenteil stark lordotisch.

Die Skelettveränderungen beruhen im wesentlichen auf einem Zurückbleiben des epiphysären Knochenwachstums bei erhaltenem periostalem Wachstum. Der vom Periost ausgehende Knochenanbau ist sogar ein sehr intensiver; es hat dies die derbe, „sklerotische" Beschaffenheit der Knochen zur Folge (Abb. 58). An den Synchondrosen und Syndesmosen kommt es zur Synostosenbildung; die Epiphysenfugen schließen sich frühzeitig, durch vorzeitiges Verschmelzen derselben wird das weitere Längenwachstum verhindert. Die enchondrale Ossifikation hört infolge einer Dystrophie des Knorpels, mangelhafter oder krankhafter Knorpelwucherung, frühzeitig auf.

Während Kaufmann und Sumita die Chondrodystrophie als eine Mißbildung, und zwar als Vitium primae formationis des Knorpels auffassen, nimmt Abels Störungen im innersekretorischen Gleichgewicht an. Er weist auf die zwar geringen, aber häufigen Veränderungen an der Schilddrüse und die starke

Ausbildung des Genitales, die in einigen Fällen beobachtet werden konnte, hin; auch das Zentralnerven-, Muskel- und Verdauungssystem (Leber) weisen nach seiner Ansicht eine Überentwicklung auf, welche einen gegen die Norm verstärkten formativen Reiz annehmen läßt. Abels nimmt also keine Unterfunktion der Schilddrüse und keine Thyreodysplasie (im Sinne Moros), sondern einen Hyperthyreoidismus an. Er verweist in dieser Hinsicht auf eine Beobachtung von Cavazzani: eine Frau hatte vor und während ihrer Schwangerschaft ganz ungewöhnlich große Mengen von Thyreoidintabletten eingenommen, und das Produkt dieser Gravidität war ein typischer Mikromele.

Eine große Zahl der chondrodystrophischen Früchte wird tot geboren oder stirbt gleich nach der Geburt ab. Relativ häufig scheint es zur Frühgeburt zu kommen. Bei leichteren Graden der Affektion können die Kinder jedoch die ersten Lebenstage überleben, und in diesem Fall bessert sich die Prognose sofort ganz wesentlich. Nach Kassowitz scheint es, „daß die Affektion das Leben nur in der Fetalperiode ernsthaft bedroht, daß aber, wenn diese kritische Periode überstanden ist, die Lebensfähigkeit durch die Mißbildung nicht ernsthaft beeinträchtigt wird". Es liegt schon eine Reihe von Mitteilungen über mikromele Säuglinge und ältere Kinder vor, so daß man aus der Literatur eine fast lückenlose Serie vom intrauterinen bis zum höheren Alter gewinnen kann (Sumita). Aus den überlebenden Mikromelen werden die sog. chondrodystrophischen Zwerge, Individuen, welche bezüglich ihrer Intelligenz und ihrer Geschlechtsfunktionen keinerlei Abweichungen vom Normalen aufweisen.

Einen gewissen Anhaltspunkt für die Schwere der Affektion und die Lebensfähigkeit des Kindes liefert nach Abels die Feststellung des Verhältnisses vom Kopfumfang zur Körperlänge. Es beträgt beim normalen Neugeborenen ca. 2 : 3, der Kopfumfang also etwa 67% der Körperlänge. Bei Chondrodystrophie kann dieser Quotient mehr als 120 betragen. Ist die Erkrankung keine so hochgradige, daß sie das intrauterine Leben wesentlich gefährdet, so können doch der Shock der Geburt und die plötzliche Veränderung der Lebensbedingungen den Tod zur Folge haben. Von den Kindern, welche die Geburt auch nur kurze Zeit überlebten, weist keines einen höheren Wert als 100 auf. (Stöltzner, Lebensdauer 1 Stunde, 92,5%; Sumita, Lebensdauer 4 Tage, 92,0%). Die Lebensfähigkeit scheint bei der typischen Mikromelie erst bei einem Proportionalitätswert von etwa 80 zu beginnen.

2. Die Osteogenesis imperfecta (Vrolik).

Osteopsathyrosis fetalis (Hochsinger).

Das Charakteristische der Erkrankung liegt in der abnormen Knochenbrüchigkeit. Die Schädeldecken sind auffallend weich und dünn („Dünnschädel" Hochsingers) und weisen nach der Geburt zuweilen vielfache Infraktionen auf (Harbitz). Die langen Röhrenknochen der Extremitäten, das Schlüsselbein, die Rippen sind infolge abnormer Dünnheit der Kortikalis der Sitz zahlreicher Frakturen und Infraktionen; dadurch kommen die hochgradigsten Deformationen, Krümmungen, Knickungen und Verkürzungen zustande. Die Extremitäten können geradezu zu einem Kreis verbogen sein (Abb. 59). Der übrige Zustand des Kindes bietet dabei nichts Abnormes. Der Gesichtsausdruck ist ein normaler, die Nase ist gut geformt, die Haut nicht auffallend verdickt.

Die wesentlichen Veränderungen am Skelett beruhen auf einer Störung der periostalen und endostalen Knochenbildung bei ungestörtem, fast normalem

Ablauf der enchondralen Ossifikationsvorgänge (Sumita). Da der Kallus bei der Osteogenesis imperf. verhältnismäßig rasch verkalkt, können sich an den Röhrenknochen und Rippen ringförmige Wülste bilden (daher der alte Name Rachitis fetalis annullaris) und die mehrfach gebrochenen Körperteile eine unförmliche Gestalt annehmen. Die Verkürzung der Extremitäten, die durch die multiplen Frakturen zustande kommt, ist aber stets nur eine scheinbare und die Ähnlichkeit mit der chondrodystrophischen Mikromelie nur eine äußerliche. Durch die Röntgenuntersuchung kann man die charakteristischen anatomischen Eigentümlichkeiten der Osteogenesis imperf., die multiplen Frakturen, die mangelhafte periostale Knochenablagerung, die außerordentliche Dünnheit der Kortikalis usw. leicht feststellen (Abb. 60).

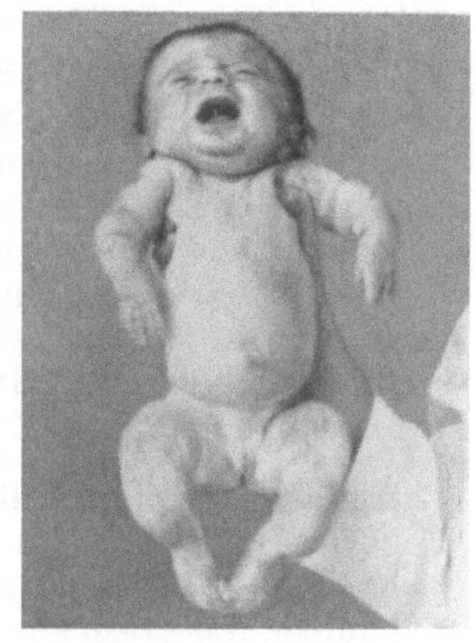

Abb. 59. Osteogenesis imperfecta. (Beobachtung von E. Mayerhofer.)

Über die Ätiologie der Osteogenesis imperf. bieten die bisherigen Beobachtungen nur geringe Anhaltspunkte. Sumita resümiert: thyreogene Ursachen, direkter Einfluß der mütterlichen Individuen, entzündliche Prozesse, trophische Störungen usw. sind abzulehnen, dagegen sind die Anhaltspunkte zur Annahme einer Mißbildung relativ genügend. Hochsinger hält die Erkrankung für das Resultat einer Panostitis.

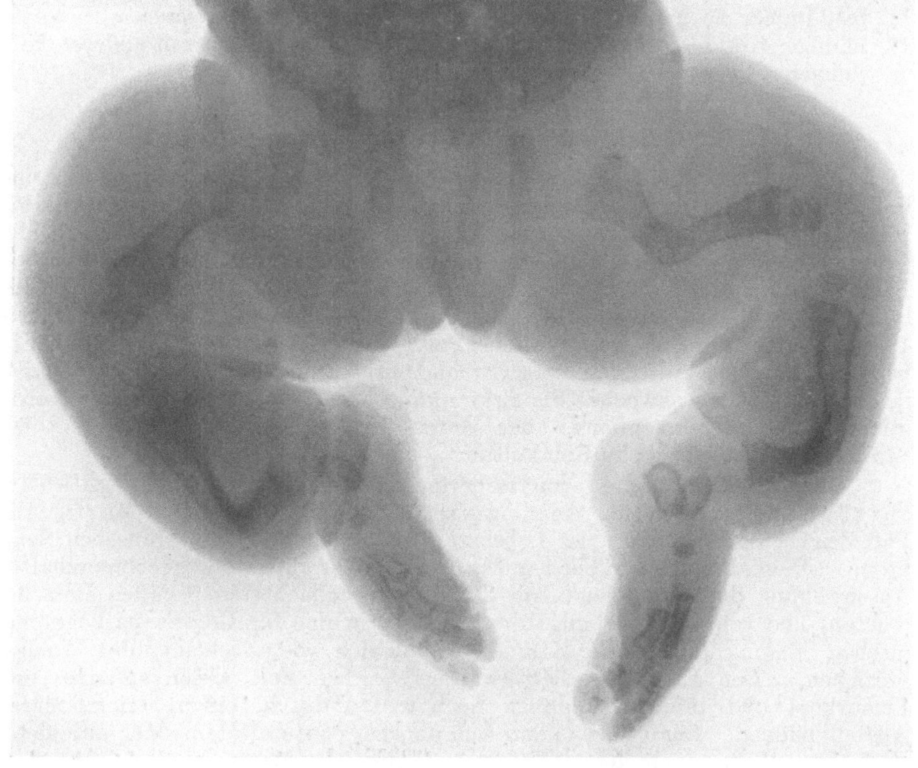

Abb. 60. Röntgenaufnahme von Abb. 59.

22*

Die meisten Kinder mit Osteogenesis imperf. sterben kurze Zeit nach der Geburt oder kommen tot zur Welt, doch sind immerhin genügend Fälle beschrieben, wo die Kinder wochen- und monatelang am Leben blieben (Hecker, Stilling, Scheib, Esser, S. Müller, Buday, Hohlfeld, Nathan usw.).

Die als Osteopsathyrosis idiopathica beschriebene Erkrankung des späteren Lebens, welche durch abnorme Knochenbrüchigkeit charakterisiert ist, muß ebenfalls auf eine kongenitale Anlage zurückgeführt werden und ist im wesentlichen dieselbe Erkrankung wie die Osteogenesis imperfecta der Neugeborenen. Looser spricht von einer Osteopsathyrosis congenita und tarda.

Die wichtigsten klinischen und anatomischen differentialdiagnostischen Merkmale der beiden fetalen Skeletterkrankungen veranschaulicht folgende Gegenüberstellung von Sumita:

Chondrodystrophie	Osteogenesis imperfecta
1. Auffallende Mikromelie,	weniger auffallende Mikromelie,
2. gut verknöcherter, großer Kopf,	weniger umfangreicher, weicher Kopf,
3. häufige prämature Synostose,	Fehlen der Synostose,
4. häufige Nasenwurzeleinziehung,	Fehlen der Nasenwurzeleinziehung,
5. viereckige oder dreizackige Hände,	feine zarte Hände,
6. feste massive Diaphysen,	schwache brüchige Diaphysen,
7. zackige Ossifikationslinie,	gerade regelmäßige Ossifikationslinie,
8. Vorhandensein des Perioststreifens,	Fehlen des Perioststreifens,
9. gestörte enchondrale Ossifikation,	normale enchondrale Ossifikation,
10. ungestörte periostale und endostale Ossifikation,	gestörte periostale und endostale Ossifikation,
11. fast immer normale Clavicula,	nicht geschonte Clavicula,
12. häufige Kombination mit Mißbildungen,	seltene Kombination mit anderen Mißbildungen.

c) Akute Erkrankungen der Knochen und Gelenke.

Akute entzündliche Erkrankungen im Bereich des Knochensystems sind im frühesten Säuglingsalter sehr selten. Über Fälle von Osteomyelitis berichtet Elgart. Er zitiert einen Fall von angeborener Osteomyelitis beider Oberschenkel (Senn) und teilt eine analoge eigene Beobachtung mit, wo ein Kind, das nach der Geburt gesund schien, am 10. Tag mit Fieber und Schwellung beider Oberschenkel erkrankte; Inzision, Heilung; die Mutter hatte 4 Wochen ante partum eine typische Polyarthritis durchgemacht. Eckstein berichtet über das Auftreten einer Osteomyelitis an der unteren Femurepipyhse in der zweiten Lebenswoche; die Erkrankung stand vielleicht mit einer Nabelinfektion in Zusammenhang; der durch Inzision entleerte Eiter enthielt Streptococcus mucosus in Reinkultur.

Über das Vorkommen von isolierter akuter, eitriger Hüftgelenksentzündung im frühesten Säuglingsalter berichten Bittner und Zarfl. Ein Fall Zarfls bot schon am 12. Lebenstag die vollentwickelten klinischen Symptome. Diese bestehen in einer meist unter Fieber auftretenden schmerzhaften Anschwellung des Hüftgelenks (in den bisher beobachteten 5 Fällen stets des rechten) und seiner Umgebung; das Bein ist in der für Coxitis pathognomonischen Stellung fixiert. Die Krankheit kann sich, wie es scheint, über Wochen hinziehen. Der Eiter arrodiert während dieser Zeit Gelenkspfanne und Femurkopf und bricht schließlich nach hinten durch, einen periartikulären Abszeß bildend. Der Prozeß kann sich nun per continuitatem oder auf metastatischem Wege ausbreiten (Erysipel, Peritonitis, Meningitis) oder zu dem

Bild einer allgemeinen schweren Sepsis führen, der das Kind schließlich
erliegt. Zarfl sah in einem Fall mit ausgesprochenen Erscheinungen einer
Coxitis Spontanheilung eintreten. Nach Bittner dürfte eine Rettung im allgemeinen nur durch eine Operation möglich sein (Resektion des Oberschenkelkopfes und breite Bloßlegung des Gelenkes). In allen bisher untersuchten
Fällen wurden Strepto- und Staphylokokken gefunden. Die Einbruchspforte
konnte nicht mit Sicherheit festgestellt werden. Die Infektion nimmt wahrscheinlich vom Nabel oder von der äußeren Haut (Intertrigo) ihren Ausgang.

Eine im allgemeinen ebenfalls seltene, aber vielleicht doch die relativ
häufigste Form der Arthritis, welche während der Neugeborenenperiode zur
Beobachtung gelangt, ist die Arthritis gonorrhoica. Sie wurde mehrfach
als Komplikation der Konjunktivalblenorrhoe beobachtet (Deutschmann,
Weiß u. Klingenhöfer, Clement, Neuburger, Hocheisen, Brehmer,
Paulsen, Hawthorne, Nobécourt u. Vitry, Nunn, Goto u. a.). Gewöhnlich tritt sie nicht vor Ende der zweiten Woche auf. Sie kann die verschiedensten Gelenke, Schulter-, Ellbogen-, Hand-, Kiefer-, Hüft-, Knie- und
Fußgelenk, auch multipel, befallen. Die Diagnose kann durch eine Probepunktion gesichert werden; Goto fand in der blutig-schleimig-eitrigen Flüssigkeit eines Falles Gonokokken. Im allgemeinen sind aber wohl Punktionen
zu diagnostischen Zwecken, wenigstens für den Anfang, zu unterlassen. Die
gonorrhoische Arthritis gibt im allgemeinen eine gute Prognose; unter gewöhnlicher antiphlogistischer Behandlung pflegt nach 3—5 Wochen vollkommene
Heilung ohne Funktionsstörung einzutreten. Bei letal verlaufenden Fällen
dürfte es sich meist um Mischinfektionen handeln.

Die gewöhnliche Form der Gelenkpyämie mit multipler Vereiterung
der Gelenke tritt in der Regel erst im späteren Säuglingsalter auf. Man findet
in solchen Fällen meist an mehreren Gelenken, insbesondere an den Hand-
und Schultergelenken, eine deutliche Schwellung von zuweilen polsterartiger
Beschaffenheit mit tiefer Fluktuation; die Haut ist gespannt und glänzend,
aber fast niemals gerötet. Die Prognose ist infaust.

In der Literatur finden sich einige Angaben über ,,rheumatische'' Ge-
lenkschwellungen bei Kindern der ersten Lebenswochen (Marshall,
Bosanguet, Japha). Ihre Zugehörigkeit zum akuten Gelenkrheumatismus
ist jedoch sehr fraglich (Schloßmann).

Anhang.

Angeborene Tumoren der Kreuzsteißbeingegend.

(Sakraltumoren).

Als Sakraltumoren bezeichnet man angeborene Geschwülste des hinteren
Leibesendes. Stolper trennt sie in Geschwülste, die durch Störungen im
Zusammenschluß der embryonalen Komponenten des hinteren Stammesendes
entstehen, und Geschwülste durch doppelte Keimanlage. Die erste Gruppe
umfaßt die Dermoidcysten und Fisteln, sowie die mit der Wirbelspalte verbundenen Aussackungen des Rückgratinhalts, einschließlich der Spina bifida
occulta, die zweite Gruppe die vollkommenen und unvollkommenen Doppel-
bildungen und die sog. embryoiden Teratome. Im allgemeinen versteht man
unter der Bezeichnung ,,Sakraltumor'' Dermoide und Teratome von verschieden-
stem histologischem Bau, welche an der Dorsalfläche des Trägers mit verschieden
großer Haftfläche aufsitzen. Die Größe der Tumoren ist sehr verschieden.

Gewöhnlich sind sie sehr groß, zuweilen weit über kindskopfgroß (Abb. 61).
Die Früchte werden häufig frühzeitig geboren; nicht selten sterben sie vor
oder während der Geburt ab. Die Dimensionen der Geschwulst können so
riesenhaft sein, daß letztere ein Geburtshindernis bildet, und die Zerstücklung
des Kindes notwendig wird (R. Keller). Gewöhnlich ist der cystische Tumor
jedoch so gut kompressibel, daß die Geburt spontan erfolgen kann (Eicke).

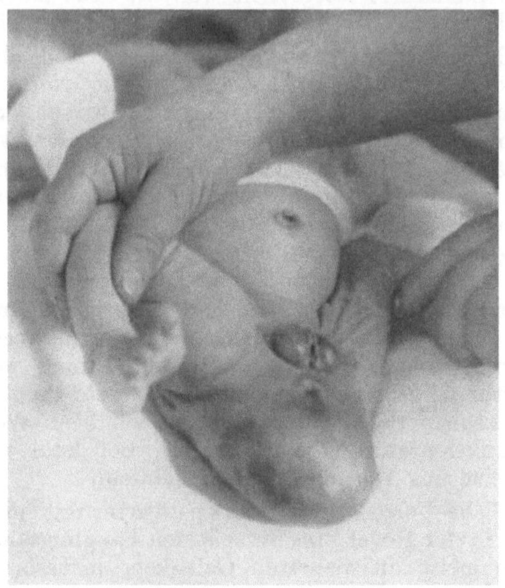

Abb. 61. Sakraltumor.

Bleiben die Kinder am Leben, so nehmen die Tumoren nach der Geburt
gewöhnlich rasch an Größe zu. Die dünne Haut exulzeriert und gibt Veranlassung zu Infektionen. Es ist darum eine baldige Abtragung indiziert; sie
wurde schon des öfteren mit befriedigendem Erfolg vorgenommen. Daß die
Tumoren auch eine längere Lebensdauer gestatten, lehrt Bartels Beobachtung
eines kleincystischen angeborenen Epidermoids bei einem Erwachsenen.

Entsprechende Tumoren an der ventralen Fläche des Kreuzbeins bleiben
im Anfang meist latent.

10. Kapitel.

Haut.

I. Angeborene Hautveränderungen.

Kongenitale Hautdefekte und Narben.

Die sog. kongenitalen Hautdefekte sind selten, immerhin aber schon
mehrfach beobachtet und beschrieben (Hofmann, Dittrich, Vörner, Liedig,
Keller, Schulte, Sitzenfrey, Kehrer u. a.). Sie sitzen fast stets am Kopfe,
und zwar mit Vorliebe auf der Scheitelhöhe; ihre Größe wechselt sehr, von Steck

nadelkopf- bis zu 5-Kronenstückgröße, ihre Gestalt ist meist rundlich, seltener länglich oder unregelmäßig, ihre Begrenzung meist ziemlich scharfrandig (wie mit einem Locheisen ausgeschlagen) (Abb. 62).

Die Defekte betreffen in der Regel nur die Haut oder auch noch das Unterhautzellgewebe. In seltenen Fällen können sie jedoch auch tiefer reichen, bis auf das Pericranium oder das knöcherne Schädeldach, ausnahmsweise sogar durch den Knochen hindurch bis auf die Gehirnoberfläche (Kehrer).

Unmittelbar nach der Geburt stellen sich die Defekte als seichte, meist unter dem Hautniveau liegende Geschwüre dar, deren Boden nur selten von einer

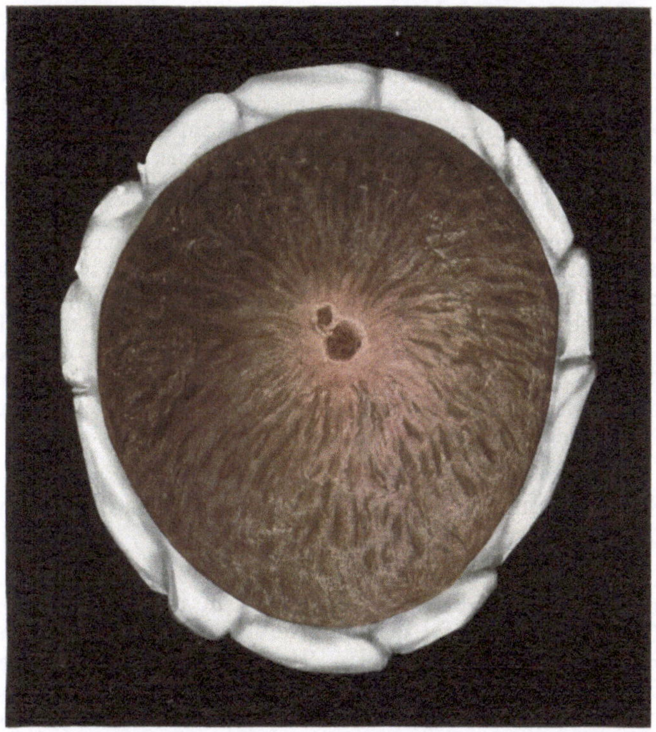

Abb. 62. Kongenitaler Hautdefekt am Scheitel eines 5 Tage alten Kindes.

frischen Wundfläche gebildet wird, sondern gewöhnlich mit bräunlichen Krusten, alten Blutkoagulis, bedeckt ist; in anderen Fällen ist es schon zur Vernarbung gekommen. Je nach dem Stadium des Wundverlaufs ist auch die Umgebung der Defekte eine verschiedene; man findet bald einen gewulsteten roten Rand, bald einen narbenartigen blassen Saum oder eine wallartige kallöse Umgrenzung.

Die Ansicht der Autoren über die Entstehung der kongenitalen Hautdefekte geht im allgemeinen dahin, daß infolge von Entwicklungsstörungen oder entzündlichen Vorgängen Verwachsungen der Hautplatte mit dem Amnion zustande kommen; an den Verwachsungsstellen unterbleibt die Bildung von Plattenepithel. Bei Zunahme des Liquor amnii werden die Verwachsungen zu den sog. Simonartschen Bändern ausgezogen. Reißen diese von der Hautoberfläche des Fetus ab, so entstehen rundliche Hautdefekte. Die Richtigkeit der Annahme, daß für die Entstehung der kongenitalen Hautdefekte amniofetale Verwachsungen verantwortlich zu machen sind, konnte von Sitzenfrey auf histologischem Wege erwiesen werden. Sie ergibt sich übrigens schon aus klinischen Befunden, nämlich dem relativ häufigen gleichzeitigen Vorkommen von amniotischen Abschnürungen an den Gliedmassen und Spaltbildungen (A. Deutsch).

Die kongenitalen Hautdefekte finden sich bald vereinzelt, bald in Gruppen. In seltenen Fällen sieht man sie auch an anderen Körperstellen als am Scheitel (z. B. im Falle Hoeffels am Rücken.) In dem Falle Deutschs fanden sich außer den typischen Defekten am Schädel an verschiedenen Körperstellen Plaques von enorm verdünnter Haut, welche den Eindruck von Blasen machten und von Oppenheim mit der bei Erwachsenen als Anetodermia maculosa (Dermatitis atrophicans maculosa) beschriebenen Hautveränderung identifiziert wurden.

Die Prognose der typischen kongenitalen Hautdefekte ist insoferne keine günstige, als meist dauernd haarlose Stellen zurückbleiben. Es handelt sich eben um eine Aplasia cutis congenita, um totalen Mangel der epithelialen Gebilde (der Name Atrophia cutis congenita entspricht nicht den Tatsachen); wenn die Anlage fehlt, ist natürlich ein nachträgliches Wachstum von Haaren ausgeschlossen.

Differentialdiagnostisch kommen höchstens instrumentelle (kriminelle) Verletzungen in Betracht, weshalb die Affektion auch in erster Linie das Interesse der gerichtlichen Mediziner erregt hat. Gegen eine solche Annahme spricht das Fehlen jeglicher Reaktionserscheinungen in der Umgebung des Defekts, die häufig kreisrunde Gestalt der Geschwüre, der meist normale Geburtsverlauf.

Swoboda weist darauf hin, daß angeborene Narben auch von intrauterin abgeheilten Angiomen herrühren könnten.

Sekretstauung in den Talg- und Schweißdrüsen.
(Milien, Miliaria).

Bei einer sehr großen Zahl von neugeborenen Kindern, und zwar sowohl bei ausgetragenen wie bei frühgeborenen, findet man auf der Nasenspitze und den Nasenflügeln dicht gedrängt stehende, weißliche oder gelbliche Punkte, etwa von der Größe von Grießkörnchen, welche im Hautniveau liegen oder ganz leicht über dasselbe hervorragen (Abb. 63). Ist die Aussaat besonders reichlich, so findet man ähnliche, aber meist viel spärlichere Pünktchen auch in der Wangengegend, auf der Stirn, den Lippen, ja selbst auf den Ohrmuscheln. Sie rühren von einer Sekretstauung in den Talgdrüsen her, welche aber nicht durch einen Verschluß der Haarbalgöffnung, sondern durch die während der letzten Schwangerschaftsmonate bis zu einem gewissen Grade physiologische Hypersekretion der Talgdrüsen zustande kommt, deren Inhalt sich in den Ausführungsgängen ansammelt. Sticht man ein solches Pünktchen an, so entleert sich eine dickliche flüssige Masse (Fett, Cholestearin, Epithelschuppen). Die Milien pflegen nach einiger Zeit, nach Tagen oder Wochen, vollständig zu verschwinden.

Nur ganz ausnahmsweise kommt es zur Ausbreitung der Talgdrüsencystchen über den ganzen Körper. Hinselmann beobachtete einen solchen Fall von ausgebreiteter „Miliaria sebacea" mit Nachschüben bis in die zweite Woche und Kombination mit entzündlichen, akneartigen Erscheinungen [1].

---

[1] Nachtrag während der Korrektur. A. Kraus (Arch. f. Dermat. u. Syph. 116. 1913. 723) schlägt vor, die als „Milien" bezeichneten Gebilde als „Comedones neonatorum" und die sich aus ihnen unter Umständen entwickelnden entzündlichen Affektionen als „Akne neonatorum" zu bezeichnen.

Von diesen Talgdrüsenaffektionen sind ähnliche Stauungserscheinungen in den Schweißdrüsen zu unterscheiden. Hinselmann fand in dem oben erwähnten Fall auf der Fußsohlenhaut angeborene Schweißdrüsencystchen (kongenitale Hydrokystome), glasige, wie gekochter Sago aussehende Bläschen mit wasserklarem Inhalt. Eine weniger seltene, wenn auch im allgemeinen nicht häufige Lokalisation der Miliaria ist beim Neugeborenen das Gesicht,

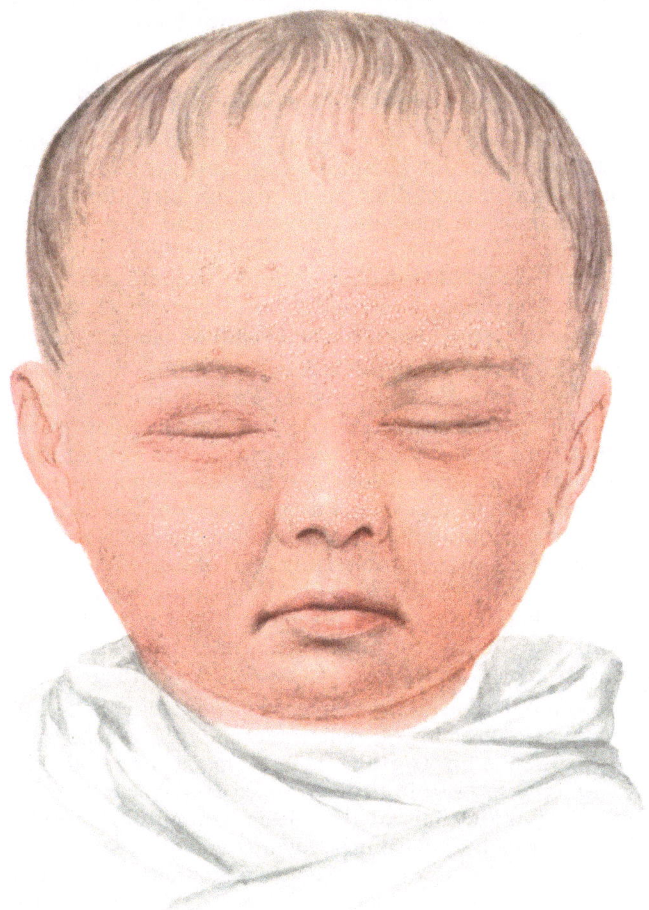

Abb. 63. Miliaria (Stirne), Milien (Nase und Wange). 4 Tage altes Kind. (Nach Leiner.)

die Stirn und benachbarte Kopfhaut. Leiner beschreibt sie als dicht gedrängt stehende tautropfenähnliche Bläschen, welche der im übrigen völlig unveränderten Haut eine eigentümlich graue Farbe verleihen; die Haut fühlt sich beim Darüberstreifen uneben, körnig an, die Bläschen reißen leicht ein und die Finger benetzen sich mit Feuchtigkeit (Abb. 63). Leiner führt die Entstehung dieser Miliaria auf den Saugakt zurück, da sie einige Zeit nach dem Trinken verschwindet, um beim nächsten Saugen wieder zu erscheinen. Die Bläscheneruption kann auch ohne Remission unverändert durch Tage bestehen bleiben, in seltenen

Fällen kann sich um das eine oder andere Bläschen ein leichter Entzündungshof bilden. Die Miliaria tritt unabhängig von der Außentemperatur auf. Neben der Hypersekretion der Schweißdrüsen dürfte ein Verschluß des Ausführungsganges bestehen, der möglicherweise durch die Vernix caseosa-Schicht herbeigeführt wird.

Eine Therapie der genannten Hautveränderungen ist überflüssig; erweisen sie sich als ungewöhnlich intensiv, so sind leichte Seifenwaschungen mit nachfolgender Applikation eines Puders zu empfehlen.

Teleangiektasien, Angiome, Naevi.

Auf die mannigfachen in diese Gruppe gehörigen angeborenen Veränderungen der Haut soll nicht im Detail eingegangen werden. Nur eine Frage ist es, welche dem Arzt unmittelbar nach der Geburt des Kindes fast stets vorgelegt wird, nämlich die nach der Prognose und der Notwendigkeit einer ev. einzuschlagenden Therapie. Es ist ganz begreiflich, daß die Eltern eine möglichst dezidierte Auskunft darüber erhalten wollen, was aus den besonders im Gesicht sehr entstellenden Feuermälern und Pigmentflecken in der Zukunft werden wird, ob sie verschwinden, ob sie stationär bleiben oder ob sie wachsen.

Bei sehr vielen neugeborenen Kindern findet man in der Stirngegend mehr oder minder intensive rote Flecke, meist in Form eines etwa kleinfingerbreiten, bald geraden, bald unregelmäßigen, aber stets ziemlich scharf begrenzten Streifens, welcher von der Nasenwurzel gerade oder schräg nach oben gegen die Haargrenze zieht. Ähnliche Flecke und Streifen findet man oft in der Augenbrauengegend. Fährt man mit dem Finger über die befallene Hautpartie hinweg, so läßt sich die Rötung leicht verdrängen, kehrt aber sofort wieder; es handelt sich mithin um eine Erweiterung der Hautgefäße. Die Haut ist im übrigen vollkommen intakt. Diese beim Volk unter dem Namen „Storchenbiß" bekannten Flecken und Streifen pflegen im Lauf von Wochen oder Monaten fast immer vollkommen zu verschwinden; man kann also die kosmetischen Sorgen der Eltern meist mit gutem Gewissen als unbegründet erklären.

Immerhin besteht eine recht große Verwandtschaft dieser Hautveränderungen mit den Naevi vasculares, den Feuermälern, welche sich ebenfalls bei normaler Hautoberfläche in Gestalt flacher, meist unregelmäßig umgrenzter, mehr minder lebhaft roter, oft über größere Hautbezirke sich ausdehnender Flecke darstellen. Bekanntlich ist das Gesicht auch eine Lieblingslokalisation dieser Feuermäler, welche allerdings auch an den verschiedensten anderen Körperstellen vorkommen können. Auch sie können post partum abblassen, doch ist die Prognose im allgemeinen keineswegs eine günstige; sie bleiben nicht nur stationär, sondern nehmen im Lauf der Zeit häufig an Umfang zu. Im allgemeinen sind die Feuermäler meist dunkler als die oben erwähnten harmlosen Teleangiektasien, oft ausgesprochen bläulichrot.

Die Diagnose einer prognostisch ernsteren Veränderung wird sofort gesichert, wenn es sich um Naevi vasculares mit unregelmäßiger, höckeriger, wulstiger Oberfläche handelt, um geschwulstähnliche Bildungen, welche zu den echten Angiomen hinüberleiten. Bei diesen ist natürlich an ein spontanes Verschwinden nicht zu denken; man muß froh sein, wenn derartige Hauttumoren nicht bald merklich an Größe zunehmen. Die Therapie (Zerstörung durch Kauterisation, Exstirpation), welche bei kleineren Angiomen sehr dankbar ist, wird zweckmäßig noch im Säuglingsalter vorgenommen, beim Neugeborenen natürlich noch nicht. Da es sich um benigne Neubildungen handelt, entscheiden diesbezüglich nur kosmetische Rücksichten.

Dieselben Überlegungen bezüglich Prognose und Therapie gelten auch für die verschiedenen Formen der Pigmentnaevi und verwandter Hautaffektionen.

An dieser Stelle sei auf jene Pigmentierungen hingewiesen, welche man als Mongolenflecke zu bezeichnen pflegt. Der Name rührt davon her, daß sie bei Japanern und Chinesen einen fast physiologischen Befund darstellen: Chemin fand die Flecke im ersten Lebensjahr bei 89% der untersuchten Kinder. Man hat die Mongolenflecke nun auch bei europäischen Kindern gefunden (Epstein, Adachi und Fujisawa, Menabuoni, v. Koos u. a.), immerhin aber nur in recht seltenen Ausnahmefällen; Epstein (Prag) fand unter 600, Koos (Budapest) unter 500 Fällen je einen Mongolenfleck. Nach Koos treten die Pigmentflecke nur bei solchen Personen auf, deren Pigmentierung höhergradig ist; er weist darauf hin, daß sie nicht eine spezielle Eigentümlichkeit der Japaner und Chinesen sind, sondern daß sie auch bei den Eskimos, Malayen, Anamiten, Siamesen, bei den Eingeborenen der Philippinen und Samoa, den südamerikanischen Indianern und Negern vorkommen. Die vereinzelten europäischen Fälle betreffen Bulgaren, Italiener, Deutsche, Böhmen, Russen und Holländer. In Österreich finden sich die Mongolenflecke vorwiegend bei Kindern magyarischer Abstammung (Sperk, Zarfl).

Die Flecke erinnern nach Epstein an Pigmentnaevi, unterscheiden sich aber von den gewöhnlichen braunen bis braunschwarzen Pigmentierungen durch eine wesentlich abweichende Färbung und den stereotypen Sitz in der Kreuz-, Steiß- und Gesäßgegend. Nur sehr selten breiten sich die Flecke auch auf die Nachbarschaft aus oder erscheinen an anderen Körperstellen, am Rumpf, an den Extremitäten oder gar im Gesicht (Zappert). Die Größe der Flecke schwankt meist zwischen Heller- und Kronenstückgröße. Doch gibt es auch kleinere und weit größere Formen; manchmal findet man neben einem großen mehrere kleinere Flecke. Ihre Gestalt ist meist rundlich, seltener länglich, streifenförmig oder ganz unregelmäßig, die Begrenzung meist ziemlich scharf. Die Farbe ist zart graublau und erinnert ein wenig an die eines subkutanen Hämatoms. Die Flecke pflegen erst im Lauf einiger Jahre zu verschwinden, dann aber vollkommen. Auch bei Mongolen findet man sie nach dem 5. bis 8. Lebensjahr nur mehr ganz ausnahmsweise.

Daß sich die Flecke gerade in der Kreuzgegend finden, erklärt Epstein mit dem Hinweis, daß sich diese Region durch verschiedene pathologische Zustände und Anomalien auszeichnet, Spalt- und Furchenbildung, Naevi, Hypertrichosis, Hautwülste, Hautanhängsel usw. Die Ursache für dieses eigentümliche Verhalten dürfte in der späteren Differenzierung des hinteren Leibesendes gelegen sein, welche auch die besonders reichliche Anhäufung von Pigment in dieser Gegend erklären dürfte.

Angeborene Hauttumoren.

In der Literatur finden sich einzelne Fälle von angeborener Sarkomatosis der Haut beschrieben (Odstčril): 3 von Ahlfeld mitgeteilte Fälle, kongenitales Spindelzellensarkom des linken Unterschenkels, ein ebensolches des rechten Unterschenkels, kongenitales gestieltes Spindelzellensarkom der rechten Schulterblattgegend; der primäre Sitz ist in diesen 3 Fällen mit Wahrscheinlichkeit in die Haut zu verlegen. Die in einem Falle von Randohr beschriebenen, unregelmäßig über den Körper verstreuten Geschwülste sind als multiple Metastasen eines Angiosarkoms der Niere aufzufassen. Als sicher primäres kongenitales Hautsarkom darf nur der Fall von Krause gelten: taubeneigroßes Spindelzellensarkom unterhalb des Nabels (Exstirpation, Heilung).

Es sei ferner darauf hingewiesen, daß die solitären Fibrome der Haut in der Regel, die multiplen häufig angeboren sind (Jarisch). Die als Morbus Recklinghausen bekannte Neurofibromatosis wurde schon bei jungen Säuglingen beobachtet (E. Hirsch).

Ichthyosis congenita (s. fetalis s. intrauterina).

Hyperceratosis universalis congenita.

Die Ichthyosis congenita gehört zu den ziemlich seltenen Erkrankungen. Riecke hat im Jahre 1900 54 Fälle aus der Literatur zusammengestellt; außerdem liegt eine Reihe neuerer Beobachtungen vor (J. Neumann, Finizio, Haus, Humbert, Ehrmann, Moore und Warfield, Zumbusch, Huebschmann).

Die Hautoberfläche der mit typischer Ichthyosis congenita behafteten Kinder wird von derben, hornartigen, glatten, meist gelblichweißen oder hellgrauen Schildern und Platten gebildet, die über $\frac{1}{2}$ cm dick sein können; sie sind von verschiedenster Konfiguration, rund, oval, dreieckig, quadratisch, rechteckig, und von diverser Größe. Zwischen den Platten verlaufen zahlreiche Furchen von verschiedener Breite und Tiefe, welche entweder mit einer dünnen weißlichen Epithelauskleidung versehen sind oder bis auf das rote Korium reichen. Gewöhnlich ist, mit Ausnahme der Hände und Füße, die gesamte Körperhaut befallen. An Stelle der Augen findet man rote Wülste, die ektropionierten Augenlider. Auch die Lippen erscheinen ektropioniert, so daß der an ein Fischmaul erinnernde geöffnete Mund von einem Schleimhautwulst umgeben ist. Die Nase ist stark abgeplattet und erhebt sich kaum über das Niveau der umgebenden Gesichtshaut, die Nasenlöcher sind durch Hornmassen verlegt oder klaffen. An Stelle der Ohrmuscheln findet man flache, höckrige Bildungen mit Querrissen, die Öffnung des äußeren Gehörganges ist meist hochgradig verengt (Abb. 64).

Die Kinder werden entweder tot geboren oder gehen nach wenigen (durchschnittlich drei) Tagen zugrunde, offenbar infolge Wegfalls der Hautfunktion oder an Allgemeininfektionen. Relativ häufig erfolgt die Geburt vor dem normalen Schwangerschaftstermin.

Riecke unterscheidet einen zweiten, selteneren Typus der Erkrankung als Ichthyosis congenita larvata, bei welchem die Symptome in gemilderter Form und nur teilweise in Erscheinung treten und die Kinder längere Zeit am Leben bleiben können. Bei einem dritten Typus, welchen er als Ichthyosis congenita tarda bezeichnet, zeigen die Kinder bei der Geburt nur geringgradige oder gar keine Veränderungen; erst nach Tagen, Wochen oder Monaten bilden sich die Erscheinungen heraus, die der ausgebildeten Ichthyosis congenita entsprechen. Über die Beziehungen zwischen der Ichthyosis congenita und der Ichthyosis vulgaris des späteren Lebens sind die Ansichten geteilt. Verlauf und Prognose sind jedenfalls sehr verschieden, die histologischen Veränderungen weisen jedoch weitgehende Ähnlichkeiten auf, so daß Huebschmann die Erkrankungen nicht für so grundverschieden hält, wie es von mancher Seite angenommen wird.

Der Beginn der Erkrankung fällt wahrscheinlich in die letzten Schwangerschaftsmonate. Es handelt sich um übermäßige Bildung und Anhäufung von Hornzellen, also um eine Verhornungsanomalie der Haut, die wahrscheinlich auf einer fehlerhaften Keimanlage beruht. Das hereditäre, familiäre Auftreten der Krankheit, das in einer Reihe von Fällen konstatiert werden konnte, spricht für eine solche Auffassung. Inwieweit Organe mit innerer Sekretion bei der Entstehung der Ichthyosis congenita von Bedeutung sind, läßt sich heute noch

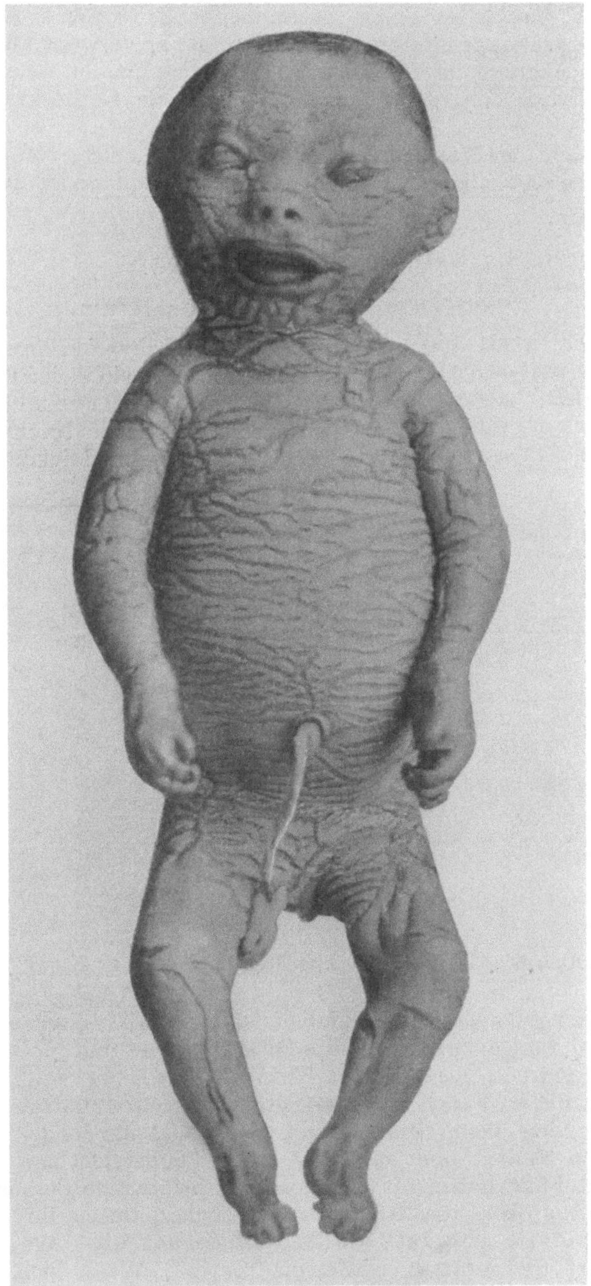

Abb. 64. Ichthyosis congenita.

nicht entscheiden. Moore und Warfield glauben, daß für die Ätiologie der Erkrankung eine mangelhafte Schilddrüsenfunktion und dadurch bedingte trophische Störungen von Bedeutung sein könnten: Dieselben Autoren fanden auch in der Thymusdrüse auffallende Veränderungen, u. a. eine Vermehrung der Hassalschen Körperchen; ähnliche Befunde hat Huebschmann erheben können. Haus glaubt an einen Zusammenhang zwischen abnormer Entwicklung des Zentralnervensystems und der Haut; er verweist auf eine bis zum Jahre 1680 zurückgreifende Stammtafel einer Familie, in welcher zahlreiche Fälle von Ichthyosis congenita und auffallend viele Geisteskrankheiten vorkommen.

In Anbetracht der traurigen Prognose erübrigt es sich, von einer Therapie zu sprechen. Bei den milder verlaufenden Formen sind Bäder und indifferente Salben am Platz.

Ichthyosis sebacea.

Seborrhoea squamosa neonatorum.

Von der Ichthyosis congenita muß die als Ichthyosis sebacaea bezeichnete Affektion streng unterschieden werden. Während es sich dort um eine schwere Krankheit handelt, haben wir es hier überhaupt kaum mit einer Krankheit, sondern eigentlich nur mit einer Varietät der normalen Hautbeschaffenheit zu tun. Manche Kinder zeigen nicht die Zartheit und Geschmeidigkeit der Haut, wie

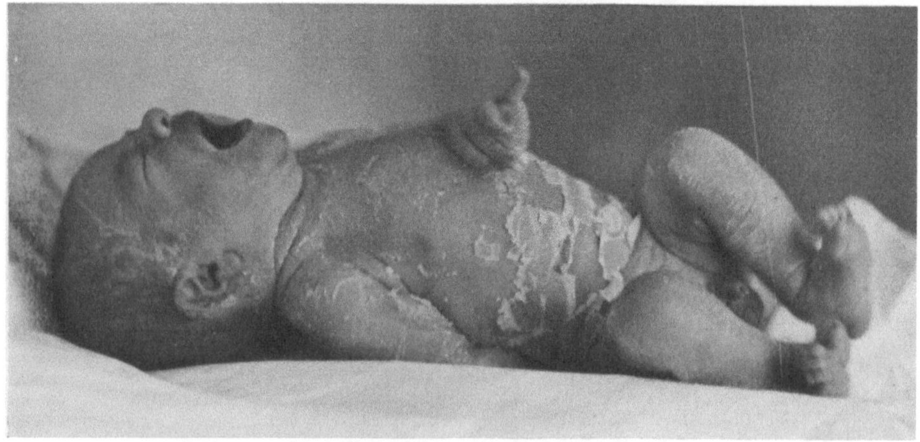

Abb. 65. Desquamatio lamellosa (8 Tage altes Kind).

sie sonst den Neugeborenen eigentümlich ist, sondern weisen eine auffallend trockene, derbe, rissige zuweilen bräunliche Oberhaut auf. Dabei hat man bisweilen den Eindruck, als sei dem Kind die Haut zu weit. Wie Leiner ausführt, ist in diesen Fällen die Elastizität der Haut herabgesetzt, bei jeder Bewegung, besonders beim Schreien legt sie sich in unzählige feinste Falten, die lange stehen bleiben und auf ihrer Höhe kaum sichtbare Risse tragen. Die Hände und Füße haben oft eine geradezu lederartige Beschaffenheit; hier sind die Falten gröber, die Rhagaden deutlicher, durch ihre weite Randbegrenzung heben sie sich gut von der Umgebung ab. Aus der Tiefe der Risse schimmert die gerötete Epidermis hervor. Wenn sich im Lauf der folgenden Tage die Risse und Sprünge in der Haut über die Oberfläche verzweigen, so erscheint die Oberhaut von einem ganzen Netz von feinen und gröberen Spalten durchzogen, welche breite Epidermisschollen und Lamellen zwischen sich einschließen („Cutis testacea"). Die Ursache dieser merkwürdigen

Hautbeschaffenheit soll in einer gesteigerten Seborrhoe, verbunden mit rascher Eintrocknung des Sebums liegen. Török hat deshalb die Bezeichnung „Seborrhoea squamosa" vorgeschlagen.

Die Kinder, welche nach der Geburt die geschilderte Hautbeschaffenheit zeigen, pflegen gegen Ende der ersten Woche meist eine besonders intensive Desquamation darzubieten (Superdesquamatio membranacea Brauns, Desquamatio lamellosa neonatorum Török) (Abb. 65). Von den Querrissen der Oberhaut aus läßt sich letztere oft in großen Lamellen, welche sich meist etwas fettig anfühlen, vom Körper abziehen. Die Schuppung kann durch mehrere Tage, bei intensiven Graden selbst Wochen andauern. Mit der echten Ichthyosis congenita hat die Affektion aber ebensowenig etwas zu tun wie mit der Ichthyosis vulgaris, der Erythrodermia desquamativa oder der Dermatitis exfoliativa.

Die Behandlung besteht in Bädern (Kleienbädern) mit nachträglicher Applikation von indifferenten Salben oder Schwefelsalben.

Mit dem Namen „Vernix caseosa pellicularis" (Bar, Hinselmann) bezeichnet man eine eigentümliche Form von lamellöser Desquamation, welche zuweilen nach der Geburt beobachtet wird. Die Kinder sehen wie mazeriert aus; der Körper ist mit einem dichten Filz von Epithelien und Lanugohärchen bedeckt, welcher sich von der im übrigen normalen, von entzündlichen Erscheinungen freien Haut in großen Lamellen abstößt. Die Ursache der Erscheinung dürfte in einem besonders innigen Zusammenhang der Epithelien in der oberflächlichen Epidermisschicht gelegen sein, welche es verhindert, daß sich wie bei der gewöhnlichen Bildung der Vernix caseosa einzelne Zellen oder Zellkomplexe ablösen; erst durch das Geburtstrauma erfolgt eine Trennung der eine zusammenhängende Schicht bildenden Auflagerungen von der unterliegenden Haut.

II. Exantheme.

Das physiologische Erythema neonatorum.

Von den verschiedenen Erythemformen junger Säuglinge, deren klinische Differenzierung wir vor allem den Beobachtungen von Leiner verdanken, muß eine als physiologische Erscheinung abgetrennt werden, nämlich das sog. Erythema neonatorum. Fast jedes neugeborene Kind zeigt, sobald es im ersten Bad von der Vernix caseosa befreit wurde, die Hautzirkulation in Gang gekommen ist und die Temperatur nach der initialen Depression wieder ansteigt, eine mehr oder minder ausgesprochene Hyperämie der Haut. Es herrschen hier zwar die größten individuellen Verschiedenheiten, — das Erythem kann alle Nuancen vom zarten Rosa bis zu intensivster Rötung aufweisen, — ein gewisser Grad von Erythem muß aber geradezu als Kriterium der Gesundheit gelten. Wir haben es hier offenbar mit einer physiologischen Reaktion der Hautgefäße auf den Reiz der kühleren Außentemperatur zu tun, bei welcher sich das noch nicht völlig prompte Funktionieren des Wärmeregulationsmechanismus bemerkbar macht. Frühgeborene Kinder zeigen das Erythem oft in besonders ausgesprochenem Grade. Von wesentlichem Einfluß auf seine Intensität ist auch die Beschaffenheit der Haut als solche: Kinder mit zarter, samtartiger Haut zeigen gewöhnlich ein relativ starkes Erythem, während dasselbe bei Kindern mit derber, trockener Haut (Ichthyosis sebacea) gewöhnlich gering ist oder fast gänzlich zu fehlen scheint.

Der Höhepunkt des Erythems fällt gewöhnlich auf das Ende des ersten und den zweiten Tag; dann pflegt es allmählich abzublassen. Es schließt sich nun ein Stadium der Desquamation an, welche als Folgezustand des Erythems und ebenso wie dieses als eine physiologische Erscheinung aufgefaßt werden muß. Die Abschilferung ist zart, feinkleiig. Die starke lamellöse Abschuppung, die man bei manchen Kindern beobachtet, steht wohl weniger zu dem Erythem in Beziehung als vielmehr zu der früher erwähnten ichthyotischen Hautbeschaffenheit.

Erythema toxicum neonatorum.

Leiner bezeichnet mit diesem Namen ein flüchtiges Exanthem, das bei Kindern der ersten Lebenswoche recht häufig in Erscheinung tritt und den

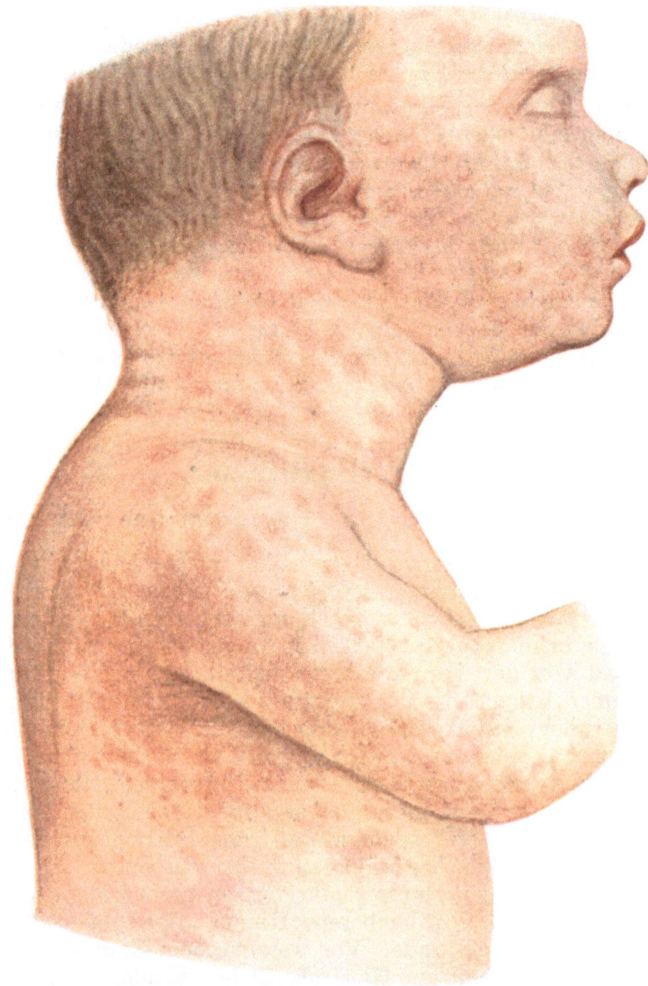

Abb. 66. Erythema toxicum neonatorum. 4 Tage altes Kind. (Nach Leiner.)

meisten Ärzten, welche auf diesem Gebiet über größere Erfahrung verfügen, wohlbekannt sein dürfte. Er unterscheidet zwei nicht scharf voneinander

zu trennende Typen der Dermatose. Der erste Typus entspricht einem einfachen Erythem und ist charakterisiert durch das Auftreten von verschieden
großen, punktförmigen bis kronengroßen, flachen, selten über das Hautniveau
erhabenen Effloreszenzen, die beim Darüberstreichen mit dem Finger ein

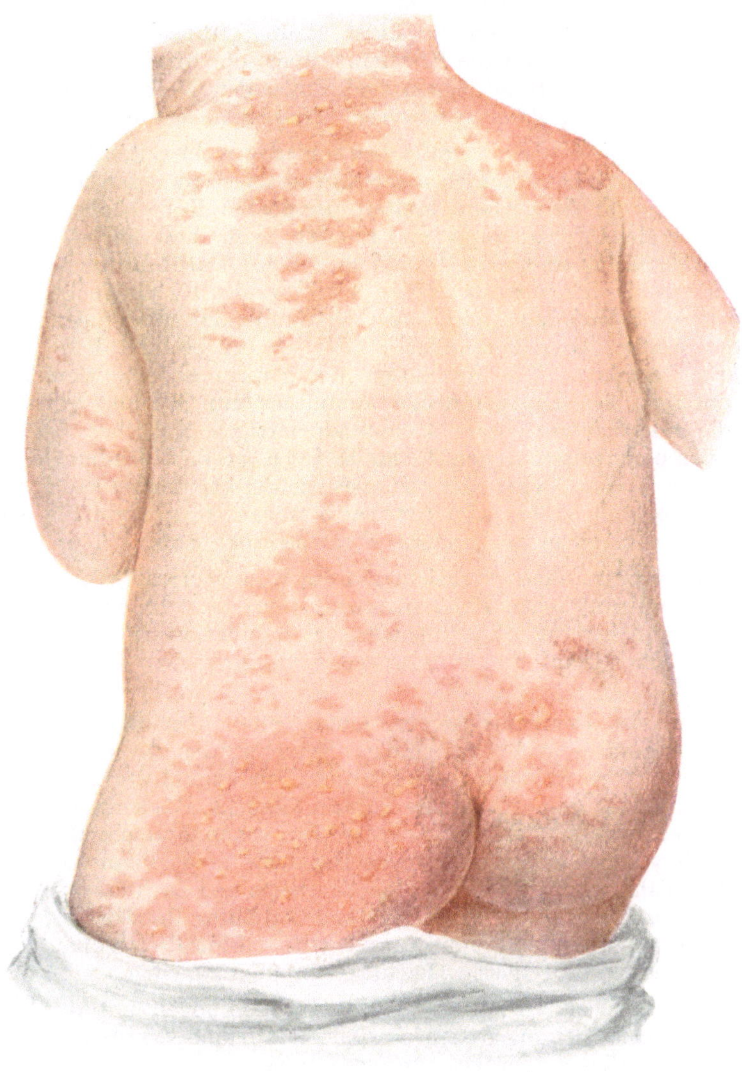

Abb. 67. Erythema toxicum neonatorum. 6 Tage altes Kind. (Nach Leiner.)

leichtes Infiltrat erscheinen lassen. Die Herde stehen dicht gedrängt, zeigen
mitunter eine Konfluenz zu großen Flecken oder hängen durch zarte linien-
förmige Ausläufer miteinander zusammen. Ihre Farbe ist intensiv rot,
zinnoberrot, wodurch sie sich auch bei der etwa noch bestehenden

physiologischen Rötung der Haut des Neugeborenen gut abheben. Das Erythem ist über den ganzen Körper ausgebreitet, eine Lieblingslokalisation existiert nicht, da es bald an der einen, bald an der andern Stelle mit stärkerer Intensität auftritt. Beuge- und Streckseiten sind gleich stark betroffen. Bei starker Eruption im Gesichte, einem häufigen Vorkommnis, wird für den ersten Moment der Eindruck eines Morbillenexanthems hervorgerufen, namentlich dann, wenn auch die Lider leicht gedunsen sind. Vom Gesichte geht das Erythem auf die Kopfhaut über, die oftmals vollständig mit demselben übersät ist. Handflächen und Fußsohlen bleiben gewöhnlich verschont oder weisen nur ganz vereinzelte Effloreszenzen auf.

Gleichzeitig mit den Erythemflecken schießen nicht selten kleine papulöse Effloreszenzen auf, die gewöhnlich mehr zentral im Herd sitzen und sich durch eine weiße Farbe von dem roten, breiten, peripheren Hof abheben. Sie ragen etwas über das Hautniveau empor und erinnern nach ihrer Farbe und der abgeflachten Oberfläche an kleine Quaddeln. Beim Darüberstreichen mit dem Finger über einen solchen Erythemherd verschwindet für einige Sekunden der rote Farbenton des äußeren Anteiles, es bleiben nur die vorspringenden flachen Papeln von weißer, porzellanähnlicher oder — bei bestehendem Ikterus — gelber Farbe bestehen. Die Konsistenz der Papeln ist eine ziemlich derbe. Durch Konfluenz der Erythemflecke kommt es zur Bildung von größeren Herden, die mit dichtgestellten, kleinquaddelartigen Knötchen besetzt sind. Sie finden sich nicht selten an der Rückseite des Körpers, besonders der Glutealgegend. Diese beiden Typen können gleichzeitig bei demselben Individuum vorkommen oder sie können jeder für sich bestehen; fast regelmäßig sind aber Übergänge von der einen zur andern Form sichtbar (Abb. 66 und 67).

Das Erythem ist ohne Rücksicht auf die Konstitution des Neugeborenen, bei kräftigen und schwachen Kindern anzutreffen; es stellt eine harmlose Erkrankung dar und verläuft ohne besondere Komplikationen, ohne auffallenden Juckreiz und scheint auf die weitere Entwicklung keinen störenden Einfluß zu nehmen.

Die Dauer des Erythems ist eine kurze, selten über 48 Stunden hinaus, doch kann es bisweilen nach dem völligen Verschwinden zu neuerlichen Eruptionen kommen. Die Abheilung erfolgt nicht auf einmal am ganzen Körper, sondern allmählich, so daß oft einzelne Partien (Gesicht, Rücken) noch Erythemflecke aufweisen, während andere Körperstellen schon normale Beschaffenheit zeigen. Die Erytheme hinterlassen keine Residuen, keine Pigmentflecke, keine Schuppung. Während des Bestehens des Erythems und auch längere Zeit nachher, befindet sich die Haut in einem Zustande erhöhter Reizbarkeit, die durch einen deutlichen Dermographismus zutage tritt. Eine Behandlung des harmlosen Exanthems ist überflüssig; leichtes Einpudern genügt.

Leiner stellt sich vor, daß die Hautveränderungen mit dyspeptischen Darmstörungen in Beziehung stehen, — daher der Name Erythema toxicum. Es ist bei der Häufigkeit der Darmreizsymptome während der ersten Lebenswoche ungeheuer schwer, zu entscheiden, ob hier wirklich ein kausaler Zusammenhang besteht. Tatsache ist, daß viele Kinder mit starker Dyspepsie kein Exanthem zeigen, und daß letzteres — wenigstens nach den Erfahrungen des Verf. — auch bei sehr geringgradiger oder fehlender Darmreizung vorkommt. Eine Resorption von Enterotoxinen könnte natürlich trotzdem statthaben. Leiner weist auch darauf hin, daß das Erythem vielleicht die erste Manifestation einer exsudativen Diathese sein könne, eine noch unbewiesene, aber sehr plausible Annahme, welche auch die häufige Koinzidenz mit stärkeren Darmreizsymptomen erklären könnte. Eine gewisse Ähnlichkeit mit manchen ganz flüchtig verlaufenden Formen des Lichen urticatus, wie wir sie im späteren Säuglingsalter häufig beobachten können, ist nicht zu verkennen.

Intertrigo und intertriginöse Exantheme.

Intertrigo kommt beim Neugeborenen fast nur in der Genito-Glutealgegend vor; die andern Lokalisationen an den Achselfalten, am Hals usw., welche wir im späteren Säuglingsalter finden, sieht man nur ausnahmsweise. Der Intertrigo mag auch beim neugeborenen Kind einer gewissen Disposition seine Entstehung verdanken. Die auslösende Ursache ist fast ausschließlich die Reizung durch Fäzes und Urin. Die zahlreichen, dünnen, schleimreichen Stühle der ersten Lebenszeit sind etwa von der zweiten Hälfte der ersten Woche an eine sehr häufige Ursache für intertriginöse Zustände, Rötung und Nässen, und erfordern aus prophylaktischen Gründen eine oftmalige Trockenlegung und gründliche Reinigung. Es genügt keineswegs immer, die Kinder nur vor jeder Mahlzeit trocken zu legen. Wenn vielfach selbst dieses Minimum nicht erreicht und mit den Windeln gespart wird, wie dies in manchen Gebäranstalten der Fall ist, so ist dies ein Vorgehen, das gar nicht genug gerügt werden kann; denn von allen dem Kind erwachsenden Unannehmlichkeiten abgesehen bildet die der oberen Epidermisschichten beraubte nässende Fläche auch eine günstige Einbruchspforte für Infektionserreger.

Die Therapie besteht darin, daß man bei nässenden Formen mit 5%iger Lapislösung pinselt und sodann eine dünne Schicht Puder (Talkum venet., ev. mit 10% Zinc. oxydat.) aufträgt. Bei einfacher Rötung genügt bloßes Einpudern. Salben sind für die Behandlung des Intertrigo, wenigstens im Frühstadium, meist weniger geeignet. Bessere Resultate erzielt man manchmal mit einer Zinkpaste, welche man auf die ergriffenen Partien messerrückendick auflegt; letztere werden hierdurch vor weiterer Benetzung geschützt.

Dem Intertrigo verwandt sind die unter dem Namen „Erythema glutae ale" bekannten Exantheme, welche durch das Auftreten von papulösen und vesikulösen Effloreszenzen und Erosionen in der Gegend der Nates charakterisiert sind. Man unterscheidet drei Haupttypen des Glutäalerythems, das einfache, vesikulöse und papulöse Erythem, denen man als vierte Form das Erythema vacciniforme anreihen kann (Leiner). Es handelt sich auch hier nicht etwa um Dermatosen, welche auf die erste Lebenswoche beschränkt sind. Gleich wie beim Intertrigo dürften auch bei diesen Erkrankungen schlechte Hautpflege und Reizung der Haut durch mechanische und chemische Insulte die ätiologisch bedeutsamsten Momente sein.

Die Erythrodermia desquamativa (Leiner) ist keine Erkrankung der Neugeborenenperiode. Sie beginnt fast nie vor dem Ende des ersten Monats. Die Erkrankung sei hier nur aus dem Grunde erwähnt, weil man sie vielfach mit der Dermatitis exfoliativa in Beziehung zu bringen versucht hat, — gewiß sehr mit Unrecht. Die Erythrodermia desquamativa ist eine Hauterkrankung, welche sich bei schwer chronisch-kranken, atrophischen Brustkindern findet und im wesentlichen in einer Rötung und Desquamation der Haut besteht. Sie steht eher in Beziehung zu den als Ekzema seborrhoicum beschriedenen Hautaffektionen, insofern man darunter nicht ein mit Seborrhoe einhergehendes Ekzem, sondern eine Erkrankung sui generis versteht.

Auch das echte Ekzem in seinen verschiedenen Formen gehört stets einer Periode an, welche streng genommen jenseits der Neugeborenenepoche liegt.

Lokalisierte Hautveränderungen.

Loser berichtet über typischen Herpes zoster bei einem 4 Tage alten Kind. Kalb beobachtete bei einem Neugeborenen symmetrisch im Gebiet des

ersten und zweiten Astes beider Trigemini lokalisierte multiple gruppierte Narben,
die er als Residuen eines intrauterin abgelaufenen Herpes zoster auffaßt; Kocks
schließt sich dieser Ansicht an.

In der Literatur finden sich ferner mehrere Angaben über Fälle von
„spontaner Gangrän“. In einem Falle Richmonds zeigten sich bei der
Geburt auf Kopf und Nacken zwei dunkelrote Flecken, die bald gangränös

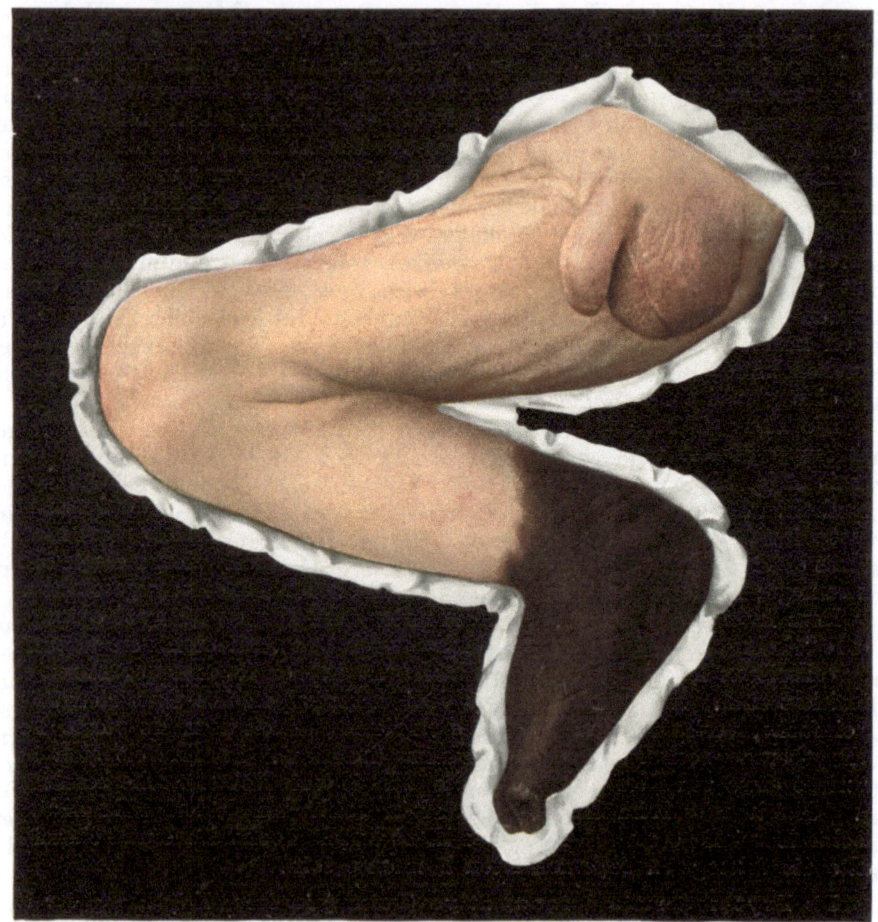

Abb. 68. Spontangangrän. 13 Tage altes Kind. (Beobachtung von Foltanek.)

wurden und sich schnell ausbreiteten; es wird eine trophische Störung infolge
zentraler Erkrankung angenommen. Bowes sah bei einem 17 Tage alten
Kind eine Gangrän, welche sich von einem Eiterbläschen in der Lendengegend
aus rapid ausbreitete. Während es sich in diesen Fällen vielleicht um noma-
artige Erkrankungen handelt, faßt Durando Durante zwei letal verlaufende
Fälle, die er bei neugeborenen Kindern beobachtete, als Raynaudsche
Gangrän auf. Haas sah im Anschluß an eine nach der Geburt beobachtete
cyanotische Verfärbung einer unteren Extremität nach 4 Wochen eine Gangrän
der Zehen auftreten. Foltanek beobachtete eine Gangrän des rechten
Fußes, welche am achten Lebenstag bemerkt worden war; sie war offenbar
auf einen embolischen Prozeß (s. S. 292) zurückzuführen, dessen Ursache

sich allerdings nicht feststellen ließ (Abb. 68). Der Fall endete mit Spontanamputation und gelangte so zur Heilung.

Über mehrere Fälle von Lymphangoitis gangraenosa des Skrotums berichtet Duvernay. Lymphadenitiden des Skrotums können von direkten Hautinfektionen oder von solchen der Nabelwunde ihren Ausgang nehmen (Andrei). Hier haben wir es jedoch schon mit zweifellos infektiösen Erkrankungen zu tun.

III. Parasitäre und bakterielle Hauterkrankungen.

Mykotische Hauterkrankungen sind bei neugeborenen Kindern offenbar deshalb ein seltenes Vorkommnis, weil die Infektionsgelegenheit selten gegeben ist.

In der Literatur finden sich einige typische, bakteriologisch sichergestellte Fälle von Favus bei Kindern von wenigen Tagen bis zu 2 Wochen beschrieben (Schleissner, Sprecher). Die Infektion erfolgt entweder durch eine an Favus leidende Person oder durch Körper- und Bettwäsche. Bei gegebener Gelegenheit scheint die Infektion ziemlich leicht zustande zu kommen. Auch Herpes tonsurans wurde schon bei ganz jungen Säuglingen beobachtet (Toch). Skabies scheint beim Neugeborenen noch nicht vorzukommen, wenigstens nicht in voller Entwicklung. Daß Pediculi capitis sich auch am Kopf der jugendlichsten Individuen ansiedeln können, ist eine unleugbare Tatsache.

Als Erythema mykoticum infantile beschreibt Beck eine Krankheit der ersten Lebenstage und -wochen, welche mit dem Erythema glutaeale gewisse Ähnlichkeiten aufweist, sich aber schon im klinischen Bild von letzterem unterscheidet. Die Erkrankung beginnt mit kleinen, stecknadelkopf- bis hirsekorngroßen roten Fleckchen, welche sich mit einem zentralen Schüppchen bedecken, sich vergrößern und schließlich zu großen Plaques und Flächen konfluieren, die sich gegen die Umgebung mit scharf konturierten, polycyklischen, guirlandenartigen Rändern abgrenzen. In den Schuppen lassen sich mikroskopisch Pilzfäden und Sporen nachweisen. Einen ähnlichen Fall von mykotischem Erythem beschreibt Leiner. Beck hält den von ihm gefundenen Pilz für identisch mit dem Oidium albicans. Wir haben es offenbar mit einem analogen Prozeß zu tun, wie ihn Ibrahim als Soormykose der Haut beschrieben hat. Er konnte bei mehreren Kindern der ersten Lebenswochen im eitrigen Inhalt von Bläschen, die in der Umgebung der Genitalien gelegen waren, meist bei gleichzeitig bestehendem Intertrigo, die Anwesenheit des Soorpilzes feststellen. Ob bei dieser Mykose die Infektion von der Mundhöhle aus erfolgt, und ob sie sich auf gesunder oder nur sekundär bereits alterierter Haut entwickeln kann, müssen weitere Beobachtungen zeigen.

Auch gonorrhoische Exantheme sind bei Neugeborenen beschrieben worden. Paulsen konnte in Papeln und Pusteln der Haut (besonders des Kopfes) Gonokokken nachweisen; die Mütter der Kinder litten sämtlich an Kolpitis gonorrhoica.

Die eitrigen Follikulitiden und Säuglingsfurunkel unterscheiden sich, wenn sie gelegentlich einmal schon während der Neugeborenenperiode vorkommen, in nichts von den entsprechenden Affektionen älterer Säuglinge. Die praktisch wichtigsten infektiösen Hauterkrankungen des Neugeborenen werden repräsentiert durch die erysipelatösen Dermatitiden (s. S. 444) und durch die Krankheitsgruppe des Pemphigus neonatorum.

Der Pemphigus neonatorum und verwandte Erkrankungen.

Unter dem Namen Pemphigus neonatorum faßt man eine Gruppe von akuten Hauterkrankungen infektiöser Ätiologie zusammen, deren gemeinsame

Eigentümlichkeit in der Eruption von Blasen besteht. Die Haut des neugeborenen Kindes scheint infolge ihrer anatomischen Struktur für die Entstehung von Pemphiguseffloreszenzen besonders disponiert zu sein; denn in keinem Lebensalter sind mit Blasenbildung einhergehende Exantheme so häufig wie beim jungen Säugling. Die Blasen haben eine dünnwandige, leicht zerreißliche Epidermisdecke und einen mehr oder minder dünnflüssigen Inhalt. Nach Zerreissung der Decke fließt dieser Inhalt ab, und das gerötete, nässende Korium liegt bloß. Diese den verschiedenen Pemphigusformen gemeinsamen Eigenschaften erfahren die verschiedensten Varianten. Die Effloreszenzen sind bald nur hanfkorngroß, bald erbsen- bis linsengroß, oft aber auch bedeutend größer. Sie sind entweder prall gefüllt oder bilden schlaffe, schwappende Blasen; ihr Inhalt ist entweder serös oder leicht getrübt oder ausgesprochen eitrig, manchmal blutig. Sie entwickeln sich entweder auf diffus entzündetem Grund oder sitzen disseminiert der im übrigen völlig intakten Haut auf. Sie entstehen auf infiltriertem oder bloß hyperämischem Boden, mitunter scheinen sie aus der unveränderten Haut aufzuschießen. Die Blasen sind bald scharf umschrieben, bald breiten sie sich in die Fläche aus und führen zu ausgedehnter Abhebung der Epidermis; hierbei können sie den Blasencharakter immer mehr verlieren. So kommen die vielgestaltigsten Krankheitsbilder zustande, deren einzelne Repräsentanten sich klinisch völlig different verhalten können.

Man kann die pemphigoiden Erkrankungen in zwei Gruppen scheiden: die auf einer Infektion der Haut beruhenden ektogenen Formen und die endogenen, welche als Ausdruck eines im Körperinnern lokalisierten infektiösen oder toxischen Krankheitsprozesses aufzufassen sind. Nach dem klinischen Verlauf pflegt man benigne und maligne Pemphigusformen zu unterscheiden; die endogenen sind natürlich die prognostisch ungünstigeren. Die klinische Abgrenzung der einzelnen Formen stößt manchmal auf Schwierigkeiten. Leicht gelingt sie bei dem gut charakterisierten Pemphigus syphiliticus und bei den Pemphiguseruptionen im Verlauf ausgesprochen septischer Erkrankungen, besonders wenn es sich um hämorrhagische Formen handelt oder neben den Blasen andere charakteristische Exantheme vorhanden sind. Jarisch faßt diese Krankheitsformen unter dem Namen „Pemphigus acutus" schlechtweg zusammen, den er dem „Pemphigus neonatorum" gegenüberstellt.

1. Pemphigus neonatorum benignus.

(P. contagiosus, p. simplex.)

Das klinische Bild des gutartigen Pemphigus neonatorum ist in typischen Fällen ein recht charakteristisches. Auf der im übrigen unveränderten Haut schießen bald vereinzelt, bald in reichlicherer Menge regellos verstreute Blasen von durchschnittlich Erbsen- bis Haselnuß-, selten Nußgröße auf. Sie sind kreisrund oder mehr oval und gewöhnlich von einem zarten, sehr schmalen roten Hof umsäumt. Die als Prädilektionsstellen für den Pemphigus syphiliticus geltenden Handteller und Fußsohlen bleiben meist frei, aber keineswegs immer (Hagenbach - Burckhardt). Die kleineren Blasen sind meist prall gespannt, die größeren häufig schlaff. Ihr Inhalt ist nur selten rein serös, wie bei Brandblasen; meist schimmert er leicht milchig getrübt durch die zarte Blasendecke durch. Dichterer, ausgesprochen eitrig aussehender Inhalt gehört aber nicht zum Bild der gewöhnlichen Pemphigusblasen. Bei vielen Effloreszenzen findet man die zarte Blasenhülle zerrissen. Ist der Inhalt abgeflossen, so erscheint an Stelle der Blase eine bald nässende, bald trocken gewordene rote Plaque, an deren Randpartien die noch frischen oder bereits eingetrockneten, zerrissenen Hüllen als Epidermisfetzchen sichtbar sind. Man sieht

gewöhnlich die verschiedensten Entwicklungsstadien der Effloreszenzen nebeneinander, die Primäreffloreszenz in Gestalt eines roten Fleckchens, intakte und
geplatzte Blasen, endlich schon überhäutete rote Stellen. Es ist eine charakteristische Eigentümlichkeit der Erkrankung, daß die Effloreszenzen schubweise
auftreten. Die Schleimhäute bleiben in der Regel frei. Mitunter sieht man Bläschen auf dem Lippenrot oder rote Flecke an der Mundschleimhaut (Bohn).

Das Allgemeinbefinden der Kinder ist gewöhnlich nicht gestört. Gewichtskurve und Ernährungszustand bleiben in der Regel unbeeinflußt. Die Kinder
fiebern nicht. Auch wesentliche subjektive Beschwerden scheinen bei der
gewöhnlichen Form des Pemphigus neonatorum nicht zu bestehen.

Die ersten Erscheinungen der Erkrankung treten meist in der zweiten
Hälfte der ersten Woche auf — bald sporadisch, bald epidemisch. Die Affektion
kann mit dem Erscheinen einzelner weniger Blasen in wenigen Tagen zum
Stillstand kommen, in andern Fällen, bei stärkerer Ausbreitung des Prozesses
und infolge des Auftretens wiederholter Nachschübe, sich aber über 2—3 Wochen
hinziehen. Der Ausgang pflegt, wenn es sich um sonst gesunde Kinder handelt,
auch bei längerer Krankheitsdauer ein durchaus günstiger zu sein. Gar nicht
selten bleibt ein Pemphigusbläschen ganz vereinzelt, so daß man kaum mehr
von einer „Pemphiguserkrankung" sprechen kann.

Da man ganz ähnliche Krankheitsbilder auch während des späteren
Säuglingsalters nicht selten beobachten kann, hat Escherich mit Recht
vorgeschlagen, die Krankheit statt als Pemphigus neonatorum als Pemphigus
infantum zu bezeichnen.

Die bakteriologische Untersuchung des Blaseninhalts beim Pemphigus
simplex ergibt in der Mehrzahl der Fälle die Anwesenheit des Staphylococcus
pyogenes aureus (Almquist, Kownatzki u. a.). Die in einzelnen Fällen erhobenen Befunde von Diplokokken (Pasini) oder Streptokokken (Vallois) dürften
Ausnahmen darstellen. Der Pemphigus neonatorum benignus steht in naher Beziehung zur Impetigo contagiosa. Wird der Pemphigus neonatorum ausnahmsweise
auf Erwachsene übertragen, so tritt er in der Regel in der Form der Impetigo
cont. auf, und umgekehrt erscheinen bei Übertragung einer Impetigo cont.
von der Mutter auf das neugeborene Kind bei diesem Pemphigusblasen. „Da
der histologische Befund bei beiden Erkrankungen der gleiche ist und da bei
beiden ganz analoge Kokken als ursächliche Erreger gefunden werden, welche
sich voneinander nicht unterscheiden lassen, so scheint wohl die Annahme
gerechtfertigt, daß der Pemphigus neonatorum und die Impetigo contagiosa
ihrem Wesen nach ein und dieselbe Erkrankung darstellen" (Matzenauer). Die
Verschiedenheit der Erscheinungsformen bei Erwachsenen und Kindern dürfte
durch die verschiedene Resistenz der menschlichen Haut in verschiedenem
Alter, vielleicht auch durch individuelle Verschiedenheiten zu erklären sein.
Es kommt nur selten vor, daß bei Übertragung des Pemphigus auf Erwachsene (z. B. auf die Brust der Stillenden) sich auch hier typische Pemphigus·
blasen entwickeln. Die Identität von Impetigo contagiosa und Pemphigus
neonatorum wird übrigens nicht von allen Autoren anerkannt.

Der Pemphigus simplex tritt als exquisit lokale infektiöse Erkrankung
der äußeren Körperoberfläche fast immer erst einige Tage nach der Geburt auf,
sobald eben eine Infektionsgelegenheit von außen gegeben ist. Doch finden
sich in der Literatur einige Beobachtungen mitgeteilt, daß Kinder mit Pemphigusblasen geboren wurden. Labhard und Wallart haben 16 Fälle von
Pemphigus congenitus aus der Literatur mitgeteilt, welchen sich aus neuerer
Zeit die Beobachtungen von Cathala, Bar und Koblanck anreihen. In
allen diesen Fällen lag bestimmt keine Lues vor. Drei Fälle (Wickham - Legg
und Henoch) sind wahrscheinlich als nicht zum Pemphigus gehörig auszu-

scheiden, da es sich hier offenbar um Fälle von Epidermolysis bullosa hereditaria handelte: die Dauer der Erkrankung erstreckte sich in diesen Fällen über Jahre. Die bisher beobachteten Fälle von Pemphigus congenitus zeigten fast durchgehends einen günstigen Verlauf. Die auf die Welt mitgebrachten stecknadelkopf-, hanfkorn- oder erbsengroßen Blasen bildeten sich nach wenigen Tagen zurück. Der Entstehungsmodus dieser kongenitalen Effloreszenzen ist nicht ganz klar. Es wird angegeben, daß die Mütter ganz gesund gewesen seien, so daß die Annahme einer Infektion in utero per placentam nicht recht plausibel erscheint. Eine Infektion von der Scheide aus könnte nur nach vorzeitigem Abgang des Fruchtwassers erfolgen (Koblanck). Zuweilen fanden sich jedoch am eben geborenen Kind schon in Abheilung begriffene Effloreszenzen, wie es wohl nur bei einer Infektion vor dem Blasensprung möglich sein kann.

Ein eigentümliches angeborenes bullöses Exanthem beobachtete Fr. Blumenthal; möglicherweise handelte es sich in diesem Fall um ein Arzneiexanthem; die Mutter wurde bis kurze Zeit vor der Entbindung mit Atoxyl behandelt.

Die oben erwähnte, zuweilen familiär auftretende **Epidermolysis bullosa hereditaria** ist nach Kaniky und Sutton in einem Teil der Fälle angeboren; die Autoren schlagen deshalb den Namen Epidermolysis bullosa **congenita** vor. Die Hauptkennzeichen der Erkrankung sind: 1. Durch mechanische Insulte, nicht aber durch andere Faktoren hervorgerufen, entstehen an verschiedenen Körperstellen Blasen von variablen Dimensionen. 2. Die Blasen haben oft hämorrhagischen Charakter. 3. Die Nägel erscheinen oft gleichfalls durch analoge Einwirkungen affiziert und sind dann deformiert oder sogar gänzlich zerstört. 4. Das Allgemeinbefinden ist nicht beeinträchtigt. In dem von den genannten Autoren beschriebenen Fall trat die erste Blasenbildung am zweiten Lebenstag auf.

2. Schwere Formen des Pemphigus neonatorum.

(P. neonatorum malignus).

Den im allgemeinen harmlosen Formen des Pemphigus neonatorum reihen sich solche an, welche sich durch die Schwere des Verlaufs von dem gewöhnlichen Krankheitsbild wesentlich unterscheiden. Bei schwächlichen, debilen Kindern kann jede Eiterinfektion, und sei es auch der sonst gutartige, eine rein lokale primäre Hauterkrankung darstellende Pemphigus simplex, eine deletäre Wirkung entfalten und zu allgemeiner Sepsis führen. Gewöhnlich ist jedoch in den schwer verlaufenden Fällen auch das lokale Krankheitsbild ein anderes. Die Blasen, welche bei der benignen Form scharf umgrenzt sind und Haselnußgröße selten überschreiten, schießen in reichlicherer Zahl auf, erreichen eine beträchtliche Größe, breiten sich in die Fläche aus und nehmen unregelmäßige Formen an (Abb. 69). Auch die von den Effloreszenzen verschonten Hautpartien zeigen zuweilen Veränderungen in Form einer Exfoliation der oberen Epidermisschichten oder einer auffallenden Lockerung der letzteren: streicht man über die anscheinend gesunde Haut mit dem Finger hinweg, so gelingt es leicht, mehr oder minder große Epidermislamellen abzustreifen. Man bezeichnet die Lockerung der oberen Epidermislagen als **Epidermolysis** und spricht in einem solchen Fall von Pemphigus exfoliativus oder foliaceus. Bei intensiver Ausbreitung des Prozesses können schließlich große Partien der Haut von Epidermis entblößt sein, so daß Veränderungen zustande kommen, welche den nach Verbrühung vorkommenden Zuständen nicht unähnlich sind. Die Ähnlichkeit mit dem Krankheitsbild der Dermatitis exfoliativa ist in solchen Fällen eine große. Zugleich mit dem Fortschreiten der Hauterkrankung können Erscheinungen einer allgemeinen Sepsis auftreten. Es ist dann oft unmöglich zu entscheiden, ob eine von der Haut ausgehende Allgemeininfektion oder ein sekundäres, septisches Exanthem vorliegt, welches als Ausdruck einer infektiösen Erkrankung anderer Provenienz aufzufassen ist.

Der Verlauf des malignen Pemphigus ist nicht immer derselbe. Manchmal zieht sich die Erkrankung über viele Tage, selbst Wochen hin, bis die Kinder unter den Erscheinungen des Marasmus und der chronischen Sepsis zugrunde gehen. Der Verlauf kann aber auch ein foudroyanter sein und binnen wenigen Tagen zum Tode führen. Endlich kann ein anfangs als bösartig imponierender Pemphigus auch zum Stillstand kommen und ausheilen.

Die zur Gruppe des Pemphigus neonatorum gehörigen Erkrankungen und zwar sowohl die leichten, als auch die schweren Formen treten bald sporadisch, bald gehäuft, ja ausgesprochen epidemisch auf. Im Hinblick auf das Vorkommen von Eiterkokken im Blaseninhalt ist dies nichts Wunderbares. Beim gewöhnlichen Pemphigus benignus, der ja auch den Namen Pemphigus

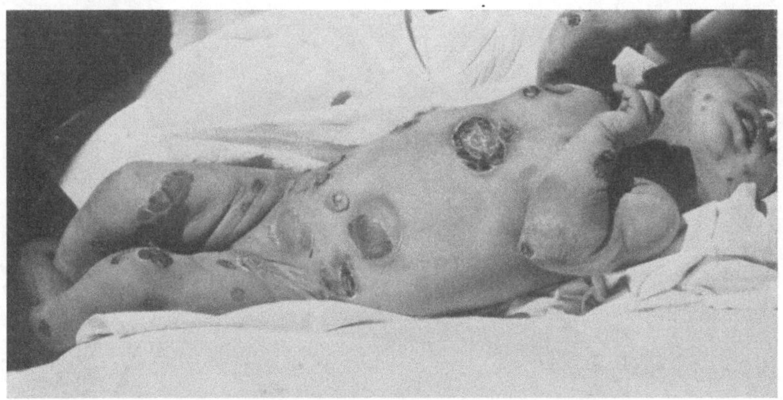

Abb. 69. Pemphigus neonatorum (schwere Form).

contagiosus führt, sind es meist kleine Epidemien, welche in Gebäranstalten und Findelhäusern oder in der Klientel einer Hebamme auftreten. Die Hand der Pflegeperson mag wohl meist die Übertragung besorgen. Die Kinder sind für Pemphiguserkrankungen im allgemeinen sehr empfänglich. Übertragungen auf erwachsene Personen kommen seltener vor. Wie schon erwähnt, führt bei letzteren die Infektion gewöhnlich zu dem Bild der Impetigo contagiosa. Doch findet man auch bei Erwachsenen zuweilen ausgesprochene Blasenbildung, besonders in der Umgebung der Brustwarzen, manchmal aber auch an andern Körperstellen (Ostermayer). Die Infektionsquelle dürfte zuweilen das staphylokokkenhaltige Lochialsekret sein, doch kann man dies bei der Ubiquität der Staphylokokken nicht mit Sicherheit behaupten. Vielleicht sind es spezifische Staphylokokkenstämme, welche die Erkrankung verursachen. Für eine solche Auffassung spräche der verschiedenartige Genius epidemicus, welcher sich im Auftreten bald leichter, bald schwerer Epidemien äußert.

3. Dermatitis exfoliativa.

Die für die Dermatitis exfoliativa charakteristischen Veränderungen der Haut sind durch den von Ritter eingeführten Namen treffend gekennzeichnet. Die Erkrankung besteht im wesentlichen in einer Hautentzündung mit Exfoliation, während die Blasenbildung erst eine sekundäre Erscheinung bildet.

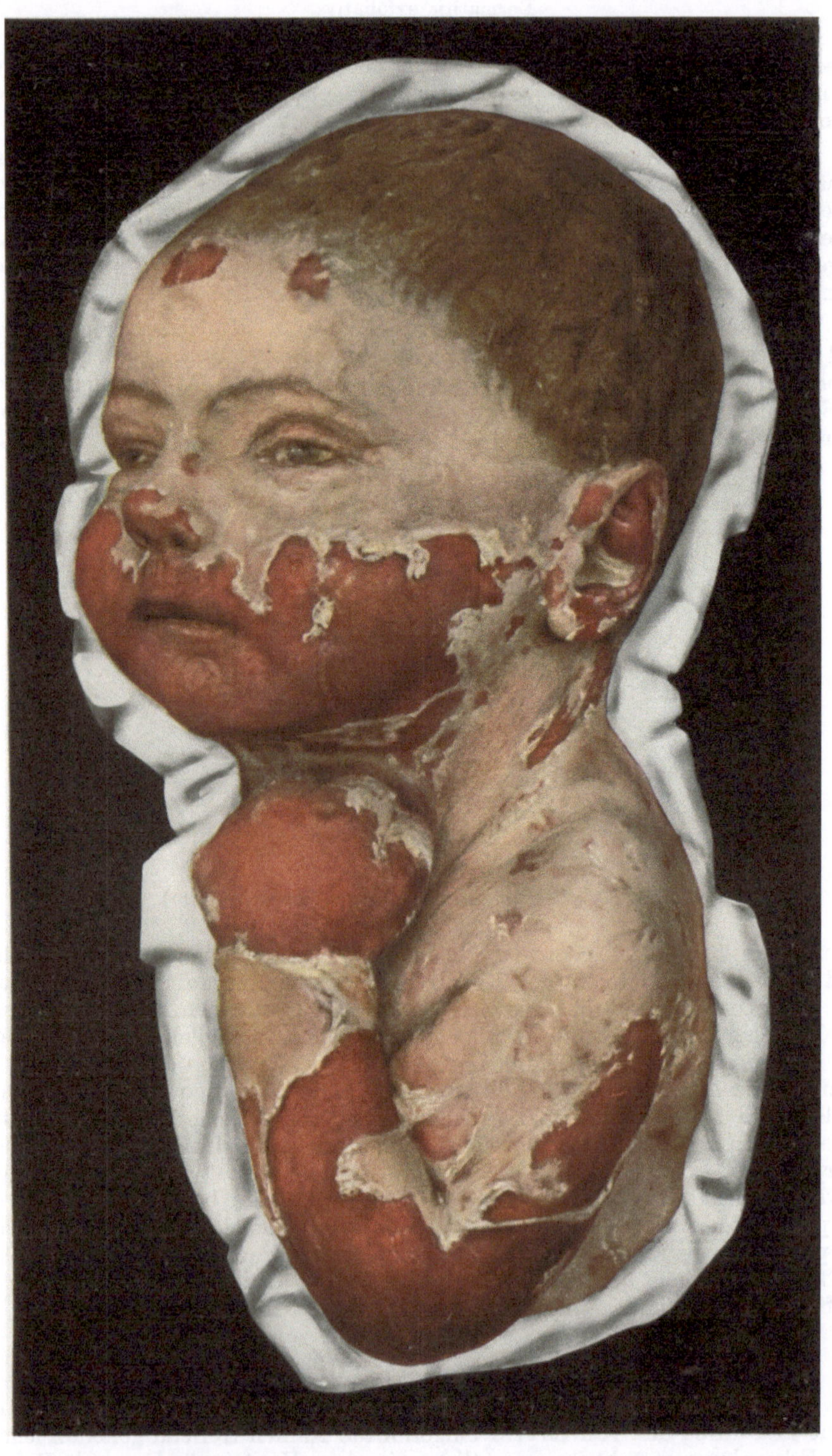

Abb. 70. Dermatitis exfoliativa bei einem 12 Tage alten Brustkind. (Beginn der Erkrankung am 5., Tod am 13. Lebenstag.)

Die typische Dermatitis exfoliativa tritt gewöhnlich am Ende der ersten oder anfangs der zweiten Woche auf, doch kann ihr Beginn auch in die ersten Lebenstage fallen. Die Erkrankung beginnt gewöhnlich im Gesicht, an den Mundwinkeln und unter dem Mund, kann aber auch von verschiedenen andern Körperstellen ihren Ausgang nehmen, vom Bauch (Litten), vom Genitale (Sorgente) usw. Die ersten Veränderungen bestehen in einer diffusen lebhaften Rötung und Quellung der Haut, welche sich allmählich über den ganzen Körper ausbreitet. Die Haut der befallenen Partie erscheint dicker und durchsichtiger, gleichsam als ob die Hornschicht durch einen lange liegenden, feuchtwarmen Umschlag aufgequollen, mazeriert wäre (Escherich). Die Hauterscheinungen erinnern in diesem Stadium an Erysipel (Ritter benannte die Krankheit ursprünglich auch mit dem Namen Dermatitis erysipelatosa). In der so veränderten Haut tritt nun eine Lockerung zwischen Korium und Epidermis ein, und dies hat meist auch eine blasenartige Vorwölbung der letzteren zur Folge; doch kommt es bei typischer Entwicklung der Krankheit eigentlich nicht zur Bildung gut begrenzter Blasen, sondern mehr zu einer über weite Hautflächen sich erstreckenden serösen Durchtränkung, zu Epidermolysis und Exfoliation. Ist die Mundschleimhaut von dem Krankheitsprozeß ergriffen, so findet man sie mit grauweißem Belag bedeckt. Auch das Cornealepithel kann von der Erkrankung befallen sein (Elliot).

Selbst bei dem typischen Bild der Erkrankung kommen verschiedene Formen des Verlaufs vor. Der Prozeß kann sich rapid über den ganzen Körper ausbreiten, so daß binnen 1—2 Tagen die Oberhaut in Fetzen vom Körper herunterhängt und fast überall das lebhaft rote oder livid verfärbte Korium bloßliegt. Die Kinder gehen innerhalb weniger Tage zugrunde (Abb. 70). In andern Fällen ist der Verlauf ein langsamerer; das Blütestadium der Erkrankung erstreckt sich etwa über eine Woche, dann kommt sie zum Stillstand und schließlich kann allmähliche Rückbildung und Heilung eintreten. Von Ritters 297 Fällen endete nur die Hälfte letal.

Über die Definition des Begriffs der Dermatitis exfoliativa herrscht seit Jahren sowohl unter den Pädiatern, wie auch unter den Dermatologen eine eifrige Diskussion. Die klinischen Beobachtungen haben ergeben, daß eine Abgrenzung nach zwei Richtungen hin Schwierigkeiten macht, gegenüber der physiologischen Exfoliation der Epidermis des Neugeborenen und gegenüber dem Pemphigus. Kaposi faßte die Dermatitis exfoliativa bloß als eine Steigerung der physiologischen Exfoliation auf. Es ist zwar wahrscheinlich, daß die Eigentümlichkeit der Erkrankung zum Teil in dem zur Zeit der physiologischen Exfoliation bestehenden Verhältnissen der kindlichen Haut ihre Erklärung finden, doch erlaubt die Rötung und Quellung derselben wohl immerhin eine befriedigende Differenzierung gegenüber dem physiologischen Zustand (Luithlen). Viel schwieriger gestaltet sich die Abgrenzung gegenüber dem Pemphigus. Wenn auch die typischen Formen des Pemphigus neonatorum und der Dermatitis exfoliativa sehr leicht auseinander zu halten sind, so kommen in praxi doch so zahlreiche Zwischenformen zur Beobachtung, daß die Mehrzahl der Autoren heute auf dem Standpunkt steht, daß die im klinischen Bild bestehenden fließenden Übergänge zwischen den beiden Krankheitstypen eine scharfe Trennung nicht zulassen (P. Richter, Ostermayer, Bloch, Knöpfelmacher und Leiner, Hedinger). Die Autoren, welche für eine scharfe Scheidung der Dermatitis exfoliativa vom Pemphigus eintreten (Luithlen, Pick, Rille), heben als differentialdiagnostisch wichtig das Fehlen der initialen Blasenbildung und den charakteristischen Beginn mit Rötung und Schwellung der Haut hervor. Während im weiteren Krankheitsverlauf beim Pemphigus das Nässen das hervorstechendste Symptom ist, ist es bei der Dermatitis exfoliativa die Exfoliation.

Als histologische Veränderungen wurden bei der Dermatitis exfoliativa beschrieben: Ödem des papillaren und subpapillaren Gewebes, Infiltration mit Mastzellen und spindeligen Zellen, starke Erweiterung der Gefäße. Dies sind Veränderungen, die mit den bei Pemphigus neonatorum gefundenen große Ähnlichkeit haben. Der wesentliche Unterschied besteht in stärkerer Proliferation im Rete Malpighi, wie sie beim typischen Pemphigus nie in solchem Maße ausgesprochen ist (Luithlen, Bender, Hansteen). Die Differenzen sind mithin eigentlich nur quantitative.

Für die Verwandtschaft und Zusammengehörigkeit der beiden Erkrankungen spricht außer den unzweifelhaft bestehenden klinischen Übergangsformen auch die Erfahrung im Verlauf von Epidemien, welche gelehrt hat, daß nicht nur ein Pemphigus in Dermatitis exfoliativa übergehen kann, sondern daß auch Dermatitis- und Pemphigusfälle zeitlich zusammenfallen, daß sich an gehäuft auftretende Fälle von Dermatitis exfoliativa typische Pemphigusfälle anschließen, und daß bei Übertragung durch die Hand einer Pflegeperson nebeneinander Dermatitis- und Pemphigusfälle auftreten können (Ravogli).

Man darf übrigens nicht außer acht lassen, daß sich der Begriff der Dermatitis exfoliativa im Lauf der Zeit einigermaßen verändert hat. Man versteht heute unter dieser Bezeichnung gewöhnlich eine sehr schwere, häufig tödlich verlaufende Erkrankung, ein Begriff, der sich mit dem von Ritter seinerzeit beschriebenen Krankheitsbild nicht mehr vollkommen deckt. Ritter sowohl als Bohn, welcher der Ritterschen Dermatitis exfoliativa zumindest sehr ähnliche Krankheitsfälle schildert, führen als charakteristische Eigentümlichkeit der Erkrankung an, daß sie ohne Fieber und ohne Trübungen des Sensoriums verlaufe. Der Tod erfolgte in Ritters Fällen meist infolge sekundärer Infektionen (Furunkulose, Phlegmone, Pyodermie) oder an einer hinzutretenden Pneumonie, und Bohn hebt hervor, daß „die Hauterkrankung als solche wohl nur bei widerstandslosen, elenden Geschöpfen die Inanition beschleunigt, während sonst der Tod von entzündlichen Organkrankheiten ausgeht, deren Ursachen anderwärts gelegen sind. Die Hauterkrankung erfolgt merkwürdig in sich abgeschlossen, unabhängig von dem übrigen Körperzustand und ohne Neigung zu Komplikationen ihre Wege und kennt keinen ungünstigen Ausgang." Stellt man dieser Beschreibung die unter unregelmäßigem Fieber verlaufenden, tödlich endigenden Fälle Escherichs, die schweren, von Litten beschriebenen, von Behrend zur Dermatitis exfoliativa gerechneten Fälle oder die von Finkelstein als akut verlaufende Form der Erkrankung geschilderten Bilder gegenüber, so muß man zugeben, daß von den Autoren recht verschieden ablaufende Erkrankungen unter den Begriff der Dermatitis exfoliativa vereinigt werden. Hierdurch werden natürlich die auf ätiologischen und anatomischen Untersuchungen basierenden Versuche einer Klärung des Begriffes wesentlich beeinträchtigt. Hedinger sagt mit Recht, daß in einem gewissen Stadium des Krankheitsprozesses es oft dem persönlichen Ermessen des Beobachters freigestellt ist, die Affektion als Dermatitis exfoliativa oder Pemphigus neonatorum zu bezeichnen.

Meist findet man auch bei der Dermatitis exfoliativa Staphylokokken in der Haut, und gewöhnlich auch im Blut. Damit ist natürlich der eigentümliche Charakter des Krankheitsbildes nicht erklärt. Escherich glaubt, daß sich die Dermatitis exfoliativa auf dem Boden einer septischen Allgemeininfektion entwickelt. Wenn wir auch über die Infektionspforte noch im unklaren sind, so darf man doch als wahrscheinlich annehmen, daß bakterielle Vorgänge in der Ätiologie der Dermatitis exfoliativa die wichtigste Rolle spielen. Auch sie kann epidemisch auftreten, mitunter mit schwerem Pemphigus vermengt. Luithlen ist der Ansicht, daß beim Entstehen des Krankheitsbildes auch toxische Einflüsse von Bedeutung sein könnten. Für eine solche Auffassung sprechen Beobachtungen von Finkelstein, der in zwei Fällen der schwersten, tödlichen Form des Leidens Blut und Organe vollkommen steril fand.

Therapie der pemphigoiden Erkrankungen.

Die ausgesprochene Kontagiosität der meisten zur Pemphigusgruppe gehörigen Hauterkrankungen erfordert vor allem eine energische Prophylaxe. Das gegen frühere Zeiten ganz auffällig seltene Vorkommen von Epidemien, sowie auch von sporadischen Fällen in Gebäranstalten läßt die wohltätige Wirkung des hygienischen Anstaltsbetriebes zur Genüge erkennen. Mag auch wegen Überbürdung des Pflegepersonals die aseptische Pflége der Neugeborenen noch vielfach einiges zu wünschen übrig lassen, so hat doch der moderne Geist, der in die Gebäranstalten und Findelhäuser eingezogen ist, auch bezüglich der parasitären Hauterkrankungen des Neugeborenen die segensreichste Wirkung entfalte.

Da die Übertragung durch die mit der Pflege des Kindes betraute Person stattfindet, hat man vor allem für peinlichste Reinigung und Desinfektion der Hände zu sorgen, um weitere Übertragungen zu verhüten. Eine Isolierung der erkrankten Fälle ist durchaus wünschenswert. Um einer Infektion der Wöchnerin vorzubeugen, ist auch beim Stillen Vorsicht am Platze, und kann sich gegebenenfalls zur Verhütung des direkten Kontaktes vorübergehend die Verfütterung abgezogener Muttermilch an Stelle des direkten Anlegens empfehlen. Während der Trinkpausen sollen die erkrankten Kinder jedenfalls aus der nächsten Umgebung der Mutter entfernt werden.

Bei Behandlung des Pemphigus ist wie bei der Säuglingsfurunkulose vor allem dafür zu sorgen, daß sich der Prozeß nicht durch Autoinokulation weiter ausbreite. Es ist also die Effloreszenz von außen möglichst abzuschließen und die intakte Haut zu reinigen. In leichten Fällen genügt es, die Kinder zu baden, und zwar am besten entweder in einem adstringierenden (Eichenrinden-) Bad oder in einem desinfizierenden Bad (Kal. hypermang., Sublimat, Ozet) und nach dem Bad mit einem austrocknenden Streupulver einzupudern (Zinkpuder mit Talkum, Vasenol, Lenicet, Bolus, Dermatol + Talc. āā., Elston usw.). Bei ausgedehntem Pemphigus leistet die Bepinselung der nässenden Stellen mit 5 bis 10%iger Lapislösung wie bei allen nässenden Hautausschlägen des Säuglingsalters Vorzügliches. Ballin empfiehlt auf die Wundflächen eine Lösung von Ichthargan 5,0, Tragacanth 1,5, Aqu. ad 50,0 aufzustreichen, dann eine dünne Watteschicht darauf zu legen und nochmals die Lösung zu applizieren; unter dieser ziemlich fest haftenden Decke heilen die Stellen gut ab. Für Fälle mit starker Borkenbildung eignen sich Salben (Unguent. sulfurat. rubr.) oder weiche Pasten (Zinkpaste, Schwefelzinkpaste, ev. mit Zusatz von etwas essigsaurer Tonerde). Besteht eine stärkere Hautentzündung, wie insbesondere bei der Dermatitis exfoliativa, so sind wie beim akuten Ekzem oder Erysipel fürs erste lose Gazeumschläge mit essigsaurer Tonerde anzuwenden (Langstein). Ist die entzündliche Schwellung etwas zurückgegangen, so werden die nässenden Stellen wie beim gewöhnlichen Pemphigus lapisiert, der übrige Körper eingepudert und in eine lose Umhüllung eingeschlagen, wobei dafür zu sorgen ist, daß die wunden Stellen nicht an der Wäsche ankleben. Ballin empfiehlt bei ausgebreiteten Formen Einwicklungen des Körpers in die Bardelebensche Wismut-Brandbinde, welche auch schmerzstillend wirkt, für 3—5 Tage (Vorsicht wegen Wärmestauung!) und Lagerung des Kindes in eine Schwebe nach Art des Finkelstein - Bendixschen Stoffwechselapparates. Bei schweren Fällen ist selbstverständlich darauf zu achten, daß Kollapszustände vermieden werden, daß das Kind die möglichst beste Nahrung (Frauenmilch) und genügend Flüssigkeit erhält.

IV. Mit Verhärtung, Schwellung und Ödem des Unterhautzellgewebes einhergehende Erkrankungen.

1. Sclerema neonatorum.

Unter den Begriff Sklerem werden zweierlei Veränderungen der Haut zusammengefaßt, welche bei typischer Ausbildung klinisch gut charakterisiert sind: das Sclerema adiposum (Fettsklerem) oder Sklerem in engerem Sinn und das Sclerema oedematosum oder Sklerödem.

a) Das Sclerema adiposum.

Das typische Fettsklerem besteht in einer diffusen Verhärtung der Haut, welche am häufigsten die Waden und das Gesicht befällt, in schweren Fällen sich über die untere Extremitäten, über die Gesäßgegend, den Thorax und die oberen Extremitäten, also fast über den ganzen Körper ausbreitet, und nur die Handflächen und Fußsohlen, Skrotum und Dorsum penis freiläßt. Die Haut liegt den unter ihr befindlichen Weichteilen maskenartig straff gespannt an und scheint mit ihnen fest verbunden; es gelingt nicht oder nur sehr schwer sie in Falten abzuheben. Der Fingerdruck hinterläßt keinerlei Delle. Die Hautoberfläche ist meist glatt, etwas glänzend und gewöhnlich blaß, infolge des gleichzeitig bestehenden Ikterus neonatorum fast immer ikterisch oder subikterisch verfärbt, nicht selten auch livid-zyanotisch. Die befallenen Körperteile machen den Eindruck des Atrophischen; sie sind von dem harten Hautmantel wie von einem fest anliegenden Wachsabguß umklammert. Infolgedessen besteht gewöhnlich hochgradige Hypertonie und Einschränkung der Beweglichkeit, sowohl im Bereich der Extremitäten, wie auch im Gesicht, welches einen unbeweglichen starren Ausdruck annehmen kann: die fest zusammengekniffenen Lippen und die Hautverhärtung über den Jochbögen geben dem Gesicht zuweilen ein an Tetanus erinnerndes Aussehen. Die Körpertemperatur ist fast stets eine abnorm niedrige. Man beobachtet Untertemperaturen bis unter 30^0, selbst Temperaturen von 22^0 wurden schon registriert. Die Kinder fühlen sich froschkalt an. So kommt ein Bild zustande, das dem der Totenstarre sehr ähnlich ist.

Es sind stes frühgeborene, debile oder schwerkranke Kinder, welche vom Sklerem befallen werden. Sie liegen gewöhnlich in einem somnolenten Zustand unbeweglich da. Die Respiration ist verlangsamt, auch die Herzschläge erfolgen dumpf und langsam. Als charakteristisch wird das plötzliche Ausstoßen von gellenden Schreien angegeben („Cri de détresse"). Die Nahrungsaufnahme ist sehr erschwert und oft nur mit der Schlundsonde möglich. In diesem Zustand, welcher zwischen Leben und Tod die Mitte hält, können die Kinder tagelang verharren, bis schließlich das Leben vollkommen erlischt.

Nicht immer ist das Sklerema universell. Manchmal sind bloß einzelne Körperteile (Gesicht und Waden) befallen, während die übrige Körperhaut keine oder nur eine geringgradige Verhärtung und Spannung erkennen läßt. Auch die hochgradigen Untertemperaturen finden sich nicht in allen Fällen. Die Prognose ist dann nicht absolut ungünstig und ein therapeutisches Vorgehen keineswegs überflüssig. Aber selbst bei rudimentärer Ausbildung ist das Sklerem immer ein Signum mali ominis.

Das Fettsklerem, das man gelegentlich bei schwer atrophischen oder an akutem Brechdurchfall leidenden, ausgetrockneten Säuglingen bis zum 6. Monat beobachten kann, tritt beim Neugeborenen oft scheinbar autochthon auf. Es wird gewöhnlich schon am dritten oder vierten Lebenstag manifest, sobald der auch unter normalen Verhältnissen eintretende Wasserverlust einen gewissen Grad erreicht hat. In seiner vollentwickelten typischen Form ist übrigens das Sclerema adiposum eine recht seltene Erscheinung.

Die Pathogenese des Fettsklerems ist noch recht wenig aufgeklärt. Die Sektionsbefunde sind bei sklerematösen Neugeborenen dieselben wie bei frühgeborenen und lebensschwachen Kindern überhaupt. Sie sind, grob anatomisch, nicht selten ganz negativ. Nur Atelektasen werden fast in keinem Fall vermißt. Die anatomische Untersuchung der Haut ergibt oft eine vollkommene Austrocknung des Fettgewebes, welches eine stearinartige Beschaffenheit zeigen kann. Der histologische Befund ist nach den Untersuchungen von Luithlen entweder vollkommen negativ oder ergibt das Bild einer kachektischen Haut. Die scheinbare Zunahme des Bindegewebes erklärt Luithlen durch das Zusammenrücken der Bindegewebsfasern, die Abnahme des Fettgewebes und den größeren Zellreichtum durch die Kachexie; das Pathologische liegt nach seiner Ansicht aber weder in einer Zunahme des Bindegewebes, noch in einer Resorption des Fettes. Demgegenüber spricht Mensi die Vermutung aus, daß das Fettsklerem auf einer Metamorphose des Bindegewebes beruhe, die in einer angeborenen Disposition begründet sei. Die Vorstellung eines kausalen Zusammenhanges zwischen Sklerem und Störungen der inneren Sekretion (Hypo- und Dysthyreoidismus) steht kaum auf halbwegs sicherer Basis.

Als sehr wesentliche Momente beim Zustandekommen des Sklerems muß man die Temperaturerniedrigung und den Flüssigkeitsverlust betrachten. Die starre Beschaffenheit der Haut rührt wahrscheinlich von Veränderungen im Fettgewebe her. Das Fettgewebe des jungen Säuglings hat eine von dem des älteren Individuums abweichende chemische Zusammensetzung und einen relativ hochliegenden Erstarrungspunkt (s. S. 11). Es müssen jedoch besondere uns noch nicht ganz klare Bedingungen vorliegen, daß die Verhärtung zustande kommt. Denn nur bei einem verhältnismäßig kleinen Teil der Kinder mit Untertemperaturen tritt das Sklerem auf und auch nach dem Tode erstarrt das Fettgewebe nicht nach Art des Sklerems. Die Annahme, daß es sich um Gerinnung von Eiweißkörpern infolge hoher Fiebertemperaturen handle, ist für das Sklerem des Neugeborenen selbstverständlich nicht zutreffend, weil dieses kaum jemals nach fieberhaften Zuständen auftritt, es sei denn im Anschluß an Sepsis, welche natürlich gegebenenfalls das Sklerem auszulösen vermag. Nur für solche Fälle träfe auch die Annahme einer infektiösen Grundlage des Sklerems zu.

b) Das Sklerödem.

Während das Fettsklerem die befallenen Körperteile eng umschließt und ihr Volumen verkleinert, geht das Sklerödem mit einer Schwellung, einer ausgesprochenen Volumzunahme der befallenen Teile einher. Beim Fettsklerem ist die Haut unnachgiebig, sie hat ihre Elastizität verloren; die sklerödematöse Haut bietet die für das Ödem charakteristischen Eigenschaften, der auf sie ausgepreßte Finger hinterläßt eine deutliche Delle. Wenn man die Erscheinung nicht schlechthin als Ödem bezeichnet, so hat dies darin seinen Grund, daß die Schwellung eine eigentümlich teigige, knetbare Beschaffenheit zeigt, und trotz der Nachgiebigkeit eine härtere Konsistenz aufweist. Die von Soltmann stammende Bezeichnung Sklerödem bringt die beiden wesentlichen Eigenschaften, das Ödem und die Verhärtung, treffend zum Ausdruck.

Die Farbe der befallenen Haut ist entweder rot, wenn das Sklerödem während der Periode des Erythema neonatorum auftritt, oder weißlich, mitunter auch livid, bisweilen marmoriert. Je nach dem Grad des gleichzeitig bestehenden Icterus neonatorum gesellt sich ein gelber Farbenton hinzu. Manchmal findet man auch zahlreiche kleine punktförmige Blutungen, welche mit der Affektion als solcher natürlich nichts zu tun haben. Die Prädilektionsstellen des Sklerödems sind die untern Extremitäten, besonders die Fußrücken und Waden, aber auch die Oberschenkel, sowie der Mons veneris. Doch können auch sämtliche Partien des übrigen Körpers ergriffen sein, auch Handteller und Fußsohlen. Zuweilen sind bloß die Fußrücken und die Umgebung des Genitales befallen; doch finden sich niemals zerstreute, scharf umgrenzte Herde. Bei stärkerer Ausbildung resultiert auch hier wie beim Fettsklerem eine Beeinträchtigung der Beweglichkeit. Die Körpertemperatur ist auch beim Sklerödem gewöhnlich eine niedrige, subnormale, obzwar so niedrige Temperaturen wie beim Fettsklerem noch niemals registriert wurden. Zuweilen ist die Temperatur auch normal, selbst febril, doch bleiben die befallenen Hautpartien auch in solchen Fällen häufig kühl. Das Sklerödem scheint während der kälteren Jahreszeit häufiger aufzutreten als im Sommer.

Wie das Fettsklerem bevorzugt auch das Sklerödem frühgeborene und untergewichtige Kinder; aber auch anscheinend normale, kräftige Kinder bleiben keineswegs immer verschont. Die Veränderungen treten meist zwischen zweitem und viertem Tag auf, selten später.

Während das Fettsklerem allgemein als Symptom der Lebensschwäche oder einer schweren Krankheit aufgefaßt wird, wird das Sklerödem von manchen Seiten für eine Krankheit sui generis angesehen, eine Auffassung, die vom allgemein pathologischen Standpunkt aus nicht befriedigend begründet erscheint. Die anatomischen Befunde sind im allgemeinen nicht charakteristisch. Man findet das Sklerödem bei den verschiedenartigsten Erkrankungen, bei angeborenen Herzfehlern, Lungenatelektasen, Pneumonien, Bronchitiden, im Verlauf hämorrhagischer oder septischer Erkrankungen, zuweilen auch bei negativem Obduktionsbefund. Luithlen glaubt deshalb auch die Frage, ob das Sklerödem eine eigene Krankheit sei, entschieden verneinen zu müssen. Er betont, daß das klinische Bild der Affektion durch alle möglichen Ursachen und Krankheiten, welche zu einer Stauung im Kreislauf oder zu einer Schädigung der Gefäßwand, zu einem serösen Erguß ins Zellgewebe führen, hervorgerufen werden kann. Er sieht die wichtigste Ursache für die Entstehung des Sklerödems in der mangelhaften Entwicklung des Kindes, in der eigentümlichen Beschaffenheit des Gewebes, insbesondere der Gefäße, welche eine Transsudation aus denselben erleichtert. Die von Luithlen untersuchten Fälle wiesen eine minder entwickelte Haut auf, die zirka dem siebenten Fetalmonat entsprach. Nach Mensi ergibt die histologische Untersuchung der Haut die Zeichen der Hautatrophie, Fehlen des Stratum granulosum, Verdichtung der Dermazellen und -Fasern, Gefäßerweiterung und blutige Imbibition des Unterhautzellgewebes. Das Ödem betrifft nicht nur die Haut, und das Unterhautzellgewebe, sondern auch die Muskulatur. In zwei von Finkelstein beobachteten Fällen fand sich bei der Obduktion keine helle eiweißarme Ödemflüssigkeit, sondern bernsteingelbes, bei der Erwärmung gelatinisierendes Serum in den Geweben und ein Erguß derselben Flüssigkeit in den Bauchfellraum; bei der mikroskopischen Untersuchung der Muskulatur ließ sich die Querstreifung nicht mehr erkennen und um die Kapillaren war eine leichte zellige Infiltration zu sehen. Finkelstein spricht die Vermutung aus, daß durch lange Unterkühlung eine Schädigung der Gefäßendothelien und schließlich eine Art kongelatives Ödem hervorgerufen wird. Manchmal finden sich seröse Ergüsse in die Körperhöhlen. Als relativ nicht seltene Komplikationen werden Blutungen in die Lunge und den Pleuraraum angeführt. Hervieux und Esser haben Fälle beschrieben, bei welchen sich Blutergüsse in den Lungen fanden (Lungenapoplexien), multiple Zerreissungen der strotzend gefüllten Lungenvenen ohne Zeichen von Entzündung, welche intra vitam zu hochgradiger Dyspnoe und blutigem Auswurf Veranlassung gegeben hatten.

Das Sklerödem ist wahrscheinlich nur als ein Ödem aufzufassen, welches wie jedes andere zustande kommen kann, bei welchem aber als weitere ätiologische Momente einerseits die Kälte, andererseits wahrscheinlich die besondere Beschaffenheit des kindlichen Fettgewebes und der Haut überhaupt hinzukommen. Aus diesem Grunde kommen fließende Übergänge vom gewöhnlichen weichen Ödem zum Sklerödem vor. Es ist nicht zu leugnen, daß auch bei etwas älteren kranken Säuglingen die Ödeme zuweilen an das Sklerödem erinnern können.

Die Prognose der mit Sklerödem einhergehenden Zustände ist gewöhnlich eine zweifelhafte. Der Tod kann schon mehrere Stunden oder einige Tage, zuweilen auch erst 1—2 Wochen nach Auftreten des Sklerödems eintreten. Doch ist die symptomatische Bedeutung des letzteren bei weitem nicht so ernst wie die des Fettsklerems. Gar nicht selten kommt es, besonders in leichten Fällen, zur Rückbildung; selbst bei universeller Ausbreitung über den ganzen Körper kann völlige Heilung eintreten (A. Bauer). Während der Rückbildung des Sklerödems wird die Haut schlaff und runzelig. Das Muskelödem und damit die Resistenz der tieferen Partien bleibt gewöhnlich längere Zeit erhalten. Der Zustand erinnert dann an Fettsklerem, doch läßt sich das tiefe Ödem meist wegdrücken.

Als „sklerödemartige Zustände infolge unmittelbarer Einwirkung von Entzündungserregern" beschreibt Finkelstein ein bisher nicht bekanntes Krankheitsbild, welches er den nicht selten vorkommenden posterysipelatösen Schwellungen an die Seite stellt. Er beobachtete bei einem 3 Wochen alten Kind im Anschluß an eine wahrscheinlich vom Mund ausgehende tödlich endende Streptokokkeninfektion das Auftreten von multiplen Herden, welche im Lauf weniger Tage durch Konfluenz zu einer diffusen sklerödemartigen Veränderung der Haut führten.

Stellen sich in typischen Fällen Fettsklerem und Sklerödem auch als differente Zustände dar, so kommt man im Einzelfall doch nicht selten in Verlegenheit, welchen der beiden Zustände man annehmen soll. Die als wichtigstes differentialdiagnostisches Moment geltende Reaktion auf Fingerdruck läßt manchmal im Stich; die Dellenbildung ist zuweilen nur andeutungsweise vorhanden, besonders dann, wenn das Ödem vorwiegend die Muskulatur betrifft. Es wird deshalb auch von mehreren Beobachtern zugegeben, daß Kombinationen beider Skleremformen vorkommen (Luithlen, Esch), auch kann die weiche Konsistenz des Sklerödems später in die Härte des Sklerems übergehen (Geiser). Vom klinischen Standpunkt scheint es gerechtfertigt, die beiden Zustände unter dem Namen Sklerem zusammenzufassen und dieses mit Soltmann zu definieren „als eine unter lebhaftem Sinken der Eigenwärme einhergehende Verhärtung der Haut und der unter ihr liegenden Gewebe mit oder ohne Infiltration von Serum unter die Haut".

Kinder mit Sklerem bedürfen im Hinblick auf die meist bestehende hochgradige Untertemperatur vor allem der Wärmezuführung mittelst Wärmflaschen, heißer Bäder usw. Tibone empfiehlt, die befallenen Glieder mit Watte zu umwickeln, diese dann überall vollständig mit gummiertem, impermeablen Papier zu bedecken und dieses mittelst Bindentouren zu fixieren. Dufour wickelt die Kinder in gummierte Pflaster ein. Um die Zirkulation zu fördern, kann man die erkrankten Hautpartien mit warmem Öl frottieren. Massage ist vor allem beim Sklerödem zu empfehlen. Man massiere mehrmals täglich in zentripetaler Richtung und führe häufig ausgiebige passive Bewegungen aus. Innerlich oder noch besser subkutan können Excitantien angewendet werden. Bauer empfiehlt sogar größere Mengen Kognak (4—6 g täglich) zu reichen, doch dürfte man wohl auch ohne den für ein neugeborenes Kind immerhin nicht ganz unbedenklichen Alkohol auskommen. Für die Allgemeinbehandlung und Ernährung gelten dieselben Regeln wie für frühgeborene und lebensschwache Kinder überhaupt.

2. Sklerodermie.

Vom Sclerema neonatorum völlig wesensverschieden, aber in den kasuistischen Mitteilungen der Literatur wahrscheinlich häufig mit ihm verwechselt, ist die Sklerodermie.

Die echte Sklerodermie ist als Säuglingskrankheit überaus selten, findet sich jedoch relativ am häufigsten während der ersten drei Lebenswochen. Die bisher mitgeteilten Fälle sind zum Teil als Sklerodermie beschrieben (Cruse, Neumann, Haushalter und Spillmann), zum Teil wurden sie unter der Diagnose Sklerem publiziert. Fünf derartige Fälle hat Luithlen aus der Literatur zusammengestellt (Money, Barrs, Garrod, Blacker, Bunch). Vielleicht gehören auch die von Waterhouse, Carpenter und Sheffield Neave als „Sklerem" mitgeteilten Fälle zur Sklerodermie: in beiden Fällen fanden sich nämlich neben diffus skleremartiger Beschaffenheit der Haut fleckweise angeordnete sklerematöse Hautveränderungen; in einem Fall entwickelten sich aus einer anfangs als Sklerem imponierenden Erkrankung disseminierte Sklereminseln.

Bei den wenigen typischen im Säuglingsalter beobachteten Sklerodermiefällen trat die Erkrankung innerhalb der ersten 2—3 Lebenswochen auf; zuweilen fand sich die Affektion schon unmittelbar nach der Geburt. Die Krankheit scheint meist Kinder von gutem Ernährungszustand zu befallen. Sie beginnt nicht an den peripheren Körperteilen wie das Sklerem, und in der Regel nicht als diffuse Infiltration, sondern äußert sich in dem Auftreten von mehr oder weniger deutlich umschriebenen Herden, welche sich von der umliegenden Haut, die die normale Geschmeidigkeit zeigt, als brettharte Infiltrate deutlich abgrenzen lassen. Die zuweilen bloß linsengroßen Infiltrate können sich in die Fläche ausbreiten und dann bisweilen größere Hautpartien einnehmen, doch läßt sich auch dann die Anordnung in Herden noch immer gut erkennen. Die Begrenzung der Herde ist eine ziemlich scharfe, die Ränder sind bisweilen zackig oder buchtig. Die Farbe der Herde ist meist rötlich oder livid. Zuweilen scheint im Beginn der Erkrankung eine gewisse Druckempfindlichkeit zu bestehen, die Beweglichkeit ist nicht beeinträchtigt. Im Anfang treten an verschiedenen Körperstellen neue Herde auf, dann beginnen sich die Verhärtungen allmählich zurückzubilden. Im Verlauf von einigen Wochen, längstens einigen Monaten tritt vollkommene Heilung ein. Nur in einem Falle Cruses blieben an der Stelle der Hautverdichtungen Einziehungen zurück, mithin Zeichen einer Atrophie der Haut, wie dies bei Erwachsenen der gewöhnliche Ausgang der Sklerodermie ist.

Therapeutisch werden warme Bäder, in welchen die Verhärtungen weicher werden können, sowie Einreibungen mit Öl, Jodvasogen, Quecksilbersalben empfohlen. In Anbetracht der günstigen Prognose und des Fehlens stärkerer subjektiver Beschwerden ist übrigens eine Behandlung ziemlich überflüssig.

3. Genitalödeme.

Die als Genitalödeme bei Kindern der ersten Lebenstage beschriebenen Zustände umfassen mehrere nicht nur klinisch, sondern auch ätiologisch differente Formen.

Sehr häufig, ja bis zu einem gewissen Grade fast bei allen neugeborenen Mädchen findet man während der ersten Tage eine mehr oder minder ausgesprochene Schwellung und meist auch leichte Rötung der großen Labien. Manchmal erscheinen dieselben bloß etwas von seröser Flüssigkeit durchtränkt. In andern Fällen weisen sie eine auffallende, polsterartige, als pralles Ödem imponierende Schwellung auf. Diese Ödeme der Vulva, welche gewöhnlich innerhalb weniger Tage zurückzugehen oder ganz zu verschwinden pflegen, werden von manchen als Stauungsödeme erklärt, die während der Geburt oder infolge Druckes seitens der Schenkel in der fetalen Stellung zustande kommen (Finkelstein), von andern als Schwangerschaftssymptom im Sinne Halbans aufgefaßt (Zappert).

Viel seltener wie bei Mädchen, findet man bei Knaben entsprechende Schwellungen des Penis und Skrotum.

Sehr häufig zeigt bei beiden Geschlechtern die Haut des Mons veneris eine in ihrer Konsistenz an das Sklerödem erinnernde Schwellung.

Alle die genannten Zustände sind ganz harmloser Natur.

Die als „chronisches idiopathisches Genitalödem" beschriebene Hautaffektion befällt fast ausschließlich Knaben. Sie äußert sich in einer ödematösen Schwellung des Mons veneris und der Genitalien, mitunter auch der angrenzenden Partien der Oberschenkel. Der ödematöse Hautbezirk grenzt sich nach oben zu etwa in der Mitte zwischen Nabel und Symphyse mit einer horizontal verlaufenden Linie scharf ab. Die Haut zeigt keinerlei Zeichen der Entzündung, ist normal temperiert und blaß. Das Ödem tritt gewöhnlich 1—3 Wochen nach der Geburt auf, nur selten früher, und bleibt dann meist, ohne dem Kind Beschwerden zu machen, längere Zeit, oft Monate lang ziemlich unverändert bestehen, um dann allmählich zu verschwinden. Die Prognose scheint durchaus günstig zu sein, da derartige Ödeme bei Kindern jenseits des sechsten Monats nie mehr zur Beobachtung kommen. Friedjung, welcher die Aufmerksamkeit auf diese keineswegs seltene Erkrankung gelenkt hat, deutet sie als Folge einer vom Nabel ausgehenden Infektion leichtester Art, analog dem Erysipel, die aber zum torpiden Ödem führt. Er stützt sich hierbei auf den oben erwähnten Befund Finkelsteins, der in einem an Sklerödem erinnernden Fall von Genitalödem Streptokokken nachwies. Vielleicht spielen auch lokale Reizzustände am Genitale, wie Phimosen, Eichelsteine u. dergl. ätiologisch eine Rolle (Neurath). Daß eine zu straff angelegte Nabelbinde ein Stauungsödem der Unterbauchgegend hervorzurufen vermag, ist möglich, doch schwinden derartige Schwellungen wohl bald nach Entfernung des Hindernisses. Therapeutisch sind die genannten Ödeme nicht zu beeinflussen. Umschläge haben kaum einen Erfolg.

Um einen den genannten Genitalödemen verwandten Zustand handelt es sich vielleicht auch in einem von Petrone als „Ödema chronicum congenitum" beschriebenen Fall, bei welchem eine Schwellung beider unteren Extremitäten und des Skrotums bestand, die sich im Lauf eines halben Jahres zurückbildete, ohne jedoch vollständig zu verschwinden; es hinterblieb eine an Intensität wechselnde Schwellung an den Fußrücken. In dieser Hinsicht erinnert der Fall an jene Erkrankungen, die als akutes umschriebenes Ödem (akutes angioneurotisches Ödem, Quinckesche Erkrankung) beschrieben worden sind. Dieselben treten allerdings in der Regel erst im späteren Lebensalter auf; der in der Monographie von Kassierer als jüngster beschriebene Fall betraf ein 1½ Monate altes Kind. Auch ein von Sutherland mitgeteilter Fall dürfte hierher zu rechnen sein. (Seit der Geburt bestehende, an Intensität wechselnde Ödeme an den Füßen mit rosaroter Verfärbung der Haut an den Sohlen, die bei Kälte intensiv blau werden; daneben häufige Eruptionen von Lichen urticatus.)

4. Seltenere Ödemformen.
Allgemeines idiopathisches Ödem.

Die ins Pathologische gesteigerte Neigung zur Wasserretention, welche man bei kranken, dekomponierten Säuglingen, besonders nach Verabreichung einer relativ salzreichen Nahrung häufig zu beobachten Gelegenheit hat, und welche sich je nach dem Salzreichtum der Nahrung und der Schwere der vorliegenden Ernährungsstörung bald nur in abnormem Anstieg des Körpergewichts, bald in dem Auftreten von ausgesprochenen Ödemen äußert, kommt während der Neugeborenenperiode unter gewöhnlichen Verhältnissen in sinnfälligem Grade nur selten zur Beobachtung. Freilich zeigt auch der gesunde Säugling bis zu einem gewissen Grad eine „Schwäche der kochsalzausscheidenden Funktion", und zwar um so mehr, je jünger er ist (Finkelstein); doch wird eben unter den gewöhnlichen Bedingungen der Ernährung diese funktionelle Rückständigkeit in der Regulierung der Wasser- und Salzausscheidung beim neugeborenen Kind nur selten manifest. Sie tritt erst zutage, wenn die Wasser-, resp. Salzzufuhr über ein gewisses Maß gesteigert wird. So berichtet Birk über ein 3½ kg schweres, gesundes Kind, welches bei minimaler Nahrung, aber reichlicher Flüssigkeitszufuhr (bis 550 g Tee) eine normale Gewichtskurve darbot, aber nach 10 Tagen Ödeme der Hand- und Fußrücken aufwies; letztere schwanden sofort, als dem Kind statt des Tees die gleiche Menge abgezogene Frauenmilch gereicht wurde.

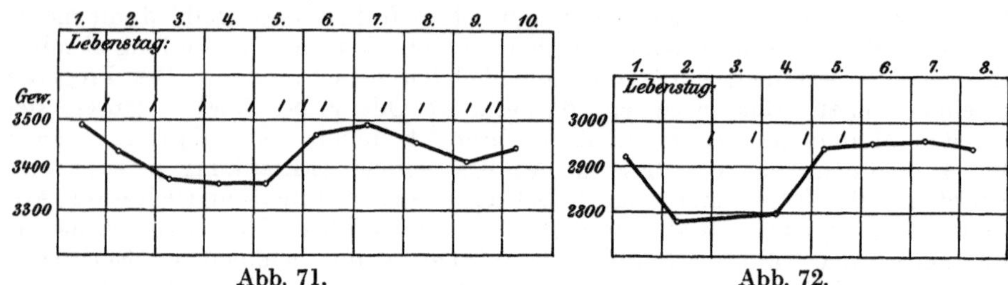

Abb. 71.   Abb. 72.

Daß beim normalen neugeborenen Kind während der ersten Lebenstage auch durch geringe Salzwassergaben die Gewichtskurve im Sinne einer Wasserretention merklich beeinflußt werden kann, ergibt sich aus den nebenstehenden Kurven (Abb. 71 u. 72). Noch leichter kommt es bei lebensschwachen, kranken Neugeborenen nach Salz- und Wasserdarreichung zu Gewichtsanstieg und Ödembildung. Man sieht dies bei solchen Kindern, denen man zur Verhütung einer Exsikkation relativ reichliche Mengen physiologischer Salzlösung zu trinken gibt oder subkutan infundiert.

Die beiden Kurven zeigen den Gewichtsverlauf zweier Kinder, denen eine ½%ige Salzlösung (NaCl, CaCl$_2$, KCl, NaHCO$_3$ im Verhältnis der Ringerschen Lösung) verabreicht wurde. Sie haben einen ganz atypischen Verlauf. (Bei dem Zeichen 1 wurden je 100 g ½%iger Salztee zu verfüttern begonnen.)

Im ersten Fall (Abb. 71) handelte es sich um ein Kind, welches an einer milcharmen Brust nur sehr geringe Mengen trank. Am 2. und 3. Tag erhoben sich die Einzeltrinkmengen nicht über 5—10 g und waren häufig nicht wägbar. Trotzdem verläuft die Gewichtskurve unter dem Einfluß des Salztees in einem flachen Bogen bei bloß 130 g Gewichtsverlust. Bei Stichproben betrugen die Trinkmengen bis zum 7. Tag nicht über 20 g, trotzdem wurde an diesem Tag das Anfangsgewicht erreicht. Im anderen Fall (Abb. 72) lagen die Stillverhältnisse günstig. Die Einzeltrinkmengen erreichten am 5. Tag 70, am 6. 100 g. Der Einfluß der Salzteegaben ist auch hier unverkennbar: das Gewichtsminimum fällt auf den 2. Tag, das Anfangsgewicht ist schon am 5. Tag erreicht.

Ödema lymphangiektatikum.

Unter diesem Namen beschreibt Fromme einen Fall von ödematöser Schwellung der Hände und Füße (einschließlich der Handteller und Fußsohlen, sowie der Unterschenkel). Die Schwellung ließ anfangs bei Fingerdruck eine Dellenbildung erkennen und nahm später eine mehr teigige Konsistenz an. Das Ödem ging später im Bereich einer Hand zurück, doch blieb hier die Haut zu weit. Eine derartige zu weite Haut fand sich schon bei der Geburt auf der Brust und am Rücken, insbesondere am Nacken, wo man die Haut wie bei einem jungen Hund in einer großen Falte emporheben konnte. Fromme nimmt deshalb an, daß schon vor der Geburt am Körper Ödeme bestanden haben dürften. Er glaubt, daß die subkutanen Lymphspalten stark ausgebildet waren und infolgedessen mehr oder weniger ausgesprochene Lymphstauungen auftreten konnten. Einen analogen Fall beobachtete Veit. Auch Finkelstein berichtet über zwei ähnliche Beobachtungen: in dem einen Fall bestand ein kongenitales, in abhängiger Lage besonders starkes Ödem des linken Arms von der Schulter bis zu den Fingerspitzen, das allmählich geringer wurde und im Lauf des zweiten Jahres völlig verschwand; im andern Fall fanden sich geringe Ödeme beider Oberarme bei ausgesprochener Schlaffheit der Haut, die ebenfalls gegen Ende des zweiten Jahres sich zurückbildeten.

Die angeborene allgemeine Wassersucht.
(Hydrops foetus universalis.)

Ein Teil der Fälle von universellem Ödem der Neugeborenen, welche in der Literatur beschrieben sind, dürfte auf Anomalien des Herzens, der Niere usw. zurückzuführen sein. Außer diesen gibt es jedoch Fälle von angeborener Wassersucht, denen eine andere gemeinsame Ätiologie zugrunde zu liegen scheint. Die Fälle sind allerdings vom allgemein pathologischen Standpunkte aus interessanter als vom klinischen; denn es handelt sich fast immer um (frühgeborene) Kinder, welche entweder schon tot geboren werden, oder doch kurze Zeit, meist wenige Minuten nach der Geburt, absterben. Die Früchte zeigen eine mehr oder minder ausgesprochene, oft mächtige ödematöse Schwellung der gesamten Körperhaut, sowie seröse Ergüsse in die Körperhöhlen (Broekhuizen).

In den Obduktionsbefunden wird als besonders typisch eine Vergrößerung der Milz angegeben. Die histologische Untersuchung ergibt enorm ausgebildete Blutbildungsherde in Leber, Nieren und Milz, sowie einen höchst auffallenden Blutbefund, massenhafte Erythroblasten und Myeloblasten oder große lymphoide Zellen, welche Rautmann als lymphoide basophile Mutterzellen der Erythroblasten deutet. Diese Veränderungen sind als Ausdruck einer pathologischen Reizung der blutbildenden Organe anzusehen (Schridde, W. Fischer). Die Ursache der Erkrankung ist unbekannt. Lues ist auszuschließen. Die Tatsache, daß fast alle Kinder mit allgemeiner Wassersucht von Müttern stammten, welche an typischer Schwangerschaftsnephritis litten, läßt die Annahme gerechtfertigt erscheinen, daß „irgendwelche bislang noch unbekannte Stoffwechselprodukte der Mutter eine ätiologische Rolle spielen" (s. auch S. 295). B. Wolff sah, daß in manchen Fällen nach Exstirpation der mütterlichen Niere die Feten mit allgemeinen Körperödemen und Ascites erkrankten.

Als auf toxischen Ursachen beruhend faßt auch Cozzolino einen Fall von Ödembildung auf, den er bei dem Kind einer Mutter beobachtete, die während der letzten Zeit der Schwangerschaft und im Wochenbett an Nephritis litt. Es fanden sich bei dem an der Mutterbrust ernährten Kind vom vierten Tag an zuerst an den Augenlidern und Handrücken Ödeme, welche sich allmählich über den ganzen Körper ausbreiteten, mit dem Schwinden der nephritischen Erscheinungen bei der Mutter aber im Lauf von 4 Wochen sich völlig zurückbildeten. Nephritische Ödeme sind entsprechend der Seltenheit der Nephritis beim Neugeborenen überhaupt sehr selten.

5. Elephantiasis congenita.

Die unter dem Namen Elephantiasis zusammengefaßten kongenitalen Veränderungen umfassen mehrere anatomisch und ätiologisch verschiedene Zustände, deren Gemeinsames in einer diffusen Verdickung der Weichteile einzelner Körperteile, insbesondere der Extremitäten, gelegen ist.

Man unterscheidet eine Elephantiasis teleangiektatica und Elephantiasis lymphangiektatica, Zustände, welche im wesentlichen auf Anomalien des Blut- und Lymphgefäßsystems (cystischer Erweiterung u. dergl.) beruhen. Gewisse Formen von Elephantiasis sind wahrscheinlich auf Stauungen infolge intrauteriner Umschnürung seitens amniotischer Stränge zurückzuführen. Die elephantiastischen Teile sind in diesen Fällen durch Querfurchen von den gesunden Hautpartien scharf abgegrenzt. Diese Furchen werden übrigens von manchen Autoren (Nelsen, Bernhard und Blumenthal) so erklärt, daß vielleicht die subkutanen Faszien durch derbe Faserzüge an die tieferliegenden Teile angeheftet sind, welche in querer Richtung an der Grenze der Gelenke verlaufen.

In andern Fällen scheint eine reine Hyperplasie des Bindegewebes vorzuliegen, die auf eine Krankheitsanlage, auf ein Vitium primae formationis zurückgeführt werden muß (Nöggerath). Darauf weist das gehäufte Auftreten von Elephantiasis in einer Familie und das Vorkommen anderer Mißbildungen bei demselben Kind hin (Nonne). Diese Formen der diffusen einfachen Elephantiasis, welche sich in einer kissenartigen Vorwölbung der befallenen Weichteile äußert, beruht auf einer Prädisposition zu bindegewebigen Neubildungen überhaupt und leitet zu den umschrieben auftretenden Formen der Lappenelephantiasis, der Fibromatosis multiplex usw. über (Spietschka, Mainzer, Helbing, Behan). Auch das Skelett kann bei der Elephantiasis beteiligt sein (Rach).

Die Prognose ist, da es sich um eine Mißbildung handelt, quoad sanationem natürlich ungünstig, doch wird das Wohlbefinden der Kinder in keiner Weise gestört. Eine gewisse Gefahr besteht nur insoferne, als die elephantiastischen Teile manchmal eine Neigung zu erysipelatösen Entzündungen aufweisen (Virchow). Die Therapie ist ziemlich aussichtslos. Massage und zentripetal angelegte Bindentouren haben kaum einen Erfolg. Im späteren Leben kommen ev. chirurgische Methoden in Betracht.

11. Kapitel.

Nabel.

A. Nabelpflege.

Der Nabelpflege ist seit Einführung der aseptischen Wochenbettspflege auch von seiten der Geburtshelfer stets großes Interesse entgegengebracht worden. Es ist nicht zu leugnen, daß auf diesem Gebiet eine gewisse Polypragmasie entfaltet wurde, — die Zahl der Nabelbehandlungsmethoden ist eine ganz enorme, und man hat den Eindruck, daß es sich bei manchen um recht unwesentliche Modifikationen handelt. Man hat — in allerdings vollkommen richtiger Würdigung der Bedeutung des Nabels als Infektionspforte — übersehen, daß die Infektionserreger auch auf andern Wegen in den Körper des Neugeborenen eindringen können, und hat dementsprechend andern Kapiteln der Neugeborenenpflege manchmal eine etwas stiefmütterliche Behandlung zuteil werden lassen. Sei dem wie immer, so darf man sich jedenfalls des Erfolges freuen, welchen die der Nabelpflege zugewendete Sorgfalt gezeitigt hat: die Zahl der Nabelinfektionen ist gegenüber der voraseptischen Zeit gewiß eine sehr geringe geworden insbesondere die schweren lokalen Nabelerkrankungen und die letal verlaufenden Formen der Nabelsepsis sind — besonders in Gebäranstalten — heute auf eine sehr geringe Zahl zusammengeschrumpft.

Die Nabelpflege umfaßt folgende Punkte: erstens die Abnabelung, zweitens die Versorgung des Nabelschnurrestes und drittens die der Nabelwunde nach Abfall des Restes.

Die Abnabelung wird ziemlich allgemein in der Weise vorgenommen, daß die Nabelschnur etwa 5—10 Minuten nach der Geburt mehrere Zentimeter von der Bauchinsertion entfernt doppelt unterbunden wird. Die eine Ligatur liegt etwa drei Querfinger vom Nabel entfernt, die andere weitere zwei Querfinger jenseits der ersten. Die Unterbindung wird meist mit einem ca. $\frac{1}{2}$ cm breiten sterilisierten Leinenbändchen vorgenommen, welches ev. in Sublimat gelegen hat. Zwischen beiden Ligaturen wird die Nabelschnur mit einer sterilisierten Schere durchschnitten. Seitz empfiehlt, zur Verhütung der Nachblutung die Nabelschnur am fetalen Ende nach einiger Zeit einzuschlagen, den ersten Knoten mit dem Bändchen an einer dem Nabel näher gelegenen Stelle auf der Schnur aufzubinden und so zum zweitenmal zu unterbinden. Ob die Ligaturen etwas weiter vom Nabel abliegen (Klinik Döderlein 10,7 cm) oder etwas knapper über demselben angelegt werden (Klinik Küstner, Seitz 7,2 cm), scheint ziemlich irrelevant. Runge unterbindet nur einmal und durchtrennt jenseits der Ligatur. Rothschild empfiehlt elastische Abbindung mittelst Gummibändchen, die durch einen Metallring gezogen werden.

Über den passenden Zeitpunkt der Abnabelung wurde früher viel debattiert. Es hat sich jedoch herausgestellt, daß das bei später Abnabelung noch überströmende sog. Reserveblut für das Kind kaum von wesentlicher Bedeutung ist (Runge). Nach Czerny - Keller finden wir nur wenig glaubwürdige Angaben, die dafür sprechen, daß der Zeitpunkt der Abnabelung einen bestimmten gleichbleibenden Einfluß auf Ernährung und Stoffwechsel oder überhaupt auf das Gedeihen des Neugeborenen hat. Man hat im allgemeinen einen Mittelweg eingeschlagen, und unterbindet weder sofort nach der Geburt des Kindes, noch erst nach Expression der Plazenta, sondern nach Aufhören der Nabelschnurpulsation, das ist eben durchschnittlich nach 5—10 Minuten.

Nach Durchtrennung der Nabelschnur bleibt ein mehr minder langer Rest des Nabelstrangs am Körper zurück. Man kann denselben nun, wie er ist, unter einem entsprechenden Verband der Mumifikation überlassen. In den letzten Jahren hat man jedoch von mehreren Seiten vorgeschlagen, den Strang vor endgültiger Versorgung nochmals zu kürzen. Es geschieht dies am besten nach dem ersten Bad. Die Verkürzung wird in der Weise vorgenommen, daß der Strangrest unmittelbar an der Grenze des Hautringes oder etwa einen halben Zentimeter von letzterem entfernt nochmals mit einem Leinenbändchen (Ahlfeld), mit einem Seidenfaden (Martin, Weckerling, Stolz) oder mit Catgut (Leube) unterbunden und dann entweder mit der Schere durchschnitten oder nach Martins Vorschlag mit einer glühenden Brennschere abgetragen und verschorft wird (Rieck). Anstatt der zweiten Unterbindung kann der Strangrest auch mittelst geeigneter Instrumente abgeklemmt werden. Bar und Penndecerf legen dicht am Nabelring eine Klemme an, welche sie 24—48 Stunden liegen lassen, nachdem der Rest über ihr abgeschnitten wurde (Orlowsky). Ähnliche Klemmen verwenden Pinard, Porak, Gauß, Gigli, Schlank. Sehr zweckmäßig ist das an der Klinik Schauta geübte Verfahren (Feitler): der Strang wird mit einer ausgekochten, in Alkohol gereinigten Pince haemostatique knapp über dem Hautrande gefaßt und mittelst eines Skalpels oder Knopfmessers unmittelbar über dem Instrument abgeschnitten; die Pince bleibt mindestens 10 Minuten liegen; es bleibt eine fast papierdünne Membran zurück. Marcus empfiehlt die Anlegung einer kleinen Klemme, welche an dem mit Silberfolie umgebenen Nabelstumpf angelegt wird und 12—24 Stunden liegen bleibt; ober- und unterhalb der Klemme kommt eine dünne Watteschicht, darüber der Verband; der Nabelstumpf ist papierdünn und mit der Silberfolie nach Art einer Plombe verschlossen.

Die einzige Gefahr der starken Kürzung des Strangrestes ist eine etwa eintretende Blutung, welche bei Fehlen eines Stumpfes vielleicht weniger leicht zu stillen sein könnte. Doch hat die Erfahrung gelehrt, daß diesbezüglich nicht viel zu befürchten ist. In der Mehrzahl der Fälle steht die Blutung nach Abnahme der Klemme auch ohne jede Unterbindung vollkommen oder beschränkt sich auf geringe parenchymatöse Blutungen, welche rasch vorübergehen. Selbstverständlich muß man sich vor Anlegung eines Verbandes davon überzeugen, daß es aus den durchschnittenen Gefäßen nicht blutet; sollte dies ausnahmsweise der Fall sein, kann man nachträglich unterbinden. Um eine Blutung mit Sicherheit zu vermeiden, kann man die Abklemmung mit einer Abbindung kombinieren (Jägeroos).

Das Fehlen eines längeren Strangrestes erleichtert die nun folgenden Aufgaben der Nabelpflege, Asepsis und Trockenhaltung der Wunde ganz wesentlich. Vor Anlegung des Verbandes kann der Nabelstrangrest und seine Umgebung mit einem in 90%igen Alkohol getränkten Bausch (Ahlfeld) gewaschen und die Wunde, resp. der Strang, mit Dermatol oder dergl. bestreut werden. Andere unterlassen jegliche Waschung oder Einpuderung und legen sofort den Verband an (Runge). Ist ein längerer Strangrest vorhanden, so wird er in sterile Watte oder Gaze eingeschlagen; wurde er gekürzt, so wird direkt auf die Nabelwunde ein Stück sterile Gaze und etwas Watte aufgelegt und darüber der Verband angelegt.

Das gebräuchlichste Streupulver, welches zwecks rascher Eintrocknung und Hemmung der Bakterienentwicklung auf den Strangrest appliziert wird, ist das Dermatol. An seiner Stelle kann auch Xeroform, Airol, Vioform, Salizylpuder u. dgl. verwendet werden. Leube empfiehlt Diachylonpuder. In den letzten Jahren wird vielfach die wesentlich billigere und energisch austrocknende Bolus alba mit sehr gutem Erfolg verwendet (Horn, Galatti). Die Bolus muß durch Erhitzen auf 170° bis 200° gründlich sterilisiert werden. Zweifel beobachtete bei Unterlassung der Sterilisation 4 Tetanusfälle im Anschluß an die Applikation von Bolus. Petermöller empfiehlt trockene Kieselgur (terra sillicea calcinata praecipitata), welche ausgeglüht werden kann, ohne daß sie zusammenschmilzt. Geßner schlägt vor, nach gewöhnlicher Abnabelung mit einem zweiten, in Formalin getränkten Nabelbändchen direkt am Nabelring eine Ligatur anzulegen; dann Kürzung des Strangrestes bis auf 1 cm und tägliche Pinselung mit Formalin, das sich wegen seiner härtenden und bakteriziden Eigenschaften für die Behandlung des Strangrests besonders eignet.

Was den Nabelverband betrifft, so verwendet man hierzu gewöhnlich eine ca. handbreite Kalikot-, Gaze- oder Mullbinde, welche über den mit steriler Gaze bedeckten Strangrest zirkulär angelegt wird. Ein großer Nachteil dieser Verbände ist es, daß sie sich sehr leicht verschieben, sei es nach oben oder nach

unten, und die Nabelwunde dann unbedeckt bleibt. Aus diesem Grund ist die
Verwendung leicht elastischer Binden (Tetra) empfehlenswert, bei welchen
natürlich wieder darauf zu achten ist, daß die Binde nicht zu fest anliegt. Ein
zu straff angelegter Nabelverband ist für das Kind zu mindest unangenehm
und nicht selten die Ursache von unerklärlichem Schreien.

Sehr empfehlenswert und vielfach in Anwendung ist der Flicksche Schürzenverband (Abb. 73). Eine etwa 10 cm breite Mullbinde mit gewebten Rändern wird
der Länge nach vierfach zu einem quadratischen
Stück zusammengenäht. An die obere und untere
Seite werden je ein 110 cm langes und 1,5 cm breites
Bändchen aus feinem glatten Battist parallel zueinander angenäht, so daß rechts und links sowohl
oben als auch unten je ein freies Bandende von
50 cm verbleibt. Ein drittes 60 cm langes Bändchen wird senkrecht zu den beiden andern an die
linke Seite des Quadrates genäht (Escherich).
Das sterilisierte Schürzchen wird nun auf den
Nabel gelegt, die seitlichen Bänder werden um
den Körper geschlungen, dann wieder nach vorn
geführt und über dem Schürzchen geknüpft,
nachdem sie durch je eine am seitlichen Rand
desselben angebrachte Schlinge gezogen wurden.
Das obere Band wird um den Nacken des Kindes
geschlagen und auf der gegenüberliegenden Seite
befestigt. Bei Knaben kann man zwecks Vermeidung der Durchnässung vor Schluß des unteren
Bändchens außen auf das Quadrat ein über die

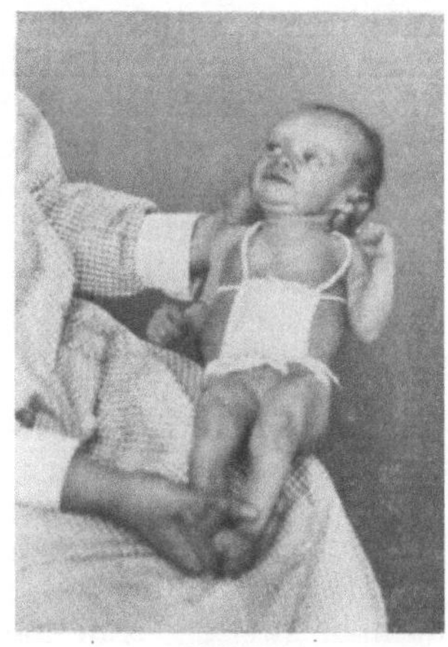

Abb. 73.
Flickscher Schürzenverband.

Symphyse und das Genitale herabreichendes Stückchen Billroth-Battist von ca.
10 cm Breite und 12—15 cm Länge unterlegen. Der Nabelverband verschiebt
sich nicht und kann bei der Inspektion des Nabels liegen bleiben; man
braucht nur das untere Bändchen zu lockern und das Schürzchen visierartig
nach oben zu klappen.

Vömel empfiehlt folgende Methode: Eine runde, ca. 6 cm im Durchmesser
messende Kompresse aus vierfach gelegtem, nicht zu engmaschigem Mull, der
mit Dermatol oder dgl. imprägniert werden kann, wird mittelst eines Pflaster-
ringes von 5½ cm innerem und 7 cm äußerem Durchmesser in der Weise befestigt, daß die Mullkompresse ein Säckchen bildet, das den Nabelschnurrest
aufnehmen kann.

Der Nabelverband wird von manchen bis zum vierten bis fünften Tag
(Eicke) oder sogar während der ganzen ersten Woche, also etwa bis zum Abfall des Strangrestes, nicht gewechselt (Ahlfeld, Petermöller). Dies mag bei
sehr gut sitzendem Verband möglich sein. Gewöhnlich wird schon die (auch
durch eine schützende Lage von impermeablen Stoff nicht gänzlich vermeidbare) Durchnässung des Verbandes einen Wechsel desselben notwendig machen.
Auch dürfte es schon aus Gründen der Vorsicht geboten sein, die Nabelwunde
täglich zu inspizieren, ev. frisch einzustreuen und mit einem neuen sterilen
Gazetupfer zu bedecken.

Man hat viel darüber gestritten, ob man im Interesse einer raschen Eintrocknung und aseptischen Verheilung der Nabelwunde das Kind täglich baden
dürfe oder nicht (s. Hartz). Die Mehrzahl der Autoren hat sich für die Unterlassung der täglichen Bades und Ersatz desselben durch tägliche Waschungen
bis zum Abfall des Strangrestes ausgesprochen. Die Bedeutung dieser Frage
dürfte vielfach überschätzt werden. Daß ein nach den Regeln der Kinder-

pflege vorgenommenes tägliches Reinigungsbad mit nachfolgender Erneuerung des Nabelverbandes für das Kind von Nachteil sein sollte, ist kaum anzunehmen. Es ist.höchstens möglich, daß bei einem längeren, sulzigen Strangrest die Mumifikation weniger rasch erfolgt; doch läßt sich dies durch Applikation austrocknender Pulver meist genügend paralysieren. Das tägliche Bad hat darum auch noch nicht alle Anhänger verloren (Wolde). Für den Großbetrieb in Gebäranstalten ist allerdings die Unterlassung des Bades schon aus Gründen der Zeitersparnis empfehlenswert. Auch ist es bei der Überbürdung des Wartepersonals leider nicht möglich, für ein völlig einwandfreies Vorgehen beim Baden zu garantieren, und im Hinblick darauf ist es besser, den kindlichen Nabel für das Pflegepersonal als ein noli me tangere zu erklären und sich auf die für den Anfang gewiß genügenden Waschungen des Körpers zu beschränken. Beim Vergleich von 1000 gebadeten und 1000 nicht gebadeten Kindern kamen Berend und Rácz zu dem Ergebnis, daß das Bad auf den Abfall des Strangrestes keinen Einfluß habe. Doch traten bei den gebadeten etwa 2 mal so oft Nabelerkrankungen auf wie bei den nicht gebadeten; auch waren die Affektionen bei letzteren im allgemeinen leichter.

Unter normalen Verhältnissen verfällt der Strangrest, mag er nun als kleiner Appendix am Nabel haften oder nach erfolgter Kürzung als kurzes Stümpfchen die Nabelgegend einnehmen, ohne das Niveau des letzteren zu überragen, der Eintrocknung und Mumifikation und löst sich sodann allmählich vom Nabelgrund ab. Der Strangrest fällt nur selten vor dem fünften Tag ab; gewöhnlich geschieht dies in der Zeit zwischen fünftem und zehntem Tag, später wohl nur ausnahmsweise. Man hat die verschiedenen Methoden der Nabelversorgung vielfach nach dem Termin des Nabelschnurabfalls beurteilt und denjenigen Verfahren den Preis zuerkannt, bei welchen die Statistik das Prävalieren eines frühen Strangabfalles zu ergeben schien. Darin liegt wohl kaum das Wesentliche. Das Ziel einer guten Nabelpflege muß es sein, daß der Stumpf möglichst rasch eintrocknet, daß seine Abstoßung ohne stärkere entzündliche Reaktion erfolgt, daß während und nach dem Abfall des Strangrestes keine nennenswerte Sekretion aus dem Nabelgrunde stattfindet, kurz daß der ganze Vorgang unter möglichst aseptischen Verhältnissen vor sich geht; ob sich der Rest einige Tage früher oder später ablöst, ist wohl recht gleichgültig.

Wenn der Strangrest abgefallen ist, so hinterbleibt unter normalen Verhältnissen nur eine sehr kleine Wundfläche, welche bald unter den angrenzenden Hautpartien verschwindet. Geringgradiges Nässen während und nach der Ablösung des Restes braucht man noch nicht als krankhaft zu erklären. Man betupft in solchen Fällen die Nabelgegend zweckmäßig mit 3%-igem H_2O_2. Bis zur endgültigen Verheilung der Nabelwunde wird letztere mit steriler Gaze bedeckt, ev. mit einem der oben genannten Puder bestreut und verbunden. Das Verbinden ist notwendig, denn gerade um diese Zeit können leicht Infektionen stattfinden. Ist die Wunde verheilt, was etwa zwei Wochen nach der Geburt meist der Fall ist, so ist die weitere Anlegung eines Nabelverbandes überflüssig (s. S. 244).

B. Nabelerkrankungen.

1. Anomalien der Nabelgegend.

Nabelschnurbruch.

Als Nabelschnurbruch bezeichnet man das Vorliegen von Bauchhöhleninhalt in einem aus Peritoneum, Amnion und einer dünnen Schicht von Whartonscher Sulze bestehenden Bruchsack, welcher demnach dem auseinander-

getriebenen Anfangsteil der Nabelschnur entspricht (Abb. 74). Die Bruchpforte wird von jener Öffnung in der Bauchwand gebildet, welche sich unter
normalen Verhältnissen zum Nabelring verengt; sie ist in den einzelnen Fällen
sehr verschieden groß, bei den extremsten Graden der Anomalie fehlt der
größte Teil der vorderen Bauchwand überhaupt. Der Bruchinhalt wird in
der Mehrzahl der Fälle von Netz, Dünndarm (Ileum) und Cökum gebildet,
häufig liegt auch ein Teil der Leber vor; bei großen Brüchen können auch
Dickdarm, Milz und andere Baucheingeweide vorgelagert sein.

Bezüglich der Genese der Nabelschnurbrüche kommen nach Hannes
drei Theorien in Betracht:

1. Nach Ahlfeld handelt es sich um eine Bildungshemmung infolge
abnormen Festhaftens des Dotterganges am Darm. Bleibt die unter normalen
Verhältnissen am Ende der zehnten Fötalwoche erfolgende Abtrennung des

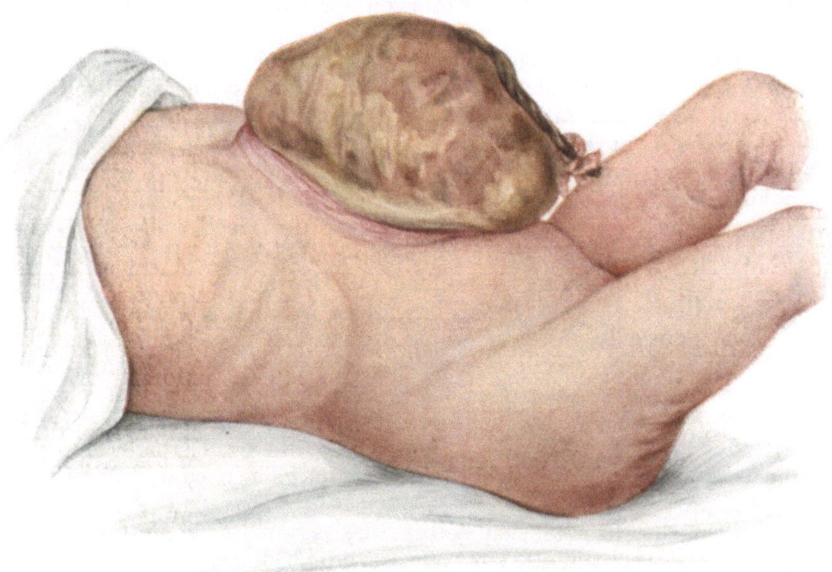

Abb. 74. Nabelschnurbruch.

Dotterganges aus, so können die früher physiologischerweise vorliegenden
Darmschlingen nicht in die Leibeshöhle zurücktreten und der Nabelschnurbruch ist perfekt geworden. Entweder schließt sich jetzt der Nabelring bis
zu einem gewissen Grade, oder es bleibt eine mehr weniger große Spalte in der
vorderen Bauchwand bestehen. Durch den Zug des Dotterstranges können
nun im weiteren Verlauf noch andere Darmschlingen und Eingeweide in den
Bruchsack eintreten.

2. Aschoff hält für die primäre Ursache der Anomalie eine Persistenz
der beim menschlichen Fötus dorsalwärts konkaven Wirbelsäulenkrümmung.
Bleibt der Übergang in die dorsokonvexe Krümmung aus, so resultiert ein
mangelhafter Verschluß der Bauchdecken. Die Leber kommt nicht wie
unter normalen Verhältnissen an der seitlichen vorderen Bauchwand, sondern
an abnormer Stelle zur Entwicklung. Man findet gleichzeitig Anomalien an
den Lebergefäßen.

3. **Kermauner** ist der Ansicht, daß eine sehr frühzeitig, spätestens in der dritten Fötalwoche einsetzende Wachstumshemmung der Urwirbel als der eigentliche Grund für das Zustandekommen der Brüche zu betrachten sei. Dieser Annahme entsprechend würde es sich also um eine primäre Wachstumshemmung der Bauchdecken handeln. — Möglicherweise gilt nicht für alle Fälle dieselbe Erklärung.

Vom klinischen Standpunkt kann man zwei Typen der Anomalie unterscheiden:

1. Die Ektopien der Baucheingeweide, die großen Hernien, bei welchen ein verschieden großer Teil der vorderen Bauchwand vollkommen fehlt. Ein Nabelring existiert in diesen Fällen überhaupt nicht; auch Musculi recti sind meist nicht vorhanden. Man bezeichnet diese Formen auch als Bauchspalte, Fissura abdominis; sie können mit Ektrophie der Blase, Mißbildungen im Bereich des Genitales usw. kombiniert sein (**Steinbüchel**). Die Entstehung dieser Hernien fällt in eine frühe Embryonalperiode, vor den dritten Graviditätsmonat (**Estor**).

2. Die eigentlichen Nabelschnurbrüche, welche zu einer Zeit entstehen, wo der Nabel schon gebildet ist. In diesen Fällen ist ein Nabelring vorhanden, die Musculi recti sind ausgebildet, aber meist diastatisch.

Die Nabelschnurbrüche stellen halbkugelige oder mehr längliche Geschwülste der Nabelgegend dar, welche von einer mehr oder minder transparenten Hülle umschlossen sind, durch die man den Bruchinhalt (Darmschlingen, Leber usw.) hindurchschimmern sieht. Nahe der Kuppe der Geschwulst, und zwar meist im Bereiche ihrer unteren Hälft, sitzt der Nabelstrang auf. Gegen die Bauchhaut grenzt sich die dünne Umhüllung des Bruches mit einem scharfen Rand ab. Seine Basis ist bald breit, besonders bei den umfangreichen Ektopien der Baucheingeweide, bald so wenig umfangreich, daß der Tumor gleichsam gestielt aufsitzt. Die Größe der Brüche ist sehr verschieden; es kommen alle Übergänge von kaum nußgroßen bis kindskopfgroßen Tumoren vor. Auch die Dicke und Resistenz des Bruchsackes ist eine wechselnde. Er ist bisweilen so zart, daß er beim Geburtsakt platzt und die Baucheingeweide durch den Riß hervorquellen, in anderen Fällen ist er im ganzen oder stellenweise dichter gefügt.

Bleiben die Brüche sich selbst überlassen, so kommt es analog dem Schicksal des Nabelstranges zur Nekrose oder Gangrän der Hüllen und meist zu konsekutiver Peritonitis; die Kinder gehen im Lauf der ersten Tage oder Wochen zugrunde. In seltenen Fällen kann jedoch — eine entsprechend aseptische Behandlung vorausgesetzt — allmähliche Heilung eintreten. Der Inhalt kleiner Brüche kann in die Bauchhöhle zurücktreten und die Bruchpforte durch Granulationen verschlossen werden. Bei größeren Brüchen kann sich die Bruchpforte durch einen von der peripher gelegenen Bauchwand ausgehenden Granulations- und Überhäutungsprozess verengen, während sich die Hüllen des Bruches vom Rande her abstoßen (Abb. 75). Es hinterbleibt dann gewöhnlich eine Hernie der Linea alba bei starker Diastase der M. recti (**Sittler**).

Bei relativ enger Bruchpforte kann es zu Inkarzerationserscheinungen kommen (**Seiffert, Maerklein, Hannes**). Sie äußern sich anfänglich in Zirkulationsstörungen, welche sich durch stärkere Injektion der durch die Bruchhüllen hindurchschimmernden Darmschlingen zu erkennen geben.

Die Fälle von Spontanheilung, welche bald sowohl unter trockener Behandlung mit Dermatol oder Zinkoxyd-Dermatolpuder (**Sittler**), als auch unter feuchtwarmen Umschlägen mit physiologischer Kochsalz- oder Borsäurelösung (**Durlacher**) beobachtet wurden, gehören zu den seltenen Ausnahmen. Fast alle Autoren sind heute der Ansicht, daß ein Nabelschnurbruch in jedem Fall, und zwar möglichst frühzeitig, operiert werden soll. Die Resultate der Operation sind in Anbetracht der Schwere der Affektion als auffallend günstig zu bezeichnen; dies geht z. B. aus der folgenden Gegenüberstellung von Lotheisen (1903) hervor, welche sich auf 91 Fälle der antiseptischen Zeit bezieht.

	Heilung	Mortalität
Konservativ behandelt	34,78%	65,22%
Operativ behandelt	70,6 %	29,4 %

Nach Finsterer (1906) beträgt die Mortalität seit Einführung der operativen Behandlung 23,2 %.

Bezüglich der prognostischen Bedeutung des Zeitpunktes der Operation ist zu bemerken, daß die Prognose zwar um so besser ist, je früher man operiert, —

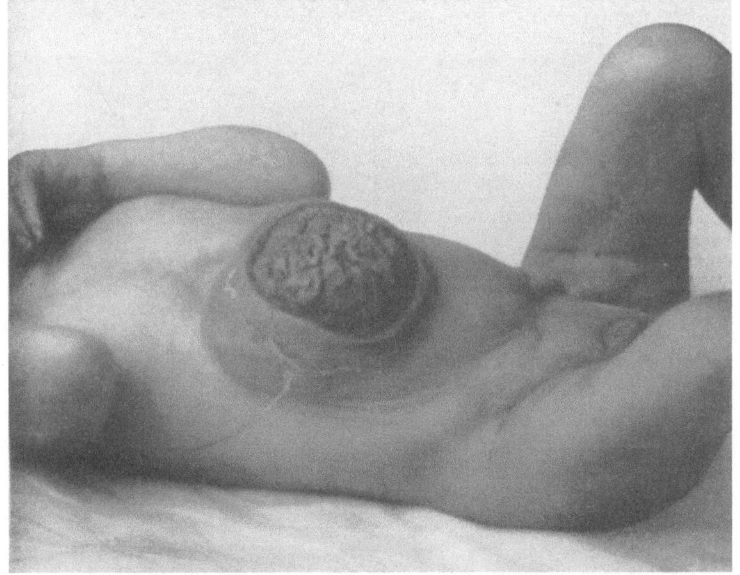

Abb. 75. Spontanheilung eines Nabelschnurbruches.

wenn möglich soll dies innerhalb der ersten 6—12 Stunden geschehen —, daß aber andrerseits auch verspätet zur Operation gebrachte Kinder nicht ohne weiteren therapeutischen Versuch aufgegeben werden dürfen, selbst nicht bei bestehender Peritonitis. Rothe konnte noch am 5. Tag einen Fall durch Operation heilen, bei welchem ein im Bruch befindlicher, gangränös gewordener Teil der Leber reseziert werden mußte; über einen ähnlichen Fall berichtet Zillner. Finsterer gibt folgende Übersicht:

Es wurden operiert:

bis	6 Stunden post partum	14 Fälle			0 Todesfälle		
6 „ 12	„	„	„	7 „		1	„
12 „ 24	„	„	„	12 „		5	„
„ 36	„	„	„	3 „		1	„
„ 48	„	„	„	4 „		2	„
5. Tag		„	„	1 „	(Rothe)	0	„
6. „		„	„	1 „	(Gutzeit)	0	„
unbestimmt				3 „		1	„
				45 Fälle		10 Todesfälle	

Ferner operierte **Fiedler** einen großen Nabelbruch am 5. Tag mit günstigem Erfolg; auch **Hueltl** konnte einen Fall durch die Operation retten.

Dass eine frühzeitige Operation selbst in schwersten Fällen nicht aussichtslos ist, lehrt ein von **Bayer** operierter Fall, einen ungewöhnlich großen, geborstenen Nabelbruch betreffend; es wurde noch in der 1. Lebensstunde operiert und völlige Heilung erzielt (**Piering**). Auch **Marek** operierte einen geplatzten Bruch mit gutem Erfolg.

Was die verschiedenen Operationsverfahren betrifft, so wird jetzt meist die Radikaloperation gewählt: Eröffnung des Bruchsackes; Reposition des Inhalts; wenn nötig, Spaltung des Nabelringes. Dieser Methode wird vor der

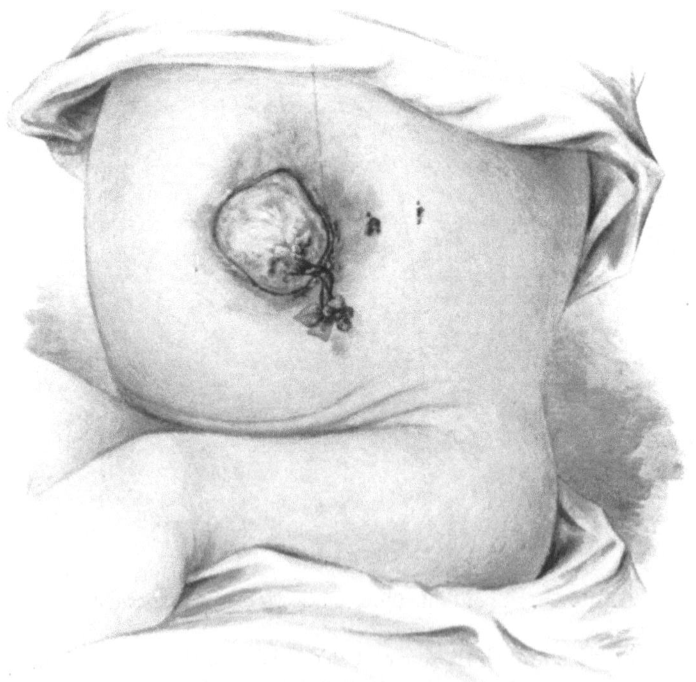

Abb. 76. Amnionnabel.

extraperitonealen Methode **Olshausens** jetzt meist der Vorzug gegeben. Bei letzterer werden Amnion und Sulze vom Peritoneum abpräpariert, der uneröffnete Bruchsack mit seinem Inhalt reponiert und die Haut darüber durch Naht vereinigt (**Ringel**) Bei kleinen Brüchen kann man nach dem Vorschlag von **Breus** ohne Eröffnung des Bruchsackes die Eingeweide reponieren, im Bereich der Haut eine Klemme um den Bruchsack anlegen, diesen eröffnen und abtragen und schließlich unterhalb der Klemme, je nach der Größe des Bruches zwei oder mehrere Nähte durchziehen und knoten (perkutane Ligatur). Die Reposition mit nachfolgender Anlegung eines Bruchverbandes eignet sich wohl nur für ganz kleine Brüche.

Amnionnabel und Kutisnabel.

Als „Amnionnabel" bezeichnet man eine recht seltene, harmlose Anomalie, welche darin besteht, daß die Amnionhülle der Nabelschnur auf die Bauchhaut übergreift (Abb. 76). Dieser amniotische Überzug, welcher etwa Fünfkronenstückgröße erreichen kann, verfällt der Eintrocknung, und es hinterbleibt ein Defekt, der sich allmählich durch Granulationen verschließt.

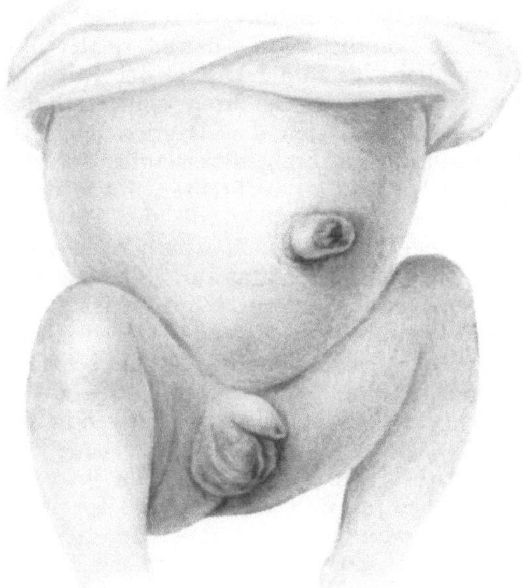

Abb. 77. Kutisnabel.

Bei dem viel häufigeren „Kutisnabel" (Hautnabel) greift die Haut noch ein Stück auf die Nabelschnur über (Abb. 77). Wenn letztere abfällt, so hinterbleibt ein kleiner Hautstumpf, welcher sich im Lauf der weiteren Entwicklung in die Tiefe zurückzieht, manchmal aber sich auch dauernd erhalten kann. Von diesem kleinen kosmetischen Fehler abgesehen, ist die Anomalie ohne jede Bedeutung.

2. Erkrankungen des Nabelstranges.

Verletzungen.

Die Verletzungen des Nabelstranges sind für das Kind gewöhnlich nur dann gefährlich, wenn sie intrauterin entstehen. Die Gefahr ist dann unter Umständen eine gleichgroße, ob die Nabelschnur völlig zerrissen wird oder ob die Zerreißung bloß die Nabelgefäße betrifft, die Amnionscheide also unverletzt bleibt; das im letztgenannten Fall sich bildende Hämatom kann durch Kompression der Nabelschnurgefäße ebenso zur Unterbrechung der Zirkulation führen, wie eine Blutung in die freie Amnionhöhle. Die Chancen für die Erhaltung des kindlichen Lebens sind um so besser, je später die Nabelschnurverletzung erfolgt und je rascher die Geburt nach derselben beendigt wird.

Extrauterin kommen Nabelschnurzerreißungen vor allem bei Sturzgeburten zustande. Das Gewicht des frei herabfallenden Kindes mit der austreibenden Kraft ist in der Regel ausreichend, um die Zerreißung der Nabelschnur zu bewirken. Die Festigkeit des Nabelstranges variiert sehr, obzwar sulzige, dicke Schnüre ebenso leicht zereißen können wie dünne. Stark geschlängelte Nabelschnüre mit varikösen Gefäßen bersten relativ leicht. Der Nabelstrang kann auch bei liegender Stellung der Gebärmutter zerreißen, wenn das Kind infolge heftiger Uteruskontraktionen mit Vehemenz aus den Geburtswegen herausgeschleudert wird. Endlich kann eine Nabelschnurruptur auch die Folge eines geburtshilflichen Eingriffes sein. Die Zerreißungen kommen besonders dann leicht zustande, wenn die Schnur absolut zu kurz oder durch Umschlingungen um einen kindlichen Körperteil relativ bedeutend verkürzt ist. Sie betreffen gewöhnlich das fötale Drittel der Nabelschnur.

Die dem Kind erwachsenden Gefahren sind verhältnismäßig geringe. Da unter normalen Verhältnissen sich die Arterien nach Durchtrennung der Nabelschnur und Entfaltung des Lungenkreislaufes sofort kontrahieren, ist eine Verblutung gewöhnlich nicht zu befürchten. Aus der Nabelvene blutet es natürlich nicht, sobald die Verbindung mit der Plazenta aufgehoben ist. Blutungen treten in der Regel nur bei asphyktischen Zuständen und sonstigen Störungen im kindlichen Zirkulationsapparat auf. Sie pflegen dann um so stärker zu sein, je näher dem Körper die Schnur zerrissen ist (J. Bayer).

Um einer Blutung vorzubeugen, ist eine durchrissene Nabelschnur in jedem Fall zu unterbinden. Bei Läsion des Nabels selbst steht die Blutung gewöhnlich nach Anpressen eines (ev. mit einem blutstillenden Mittel versehenen) Tampons; Umstechungen dürften sich selten als notwendig erweisen (Stöckel) (s. auch S. 411).

Die Hämatome der Nabelschnur können, wie oben erwähnt, noch intrauterin zustande kommen, z. B. oberhalb einer torquierten Stelle (Bußmann), oder sie entstehen während der Geburt durch übermäßige Dehnung, ev. auch durch mechanischen Zug. Die gewöhnliche Veranlassung zur Entstehung eines Hämatoms ist das Platzen eines Varixknotens der Nabelschnurvene. Der mit einem Hämatom behaftete Strangrest präsentiert sich als rötliches oder schwarzblaues, dickes, wurstförmiges Gebilde, das zuweilen Hühnereigröße erreichen kann. Die Blutung ist für das Kind bedeutungslos. Man kann entweder den spontanen Abfall abwarten oder, was sich zur Vermeidung von sekundären Infektionen mehr empfehlen dürfte, die blutig infiltrierte Partie abbinden und abtragen (Boissard und Roche, v. Westphalen, Couvelaire, Krömer).

Tumoren.

Es gibt Cysten und solide Geschwülste der Nabelschnur. Erstere sind gewöhnlich nur erbsen- bis bohnengroß, können in seltenen Fällen aber auch Kindskopfgröße erreichen. Sie nehmen wahrscheinlich meist von der Allantois ihren Ausgang, können aber vielleicht auch auf Persistenz von Resten des embryonalen Peritonealkanals beruhen (Laconture). Auch teratoide cystische Geschwülste sollen vorkommen Stolz beschreibt einen Fall von Nabelschnurcyste bei gleichzeitig bestehendem Nabelschnurbruch.

Die sehr seltenen soliden Geschwülste sind nach Winckel meist teleangiektatische Myxosarkome. Sie zeigen jedoch keinen bösartigen Charakter, da anscheinend in keinem Fall ein Rezidiv eintrat, obwohl bei der Exstirpation durchaus nicht immer eine radikale Entfernung bis ins gesunde Gewebe vorgenommen wurde (Stöckel). Herweg beschreibt ein Myxangiom am plazentaren Ende des Nabelstranges im Zusammenhang mit einer Stenose und aneurysmatischen Erweiterung der Nabelarterie.

Die sonstigen angeborenen Veränderungen des Strangrestes sind klinisch von untergeordneter Bedeutung. Man findet außer den schon erwähnten Varikositäten die sog. falschen Knoten und eine oft auffallend starke Ausbildung der Whartonschen Sulze, welche die Eintrocknung des Restes verzögern kann.

Die verschiedenen Veränderungen und Lageanomalien der Nabelschnur, welche das Kind intrauterin gefährden können, gehören in das Gebiet der Geburtshilfe und sind für die Pathologie des Neugeborenen nur insofern von Bedeutung, als sie die Ursache asphyktischer Zustände sein können. Hierher gehören die Torsionen der Nabelschnur, die Stenosierung ihrer Gefäße infolge Erkrankung derselben, die Gefäßkompressionen bei Vorfall und Knotenbildungen der Nabelschnur, bei Hämatomen, bei Nabelschnurumschlingen um einzelne Körperteile. Die Verletzungen bei Insertio velamentosa oder Zerreißung können außerdem durch den Blutverlust auf das Kind schädigend einwirken.

Gangrän des Strangrestes.
(Sphacelus).

Der Strangrest kann, statt der Eintrocknung zu verfallen, im Lauf der ersten Woche gangränös werden. Er nimmt eine mißfarbige, schmierige Beschaffenheit an; das zerfallende Gewebe läßt bräunliches, meist höchst übelriechendes Sekret austreten. Die Gangrän kann vorwiegend die distalen Teile des Strangrestes betreffen, so daß nach dessen Abfall ein kleiner mumifizierter Stumpf übrig bleibt. Man sieht dann nicht selten die offenen Gefäßstümpfe aus dem Gewebe hervorragen. Im Lauf einiger Tage wird unter seröser oder serös-eitriger Absonderung das restliche Gewebe abgestoßen (Knöpfelmacher). Hierbei kann Fieber bestehen. Von dem faulenden Rest aus, welcher einen guten Nährboden für Bakterien bildet, kann die Nabelwunde infiziert werden, septische Allgemeinerkrankungen sind aber verhältnismäßig selten.

Die Behandlung besteht in womöglich sofortiger Abtragung des gangränösen Strangrestes. Ist noch gesundes Gewebe an der Insertionsstelle vorhanden, so kann man den Strang hier mit einem Schieber abklemmen und knapp über demselben mit der Schere oder dem Messer abtragen. Die Schnittfläche wird mit H_2O_2 überspült, mit Lapis verschorft und gründlich mit Dermatol oder dgl. bedeckt. Ein sehr zweckmäßiges Verfahren ist die Abtragung des Strangrestes mittelst Thermokauter.

Prophylaktisch ist dafür zu sorgen, daß einerseits die Wasserverdunstung am Strangrest nicht behindert (daher die Vorschrift, ihn in hydrophile Gaze einzuschlagen) und anderseits durch austrocknende Mittel die Mumifikation befördert wird. Vielfach wurde das tägliche Bad für das Entstehen des feuchten Brandes verantwortlich gemacht; unter aseptischem, austrocknendem und dabei nicht luftdichtem Verband dürfte wohl trotz des Bades ein gangränöser Zerfall nicht so leicht eintreten. Das beste Mittel, um letzteren zu verhindern, ist es, überhaupt keinen längeren Strangrest zu belassen und kurz abzunabeln.

3. Erkrankungen der Nabelwunde.

Verzögerte Wundheilung und leichte entzündliche Erkrankungen der Nabelwunde.

(Nässender Nabel; Exkoriatio umbilici; Blenorrhöa umbilici; Omphalitis katarrhalis.)

Die zahlreichen Bezeichnungen, welche für die leichten Störungen in der Wundheilung des Nabels gebräuchlich sind, weisen auf die zahlreichen

Varianten hin, welche hierbei vorkommen. Es entspricht vollkommen den Tatsachen, wenn Runge sagt, daß die Abgrenzung zwischen gesunder und kranker Nabelwunde schwierig ist.

Die Nabelwunde nässt manchmal sehr wenig, in anderen Fällen mehr; bald ist das Exsudat mehr serös, bald serös-eitrig. Es hängt dies vielfach von dem Grade der unter dem sich ablösenden Strangrest eintretenden Granulationsbildung ab. Ferner ist die Beschaffenheit des Nabelstranges selbst von Einfluß: bei Abstoßung sehr sulzreicher Nabelschnüre ist die Reaktion im allgemeinen eine etwas stärkere wie nach der sulzarmer. Auch die Dicke der Schnur ist insofern von Einfluß, als bei breit aufsitzendem Strange die Wunde eine entsprechend umfangreichere ist. Zur Exsudation kann nun teils als Teilerscheinung der entzündlichen Vorgänge in der Nabelwunde, teils als Folge der Benetzung durch das von letzterer abgesonderte Sekret eine leichte Rötung und Schwellung der Hautränder hinzukommen. Nach Runge kann man den Wundheilungsverlauf so lange als normal bezeichnen, als nach rechtzeitigem Abfall des Stranges die entzündlichen Erscheinungen (Rötung, Schwellung und Sekretion) nicht zunehmen. „Da der Schnurrest die Nabelentzündung bedingt, muß mit seinem Abfall die Entzündung zurückgehen, — steigert sie sich jetzt, so muß eine neue Ursache für sie vorliegen.‘‘

Man darf sich wohl vorstellen, daß auch die im allgemeinen harmlosen Zustände, welche mit Nässen der Nabelwunde einhergehen, von bakteriellen Infektionen herrühren, welche nicht nur vom Strangrest, sondern auch von der umgebenden Haut oder von einer außen liegenden Infektionsquelle ihren Ausgang nehmen können. Sie treten häufig schon im Lauf der ersten Woche, während der Ablösung des Strangrestes, in Erscheinung. Die den Nabel bedeckende Gaze ist dann von Sekret befeuchtet. Hebt man den eintrocknenden Rest an der Nabelwunde mit einer Sonde etwas in die Höhe, so sieht man, daß unter ihm der Nabelgrund mehr oder minder stark näßt. Nach Abfall des Strangrestes bietet der Nabel einfach das Bild einer granulierenden Wundfläche. Mag das von letzterer in verschieden reichlicher Menge abgesonderte Sekret auch reichlich Eiterzellen enthalten, so imponiert es in der Regel doch nicht als eitriges Exsudat. Die weitaus selteneren, ausgesprochen eitrigen Formen, bei welchen sich der Eiter in den Falten und Tiefen der Nabelwunde ansammeln kann, bezeichnet man als Blenorrhoe oder Pyorrhoe des Nabels.

Wir haben es also, um kurz zu resumieren, mit einer Steigerung und Komplikation der normalen Wundheilungsvorgänge zu tun, welche wahrscheinlich meist durch hinzutretende bakterielle Agentien bedingt ist; dabei kommt es zu mehr minder reichlicher Sekretion von serösem, serös-eitrigem, seltener rein eitrigem Exsudat. Der Prozeß ist anfangs stets ein lokaler und bleibt es in der Regel auch; er kann aber selbstverständlich auch eine schwere Erkrankung des Nabels einleiten oder den Primäraffekt für eine Allgemeininfektion darstellen.

Die schweren entzündlichen Erkrankungen des Nabels.
(Ulcus umbilici, Omphalitis, Phlegmone und Gangrän.)

Ob im Anschluß an die eben beschriebenen leichten Störungen bei der Verheilung der Nabelwunde schwerere krankhafte Veränderungen der Nabelgegend zur Entwicklung gelangen, hängt von der Menge und Virulenz der Bakterien ab, welche in die Wunde eingedrungen sind; die jeweilige Widerstandskraft des Kindes spielt hierbei natürlich auch eine nicht unwesentliche Rolle.

Kommt es im Bereich der Nabelwunde zum geschwürigen Zerfall, so bezeichnet man die Affektion als Ulcus umbilici. Der Nabelgrund bildet in solchen Fällen ein mißfärbiges oder graugrünlich gefärbtes Geschwür, welches seröses oder serös-eitriges Exsudat sezerniert und häufig mit einem fibrinösen, fest haftenden Belag bedeckt ist. Die den Nabel umgebende Haut zeigt entweder keine Veränderungen oder ist geschwollen und gerötet. Zuweilen sind die den Nabel umrahmenden Hautfalten durch eingetrocknetes Sekret verklebt, so daß erst nach Entfernung desselben der Geschwürsgrund sichtbar wird. In seltenen Fällen kann der geschwürige Zerfall auch auf die umgebende Haut übergreifen. Wie Knöpfelmacher hervorhebt, bieten die Gefäßwände dem

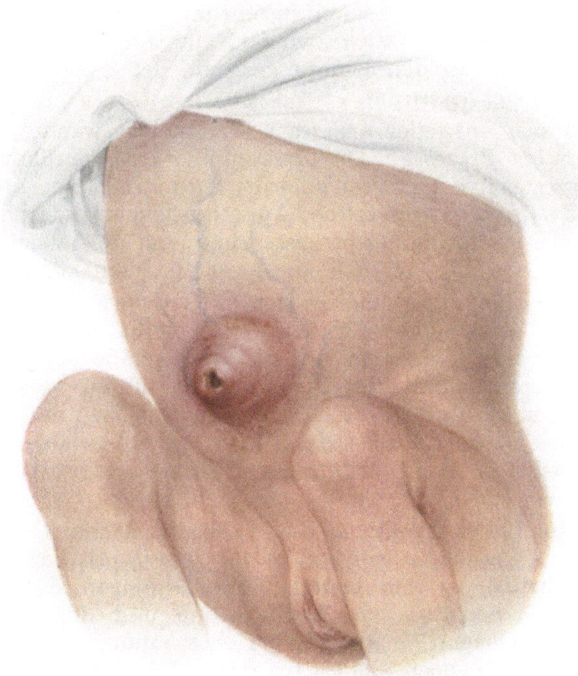

Abb. 78. Omphalitis und Ulcus umbilici.

Zerfall einen größeren Widerstand als das übrige Gewebe, so daß man zuweilen die Stümpfe der Nabelarterien aus dem Geschwürsgrund hervorragen sieht. Die Bakterien, welche den Ulzerationsprozeß verursachen, sind in der Mehrzahl der Fälle die gewöhnlichen Eiterkokken. In einigen Fällen konnte im Belag der Geschwüre der Diphtheriebazillus nachgewiesen werden (Hassenstein, Gertler, Toch, Finkelstein); man hat hierbei einige Male das Diphtherieheilserum mit Erfolg angewendet. Man muß bei solchen Befunden freilich daran denken, daß sich in Oberflächenexsudaten häufig auch avirulente diphtherieähnliche Stäbchen, Pseudodiphtheriebazillen und dergl. ansiedeln. Auch luetische Nabelgeschwüre sind beschrieben worden (s. S. 465).

Die entzündliche Erkrankung der Nabelwunde kann auf die umliegende Haut übergreifen. Sie wird häufig durch das Sekret gereizt, mazeriert und

arrodiert. Zuweilen kommt es zu Sekundärinfektionen in Form kleinster Eiterbläschen, welche sich auch zu größeren Blasen entwickeln können; man spricht
dann von Pemphigus neonat. periumbilicalis (Trautenroth).

Als Omphalitis bezeichnet man jene Zustände, bei welchen die Entzündung auf das Zellgewebe der umliegenden Haut übergreift. Sie äußern
sich in Rötung, Infiltration und Schwellung der den Nabel umgebenden Haut,
bald nur in dessen nächstem Umkreis, bald in einem großen Bezirk der Bauchhaut (Abb. 78). Die entzündlich infiltrierte, gespannte, glänzende Hautpartie ist
gewöhnlich konisch vorgewölbt. Gegen die zentrale Kuppe der Vorwölbung,
welche von dem bald eiternden, bald durch Sekret verklebten oder durch die
ödematösen Hautfalten verlegten, bald geschwürig zerfallenen, zuweilen auch
schon vernarbten Nabel gebildet wird, ziehen erweiterte Venen, manchmal
auch lymphangoitische Streifen. Bei Berührung äußert das Kind oft hochgradige Schmerzen, welche es auch zwingen, eine bestimmte Haltung einzu-
nehmen: die Beine sind an den Rumpf gezogen, der Typus der Atmung ist
ein vorwiegend kostaler (Runge).

Es handelt sich entweder um (dem Erysipel verwandte) Dermatitiden
oder um phlegmonöse Prozesse. Die Erkrankung tritt gewöhnlich erst nach
Abfall des Strangrestes in der zweiten oder dritten Lebenswoche auf. Die Allge-
meinerscheinungen (Fieber, Prostration, Appetitlosigkeit usw.) hängen von der
Schwere des lokalen Endzündungsprozesses und von den allgemeinseptischen
Komplikationen ab, welche natürlich unschwer eintreten können.

Die lokalen Erscheinungen können sich in leichten Fällen spontan zurück-
bilden. Manchmal, wenn auch relativ selten, kommt es zur Abszeßbildung.
Der entzündliche Prozeß kann auch auf die Nabelgefäße übergreifen und zur
Entstehung einer Arteriitis und Phlebitis umbilicalis führen; er kann sich außer
in die Fläche auch in die Tiefe ausbreiten, die Bauchdecken und schließlich das
Peritoneum befallen. Das Ende ist dann eine tödlich verlaufende Peritonitis.
Eine Allgemeininfektion kann auch ohne Nabelgefäßerkrankung und Peri-
tonitis eintreten.

Die schwerste Lokalerkrankung des Nabels stellt die Gangräna um-
bilici dar. Die Erkrankung gehörte in der voraseptischen Zeit, wie der
Spitalsbrand überhaupt, zu den häufigen Erscheinungen; heute kommt sie
wohl nur ganz ausnahmsweise zur Beobachtung und dürfte den meisten
Ärzten der jüngeren Generation aus eigener Anschauung nicht bekannt sein.
Daß sie aber auch heute noch nicht ganz der Geschichte angehört, lehrt eine
Mitteilung von Hoche aus dem Jahre 1902, laut welcher in der Praxis einer
Hebamme innerhalb eines Jahres 7 Fälle von Nabelgangrän mit 6 Todesfällen
vorkamen.

Die Erkrankung scheint durch ungewöhnliche Virulenz vielleicht spezifischer Erreger hervorgerufen zu werden. Sie nimmt entweder von einem
Ulcus umbilici oder von einer Omphalitis ihren Ausgang oder findet sich auch
ohne vorausgehende stärkere Lokalerkrankung des Nabels bei kranken herabgekommenen, schlecht genährten Kindern, insbesondere im Verlauf schwerer
septischer Zustände (sekundäre Gangrän). Die klinischen Symptome der
Nabelgangrän schildert Runge folgendermaßen: Der Rand einer entzündeten
Nabelwunde wird mißfarben, zerfällt und hinterläßt einen mehr oder minder
großen Substanzverlust, oder es entsteht, besonders bei Omphalitis, eine Blase
mit trübem Inhalt, welche platzt und einen Defekt erzeugt. Die Ausbreitung
des feuchten Brandes schreitet meist rasch vorwärts, sie kann mehr der Fläche
nach erfolgen oder mehr in die Tiefe gehen. Die brandige Partie ist von einem
reaktiven Entzündungshof umgeben. Allmählich stoßen sich brandige Fetzen

los und die kranke Partie verbreitet einen fötiden Geruch. Von Fieber ist meist wenig zu bemerken, da es rasch zu Kollapserscheinungen kommt.

Bei gutem Kräftezustand des Kindes und geringer Ausdehnung der Krankheit kann unter Abstoßung des Brandschorfes Heilung eintreten. In anderen Fällen dehnt sich der Prozeß weiter aus. Dringt er in die Tiefe, so erkrankt das Peritoneum. Es kommt zu diffuser eitriger Peritonitis, oder es wird eine

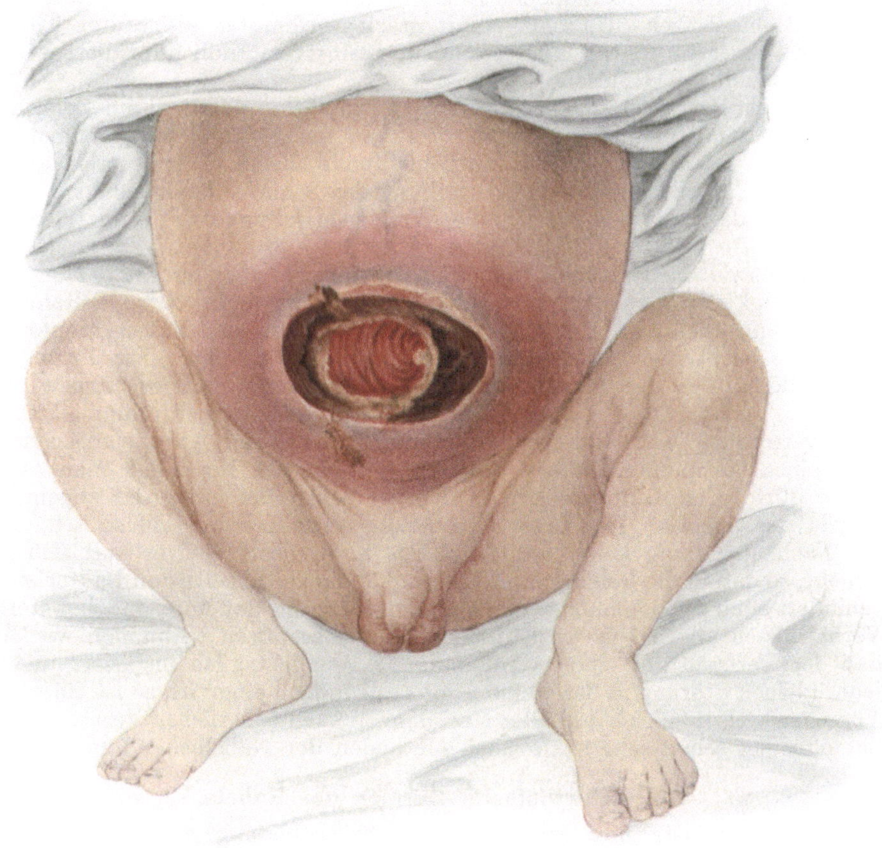

Abb. 79. Nabelgangrän mit Perforation der Bauchdecken.

Darmschlinge gangränös und bricht entweder nach dem Peritonealraum oder, nach Verlötung mit der Bauchwunde, auch nach außen durch (Widerhofer, Pláppart) (Abb. 79). Ist die Bauchwand in großem Umfang perforiert, so kann ein ganzes Konvolut von Dünndarmschlingen vorfallen (Fürth).

Die Dauer der Erkrankung ist eine verschiedene; sie kann nur wenige Tage oder mehrere Wochen betragen. Die Prognose ist sehr schlecht, die Mortalität etwa 85 %.

Therapie der entzündlichen Nabelerkrankungen.

Die sezernierende und belegte Nabelwunde wird zweckmäßig 1—2 mal täglich mit H_2O_2 (2—3 %) gründlich gereinigt oder mit einer 2—5 %-igen

Lapislösung betupft und hierauf mit Dermatol, Xeroform, Airol und dergl., mit Bolus alba oder nach Empfehlung Runges mit Salizylpuder (Acid. salicyl. 1: Talc. 5) bestreut und verbunden. Ist der Strangrest in Ablösung, aber noch haftend, so achte man darauf, daß die genannten Mittel unter den Stumpf appliziert werden.

Bei ulzerativen Prozessen kann man den Geschwürsgrund auch mit dem Lapisstift verätzen oder mit dem Thermokauter verschorfen.

Bei stärkeren entzündlichen Erscheinungen in der Umgebung des Nabels sind antiphlogistische Umschläge mit stark verdünnter essigsaurer Tonerde oder Bleiwasser am Platz. Abszesse müssen selbstverständlich inzidiert werden, am besten auf der Hohlsonde.

Bei der Gangrän soll man versuchen, den Brandherd durch Zerstörung des Gewebes mit dem Thermokauter bis weit ins gesunde Gewebe hinein abzugrenzen. Runge empfiehlt luftdicht abschließende Dunstumschläge mit essigsaurer Tonerde, welche die Losstoßung des Schorfes beschleunigen. Nach Abstoßung des letzteren erfolgt die Weiterbehandlung wie beim nässenden Nabel.

Gleichwie die Nabelgangrän dank der fortschreitenden Aufklärung über die Wichtigkeit der reinlichen Nabelpflege heute zu den größten Seltenheiten gehört, kann auch dem Entstehen der übrigen infektiösen Nabelerkrankungen durch die aseptische Nabelbehandlung vorgebeugt werden. Die Prophylaxe nimmt deshalb in der Therapie der Nabelerkrankungen die wichtigste Stelle ein. Wie schon früher erwähnt, liegt der Schwerpunkt der prophylaktischen Nabelversorgung weder in der Wahl einer bestimmten Abnabelungsmethode oder eines bestimmten Nabelverbandes, noch in der Frage, ob man täglich baden dürfe oder nicht, sondern in der peinlichen Befolgung der allgemeinen Regeln der Asepsis. Das beste Abnabelungsverfahren wird illusorisch, wenn die Nachbehandlung keine sorgfältige ist, z. B. der Nabelverband sich verschiebt, so daß in die freiliegende Nabelwunde die verschiedensten Bakterien ungehindert eindringen können. Wenn man dafür sorgt, daß unter tadellos sterilen Verhältnissen abgenabelt wird, daß der Nabel aseptisch verbunden wird und daß der Verband gut sitzt, wenn man die Wunde täglich inspiziert und bei jeder kleinen Störung in der Heilung sofort gründlich eingreift, so ist ein solches Vorgehen viel nützlicher als alles Nachdenken nach neuerlichen Verbesserungen der ohnedies schon sehr zahlreichen Methoden der Nabelbehandlung.

Geschwülste im Bereich des Nabels.

Die häufigste und wichtigste Geschwulstbildung am Nabel ist das Granulom (Fungus umbilici, Sarkomphalos, Nabelschwamm). Die Affektion beruht auf nichts anderem als auf vermehrter Granulationsbildung; die Geschwülstchen treten dementsprechend erst nach Abfall des Strangrestes, in der zweiten oder dritten Woche, und zwar meist auf einer nässenden Nabelwunde auf. Sie stellen kleine, bald kaum erbsengroße, bald haselnußgroße, fleischrote, erd- oder himbeerartige Tumoren dar, welche auf der Unterlage bald breitbasig, bald gestielt aufsitzen (Abb. 80). Die Granulationen können ausnahmsweise die Stümpfe der Nabelarterien umkleiden, welche dann als längere, schlaffe Anhängsel aus der Nabelwunde herauspendeln (Finkelstein). Da die Granulome reichlich Sekret absondern, treten im Bereich der umgebenden Haut sehr leicht entzündliche und ekzematöse Veränderungen auf. Der Fungus selbst kann, wenn er sich selbst überlassen wird, monatelang bestehen bleiben und während dieser Zeit an Umfang zunehmen. Wenn schließlich Überhäutung eintritt, so resultieren kleine Hautknöpfe oder Anhängsel am Nabel, wie man sie zuweilen bei Erwachsenen beobachten kann.

Die Granulome lassen sich sehr leicht beseitigen. Bei kleineren Wucherungen genügt öfteres Betupfen mit dem Lapisstift mit nachfolgender Applikation austrocknender Pulver. Große pilzförmige oder gestielte Granulome bindet man am besten mit einem sterilen Seidenfaden ab; sie fallen dann entweder spontan ab oder können mit einer Hohlschere abgetragen werden. Man kann die Granulome auch mit einem kleinen scharfen Löffel entfernen oder mit mit dem Thermokauter abtragen. Blutet es bei diesen Eingriffen, so genügt meist das Aufdrücken des Lapisstiftes, um die Blutung zum Stehen zu bringen. Dank der Nervenlosigkeit der Granulome werden alle genannten Prozeduren von dem Kind nicht als schmerzhaft empfunden.

Den Granulomen äußerlich sehr ähnlich, aber ihrem anatomischen Bau nach völlig wesensverschieden sind jene Geschwülstchen des Nabels, welche

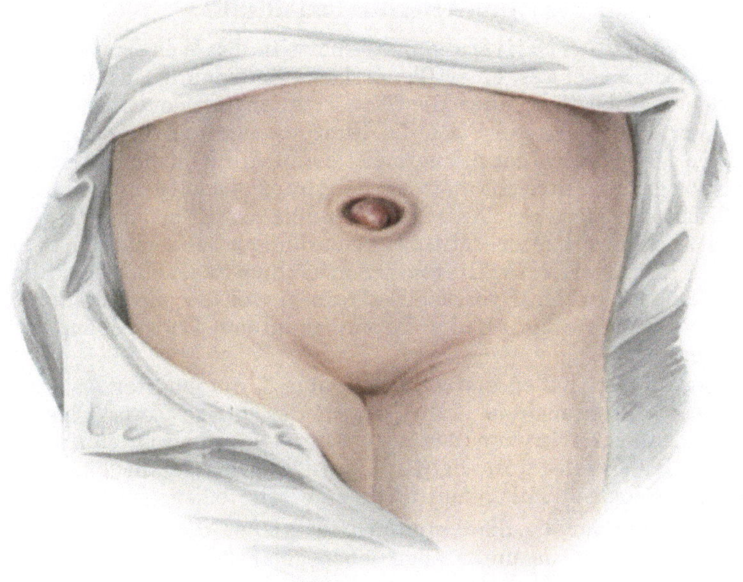

Abb. 80.   Granuloma umbilici.

man als A d e n o m a (Küstner) oder E n t e r o t e r a t o m a umbilici (K o l a c z e k) bezeichnet. Sie bestehen aus zahlreichen mit Zylinderepithel ausgekleideten Drüsenschläuchen und glatter Muskulatur, und verdanken wahrscheinlich einem Prolaps des Ductus omphalomesentericus ihre Entstehung. Es handelt sich mithin um Reste eines (gewöhnlich blind endigenden) äußeren Anteils des M e c k e l schen Divertikels. Wenn L a n n e l o n g u e und F r é m o n t nach Exzision eines Nabeladenoms eine Kotfistel zurückbleiben sahen, so weist dies wohl mit großer Bestimmtheit auf die Beziehungen zum M e c k e l schen Divertikel hin. Vor Verwechslungen mit Wandprolapsen eines solchen Divertikels oder Prolapsen der Dünndarmschleimhaut durch ein offenes Divertikel muß man sich bei den fungusähnlichen Geschwülsten der Nabelgegend überhaupt in acht nehmen; die Auffindung einer Fistelöffnung wird die Diagnose meist sichern.

Fungöse adenomartige Bildungen am Nabel können vielleicht manchmal auch von Alantoisresten herrühren.

Virchow beschreibt ein eigentümliches „omphaloides" (dem Nabelstrang analog gebautes), hyperplastisches, einem Spindelzellensarkom ähnliches, angeborenes Gebilde am Nabel, welches wie ein hochrot gefärbtes Horn aus dem Nabelring hervorragte (Runge).

4. Erkrankungen der Nabelgefäße.

Die entzündlichen Erkrankungen der Nabelgefäße nehmen entweder von einer Infektion des Gefäßinneren ihren Ausgang, — Thromboarteriitis und -phlebitis —, oder von dem perivaskulären Bindegewebe und den Lymphgefäßen der Adventitia, — Periarteriitis und -phlebitis.

a) Die Arteriitis umbilicalis.

Die Thromboarteriitis kommt meist in der Weise zustande, daß von einem infizierten Nabel aus, einer Blenorrhoe oder einem Ulcus, die Entzündung sich auf den dünnen Thrombus der Nabelarterien fortsetzt, und dieser eitrig zerfällt. Gewöhnlich erstreckt sich die Eiterung nur auf die periphersten Teile der Arterien. Wir finden dann eine meist ziemlich reichliche Eiterabsonderung aus dem Nabelgrund. Streicht man von der Unterbauchgegend her entsprechend der Gefäßrichtung gegen den Nabel zu, so quillt der Eiter aus den Gefäßen zuweilen noch reichlicher hervor. Mittelst einer dünnen Sonde kann man manchmal ein Stück in die Arterien eindringen. Sonst ähnelt das klinische Bild der Erkrankung dem der lokalen Pyorrhoe des Nabels, von der sie sich nur durch die Ausbreitung der Eiterung auf die Thromben in den Endstücken der Arterien unterscheidet.

Nur in seltenen Fällen erstreckt sich eine Thromboarteriitis weiter in die Gefäße hinein; ausnahmsweise kann jedoch der eitrige Zerfall bis gegen den Abgang der Nabelarterien von der A. hypogastrica fortschreiten — Thromboarteriitis totalis (Escherich, Finkelstein). Die Gefahr einer Allgemeininfektion ist in solchen Fällen natürlich eine sehr beträchtliche.

Weitaus häufiger als die Thromboarteriitis ist die Periarteriitis umbilicalis. Runge hält sie unter allen lebensgefährlichen Nabelaffektionen für die häufigste und darum bedeutungsvollste. Die Eitererreger können vom Nabel aus längs des perivaskulären Gewebes der Arterien und ihrer Lymphbahnen sehr leicht eindringen; sie können dies leichter wie in das Lumen der Gefäße, deren Enden gewöhnlich auf das engste kontrahiert sind, sie können es auch leichter wie in das perivaskuläre Gewebe der Nabelvene, da nach Runge der den Querschnitt der Nabelarterie umgebende Bindegewebsring etwa doppelt so dick ist wie jener an der Vene und überdies viel inniger am Nabel haftet als letzterer; bei den Arterien ist also die den Bakterien zur Verfügung stehende Straße breiter und zugänglicher.

Die Periarteriitis befällt fast stets beide Gefäße, entweder nur in ihren distalen Teilen oder auch in ganzer Ausdehnung. Klinisch sehr bemerkenswert ist es, daß die entzündlichen Erscheinungen zuweilen erst in einer Entfernung von 1—2 cm vom Nabel beginnen. Die entzündliche oder phlegmonöse Erkrankung der Gefäßhüllen führt zu einer erheblichen Verdickung und Starrheit des Gefäßrohres. Sekundär kann die Entzündung vom perivaskulären Gewebe auf die eigentliche Gefäßwand und endlich auf das Gefäßinnere übergreifen; man findet dann auch im Lumen eitrige Massen, welche das Gefäß in gleichmäßiger Ausdehnung oder nur an einzelnen Stellen dilatieren können.

In andern Fällen spielt sich der Prozeß fast ausschließlich perivaskulär ab und die Gefäßlichtungen sind ganz eng.

Die Infektion erfolgt entweder noch bei haftendem Nabelstrang oder nach dessen Abfall. Wann die Krankheitserreger eindringen, hängt ganz von der sich bietenden Gelegenheit ab; bei infiziertem Fruchtwasser kann es sogar schon in utero der Fall sein. Gewöhnlich findet die Übertragung in der Weise statt, daß infektiöses Material, z. B. Lochialsekret, beim Abnabeln mit unreinen Instrumenten, beim Verbandwechsel durch unreines Verbandmaterial oder durch Berührung mit beschmutzten Fingern und Utensilien, durch unsauberes Badewasser, Schwämme usw. auf den Nabelstrang oder die Nabelwunde gebracht wird. Die Bakterien können am Strang oder an der Wunde lokale Veränderungen verursachen, können aber ebenso gut, ohne solche zu setzen, in die Tiefe dringen. So kommt es, daß die Arteriitis umb. bald sekundär im Anschluß an eine lokale Nabelerkrankung, bald primär bei äußerlich intaktem Nabel auftritt.

Als Erreger kommen vor allem Strepto- und die Staphylokokken in Betracht; seltener sind Diplokokkeninfektionen und solche mit B. coli (Porak und Durante). Eine durch den B. pyocaneus hervorgerufene Epidemie von Art. umb., der 11 Kinder zum Opfer fielen, beschreibt Wassermann.

Symptomatologie und Verlauf der Art. umb. sind in den einzelnen Fällen sehr verschieden und von der Ausbreitung des Prozesses, der Virulenz der Erreger, der jeweiligen Widerstandskraft des Kindes abhängig, — Frühgeborene sind besonders gefährdet.

In einer Reihe von Fällen verläuft die Erkrankung gutartig; vielleicht gelangt sie gar nicht so selten zur Heilung, ohne erkannt zu werden. Nach den Befunden von Finkelstein und Escherich können abgekapselte Abszesse unter Hinterlassung einer Narbe aufgesaugt werden. Die Symptomlosigkeit der Erkrankung ist jedoch keineswegs bloß eine Eigenschaft der günstig verlaufenden Formen. Wie Runge hervorhebt, kann die Arteriitis umb. die Ursache von ganz unvermuteten Todesfällen sein: Ein anfangs völlig normal erscheinendes Kind wird plötzlich unruhig, verweigert die Nahrung und stirbt; die Sektion ergibt eine Arteriitis umbilicalis. Ein anderes Mal tritt ein solcher plötzlicher, nicht minder unvermuteter Tod bei einem Kind mit einer scheinbar rein lokalen Nabelaffektion ein. In solchen Fällen haben wir es offenbar mit einer akuten Toxinämie zu tun.

Die eitrigen Prozesse an den Nabelarterien können auch der Ausgangspunkt für solche septische Zustände sein, welche klinisch ohne weiteres als solche erkennbar sind. In andern Fällen entwickeln sich pyämische Prozesse mit metastatischen Erkrankungen in anderen Organen, insbesondere den Lungen und Gelenken. In allen diesen Fällen können lokale Erscheinungen vollkommen fehlen oder geringgradig sein. Der Nabel kann Veränderungen zeigen, aber auch ein ganz normales Aussehen bieten. Wenn die Arteriitis, resp. ihre Folgezustände sich erst allmählich entwickeln, kann die Nabelwunde sogar schon verheilt sein.

Das Ausstreifen von Eiter gelingt nur dann, wenn gerade die peripheren Teile der Arterien erkrankt sind; das Symptom gehört nicht gerade zu den häufigen. Die hie und da beobachtete Nabelblutung dürfte wohl als septisches Symptom zu deuten sein. Manchmal gelingt es durch vorsichtiges Sondieren eine Fistelöffnung festzustellen, die in einem mehr minder langen, meist perivaskulär gelegenen, durch den Gewebszerfall gebildeten Gang führt. Zuweilen kann man die verdickten Arterien unterhalb des Nabels als Stränge durch die Bauchdecken durchtasten. Es handelt sich hierbei meist um solche Fälle, bei welchen es zur Bildung größerer Abszesse kommt. Sie leiten zu einer weiteren Gruppe von Folgezuständen der Art. umb. über, welche auf einer Ausbreitung des

Eiterungsprozesses per continuitatem beruhen; breitet er sich in die Fläche aus, so kommt es zur Entstehung einer präperitonealen Phlegmone, welche durch den Leistenkanal in den Hodensack weiterkriechen oder auf den Oberschenkel übergreifen kann (Finkelstein), schreitet die Entzündung in die Tiefe fort, so entwickelt sich schließlich eine eitrige Peritonitis (K. Mayer).

Die Art. umb. kann endlich die Grundlage für chronische septische Zustände bilden, welche unter dem Bild der Pädatrophie verlaufen.

Verf. beobachtete an der Wiener Kinderklinik ein Kind, welches im Alter von sechs Wochen wegen mangelhaften Gedeihens an der Mutterbrust aufgenommen wurde. Das Kind sah blaß aus, hatte einen ziemlich schlaffen Hautturgor und nahm trotz genügender Trinkmengen (Frauenmilch) stetig an Gewicht ab. Sonst anfänglich negativer Befund. Kein Fieber. Es wurde eine „Atrophie an der Brust" angenommen. Nach 10 Tagen starb das Kind mit den Erscheinungen einer Lungeninfiltration. Die Sektion ergab außer Abszessen im linken Unterlappen und fibrinös-eitriger Pleuritis zwei staphylokokkenhaltige Abszesse in den Nabelarterien, unterhalb des völlig verheilten, normal aussehenden Nabels.

Die Dauer der Erkrankung ist nach dem Gesagten eine sehr verschiedene und nach den klinischen Symptomen sehr schwer bestimmbar; sie richtet sich hauptsächlich nach den jeweilig eintretenden Komplikationen. Der Krankheitsbeginn ist ebenso schwer festzustellen. Unter den von Runge beobachteten, sicher an Art. umb. verstorbenen 55 Kindern war das älteste 18 Tage, das jüngste 4 Tage alt. Die größte Sterblichkeit fiel auf den 8. Tag. Man darf daraus wohl schließen, daß die Infektion in der Mehrzahl der Fälle innerhalb der ersten Lebenswoche bei noch haftendem Strangrest erfolgt.

b) Phlebitis umbilicalis.

Die Entzündung der Nabelvene tritt aus den oben erwähnten anatomischen Gründen weit seltener auf wie die der Arterien. Zuweilen sind beide Gefäßarten erkrankt.

Während die Arteriitis trotz der sehr erheblichen Gefahren, die sie in sich birgt, doch nicht so selten einen günstigen Ausgang nimmt, führt die Phlebitis wohl ausnahmslos zum Tod. Die Erkrankung betrifft meist die ganze Nabelvene bis zur Leber und gibt nicht selten Veranlassung zur Erkrankung der Lebergefäße, der Glissonschen Kapsel oder der Leber selbst (Abszesse, diffuse Hepatitis). Aber auch ohne Mitbeteiligung der Leber ist die Gefahr keine geringere. Sobald das Gefäßinnere infiziert ist, werden die Entzündungserreger in der Richtung des Blutstromes rasch in das Herz und in den allgemeinen Kreislauf getragen.

Das Fehlen lokaler Symptome am Nabel ist bei der Phlebitis noch häufiger wie bei der Arteriitis. Eiter läßt sich durch Ausstreichen niemals entleeren. Zuweilen sickert Blut aus dem Nabel hervor.

Die klinischen Symptome sind die der unausbleiblich eintretenden Sepsis. Als spezielle Eigentümlichkeit der Phl. umb. gilt der niemals fehlende Ikterus, der sich bis zu intensiver Braunfärbung der Haut steigern kann, — ictère broncé (Porak und Durante). Die Kinder fiebern meist und sind gewöhnlich sehr unruhig. Widerhofer hat darauf hingewiesen, daß die Phl. umb. einen eigentümlichen Atmungstypus zur Folge haben könne: die Inspiration ist kurz, die Exspiration mehr gedehnt, die Atemfrequenz gesteigert; die Bewegungen des Thorax sind kaum fühlbar, die der Bauchmuskulatur fast ganz aufgehoben. Es ist wahrscheinlich die infolge der perivaskulären Entzündung bestehende Schmerzhaftigkeit der Oberbauchgegend, welche die Kinder zu diesem vorsichtigen Atmen veranlaßt; aus demselben Grund werden auch die unteren Extremitäten ähnlich wie bei der Omphalitis gegen den Bauch angezogen. Es ist wohl kaum möglich, auf Grund der genannten Symptome mit Sicherheit die Diagnose zu stellen.

Bezüglich der Prophylaxe der Nabelgefäßerkrankungen gelten dieselben Vorschriften, wie sie bei den Lokalerkrankungen des Nabels auseinandergesetzt wurden. Auch die lokale Therapie ist im wesentlichen dieselbe. Besteht eine Kommunikation der Entzündungsherde mit dem Nabelbett, so dürfte es sich als zweckmäßig erweisen, etwaige Verlegungen der Mündung durch Sekret oder geschwollene Schleimhautfalten mittelst einer Sonde zu beheben und vorsichtig zu erweitern, um mit reinigenden, desinfizierenden Mitteln an den Herd heranzukommen.

Verf. sah ein bis zum 9. Tag währendes hohes Fieber mit schweren Allgemeinerscheinungen fast momentan dauernd schwinden, nachdem einem offenbar thromboarteriitischen Abszeß mittelst einer Sonde Abfluß verschafft worden war.

Bezüglich der sich an die Gefäßentzündungen anschließenden Allgemeinerkrankungen gelten die für letztere angegebenen therapeutischen Maßnahmen.

Über die Blutungen aus den Nabelgefäßen (Omphalorrhagie) siehe S. 411.

Hämorrhagien und hämorrhagische Erkrankungen des Neugeborenen.

Zerreißungen kleinerer Gefäße und Blutaustritte in die Gewebe sind beim neugeborenen Kind ein überaus häufiges Vorkommnis. Die Gefäßläsionen sind nur zu einem verhältnismäßig geringen Teil direkte Folgen des Geburtstraumas, also echte Geburtsverletzungen. Die Hauptmenge der Blutaustritte, die man in der Haut, den Schleimhäuten und inneren Organen des Neugeborenen findet, sind Stauungsblutungen. Ein gewisser Grad von venöser Stauung tritt bei jeder Geburt ein. Sie kann eine lokale, wie z. B. im Bereich der Geburtsgeschwulst, oder eine allgemeine sein. Je länger die Austreibungsperiode dauert und mit ihr die Behinderung der Zirkulation und des Gasaustausches, desto leichter kommt es zu Stauungsvorgängen. Die Folgen der letzteren finden wir dementsprechend am häufigsten bei solchen Kindern, welche in asphyktischem Zustand geboren wurden (asphyktische Blutungen, Erstickungsekchymosen, s. S. 256). In der Mehrzahl der Fälle sind die Blutungen, welche auf die genannte Weise zustande kommen, harmloser Natur; es entstehen punktförmige Ekchymosen, ähnlich wie wir sie z. B. als Folgen des Keuchhustenanfalls beobachten. Sobald die Stauung aufhört, steht die Blutung bald, die Gefäßläsion gelangt zur Verheilung, und das ausgetretene Blut verfällt der Resorption.

Die Folgen jener Blutungen, welche durch die Geburt und während derselben zustande kommen, sind von der Größe der lädierten Gefäße, dem Grad und der Dauer der sich an die Gefäßverletzung anschließenden Stauung und natürlich ganz besonders auch von der jeweiligen Lokalisation abhängig. Es sind in dieser Hinsicht fast nur die Blutergüsse in der Schädelhöhle und im Wirbelkanal für das Schicksal des Kindes von wesentlicher Bedeutung. Wie schon früher betont, werden sie oft dadurch erst verhängnisvoll, daß sie sich mit länger andauernden Stauungsvorgängen kombinieren, welche den Austritt größerer Blutmengen aus den zerrissenen Gefäßen fördern. An dieser Stelle sei auch an die Gefährlichkeit wenig schonender Wiederbelebungsversuche erinnert. Die Stauungsekchymosen sind meist kapilläre; infolgedessen ist auch bei längerem Andauern der Stauung die Menge des austretenden Blutes in der Regel eine geringe.

Die Gefahr der Geburtsblutungen — wenn wir unter dieser Bezeichnung die traumatischen und Stauungsblutungen zusammenfassen — liegt in der mechanischen Wirkung des Blutergusses: der Gewebszertrümmerung und der Druckwirkung. Die Bedeutung des Blutverlustes als solchen ist eine untergeordnete. Die pathologischen Vorgänge spielen sich während der Geburt und in den ersten Stunden nach derselben ab, Wenn man von jenen Fällen absieht, bei welchen durch unvorsichtige Bewegungen usw. eine bereits zum Stillstand gekommene Blutung aus einem größeren Blutgefäß wieder in Gang kommt, so ist die unmittelbare Gefahr der reinen Geburtsblutungen mit dem ersten Lebenstag erschöpft, mögen ihre Folgen zuweilen auch später manifest werden.

  Außer den genannten Hämorrhagien gibt es nun in der ersten Lebenszeit eine Gruppe von Erkrankungen, welche mit Blutungen einhergehen, deren Genese eine andere sein muß, Erkrankungen, welche mit jener Krankheitsgruppe des späteren Kindesalters Analogien aufweisen, die man als „hämorrhagische Diathese" zu bezeichnen pflegt. Die klinischen Krankheitsbilder weichen bei den hämorrhagischen Erkrankungen des Neugeborenen von denen der hämorrhagischen Diathese älterer Kinder nur insofern ab, als bei letzteren die Erscheinungen der Purpura, die Blutungen in der Haut und den sichtbaren Schleimhäuten, im Vordergrund stehen, während hier die Blutungen im Bereich des Verdauungstraktes prävalieren. Diese Neigung des neugeborenen Kindes zu Magendarmblutungen prägt sich in dem alten Begriff der Melaena neonatorum aus; man versteht darunter speziell die mit Bluterbrechen und blutigen Stühlen einhergehenden Erkrankungen. Der Verdauungstrakt ist jedoch auch beim Neugeborenen keineswegs der alleinige Sitz von Blutungen. Wir finden auch hier die verschiedensten Gewebe und Organe ergriffen, Nebenniere, Leber, Lunge usw., Mund- und Nasenschleimhaut, die Nabelwunde. Haut- und Unterhautzellgewebe weisen verhältnismäßig selten Blutungen auf, wenigstens jene punkt- und fleckenförmigen Hämorrhagien, welche die Pupura charakterisieren. Das Gemeinsame aller hämorrhagischen Erkrankungen des Neugeborenen liegt in dem eigentümlichen profusen Charakter der Blutungen, den daraus resultierenden Blutverlusten mit der konsekutiven Anämie, sowie endlich in dem Umstand, daß die Erkrankungen in ihrer charakteristischen Form gerade nur innerhalb der ersten zehn Lebenstage auftreten. Wie später erörtert werden soll, ist die Ätiologie der hämorrhagischen Erkrankungen noch keineswegs aufgeklärt. Es ist überhaupt fraglich, ob ihre Ätiologie eine einheitliche ist, und ob nicht verschiedenartige Noxen als auslösende Ursache der Blutungen eine Rolle spielen. Soviel lehrt uns aber die klinische Beobachtung, daß jene Krankheitsbilder, wie wir sie beim Neugeborenen sehen, während des späteren Säuglingsalters fast niemals in analoger Weise auftreten. Spricht man doch darum auch von alters her von einer Melaena neonatorum. Nur die schon erwähnte hämorrhagische Diathese des späteren Kindesalters ruft wieder ähnliche Erscheinungen hervor. Während es sich aber hier meist um eine wirkliche „Diathese" handelt, eine Krankheitsbereitschaft im Sinne Pfaundlers, eine Disposition, auf Grund welcher ein -und dasselbe Kind wiederholt von Attacken derselben Erkrankungen heimgesucht wird, ist die Bereitschaft zur hämorrhagischen Erkrankung beim Neugeborenen nicht an das Individuum, sondern an die Lebensperiode gebunden. Wenn ein Kind eine Melaena überstanden hat, so resultiert daraus im allgemeinen keinerlei Disposition zu hämorrhagischen Erkrankungen für das spätere Leben. Die Neigung zu Blutungen hört auf, sobald die Neugeborenenperiode vorüber ist. Sie ist also offenbar in den physiologischen Eigentümlichkeiten dieser Lebensepoche begründet. Auf Grund dieser Überlegungen erscheint es berechtigt, die verschiedenen, mit Blutungen einhergehenden Erkrankungen des Neugeborenen, insoferne es sich nicht um Geburtsverletzungen und ausgesprochen sekundäre Blutungen handelt, von einem gemeinsamen Gesichtspunkt aus zu besprechen, wie dies von seiten amerikanischer Autoren unter der Bezeichnung „Hemorrhagic diseases of the new-born" geschieht (Holt, Greef, Lambert, Swain, Jacobson,

Murphy, Schloß und Commiskey, Moß und Gilien, Machell, Mac Clanahan, Abt, Tuley, Kilham und Mercealis, Grüneberg, Graham, Young und Richards).

Blutungen im Magendarmtrakt.
(Melaena neonatorum.)

Mit dem Namen Melaena („schwarze Krankheit") pflegt man das Symptom der Blutausscheidung durch Magen und Darm zu bezeichnen. Wir haben streng genommen nur ein Symptom vor uns, und es ist auch tatsächlich eine ganze Reihe der heterogensten Erkrankungen in den Begriff Melaena eingereiht worden.

Man pflegt der Melaena vera eine Melaena spuria gegenüberzustellen und unter dieser Bezeichnung alle jene Fälle von Blutausscheidung aus dem Verdauungstrakt zusammenzufassen, bei welchen die Quelle der Blutung nicht im Magendarmkanal selbst liegt, sondern das Blut durch Verschlucken in letzteren gelangt ist. Das verschluckte Blut kann von der Mutter oder vom Kind herrühren. Im ersten Fall stammt es entweder von blutenden Rhagaden an den Brustwarzen oder aus den mütterlichen Geburtswegen. Während des Durchtrittes des Kindes durch die mütterlichen Weichteile kann bei Verletzungen der Schleimhaut, bei Bersten eines Varix in der Scheide, nach einem Dammriß oder einer Episiotomie usw. sehr leicht Blut in den Mund des Kindes gelangen. Die Kinder brechen während der ersten 24 Stunden sehr häufig braungefärbte, häufig mit Schleim vermengte Flüssigkeit. Dies ist ein völlig harmloses Symptom. Auch das Mekonium des ersten Tages gibt bei chemischer Untersuchung sehr häufig eine positive Blutreaktion, ohne daß allerdings die Stühle das Bild des typischen Melaenastuhles annehmen; dazu sind die verschluckten Blutmengen meist zu gering. Größere Mengen Blut können verschluckt werden, wenn es infolge tieferen Sitzes der Plazenta zu vorzeitiger Blutung kommt (Baisch) oder ein velamentös inserierendes Gefäß zerreißt. Einige Fälle von intrauterin entstandener Melaena sind so zu erklären (Schicke, Kamann); sie kommen durch intrauterine Schluckbewegungen oder vorzeitige Atmungsversuche zustande.

Kindliches Blut kann verschluckt werden bei Schädelbasisverletzungen (Rembold, Hodges), bei Verletzungen in der Mundhöhle und im Rachen, endlich bei Blutungen im Nasen-Rachenraum. Letztere sind klinisch am bedeutungsvollsten, denn sie können völlig das Bild der echten Melaena vortäuschen, besonders wenn eine äußerlich wahrnehmbare Nasenblutung fehlt. Man soll deshalb stets nachsehen, ob nicht an der hinteren Rachenwand Blut sichtbar ist, welches vom Rachendach herabfließt. Die Racheninspektion muß sehr sorgfältig und bei sehr guter Beleuchtung vorgenommen werden, denn es gelingt oft nur mit Mühe, die hintere Rachenwand in genügender Ausdehnung zu überblicken. Die nasale Melaena spuria ist, strenggenommen, die einzige Form, welche in die Gruppe der hämorrhagischen Erkrankungen gehört. Stammt die Blutung auch nicht aus dem Verdauungstrakt, so kann sie doch einen so profusen Charakter zeigen, daß Blutverlust und Anämie ähnlich schwere Grade erreichen, wie man sie bei schwerer Melaena vera beobachtet (Swoboda, Hochsinger, Lahmer). Die anderen Formen der Melaena spuria dürften bei eingehender Untersuchung des Kindes und der Mutterbrust, sowie bei Berücksichtigung der zeitlichen Verhältnisse kaum jemals besondere diagnostische Schwierigkeiten bereiten. Meist sind ja auch die Blutmengen, welche ausgeschieden werden, wesentlich geringer als bei den echten Melaenaformen.

Als Melaena vera bezeichnet man jene Blutungen, bei welchen auch die Blutungsquelle im Verdauungstrakt liegt. Auch von diesen gastrointestinalen

Blutungen kann man noch eine Gruppe als symptomatische Melaena abtrennen. Hierher gehören jene Blutungen, welche im Verlauf einer klinisch manifesten Allgemeinerkrankung auftreten. In allererster Linie sind hier die verschiedenen septischen Erkrankungen zu erwähnen. Die profusen Blutungen mit Bluterbrechen und Ausscheidung von schwarzroten Stühlen sind jedoch im Verlauf einer septischen Erkrankung nichts Gewöhnliches. Der hämorrhagischen Sepsis ganz analoge Zustände können bei luetischen Kindern vorkommen. Das typische Bild der Melaena gehört aber auch bei der Lues zu den Seltenheiten. Zur symptomatischen Melaena darf man auch jene Formen rechnen, welche sich an eine Enteritis anschließen. Der Darmblutung gehen in diesen Fällen Prodromalerscheinungen voraus: beharrliches Erbrechen ohne Blut, Diarrhöe, Koliken, Auftreibung des Abdomens, häufig Temperatursteigerungen (Shukowski). Es handelt sich hierbei entweder um eine hämorrhagische Enteritis (Gastro-Entero-Colitis haemorrhagica) oder um Hyperämie der Darmschleimhaut mit Durchlässigkeit der Gefäße oder endlich um eine vom Darm ausgehende septische Infektion. Die Blutung schließt sich hier also an klinisch manifeste entzündliche Vorgänge in der Schleimhaut des Verdauungstraktes an. Meist sind es mehr Blutbeimengungen zum Stuhl als eigentliche profuse Darmblutungen, wie sie das typische Bild der Melaena kennzeichnen.

Als Melaena vera im engeren Sinn bezeichnet man jene Form, bei welcher die Magen-Darmblutung das klinische Krankheitsbild beherrscht, ohne daß Symptome einer anderweitigen allgemeinen oder lokalen Erkrankung nachweisbar sind. Es handelt sich auch nach dieser Einschränkung des Begriffes noch nicht um eine ätiologisch einheitliche Erkrankung. Vom pathologisch-anatomischen Standpunkt kann man vielleicht noch einen Schritt weitergehen und innerhalb der Melaena vera noch eine Melaena idiopathica abgrenzen, jene Form, bei der die Sektion keine mechanische oder sonstige Ursache für die Blutungen aufzudecken imstande ist. Als klinischer Begriff muß jedoch die Melaena vera vorläufig noch bestehen bleiben.

Die Erkrankung beginnt meist zwischen dem 2. und 5. Lebenstag, seltener schon am 1. Tage oder erst gegen Ende der ersten Woche. Nach dem 10. Tag kommen typische „idiopathische" Fälle kaum mehr vor. Nach der Statistik von Vassmer fällt der Krankheitsbeginn am häufigsten auf den 2. Tag. Die Blutungen, welche erst nach dem 5. Tag einsetzen, erweisen sich relativ häufig als ausgesprochen symptomatische. Das Blut kann sowohl erbrochen als mit dem Stuhl abgeführt werden. Isolierte Hämatemesis ist selten; auch wenn das Bluterbrechen im Vordergrund des Krankheitsbildes steht, gelangt meist doch soviel Blut in den Darm, daß es nach einiger Zeit im Stuhl erscheint. In anderen Fällen bestehen ausgesprochene Magen- und Darmblutungen nebeneinander. Recht häufig beschränkt sich die Blutausscheidung bloß auf den Darm.

Vassmer gibt folgende Übersicht:

Blut	Beginn	Dauer	Mortalität
6 mal nur im Erbrochenen:	2 mal 1. Tag	—	83,3%
	2 mal 2. ,,	—	
20 mal nur im Stuhl:	1 mal intra partum	7 mal 1 Tag	10%
	3 mal 1. Tag	1 mal 1½ ,.	
	9 mal 2. .,	7 mal 2 ,,	
	5 mal 3. ,,	3 mal 4 ,.	
	1 mal 4. ,,		
	1 mal 5. ,,		
32 mal im Erbrochenen und Stuhl:	8 mal 1. Tag	1 mal 11 Std.	35,1%
	16 mal 2. .,	4 mal 1 Tag	
	7 mal 3. .,	12 mal 2 ,,	
	1 mal 4. ,,	6 mal 3 ,,	
	1 mal 5. ,,	5 mal 4 ,,	
	1 mal 10. .,	1 mal 5 ,,	
		8 mal ?	

Der typische Melaenastuhl erscheint meist noch während der Mekonuim-oder Übergangsperiode. Milchstühle wurden gewöhnlich noch nicht ausgeschieden, wenn die Blutung einsetzt. Man bedarf in typischen Fällen keiner chemischen Reaktion, um die Blutbeimengung zu erkennen. Es fällt meist auf den ersten Blick auf, daß man nicht mehr das schwarzgrüne oder dunkelbraune Mekonium vor sich hat. Der Melaenastuhl ist schwarzbraun gefärbt, zeigt meist einen deutlich rötlichen Stich, ist viel massiger wie das Mekonium und hat nicht die zähe Konsistenz des letzteren. Die Blutbeimengung verrät sich häufig auch durch einen ausgesprochen blutroten Hof in der Windel, welcher die braunschwarze Stuhlmasse umgibt. Der Melaenastuhl hat meist auch einen ganz charakteristischen Geruch nach zersetztem Blut. Jedenfalls ist er weder geruchlos wie das Mekonium, noch hat er den säuerlichen Geruch des Übergangs- und Bruststuhles. Die Stühle behalten nun diesen Charakter bei, ob das Kind Nahrung zu sich nimmt oder nicht. In ungünstig verlaufenden Fällen werden sie immer häufiger und nehmen immer mehr den Charakter von reinem, zum Teil koaguliertem Blut an. Ist die Gerinnbarkeit des Blutes eine mangelhafte (s. u.), so bestehen die Stühle aus dünnbreiigen oder fast flüssigen, dunkelroten Massen, in andern Fällen sind sie mehr kohärent, von der Konsistenz geronnenen Blutes. Das Blut kann auch in dünnflüssigem Zustand aus dem After hervorsickern, so daß die Wäsche, so oft man sie auch wechseln mag, stets mit Blut durchtränkt ist.

Kommt es zur Heilung, so kündigt sich das Nachlassen der Blutung dadurch an, daß die rote Komponente der Stuhlfarbe allmählich in den Hintergrund tritt. Die Entleerungen werden seltener und nehmen infolge chemischer Umwandlung des länger im Darm verweilenden Blutfarbstoffes eine rauchbraune Farbe an. Bisweilen versiegt die Blutung ganz unvermittelt. Nach einem noch ganz ausgesprochenen Melaenastuhl erscheint plötzlich ein gelbbrauner Stuhl mit Milchresten, in dem oft selbst mittelst chemischer Methoden kein Blut mehr nachweisbar ist.

In einer Reihe von Fällen wird die Erkrankung durch Bluterbrechen eingeleitet. Wie schon erwähnt, bleibt es nur selten, und zwar in den rasch zum Tod führenden Fällen, isoliert. Meist kommt es, spätestens nach 1 bis 2 Tagen, auch zur Blutausscheidung durch den Darm. Das blutige Erbrechen pflegt nach 1—2tägigem Bestand aufzuhören; nur selten dauert es länger an und kann dann das klinische Bild beherrschen. Das Erbrochene besteht gewöhnlich aus reinem, dünnflüssigen, ziemlich hellrotem Blut, dem Blutgerinnsel und zuweilen etwas Schleim beigemengt sind. Manchmal ist das Erbrochene braun gefärbt, ähnlich wie bei dem oben erwähnten Erbrechen von verschlucktem mütterlichen Blut.

Die Blutung bleibt in vielen, vielleicht in den meisten Fällen auf den Verdauungstrakt beschränkt, doch treten gar nicht selten auch an andern Körperstellen Blutungen auf, an der Mundschleimhaut, am Gaumen, aus der Nase, in inneren Organen; auch tiefe Hautblutungen kommen manchmal zur Beobachtung.

Führt die Erkrankung zu letalem Ausgang, so kann die Anämie, welche sich nach den profusen Blutverlusten rasch entwickelt, ganz exorbitante Grade annehmen. Die Haut hat die Farbe von lichtem Wachs, manchmal geradezu von Papier. Die sichtbaren Schleimhäute scheinen völlig entblutet zu sein. Die Farbe der Konjunktiven, der Lippen- und Mundschleimhaut differiert kaum mehr von der der umgebenden Haut. Es ist nichts anderes wie ein allmähliches Verbluten: immer von neuem fließt dünnes, zuletzt fast wässeriges Blut aus Mund, Nase und After, bis das Leben erlischt.

Selbst in jenen Fällen, welche zur Heilung kommen, kann sich eine sehr ausgesprochene Anämie entwickeln, da die Blutverluste auch bei relativ kurzer Krankheitsdauer sehr beträchtliche sein können. Ikterus kann in mehr oder minder ausgesprochenem Grade bestehen, doch pflegt er bei den Magen-Darmblutungen sich nicht selten auf eine leichte Gelbtönung der Haut zu beschränken oder auch völlig zu fehlen, offenbar deshalb, weil die Hauptmenge des zur Gallenfarbstoffbildung verwendbaren Blutfarbstoffes in den Verdauungstrakt ergossen und nach außen entleert wird.

Die Körpertemperatur ist häufig erhöht. Subfebrile und febrile Temperaturen sind nicht selten, doch ist das Fieber meist nur vorübergehend. Ob es eine spezifische Äußerung des vorliegenden Krankheitsprozesses ist, oder ob ein zeitliches Zusammentreffen mit dem transitorischen Fieber vorliegt, das um dieselbe Zeit zu erscheinen pflegt, wie die Melaena (s. S. 425), ist schwer zu entscheiden. Gar nicht selten ist die Temperatur auch vollkommen normal, und zwar auch bei kräftigen Kindern, bei denen weder eine konstitutionelle Schwäche, noch der stattgehabte Blutverlust für das Ausbleiben von Temperatursteigerungen verantwortlich gemacht werden kann. Nach starken Blutverlusten kann die Temperatur auf subnormale Werte sinken.

Die Nahrungsaufnahme ist im Beginn der Erkrankung, sowie bei leichten und mittelschweren Fällen überhaupt, oft verhältnismäßig wenig gestört und erst nach beträchtlichen Blutverlusten werden die Kinder somnolent und hören zu trinken auf. Das Körpergewicht sinkt stets mehr, als es der physiologischen Abnahme entspricht. Auch in den zur Heilung gelangenden Fällen pflegt der Gewichtsverlust ein erheblicher zu sein, und sich nur langsam wieder auszugleichen. Die Dauer der Erkrankung und ihre Intensität sind recht verschieden. Von den schwersten, unter enormen Blutverlusten zum Tod führenden Formen kommen alle Übergänge bis zu leichten formes frustes vor, bei welchen sich die Krankheit bloß im Auftreten einiger weniger bluthaltiger Stühle äußert, ohne daß die Blutungen hier einen bedrohlichen Charakter annehmen. In mäßig schweren Fällen dauern die blutigen Ausscheidungen kaum länger als 2—3 Tage. Sie halten überhaupt im allgemeinen selten länger als 5 Tage an. Die Schwere des Falles prägt sich nicht so sehr in der Dauer, als in der Intensität und Häufigkeit, sowie in dem profusen Charakter der Blutungen und in der an der dünnflüssigen Beschaffenheit des ausgeschiedenen Blutes erkennbaren Herabsetzung der Gerinnbarkeit desselben aus. Die reinen Darmblutungen geben im allgemeinen eine relativ günstigere Prognose als die mit Hämatemesis kombinierten Formen. Die Gesamtmortalität beträgt nach den vorliegenden Statistiken durchschnittlich 50 %, wobei allerdings nicht immer bloß die Melaena vera im engeren Sinne berücksichtigt worden sein dürfte.

Mortalitätstabelle.

Dusser und Oui	55%	Townsend	79%
Minot	84%	Silbermann	56%
King	35%	Aunders	56%
Rillier	47%	Shukowski	62%
Tarnier	50%	Vassmer	42,8%

Wenn man bloß die idiopathischen Melaenafälle berücksichtigt, scheint sich die Prognose übrigens wesentlich günstiger zu gestalten. L. Unger verlor von 9 Fällen bloß einen einzigen, und trotz des in drei Fällen beobachteten initialen Bluterbrechens ist die Mortalitätsziffer niedriger wie in den 20 von Vassmer zusammengestellten Fällen reiner Darmblutung. Es ist sicher, daß eine zweckentsprechende Behandlung die Sterblichkeit wesentlich herabzudrücken vermag.

Bleiben die Kinder am Leben, so ist die Prognose für später eine durchaus günstige. Weitere üble Folgen sind nicht mehr zu befürchten.

Die Ätiologie der Melaena vera.

Verschiedenartige Obduktionsbefunde haben zu den verschiedensten Erklärungsversuchen Veranlassung gegeben und besonders die Fälle mit negativem Obduktionsbefund haben zur Aufstellung einer ganzen Reihe von Hypothesen geführt. Das, was wir klinisch als Melaena vera bezeichnen, stellt, wie schon erwähnt, sicher keine ätiologisch einheitliche Erkrankung dar. Darauf weist die Verschiedenartigkeit anatomischer und pathologischer Befunde mit Bestimmtheit hin.

Wir haben bei der Frage nach der Genese der Melaena folgende Fragen zu beantworten.

1. Welcher Art sind die Läsionen der Gefäße, die wir als Ursache der Blutung annehmen müssen?

2. Was ist die Ursache der Gefäßläsion?

3. Was ist die Ursache der Permanenz der Blutungen?

Zur Beantwortung der ersten und zum Teil auch der zweiten Frage müssen wir vor allem die anatomischen Veränderungen näher ins Auge fassen.

In einer Reihe von Fällen wurden Geschwüre im Verdauungstrakt gefunden, und zwar im Ösophagus, Magen, Duodenum, seltener auch in tieferen Darmabschnitten. Die Geschwüre können einzeln und multipel auftreten. v. Preuschen fand 16 mal einzelne, 6 mal multiple Geschwüre; 3 mal betrug die Zahl der Ulcera 2—3. Dusser fand bei 24 Autopsien von Melaena 13 mal Geschwüre, und zwar 9 mal Ulcus ventriculi, 4 mal Ulcus duodeni; Vaßmer unter 22 Fällen der Literatur 12 mal Geschwüre, und zwar 3 mal Ulcus oesophagi, 4 mal Ulcus ventriculi, 5 mal Ulcus duodeni und 1 mal Ulcus ilei. Die Geschwüre im Magen sind selten tief (Binz), gewöhnlich handelt es sich um oberflächliche peptische Erosionen; die (relativ am häufigsten gefundenen) Duodenalgeschwüre greifen häufig viel tiefer, bis zur Muskularis, ja selbst bis zur Serosa. Am seltensten scheinen die Geschwüre in der Speiseröhre zu sein; Henoch und Spiegelberg berichten über Ringgeschwüre unmittelbar über der Cardia, Karl Meier sah ein kleines Ulcus im untersten Abschnitte des Ösophagus.

Geschwüre sind aber keineswegs ein regelmäßiger Befund bei der Sektion von Melaenafällen. Baisch sah sie unter 14 Fällen nur einmal; auch nach Holts Ansicht werden Geschwüre nur in einer relativ kleinen Anzahl der Fälle gefunden. Shukowski, welcher selbst niemals Ulcera zu sehen Gelegenheit hatte, berechnet nach den Literaturangaben, daß sich die Geschwüre in etwa 45 % der Fälle nachweisen ließen, doch ist auch diese Zahl vielleicht zu hoch gegriffen, da die Fälle mit Geschwürsbildung wahrscheinlich oft für mitteilenswerter gegolten haben und zahlreiche negative Befunde nicht in die Statistiken aufgenommen worden sein dürften.

Wahrscheinlich in der überwiegenden Mehrzahl der Fälle sind die anatomischen Befunde völlig negativ oder doch sehr dürftig. Häufig besteht ein gewisser Grad von Hyperämie der Darmschleimhaut, zuweilen Injektion an umschriebenen Stellen, manchmal finden sich punktförmige Hämorrhagien, kleinere und größere Blutaustritte, hämorrhagische Erosionen in der Mukosa. Vorpahl fand in einem Fall mächtige Venenerweiterungen im mittleren Drittel der Speiseröhre und führt die Blutungen auf eine Berstung venöser Gefäße infolge der Kontraktionen des Ösophagus beim Schluckakt zurück.

Dort, wo die Schleimhaut keinerlei Läsion zeigt, muß man eine sog. parenchymatöse Blutung annehmen, einen Durchtritt von Blutkörperchen durch die Gefäß- und Kapillarwände und durch das scheinbar intakte Epithel der Schleimhaut. Manchmal finden sich mikroskopisch nachweisbare Rundzellenanhäufungen in der Mukosa (Schöeppler). Auch dort, wo Erosionen und Geschwüre vorliegen, kann man nicht immer ohne weiteres annehmen, daß sie die alleinige Blutungsquelle bilden und den profusen Charakter der Blutung aufklären, da Arrosionen eines größeren Gefäßes gewöhnlich fehlen und ähnliche Geschwüre bei älteren Säuglingen, wie die Duodenalulcera der Atrophiker, oft zu keiner oder nur einer geringfügigen Blutung Veranlassung geben. Auch bei Obduktionen von Neugeborenen findet man zuweilen zahlreiche hämorrhagische Erosionen in der Schleimhaut des Magens und Dünndarms, ohne daß im Leben Melaenasymptome bestanden hätten.

Als Erklärung für die verschiedenen Befunde der Hyperämie, Hämorrhagie und Ulzeration hat man Beziehungen zum Geburtsvorgang zu finden gesucht.

Daß der Stauungshyperämie, welche in mehr oder minder hohem Grade nach jeder Geburt in den inneren Organen besteht, bei der Entstehung der Melaena als unterstützendem Moment eine gewisse Bedeutung zukommt, ist in hohem Grade wahrscheinlich. In demselben Sinn wirkt wohl auch die sekundäre Stauung, welche bei kongenitalen Herzanomalien eintreten kann, auf das Zustandekommen einer Magendarmblutung begünstigend ein; man hat mehrfach eine Kombination von Melaena und Herzfehler beobachtet (Simmonds, Herrgott, Nieberding, Bauer).

Da besonders die Asphyxie und die mit ihr verbundene venöse Stauung zu Hämorrhagien Veranlassung geben kann, wurde vor allem in ihr die Causa movens für die Melaena gesucht. Landau stellte sich vor, daß sich besonders bei asphyktischen Kindern infolge ungenügender Aspiration des Blutes aus der Nabelvene in dieser oder im Ductus Botalli Thromben bilden könnten, welche wieder zu embolischen Infarkten und Geschwürsbildung im Gebiet der Aorta descendens, speziell in den Duodenalarterien Veranlassung geben könnten. An Stelle dieses komplizierten Weges hat später v. Franqué einen einfacheren angenommen. Er meint, daß ein in der Vena umbilicalis gebildetes Gerinnsel auf dem Wege einer retrograden Embolie in die Pfortader und deren Wurzelgebiet gelangen könne; die Gelegenheit hierzu sei beim Neugeborenen eine besonders günstige. Aus der Seltenheit einer Gerinnselbildung in der Nabelvene erkläre sich das seltene Vorkommen einer Melaena. Übrigens meint Franqué, daß nicht die Asphyxie, sondern heftige krampfartige Atem- und Schreibewegungen und die dabei entstehenden Druckschwankungen in den betreffenden Venenbahnen zur Thrombenbildung Veranlassung geben.

Im Gegensatz zu dieser Auffassung, welche die Geschwürsbildung auf embolische Vorgänge zurückführt, suchte Kundrat dieselbe durch die „Hyperämieblutungen" zu erklären. Er meint, daß sich infolge Erweichung der hämorrhagisch infarzierten Partien durch den Magensaft Substanzverluste bilden können. Für die Auffassung der Ulcera als peptische Geschwüre spricht jedenfalls der Umstand, daß sie sich fast immer nur im Magen und Duodenum finden. v. Rundstedt macht dagegen den Einwand, daß die Hyperämie nicht zu. Hämorrhagie in das freie Darmlumen führen muß und Hyperämie und Hämorrhagie in der Schleimhaut bei intaktem Epithel dessen Widerstandsfähigkeit und Vitalität keineswegs schädigen. Beneke gibt folgende Erklärung: Man findet bei Neugeborenen entweder zahlreiche Erstickungsekchymosen oder typische Nekrosen (Stigmata) ohne jede Andeutung einer Blutung. Sie kommen nicht durch Hyperämie, sondern durch Ischämie zustande. Diese Ischämie soll nach der Ansicht Benekes, Rundstedts und Zadeks von den nervösen Zentren aus auf reflektorischem Wege durch den Geburtshock (durch thermale, mechanische Reize, Gefäßspasmen usw.) ausgelöst werden; sie sei das unentbehrliche Zwischenglied in der Reihe der Vorgänge, ohne welche es nicht zur Nekrose des

Epithels, zur Einschmelzung durch den Verdauungssaft und damit auch nicht zur Blutung ins freie Lumen des Magens oder Darmes kommen könne.

Die Annahme eines nervösen Reflexvorganges erinnert an die älteren Erklärungsversuche von Preuschen und Pomorski. Nach ihrer Auffassung ist die Geschwürbildung in der Magen-Darmschleimhaut auf die Bildung multipler Extravasate zurückzuführen, welche mit Läsionen des Gehirns, speziell des Vasomotorenzentrums, und einer konsekutiven Gefäßatonie mit Stauungen und Hämorrhagien in kausalem Zusammenhang steht. Die Möglichkeit eines solchen, auf den ersten Blick etwas kompliziert erscheinenden Vorgangs wurde durch Tierexperimente erwiesen.

In der letztgenannten Hypothese kommt die Annahme, daß Beziehungen zwischen Melaena und Geburtstrauma bestehen, besonders deutlich zum Ausdruck. Es scheint in der Tat der Fall zu sein, daß die Melaena häufiger nach langdauernden, schwierigen Geburten auftritt. Mehr als eine Disposition kann das Geburtstrauma freilich nicht schaffen; sonst müßte die Erkrankung viel häufiger auftreten. Die Mehrzahl der unter schweren asphyktischen Erscheinungen oder selbst mit Zerebralläsionen geborenen Kindern erkrankt jedenfalls nicht an Melaena.

Gegen die Annahme, daß die Melaena ein Geburtstrauma zur Voraussetzung hat, spricht auch das (allerdings seltene) Vorkommen von allem Anscheine nach intrauterin entstandenen Erkrankungen. Die Sektion hat in diesen Fällen die Anwesenheit von Geschwüren ergeben, deren intrauterine Genese nicht bloß aus den klinischen Symptomen, sondern aus der Anwesenheit von Blutpigment auf dem Geschwürsgrunde erschlossen wurde (Dietel, Bähreke, Wolfsohn, Holtschmidt).

Auch Schatz führt die Läsionen der Schleimhaut auf eine Schädigung durch Blutungen zurück. Doch faßt er letztere nicht als Stauungshämorrhagien auf, sondern bezieht sie auf eine pathologische Steigerung eines „beim Neugeborenen physiologischen Katarrhs sämtlicher Schleimhäute". Ob man berechtigt ist, von einem solchen physiologischen Schleimhautkatarrh zu sprechen, ist fraglich; vielleicht noch am ehesten von einem solchen der Darmschleimhaut. Jedoch tritt dieser meist erst nach dem Zeitpunkt auf, in welchem wir die Melaena am häufigsten beobachten. Eine gewisse Beziehung zu diesem Reizkatarrh wird auch von Schoeppler angenommen. Er meint, daß die Unterbindung der Nabelschnur und die dadurch bedingte Unterbrechung des Blutabflusses durch die Nabelarterien zur akuten Hyperämie des Magen-Darmkanals führen kann, und daß diese Zirkulationsstörung zur Auslösung von Blutungen genügt, besonders wenn infolge der Nahrungsaufnahme auf die durch Blutüberfüllung bereits pathologisch veränderte Darmwand, bezw. Darmschleimhaut, ein weiterer Reiz ausgeübt wird.

Die im vorstehenden angeführten Befunde über die Art der Gefäßläsion bei der Melaena haben ergeben, daß manchmal Gefäßzerreißungen infolge Erosion und Ulzeration vorliegen, daß aber in anderen Fällen die anatomische Untersuchung überhaupt keine oder nur so geringfügige Läsionen ergibt, daß sie die Schwere der Blutung nicht zu motivieren vermögen. Die eingangs gestellten Fragen nach der Art und der Ursache der Gefäßläsion können durch die bisher aufgezählten Erklärungsversuche nur zum Teil in befriedigender Weise beantwortet werden. Für die Fälle mit negativem oder dürftigem anatomischen Befund lassen alle mechanischen Erklärungsversuche im Stich.

Wenn die Gefäßwand keine mechanische Verletzung erlitten hat, muß man zur Erklärung ihrer Durchlässigkeit infektiöse oder toxische Schädigungen annehmen. Wir wissen aus der Pathologie des späteren Lebensalters, daß im Verlauf von Allgemeininfektionen nicht so selten

Blutungen in der Haut, in den Schleimhäuten und den verschiedensten inneren Organen auftreten. Es war deshalb naheliegend, auch die profusen Blutungen im Verdauungstrakt des Neugeborenen als septische Hämorrhagien aufzufassen, die Melaena mithin mit der hämorrhagischen Form der Sepsis zu konfundieren.

Die Ansicht, daß die Melaena und die hämorrhagischen Erkrankungen des Neugeborenen überhaupt ausschließlich septischen Ursprungs seien, ist aus einer Zeit übernommen, in welcher die septischen Blutungen tatsächlich eine solch dominierende Stellung einnahmen, daß die heute „idiopathisch" genannten Formen ihnen gegenüber völlig in den Hintergrund treten mußten. Von der damaligen Häufigkeit der mit Blutungen einhergehenden Erkrankungen kann man sich eine Vorstellung machen, wenn man in einem Bericht Epsteins liest, daß er während eines Jahres unter 702 Kindern der Prager Findelanstalt nicht weniger als 61 Fälle von Blutungen beobachten konnte!

Das wichtigste Fundament für die Annahme einer Infektion ist der Nachweis von Bakterien im Blut. Freilich sind auch bei positivem Befund mancherlei Einwände gegen die ätiologische Bedeutung der gefundenen Bakterien möglich. Wird die bakteriologische Blutuntersuchung erst nach dem Tode vorgenommen, so ist die Möglichkeit einer postmortalen Einwanderung von Bakterien ins Blut nicht von der Hand zu weisen, und zwar um so eher, je mehr Zeit nach dem Tode bereits verstrichen war, bevor die Untersuchung vorgenommen wurde. Aber selbst, wenn der Bakterienbefund unmittelbar nach dem Tod oder während des Lebens erhoben wurde, läßt sich einwenden, daß die Sepsis zur Melaena erst hinzugetreten sein könnte. Denn die Möglichkeit für das Entstehen einer sekundären Sepsis ist bei der Mangelhaftigkeit der Scheidewand zwischen Blut und Darminnern, wie man sie bei der Melaena anzunehmen berechtigt ist, gewiß gegeben.

Die Ergebnisse der bakteriologischen Untersuchungen sind ungemein mannigfaltige. Es wurden so ziemlich alle pathogenen Mikroorganismen, die man auch sonst bei der Sepsis findet, nicht bloß aus dem Blut isoliert, sondern auch in der Darmwand und in den inneren Organen der an Melaena verstorbenen Kinder nachgewiesen: Strepto-, Staphylo- und Pneumokokken, B. coli, B. typhi, B. enteritidis, B. lactis aerogenes, B. pyocyaneus, B. pneumoniae, B. haemorrhagicus, und viele andere (v. Dungern, Baginsky, Bar, Neumann, Finkelstein, Orlowski, Tavel, Kilham und Mercealis, Nicholson, Röthler u. a.). Auch Mischinfektionen wurden recht häufig beschrieben. Gärtner fand seinerzeit bei zwei Melaenafällen einen der Coli-Typhus-Gruppe angehörigen, nach seiner Meinung spezifischen Bazillus. Wenn auch dieser Gärtnersche „Melaenabazillus" später nicht mehr gefunden werden konnte, so gelang es doch recht häufig, Mikroorganismen zu isolieren, welche im Tierexperiment hämorrhagische Entzündungen hervorzurufen vermochten (Finkelstein). Daraus lassen sich nun freilich nicht viel Schlüsse ziehen; eine Gefäßalteration mit folgenden Blutaustritten kann durch die verschiedenartigsten Bakteriengifte hervorgerufen werden.

Als Infektionspforten kommen natürlich die der Sepsis überhaupt in Betracht. Die Infektion kann auf dem Wege des Plazentarkreislaufes, also schon intrauterin erfolgen. In einwandfreier Weise ist dieser Infektionsweg in einem Fall von Nauwerk und Flinzer erwiesen. Die Autoren konnten aus dem Leichenblute eines am 2. Lebenstag unter Melaenasymptomen verstorbenen Kindes morphologisch, kulturell und durch Agglutination einen hochvirulenten Stamm von Paratyphus B isolieren, welcher vom Blut der Mutter, die einige Wochen vor der Entbindung an heftigen Durchfällen gelitten hatte, agglutiniert wurde. Post partum erfolgt die Infektion wohl weniger häufig vom Nabelstrangrest wie vom Darm aus. Die Gelegenheit für eine enterogene Sepsis ist beim Neugeborenen, dessen Darmwand für Bakterien ziemlich leicht durchlässig zu sein scheint (Czerny und Moser) eine besonders günstige. Czerny und Keller führen deshalb die Melaena neonatorum auf enterale Infektionen zurück. Sie weisen als Stütze ihrer Auffassung auf das Vorhandensein von Fieber und Blutveränderungen hin. Ob der Befund von glykogener Entartung der Leukozyten und vielen Blutplättchen sich bei allen Melaenafällen konstant findet, müssen weitere Untersuchungen zeigen. In einem Falle Ungers zeigten die Leukocyten keine jodophile Reaktion. Das Fieber ist, wie schon erwähnt, kein konstantes Symptom der Melaena und wenn vorhanden, wohl auch kein Beweis für deren septische Ätiologie.

Wir dürfen wohl mit Bestimmtheit annehmen, daß es tatsächlich eine Melaena auf infektiöser Basis gibt, daß mithin die Gefäßschädigung in manchen Fällen auf bakterielle Gifte zurückzuführen sein dürfte. Die Verschiedenheit der gefundenen Mikroorganismen spricht keineswegs gegen diese Annahme. Daß aber allen Melaenafällen eine Infektion zugrunde liegt, ist doch wohl kaum anzunehmen. Schon der klinische Verlauf, das relativ frühe Auftreten, das oft plötzliche Einsetzen und Verschwinden der Krankheitserscheinungen entspricht oft nicht dem Verlauf einer septischen Erkrankung. Zu jener Zeit, wo die Nabelinfektionen und auch die meisten enteralen Infektionen erst manifest zu werden pflegen, tritt die Melaena — wenigstens in ihrer reinen, typischen Form — nur mehr ausnahmsweise auf. Und endlich stehen den positiven bakteriologischen Befunden negative gegenüber (Schmorl, Baginsky, Unger, Schloß und Commiskey).

In jenen Fällen von Melaena, bei welchen weder eine anatomisch nachweisbare Gefäßverletzung vorliegt, noch eine durch bakterielle Giftwirkung hervorgerufene Permeabilität der Gefäßwand angenommen werden kann, müssen es Gifte anderer Art sein, welche eine gefäßschädigende Wirkung entfalten. Auf diesen Punkt, sowie auf die dritte der eingangs gestellten Fragen nach der Ursache der Permanenz der Blutungen soll später eingegangen werden.

Die Nebennierenblutung.

Das weiche, zerreißliche, an venösen Gefäßen reiche Gewebe der Nebenniere scheint für Blutungen ein besonders günstiger Boden zu sein. Kongestive Zustände und Hyperämie findet man bei der Mehrzahl der Nebennieren neugeborener Kinder. Die innersten Rindenschichten zeigen manchmal eine gewaltige kapilläre Blutfülle (Kern). Mattei vermißte die Hyperämie der Nebennieren unter 39 Fällen nur zweimal, in 5 Fällen fanden sich gleichzeitig Blutaustritte. Mikroskopisch nachweisbare Blutungen scheinen in den Nebennieren des Neugeborenen ein fast konstanter Befund zu sein (Mattei, Philipp, Magnus). Die größeren Blutergüsse haben ihren Sitz in der Marksubstanz, welche durch große Hämatome vollkommen zerstört werden kann. Die Rinde ist entweder intakt oder erst sekundär verändert, bei großen Hämatomen ist auch sie meist nekrotisch. Die Hämatome haben die Größe einer Walnuß, eines Hühner- oder Gänseeis, einer Faust. Sie sitzen der Niere kappenartig auf und können dieselbe bei starker

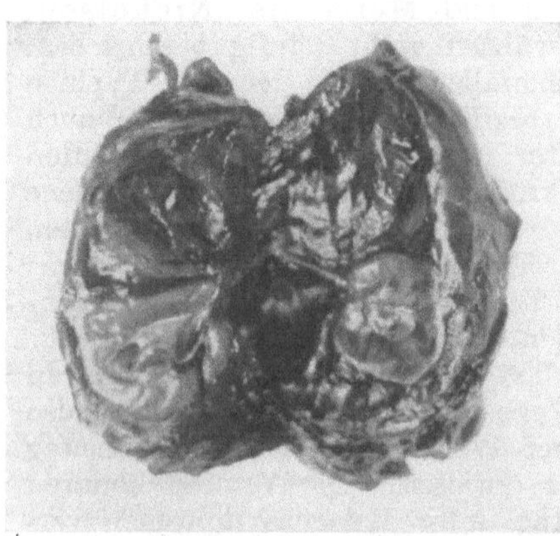

Abb. 81. Mächtiges Hämatom der Nebenniere.

Ausdehnung der Blutung umfassen, komprimieren und abplatten. In extremen Fällen sind die Nebennieren in blutgefüllte Säcke oder Cysten umgewandelt (Abb. 81). Die Nebennierenhämatome sind gewöhnlich doppelseitig, wobei eine Seite häufig stärker befallen ist als die andere. Bei einseitigem Sitz der Affektion ist gewöhnlich die rechte Seite ergriffen. Nicht selten brechen die Hämatome in das retroperitoneale Gewebe, ins kleine Becken oder auch in die freie Bauchhöhle durch.

Die Nebennierenblutung findet man zuweilen bei totgeborenen Kindern. Häufiger sterben die Kinder in den ersten Stunden nach der Geburt, am 1. oder 2. Lebenstag. Nicht selten tritt jedoch der Tod erst später ein, zwischen 5. und 7. Tag; Morisons Fall starb sogar erst am 20. Tag. Ob die Affektion absolut tödlich ist, läßt sich nicht mit Sicherheit sagen. Theoretisch wäre es ganz gut denkbar, daß sich das Hämatom nach Stillstand der Blutung zurückbilden und das sog. extrakapsuläre chromaffine Gewebe die Funktion des zerstörten Nebennierenmarkes übernehmen könnte. Von Residuen größerer Blutungen als Nebenbefund bei Obduktionen ist allerdings nichts bekannt.

Die Diagnose des Nebennierenhämatoms in vivo stößt auf große Schwierigkeiten. Charakteristische Ausfallserscheinungen fehlen, da bei der allgemeinen Verbreitung des chromaffinen Gewebes im Körper andere Teile dieses Systems für die zerstörte Nebenniere eintreten können. Die bei Morbus Addisoni auftretenden Pigmentablagerungen kommen beim neugeborenen Kind nicht, oder höchstens ausnahmsweise, vor. Rößle sah bei einem am 12. Tag verstorbenen Kind eine fleckenförmige Pigmentierung des Gaumens. Magnus glaubt, daß der Verlauf der Erkrankung beim Neugeborenen ein zu rascher sei, als daß Pigmentablagerungen zustande kommen könnten. Er weist jedoch darauf hin, daß nach den Experimenten von Foà durch Resorption von Nebennierensubstanz die roten Blutkörperchen geschädigt werden, und daß auf diesem Wege ein Zusammenhang zwischen Nebennierenblutung und Ikterus neonatorum denkbar wäre. Für die Diagnose kommt dies natürlich nicht in Betracht.

In einer Reihe von Fällen treten die Krankheitserscheinungen nach anfänglichem scheinbaren Wohlbefinden des Kindes auf. Zuweilen ist der Beginn ein ganz akuter; er kann auch von Fieber begleitet sein. Die Kinder verweigern die Nahrung, werden somnolent, zeigen oberflächliche beschleunigte Atmung; manchmal kommt es zu starkem Erbrechen und nicht selten auch zu Krämpfen. Im Vordergrund des klinischen Bildes steht die rapid fortschreitende Anämie, welche die Annahme einer inneren Blutung wahrscheinlich macht. Bei der oft ganz bedeutenden Größe der Nebennierenhämatome scheint es durchaus möglich, daß man sie manchmal durch die Bauchdecken hindurch palpieren oder durch den Nachweis der Verdrängung von Nachbarorganen (Leber, Milz), erschließen kann. Der Tod erfolgt meist im Verlauf von einigen Tagen. Er kann auch apoplektiform eintreten (in einem Falle Fiedlers am 4. Lebenstag).

Während Lissauer die Krankheitserscheinungen auf die sog. Abepithymie (Lobstein, Virchow), auf eine Paralyse des Plexus solaris zurückführt, ist Materna der Ansicht, daß nicht der Ausfall der vasotonischen Funktion die Symptome hervorruft, sondern daß infolge Zerstörung des Nebennierenmarkes durch die Blutung gerade das Gegenteil, eine Hyperadreninämie, also eine Adreninvergiftung, zustandekommen könne. Möglicherweise schafft eine angeborene Markhyperplasie (Rößle) eine Disposition dazu. Materna glaubt, daß jene Fälle von Nebennierenblutung, welche mit einer Autoadreninintoxikation verbunden sind, während des Lebens diagnostiziert werden könnten (akuter Beginn, beschleunigte oberflächliche Atmung, häufiges Erbrechen, Krämpfe, ev. Tachykardie, Blutdrucksteigerung, Pupillenerweiterung) und daß diese Symptome einer Sympathikusreizung vielleicht auch einer therapeutischen Beeinflussung zugänglich seien. Als Stütze seiner Ansicht führt er einen Fall an, bei welchem das Leberblut an der Froschpupille eine starke Mydriasis hervorrief und die Leberzellen die für das Adrenalin charakteristische Eisenchloridreaktion zeigten. In diesem Fall war also die Annahme einer Überschwemmung des Blutes mit Adrenin gerechtfertigt. Doch läßt sich eine solche auch nach Maternas Ansicht nicht immer nachweisen.

Als Begleiterscheinungen der Nebennierenblutung kommen Hämorrhagien in der Haut, in den sichtbaren Schleimhäuten, innerhalb des Verdauungstraktes vor.

Auch die Nebennierenblutung findet sich relativ häufig nach langdauerndem Geburtsverlauf und bei solchen Kindern, welche post partum asphyktisch waren. Es ist klar, daß die Asphyxie das Auftreten von Blutungen in dem weichen Gewebe begünstigt. Es ist auch verständlich, daß bei etwa vorgenommenen Schultzeschen Schwingungen aus den zerrissenen Gefäßchen größere Mengen Blutes austreten können (Hengge). Magnus vermutet, daß die Leber einen Druck auf die Vena cava ausübt, und daß auf diese Weise eine Hyperämie der Bauchorgane und ev. auch Blutaustritte ins Nebennierengewebe hervorgerufen werden könnten. Wie bei den Blutungen im Darm kommt man aber mit solchen Erklärungen nicht aus, da durch sie der profuse Charakter der Blutung nicht motiviert wird.

Daß Geburtstrauma und Asphyxie zur Erklärung nicht ausreichen, ergibt sich vor allem aus der Tatsache, daß Nebennierenhämatome auch nach ganz leicht verlaufenden Spontangeburten beobachtet wurden (Dörner, Materna, Morison, Weltmann, eigene Beobachtung). Die Nebennierenvenenthrombose, nach Simmons die häufigste Ursache der Nebennierenblutung Erwachsener, kommt bei Neugeborenen kaum in Betracht.

Für einen Zusammenhang der Blutungen mit Infektionen liegen bisher keinerlei Anhaltspunkte vor. Sehr bemerkenswert ist es, daß sich die Nebennierenblutung relativ häufig bei Kindern eklamptischer Mütter findet (Dienst, Dörner). Magnus beobachtete ein Nebennierenhämatom bei einem mittelst Kaiserschnitt entwickelten toten Kind einer Eklamptischen. Dies weist auf toxische Einflüsse hin und rechtfertigt die Einreihung der Nebennierenhämatome unter die hämorrhagischen Erkrankungen (Ricker).

Blutungen in anderen inneren Organen.

Die Blutungen in der Schädelhöhle und im Wirbelkanal sind wohl fast ausschließlich Folgen des Geburtstraumas. Es kommt wohl nur ganz ausnahmsweise vor, daß etwa septische oder toxische Einflüsse hier zu größeren Blutergüssen in Beziehung stehen. Besteht ein traumatisches intrakranielles Hämatom, so kann allerdings im Verlauf einer hämorrhagischen Erkrankung eine Nachblutung eintreten, infolge deren das Hämatom eine Vergrößerung erfährt. Auch die Blutungen in der Orbita und innerhalb des Augapfels, sowie die häufigen Ekchymosen in der Conjunctiva bulbi dürften fast ausschließlich traumatische und Stauungsblutungen sein.

Abgesehen von den Stauungsekchymosen an der Pleura und am Perikard sind Blutungen in den Organen des Thorax etwas sehr Seltenes. Doch wurden immerhin größere Blutungen im Lungengewebe und in den Pleuraraum schon beobachtet, insbesondere bei septischen Erkrankungen. Über „Lungenapoplexien" bei Sklerem s. S. 369. Shukowski beschreibt einen Fall von Hämatothorax bei einem wahrscheinlich syphilitischen Kind, welches am 2. Tag plötzlich unter Erscheinungen einer inneren Blutung mit Dyspnoe erkrankte und eine Dämpfung über einer Thoraxhälfte darbot. Derselbe Autor berichtet über einen Bluterguß im Perikardialraum bei einem Neugeborenen infolge syphilitischer Gefäßveränderungen.

Wenn man von Darm und Nebenniere absieht, sind auch die Abdominalorgane nur selten der Sitz größerer Blutungen. In der Leber findet man kleinere Blutaustritte nicht selten, und zwar unter der Kapsel (subkapsuläre Hämatome) und im Parenchym. Nach Bonnaire und Durante kommt es gelegentlich unter dem Einfluß einer Intoxikation (z. B. Eklampsie) oder Infektion zu Gefäßzerstörungen und Degeneration der Leberzellen; daraus resultieren Blutaustritte, deren Entstehung durch eine mangelhafte Gerinnbarkeit des Blutes begünstigt werden kann. Nierenblutungen, welche zu Hämaturie führen, kommen beim neugeborenen Kind sehr selten vor. Fabre und Jarricot beobachteten in 2 Fällen eine am 3. Tag unter Fieber einsetzende vorübergehende Hämaturie. Eine solche kann auch infolge syphilitischer Gefäßveränderungen zustandekommen (s. S. 468). Hämoglobinurie und Hämaturie bilden auch eine Teilerscheinung der sog. Winckelschen Krankheit und verwandter Zustände (s. S. 419), sowie der hämorrhagischen Sepsis.

Genitalblutungen.

Vaginalblutung.

Bei neugeborenen Mädchen tritt zuweilen um die Mitte der 1. Lebenswoche, gewöhnlich am 5.—6. Tag, selten früher, eine blutig-seröse oder blutigschleimige Sekretion aus der Scheide auf. In leichten Fällen zeigen sich bloß blutig tingierte Flecke in der Windel, bei stärkerer Blutung sieht man blutig gefärbte Schleimballen und -fetzen oder Blutgerinnsel an den Labien, welche nach Auseinanderfalten der letzteren am Hymenaleingang aus der Vagina hervortreten. In der Mehrzahl der Fälle sistiert die Blutung nach 2—3 Tagen; sie kann auch 4—6 Tage andauern, aber der schließliche Ausgang ist in der Regel ein vollkommen günstiger.

Die Vaginalblutung kann das Symptom einer Sepsis sein (Ritter); Doléris sah von 5 gleichzeitig auftretenden Fällen 4 tödlich enden. Die septische Menorrhagie ist selten; sie tritt gewöhnlich erst in der 2. Woche auf. Mit einer Menstruatio praecox hat die Vaginalblutung der Neugeborenen nichts zu tun. Shukowski glaubt, daß die Metrorrhagien auf hyperämische Zustände der inneren Genitalien zu beziehen seien, welche als Begleiterscheinung der durch dyspeptische Reizzustände hervorgerufenen Blutüberfüllung des schon an und für sich post partum hyperämischen Darmes aufzufassen sind. Zappert hatte Gelegenheit, den Uterus eines Kindes mit Vaginalblutung histologisch zu untersuchen. Er fand das submuköse Gewebe von blutstrotzenden erweiterten Gefäßen durchsetzt, aus denen an mehreren Stellen Austritte von Blutkörperchen zu konstatieren waren. Das Epithel war intakt, es fehlten jegliche entzündliche Erscheinungen. Es ist wahrscheinlich, daß wir es mit der Steigerung eines physiologischen Reizzustandes zu tun haben, der wahrscheinlich auf den Übergang von Schwangerschaftssubstanzen (im Sinne Halbans) von der Mutter auf den Fetus zu beziehen ist. Im Verlauf einer schweren hämorrhagischen Erkrankung kann gelegentlich auch die Vaginalblutung größere Dimensionn annehmen.

Blutungen aus dem männlichen Genitale.

In seltenen Fällen findet man bei Knaben vorübergehend einen (gewöhnlich sehr geringgradigen) Abgang von blutig gefärbten, zarten Gerinnseln mit dem Harn. Woher das Blut stammt, ist schwer zu entscheiden. Es könnte aus der

Blasenschleimhaut stammen, vielleicht auch aus der Prostata (Halban) oder auch aus der Harnröhre. Über eine profuse Blutung aus der Vorhaut berichtet Whipple. Schwere, selbst tödliche Blutungen können nach der rituellen Zirkumzision eintreten (s. S. 414).

Nasenblutung.

Die Hämorrhagien im Bereich des Nasenrachenraumes sind klinisch nur dann erkennbar, wenn es zur Blutung an die Schleimhautoberfläche und ins freie Lumen kommt. Das Blut sickert dann entweder aus einem oder beiden Nasenlöchern hervor, oder es fließt längs der hinteren Rachenwand in den Ösophagus. Bei sorgfältiger Mundinspektion kann man hier den Streifen herabrinnenden Blutes erkennen. Wie früher erwähnt, können diese Fälle eine Blutung aus dem Verdauungstrakt vortäuschen (Melaena spuria). Auch hier kann sicherlich die Stauung als unterstützendes Moment von Bedeutung sein, doch liegt bei den profusen Blutungen aus der Nase meist ein tieferes Leiden vor. Epistaxis und besonders hämorrhagische Rhinitis findet man relativ am häufigsten bei luetischen Kindern, aber wohl nur selten als einziges Symptom. Auch die Rhinitis diphtheritica kann mit Blutungen einhergehen, und sicherlich gibt es auch eine septische Epistaxis. Aber auch hier finden wir außer diesen symptomatischen Formen eine scheinbar essentielle Blutung von profusem Charakter. D'Astros hält eine solche Nasenblutung bei Neugeborenen für ein ominöses Zeichen; als absolut infaust darf man aber die Prognose wohl nicht bezeichnen.

Blutungen in und aus der Mundschleimhaut und der Bindehaut.

Der Gaumen ist recht häufig der Sitz von punktförmigen und etwas größeren Ekchymosen; zuweilen zeigen die Erosionen an der Schleimhaut des Gaumens, an der Raphe, an Stelle der Bohnschen Bläschen hämorrhagische Säume. Es sind dies nichts anderes als Stauungsblutungen, welche sich in den ersten Tagen vielleicht durch mechanische Reizung beim Saugakt etwas vergrößern können. Besteht gleichzeitig eine hämorrhagische Erkrankung, so können sich solche Blutungen flächenförmig ausbreiten und zu größeren, düsterroten Suffusionen Veranlassung geben. Schleimhautwunden im Munde können so stark bluten, daß sich das Kind aus ihnen verbluten kann (Greef). Ritter berichtet über septische Mundblutungen aus Lippen und Zahnfleisch, Heubner sah bei einem septischen Fall eine parenchymatöse Blutung aus der Zunge.

Auch die im Bereich der Augenbindehaut vorkommenden Ekchymosen sind fast stets harmlose Stauungsblutungen. Doch kommen auch hier gelegentlich parenchymatöse Blutungen an die Oberfläche vor. O. Müller beobachtete einen Fall von isolierter Blutung aus den Konjunktiven: aus den Augen quoll konstant Blut hervor, welches kappenartige Gerinnsel über den Bulbis bildete und allmählich immer dünnflüssiger wurde. Die Blutung konnte nicht gestillt werden; sie dauerte vom 2. Tag bis zu dem am 24. Tag eintretenden Tod. Der Sektionsbefund war, von der allgemeinen, hochgradigen Anämie abgesehen, negativ. Blutungen aus dem Bindehautsack wurden auch bei Sepsis beobachtet, manchmal im Anschlnß an Konjunktivitiden.

Nabelblutung.

Eine Nabelblutung kann entweder aus den Gefäßen oder aus dem Parenchym des Nabelschnurrestes erfolgen. Stärkere Blutungen aus den Nabelschnurgefäßen sind sehr selten, da unter normalen Verhältnissen nach Durchschneidung der Nabelschnur eine lebhafte Kontraktion der Arterien eintritt, deren mächtige Längs- und Quermuskelschicht bei geringer Entwicklung der elastischen Fasern sie besonders befähigt, sich sowohl zu verengern als ein zentripetales Verkürzungsbestreben zu äußern (Strawinski, J. Bondi). Außer der vielleicht noch in Frage kommenden Reizwirkung der äußeren Luft auf die Kontraktion der Gefäße kommt für den Stillstand der Blutung aus dem Nabel vor allem die Entwicklung des kleinen Kreislaufes in Betracht, welche eine Blutdruckverminderung in sämtlichen Gefäßen des Aortensystems zur Folge hat.

Immerhin pulsieren die Nabelarterien nicht nur in der Bauchhöhle (Hofmann), sondern auch in der Nabelschnur nach der Geburt einige Augenblicke weiter. Wird auch die Unterbindung der Nabelschnur für gewöhnlich einer Blutung vorbeugen, so ist doch während der ersten Stunden nach der Geburt dem Strangrest eine um so größere Aufmerksamkeit zuzuwenden, je näher an der Bauchinsertion der Nabelstrang durchtrennt wurde. Ist die Respiration und damit die Entwicklung des Lungenkreislaufes behindert und infolge der eintretenden Stauungserscheinungen der arterielle Blutdruck gesteigert (wie bei asphyktischen Kindern) oder liegen andere Zirkulationsstörungen vor (angeborne Herzfehler), so ist die Möglichkeit einer Nabelschnurblutung eine wesentlich größere. Die Blutung kann auch dann eintreten, wenn die Nabelschnur in richtiger Weise unterbunden wurde, da besonders bei sulzigen Nabelschnüren durch Verdunstung und Aufsaugung der Flüssigkeit die angelegte Schlinge sich nachträglich lockern kann.

Wenn der Nabelstrangrest abgefallen ist, so kann es in seltenen Fällen auch im Niveau der Nabelwunde zur Blutung aus den Gefäßen kommen. Es muß in solchen Fällen die normale Thrombenbildung und Obliteration im Bauchanteil der Nabelarterie ausgeblieben sein (Ritter, Grandidier, Knöpfelmacher, Althoff). Bondi fand bei einigen Kindern, welche gegen Ende der ersten Woche an Lungenerkrankungen gestorben waren, die Nabelvene auffallend weit. Während sich die Nabelarterien unmittelbar nach der Geburt kontrahieren, kollabiert die Vene ohne Zeichen einer Kontraktion; bei Vergrößerung der Widerstände im rechten Herzventrikel kann sich die kollabierte Vene erweitern. Möglicherweise ist diese Erscheinung für das Verständnis mancher nach Abfall des Nabelschnurstumpfes auftretender Blutungen von Bedeutung.

Häufiger sind Blutungen aus dem Parenchym des Strangrestes, besonders bei Abnabelung in der Nähe der Bauchinsertion oder nach Abfall des Stranges aus dem Nabelgrund, resp. den hier befindlichen Granulationen. Es kommen hier ganz harmlose geringfügige Blutungen vor, welche entweder nach Anlegung eines Verbandes oder Lapisierung sistieren.

Lang anhaltende, schwer stillbare Blutungen sind immer ein sehr ominöses Symptom. Sie zeigen dann den profusen Charakter der hämorrhagischen Erkrankungen und sind oft trotz des leicht zugänglichen Sitzes der Blutung auf keine Weise zu stillen. Sie können nach mehreren Stunden oder Tagen zum Tode führen (Altkaufer, Lissmann, Grandidier, Nohl, Paulsen, Waeber). Diese profusen parenchymatösen Nabelblutungen können im Verlauf einer septischen Erkrankung, bei luetischen Kindern oder scheinbar primär auftreten. Die essentiellen Blutungen zeigen mit der Melaena und der profusen Epistaxis unzweifelhafte Analogien.

Während heute stärkere Nabelblutungen zu den sehr seltenen Vorkommnissen gehören, war in der voraseptischen Zeit der Nabel der relativ häufigste Sitz von Blutungen. Die Omphalorrhagie gehörte zu den konstantesten Symptomen der hämorrhagischen Sepsis. Im Jahre 1875 schrieb Epstein in einer Arbeit über die Blutungen im frühesten Kindesalter: „Bei Kindern bis zum 14. Lebenstage ist die Nabelfalte beinahe immer an den Blutungen beteiligt."

Hautblutungen.

Die Blutaustritte in der Haut und im Unterhautzellgewebe, welche bei der hämorrhagischen Diathese älterer Kinder als Purpura das klinische Bild beherrschen, treten bei den hämorrhagischen Erkrankungen der Neugeborenen gegenüber den inneren Blutungen in zweite Reihe. Doch können auch sie in manchen Fällen sehr ausgedehnt sein. Es sind gewöhnlich nicht die dunkelroten Flecken der Purpura simplex, sondern flächenhaft ausgebreitete, tiefe

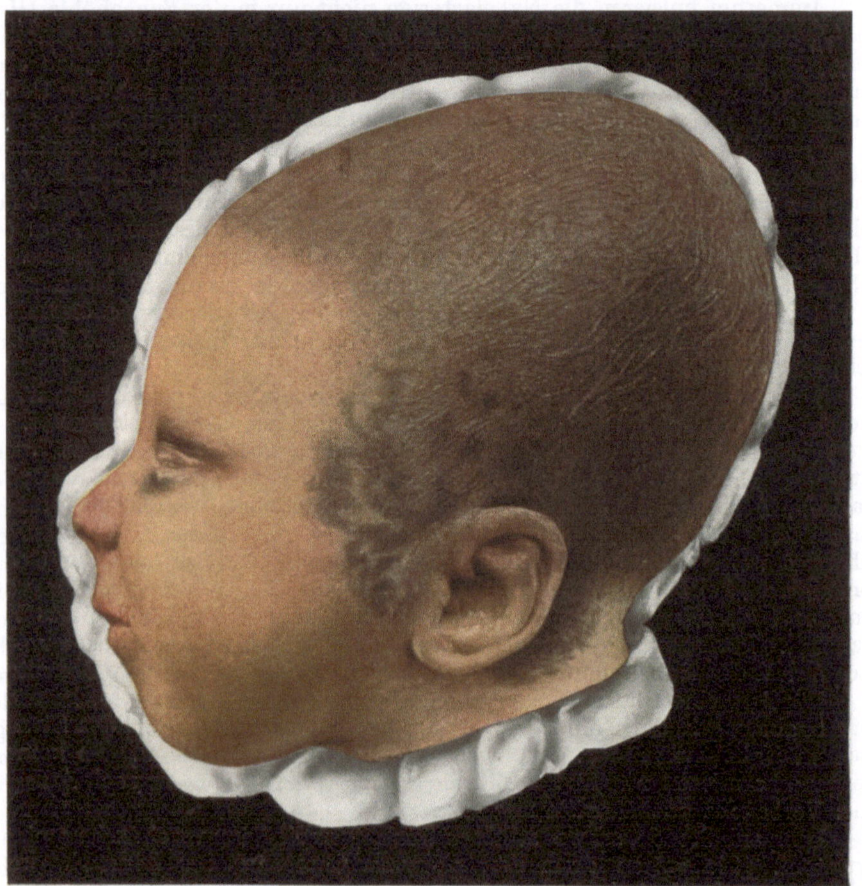

Abb. 82. Subkutanes und subperiostales Hämatom am Schädel, Blutungen in den Augenlidern, intensiver Ikterus (6. Lebenstag).

Blutaustritte, welche bläulich durch die Haut durchschimmern. Sie können an den verschiedensten Körperstellen sitzen, in der Kreuzgegend, an den Fersen, am Hinterhaupt, auf der Brust und am Bauch, an den Achselfalten, den Oberschenkeln (Holt). Dort, wo schon kleine Verletzungen vorliegen, wie z. B. im Bereich der Geburtsgeschwulst, können Nachblutungen eintreten, so daß sich an diesen Stellen im Lauf einiger Tage ausgedehnte blau verfärbte Suffusionen entwickeln. In solchen Fällen tritt manchmal, wahrscheinlich infolge der reichlichen Blutergüsse, ein intensiver Ikterus mit Bilirubinurie auf (Abb. 82).

Stiche in die Haut, welche zum Zweck einer Blutuntersuchung gemacht werden, bluten oft stundenlang nach; um die Stichstelle bildet sich ein blauroter Hof, ganz ähnlich wie bei der hämorrh. Diathese des älteren Kindes. Die Hautblutungen können andere Blutungen begleiten, aber auch allein auftreten. Der Ausgang solcher Fälle braucht keineswegs ein ungünstiger zu sein. Die Erscheinungen können nach wenigen Tagen schwinden und es kann völlige Genesung eintreten. Waeber sah in einem Fall neben starker Nabelblutung an den Hautfalten beider Fußrücken schweißtropfenähnliche Blutaustritte. Auch aus dem äußeren Gehörgang kann es bluten (Holt).

Blutaustritte der geschilderten Art, sowie hämorrhagische Exantheme können auch im Verlauf einer septischen Infektion auftreten. Mit den durch ein Geburtstrauma erzeugten Hautblutungen und den punktförmigen Stauungsekchymosen, die man im Gesicht so häufig findet, können sowohl die septischen, als auch die essentiellen Hautblutungen wohl kaum verwechselt werden.

Die Ätiologie der hämorrhagischen Erkrankungen.

Bei Besprechung der Blutungen im Verdauungskanal wurde darauf hingewiesen, daß die Schädigungen, welche die Wandungen der Blutgefäße treffen, mechanische, infektiöse oder toxische Ursachen haben können. Dieselben Ursachen kommen auch für die Blutungen an andern Körperstellen in Frage. Dies ist durch anatomische und bakteriologische Untersuchungen teils erwiesen, teils nur erschlossen. Die Einreihung des Einzelfalls in eine bestimmte Kategorie nach den klinischen Erscheinungen stößt häufig auf Schwierigkeiten. Sicher fließen die verschiedenen ätiologischen Faktoren vielfach ineinander, septische Blutungen kommen dort wahrscheinlich leichter zustande, wo schon vorher Stauungsekchymosen vorhanden waren, oder wo eine durch toxische Einflüsse geschädigte Gefäßwand vorliegt, und ähnliches.

Außer den beiden Fragen nach der Art und Ursache der Gefäßläsionen bedarf noch die dritte der früher gestellten Fragen der Beantwortung: was ist die Ursache der Permanenz der Blutung? Gerade darin liegt die Eigentümlichkeit der besprochenen Krankheitsgruppe. Die Blutungen erfolgen häufig auch nach ganz geringfügigen Gefäßverletzungen, ja sogar scheinbar ohne solche, „parenchymatös". Es müssen im Blut selbst, resp. in der Gefäßwand Veränderungen vorliegen, welche das Andauern der Blutung verursachen. Schon bei der klinischen Beobachtung fällt es auf, daß das Blut oft auffallend dünnflüssig ist und schwer oder auch gar nicht zu gerinnen scheint.

O. Schloß und Commiskey haben in 10 Fällen von hämorrhagischer Erkrankung die Gerinnungszeit des Blutes untersucht.

	Gerinnungszeit während der ersten hämorrhagischen Erkrankung	Gerinnungszeit nach der Heilung	Nachblutung bei Einstichen in die Haut
1.	+ 90 Min.	4 Min.	÷
2.	+ 30 ,,	3—4 ,,	+
3.	9 ,,	8½ ,,	—
4.	5¾ ,,	7 ,,	+
5.	9 ,,	3¾ ,,	÷
6.	3½ ,,	— ,,	—
7.	6 ,,	— ,,	—
8.	10—45 ,,	— ,,	—
9.	20 ,,	5 ,,	—
10.	5 ,,	— ,,	—

Die Veränderungen der Blutgerinnung sind nach diesen Befunden recht variabel. In vier Fällen war die Gerinnungszeit etwa normal, in zwei Fällen war sie wenig, in zwei weiteren Fällen beträchtlich verringert; zweimal trat eine Gerinnung erst nach längerer Zeit ein oder blieb überhaupt aus. Auch das Nachbluten aus Hautstichen ist kein konstantes Symptom; es kann übrigens dort vorhanden sein, wo die Gerinnungszeit keine wesentliche Abweichung von der Norm zeigt.

Man muß die Fälle von hämorrhagischer Erkrankung in zwei Gruppen scheiden. Bei der ersten findet sich eine Verzögerung der Gerinnung, welche auf Insuffizienz oder Abwesenheit einer der zur Blutgerinnung notwendigen Substanzen beruht. Whippel hat nachweisen können, daß in manchen Fällen ein absoluter Mangel eines der wichtigsten Faktoren der Blutgerinnung, nämlich des Prothrombins, vorliegt. Bei einer zweiten Gruppe von Fällen scheint der Gerinnungsvorgang im allgemeinen nicht wesentlich alteriert zu sein. Schloß und Commiskey supponieren für solche Fälle eine lokalisierte Läsion der Gefäßwand, welche ein Fehlen oder eine mangelhafte Produktion der Thrombokinase zur Folge haben kann.

Die Störungen der Blutgerinnung, seien sie nun allgemeiner Art oder nach der oben zitierten Annahme an einen bestimmten Gefäßbezirk gebunden, erinnern an eine Erkrankung, bei welcher eben die Schwergerinnbarkeit des Blutes das Wesentliche ist, an die Hämophilie. In der Tat findet man in der Literatur manche Fälle als „Haemophilia neonatorum" beschrieben (Brittin). Larrabee schlägt vor, bei Blutungen neugeborener Kinder nur dann eine Hämophilie anzunehmen, wenn die Familienanamnese das Vorkommen von Blutern in der Aszendens ergibt, oder wenn die Kinder, sobald sie sich von der ersten Attacke einer hämorrhagischen Erkrankung erholt haben, später die Erscheinungen der Hämophilie zeigen. Er hat von diesem Gesichtspunkt aus 37 Fälle aus der Literatur zusammenstellen können, bei welchen die hämorrhagische Erkrankung mit Wahrscheinlichkeit auf Hämophilie zu beziehen ist. Hereditäre Einflüsse scheinen besonders in der Ätiologie der Melaena bisweilen eine Rolle zu spielen; es sind einige Beobachtungen von Melaenafällen bei mehreren Kindern derselben Mutter und bei Zwillingen in der Literatur niedergelegt (I. Fischer). In manchen Fällen hat die Anamnese ergeben, daß Vater oder Mutter des Kindes eine Neigung zu schwer stillbaren Blutungen gezeigt haben (Kosminski, Salzmann, v. Winckel, Waeber). Wittner beobachtete eine schwere Blutung im Anschluß an die rituelle Zirkumzision; zwei Brüder und acht Onkeln des Kindes waren an Blutungen gestorben, die sich an denselben Eingriff angeschlossen hatten.

Es darf jedoch als erwiesen betrachtet werden, daß in der weitaus überwiegenden Mehrzahl der zur Heilung gelangenden Fälle mit dem ersten Aufhören der Krankheitssymptome auch die Veränderungen in der Gerinnbarkeit des Blutes verschwinden. Es handelt sich mithin nicht um die erste Manifestation einer echten Hämophilie, sondern um jene passagere hämophile Eigenschaft des Blutes, wie wir sie bei der hämorrh. Diathese älterer Kinder in gleicher Weise zu beobachten gewohnt sind. Die echte Hämophilie scheint gewöhnlich erst im späteren Alter manifest zu werden, denn die Anamnese der Bluter lautet bezüglich Blutungen in frühester Kindheit meist negativ. Grandidier fand unter 567 Blutern nur 12, welche in ihrer Kindheit an Blutungen gelitten hatten. Gegen die Annahme regulärer Beziehungen zur echten Hämophilie spricht schon von vornherein die Tatsache, daß neugeborene Mädchen von hämorrhagischen Erkrankungen in gleicher Häufigkeit befallen werden wie Knaben.

Über die Ursachen der im Vorstehenden erwähnten Veränderungen des Blutes sowie über die Art der Toxine, welche als Gefäßwandschädigende Noxen angenommen werden müssen, fehlen uns sichere Kenntnisse. Das relativ häufige Vorkommen mancher hämorrh. Erkrankungen bei Kindern eklamptischer Mütter (Nebennierenblutungen) läßt daran denken, daß vielleicht giftige Stoffwechselprodukte des mütterlichen Organismus, sog. Schwangerschaftstoxine, auf das Kind übergehen und hier zu Gefäß- und Blutveränderungen Veranlassung geben, — Plazentar- und Ovarialstoffe haben im allgemeinen die Eigenschaft, Hyperämie und Hämorrhagie zu erzeugen (Halban). Vielleicht können auch toxische Zerfallsprodukte des kindlichen Organismus selbst eine Rolle spielen. Graham konnte durch Chloroformintoxikation trächtiger Tiere bei den Jungen neben Zelldegeneration und Ikterus auch Hämorrhagien hervorrufen. Er schließt daraus, daß die genannten pathologischen Veränderungen auf allgemeinen oder lokalen Sauerstoffmangel zurückzuführen sind, und will die hämorrhagischen Erkrankungen des Neugeborenen von diesem Gesichtspunkt aus mit einer Reihe von Erkrankungen des Erwachsenen (Eklamspie, akute gelbe Leberatrophie, Phosphorvergiftung usw.), sowie des Neugeborenen (Buhlsche und Winckelsche Krankheit, Ikterus gravis) in Beziehung bringen. Es ist von Interesse, daß, wenn diese Annahme richtig ist, die Asphyxie, welche als mechanische Ursache der Blutungen eine Rolle spielen kann, auch chemische Veränderungen zur Folge haben könnte, welche in dem genannten Sinn wirken. Es wird auch darauf zu achten sein, ob vielleicht bei Kindern solcher Mütter, welche zwecks geburtshilflicher Operationen chloroformiert werden mußten, eine Disposition zu hämorrhagischen Erkrankungen besteht.

Man darf jedenfalls nicht erwarten, daß eine und dieselbe Erklärung für alle Fälle von hämorrh. Erkrankungen der Neugeborenen im Detail zutrifft. Mechanische, infektiöse und toxische Faktoren mögen bald allein, bald kombiniert und einander unterstützend, solche Erkrankungen auszulösen imstande sein. Das gemeinsame Bindeglied müssen wir in einer besonderen Disposition des Kindes während der ersten Lebenstage erblicken, welche aller Wahrscheinlichkeit nach in jenen Veränderungen begründet ist, welche der Organismus beim Übergang vom intrauterinen ins extrauterine Leben erleidet (Baldassari). Vielleicht haben wir es mit der Äußerung einer Giftwirkung jener Substanzen zu tun, welche während der Schwangerschaft im mütterlichen Organismus entstehen und während der Geburt auf das Kind übergehen, oder solcher, welche im Organismus des Kindes selbst während der Stoffzerfallsperiode gebildet werden. Unter besonderen Bedingungen mögen derartige Gifte allein genügen, um eine hämorrh. Erkrankung auszulösen — so entstehen möglicherweise die „idiopathischen" Fälle —, in andern Fällen bedarf es vielleicht sekundärer auslösender Ursachen. Wir befinden uns mit derartigen vagen Vorstellungen natürlich noch ganz auf dem Boden der Hypothese; doch scheint hier der richtige Weg zu liegen, um die dunkle Ätiologie der hämorrhagischen Erkrankungen des Neugeborenen einigermaßen aufzuklären.

Therapie.

In Anbetracht der unklaren Ätiologie der hämorrhagischen Erkrankungen liegt eine kausale Therapie außer unserer Macht; auch von einer Prophylaxe kann nicht die Rede sein. Es ist vor allem unsere Aufgabe, das wichtigste gefahrbringende Symptom zu beheben, nämlich die Blutung zu stillen. Die Blutstillung kann eine lokale oder allgemeine sein. Das Mittel, welches sich unter den allgemeinen blutstillenden Mitteln bisher am besten bewährt hat, ist die Gelatine. Ihre Wirkung beruht nach Moll vor allem auf einer Vermehrung des Fibrinogens. Nach Neu ist seit Einführung der Gelatinetherapie die Mortalität der Melaena von 50 % auf 13 %, nach Nohl sogar bis auf 5 ½ % gesunken. Die überaus zahlreichen in der

Literatur vorliegenden Urteile über den Wert der Gelatinebehandlung lauten fast ausnahmslos günstig (Fuhrmann, Oswald, Torday, Schubert, Jäger, Mettler, Grüneberg, de Bra u. v. a.). Die Gelatine kann per klysma (200 ccm einer 10 %igen Lösung) oder auch per os (kaffeelöffelweise) gereicht werden. Die souveräne Methode ist jedoch die Injektion. Man verwendet jetzt fast ausschließlich das Mercksche Präparat (10 %ige Gelatina sterilisata), welches in zugeschmolzenen Glasröhren in den Handel kommt. Bei der Gelatinein-jektion ist eine ganz besonders peinliche Asepsis notwendig. Man injiziert die durch Erwärmen flüssig gemachte Gelatine in Mengen von mindestens 10—20 ccm pro dosi unter die Haut des Rückens, des Bauches oder Oberschenkels. Wenn die Blutungen fortdauern, soll die Injektion am selben oder am folgenden Tag wiederholt werden; manche Mißerfolge werden auf zu sparsame Dosierung zurückgeführt. Ein kritisches Urteil über den Wert einer Therapie ist bei einer Erkrankung, welche spontan zu fast plötzlichem Stillstand kommen kann, nur mit Vorsicht zu fällen. Ein günstiger Ausgang der Erkrankung ist deshalb nicht immer mit Sicherheit auf die etwa eingeleitete Gelatinetherapie zu be-ziehen. Auch darf nicht verschwiegen werden, daß sich manche Fälle gegen letztere ziemlich refraktär zu verhalten scheinen [1]).

Die Gelatinetherapie ist in jüngster Zeit gegenüber einer andern Behand-lungsmethode etwas in den Hintergrund getreten, nämlich der Einverleibung von Blut, resp. Serum eines gesunden Organismus. Die ideale Methode scheint nach den bisher vorliegenden Resultaten die Transfusion artgleichen Blutes zu sein. Sie wurde in verzweifelten Fällen bei fast völlig entbluteten Kindern mit glänzendem Erfolg ausgeführt (Lambert, Swain, Jacobson, Murphey, Mosenthal, Newell, Lespinasse). Es wird eine Gefäßanastomose zwischen der Radialarterie eines gesunden Erwachsenen, z. B. des Vaters, und einer Vene (Vena femoralis, saphena, jugularis externa) des Kindes hergestellt und die Gefäßver-bindung durch etwa 25 Minuten aufrechterhalten. Die Verbindung der beiden Gefäße kann auch mittelst Glasröhren oder Kanülen geschehen, welche mit Schliffen ineinanderpassen (Bernheim, Vincent).

Da die Transfusion ohne chirurgische Schulung nicht ausführbar ist, hat man einfachere Verfahren vorgeschlagen. Schloß und Commiskey empfehlen die subkutane Injektion von Menschenblut, das durch Aderlaß gewonnen wurde: 10—30 ccm in Intervallen von 4—8 Stunden, so lange bis die Blutung aufhört. Man kann auch das aus dem Aderlaßblut gewonnene Serum in Mengen von je 10 ccm 3—6 mal täglich injizieren (Covernton). Unger sah auch von kleineren Dosen (2 ccm) gute Erfolge [2]). Endlich kann auch Tierserum verwendet werden. Man injiziert Normalpferdeserum oder wenn dies nicht vorhanden ist, ein beliebiges antitoxisches Serum, z. B. Diphtherieserum in Mengen von 20—30 ccm, ev. 2—3 mal nacheinander. Der Erfolg ist zuweilen ein äußerst günstiger! Green und Swift empfehlen Injektionen von Kaninchen-serum. Eiweißlösungen scheinen überhaupt eine die Gerinnung befördernde Wirkung zu haben. Nobécourt und Tixier empfehlen Injektionen einer 5 %igen Lösung von Witte-Pepton (heiß filtriert und sterilisiert). Zur ersten Injektion werden 6—7, später 3—4 ccm verwendet.

---

[1]) Erfahrungen über die kürzlich eingeführte Kalziumgelatine („Kalzine", s. S. 192) liegen bisher nicht vor. Die kombinierte Wirkung von Kalzium und Gelatine könnte bei Blutungen gewiß eine günstige sein.

[2]) Nachtrag während der Korrektur. Sehr zweckmäßig ist die von R. Franz empfohlene Verwendung von Nabelschnurserum, welches aus dem in Eprouvetten steril aufgefangenen Blut durch Zentrifugieren gewonnen wird und in Fläschchen aus dunklem Glas, mit einigen Tropfen Chloroform versetzt und luftdicht verschlossen, an einem kühlen, dunklen Ort einige Monate aufbewahrt werden kann. Injektionsmenge 20 ccm. (Münch. med. Wochenschr. 1912, S. 2905.)

Von der internen Anwendung anderer blutstillender Mittel darf man sich nicht sehr viel versprechen. Sie wurden insbesondere bei Magendarmblutungen verwendet. Shukowski schlägt folgende Mittel vor:

Liquor ferri sesquichl. (2stündl. 1 Tropfen in einem Teelöffel Haferschleim; Henoch).
Ergotin 0,03—0,05 innerlich oder subkutan.
Tannin 0,15 : 30 ccm Syrup Rhatanhiae, teelöffelweise.
Extr. Rhatanhiae, z. B. Ergotin 0,1, Extr. Rhat. 3,0 : 50;
Extr. Hydrast. Canad., ½stündl. 1 Tropfen.
Arg. nitric. 0,03 : 100, 2stündl. 1 Kaffeelöffel.

Mehr Anwendung findet das Kalzium (Legge, Parry;) — Calc. chlorat. oder lactic., mehrmals täglich je 5—10 ccm einer 1—2 %igen Lösung[1]) — und das Adrenalin (Holt, Champetier de Ribes und Senlecq). Letzteres kann in einer Menge von $^1/_4$—$^1/_2$ mg bei Vornahme einer Kochsalzinfusion der Infusionsflüssigkeit zugesetzt werden.

Bei Blutbrechen empfiehlt Shukowski Auswaschungen des Magens mit kaltem Wasser oder physiol. Kochsalzlösung (10° R). Eine absolute Ruhestellung des Darmes bei Blutungen im Bereiche des Verdauungstraktes ist kaum anzuraten. Man sieht ohne jede Unterbrechung der Brusternährung spontane Heilungen eintreten. Wenn nicht jede Nahrungsaufnahme Bluterbrechen auslöst, ist es besser, das Kind vorsichtig anzulegen oder mit abgedrückter Milch zu füttern. Wenn körperwarme Milch erbrochen wird, soll man versuchen, eisgekühlte Frauenmilch in kleinen Mengen zu verabreichen. Eine völlige Hungertherapie ist in Anbetracht des herabgekommenen Zustandes mancher Kinder vielleicht nicht ganz unbedenklich. Jedenfalls ist unter allen Umständen für genügende Flüssigkeitszufuhr zu sorgen, sei es per os, per klysma, oder in Form von subkutanen Infusionen. Die Kinder brauchen Ruhe und Wärme. Bei Neigung zu Untertemperaturen muß man durch warme Packungen oder Wärmflaschen für die Erhaltung einer normalen Körpertemperatur Sorge tragen.

Eine lokale Blutstillung kommt nur bei Blutungen an zugänglichen Körperstellen in Frage, also besonders bei der Epistaxis und bei der Nabelblutung. Bei ersterer instilliert man Adrenalinlösung oder führt einen mit letzterer getränkten oder mit einer Adrenalinsalbe versehenen kleinen Wattetampon in die Nase ein. Man kann auch mit Tanningaze oder Eisenchloridwatte tamponieren. Die Tamponade vom Rachen her ist bei der Kleinheit der Verhältnisse nicht ganz einfach. Bei der Nabelblutung kann, wenn sie auf Applikation der gewöhnlichen Styptika nicht zum Stillstand kommt, eine Umsteckung und Unterbindung in Frage kommen; freilich kommt auch trotz einer solchen die Blutung nicht immer zum Stillstand oder erfolgt aus den Stichkanälen! Die meist harmlosen Genitalblutungen bedürfen keiner Behandlung; auch wenn sie Teilerscheinungen einer allgemeinen hämorrh. Erkrankung sein sollten, kommt eine lokale Behandlung kaum in Betracht.

---

[1]) Nachtrag während der Korrektur. Die bisher übliche Dosierung scheint eine zu sparsame zu sein. Nach Blühdorn („Die Therapie sogenannter unstillbarer Blutungen im Säuglingsalter", Berl. klin. Wochenschr. 1913, S. 14) muß zur Erzielung einer tatsächlichen Wirkung der Körper mit Kalksalzen geradezu überschwemmt sein; die innerhalb 24 Stunden verabreichte Menge soll selbst beim jungen Säugling 3—6 g betragen. Die leicht löslichen Salze (Calc. chlorat. und acet.) sind dem Laktat und Citrat vorzuziehen (5 %ige Lösung mit Zusatz von ½ % Gummi, ev. 1 % Liqu. ammon. anis. und Saccharin).

Allgemeinerkrankungen unklarer Ätiologie.

A. Mit Organdegeneration, Hämorrhagien und Ikterus einhergehende Allgemeinerkrankungen unklarer Ätiologie.

In den Lehrbüchern der Kinderheilkunde findet man unter den Erkrankungen des Neugeborenen zwei sehr merkwürdige Krankheiten angeführt, welche vor mehreren Dezennien beschrieben wurden, die Winckelsche und die Buhlsche Krankheit. Auffallenderweise wurden diese Krankheitsbilder in der Folgezeit nur mehr ganz vereinzelt wieder beobachtet, und auch die wenigen Fälle, welche später unter einer der beiden Diagnosen beschrieben wurden, weichen von den Krankheitstypen, welche die ersten Beobachter geschildert haben, vielfach ab. Dies gilt insbesondere von der Buhlschen Krankheit. An das von Winckel beschriebene Symptomenbild erinnert eine Reihe von Beobachtungen der Literatur, die unter anderen Namen mitgeteilt wurden. Sie leiten zu einer dritten Gruppe von schweren Allgemeinerkrankungen des Neugeborenen über, bei welchen ein intensiver Ikterus im Vordergrund des Krankheitsbildes steht; man pflegt sie unter dem Namen „Ikterus gravis" zusammenzufassen.

1. Die Buhlsche Krankheit.
(Die akute Fettdegeneration des Neugeborenen.)

Diese im Jahre 1871 von Buhl und Hecker beschriebene Erkrankung verläuft klinisch entweder unter dem Bild einer Asphyxia post partum, welche trotz kräftiger Konstitution des Kindes nicht zu beheben ist und zum Tod führt, oder unter dem Bild einer hämorrhagischen Erkrankung, welche sich nach Behebung der Asphyxie allmählich entwickelt und unter Blutungen aus dem Verdauungstrakt, dem Nabel, der Nase, Blutaustritten in Haut und Schleimhäuten, Ikterus und Ödem ohne merkbare Steigerung der Körpertemperatur zu rasch fortschreitendem Kollaps und meist vor Ablauf der zweiten Woche zum Tode führt. In atypischen Fällen soll sowohl die anfängliche Cyanose als die Neigung zu Blutungen fehlen und der Tod zuweilen ganz plötzlich unter rasch zunehmender Cyanose eintreten können. Bei diesem recht wenig charakteristischen Krankheitsbild, das von den hämorrhagischen Erkrankungen klinisch kaum zu trennen ist, wurde nun ein anatomischer Befund erhoben, welcher mit dem der Phosphorvergiftung und der akuten gelben Leberatrophie große Ähnlichkeiten aufweist: Leber, Nieren und Herz zeigen hochgradige fettige Degeneration und sind von zahlreichen Blutungen durchsät. Die Leber ist in frischen Fällen blutrot, in den älteren blaß, ikterisch und etwas voluminöser. Verfettung und Blutungen findet man auch in den Alveolarepithelien, dem Lungengewebe und in den Bronchien. Zuweilen ist kaum ein Organ von Blutaustritten verschont.

Inwieweit bei dieser Erkrankung septische oder toxische Einflüsse eine Rolle spielen, ist sehr schwer zu beurteilen. Runge weist auf eine ähnliche Erkrankung hin, welche bei neugeborenen Säugetieren vorkommt, die „Lähme" der Fohlen, Schweine und Rinder; sie geht ebenfalls mit fettiger Degeneration und Blutungen in den inneren Organen einher. Roloff leitet diese Tiererkrankungen auf einen intrauterinen Ursprung zurück und bringt sie mit übertriebener Mastung und großer Ruhe der Muttertiere in kausalem Zusammenhang. Runge, welcher selbst Fälle von akuter Fettentartung bei Neugeborenen beschrieben hat, sowie Knöpfelmacher reihen die Krankheit unter die septischen Erkrankungen ein. Die Diagnose „Buhlsche Erkrankung" wurde übrigens während der fünf Jahrzehnte, die seit ihrer ersten Beschreibung verflossen sind, nur sehr selten gestellt. Weder das anatomische, noch das klinische Bild sind charakteristisch genug, um eine Abgrenzung gegenüber ausgesprochen septischen und hämorrhagischen Erkrankungen zu ermöglichen. Aus neuerer Zeit stammt bloß ein einziger als Buhlsche Krankheit angesprochener Fall von Röthler; es handelte sich um eine wahrscheinlich vom Nabel ausgehende Staphylokokkensepsis, die bei dem Kind einer fiebernden Mutter am siebenten Lebenstag manifest wurde und unter Blutungen, starkem Ikterus, Methämoglobinämie, Degeneration der Organe einen raschen tödlichen Verlauf nahm. Die Diagnose „Buhlsche Krankheit" könnte wohl ohne weiteres durch „akute hämorrhagische Sepsis" ersetzt werden [1]).

2. Die Winckel sche Krankheit.
(Cyanosis afebrilis icterica cum haemoglobinuria.)

v. Winckel hat im Jahre 1879 unter den neugeborenen Kindern des Dresdner Entbindungsinstituts während der kurzen Zeit von zwei Monaten in 23 Fällen ein eigentümliches Krankheitsbild beobachtet. Die Kinder erkrankten in den ersten Lebenstagen, und zwar relativ am häufigsten am vierten Tag, mit ausgesprochener Cyanose, nicht bloß der Lippen, Wangen und Ohren, sondern auch des Rumpfes und der Extremitäten. Meist trat bald Ikterus hinzu, der in einigen Fällen rasch an Intensität zunahm, in anderen nur andeutungsweise vorhanden war. Die Kinder waren benommen, zeigten beschleunigte Atmung und (nicht erhebliche) Vermehrung der Pulsfrequenz. Nur vier Kinder blieben am Leben. Die anderen starben, obwohl es sich vorwiegend um kräftige, wohl entwickelte Kinder handelte. Der Tod trat durchschnittlich nach 32 Stunden ein. Die kürzeste Krankheitsdauer betrug neun Stunden. Vor dem Tod traten in vielen Fällen Konvulsionen auf, besonders an den Bulbis war sehr starkes Zittern und Zucken bemerkbar. Fieber fehlte, nur einmal wurde eine Temp. von 38,1 registriert. Das auffallendste Symptom war eine in allen Fällen bestehende Hämoglobinurie. Das Sediment des blaß-bräunlich gefärbten Harnes enthielt reichlich Nierenbeckenepithelien, körnige Zylinder mit Blutkörperchen, Detritusmassen usw. Wenn man die Haut an den be-

---

[1]) Nachtrag während der Korrektur. Bei einem von Lucksch beobachteten Fall mit dem typischen Obduktionsbefund der Buhlschen Krankheit ergab die bakteriologische Untersuchung eine durch B. coli bedingte Bakteriämie. (Prager med. Wochenschrift 1913, S. 167.)

sonders stark zyanotischen Stellen einritzte, so entleerte sich erst bei stärkerem Druck sirupdickes, schwarzbraun gefärbtes Blut. Die von Birch-Hirschfeld ausgeführten Sektionen ergaben außer Cyanose und ikterischer Verfärbung der Haut und Schleimhäute eine eigenartige Veränderung der Nieren, deren Rindenschicht verbreitert, bräunlich verfärbt und von feinsten Blutungen eingenommen, deren Pyramiden im ganzen schwarzrot verfärbt oder mit dunklen Streifen durchsetzt waren (Hämoglobininfarkte). Der Magen war stark dilatiert und wies zahlreiche Schleimhautblutungen auf. Der Darm zeigte eine hochgradige hämorrhagische Enteritis. Die Mesenterialdrüsen waren in allen Fällen stark geschwollen, die Milz vergrößert, verdickt, derb. Auch an der Pleura, dem Perikard und im Herzmuskel fanden sich mehr oder minder zahlreiche Blutungen. Die degenerativen Veränderungen in der Leber und im Herzen waren verhältnismäßig geringgradig.

Das endemische Auftreten der Erkrankung machte, da eine Vergiftung mit Phosphor, Karbolsäure oder chlorsaurem Kali ausgeschlossen werden konnte, die Annahme einer Infektion wahrscheinlich. Da sich der Nabel in allen Fällen als normal erwies, wurde als das Wahrscheinlichste angenommen, daß das Gift durch den Verdauungstrakt eingedrungen sei. Welcher Art die septische Noxe gewesen sei, blieb unaufgeklärt; die Mütter waren durchwegs gesund; es waren seit Monaten keine Endemien vorgekommen.

Daß es sich um eine zur Sepsis gehörige Erkrankung handle, vermuteten schon die ersten Beobachter. In der Folgezeit wurde bei analogen Fällen eifrig nach einem Erreger gesucht. Strelitz fand in einem sporadischen Fall Streptokokken (Erkrankung am 8., Tod am 12. Lebenstag, Cyanose, Ikterus, Hämoglobinurie, flüssige dunkelgrüne Stühle, Hämoglobininfarkte in der Niere, fettige Degeneration der Leber). Auch Finkelstein wies in einem ähnlichen Fall Streptokokken nach. Woczynski beobachtete innerhalb zwei Jahren 12 Fälle, welche unter den von Winckel geschilderten klinischen und anatomischen Erscheinungen in kleinen Epidemïen verliefen. In zwei Fällen konnte post mortem B. coli isoliert werden (Kamen). Einen mit der Winckelschen Beschreibung sich vollkommen deckenden Fall beobachtete Sandner. Auch Epstein und Ritter berichten über ähnliche sporadische Fälle. Francioni fand bei einem 26 Tage alten Kind, dessen Erkrankung mit dem bei Neugeborenen beobachteten Bild fast vollkommen übereinstimmte, ein als Pseudodiphtheriebazillus gedeutetes Stäbchen. Schon Birch-Hirschfeld betonte, daß die bloße Annahme einer septischen Noxe unser Bedürfnis nach Aufklärung nicht befriedigen könne. Auch heute kann man nach den vorliegenden bakteriologischen Befunden das Wesen der Krankheit noch nicht als aufgeklärt betrachten. Troz der relativ geringen Zahl der untersuchten Fälle wurden nicht weniger als dreierlei Erreger gefunden. Die Frage, warum so häufige Sepsiserreger, wie Streptokokken und Kolibazillen, so überaus selten das Winckelsche Krankheitsbild hervorrufen, muß sich jedem aufdrängen; sie ist noch keineswegs beantwortet.

3. Den beiden vorstehenden Typen verwandte Erkrankungen.

In der Literatur findet sich eine Reihe von Angaben über Krankheiten des Neugebornen, welche mit dem vorerwähnten Krankheitstypus große Ähnlichkeiten aufweisen, wenn sie auch unter anderen Namen beschrieben wurden. Runge erwähnt eine von Bigelow beobachtete Epidemie mit folgendem Krankheitsverlauf: dunkle Verfärbung der Haut wie nach dem Gebrauch von Argentum nitricum, blutiger Urin, diphtheritische Affektionen einzelner Schleimhäute und dunkelgrüne, übelriechende Fäzes. Es scheint sich um eine Hämat-

urie und nicht um eine Hämoglobinurie gehandelt zu haben. In einem Fall
bot die Leber Veränderungen dar, wie sie bei der akuten gelben Leberatrophie
gefunden werden.

Parrot beobachtete zwei Fälle einer von ihm als „Tubulhaematie
renale" benannten Erkrankung, deren Erscheinungen sich fast genau mit
dem Winckelschen Symptomenkomplex decken.

Als „Maladie bronzée haematurique" bezeichnen Bar und Grandhomme einen Symptomenkomplex, bestehend in Unruhe, Erbrechen, Konvulsionen, Nahrungsverweigerung, Ikterus bis zur Bronzefärbung der Haut,
Hämaturie.

Nobécourt und Merklen berichten über ein 10 Tage altes Kind, welches
unter starkem Ikterus und Cyanose nach kurzer Krankheitsdauer zugrunde
ging. Bei der Sektion fanden sich Blutungen in der Leber, in den Meningen
und in der Niere, deren Tubuli recti mit Blutkörperchen angefüllt waren. Bei
der bakteriologischen Untersuchung der Leiche blieb alles steril. Die Verfasser
schließen daraus, daß die mit Ikterus und Hämaturie einhergehenden Krankheitsbilder nicht bloß durch Septikämie, sondern auch durch Intoxikation
hervorgerufen werden können; Knöpfelmacher hält bei der epikritischen
Betrachtung des Falles trotz des negativen bakteriologischen Befundes an der
Annahme einer Sepsis fest.

An dieser Stelle sei auf eine Beobachtung des Verfassers hingewiesen, die in gewisser Hinsicht an die Winckelschen Cyanosefälle erinnert, wenn auch das Fehlen der
Hämoglobinurie und der günstige Ausgang der Erkrankungen die Diagnose „Winckelsche
Krankheit" von vornherein ausschließt. Es handelt sich um das gehäufte Auftreten von
schwerer Cyanose bei 15 Kindern einer Frauenklinik. Die Fälle traten im Lauf von wenigen
Tagen, also fast zu gleicher Zeit, auf verschiedenen Wochenzimmern bei Kindern verschiedenen Alters (2.—9. Lebenstag) auf. Die Krankheitserscheinungen beschränkten sich
ausschließlich auf eine intensive zyanotische Verfärbung der Haut und Schleimhäute, die
besonders den ikterischen Kindern manchmal geradezu das Aussehen einer Leiche gab.
Dabei fehlte eine auffallende Störung des Allgemeinbefindens; die Kinder tranken meist
ganz gut, fieberten nicht, hatten keine Atemnot und ganz gute Herzaktion. Durch Sauer-
stoffinhalationen wurde die Cyanose auffallend wenig beeinflußt (Methämoglobincyanose?).
Nach 12—36 Stunden war das bedrohliche Aussehen in allen Fällen verschwunden. Sämt-
liche Kinder blieben am Leben. Der in den meisten Fällen untersuchte Harn bot keinerlei
Besonderheiten. Das gehäufte Auftreten der Erscheinungen, welches nur dieses eine Mal
beobachtet werden konnte, spricht für eine gemeinsame Ursache. Daß es sich um eine
Infektion gehandelt habe, ist nach dem ganzen Verlauf nicht sehr wahrscheinlich. Bei der
Annahme einer Intoxikation kommt vor allem eine respiratorische Noxe in Betracht.
Gegen die Einwirkung einer solchen spricht wieder der Umstand, daß die Kinder in verschiedenen Zimmern lagen, und zwar in den gut gelüfteten Räumen einer den modernsten
Anforderungen entsprechend eingerichteten Klinik, sowie daß nur einzelne Kinder von
der Cyanose befallen wurden. Man wird also eher an ein auf dem Wege des Verdauungstraktes eingedrungenes Gift denken. Welcher Art dasselbe gewesen sein könnte, blieb
jedoch völlig unaufgeklärt.

4. Icterus gravis.

Während bei der Buhlschen Krankheit die Organdegenerationen im Vordergrund stehen und bei der Winckelschen Krankheit, sowie den ihr verwandten
Krankheitsbildern die Hämoglobinurie, bezw. Hämaturie, und die Cyanose
das klinische Bild beherrschen, tritt bei einer dritten Gruppe der auch bei den
vorerwähnten Krankheiten in mehr oder minder ausgesprochenem Maße bestehende Ikterus in besonders prägnanter Weise hervor.

Einzelne Erkrankungen schließen sich an den Winckelschen Typus
an und unterscheiden sich bloß dadurch von diesem, daß ihnen das charakteristischste Symptom, die Hämoglobinurie fehlt.

Der Parrotschen „Maladie bronzée haematurique" kann man ein von
Laroyenne und Charrin unter dem Namen „Maladie bronzée haema-

tique" beschriebenes Krankheitsbild zur Seite stellen, dessen Hauptsymptome in sehr intensivem Ikterus, Grünfärbung der Stühle und Untertemperaturen bestanden. Die Verfasser nehmen eine kryptogenetische Infektion an.

Als „Ictère bronzée haematique" haben Baumel und Bojadjeff einen Fall beschrieben, bei welchem am vierten Lebenstag Erbrechen, starker Ikterus und Muskelzittern auftraten. Stühle und Harn waren dunkel, doch enthielt letzterer weder Hämoglobin noch eines seiner Derivate, sondern Indikan. Die Erkrankung ging nach Auftreten eines schweren Rezidivs in Heilung über.

Lésage und Demelin berichten über das epidemische Auftreten von schwerem Ikterus bei Neugeborenen innerhalb der ersten Lebenswoche. Der Ikterus trat nach dem zweiten Lebenstage auf und nahm rasch an Intensität zu, so daß die Haut eine Bronzefärbung zeigte. Daneben traten Cyanoseanfälle auf, die Kinder fieberten meist, schrieen viel und zeigten leichte Konvulsionen. In der Mehrzahl der Fälle trat der Tod ein. Aus den gleichzeitig bestehenden gastrointestinalen Symptomen schließen die Autoren auf eine vom Darm ausgehende Infektion, und zwar mit B. coli, das in den Fäzes fast in Reinkultur vorhanden war und nach dem Tod in den inneren Organen nachgewiesen werden konnte. Einen analogen Fall von „Icterus infectiosus" gastrointenstinalen Ursprungs beschreibt Goislard; auch hier wurde nach dem Tod B. coli isoliert. Die anatomischen Veränderungen bestanden in Kongestionen und Blutungen in der Leber, zuweilen Hämorrhagien in der Nierenrinde und leichtem Darmkatarrh.

Hämolytische Streptokokken isolierte Hüffell aus dem Herzblut eines Kindes, welches an intensivem Ikterus mit Bilirubinurie und hämorrhagischer Diathese gelitten hatte.

Möglicherweise spielt in manchen Fällen von Icterus gravis auch die Lues eine Rolle (Rühle, Arkwright).

Wenn wir von den Fällen von kongenitaler Obliteration der Gallengänge, die gelegentlich unter der Bezeichnung Ikterus gravis beschrieben wurden, absehen, bleiben neben den im vorstehenden aufgezählten Erkrankungen, welche zum größten Teil infektiösen Ursprungs sein dürften, Fälle von schwerem Ikterus zu erwähnen, welche als „habitueller Icterus gravis" beschrieben worden sind. Insbesondere Pfannenstiel will diese Fälle als eigene Erkrankung aufgefaßt wissen. Das hervorstechendste Symptom ist ein frühzeitig beginnender, rasch an Intensität zunehmender Ikterus mit Ausscheidung von gelöstem Gallenfarbstoff im Harn, ohne Acholie der Stühle. Der Ikterus tritt entweder am ersten Lebenstag auf, oder findet sich auch schon unmittelbar nach der Geburt (Nahm). Fieber pflegt zu fehlen. Puls und Atmung sind nicht alteriert. Es besteht Neigung zu häufigen, katarrhalischen Darmentleerungen, zuweilen mit Blutbeimengung, aber ohne ausgesprochene Melaenasymptome. Die Nahrungsaufnahme pflegt dabei eine gute zu sein. Auffallend oft ist diese Erkrankung mit meningitischen Reizerscheinungen, Hypersensibilität, Aufschreien, tonischen Krämpfen der Extremitäten und Rückenmuskulatur kombiniert. Sie führt in der Regel schon im Lauf der ersten Woche zum Tod im Kollaps. Nur selten dauert sie länger; dann kann es zu einer hämorrhagischen Erkrankung mit Nabelblutungen kommen. Relativ häufig, wenn auch nicht regelmäßig, findet sich bei der anatomischen Untersuchung der von Schmorl, Beneke und Esch beschriebene Kernikterus des Gehirns, bestehend in zirkumskripter, scharf umgrenzter intensiver Gelbfärbung bestimmter Nervenkerne, die neben der gewöhnlich blaßgelblichen diffusen Färbung des übrigen Nervensystems außerordentlich auffällt. Die Gelbfärbung betrifft den Linsenkern, den Luysschen Körper, das Ammonshorn, den Nucleus dentatus, die Olive und besonders die sensiblen Nervenkerne der Medulla oblongata. Esch glaubt, daß die in manchen Fällen bestehenden bulbären Symptome (Unmöglichkeit des Schluckens, Respirationsstörungen), mit diesen Kernveränderungen in Zusammenhang stehen. Auch die Vorder- und Hinterhörner des Rückenmarks können eine Gelbfärbung zeigen. Als typisch wird ferner eine meist beträchtliche Vergrößerung der Milz angegeben, während die Leber außer einer leichten Schwellung keine charakteristischen Veränderungen zeigt. Fettige Degeneration der drüsigen Organe, sowie überhaupt anatomische Merkmale einer septischen Infektion pflegen zu fehlen. Häufig finden sich Transsudate in den serösen Höhlen und in den Hirnventrikeln, Schleimhautkatarrhe und -hämorrhagien.

Die Bezeichnung „habitueller" Ikterus rührt davon her, daß sich die Erkrankung bei Kindern ein und desselben Elternpaars unter Umständen recht oft wiederholt; zwischendurch können gesunde Kinder geboren werden oder solche mit leichtem Ikterus (Pfannenstiel, Beneke, Busfield, Ashby und Wright, Duguit, Lagrèze, Esch, Nahm, May).

Was die Ätiologie der Erkrankung betrifft, so werden septische Momente sowie auch Beziehungen zur Buhlschen und Winckelschen Krankheit von den meisten Autoren abgelehnt. Lagrèze und Nahm denken an eine kongenitale Intoxikation der Früchte durch giftige Stoffwechselprodukte des mütterlichen Organismus, May an eine Autointoxikation infolge Durchtränkung des ganzen Organismus mit Gallenbestandteilen, also an Cholämie; Pfannenstiel ist der Ansicht, daß es sich um eine mangelhafte Befähigung des Kindes zum selbständigen extrauterinen Leben, um eine Art von funktioneller Mißbildung handle. Nach seiner Auffassung ist der Ikterus gravis gleichsam eine maligne Form des gewöhnlichen Ikterus neonatorum.

Knöpfelmacher, welcher die bis zum Jahre 1910 mitgeteilten Fälle einer kritischen Revision unterzieht, kommt zu dem Schluß, daß der Verlauf der veröffentlichten Fälle den als Sepsis erwiesenen Krankheitsfällen so ähnlich ist, daß kein Anlaß bestehe, sie von den septischen Krankheiten abzutrennen und ihnen einen neuen Namen zu geben. Es fehle fast durchwegs der für die Auffassung eines selbständigen Krankheitsbildes unerläßliche Nachweis des Fehlens einer Infektion. Nur in einem Falle Pfannenstiels wurde bei der bakteriologischen Untersuchung von Leber und Milz ein negativer Befund erhoben. Selbst wenn man die Frage offen läßt, ob hier infektiöse Momente eine Rolle spielen oder nicht, ob wir es mit einem in die Gruppe der Sepsis einzureihenden oder auf einer Autointoxikation beruhenden Symptomenkomplex zu tun haben, ist es fraglich, ob eine Berechtigung vorliegt, auch nur eine klinische Einheitlichkeit der Fälle anzunehmen. Die Familiengeschichten stützen sich vielfach nur auf anamnestische Angaben über das Vorkommen von Ikterusfällen in der Familie, über Todesfälle anderer Kinder „an Ikterus". Bekanntlich ist die Mehrzahl der neugeborenen Kinder während der ersten Lebenstage mehr oder minder ikterisch. Wahrscheinlich können die mannigfachsten Erkrankungen dieser Lebensperiode den eben um diese Zeit in Erscheinung tretenden Ikterus neonatorum in seiner Intensität beeinflussen. Daß mehrere Kinder einer Familie während der ersten Lebenstage sterben, ist kein so seltenes Vorkommnis. Ob es sich hierbei um eine gemeinsame Infektionsquelle, eine angeborene geringe Widerstandsfähigkeit gegen Intoxikation oder Infektion, oder im Sinne Pfannenstiels um eine „mangelhafte Befähigung der Kinder zum selbständigen extrauterinen Leben" handle, ist auch bei sehr genauer klinischer, anatomischer und bakteriologischer Untersuchung nach unseren heutigen Kenntnissen wohl nicht immer mit Sicherheit zu entscheiden. Dem Ikterus kommt hierbei kaum eine andere Bedeutung zu wie die eines Symptoms.

Daß Kinder, welche in der ersten Lebenszeit an einer rätselhaften Erkrankung sterben, bisweilen auffallend stark ikterisch sind, kann wohl nicht geleugnet werden. Verf. beobachtete ein frühgeborenes Kind von 1800 g, welches nach anfänglich auffallend gutem Gedeihen, nachdem es durch 3 Tage hindurch an der Brust getrunken hatte, am fünften Tag zu trinken aufhörte, verfiel und nach 24 Stunden starb. Das Kind hatte seit dem zweiten Lebenstag Ikterus, der rasch an Intensität zunahm und der Haut schließlich eine dunkel orangegelbe Farbe verlieh. Bei der unmittelbar nach dem Tod vorgenommenen Herzpunktion erwies sich das Blut als steril. Die Sektion ergab einen völlig negativen Befund.

Heubner weist in seinem Lehrbuch auf das Vorkommen rätselhafter Erkrankungen Neugeborener hin, welche vielleicht in ähnliche Gebiete zu zählen seien, wie die Buhlsche Krankheit, deren Ursache aber mangels der Leichenuntersuchung unbestimmt bleibe. Der Fall, den er als Paradigma anführt, betrifft einen gesunden Knaben, der am fünften Lebenstag zu trinken aufhörte, rapid abmagerte und am 13. Lebenstag bei negativem Befund unter enormer Apathie, zunehmender Cyanose und (offenbar sekundären) Diarrhöen zugrunde ging.

Auch die Sektion gibt in solchen Fällen nicht immer eine befriedigende Erklärung. Bei der Leichenöffnung von „lebensschwachen" Kindern, welche kurze Zeit nach der Geburt sterben, findet der Obduzent nicht selten degenerative Veränderungen an den Organen, für die keineswegs immer eine Infektion verantwortlich gemacht werden kann. Vielleicht beruht die sog. Lebensschwäche öfters auf solchen makroskopisch leicht zu übersehenden Veränderungen, welche die Organe gänzlich funktionsuntüchtig machen oder sie gegenüber den Ansprüchen des extrauterinen Lebens schon in den ersten Tagen versagen lassen.

Wenn wir die Reihe der zahlreichen, im vorstehenden angeführten Krankheitsbilder überblicken, ergeben sich infolge der vielen Übergänge zwischen den einzelnen, an sich oft recht wenig scharf umrissenen klinischen Typen nicht sehr viele gemeinsame Züge. Es handelt sich um schwere, meist tödlich verlaufende Erkrankungen, bei welchen bald die hämorrhagische Komponente, bald der Ikterus, bald die Cyanose im Vordergrund stehen. In der Mehrzahl der Fälle findet sich eine mehr oder minder ausgesprochene Entartung der inneren Organe. Wie dieselbe entsteht, ob ihr beim Zustandekommen der klinischen Erscheinungen eine primäre oder sekundäre Bedeutung zukommt, warum bald das eine bald das andere der oben angeführten Symptome prävaliert, bleibt unentschieden. Bezüglich der Ätiologie gelten hier wohl größtenteils dieselben Überlegungen, wie sie früher bei den hämorrhagischen Erkrankungen auseinandergesetzt wurden. Das Gift, das wir als Ursache der Organveränderungen annehmen müssen, ist in vielen Fällen gewiß septischer Natur, wobei es außer den primär septischen Fällen allerdings auch solche geben mag, bei welchen die Sepsis zu einer schon bestehenden Erkrankung erst hinzutritt. In andern Fällen handelt es sich vielleicht weniger um die verderbliche Wirkung von Mikroorganismen, die in den allgemeinen Kreislauf gelangt sind, als vielmehr um eine solche von Toxinen oder toxisch wirkenden Abbauprodukten des Darminhalts, welche im Verdauungstrakt durch Bakterientätigkeit entstehen. Als dritte Möglichkeit muß man an eine Intoxikation oder Schädigung durch mütterliche, auf den Fötus übergegangene Substanzen denken.

Gerade auf dem Gebiet dieser rätselhaften ätiologisch dunklen Erkrankungen des Neugeborenen bedarf es noch vieler Beobachtungen. Wir brauchen ein reiches, klinisch gut beobachtetes kasuistisches Material und sorgfältig ausgeführte Leichenuntersuchungen. Erst dann darf man hoffen, daß es gelingen wird, die verschiedenen Krankheitsbilder in befriedigender Weise zu sichten und zu erklären.

B. Das transitorische Fieber der. Neugeborenen.

Während der ersten Lebenswoche kommen verhältnismäßig nicht so selten kurzdauernde Fieberzustände vor, für die selbst bei eingehender Untersuchung des Kindes keine Ursache zu finden ist.

Das Fieber tritt gewöhnlich am 3. oder 4. Tag auf, manchmal schon am Ende des zweiten Tages, seltener erst am 5. Tag. Es dauert bald nur ganz kurze Zeit, wenige Stunden, bald hält es, meist mit Re- und Intermissionen, 2—3 Tage an, überdauert aber fast nie den 5. Tag. Das Temperaturmaximum liegt gewöhnlich zwischen 38 und 39 °; doch trifft man, besonders bei länger andauernden Fieberbewegungen, auch Temperaturen über 39 ° gar nicht selten.

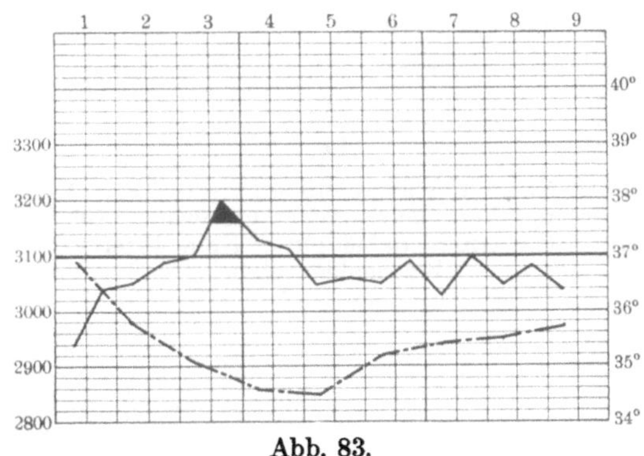

Abb. 83.

Trinkmengen:

1. Tag 15 g Tee
2. „   0 + 0 + 10 + 10 + 5 + x = > 25 g
3. „   25 + 15 + x + 10 + 25 + 5 = > 95 g + 25 ccm Tee
4. „   5 + 20 + x + 10 + 15 + 30 = > 80 g + Tee
5. „   50 + 50 + 35 + 50 + ? + 60 = ca. 300 + 35 ccm Tee
6. „   70 + 30 + 35 + 75 + 90 + 50 = 350   + 10 „   „
7. „   50 + 65 + 50 + 70 + 30 + 40 = 305   + 60 „   „
8. „   75 + 30 + 60 + 70 + 60 + 45 = 340

Vom 3. Tag an gelbe Stühle (3—5—7 täglich). Milcheinschuß am 3. Tag. Milchreiche, aber etwas schwer gebende Brust. Kind ruhig. Obj. Befund negativ. Ikterus ziemlich intensiv (vom 2. Tag an). Wochenbett afebril.

Durch kühle Einpackungen läßt sich das Fieber meist mit Leichtigkeit beträchtlich vermindern oder auch ganz zum Verschwinden bringen: allerdings steigt nach Entfernung des kalten Wickels die Temperatur häufig wieder an. Der endgültige Fieberabfall pflegt ein ziemlich rascher, kritischer zu sein (s. Abb. 20, 21 [S. 96, 97], 83—86).

Während der Fieberperiode zeigen verschiedene Kinder ein verschiedenes Verhalten. Manche sind auffallend ruhig, schreien sehr viel; andere machen mehr den Eindruck des Matten, Schläfrigen. Bei rasch vorübergehendem Fieber bietet das Allgemeinbefinden des Kindes meist überhaupt nichts Abnormales. Der Appetit ist gewöhnlich gering; die Kinder pflegen schlecht zu saugen, auch wenn genügend Milch in der Mutterbrust vorhanden ist; dementsprechend nehmen die Kinder auch mit der Saugflasche gereichte Nahrung (Tee, Wasser oder abgezogene Muttermilch) meist nur in geringer Menge. Die Gewichtsabnahme ist in der Mehrzahl der Fälle eine relativ starke.

Der Zeit des Auftretens entsprechend fällt das Fieber häufig mit dem Tiefstand der Gewichtskurve zusammen; das Gewichtsminimum wird allerdings nicht selten erst nach dem Fieberabfall erreicht. Während der Fieberperiode pflegt keine Gewichtszunahme zu erfolgen.

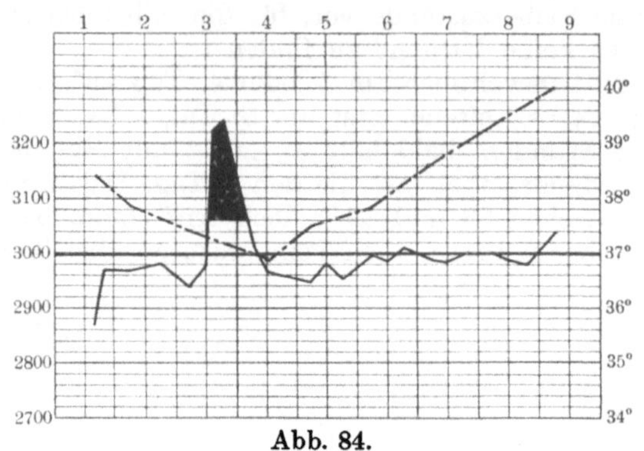

Abb. 84.

Sehr günstige Stillverhältnisse. Milcheinschuß am 2.—3. Tag. Vom 4. Tag an zahlreiche schleimige, gehackte, anfangs bräunliche, später gelbgrüne Stühle (6—7). Am Tag des Fiebers viel Geschrei; Kind trinkt dabei gut. Kein Ikterus. Obj. Befund negativ. Wochenbett afebril.

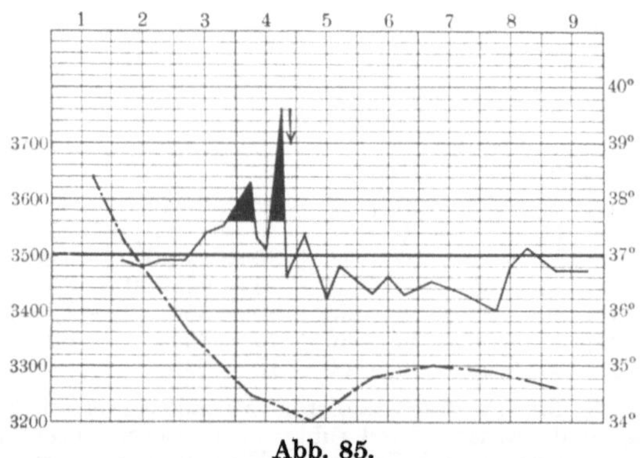

Abb. 85.

Das Kind saugt gut, bekommt aber trotz milchreicher Brust sehr wenig. Stichprobe am 4. Tag = 10 g. Es wird deshalb abgepumpte Muttermilch nachgefüttert. Seltene Stühle (0—3). Sicher Unterernährung. Milcheinschuß am 3. Tag. Schwer gebende Brust. Während des Fiebers, aber auch später nachts unruhig. Zufütterung von Tee. Kein Ikterus. Obj. Befund negativ. (Beim Zeichen ↓ kalter Wickel.) Mutter am Tag post part. 37,6, sonst afebriles Wochenbett.

Die objektive Untersuchung des Kindes bietet nichts Abnormes, es handelt sich um ein „Fieber ohne Befund". Zuweilen ist die Milz palpabel. Die Stühle zeigen nichts Besonderes, wenigstens nichts für die besprochenen Fieberzustände Charakteristisches; nicht selten haben sie noch das Aussehen des Hungerstuhls.

Das Fieber bevorzugt keineswegs debile, schwächliche, untergewichtige Kinder, sondern findet sich auch bei sehr kräftigen, gut entwickelten Kindern.

Welches sind nun die Ursachen dieser transitorischen Fieberzustände?

Daß das transitorische Fieber in der voraseptischen Zeit zur Sepsis gerechnet wurde, ist vollkommen verständlich. So erwähnt P. Müller bei der Besprechung der „Puerperalinfektion der Neugeborenen", schon Hüter habe im Jahre 1852 darauf aufmerksam gemacht, daß gleich wie bei Wöchnerinnen ein Fieber ohne Lokalisation (Febricula) vorkomme, ähnliche Abortivformen auch bei Kindern beobachtet werden könnten; E. Quinquand habe diese Formen genauer beschrieben. Auch Eröß sah als häufigste Ursache der von ihm beobachteten Fieberbewegungen bei Neugebornen infektiöse Prozesse an, hauptsächlich Nabelinfektionen und ihre Folgezustände, aber auch Erkrankungen des Darmes und der Luftwege. Es ist gewiß nicht zu leugnen,

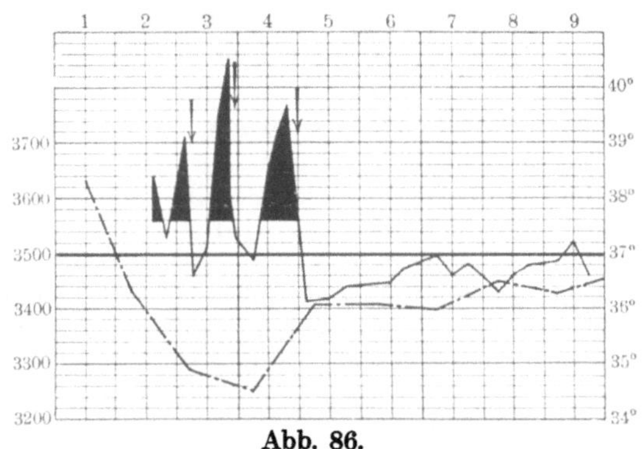

Abb. 86.

Das Kind saugte schon beim ersten Anlegen. Einzeltrinkmenge wurde erst am 4. Tag bestimmt (= 30 g). Am 6. Tag 50—60 g. Am 2. Tag kein Stuhl, am 3. Tag 3 schleimige braune, vom 5. Tag an goldgelbe Stühle. Nachts wurde etwas Tee gereicht. Während des Fiebers sehr unruhig. (Beim Zeichen ↓ kalter Wickel.) Leichtes Nässen des Nabelgrundes, sonst negativer Befund, Ikterus fast fehlend. Mutterbrust vom 4. Tag an gefüllt. Wochenbett afebril.

daß für einen Teil der Fälle die Auffassung von Eröß die richtige war. Daß aber die kurz dauernden Fieberzustände in den ersten Lebenstagen tatsächlich auf Allgemeininfektionen mit pathogenen Keimen beruhen sollten, ist doch wenig wahrscheimlich. Es ist nicht verständlich, wie ein Fieber, das von einer Infektion des Nabels herrührt, nach einigen Stunden oder wenigen Tagen verschwinden sollte, ohne wiederzukehren. Dieselben Überlegungen gelten für die ätiologische Bedeutung ektogener Darminfektionen. Gegen eine ektogene Infektion überhaupt spricht das typische Auftreten des Fiebers an bestimmten Lebenstagen. Man müßte das transitorische Fieber als eine Abortivform einer kryptogenetischen, etwa während der Geburt akquirierten enterogenen Sepsis auffassen. Gegen eine solche Annahme spricht aber wieder die Tatsache, daß zwischen Fieber des Kindes und etwaigen Temperatursteigerungen der Wöchnerin keinerlei Koinzidenz festgestellt werden kann.

Wenn man auch eine Infektion mit körperfremden, pathogenen Keimen als Ursache des transitorischen Fiebers nach dem Gesagten mit größter Wahrscheinlichkeit ausschließen darf, so bleibt doch noch eine andere Möglichkeit einer bakteriellen Entstehung des Fiebers bestehen. Es könnte in den normalen Darmbakterien, ihren Stoffwechselprodukten und ev. sich bildenden Toxinen seinen Ursprung haben. Man könnte sich vorstellen, daß der Kampf zwischen Mekonium- und Milchflora, der sich um dieselbe Zeit abspielt, in der wir die Temperatursteigerungen zu finden pflegen, das Fieber verursacht, und daß dieses verschwindet, sobald die Milchflora das Feld behauptet.

Der junge Säugling ist unter ganz physiologischen Verhältnissen bis zu einem gewissen Grade thermolabil. Man muß sich deshalb auch die Frage vorlegen, ob das Fieber nicht bloß auf einer Behinderung der Wärmeabgabe durch hohe Außentemperatur oder durch zu warme Bekleidung beruht. Gegen eine solche Erklärung sprechen folgende Gründe: 1. daß das Fieber unter ganz gleichen Bedingungen immer nur einzelne Kinder befällt; 2. daß dies keineswegs besonders häufig die frühgebornen oder debilen Kinder sind, bei denen bekanntlich eine Überhitzung durch Wärmflaschen so leicht zustande kommen kann; 3. daß die Temperatursteigerng immer zwischen dem zweiten und fünften Tag auftritt; 4. daß nach kühleren Einwicklungen, welche die Temperatur rasch herabdrücken, letztere doch oft wieder anzusteigen pflegt. Als unterstützendem Moment mag der physiologischen Thermolabilität des Neugeborenen bei der Genese des transitorischen Fiebers immerhin eine gewisse Bedeutung zukommen.

Es muß auffallen, daß das Fieber gerade um den dritten bis vierten Tag zu erscheinen pflegt, also an jenen Tagen, welche man als die kritische Zeit der Neugeborenen-Periode bezeichnen kann. Betrachtet man die Temperatur- und Gewichtskurven nebeneinander, so wird man unwillkürlich auf den Gedanken gebracht, daß zwischen dem Fieber, welches stets am Winkel der Gewichtskurve, und zwar gewöhnlich am Ende des absteigenden Schenkels liegt, und den Vorgängen im Organismus, welche während der Periode des Stoffzerfalles und der Wasserabgabe vor sich gehen, ein kausaler Zusammenhang bestehen müsse.

Holt und Crandall haben die vorübergehenden Fieberzustände der Neugeborenen als Inanitionsfieber bezeichnet. Sie verstehen darunter im wesentlichen dasselbe, was Erich Müller als Durstfieber bei kranken Säuglingen beschrieben hat, ein Fieber, das wahrscheinlich als Folge einer Säftekonzentration aufzufassen ist. Man sollte also logischer von einem Exsikkationsfieber sprechen. Auch Heller schließt sich der Ansicht an, daß dem Wasserverlust, den der Organismus in den ersten Tagen erleidet, bei dem Zustandekommen des Fiebers eine wichtige Rolle zufällt. Er weist darauf hin, daß sich die Fiebersteigerungen in einem um so höheren Prozentsatz der Fälle einstellen, je stärker der Gewichtsverlust ist. Er fand bei Neugeborenen mit

unter 200 g Gewichtsverlust	0 % fiebernde Kinder		
200—300 g	„	5,4 %	„ „
300—500 g	„	26,3 %	„ „
500—720 g	„	55,5 %	„ „

Es ist zweifellos richtig, daß die Kinder bei stärkerem Fieber weniger trinken, und daß das Ansteigen der Gewichtskurve und die Zunahme der Trinkmengen mit dem Fieberabfall häufig zusammenfallen, aber der Umstand, daß sich das Fieber auch bei kräftigen Kindern an milchreichen Brüsten findet, scheint dafür zu sprechen, daß die geringen Trinkmengen oft eher Folge wie Ursache des Fiebers sind. Somit scheint es zwar möglich, daß die Säftekonzentration beim Zustandekommen des Fiebers von Bedeutung ist, aber doch wohl nur als unterstützendes Moment. Vielleicht verhindert sie die Ausschwemmung irgendwelcher spezifischer, fiebererregender Stoffe durch die Niere, über deren Natur wir noch im unklaren sind. Es ist gewiß nicht ausgeschlossen, daß die Produkte des Stoffzerfalles vor ihrer Ausscheidung durch den Harn, besonders bei mangelhafter Diurese, eine fiebererregende Wirkung entfalten können. Dieser Auffassung entsprechend wäre das trans. Fieber als Symptom einer Autointoxikation aufzufassen. Daß nicht ein reines Exsikkationsfieber vorliegt, geht daraus hervor, daß das Fieber unter Umständen schwindet, ohne daß Wasser retiniert wird, und ohne daß das Körpergewicht ansteigt. Und wenn auch der Exsikkation ätiologisch eine Bedeutung zukommt, so dürfte doch kaum eine „Unterernährung mit Wasser", also eine durch äußere Ursachen hervorgerufene, sondern eine von der mangelhaften Flüssigkeitszufuhr unabhängige Austrocknung (aus inneren Gründen) vorliegen.

Das typische Auftreten des Fiebers um die Mitte der ersten Lebenswoche erlaubt den Schluß, daß es mit den während dieser Phase unter physiologischen Verhältnissen im Organismus des Neugeborenen sich abspielenden Vorgängen in kausalem Zusammenhang steht. Die verschiedenen Faktoren, welche bei seinem Zustandekommen von Bedeutung sein können, sind folgende: der Übergang der Mekoniumflora zur Milchflora im Darm; die Reizwirkung bakterieller Zersetzungsprodukte oder Toxine, sowie der Nahrungsbestandteile als solcher auf die an solche Reize nicht gewöhnte Darmzelle, resp. der Resorptionsprodukte auf parenterale Zellen; die Anwesenheit von Produkten des Gewebszerfalls, wie ein solcher in den ersten Lebenstagen stattfindet; die teils infolge geringer Flüssigkeitszufuhr, teils aus inneren Ursachen eintretende Wasserverarmung und die aus ihr resultierende Konzentration der Gewebssäfte und Einschränkung der Diurese; endlich die Rückständigkeit des Wärmeregulationsmechanismus. Der Umstand, daß hier durchwegs physiologische Vorhänge, allerdings von individuell innerhalb weiter Grenzen wechselnder Intensität vorliegen, läßt die Annahme durchaus berechtigt erscheinen, daß das Fieber, welches ja nur einzelne Kinder befällt, in dem Zusammenwirken mehrerer der genannten Faktoren seinen Ursprung hat.

Die Kenntnis des transitorischen Fiebers ist für den Arzt notwendig, um ihn vor der Stellung einer ungünstigen Prognose und vor unnötigen therapeutischen Eingriffen zu bewahren. Es braucht nicht besonders betont zu werden, daß man deswegen nicht jedes um die ktitische Zeit auftretende Fieber für belanglos halten darf, und daß nur eine genaue Untersuchung erlaubt, das Vorliegen einer ernsteren Erkrankung auszuschließen.

Die Prognose des transitorischen Fiebers ist im allgemeinen durchaus günstig: es geht rasch vorüber und hinterläßt auch für später keinerlei Folgen. Die Therapie ist eine rein symptomatische. Kühle Einpackungen, welche die Temperatur meist leicht auf das gewünschte Niveau herabzüdrücken vermögen, sind sehr empfehlenswert. Bezüglich der Ernährung gelten, genau genommen, dieselben Regeln wie für nicht fiebernde Kinder. Daß man bei Exsikkationszuständen für entsprechende Flüssigkeitszufuhr zu sorgen hat, ist selbstverständlich.

Infektiöse und septische Erkrankungen.

Einleitung.

Während das Neugeborene für manche Infektionen dieselbe Empfänglichkeit aufweist wie das ältere Kind, ist seine Resistenz gegenüber einer großen Zahl von Krankheiterregern, insbesondere gegenüber den septischen Mikroorganismen, eine wesentlich geringere wie im späteren Leben. Gegen eine Reihe von Infektionskrankheiten scheint jedoch der junge Säugling immun zu sein oder doch nur äußerst selten an ihnen zu erkranken. Die relativ hohe Empfänglichkeit des neugeborenen Kindes für die septischen Erkrankungen liegt unserem Verständnis am nächsten; weist sein zarter Organismus ja selbst gegenüber den physiologischen Reizen des extrauterinen Lebens eine gewisse Insuffizienz auf. Es ist begreiflich, daß auch seine Abwehrvorkehrungen gegenüber Infektionserregern noch unvollkommene sind; das Ausbleiben stärkerer regionärer Lymphdrüsenschwellungen bei Lokalinfektionen ist hierfür ein sinnfälliger klinischer Ausdruck. Vielleicht spielt bei der Entwicklung septischer Prozesse eine Schwäche der „Bakteriolysine" eine Rolle; Gundobin verweist auf Untersuchungen von Klimoff, welche ergaben, daß bei Einwirkung von Nabelschnurserum auf Reinkulturen von Staphylokokken — im Gegensatz zu anderen Bakterien, welche abgetötet wurden, — nur ein kurzdauerndes Nachlassen des Wachstums zu bemerken war.

Schwerer verständlich ist die eigenartige Resistenz des jungen Säuglings, wie man sie z. B. gegen Scharlach und Masern annehmen muß. Der Organismus muß in der ersten Lebenszeit über Schutzmaßregeln verfügen, welche ihm im späteren Leben allmählich wieder abhanden kommen. Hierbei könnte es sich einmal um eine natürliche Resistenz des Neugeborenen handeln, welche auf der Anwesenheit von Antikörpern beruht, die im Organismus des Fetus autochthon entstehen, von Stoffen, welche keinen eigentlichen Antigencharakter haben, eine Resistenz, welche nicht durch spezifische Immunsubstanzen hervorgerufen wird, sondern in der allgemeinen chemischen Zusammensetzung der Körpersäfte begründet ist. Die Forschungen über die biologischen Wechselbeziehungen zwischen Mutter und Kind, welche ergeben haben, daß kindliche und mütterliche Stoffe antigen aufeinander wirken können, haben gelehrt, daß sich Mutter und Kind bis zu einem gewissen Grade biologisch individualfremd gegenüberstehen, „wie zwei verschiedene Individuen" (Halban, Pfaundler). Es wäre diesem Gedankengang entsprechend verständlich, daß die Resistenz gegen eine und dieselbe Erkrankung beim Kind zuweilen eine andere, und zwar auch eine bedeutendere sein kann wie bei der Mutter. Die Placenta fetalis stellt nach Pfaundler gleichsam das Grenzorgan dar, welches bei dem matrifugalen Verkehr von Nährstoffen die Umprägung dieses Materials zu bewerkstelligen hat. Ein Durchtritt von Material, welches für den Fetus „körperfremd" ist, findet nur bei Läsion der Plazenta, resp. bei relativer Insuffizienz derselben statt. Nur so kann man verstehen, daß ein Kind bei schwerer Erkrankung der Mutter vollkommen verschont bleiben kann. Dies gilt nicht nur für eine Reihe von Infektionskrankheiten, sondern auch für bösartige Neubildungen. Joseph weist darauf hin, daß der Fetus in solchen Fällen im allgemeinen selbst dann von der mütterlichen Erkrankung verschont bleibt, wenn der Körper der Schwangeren von Sarkom- oder Karzinommetastasen ganz durchsetzt ist. (Er erwähnt nur einen, in der Literatur einzig dastehenden Fall einer Karzinommetastase am Knie, welche Friedrich beim Fetus einer an Brustkrebs leidenden Mutter beschrieben hat.)

Außer von einer natürlichen Resistenz, die zwar in der Keimanlage begründet sein muß, aber sonst von den Eltern unabhängig ist, kann die geringe oder fehlende Empfänglichkeit des neugeborenen Kindes gegen manche Erkrankungen auch von einer künstlichen Immunisierung, welche von der Mutter ausgeht, herrühren. Eine solche Immunität kann nach Wegelius durch folgende Ursachen bedingt sein:

1. Sie kann hervorgerufen sein durch eine erbliche Übertragung derjenigen Faktoren, welche die Immunität bei den Eltern bedingen, auf das Keimplasma, so daß diese Faktoren in der Zukunft sich auch bei der Nachkommenschaft geltend machen werden.

2. Durch die Einwirkung des Agens, welches die Immunitätsreaktion bei der Mutter hervorruft, auf das Keimplasma oder auf den fetalen Organismus, also durch eine aktive intrauterine Immunisierung.

3. Durch Übertragung der im Körper der Mutter gebildeten Antikörper auf die Frucht — passive intrauterine Immunisierung — und

3. durch Übergang von Antikörpern auf die Nachkommenschaft während der Säugung.

Eine eigentliche Vererbung der Immunität, also eine Übertragung durch das Keimplasma scheint nicht vorzukommen (Ehrlich, Ehrlich und Hubener, Vaillard, Wernicke).

Eine aktive Immunisierung des Fetus in utero ist nur dann möglich, wenn die betreffenden Antigene durch eine insuffiziente Plazenta in das Kind gelangen und dieses die Erkrankung selbst mitmacht, oder wenn jene wenigstens bis in die Placenta fetalis eindringen und diese zur Bildung von Antikörpern veranlassen (Pfaundler). Wenn ein solcher Immunisierungsvorgang überhaupt vorkommt, so gehört er jedenfalls zu den Ausnahmen. Die theoretische Möglichkeit muß zugegeben werden, da zweifellos eine intrauterine Übertragung von Krankheiten vorkommt; ob der aktiven Immunisierung aber bei der Immunität der Neugeborenen eine wesentliche Bedeutung zukommt, ist sehr fraglich. Wegelius fand auch bei aktiver Immunisierung der Mutter einen ausgesprochen passiven Charakter der Immunität bei den Jungen. Dies beruht nicht etwa darauf, daß die fetalen Gewebe nicht imstande wären, auf die Zufuhr von Antigen mit der Bildung von Antikörpern zu reagieren, — daß sie dies vermögen, ist durch Versuche von Kreidl und Mandl, sowie von Wegelius bewiesen; — sondern wahrscheinlich darauf, daß die intakte Plazenta für gelöste und geformte Antigene nicht durchgängig ist. Ascoli konnte feststellen, daß nach Einverleibung von heterologen Eiweißkörpern in den mütterlichen Organismus sich dieselben nur dann im fetalen Serum nachweisen lassen, wenn große Mengen injiziert werden, und daß die Reaktionen im mütterlichen Serum stets stärker sind als im fetalen.

Ein Übergang von Antikörpern auf diaplazentarem Wege, also eine passive Immunisierung des Fetus, scheint viel eher möglich zu sein. Die experimentellen Ergebnisse auf diesem Gebiet sind freilich keine einheitlichen. Nach Behring läßt die normale Plazenta als ein für hochmolekulare Verbindungen schwer passierbarer Dialysator mütterliche Antikörper in der Regel nicht hindurchtreten, und diese Auffassung wird durch negative Versuchsergebnisse von Roemer, Rehmlinger, Kasel und Mann, Dzierzgowski usw. gestützt; sie beziehen sich auf Antikörper der Diphtherie, des Tetanus und Typhus, welche sowohl bei aktiver wie bei passiver Immunisierung der Mutter auf die Frucht nicht übergehen. Demgegenüber stehen Versuchsergenbisse, welche das tatsächliche Vorkommen eines plazentaren Übergangs von Antikörpern beweisen (Jurewitsch, Stäubli, Capaldi, Rostoski und Funck, Dieudonné, Schumacher, Polano). Man hat einen intrauterinen Übergang nicht nur von Antitoxinen und Agglutininen, sondern auch einen solchen von Hämolysinen, Präzipitinen (Merkel) nachweisen können. Wenn also auch das Vorkommen einer plazentaren Übertragung von Antikörpern unbedingt zugegeben werden muß, so wird die Frage, ob wir es hierbei mit einer physiologischen Funktion der Plazenta zu tun haben, nicht ohne weiteres zu bejahen sein. Pfaundler glaubt die positiven Versuchsergebnisse darauf zurückführen zu müssen, daß durch das Experiment oder durch die Spontanerkrankung besondere Verhältnisse gesetzt wurden, welche für die Übertragung maßgebend waren; er rechnet eine Übergabe von Antikörpern aus dem mütterlichen ins kindliche Blut nicht zu den physiologischen Leistungen der Plazenta. Wegelius, welcher mit Tetanustoxin, Vibriolysin und Bact. coli arbeitete, kam hingegen zu dem Resultat, daß bei Anwesenheit von Antikörpern im Serum eines schwangeren Tieres dieselben nicht nur stets auch bei den Jungen wiederzufinden sind, sondern daß letztere sogar einen höheren Antikörpertitre des Serums zeigen wie die Muttertiere; er schließt daraus, daß die Antikörperübertragung von Mutter auf Kind nicht als ein einfacher Filtrationsprozeß aufzufassen ist, sondern daß der Plazenta gegenüber den Stoffen, welche im mütterlichen Serum vorkommen, eine elektive Kraft zuerkannt werden muß. Seine Befunde decken sich nicht ganz mit den Ergebnissen analoger Experimente anderer Forscher. So fand Schenk, daß der Gehalt an agglutinabler Substanz und an Serumalexinen im mütterlichen Blut immer größer ist als im entsprechenden kindlichen Blut. Auch die antitryptische Kraft des mütterlichen Serums ist im allgemeinen größer als die des kindlichen (Mohr). Man darf wohl mit Sicherheit annehmen, daß die verschiedenen Schutzstoffe und Antikörper nicht alle in gleichem Maße übertragen werden. Besonders leicht scheint auf plazentarem Wege der anaphylaktische Reaktionskörper auf das Neugeborene übertragen zu werden (Rosenau und Anderson, Schenk); in wieweit dieser wichtige, im Tierexperiment erhobene Befund für die menschliche Pathologie von Bedeutung sein mag, ist uns vorläufig noch unbekannt.

Unsere Kenntnisse über die Antikörperübertragung durch die Milch gründen sich auf den berühmten Ammenaustauschversuch Ehrlichs: Er ließ weibliche Mäuse zu etwa derselben Zeit befruchten. Einen Teil derselben behandelte er immunisierend mit Abrin oder Rizin, den anderen Teil ließ er unbehandelt. Nach eingetretener Geburt der Jungen tauschte er dieselben, indem er von den immunisierten Müttern die von normalen Müttern stammenden Jungen säugen ließ, den normalen Müttern dagegen die Jungen der immunisierten Mütter anlegte. Bei letzteren fand er nach einiger Zeit einen sich ziemlich rasch vermindernden Immunitätsgrad. Bei den von normalen Müttern abstammenden und daher natürlich antitoxinfrei geborenen, dann aber von der immunisierten Amme genährten Jungen stellte er eine während der Säugung sich entwickelnde Immunität fest. Durch zahlreiche weitere Untersuchungen konnte gezeigt werden, daß auch Tetanusantitoxin und Diphtherieantitoxin in die Milch übergehen können (Ehrlich und Brieger, Ehrlich und Wassermann, Brieger und Cohn, Römer, Salomonsen und Madsen, Veillard, Sohma, Schmid und Pflanz usw.). Auch betreffs des Übergangs anderer Antikörper in die Milch liegen positive Versuchsergebnisse vor, für Agglutinine (Schumacher, Stäubli), Hämolysine (Bertarelli), Opsonine (Eißler und Sohma), Bakterizidine (Schenk). Römer weist darauf hin, daß eine Übertragung bakterizider Fähigkeiten auf den Säugling durch die Muttermilch auch dann stattfinden kann, wenn in dieser selbst bakterizide Wirkungen nicht nachweisbar sind. Es genügt, wenn einer der beiden die Bakterizidie bedingenden Faktoren in der Milch vorhanden ist und nachher die ihn ergänzende Komponente im Blut des Säuglings findet. Kleinschmidt konnte das Vorhandensein eines bakteriziden Ambozeptors in der Frauenmilch nachweisen.

Trotz der Wichtigkeit der reichhaltigen Versuchsergebnisse steht die praktische Bedeutung einer extrauterinen Übertragung von Schutzstoffen durch die Muttermilch gegenüber der plazentaren Übertragung in zweiter Reihe, und zwar vorzüglich deshalb, weil sie die Möglichkeit eines Durchtrittes dieser Stoffe durch die Darmwand zur Voraussetzung hat. Mögen auch dank der chemischen Zusammensetzung der Kolostralmilch und der Darmdurchlässigkeit in den ersten Lebenstagen die Verhältnisse für das neugeborene Kind günstiger liegen wie für den älteren Säugling, so dürften diese schon mehrfach erwähnten Momente, welche beim Neugeborenen den Übertritt hochmolekularer Substanzen aus dem Darminnern in die Blutbahn begünstigen, im allgemeinen doch so rasch an Bedeutung verlieren, daß sie zur Zeit einer reichlicheren Aufnahme von Milch und damit von Immunsubstanzen, speziell von Antitoxinen, meist kaum mehr wesentlich in Betracht kommen dürften.

1. Kapitel.

Die akuten Infektionskrankheiten.
Variola (Vakzination).

Die Empfänglichkeit des neugeborenen Kindes für die Pockenerkrankung scheint eine ziemlich große zu sein. Nach Bollinger ist bei Blatternepidemien die Mortalität bei Kindern des ersten Lebensjahres am größten, und unter diesen am höchsten im ersten Lebensmonat. Curschmann erwähnt, daß er von den Kindern, welche auf einer Blatternabteilung geboren wurden, keines von der Krankheit frei bleiben sah, hebt jedoch hervor, daß einzelne Kinder eine auffallend geringe Entwicklung des Exanthems aufwiesen. Auch v. d. Willigen sah unter acht frühgeborenen Kindern, deren Mütter zur Zeit der Entbindung an Blattern erkrankt waren, 5 an Pocken sterben.

Über den klinischen Verlauf der Erkrankung beim neugeborenen Kind ist nur wenig bekannt. Seit der allgemeinen Einführung der Kuhpockenimpfung ist die Variola überhaupt sehr selten geworden, und ein epidemisches Auftreten der Blattern in zivilisierten Ländern kaum jemals mehr zu beobachten. Die Bösartigkeit der Erkrankung scheint jedenfalls beim jungen Säugling keine geringere zu sein als im späteren Leben.

Die Variola der graviden Mutter führt sehr häufig zu Abortus und Frühgeburt. In der Literatur sind einige Beobachtungen über intrauterine Übertragung von Blattern niedergelegt, doch wird dieselbe allgemein für sehr selten erklärt. Das Kind kann mit Pockennarben, also mit Zeichen einer abgelaufenen Erkrankung, oder im exanthematischen Stadium zur Welt kommen[1]). Die Pusteln sollen beim Neugeborenen manchmal anders aussehen, da infolge der steten Benetzung mit Fruchtwasser die Eintrocknung erschwert ist. Kehrer unterscheidet nach den kasuistischen Mitteilungen der Literatur bezüglich der plazentaren Übertragung der Variola vier Möglichkeiten:

„1. Die Frucht wird erst Wochen nach der abgelaufenen mütterlichen Variola mit frischen Pocken geboren.

2. Schwangere, die der Pockeninfektion ausgesetzt, aber durch frühere Vakzination oder Revakzination immun sind, oder nur ganz leicht ohne Ausschlag erkrankten, können Kinder mit typischem Variola-Exanthem oder Pockennarben zur Welt bringen.

3. Von den aus verschiedenen Eiern stammenden Zwillingen kann der eine mit Pockenpusteln, der andere vollkommen gesund zur Welt kommen.

4. Das Kind, dessen Mutter während der Schwangerschaft pockenkrank war, wird ohne Spuren von Variola geboren und erweist sich gegen die Vakzination immun."

Der Verlauf der Vakzination ist beim Neugeborenen und jungem Säugling von dem beim älteren Kind in gewisser Hinsicht abweichend, mag die Impfung mit humanisierter oder animalischer Lymphe vorgenommen werden. Der auffallendste Unterschied besteht in dem fast konstanten Fehlen des Impffiebers (Behm, Gast, Wolff). Auch der lokale Verlauf ist insofern ein anderer, als stärkere Reaktionserscheinungen in der Umgebung der Impfpusteln zu fehlen pflegen. Die im Verlauf der Vakzination sonst häufig vorkommenden Drüsenschwellungen pflegen beim Neugeborenen nicht aufzutreten (Klotz). Wenn von einigen Seiten empfohlen wird, die Kinder möglichst frühzeitig, auch schon in den ersten Lebenstagen zu impfen, so hat dies im Hinblick auf den milden Verlauf volle Berechtigung.

Sehr bemerkenswert ist das von mehreren Seiten festgestellte, relativ häufige Vorkommen von Fehlimpfungen bei Neugeborenen (Ablaß). Inwieweit in dieser Hinsicht, sowie bezüglich der Verlaufsvarietäten (verzögerter Verlauf, beschleunigte Reaktion, [s. v. Pirquet]) nicht nur eine Pockenerkrankung der Mutter, sondern auch deren Impfung vor oder während der Schwangerschaft von Einfluß ist, läßt sich vorläufig mangels genügend großen Beobachtungsmaterials nicht mit Sicherheit entscheiden. Die Untersuchungen bezüglich der Möglichkeit einer „intrauterinen Vakzination" stützen sich vor allem auf das schwere Haften des Impfstoffs bei Kindern geimpfter Mütter. So beobachtete z. B. Burckhardt nach subkutaner Impfung von zwei Müttern, daß bei beiden Kindern die Impfung erfolglos blieb, während beide Kontrollkinder die schönsten Impfpusteln zeigten. Palm beobachtete bei Kindern solcher Mütter, welche während der letzten 4 Monate der Schwangerschaft erfolgreich vakziniert worden waren, daß die Impfung zwar stets von Pustelbildung begleitet war, daß letztere aber im allgemeinen einen verzögerten Verlauf zeigte und nicht den Umfang erreichte wie bei den Kindern nicht geimpfter Mütter, und daß in einem Fall eine viermalige Impfung nötig war, um Pustelbildung hervorzurufen.

---

[1]) Nachtrag bei der Korrektur: Über Fälle von kongenitalem Blatternexanthem und angeborenen Pockennarben berichten neuestens Arzt und Kerl, sowie Potpeschnigg (Wiener klin. Wochenschr. 1913, S. 787 u. 795).

Es wurde bei der Schilderung des Impfverlaufs bisher nicht berücksichtigt, ob sich die Kinder geimpfter und nicht geimpfter Mütter wesentlich anders verhalten. Es ist immerhin bemerkenswert, daß bisher bei allen geimpften Neugeborenen der Verlauf der Vakzination ein anderer war als beim älteren Kind, so daß außer einer von der (vakzinierten oder durch eine Blatternerkrankung immunisierten) Mutter übertragenen Allergie des Kindes auch die Möglichkeit anerkannt werden muß, daß der neugeborene Organismus als solcher auf die Impfung anders reagiert als der des älteren Individuums.

Varizellen.

Schon das lange Inkubationsstadium der Variola (2—3 Wochen) weist darauf hin, daß neugeborene Kinder, selbst wenn sie für das Kontagium empfänglich sein sollten, in der ersten Lebenswoche nicht erkranken; denn eine intrauterine Erkrankung an Varizellen kemmt wohl nur ganz ausnahmsweise vor [1]). Daß während des ersten Lebensmonats ein gewisser Grad von Empfänglichkeit vorhanden ist, ergibt sich aus einer statistischen Zusammenstellung Sperks über die Infektionskrankheiten, welche während der Jahre 1905—1912 im Ambulatorium des St. Annaspitals in Wien beobachtet wurden: von 185 Varizellenfällen betrafen vier Kinder des ersten Monats [2]).

Morbilli.

Daß es eine intrauterine Übertragung der Masernerkrankung auf dem Blutwege gibt, darf wohl nach den relativ zahlreich veröffentlichten Beobachtungen nicht bezweifelt werden (Thomas, Gautier, Ballantyne, Fiori, Lomer, Kien, Laur, Moser). Erkrankt eine Schwangere an Masern, so setzen sehr häufig Wehen ein, und es kommt zu Abortus oder Frühgeburt. Die Geburt erfolgte in der Mehrzahl der Fälle zugleich mit dem Auftreten des Exanthems oder ein bis zwei Tage später, selten erst am Ende der mütterlichen Erkrankung. Die Kinder zeigten meist dasselbe Krankheitsstadium wie die Mutter, wurden also gewöhnlich mit voll entwickeltem Exanthem geboien. Das im Uterus befindliche Kind wird also in einem solchen Fall zugleich mit der Mutter infiziert. Zuweilen kann die Erkrankung des Kindes der der Mutter nachfolgen, so daß sich letztere schon im Stadium der Desquamation befindet, während das Kind noch frisches Exanthem zeigt. In einem von Kohts beobachteten Fall trat das Exanthem bei dem Kind fünf Tage nach der Entbindung auf, welche am achten Krankheitstag der Mutter stattgefunden hatte; die intrauterine Infektion erfolgte hier erst mit dem Einsetzen der mütterlichen Erkrankung: die Inkubationszeit von 13 Tagen bis zum Erscheinen des Exanthems ließ sich genau feststellen. Im Falle Laurs erkrankte die Mutter einen Tag nach der Entbindung, das Kind am achten Lebenstag an Masern. Ob hier eine intrauterine Infektion anzunehmen ist, oder ob das neugeborene Kind auf aerogenem Wege infiziert wurde, ist schwer zu entscheiden. Der Verfasser nimmt ersteres an. Einen ähnlichen Fall beobachtete Moser: Entbindung vor dem Erlöschen des Exanthems der Mutter; das Kind erkrankt nach 14 Tagen.

Die Masernerkrankung einer schwangeren Frau muß aber keineswegs immer zu einer solchen des Fetus führen, auch dann nicht, wenn während der Erkrankung der Mutter die Geburt eintritt. Die Kinder können ohne Masern

---

[1]) **Nachtrag während der Korrektur.** Ein schon in den ersten Lebensstunden vollentwickeltes Varizellenexanthem beschreibt Pridham (Brit. med. journ. 1913, Mai 17).

[2]) Mit freundlicher Erlaubnis des Direktors Prim. Sperk mitgeteilt.

geboren werden und dauernd von ihnen verschont bleiben, selbst wenn sie von der Mutter gestillt werden (Gautier, Salus).

Daß eine Schwangere an Masern erkrankt, ist übrigens deshalb ein relativ seltenes Ereignis, weil die meisten Frauen in ihrer Kindheit Masern überstanden haben und dementsprechend gegen dieselben immun sind.

Das neugeborene Kind und der junge Säugling erweisen sich bis etwa zum zweiten Monat gegen die Masernerkrankung im allgemeinen als unempfänglich. Kinder des ersten Lebensmonats erkranken gewöhnlich nicht, selbst dann nicht, wenn sie der Infektion ausgesetzt sind, wie sich das ja bei gleichzeitiger Erkrankung von Geschwistern nicht so selten ereignen dürfte. Sollte das neugeborene Kind gegen die gewöhnliche aerogene Infektion unempfänglich sein, während der Fetus auf dem Blutwege infiziert werden kann? Pirquet verneint diese Frage und weist diesbezüglich auf die zahlreichen Masernerkrankungen ganz junger Säuglinge (47 Kinder im ersten Lebensmonat) während der Masernepidemie in Island hin, welche im Jahre 1862 nach einem vieljährigen Intervall auftrat und dementsprechend eine zum großen Teil noch nicht durchmaserte Bevölkerung betraf. Es scheint demnach, daß nur in Gegenden mit regelmäßiger Durchmaserung die Neugeborenen für die Masern ganz unempfänglich sind. Ein Kind, dessen Mutter früher keine Masern durchgemacht hat, ist vielleicht vom ersten Augenblick des Lebens an für die Krankheit empfänglich, wie es auch schon vor der Geburt auf plazentarem Weg infiziert werden kann. Die Unempfänglichkeit der jungen Säuglinge wäre demnach wahrscheinlich auf eine passive, von der Mutter übertragene Immunität zu beziehen, die durch einige Monate standhält. Es ist aber keineswegs auszuschließen, daß auch ein gewisser Grad von natürlicher Immunität des Neugeborenen gegenüber der Maserninfektion besteht.

Über den Verlauf der intrauterin erworbenen Erkrankung liegen keine genauen Aufzeichnungen vor. Da es sich meist um frühgeborene Kinder handelt, ist die Prognose wohl ernster wie sonst bei gesunden Säuglingen, bei welchen die Masern häufig einen sehr leichten, abortiven Charakter zeigen.

Mit der Diagnose „Masern" soll man beim jungen Säugling sehr vorsichtig sein. Man stelle sie nur dann mit Sicherheit, wenn außer dem Ausschlag absolut charakteristische Symptome vorhanden sind (Koplitsche Flecke, Leukopenie); es gibt bei Säuglingen so viele „morbillöse" Exantheme, daß die Gelegenheit für Fehldiagnosen recht häufig gegeben ist! Es erscheint durchaus nicht ausgeschlossen, daß mancher Masernfall beim Neugeborenen nur auf Grund einer falschen Diagnose in die Literatur übergegangen ist.

Da in unseren Gegenden die meisten Mütter in ihrer Kindheit Masern überstanden haben, darf man wohl schon aus diesem Grund in praxi mit der Unempfänglichkeit des neugeborenen Kindes ohne weiteres rechnen und aus ihr Konsequenzen ziehen. Wenn etwa Geschwister an Masern erkranken oder sich im Inkubationsstadium derselben befinden, so wird man auf eine strenge Isolierung des neugeborenen Kindes ohne Sorge verzichten können; die Wahrscheinlichkeit, daß es nicht erkranken wird, nähert sich 100 %. Sollte sich der seltene Fall ereignen, daß eine noch nicht durchmaserte Frau nach der Entbindung an Masern erkrankt, so ergibt sich die Frage, ob sie stillen darf oder nicht. Eine Trennung des Kindes von der Mutter hat selbst bei Empfänglichkeit des Kindes deshalb kaum einen Sinn, weil letzteres sicher schon infiziert sein dürfte, wenn bei der Mutter die Diagnose gestellt wird. Die Masern bilden demnach keinesfalls eine Kontraindikation gegen das Stillen.

Rubeolae.

Sporadische Röteln sind selbst bei größeren Kindern selten mit absoluter Sicherheit zu diagnostizieren. Um so größere Vorsicht ist bei der Beurteilung solcher Fälle in den ersten Lebenswochen geboten. Schick zitiert Angaben über Rötelnerkrankungen eines Neugeborenen (Scholl), und eines 15 Tage alten Kindes (Shukowski), hebt aber hervor, daß es wohl schwer sei, bei diesen jüngsten Fällen mit Sicherheit Röteln zu diagnostizieren. Während der Rötelnepidemien der letzten Jahre wurde in dem großen ambulatorischen Material der Wiener Kinderklinik kein einziger junger Säugling mit sicheren Rubeolen beobachtet. Es scheint mithin die Empfänglichkeit des neugeborenen Kindes auch für die Röteln zu fehlen oder doch sehr gering zu sein.

Skarlatina.

Nach den Angaben der Literatur soll eine intrauterine Übertragung der Skarlatina von der Mutter auf das Kind möglich sein (Ballantyne-Milligan, v. Winckel). Die Diagnose stößt hier auf noch größere Schwierigkeiten wie bei den Masern. Bekanntlich kommen bei Schwangeren und Wöchnerinnen im Verlauf von septischen Erkrankungen — besonders von manchen dem Scharlach vielleicht nahestehenden Streptokokkeninfektionen — skarlatiniforme Exantheme vor, deren Zurechnung zum „echten Scharlach" vielfach dem Gutdünken des jeweiligen Beobachters anheimgestellt ist.

Zeigt ein Kind neben den Zeichen einer Allgemeininfektion einen scharlachähnlichen Ausschlag, so wird man mit der Diagnose Scharlach noch viel zurückhaltender sein müssen wie bei der Frau. Daß beim Säugling außer morbillösen Exanthemen auch gutartige skarlatiniforme Ausschläge gar nicht selten vorkommen, ist jedem Kinderarzt geläufig. Es ist eine Tatsache, daß die Morbidität und Mortalität an Scharlach während der ersten Lebensmonate eine auffallend geringe ist. Das jüngste Kind, welches Escherich und Schick an Scharlach erkrankt sahen, war 4 Monate alt. Die in der Literatur nicht so selten vorkommenden Angaben über Scharlacherkrankungen bei Neugeborenen beruhen nach Ansicht der genannten Autoren wahrscheinlich meist auf diagnostischen Irrtümern. Sicherlich gehören typische Scharlacherkrankungen bei Kindern während der ersten Lebenswochen zu den allergrößten Raritäten. Pospischil beobachtete einen Scharlachfall bei einem 7 Tage alten Kind.

Die geringe Empfänglichkeit der jungen Kinder für Skarlatina illustriert eine Beobachtung Salges: eine scharlachkranke Amme stillt während ihrer Erkrankung ihr einen Monat altes Kind, ohne daß letzteres erkrankt oder überhaupt in seinem Gedeihen geschädigt wird. Man kann mithin mit Bestimmtheit erklären, daß eine Scharlacherkrankung bei der Mutter mit Rücksicht auf das Kind keine Kontraindikation gegen das Stillen darstellt.

Diphtherie.

Echte Diphtherie-Erkrankungen wurden beim Neugeborenen schon mehrfach beschrieben. Schlichter beobachtete in der alten Wiener Findelanstalt im Verlauf eines längeren Zeitraums 15 Diphtheriefälle bei Kindern im Alter von 6—20 Tagen, welche aller Wahrscheinlichkeit nach miteinander in ursächlichem Zusammenhang standen und auf eine einzige Infektionsquelle zurückzuführen waren. Doch befiel die Erkrankung fast durchweg lebensschwache, kranke Kinder. Das gesunde Neugeborene scheint eine gewisse Resistenz gegen die Diphtherieinfektion zu besitzen, so daß die Diphtherie in den allerersten Lebenswochen wohl als eine seltene Erkrankung bezeichnet werden

muß. Es dürfte dies auf eine von der Mutter ererbte spezifische Immunität
zurückzuführen sein, welche in dem fast konstanten Vorhandensein von Schutz-
körpern gegen Diphtherie im Organismus des Neugeborenen ihren Ausdruck
findet. v. Groër, K. Kassowitz und Schick erhielten bei der Untersuchung von Neugeborenen mittelst der Schickschen Intrakutan-Reaktion
fast durchweg negative Reaktionen gegenüber Diphtherietoxin (ca. 84%).
Fischl hat schon früher nachgewiesen, daß das Nabelschnurblut gegenüber
dem Diphtherietoxin und dem Diphtheriebazillus antitoxische, resp. bakterizide
Eigenschaften aufweist.

Die jüngsten bisher beobachteten, klinisch und bakteriologisch sichergestellten Diphtheriefälle betreffen Kinder im Alter von 6—8 Tagen (Röthler,
Wolkenstein, Auden). Die Diphtherie kann auf den Tonsillen lokalisiert
sein und hier in der bekannten Weise in Gestalt weißlicher Membranen in
Erscheinung treten.

So konnte Sittler bei einem 10 Tage alten Kind eine typische Diphtherie der Tonsillen feststellen; die infizierenden Bazillen stammten in diesem Fall von einer Rhagade
an der mütterlichen Brustwarze, auf die sie aus dem Rachen eines diphtheriereKonvaleszenten
älteren Bruders gelangt sein dürften.

Relativ häufig scheint die primäre Nasendiphtherie zu sein, doch
gibt es wahrscheinlich auch nicht diphtheritische croupöse Rhinitiden (Forest,
Diplokokken); andererseits ist man sicher nicht berechtigt, bei einer
eitrigen Rhinitis, selbst wenn dem Sekret etwas Blut beigemengt ist, bloß
auf Grund des mikroskopischen und kulturellen Bazillennachweises die Erkrankung als Diphtherie anzusprechen, — das Vorkommen von avirulenten
diphtherieähnlichen Stäbchen und von Pseudodiphtherie-Bazillen im Nasensekret ist bekannt. Die Erkrankung kann auch von Epithelverletzungen in
der Mundschleimhaut ihren Ausgang nehmen (Christeanu und Brückner);
diesbezüglich muß man sich wieder vor einer Verwechslung mit den als
„Pseudodiphtherie“ bekannten, manchmal mit Membranbildung einhergehenden
Erkrankungen des weichen Gaumens hüten. Der diphtheritische Prozeß kann
auf den Pharynx, den Ösophagus, ja selbst auf die Darmschleimhaut übergreifen (Röthler). Die Beteiligung des Larynx (Croup) scheint beim Neugeborenen zu den größten Seltenheiten zu gehören. Einen Fall von echter
Diphtherie der Konjunktiva (neben Diphtherie der Nase, des Gaumens und
Rachens) beobachtete Forest. Echte diphtherische Erkrankungen wurden
außerdem am Nabel (s. S. 387) und am Penis nach der rituellen Zirkumzision
beobachtet.

Die Prognose der Diphtherie des Neugeborenen ist nach den bisher vorliegenden Erfahrungen eine recht ernste. Bei begründeten Verdacht auf
Diphtherie ist natürlich eine sofortige Behandlung mit Diphtherie-Heilserum
geboten. Man injiziere nicht weniger als 150 A.-E.

Wenn eine stillende Mutter an Diphtherie erkrankt, ist im Interesse des
Kindes jedenfalls Vorsicht geboten und mit der Möglichkeit einer Infektion
desselben zu rechnen. Vielleicht ist die oben erwähnte Schicksche Reaktion
in dieser Hinsicht berufen, eine Gefährdung des Kindes festzustellen oder auszuschließen. Eine Veranlassung, das Kind von der Brust abzusetzen, liegt
nicht vor, es sei denn, daß die Diphtherie der Mutter so schwer sein sollte, daß
in ihrem eigenen Interesse das Stillen unterbrochen werden muß. Man kann
selbst ein diphtherieempfängliches Kind durch eine prophylaktische Seruminjektion vor der Infektion schützen. Daß das Kind während der Stillpausen
aus der Nähe der Mutter entfernt werden soll, ist selbstverständlich.

Parotitis epidemica.

Nicht eitrige kontagiöse Entzündungen der Mundspeicheldrüsen kommen beim Neugeborenen nur äußerst selten vor. In der Literatur finden sich einige Fälle von Mumps bei Neugeborenen verzeichnet, so von White (Erkrankungen am 6. und 7. Lebenstag während einer Mumpsepidemie), Gautier (Submaxillärisschwellung bei einem Neugeborenen, 12 Tage nachdem die Mutter an Parotitis erkrankt war), Demme (Parotitis in der dritten Lebenswoche), Homanns (einseitige schmerzhafte, einige Tage bestehende Parotisschwellung bei dem Kind einer Frau, welche wenige Tage vor der Entbindung an Mumps erkrankt war). Im allgemeinen gehört auch der Mumps zu jenen Infektionskrankheiten, für welche das neugeborene Kind sehr wenig empfänglich zu sein scheint. In der oben erwähnten statistischen Zusammenstellung Sperks finden sich überhaupt nur zwei Säuglinge mit Mumps; einer von ihnen stand noch im 1. Lebensmonat.

Pertussis.

Auch der Keuchhusten kommt während der Neugeborenen-Periode nur selten vor, doch ist es fraglich, ob daran eine geringe Empfänglichkeit schuld ist, oder nicht vielmehr der Umstand, daß nur selten eine Infektionsgelegenheit gegeben ist. Die wenigen Fälle von Keuchhusten aus den ersten Lebenstagen sind nach G. Sticker folgende: Bouchut erzählt von einem Neugeborenen, das am zweiten Tag angesteckt wurde, am vierten Tag zu husten anfing und am achten Tag ausgebildete Pertussis zeigte; Watson berichtet von einem Kind, das schon am ersten Lebenstag den Keuchhusten gezeigt haben soll, nachdem seine Mutter in den letzten Wochen ihrer Schwangerschaft ein an Keuchhusten leidendes Kind um sich gehabt hatte; Rilliet und Barthez sahen bei einem Kind, dessen Mutter während des letzten Schwangerschaftsmonates an Pertussis gelitten hatte, schon am ersten Lebenstag heftige Anfälle ausbrechen.

Nach Ablauf etwa der ersten zwei Lebenswochen, innerhalb welcher Keuchhustenerkrankungen sicher nur ausnahmsweise vorkommen, sieht man Kinder gar nicht so selten an Pertussis erkranken. Keuchhustenkranke Geschwister sollen deshalb auch von ganz jungen Säuglingen nach Möglichkeit isoliert werden, vielleicht ganz besonders von diesen. Denn je jünger ein Kind ist, desto mehr sind Lungenkomplikationen zu befürchten, welche seinen Tod zur Folge haben können. Auch dann, wenn sich der seltene Fall ereignen sollte, dass eine stillende Mutter von Keuchhusten befallen wird, muss man sehr vorsichtig sein. Mag es sich nun um die echte Pertussis, oder nur um pertussisähnliche Hustenanfälle handeln, so muß die Frau angewiesen werden, möglichst darauf zu achten, daß sie ihr Kind beim Anlegen nicht anhustet. Das Tragen einer Gesichtsmaske ist in solchen Fällen sehr zu empfehlen.

Influenza.

Die zuletzt erwähnten Vorsichtsmaßregeln, welche bei Pertussiserkrankungen in der Umgebung des Neugeborenen geboten erscheinen, gelten auch für die Influenza und die influenzaartigen Erkrankungen der Luftwege (Grippe), für welche der junge Säugling sogar in hohem Grade empfänglich ist (s. S. 258).

Während Influenzaepidemien in Gebäranstalten hat man bei den neugeborenen Kindern nicht nur katarrhalische Erkrankungen der Luftwege, sondern auch Störungen im Bereich des Verdauungstraktes (Enteritiden), sowie solche bei der Verheilung der Nabelwunde beobachtet (Möller, Chambrelent).

Die Influenza bei Schwangeren führt zuweilen zu Blutungen in die Eihäute und zu vorzeitiger Unterbrechung der Schwangerschaft. Sie scheint auch im Organismus des Kindes selbst folgenschwere Veränderungen hervorrufen zu können. Kockel und B. Fischer berichten über angeborene Herzfehler infolge einer fetalen Endokarditis, welche in einem Falle auf eine akute Bronchitis der Mutter zwei Monate ante partum, in einem andern Fall auf eine Influenza zurückgeführt wird, die die Mutter 6 Wochen vor der Entbindung durchgemacht hatte.

Typhus und verwandte Erkrankungen.

Der Säuglingstyphus verläuft im allgemeinen sehr leicht und häufig ganz okkult unter dem Bild eines Darmkatarrhs. Ob echte, erworbene Typhuserkrankungen schon in den ersten Lebenswochen vorkommen, ist nicht bekannt.

Der Typhus der Schwangeren kann zu Abortus und Frühgeburt oder zur Infektion des Fetus führen. Man hat wiederholt Bazillen in den Feten gefunden, abgesehen von einer leichten Milzschwellung aber keine spezifisch typhösen Veränderungen (Morse, Ernst, Dürck, Fraenkel und Kiderlen u. a.). Blutungen oder andere pathologische Veränderungen der Plazenta scheinen den Übertritt der Typhus-Bazillen in die fetale Blutbahn zu begünstigen. In einem Falle Ernsts hatte die Schwangere eine Woche vor der Typhuserkrankung ein Trauma erlitten; in der zweiten Krankheitswoche gebar sie ein Kind, das nach 4 Tagen bei künstlicher Ernährung mit schwerem Ikterus und einem Exanthem erkrankte und nach wenigen Stunden starb; das kindliche Blut enthielt enorme Mengen von Typhusbazillen. Der mütterliche Typhus kann aber auch ohne jede Rückwirkung auf den Fetus sein. Kehrer und Chambrelent berichten über Fälle, in denen die Kinder rechtzeitig und gesund geboren wurden. Vielleicht treten in solchen Fällen, bei welchen die Kinder der Infektion entgehen, Schutzstoffe in den kindlichen Organismus über. Daß Typhusagglutinine per placentam auf die Frucht übergehen können, wurde wiederholt festgestellt (Jehle u. a.); wenigstens in der zweiten Hälfte der Schwangerschaft scheint dies der Fall zu sein. Fällt die Typhuserkrankung in die erste Zeit der Gravidität, so zeigt das fetale Serum keine spezifisch agglutinierenden Fähigkeiten.

Intrauterine Infektionen des Fetus kommen auch bei anderen Bakterien der Koli-Typhusgruppe vor. Marckwald züchtete aus dem Darminhalt des Kindes einer dysenteriekranken Frau, welches zwei Stunden post partum gestorben war und bei der Sektion eine Schwellung und Rötung der Darmschleimhaut aufwies, den Kruseschen Bazillus. Eine intauterine Infektion mit einem Paratyphusbazillus, die zu Melaenasymptomen führte, haben Nauwerk und Flinzer beschrieben (s. S. 405).

Tetanus.

Während bei der Mehrzahl der bisher aufgezählten Infektionskrankheiten die Empfänglichkeit des neugeborenen Kindes, sei es infolge einer natürlichen oder einer von der Mutter übertragenen passiven Immunität eine geringe ist, darf man annehmen, daß die Tetanusinfektion im Organismus des Neugeborenen leicht Eingang findet. Wie die allgemein gebräuchliche Bezeichnung „Tetanus neonatorum" zum Ausdruck bringt, scheint die Neugeborenenperiode für den Ausbruch der Erkrankung sogar besonders günstige Chancen zu bieten. Dies dürfte allerdings weniger in einer besonderen Disposition dieses Lebensalters, wie in dem Umstand seine Erklärung finden, daß die Tetanusbazillen in der physiologischen Wunde des Nabels und in dem absterbenden Gewebe des Strangrestes eine für ihre Entwicklung geeignete Einbruchspforte finden.

Der Tetanusbazillus ist nicht nur ein Bewohner der Gartenerde, sondern findet sich auch im Wohnungsstaub, zwischen den Dielen, in den Möbeln usw., kann also durch unsaubere Hände oder Instrumente sehr leicht auf den Nabelstrang oder die Nabelwunde übertragen werden. Von hier aus scheidet er jenes Toxin aus, welches sich auf dem Wege der motorischen Nervenstämme weiter verbreitet, sich an den motorischen Zellen des Rückenmarks und der Medulla oblongata verankert und eine abnorme Steigerung der Erregbarkeit dieser Zentren herbeiführt.

Der Tetanusbazillus konnte einigemal in dem Sekret der Nabelwunde nachgewiesen werden (Baginski-Kitasato, Peiper und Beumer u. a.); doch findet er sich daselbst keineswegs in allen Fällen, so zwar, daß etwa der bakteriologische Befund für die Diagnosestellung ausschlaggebend sein könnte. Escherich empfiehlt, zum Nachweis der Bazillen die Nabelwunde mit dem scharfen Löffel auszukratzen und die gewonnenen Gewebspartikelchen an Mäuse zu verimpfen, resp. zur Anlegung von Kulturen zu verwenden.

Wenn der Tetanus neonatorum bei uns heute zu den Seltenheiten gehört und nur isoliert vorkommt, so dürfte dies hauptsächlich der sorgsamen Handhabung der Nabelpflege zu danken sein, deren Wichtigkeit auch sonst nicht allzu „aseptischen" Hebammen bekannt ist. Wo dies nicht der Fall ist, ist die Morbidität und Mortalität der Neugeborenen an Tetanus eine ganz enorme. Nach Mirons Statistik (aus dem Jahre 1904) starben in Rumänien von 23 398 innerhalb des ersten Monats verstorbenen Kindern 10 257 — also beinahe die Hälfte — an Tetanus. Nach Paulin (1906) sterben in Dänemark jährlich 50—60 Kinder an Tetanus. Tropenärzte berichten, daß z. B. in Cayenne 10—25 % der Neugeborenen an Tetanus zugrunde gehen (Flesch); auch unter den Negern des südlichen Amerikas soll der Tetanus neonatorum außerordentlich verbreitet sein (Anders und Morgan).

Die Inkubationsperiode des Tetanus ist eine wechselnde. Sie kann nur 1½—2 Tage, aber auch längere Zeit, einige Wochen, dauern. Der Beginn der Erkrankung fällt gewöhnlich auf das Ende der ersten oder in die zweite, seltener in die dritte Lebenswoche; doch wurden Tetanusfälle beobachtet, die noch früher, selbst am Tag der Geburt auftraten (Heubner).

Die Krankheitssymptome sind bei voller Entwicklung sehr charakteristisch und erlauben die Diagnose gewöhnlich auf den ersten Blick. Den Krampferscheinungen geht bisweilen ein mehrstündiges Stadium der Unruhe, zuweilen mit gellenden Aufschreien, voraus. Das erste auffallende Symptom ist der Trismus. Anfangs faßt das Kind noch die Brustwarze, preßt sie aber fest zwischen den Zahnleisten zusammen; bald ist es überhaupt nicht mehr zum Trinken zu bewegen. Ein jeder Versuch Nahrung zu reichen, sei es nun von der Brust, aus der Flasche oder mit dem Löffel, wird von einer neuerlichen Exazerbation des Kieferkrampfes beantwortet. Es gelingt schließlich überhaupt nicht mehr, zwischen die Kiefer einzudringen, da dieselben durch die starr kontrahierten Masseteren, welche man von außen als straffe Stränge oder Wülste fühlen kann, eng aneinandergepreßt werden. Das Gesicht nimmt, da außer der Kaumuskulatur auch die Gesichtsmuskeln vom Krampf befallen werden, einen eigentümlichen, ungemein charakteristischen Ausdruck an: die Augen sind zusammengekniffen, die Stirn gerunzelt, die Mundwinkel wie zu einem Lächeln verzerrt (Risus sardonicus), der Mund zuweilen gespitzt und rüsselartig vorgestreckt. Bald greift der Krampf auch auf den übrigen Körper über. Die Oberarme werden fest an den Rumpf gedrückt, die Hände krampfhaft geballt, die Beine sind im Hüft-

und Kniegelenk halb gebeugt, ihre Muskeln angespannt. Die Bauchdecken, die Rücken- und Nackenmuskeln sind fest und starr. Die gesamte Muskulatur befindet sich somit in einem Zustand hochgradiger tonischer Starre (Abb. 87). Wenn auch die Respirationsmuskulatur an dem Krampf teilnimmt, so wird das Zwerchfell stoßweise kontrahiert, es tritt Cyanose auf. Der Starrkrampf dauert nicht kontinuierlich an, sondern tritt anfallsweise auf, wie wenn von Zeit zu Zeit ein starker elektrischer Strom durch den Körper geleitet würde. Jeder Versuch einer Nahrungszufuhr, überhaupt jede Manipulation mit dem Kind, ja selbst die bloße Berührung des Bettes oder irgendwelche thermische Reize lösen von neuem heftige Krämpfe aus. Auf der Höhe des Anfalls kann man das Kind wie eine Holzpuppe an den Füßen oder am Kopf in die Höhe heben.

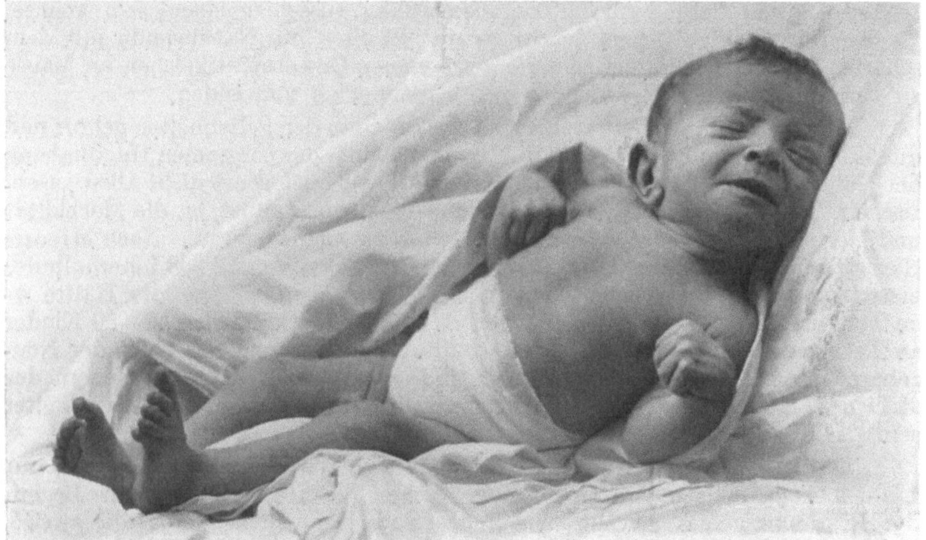

Abb. 87. Tetanus.

Die Intensität des Starrkrampfes ist nicht immer dieselbe. Es gibt zweifellos leichtere Formen, bei welchen sich die Krämpfe auf die Masseteren, die Gesichts- und Nackenmuskulatur beschränken, bei welchen erst stärkere Außenreize notwendig sind, um allgemeine Krämpfe auszulösen, oder solche ganz fehlen. Die Erkrankung kann unter sehr hohen Temperaturen ($40—42^0$), aber auch afebril verlaufen. Recht häufig besteht Fieber mit tiefen Intermissionen, so daß tägliche Temperaturschwankungen von 5^0 registriert werden können.

Die Tetanus-Erkrankung kann binnen wenigen Stunden oder 1—2 Tagen zum Tod führen. Gewöhnlich dauert sie einige Tage an. Nicht selten ist der Verlauf jedoch ein protrahierter, besonders in solchen Fällen, welche zur Heilung gelangen.

Die Angaben bezüglich der Prognose des Tetanus neon. differieren wesentlich. Während z. B. Shukowski eine Mortalität von 98 % angibt, beträgt dieselbe nach Fronz bloß 41,66 %, und auch Flesch hält die Prognose im allgemeinen nicht für so schlecht, wie es gewöhnlich angenommen wird. Er führt für die Beurteilung der Prognose folgende Punkte an:

1. die Länge der Inkubationsdauer (meist schwer zu beurteilen),
2. den Zeitpunkt der Antitoxintherapie,
3. Grad und Verbreitung der Starrheit,
4. Möglichkeit der Ernährung,
5. Verhalten der Körpertemperatur.

Es darf noch ein Punkt nicht außer acht gelassen werden, nämlich das relativ häufige Vorkommen von Mischinfektionen mit Eitererregern. Eitrige Nabelgefäßentzündungen und Peritonitiden sind keine seltenen Befunde bei der Obduktion von Tetanusfällen. Solche Komplikationen verschlechtern die Prognose natürlich wesentlich.

Daß selbst sehr schwere Fälle zur Heilung gelangen können, möge folgender, vom Verfasser an der Wiener Kinderklinik beobachtete Fall illustrieren:
Tetanus neonatorum, am 8. Tag mit Nahrungsverweigerung und Trismus einsetzend. Bei der Aufnahme am 12. Lebenstag schwerste allgemeine tonische Krämpfe. Am 5. und 6. Krankheitstag Injektion von je 30 ccm Tetanusserum. Trotzdem Zunahme der Symptome. Hohes intermittierendes Fieber (41°), Die Nahrungsaufnahme ist selbst mit der Sonde nahezu unmöglich, so daß das Kind durch 14 Tage fast absolut hungert. Flüssigkeitszufuhr subkutan und per klysma. Das Körpergewicht sinkt von 3540 auf 2740 g. Erst am 21. Krankheitstag lassen die Symptome an Intensität nach, das fast zum Skelett abgemagerte Kind beginnt zu trinken. Von da an schreitet die Besserung rasch fort. Das Kind entwickelt sich in den folgenden Monaten zu völlig normalem, gesunden Aussehen.

Therapie. Die Erfolge der Serumtherapie haben beim Tetanus neonatorum den anfangs gehegten Erwartungen nicht entsprochen. Im Hinblick auf den an sich sehr verschiedenartigen Verlauf der Erkrankung sind die bisherigen Resultate freilich schwer zu beurteilen; doch gewinnt man nicht den Eindruck, als ob seit Einführung der Serumtherapie eine Änderung bezüglich der Mortalität eingetreten wäre. Es ist dies darum nicht verwunderlich, weil die Seruminjektion erst dann vorgenommen wird, wenn die typischen Erscheinungen eingetreten sind, mithin zu einer Zeit, wo das Gift schon an die Körperzellen gebunden ist und durch das Antitoxin nicht mehr abgesättigt werden kann. Ihre volle Berechtigung hat die Serumtherapie mithin eigentlich nur als prophylaktische Maßnahme. Nichtsdestoweniger soll man in jedem Fall den Versuch machen, durch möglichst frühzeitige Einverleibung des Tetanusantitoxins die Vergiftung zu beeinflussen; das etwa noch im Blut kreisende Toxin kann durch eine Seruminjektion sicher noch beseitigt werden. Man injiziert das Behringsche Antitoxin (250 I.-E.) am besten zu einem Teil subkutan, etwa in der Umgebung des Nabels, zum andern intradural nach Vornahme einer Lumbalpunktion. Ist nach einem Tag noch keinerlei Wirkung bemerkbar, so kann man die Injektion wiederholen.

Von anderen Behandlungsmethoden seien die von Szalárdi empfohlenen Formalininjektionen (ein halber Tropfen in 10 ccm physiologischer Kochsalzlösung) und die Baccellische Methode der Karbolsäureinjektion erwähnt. Letztere soll in der Weise vorgenommen werden, daß eine dreiprozentige Karbolsäurelösung in sterilem Öl täglich in mehreren Einzeldosen von 1 ccm und einer Gesamttagesmenge von 4—10 ccm, allmählich ansteigend, injiziert wird. Die Injektionen können durch 30—40 Tage fortgesetzt werden (Fedele, Miserocchi).

Von ganz besonderer Wichtigkeit ist die symptomatische Therapie, welche auf eine Linderung der mit enormem Stoffverbrauch einhergehenden Krämpfe gerichtet ist. Das geeignetste Mittel ist das Chloralhydrat, das in Einzelmengen von etwa 0,5 g 3—4mal täglich in 1%iger Lösung per klysma verabreicht wird. Das Chloral kann längere Zeit hindurch täglich angewendet werden, was bei anderen Narkotizis, z. B. bei den momentan sehr wirksamen Chloro-

forminhalationen natürlich nicht möglich ist. Die Verabreichung von Sedativis
per os (Brom, Kalzium oder Chloral) [1] stößt natürlich wie die Nahrungszufuhr
auf Schwierigkeiten. Letzterer ist besondere Sorgfalt zuzuwenden. Nur in
leichten Fällen vermag das Kind an der Brust oder aus der Flasche zu trinken,
meist gelingt auch die Fütterung mit dem Löffel nicht oder nur höchst unvollkommen. In solchen Fällen muß mit der Schlundsonde ernährt werden, welche
wegen des Trismus durch die Nase eingeführt werden muß. Auch die Sondenfütterung begegnet manchmal Hindernissen und führt wegen häufigen Erbrechens nicht immer zum Ziel. Man muß dann wenigstens das Flüssigkeits-
bedürfnis durch subkutane Infusionen und Einläufe in den Darm bis zu einem
gewissen Grad zu decken versuchen. Auch Nährklysmen mit Frauenmilch
können versucht werden.

Erysipel.

Mit der Besprechung des Erysipels, einer durch Streptokokken hervorgerufenen Erkrankung, betreten wir das Gebiet der „septischen Erkrankungen".
Man nimmt heute auf Grund experimenteller Untersuchungen an, daß der von
Fehleisen entdeckte Streptokokkus des Erysipels kein spezifischer Streptokokkus sei. Das Erysipel nimmt demnach weniger durch seine Ätiologie als durch
seine Lokalisation in der Haut und seinen klinischen Verlauf eine Sonderstellung
ein. Auch diesbezüglich gibt es Übergänge von der typischen als „Rotlauf" bekannten Dermatitis zu phlegmonösen und abszedierenden Prozessen der Haut
und des Unterhautzellgewebes. Das auffallendste Moment ist die ausgesprochene
Kontagiosität der Erkrankung und besonders die Art derselben: obwohl es sich
um eine Infektion mit Streptokokken handelt, jener Mikroorganismen, die
so überaus vielgestaltige Krankheitserscheinungen hervorzurufen imstande sind,
entsteht im Anschluß an ein Erysipel bei einem andern Individuum —
zwar nicht immer, aber doch häufig — wieder ein Erysipel. Dies läßt immerhin daran denken, daß mancher Streptokokkenstamm besonders leicht zu
erysipelatösen Erkrankungen Veranlassung geben mag.

Von besonderem Interesse ist die mehrfach beschriebene intrauterine
Erysipelinfektion. Kaltenbach, Runge und Stratz haben beobachtet,
daß Kinder von Müttern, die einige Tage oder Wochen vor der Entbindung an
Erysipel erkrankt waren, im Stadium einer diffus über den ganzen Körper ausgebreiteten, lamellösen Schuppung geboren wurden. Es ist bei diesen Fällen
nur das eine sehr auffallend, daß die für ein Kind sonst so gefährliche Erysipel-
erkrankung im Uterus in Heilung übergegangen sein sollte. Lebedeff untersuchte die Haut eines frühgeborenen Kindes, das von einer Frau stammte,
die einige Wochen ante part. an einem Erysipel gelitten hatte, und fand in den
Lymphspalten massenhaft Kokken. Scheib berichtet über das Kind einer
an septischer Endometritis leidenden Mutter, welches am ersten Tag unter
hohem Fieber erkrankte und am vierten Tag einige Stunden vor dem Tod ein
Erysipel des Gesichts und des Kopfes darbot. Die Infektion war wahrscheinlich von einer während der Geburt gesetzten Verletzung am Gaumen ausgegangen. Der Fall ist eigentlich nicht mehr als intrauterine Infektion aufzufassen. Er weist auf die häufigste Infektionsquelle für das Erysipel des
Neugeborenen hin, nämlich das Lochialsekret einer an einem Puerperalprozeß
leidenden Frau.

Das Erysipel der Neugeborenen nimmt entweder von der Nabelwunde
oder dem Nabelstrang oder von irgendeiner oberflächlichen, oft nicht sichtbaren

---

[1] S. S. 191, 417.

Hautverletzung seinen Ausgang. Besonders häufig scheint das Genitale den
Ausgangspunkt darzustellen (Abb. 88). Die untere Körperhälfte ist jedenfalls beim
Neugeborenen weitaus häufiger der Sitz des Rotlaufs wie die obere. Die Erkrankung tritt am häufigsten am Ende der ersten Woche, in der zweiten oder
dritten Woche auf. Sie beginnt mit Rötung und ödematöser Schwellung in
der Umgebung der Infektionspforte. Diese Veränderungen breiten sich in
typischen Fällen rasch aus, und zwar gewöhnlich nach unten zu, über das Genitale, die Oberschenkel und Nates, während die Gegend über der Nabelhorizon-
talen in der Mehrzahl der Fälle freibleibt (Knöpfelmacher). Die geschwollenen,
geröteten Hautpartien fühlen sich gewöhnlich warm an. Die für den Rotlauf
als typisch geltende Abgrenzung des Krankheitsherdes mit einem scharfen,
sukzessive vorrückenden Wall ist beim Neugeborenen nicht immer sehr ausgesprochen. Zuweilen sind die Ränder ziemlich flach und unregelmäßig. Auch

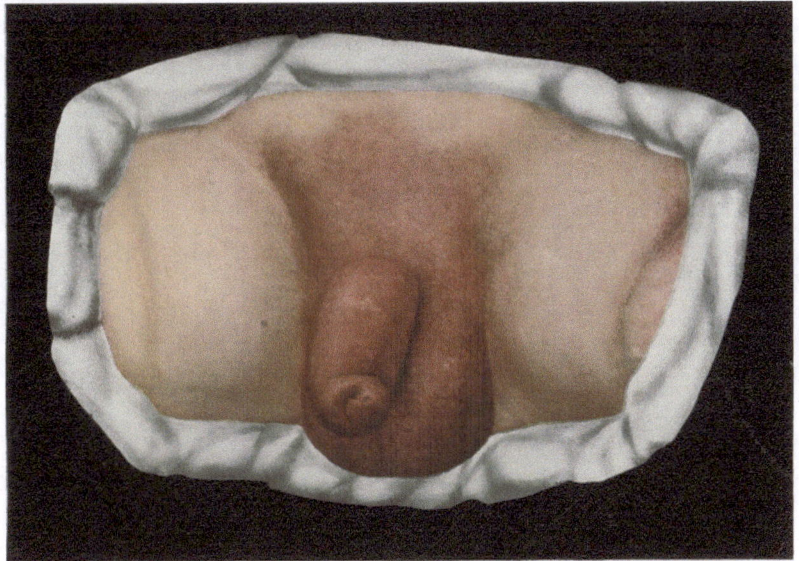

Abb. 88a. Erysipel bei 10 Tage altem Kind, vom Genitale ausgehend.

die Rötung ist manchmal wenig intensiv. Nur das entzündliche Ödem ist
meist sehr ausgesprochen. Blasenbildung im Bereich der entzündeten Hautpartie ist nichts Seltenes. Relativ häufig kommt es zur Entstehung von Gangrän
und Nekrosen, besonders am Skrotum und an den großen Labien, welche nach
zirkumskripter, anfänglich blaurötlicher Verfärbung rasch zum Zerfall und zur
Geschwürbildung führen (Nohl). Manchmal bildet sich im Verlauf des Krankheitsprozesses an einer Stelle ein Abszeß. Der Verlauf ist gewöhnlich ein sehr
foudroyanter. Der Allgemeinzustand ist meist ein sehr schwerer: die Kinder
liegen matt und welk da, trinken wenig, wimmern. Es kann hohes Fieber
bestehen, doch kann die Temperatur auch ganz normal sein.

 Die Prognose ist im allgemeinen eine sehr ernste. Die meisten Kinder
gehen binnen wenigen Tagen zugrunde. Die Sektion ergibt entweder bloß
die allgemeinen Erscheinungen einer Intoxikation oder Infektion (Degeneration der parenchymatösen Organe, Milztumor etc.) oder einer Pyämie. Nicht so
selten findet sich eine akute eitrige Peritonitis. Achalme fand beim Erysipel
des Neugeborenen die Streptokokken stets im Unterhautzellgewebe und niemals

innerhalb der Leukocyten, während sich jene beim Erysipel des Erwachsenen meist noch in der Cutis selbst finden und von den Leukocyten aufgenommen werden. Vielleicht erklärt sich der bösartige Verlauf der Erkrankung beim Neugeborenen eben aus dem Umstand, daß die phagocytäre Tätigkeit der Leukocyten noch fehlt, die Streptokokken deshalb ungehindert die Cutis durch-

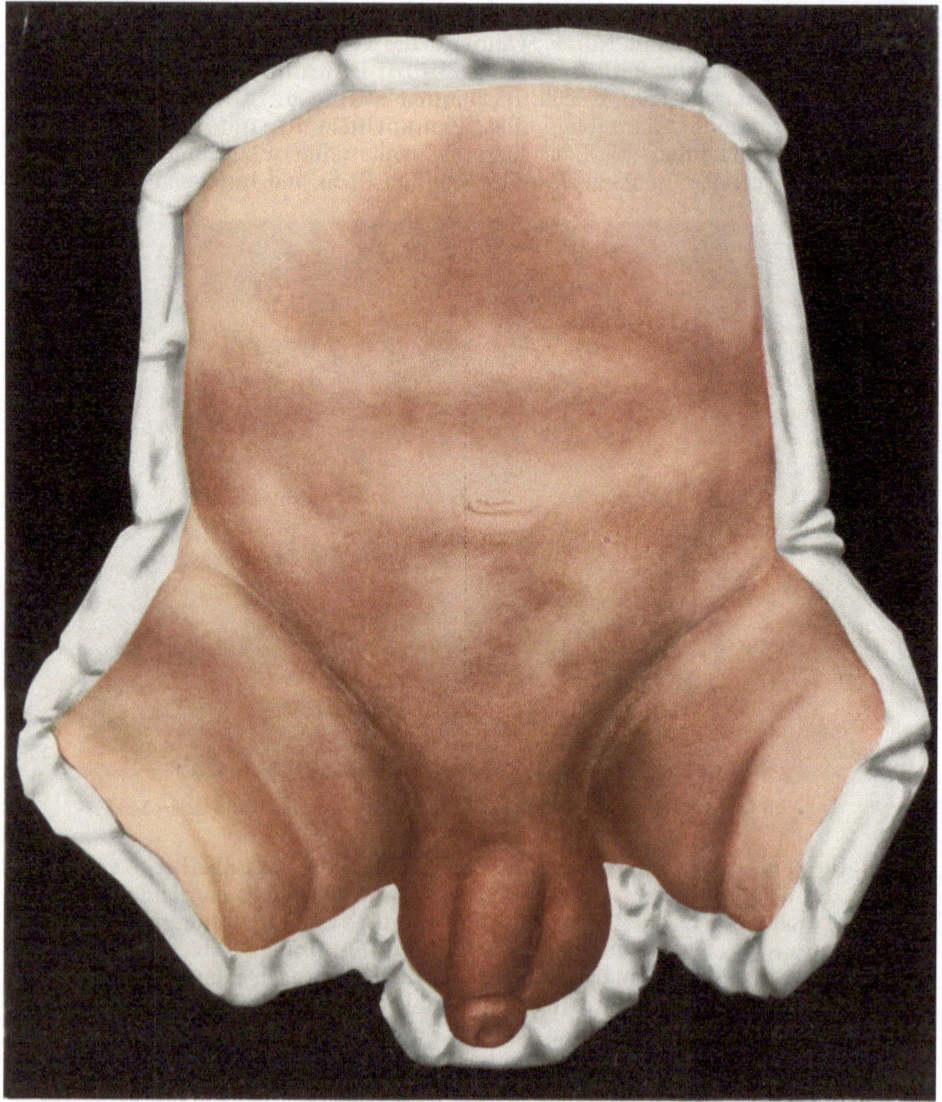

Abb. 88 b. Derselbe Fall 24 Stunden später ($^1/_2$ Tag ante mortem).

wandern, in das Lymphgefäßsystem eindringen und den Organismus über-schwemmen können (Herrgott). Nichtsdestoweniger können in seltenen Fällen auch ausgebreitete Erysipele zur Heilung kommen (Friedjung). Zeichen einer eitrigen Einschmelzung sind vielleicht eher als ein prognostisch günstiges Symptom aufzufassen.

Die Kontagiosität des Erysipels mahnt zu größter Vorsicht. Es ist wiederholt vorgekommen, daß die Erkrankung durch die Hand des Arztes, der Hebamme oder Pflegerin übertragen wurde. Sie ist auch für die Wöchnerin sehr gefährlich. Es ist darum nicht nur in Gebäranstalten im Interesse der andern Neugeborenen und Wöchnerinnen eine Isolierung des erkrankten Säuglings geboten, sondern auch im Privathaus dafür Sorge zu tragen, daß durch peinlichste Desinfektion eine Übertragung vermieden wird. Die mit der Pflege des erkrankten Kindes betraute Person soll nicht gleichzeitig die Wöchnerin pflegen. Während des akuten Stadiums der Erkrankung ist es unbedingt zu empfehlen, statt des direkten Anlegens abgepumpte Muttermilch zu verfüttern, und auch dies mit größter Vorsicht!

Die Therapie ist wenig aussichtsreich. Gewöhnlich beschränkt man sich auf die Applikation antiphlogistischer Umschläge (essigsaure Tonerde, Bleiwasser) oder solcher mit 50 % igem Alkohol, $\frac{1}{4}$—$\frac{1}{2}$ $^0/_{00}$ igem Sublimat, Borwasser, 1—2%iger Salyzilsäure, 1—3%igem Wasserstoffsuperoxyd. Die Umschläge werden am besten kalt, eventuell eiskalt, aufgelegt; die Kälte wirkt schmerzlindernd. Wo man das Erysipel von allen Seiten durch einen Verband gut beherrschen kann, z. B. am Schädel, empfiehlt Heubner die Nußbaumsche Ichthyolmethode: „die Haut wird rasiert, gut desinfiziert, dann zwei Stunden Salizylsäureumschläge gemacht und nachher mit 50 % iger Ichthyolsalbe eine Viertelstunde eingerieben, überall zwei Finger breit über die Grenzen des Erysipels hinaus. Dann messerrückendicker Aufstrich der Salbe auf Verbandstoff, der in gleicher Ausdehnung aufgelegt und mit Mullbinden fixiert wird. (Darüber unter Umständen Eisblase.) Diese Prozedur wird täglich ein- bis zweimal wiederholt."

Man kann auch versuchen, durch Heftpflasterstreifen, welche in einiger Entfernung vom Rand des Erysipels straff aufgelegt werden, die Lymphspalten der Haut zu komprimieren und so das Fortschreiten des Prozesses zu verhindern (Wölfler). Auch die Biersche Stauung wurde empfohlen. Bezüglich Allgemeinbehandlung und Ernährung gelten dieselben Regeln wie für die septischen Erkrankungen überhaupt.

Malaria.

Wenn eine Frau während der Gravidität an Malaria erkrankt, so kann die Erkrankung auf den Fetus übertragen werden. Ist die Plazenta intakt, so können die Malariaplasmodien wahrscheinlich nicht auf die Frucht übergehen; Kinder malariakranker Mütter können deshalb ganz gesund bleiben. Offenbar genügen aber geringfügige Läsionen der Plazenta, um einen solchen Übertritt zu ermöglichen. Man hat mehrfach Kinder beobachtet, welche kurz nach der Geburt alle Zeichen der Malariaerkrankung aufwiesen (Peters, Ballantyne). Grandall sah bei dem Kind einer Frau, welche vor der Entbindung Tertianaanfälle gehabt hatte, noch innerhalb der ersten 24 Stunden einen Fieberanfall auftreten, der sich am folgenden Tag wiederholte; im Blute konnten Malariaplasmodien nachgewiesen werden.

In anderen Fällen tritt der erste Fieberanfall erst nach einiger Zeit auf, in einem von Cima beobachteten Fall erst am 20. Tag, in einem Fall von Pies erst am 32. Tag. Trotz der langen Latenzperiode muß in solchen Fällen eine intrauterine Übertragung angenommen werden, wenn, wie im letztgenannten Fall, die Entbindung in einer malariafreien Gegend stattfand.

Die Kinder, welche mit den Erscheinungen der Malariakachexie zur Welt kommen, können, besonders wenn es sich um Frühgeburten handelt, nach einigen Tagen zugrunde gehen; andere bleiben jedoch am Leben. Die Chinintherapie kommt auch schon bei ganz kleinen Kindern mit Erfolg zur Anwendung.

2. Kapitel.

Chronische Infektionskrankheiten.

I. Die Tuberkulose.

Im Gegensatz zur Lues, welche keineswegs als seltene Erkrankung des Neugeborenen bezeichnet werden darf und schon in der allerersten Lebenszeit eine ganze Reihe klinisch wohl charakterisierter Symptome und Krankheitsbilder liefert, sind tuberkulöse Erkrankungen während der ersten Lebenswochen ungemein selten und ihre klinischen Symptome selbst dann, wenn anatomisch nachweisbare Veränderungen vorliegen, meist sehr wenig charakteristisch. Während ferner bei der Lues des Säuglings die kongenitale Form bei weitem prävaliert, ist die angeborene Tuberkulose gegenüber der akquirierten geradezu als Rarität zu bezeichnen. Die Seltenheit der kongenitalen Tuberkulose bringt es mit sich, daß die Zahl der vorliegenden Beobachtungen über die Tuberkulose des frühen Säuglingsalters eine relativ geringe ist. Im Hinblick auf die Dürftigkeit der Angaben über die Symptomatik der beobachteten Fälle ist es heute kaum möglich, ein klinisch gut umgrenztes Krankheitsbild der Tuberkulose des Neugeborenen zu entwerfen. Wenn demnach die Klinik der Tuberkulose des frühesten Säuglingsalters bei dem heutigen Stand unserer Kenntnisse noch einen sehr kleinen Raum einnimmt, so ist andererseits gerade die erste Lebenszeit bei der Beantwortung der Fragen nach den Infektionswegen der Tuberkulose und den sich aus ihnen ergebenden hygienischen und prophylaktischen Maßnahmen von hervorragender Bedeutung.

Bezüglich des Zeitpunktes der Infektion ergeben sich folgende Möglichkeiten:

1. Die Infektion erfolgt v o r dem Austritt des Kindes aus den mütterlichen Geburtswegen (kongenitale Tuberkulose). In einem solchen Fall kann es sich um eine germinative Infektion, um eine Infektion in utero oder eine solche intra partum handeln. In den beiden letztgenannten Fällen dringt der Tuberkelbazillus entweder auf dem Blutweg (plazentar) in den kindlichen Körper ein oder gelangt mit dem Fruchtwasser durch Verschlucken oder Aspiration in denselben. Das Kind wird entweder schon mit tuberkulösen Organveränderungen geboren, oder der Organismus ist zur Zeit der Geburt zwar schon tuberkulös infiziert, weist jedoch keine spezifischen Organveränderungen auf. Schloßmann nennt nur die erste Form kongenitale Tuberkulose und bezeichnet jene Fälle, bei welchen bloß eine Übertragung der Keime auf den Fetus stattgefunden hat, als hereditäre Tuberkulose.

Die Begriffe „kongenital" und „hereditär" entsprechen in diesem Sinn allerdings nicht der streng logischen Definition von Martius, nach welcher als „angeboren" alles das zu bezeichnen ist, was bereits zur Zeit der Geburt in und an dem Individuum vorhanden ist, als „ererbt" nur das, was aus der Determinante der beiden Geschlechtszellen sich entwickelt, was durch die Keimstoffe den Nachkommen zuteil wird. Vom klinischen Standpunkt ist es aber jedenfalls wünschenswert, die Kinder, welche mit tuberkulösen Organveränderungen geboren werden, von jenen, welche ohne solche, aber schon infiziert, zur Welt kommen, zu trennen. Im letztgenannten Fall kann entweder eine kurz vor oder während der Geburt übertragene aktive Tuberkulose vorliegen, welche erst im Verlauf der ersten Lebenswochen manifest wird — das neugeborene Kind befindet sich im Inkubationsstadium der Tuberkulose —, oder es handelt sich um jene noch nicht allgemein anerkannten Formen inaktiver Tuberkulose, welche im Sinne Baumgartens auf die Anwesenheit „latenter Tuberkelbazillen" im Organismus zurückzuführen sind und kürzere oder längere Zeit inaktiv bleiben können.

2. Die Infektion erfolgt nach der Geburt (akquirierte Tuberkulose). Dies kann entweder auf dem Wege des Respirationstraktes (Inhalationstuberkulose) oder auf dem Wege des Verdauungstraktes (Fütterungstuberkulose) geschehen. Andere Infektionspforten sind von untergeordneter Bedeutung.

a) Die kongenitale (und hereditäre) Tuberkulose.

Die germinative Infektion des Eies spielt praktisch keine Rolle. Wenn auch eine intraovarielle Infektion desselben durch den Tuberkelbazillus sicher vorkommt, so fehlt einem solchen Ei doch in der Regel jede Möglichkeit, befruchtet zu werden; es ist bisher nur bei Vögeln gelungen, tuberkulöse Junge aus infizierten Eiern zu erzielen. Etwas günstigere Bedingungen für die Befruchtung und Weiterentwicklung bietet die extraovarielle Infektion des Eies, doch ist eine solche bisher noch nicht einwandfrei nachgewiesen. Die Möglichkeit einer germinativen Übertragung durch die männlichen Geschlechtszellen ist nicht auszuschließen, doch liegt beim Menschen auch diesbezüglich keine einwandfreie Beobachtung vor (Sitzenfrey). Eine angeborene oder ererbte Tuberkulose des Kindes ohne Tuberkulose der Mutter scheint nicht vorzukommen.

Eine Infektionsmöglichkeit des Keimes ist auch nach der Befruchtung gegeben. Friedmann hat im Tierexperiment nachgewiesen, daß durch Injektion von Tuberkelbazillen in die Vagina post coitum eine Infektion möglich ist, indem er später im Embryo Bazillen nachweisen konnte. Kraemer überträgt diese Erfahrungen auf den Menschen; er stellt sich vor, daß der Keim post conceptionem durch den bazillenhaltigen Uterusinhalt, sei es durch mütterliches oder mit dem Sperma übertragenes väterliches Infektionsmaterial, infiziert werden kann. Diese Vorstellung erregt jedoch deshalb Bedenken, weil wohl niemals solche Mengen von Tuberkelbazillen im Uterusinhalt vorkommen wie in den Experimenten Friedmanns.

Auf fester fundierter Basis steht die Annahme einer Übertragung der Tuberkelbazillen auf plazentarem Wege. Die normale Plazenta stellt für gewöhnlich ein bakteriendichtes Filter dar. Voraussetzung für den Übertritt von Tuberkelbazillen aus dem mütterlichen ins kindliche Blut ist eine Läsion dieses Filters. Die Tuberkelbazillen können nur dann in den kindlichen Kreislauf übertreten, wenn eine Kommunikation zwischen den intervillösen Biträumen und den Gefäßen der Chorionzotten hergestellt ist, oder wenn das Fruchtwasser mit Tuberkelbazillen infiziert wird. Die den Fetus infizierenden Bazillen können entweder aus der tuberkulös erkrankten Plazenta oder aus dem kreisenden Blut stammen.

Die Tuberkulose der Plazenta ist insbesondere von Birch-Hirschfeld, Schmorl und seinen Schülern, Kockel, Geipel, Schlimpert, sowie von Sitzenfrey eingehend studiert worden. Man kann verschiedene Formen unterscheiden:

1. Die Zottentuberkel. Sie sind entweder an der Oberfläche der Zotten und in den intervillösen Räumen oder im Innern der Zotten gelegen. Die erstere Form scheint die häufigere Form der Plazentartuberkulose zu sein. Die selteneren primären Zottentuberkel, an welchen nur kindliche Elemente beteiligt sind, können nur in der Weise entstehen, daß Tuberkelbazillen durch

Defekte des die Zotten umkleidenden Epithels in letztere eindringen. Der Übergang von Bazillen in das kindliche Blut findet dann statt, wenn ein Zottengefäß arrodiert oder zerrissen wird.

2. Die tuberkelbazillenhaltigen Rundzelleninfiltrate in der Decidua basalis. Dieselben können in die intervillösen Räume vordringen und von hier aus zur Zottentuberkulose führen, oder bei Zerreißung der Zotten den Übertritt von Tuberkelbazillen ins kindliche Blut ermöglichen.

3. Tuberkulöse Veränderungen in der Decidua vera oder in der chorialen Deckplatte der Plazenta. Brechen solche Herde durch das Amnion durch, so kann es zur Infektion des Fruchtwassers und von hier aus zur intestinalen, eventuell auch pulmonalen Infektion des Fetus kommen.

Ausgesprochene Plazentartuberkulose findet man nur bei vorgeschrittener Tuberkulose der Mutter. Die Plazenta kann aber auch dann Tuberkelbazillen beherbergen, wenn keine mikroskopisch sichtbaren tuberkulösen Veränderungen in der Plazenta und den Eihäuten bestehen (Leuenburger). Novak und Ranzel untersuchten 10 Plazenten tuberkulöser Mütter mittelst der Antiforminmethode auf Tuberkelbazillen und erhielten in sieben Fällen positive Resultate. Allerdings bleibt es in solchen Fällen unentschieden, ob die Bazillen aus dem Plazentargewebe oder aus dem Blut der Mutter stammen. Wissen wir doch, daß im Blut tuberkulöser Individuen selbst bei leichteren Formen der Erkrankung Tuberkelbazillen vorkommen.

Der Übergang der Bazillen von der Mutter auf das Kind kann schon während der Gravidität erfolgen, also bei völligem Zusammenhang der Plazenta mit dem Uterus, wenn in der oben beschriebenen Weise durch den tuberkulösen Prozeß die Barrière zwischen Mutter und Kind durchbrochen ist. Die Möglichkeit einer solchen intrauterinen Übertragung vor Beginn der Wehentätigkeit, also in der Fetalzeit, geht aus der Tatsache hervor, daß vorgeschrittene tuberkulöse Prozesse bei kurz nach der Geburt verstorbenen Kindern vorkommen. Man hat auch bei Feten aus dem Uterus solcher Frauen, welche während der Schwangerschaft an Tuberkulose verstorben waren, tuberkulöse Erkrankungen oder doch Tuberkelbazillen nachgewiesen, ebenso bei Kindern, welche durch Sectio caesarea entwickelt worden waren. Leichter und vielleicht häufiger als man bisher angenommen hat, erfolgt der Übergang der Tuberkelbazillen auf das Kind während der Geburt, wenn bei der Plazentaablösung die Zottengefäße eingerissen werden, und hierdurch der Übertritt von Bazillen ins kindliche Blut entweder aus tuberkulösen Herden der Plazenta oder aus dem mütterlichen Blut ermöglicht wird (Sitzenfrey, Rietschel).

Nach der früher erwähnten Bezeichnung würde aus der Infektion in der Fetalzeit meist eine „kongenitale" Tuberkulose (tuberkulöse Veränderungen im Körper des neugeborenen Kindes), aus der Infektion intra partum eine „hereditäre" Tuberkulose (Übergang von infizierenden Tuberkelbazillen in den kindlichen Kreislauf, welche erst später tuberkulöse Veränderungen zur Folge haben) resultieren.

In der nebenstehenden Tabelle sind die bisher bekannten Fälle von sicher angeborener Tuberkulose zusammengestellt. (S. a. Cornet, Schlüter.)

Wahrscheinlich ist auch der Fall Wollsteins, möglicherweise auch der Lyles als angeborene Tuberkulose zu deuten.

Was die klinischen Symptome der kongenitalen Tuberkulose betrifft, so wissen wir bezüglich der intra partum oder in der letzten Zeit der Schwangerschaft übertragenen Tuberkulose, daß sie während der ersten Lebenszeit klinisch latent verläuft und gewöhnlich erst nach 2—3 Monaten manifest wird. Auf die Frage, ob es ein längere Zeit (etwa Jahre hindurch) andauerndes Latenzstadium von Tuberkelbazillen, die schon bei der Geburt im Körper vorhanden waren, gibt, soll hier nicht näher eingegangen werden. Rietschel ist der Ansicht,

Autor	Mutter	Kind	Obduktionsbefund
Andrewes		† kurz p. p.	Tracheal- und Bronchialdrüsen geschwollen und verkäst, Miliartuberk.
Berti	Tuberkulose.	† 9 Tage p. p.	2 mit Käse gefüllte Kavernen im r. Unterlappen.
Brindeau		† 12 Tage p. p.	Zahlreiche Tuberkel in Leber u. Lungen; Baz. pos.
Bugge	Tbc. pulm. † n. d. Entbindung.	Frühgeb. (8. Mon.), † 30 Stunden p. p.	Bazillen in Nabelblut und Lebergefäßen.
Dietrich	Miliartbc. † 3 Tage n. d. Entb. Plazenta ohne tbk. Verändg., enthält mittelst der Antiforminmethode nachweisbare Baz.	1750 g; sofort v. d. Mutter entfernt, künstl. ernährt; n. 9 Tg. Abszeß a. Kreuzbein (tbc. ?). Im 2. Mon. mäßiges Fieber, im 3. Mon. Rasselgeräusche u. Infiltrationserscheinungen † 84 Tage p. p..	Käseherd i. d. r. Spitze, zahlreiche verkäste Tuberkel i. beid. Lungen (Bronchialdrüsen wed. erweicht noch verkäst). Darmulcera, klein. Knötch. i. d. Leber. An d. Leberpforte völlig verkäste, haselnußgroße Drüse.
Hamburger	Tbc. pulm. † 6 Tg. n. d. Entbindung.	† 7½ Wochen p. p.	Allgem. subakute Miliartbc.; chron. Tbc. mit gleichmäß. Verkäsung d. Drüsen a. d. Leberpforte.
Heitz	† an vorgeschr. Tbc. Plaz. enthält Baz.	Fetus im 6. Monat.	Tuberkelbazillen in der Leber.
Hochsinger	Tbc. (Vater Lues).	Von Geb. an kränklich, blaß, viel Husten; i. d. 2. Woche luet. Exanth., l. h. u. Infiltr. † 31 Tage p. p.	Innere Org. durch und durch hochgradig tuberkulös erkrankt, bes. die Leber.
Honl		† 15 Tage.	Zahlr. Herde in Leber u. Milz (Baz. pos.)
Jacobi	Tbc. † 3 Wochen n. d. Entbindung.	7 monatl. Fetus.	Zahlr. Miliartuberkel auf Leberoberfl.. Milz, Periton., Pleura. Kein Baz.-Bef.
Lehmann	Tbc.; † 3 Tg. n. d. Entbindung.	† 24 Stunden p. p.	Verkäsende Tbc. in den Drüsen a. d. Leberpforte u. im Mesenterium. Leber u. Milz von klein. Herden durchsetzt.
Leroux		† 18 Tage p. p.	Tuberkel i. d. Lunge; Verkäsung d. Bronchial- und Trachealdrüsen; ausgedehnte Geschwüre im Darm.
Rindfleisch	Floride Tbc. währ. der Gravidität.	† 8 Tage p. p.	Große Käseknoten i. d. Leber; käsige Pneumon.
Sabouraud	Tbc. pulmon.	† 11 Tage p. p.	Leber u. Milz von verkäsenden Tuberkeln durchsetzt (Baz. pos.).

Autor	Mutter	Kind	Obduktionsbefund
Schmorl und Birch-Hirschfeld	Miliartbc. † unmittelbar n. d. Entbdg. im 7. Grav.-Monat. Baz. in der Plaz.	Totgeboren (Sectio caesarea 20 Min. ante mort.).	Baz. in Leber, Milz und Niere (keine tuberkulösen Veränderungen).
Schmorl und Kockel	Miliartbc.; † im 7. od. 8. Grav.-Monat. Plazentartuberk.	Abgestorbener Fetus.	Baz. i. d. Leber u. d. Lymphdrüsen im Lig. hepatoduodenale.
Schmorl und Kockel	Lungentbc. † einig. Tage n. d. Abortus. Plazentartuberk.	Toter Fetus.	Baz. i. d. Lebergefäßen.
Schmorl und Kockel	Lungentbc.; † 4 Tg. n. d. Entbdg. Käsige Endometritis.	† 12 Tage p. p.	Fast total verkäste Nebennieren!
Sitzenfrey	† Lungentbc. 1 Mon. n. d. Entbdg.; Plazentartuberk.	3650 g schweres, frisches Kind, sofort p. p. von der Mutter entfernt; anfangs gute Zunahme (an der Amme); etwas Husten. Im 3. Mon. stärk. Husten, abendl. Temp.-Steigerg., später Rasseln u. Infiltr.-Erscheinungen. Tbc. baz. im Sputum. † 5 Mon.	Chron. Tbc. d. Lungen. Lymphdrüsen. Darmtbc.
Sitzenfrey	† 5 Tage n. d. Entbindung. Plaz.-Tbc.	Klein, mager; sofort p. p. v. d. Mutter entfernt. Keine Zunahme, zuletzt Abnahme, Fieber. † 6 Wochen p. p.	Chron. Tbc. d. Lymphdrüsen (auch a. d. Leberpforte), d. Lungen, Leber, Milz, Schilddrüse.
Sitzenfrey	Chron. allgem. Tbk.; † 4 Mon. n. d. Entbindung. Einzelne Tuberkel in der Plaz.	Künstl. eingeleit. Frühgeburt, 2100 g, a. d. Amme ernährt; 1 Mon. Gew.-abnahme, dann Zunahme; im 3. Mon. Rasseln und Infiltr.-Erscheinungen. † 3. Monat (2350 g).	Chron. Tbc. d. Lungen, Darmgeschwüre; Tbc. d. mesent. Lymphdr. Miliartbc. (Leber, Milz, Niere).
Strauß	Eltern angeblich gesund!! (?)	† 3 Wochen p. p..	Z. T. verkäsende Tbkl. d. Bronchial- u. Mesent.-drüsen, Leber, Milz, Lungen; in der Leber voluminöser Tuberkel.
Veszpremy	Miliartbk.	Von Geburt an Temp.-Erhöhung; † 31 Tage p. p.	Tbc. der Drüsen an der Leberpforte; Miliartbc.
Zarfl	† an Lungentbc., 3 Mon. n. d. Entbdg. Plaz. ohne makroskop. sichtbare Veränderungen.	(Beob. seit dem 10. Tage), anfangs subfebr. Temp. mit 4 Woch. interm. Fieb. bis 40°. Abmagerung seit d. 12. Tag. Leber- und Milzschwellung, Venenzeichnung auf Brust- u. Bauchhaut; Zunahme d. Bauchumfangs, Schwellung d. tastb. Lymphdr. Bronchit.-Erscheinungen erst i. d. 6. Woche. Tuberkulide. Pirquet am 17. Tag pos. † 7 Wochen.	Allgem., a. d. Lymph- u. Blutweg ausgebreitet. Tbc. Die schwerst. Veländgn. a. d. portalen Lymphdr., welche ein ca. 5 cm großes Paket bilden u. flüssige Einschmelzung zeigen. Großer Milztumor mit außerordentl. dicht stehenden Tuberkeln; die thorakal. Lymphdr. zeigen viel geringfügigere Veränderungen.

daß man nur solche Fälle zur angeborenen Tuberkulose rechnen dürfe, bei welchen die Tuberkulose im Laufe der ersten sechs Monate manifest wird, während Dietrich ein viel längeres Latenzstadium kongenital übertragener Bazillen für möglich hält. Wir haben es in allen diesen Fällen, mag es sich nun um aktive oder inaktive Tuberkulose handeln, mit latenten Formen zu tun, also vom klinischen Standpunkt nicht mit Erkrankungen des Neugeborenen.

Sind schon im Moment der Geburt tuberkulöse Veränderungen im Körper vorhanden, so scheint die Erkrankung, wenn überhaupt ein lebendes Kind geboren wird, in der Mehrzahl der Fälle entweder schon wenige Stunden nach der Geburt oder doch im Verlauf der ersten Wochen zum Tode zu führen. Wie schon erwähnt, liegen genaue Beobachtungen über das klinische Verhalten solcher Kinder in den ersten Lebenstagen nicht vor. Wir sind weder über Temperatur- und Gewichtsverlauf, noch über die physikalischen Symptome hinreichend orientiert. Entsprechend dem Infektionsweg dürften hier die Erkrankungen der thorakalen Lymphdrüsen, welche bei der akquirierten Tuberkulose charakteristische Erscheinungen zur Folge haben (exspirationsstenotischer Atmungstypus, klanghaltiger Husten etc.) nicht im Vordergrund des klinischen Bildes stehen. Der für die anatomische Diagnose der angeborenen Tuberkulose charakteristische Befund ist die vorwiegende Beteiligung der abdominalen, insbesondere der an der Leberpforte gelegenen Lymphdrüsen, Veränderungen, welche klinisch nicht immer durch charakteristische Symptome gekennzeichnet sein müssen (Kollateralkreislauf). Hat sich die Tuberkulose im Körper weiter ausgebreitet, so können Leber- und Milzschwellung, allgemeine Drüsenschwellungen, auch Erscheinungen über den Lungen (Rasselgeräusche und Infiltrationserscheinungen), Hauttuberkulide neben dem in solchen Fällen unausbleiblich fortschreitenden Verfall die Diagnose ermöglichen (Zarfl). Auch der Röntgenbefund kann in diesem Stadium verwertet werden.

Ganz vereinzelt ist die Mitteilung von Merkel über einen Fall von angeborener Knochentuberkulose (Herd am Gaumen und am Trochanter). In dem Falle Dietrich fand sich am zehnten Lebenstag ein Abszeß am Kreuzbein, dessen tuberkulöse Natur jedoch fraglich war. Cornet erwähnt drei Fälle von chirurgischer Tuberkulose, welche Lannelongue mitgeteilt hat: Osteoarthritis des Knies (15 Tage post partum entstanden); tuberkulöse Abszesse in der Malleolargegend (drei Wochen altes Kind); tuberkulöse Ostitis (16 tägiges Kind).

Auch über das Verhalten der Tuberkulinreaktion und ihre diagnostische Verwertbarkeit liegen für die Tuberkulose des Neugeborenen keine Beobachtungen vor. In Anbetracht der großen Seltenheit der Erkrankung kann es nicht wundernehmen, daß die Tuberkulinreaktion bei Neugeborenen in der Regel negativ ausfällt (Schreiber, Behrend, Calmette, Duverger, Petruschky, Poten und Griemert, Bondy, Longo). Engel und Bauer berichten über eine positive Kutanreaktion bei einem 14 Tage alten gesunden Ammenkind, welches auf die Tuberkulininjektion nicht reagierte; Brückner fand bei einem 15 Tage alten Kind eine positive Pirquetreaktion, ohne daß es bei der Sektion gelang, makroskopisch Tuberkulose nachzuweisen. Von diesen zweifellos nicht spezifischen Kutanreaktionen abgesehen, ist das jüngste sicher tuberkulöse Kind, bei welchem die Pirquetsche Reaktion positiv ausfiel, der Fall Zarfls mit 17 Tagen. Rietschels Fall von hereditärer Tuberkulose reagierte nach Pirquet wiederholt negativ. Ein von Ibrahim beobachtetes, während der ersten fünf Wochen infiziertes Kind reagierte in der siebenten Woche noch negativ, bei der nächsten Impfung mit drei Monaten positiv. Ibrahim erklärt es für unentschieden, ob eine durch das jugendliche Alter bedingte Reaktionsunfähigkeit für den negativen Ausgang verantwortlich zu

machen ist, oder ob das von ihm beobachtete Kind zur Zeit der ersten Impfung
erst im Begriff stand, allergisch zu werden. Er hält letztere Vermutung für
wahrscheinlicher. Vorläufig können wir bloß sagen, daß das mit Tuberkulose infizierte, aber noch nicht tuberkulös erkrankte Kind wahrscheinlich
stets negativ reagiert, ohne daß wir wissen, in welcher Zeit in solchen Fällen
die Tuberkulinreaktion positiv zu werden pflegt. Über die Reaktionsfähigkeit
des schon tuberkulös erkrankten Neugeborenen innerhalb der ersten zwei
Lebenswochen sind wir vorläufig noch nicht orientiert. Bisher wurde kein nachweisbar tuberkulöses Neugeborene mit Tuberkulin geprüft. Hier können nur
systematische Untersuchungen an Kindern tuberkulöser Mütter Aufschluß geben.

b) Die akquirierte Tuberkulose.

Auch bei ausgesprochener Tuberkulose der Mutter, ja selbst bei Tuberkulose der Plazenta und Nabelschnur kann das Kind von der Erkrankung
verschont bleiben (Sitzenfrey). Tierversuche von Bossi und Pankow
haben gezeigt, daß bei der Infektion schwangerer Tiere mit Tuberkelbazillen
die Früchte sogar in der Mehrzahl der Fälle von Tuberkulose frei bleiben. Auch
ist es eine Tatsache, daß Kinder tuberkulöser Mütter, wenn sie unmittelbar
nach der Geburt von der Mutter und überhaupt aus dem tuberkulösen Milieu
entfernt werden, meist nicht an Tuberkulose erkranken. Es sind wohl nur
schwer tuberkulöse Frauen, welche tuberkulöse Kinder gebären; sie sterben häufig
während oder kurze Zeit nach der Entbindung an Miliartuberkulose. Bei
einer großen Zahl von tuberkulösen Schwangeren erfolgt Abortus, oder letzterer
wird im Hinblick auf die deletäre Wirkung der Schwangerschaft bei schwerer
Tuberkulose künstlich eingeleitet. In andern Fällen kommt es überhaupt nicht
zur Gravidität. Die kongenitale Tuberkulose ist schon aus diesen Gründen
ein ungeheuer seltenes Vorkommen. Über die Rolle, welche der Übergang
von Tuberkelbazillen auf die Frucht bei mittelschwerer und leichter Tuberkulose der Mutter spielt, sind die Ansichten geteilt. Die Mehrzahl der Kliniker
und pathologischen Anatomen steht heute wohl auf dem Standpunkt, daß
gegenüber der hereditären Tuberkulose des Kindes, die auf der Anwesenheit
von latenten Bazillen beruht, und erst nach einer mehr oder minder langen
Latenzperiode zum Ausbruch kommt, die post partum akquirierte Tuberkulose die weitaus dominierende Stellung einnimmt.

Die klinischen Erscheinungen der erworbenen Tuberkulose werden wohl
stets erst dann manifest, wenn die Neugeborenenperiode bereits vorüber ist.
Liegt die Klinik der akquirierten Tuberkulose mithin schon außerhalb dem
Kreis unserer Beobachtungen, so spielt die Prophylaxe der Tuberkulose
gerade in der allerersten Lebenszeit eine um so bedeutsamere Rolle. Wissen
wir doch, daß die Tuberkulose um so gefährlicher ist, in einem je früheren
Lebensalter die Infektion erfolgt.

Die Forschungen der letzten Jahre über die Infektionswege der
Tuberkulose haben ergeben, daß der weitaus häufigste und wichtigste Infektionsweg der aerogene ist. Durch die exakten anatomischen Untersuchungen
tuberkulöser Säuglinge seitens Küß, Albrecht und Ghon wurde nachgewiesen,
daß die erste Lokalisation der Tuberkulose gewöhnlich ein auf Inhalation von
Tuberkelbazillen beruhender primärer Lungenherd ist, von welchem aus sekundär
die Bronchialdrüsen erkranken. Dieser Infektionsmodus ist für den Menschen
sicher viel bedeutungsvoller als der intestinale. Daraus ergibt sich als erste
und wichtigste Forderung, das neugeborene Kind vor der aerogenen Infektion
zu schützen.

Als beweisendes Experiment für die Bedeutung der aerogenen Infektion können
die von Runge mitgeteilten Beobachtungen H. Reichs gelten: Eine tuberkulöse Hebamme

war gewohnt, scheintote Kinder durch Aspiration des Schleims mit ihrem Munde oder durch Einblasen von Luft von Mund zu Mund wieder zu beleben. Im Verlauf von 13 Monaten starben 10 von diesen Kindern an Meningitis tuberculosa, während in der Praxis der andern Hebammen am Orte kein einziges Kind an der genannten Affektion erkrankte.

Befindet sich in der Umgebung des Kindes eine Person mit manifester offener Tuberkulose, sei es nun die Mutter oder der Vater, eine Pflegerin oder irgend eine andere Person, welche sich in demselben Luftraum aufhält wie das Kind, so ist vor allem dafür Sorge zu tragen, daß letzteres so rasch als möglich aus dem tuberkulösen Milieu entfernt wird. Je früher das Kind in eine tuberkulosefreie Umgebung kommt, desto größer sind die Chancen, es gesund zu erhalten. Es wurde wiederholt beobachtet, daß Kinder, welche sofort nach der Geburt von der tuberkulösen Mutter entfernt wurden, von der Infektion verschont blieben. Als Paradigma kann die Beobachtung von Bernheim gelten: Von drei tuberkulösen Müttern mit je einem Zwillingspaar wird je eines der Zwillingskinder aufs Land geschickt und künstlich aufgezogen, während das andere im Haus der Mutter von einer Amme gestillt wird; die drei isolierten Kinder bleiben gesund, die drei im Elternhaus verbliebenen Kinder sterben trotz Ammenernährung. In welch kurzer Zeit eine Infektion erfolgen kann, zeigt der folgende Fall: An der Wiener Kinderklinik kam ein Kind zur Beobachtung, welches bloß drei Stunden mit der schwer tuberkulösen Mutter beisammen war und dann isoliert wurde. Trotzdem starb das Kind nach drei Monaten, und die von Ghon ausgeführte Sektion ergab eine ausgedehnte allgemeine miliare Tuberkulose, die in Anbetracht der geringgradigen Veränderungen der portalen und der starken Veränderungen der bronchialen Lymphdrüsen einer Seite als akquirierte Tuberkulose aufgefaßt werden mußte. Daß hier eine auf Aspiration von tuberkelbazillenhaltigem Fruchtwasser beruhende Infektion vorliegt, ist zwar nicht auszuschließen, in Anbetracht des Prävalierens der Bronchialdrüsenerkrankung einer Seite und der relativ langen Lebensdauer aber nicht wahrscheinlich. Als akquirierte Tbk. deutet auch Giorgi einen Fall, welcher ein schon am 4. Lebenstag verstorbenes Kind einer gesunden Mutter betraf.

Ein selten klares Beispiel einer in der ersten Lebenszeit erworbenen, aerogenen Tuberkulose ist folgender Fall von Zarfl: Ein 19 Tage altes Kind einer schwer tuberkulösen Mutter, welches sich während der ersten Lebenswoche auf der Tuberkuloseabteilung eines Spitals befand, erkrankt an einer Lobulärpneumonie, an der es nach sechs Tagen stirbt. Die anatomisch-histologische Untersuchung ergibt das Vorhandensein eines mit Tuberkelbazillen durchsetzten Lungenherdes in einem Oberlappen außerhalb der pneumonisch veränderten Lungenabschnitte, während die Lymphdrüsen, wie überhaupt der übrige Körper, von tuberkulösen Veränderungen noch völlig frei gefunden werden.

Während die große Gefährlichkeit des tuberkulösen Milieus für das Kind über allen Zweifel erhaben ist, sind die Ansichten über die Gefährlichkeit der Milch einer tuberkulösen Mutter geteilt. Man hat hier die beim Tier gemachten Erfahrungen auf den Menschen zu übertragen versucht. Wir wissen, daß bei der Eutertuberkulose des Rindes Tuberkelbazillen in die Milch übergehen können, (obzwar auch beim Rind, selbst bei generalisierter Tuberkulose, die Milch bazillenfrei sein kann). Die Mammatuberkulose ist nun aber beim Menschen so selten, daß sie bei der Frage der Stillmöglichkeit praktisch kaum eine Rolle spielt. Bezüglich des Vorkommens von Tuberkelbazillen in der Milch bei der gewöhnlichen Lokalisation der menschlichen Tuberkulose stimmen die Befunde nicht überein. Während Schloßmann in vier, Rabinowitsch in drei, Füster und Biehler in je sieben Fällen bei Überimpfungsversuchen negative Resultate erhielten, hatten Roger-Garnier und Escherich in je einem,

Nonewitsch in drei Fällen positive Ergebnisse. Besonders bemerkenswert sind die jüngst von Kurashige, Mayeyama und Yamada veröffentlichten Resultate; sie konnten bei Lungentuberkulose der Mutter

im Vor- und I. Stadium unter 13 Fällen 10 mal
,,   II. ,, ,, 5 ,, 5 mal
,,   III. ,, ,, 2 ,, 2 mal

Tuberkelbazillen in der Frauenmilch nachweisen. Die Bedeutung der intestinalen Infektion, die bekanntlich von Behring sehr hoch eingeschätzt wurde, und auch in pädiatrischen Kreisen Anhänger fand, muß zwar auf Grund der pathologisch-anatomisch sichergestellten Tatsache, daß die Inhalationstuberkulose über die Fütterungstuberkulose bei weitem prävaliert, in den Hintergrund treten. Trotzdem ist, insbesondere im Hinblick auf die bekannte Durchlässigkeit der Darmschleimhaut des Neugeborenen für Bakterien, die Möglichkeit einer intestinalen Infektion durchaus nicht hinwegzuleugnen. Die statistischen Erhebungen von Deutsch führten zu einem recht bemerkenswerten Resultat: von 16 Kindern aktiv-tuberkulöser Mütter, welche stillten, erkrankten fünf an Tuberkulose (zwei davon starben), während vier Kinder aktiv tuberkulöser Mütter, welche nicht stillten, nicht infiziert wurden, obwohl sie bei der Mutter verblieben. Daß es sich hier um intestinale Infektionen handelte, ist freilich nicht erwiesen.

Im allgemeinen wird man bei offener Lungentuberkulose der Mutter das Stillen unter allen Umständen verbieten, und das gleiche wird sich überhaupt bei jeder aktiven Tuberkulose der Mutter empfehlen. Das Stillverbot bezweckt in diesen Fällen freilich vor allem die Entfernung des Kindes von der hustenden Mutter, resp. aus dem bazillenhaltigen Milieu, und geschieht mehr wegen der Gefahr der Inhalationstuberkulose als wegen einer eventuellen Übertragung von Bazillen durch die Muttermilch; ausgesprochene Tuberkulose der Mutter darf jedoch unter allen Umständen als eine Kontraindikation gegen das Stillen gelten, — im Interesse beider Teile. Pflicht des Arztes ist es, in einem solchen Fall alles aufzubieten, um die möglichst sofortige Entfernung des Kindes aus der Nähe der Mutter, wenigstens für die ersten Lebensmonate, durchzusetzen.

Auch bei solchen sicher tuberkulösen Müttern, welche zur Zeit der Entbindung und Laktation keine manifesten Erscheinungen aufweisen, ist Vorsicht geboten. Wenn aber die Entfernung des Kindes von der Mutter auf unüberwindlichen Widerstand stößt und das Kind im Elternhaus verbleiben muß, so ist es nach unseren klinischen Erfahrungen in solchen Fällen wohl empfehlenswerter, das Kind nicht durch Einleitung der künstlichen Ernährung noch mehr zu gefährden, sondern es an die Brust zu legen. Sind bei der Mutter weder klinisch noch physikalisch tuberkulöse Veränderungen nachweisbar, ist der Sputumbefund negativ, ist die Tuberkulose nicht nur latent, sondern in aktiv und beschränkt sich vielleicht auf einen anamnestisch festgestellten „Spitzenkatarrh", so dürfte, wenn das Kind überhaupt bei der Mutter verbleibt, das Stillen nicht nur zu gestatten, sondern sogar zu empfehlen sein. Daß das Stillen in einem solchen Fall auch für die Mutter nicht von nachteiligen Folgen begleitet ist, wird sowohl von Kinderärzten (Schloßmann), wie von Frauenärzten (Füster) zugegeben. Wenn eine Ammenernährung ermöglicht werden kann, ist dies in zweifelhaften Fällen jedenfalls das beste Auskunftsmittel.

Andere Infektionswege außer dem aerogenen und intestinalen sind von untergeordneter Bedeutung. Gelegentlich können Infektionen mit Tuberkulose von der äußeren Haut ihren Ausgang nehmen. So hat man eine Übertragung der Tuberkulose bei der rituellen Zirkumzision beobachtet (J. Neumann). Die Infektion erfolgte wahrscheinlich durch die von einem tuberkulösen Beschneider zum Zweck der Blutstillung geübte Blutaufsaugung mit dem Mund; die Erkrankung äußerte sich einige Wochen später durch das Auftreten von Schwellung und Geschwüren mit anschließender Tuberkulose der Leistendrüsen. Über analoge Formen von Inokulationstuberkulose im Anschluß an das Ohrringstechen berichtet Epstein. Seine Beobachtungen, welche das frühe Säuglingsalter betreffen, bilden gewichtige Belege für die Gefahr dieser leider auch heute noch weit verbreiteten barbarischen Unsitte.

c) Der Einfluß der Tuberkulose der Mutter auf das Kind ohne tuberkulose Erkrankung des letzteren.
(Paratuberkulose.)

Wenn die Kinder tuberkulöser Mütter auch vollkommen frei von Tuberkulose geboren werden und bei zielbewußter Prophylaxe auch dauernd von ihr verschont bleiben können (Weinberg), so ist es immerhin auffallend, daß sie eine relativ hohe Mortalität aufweisen; dies gilt ganz besonders für frühgeborene Kinder. Man hat in einer ganzen Reihe von Fällen beobachtet, daß Kinder tuberkulöser Frauen, die kurze Zeit nach der Geburt oder in den ersten Lebenstagen verstorben waren, bei der Obduktion keinerlei tuberkulöse Veränderungen darboten. Bei einzelnen dieser Fälle hat zwar die bakteriologische Untersuchung die Anwesenheit von Tuberkelbazillen in den kindlichen Organen oder im Nabelschnurblut ergeben (Schmorl, Birch-Hirschfeld, Bugge, Schrumpf, Londe und Thiercelin); die Kinder wären also, wenn sie am Leben geblieben wären, später an Tuberkulose erkrankt, doch sind sie nicht an Tuberkulose gestorben. Überdies sind von den früher erwähnten Tierversuchen abgesehen, auch aus der menschlichen Pathologie mehrere Fälle bekannt, bei welchen nicht nur der mikroskopische Obduktionsbefund bezüglich Tuberkulose negativ war, sondern auch die bakteriologische Untersuchung der Organe und ihre Überimpfung auf Versuchstiere ein völlig negatives Resultat ergaben (Schmorl und Kockel, Sitzenfrey, Beneke und Kürbitz). Man ist wohl berechtigt, in solchen Fällen eine Schädigung des Fetus durch giftige Stoffwechselprodukte der Tuberkelbazillen, durch ein per placentam in den kindlichen Körper übergetretenes, mehr minder virulentes Toxin derselben anzunehmen. Bleiben die Kinder am Leben und von Tuberkulose verschont, so können sie doch eine auffallende Minderwertigkeit, Konstitutionsschwäche, Lebensschwäche darbieten. Schloßmann teilt einen hierher gehörigen Fall mit: das untergewichtige Kind einer an chronischer Tuberkulose leidenden Mutter nimmt trotz günstigster Ernährungsbedingungen konstant an Gewicht ab und stirbt nach sieben Wochen ganz plötzlich; die Sektion ergibt völlig normale, nur leicht atrophische Organe.

Planchu und Devin fanden bei statistischen Erhebungen über das Schicksal frühgeborener Kinder eine höhere Morbidität und Mortalität bei Kindern tuberkulöser Mütter; die Kinder wiesen auch sonst geringere Zunahmen und ausgesprochene Minderwertigkeit auf.

Schloßmann bezeichnet diese auf die Tuberkulose der Eltern zu beziehenden Zeichen der konstitutionellen Minderwertigkeit als paratuberkulöse Erscheinungen. Vielleicht bestehen in dieser Richtung Beziehungen zu der in der Tuberkulosefrage nicht leicht zu umgehenden „Disposition" hereditär belasteter Individuen.

Der kongenitalen Tuberkulose ähnlich scheint sich bezüglich ihres Entstehungsmodus die angeborene Lepra zu verhalten. Sugai fand bei einem

Neugeborenen und einem Fetus, welche beide aus einer leprösen Familie stammten, Leprabazillen im Blut der Nabelgefäße. Eine lepröse Affektion im Körper des Neugeborenen konnte nicht nachgewiesen werden (ein Verhalten, wie man es in analoger Weise bei der Tuberkuloseinfektion relativ häufig beobachtet hat). Die Plazenta zeigte typische lepröse Veränderungen.

II. Die Syphilis.

Während die Tuberkulose des frühen Säuglingsalters weitaus in der Mehrzahl der Fälle post partum erworben und nur selten ererbt oder angeboren ist, ist letzteres bei der Syphilis die Regel. Erworbene Lues kommt im frühen Kindesalter zwar vor, spielt aber eine untergeordnete Rolle.

Der Infektionsmodus der Erbsyphilis ist seit langem ein Gegenstand der lebhaftesten wissenschaftlichen Kontroversen und darf auch heute trotz der Entdeckung des Syphiliserregers und der Serodiagnostik nicht als endgültig klargestellt betrachtet werden. Wie bei der Tuberkulose haben wir auch bei der Syphilis zwei Möglichkeiten, die germinative und die postkonzeptionelle, plazentare Übertragung zu unterscheiden. Während aber bei der angeborenen Tuberkulose die Mutter ausnahmslos erkrankt ist und aus rein klinischen Gründen die Frage nach der Möglichkeit einer andern als der plazentaren Übertragung nicht von wesentlicher Bedeutung ist, rückt bei der Lues das häufige Freisein der Mutter von Krankheitssymptomen die Frage der germinativen Übertragung in den Brennpunkt des klinischen Interesses. Der Nachweis der Spirochaete pallida im menschlichen Ovarium und Ovulum ist gelungen (Wolter, Hoffmann und Levaditi) und somit die Möglichkeit einer auf Infektion der Eizelle beruhenden Syphilis congenita erwiesen. Ob aber solche Keime entwicklungsfähig sind, vor allem, ob sie eine Entwicklung bis zur Lebensfähigkeit eines Kindes durchmachen können, ist gerade so wie bei der Tuberkulose fraglich. Praktisch ist die Frage, ob die von der Mutter übertragene Syphilis schon im Ovulum bestanden hat oder erst in der Fetalzeit per placentam übertragen wurde, nicht besonders wichtig. Viel bedeutungsvoller ist die Frage nach der Möglichkeit einer Infektion des Keimes durch das Sperma des Vaters ohne Erkrankung der Mutter. Daß das Sperma Syphilitischer virulent sein kann, haben Finger und Landsteiner nachgewiesen. Es ergeben sich nun die Fragen, ob dieses Virus in den Fetus übergehen, hier proliferieren und eine syphilitische Erkrankung hervorrufen kann, sowie ob bei einem solchen Infektionsmodus die Mutter gesund bleiben kann. Gewöhnlich ist die klinisch syphilisfreie Mutter eines syphilitischen Kindes gegen die Krankheit des letzteren immun. Diese „Colles-Baumessche Immunität" gilt als eine dauernde, muß also nach Ansicht derjenigen, welche eine Erbsyphilis des Kindes ohne syphilitische Erkrankung der Mutter leugnen (Matzenauer), als aktive Immunität bezeichnet werden, welche nur durch das Überstehen der Krankheit erworben werden kann, mag letztere auch ganz okkult verlaufen sein. Diejenigen Autoren, welche die rein paterne Übertragung der Erbsyphilis ohne Erkrankung der Mutter für möglich halten (Finger, Hochsinger), stützen sich auf die klinische Tatsache, daß solche Frauen tatsächlich trotz jahrelanger Beobachtung niemals auch nur die geringsten Zeichen von Syphilis darzubieten brauchen, daß die Collessche Immunität vielleicht häufig nur scheinbar eine dauernde ist, weil eben keine weitere Infektionsgelegenheit gegeben ist, und daß immerhin Ausnahmen von dem Collesschen Gesetz, also Infektionen einer gesunden Mutter durch ihr eigenes syphilitisches Kind vorkommen. Die Immunität selbst erklärt Finger in der Weise, daß er eine intraperitoneale Impfung mit Syphilisvirus beim Koitus annimmt, einen Übertragungsmodus, welcher

z. B. bei der Lyssa nicht zur Infektion, sondern zur Immunität führt. Der schwerwiegendste Einwand, der gegen das Vorkommen einer rein paternen Syphilis gemacht wird, liegt in der Tatsache, daß gerade jene Kinder, deren Mütter klinisch luesfrei sind und bei welchen man dementsprechend eine Infektion ex patre annehmen müßte, einen relativ gutartigeren Verlauf der Erkrankung zeigen und häufig nicht unmittelbar nach der Geburt, sondern erst nach einigen Wochen Krankheitssymptome aufweisen. Gerade in solchen Fällen, bei welchen die Infektion in eine so frühe Entwicklungsperiode fällt, sollte man, wie Rietschel mit Recht bemerkt, einen besonders schweren Verlauf der Syphilis erwarten, denn es ist schwer erklärlich, wieso die Spirochäten in solchen Fällen neun Monate lang latent im kindlichen Körper verweilen sollten. Finger erklärt dieses merkwürdige Verhalten damit, daß die Spirochäten eben die Eigenschaft haben, lange Zeit im Ruhezustand, gewissermaßen abgekapselt, liegen bleiben zu können, daß bei der germinativen Übertragung nur einmal Virus übergeht und nicht während längerer Zeit, wie bei der plazentaren Übertragung, endlich, daß das Kind bei rein paterner Syphilis im Uterus einer gesunden Mutter heranwächst.

Man hat in neuerer Zeit zur Entscheidung dieser auch praktisch wichtigen Frage die Wassermannsche Reaktion herangezogen. Knöpfelmacher und Lehndorff fanden dieselbe bei ungefähr 57 % gesunden Müttern heredosyphilitischer Kinder positiv, d. i. ungefähr bei demselben Prozentsatz, wie er bei Luetikern im Latenzstadium gefunden wird. Nach Reubens Statistik ist die Wassermannsche Reaktion bei 72 % der symptomfreien Mütter positiv; J. Bauer und Rietschel erhielten sogar bei fast 100 % der von ihnen untersuchten Mütter positive Werte. Hochsinger erklärt dieses Verhalten durch den Übergang immunisierender Substanzen von dem ex patre syphilitischen Fetus auf die Mutter während der Gravidität, so daß also auch auf diesem Wege eine Entscheidung über das Vorkommen einer germinativen Übertragung der Lues nicht getroffen werden kann.

Sind die Ansichten über die Möglichkeit einer germinativen Luesübertragung und, wenn diese auch zugegeben wird, so doch über die Häufigkeit eines solchen Infektionsmodus noch geteilt, so muß die Möglichkeit einer plazentaren Übertragung auch von den Anhängern der germinativen Theorie zugegeben werden.

Die Plazenta kann in ihrem fetalen oder maternen Anteil syphilitisch erkrankt sein, so daß in ganz analoger Weise wie bei der Tuberkulose ein Übergang von Keimen aus dem mütterlichen ins kindliche Blut stattfinden kann; doch scheint nach den Untersuchungen von Nathan-Larrier für den Übergang von Spirillen eine anatomisch nachweisbare Läsion der Plazenta nicht nötig zu sein. Wenigstens bezüglich der Rekurrensspirillen konnte festgestellt werden, daß sie die ektodermalen Elemente der Plazenta und die Endothelzellen der fetalen Kapillaren durchwandern können. Die bisherigen Untersuchungen über das Verhalten der Spirochaete pallida in der Plazenta syphilitischer Frauen haben sämtlich zu dem Ergebnis geführt, daß ihr Vorkommen ein seltenes und spärliches ist. Man hat auch in den Plazenten von syphilitischen Früchten nicht in allen Fällen Spirochäten gefunden, nach Gräfenberg sogar nur in etwa 40 %. Sind Spirochäten nachweisbar, so finden sie sich in der Schleimhaut der Zotten, um die Zottenkapillaren, im Protoplasma der oberflächlichen Epithelien und zwischen denselben, endlich in der Wand der Plazentarverzweigungen der Nabelschnurgefäße und in den Gefäßwandungen der letzteren selbst (Sobernheim). Bab glaubt, daß der Plazenta eine spirochätenzerstörende Fähigkeit zukomme; er schreibt ihr die Rolle einer Schutzbarriere gegen den Übertritt und zur Paralysierung der Giftstoffe zu, „nach

Art einer großen, zwischen Mutter und Kind eingeschalteten Lymphdrüse“. Dieser Schutz sei allerdings nur ein relativ beschränkter und könne den bösartigen Verlauf der Krankheit auf die Dauer nicht aufhalten.

Ist die Möglichkeit eines Übertritts von Spirochäten durch die Plazenta zu jeder Zeit der Gravidität vorhanden, so kommt wahrscheinlich der Geburtsperiode, der Zeit, zu welcher sich der Zusammenhang zwischen Plazenta und Uterus lockert und Gefäßzerreissungen stattfinden, eine besonders große Bedeutung zu. Insbesondere Rietschel hält diesen Modus der Infektion intra partum für einen besonders häufig vorkommenden und erklärt so in logischer Weise die Tatsache, daß die Mehrzahl der syphilitischen Kinder erst nach einem gewissen Latenz- oder Inkubationsstadium von mehreren Wochen Krankheitserscheinungen zeigen. Die Kinder werden nach Rietschels Ansicht zwar infiziert, aber tatsächlich gesund geboren, ein Verhalten, wie wir es auch für manche Fälle von kongenitaler Tuberkulose anzunehmen berechtigt sind. Eine wichtige Stütze für diese Annahme ist die mehrfach beobachtete Erscheinung, daß Kinder einer luetischen Mutter bei Anstellung der Wassermannschen Probe anfangs negativ und einige Wochen später nach Ausbruch der Lueserscheinungen positiv reagieren (Halberstaedter, E. Müller und Reiche, Rietschel, Reuben).

Die klinischen Symptome der Lues beim Neugeborenen.

Die Syphilis ist bekanntlich eine der häufigsten Ursachen für den intrauterinen Fruchttod. Der Fetus stirbt ab und wird oft erst nach 2—3 Wochen in maceriertem Zustand ausgestoßen. Der Fruchttod ist entweder eine Folge schwerer syphilitischer Organveränderungen oder einer Vergiftung mit dem Syphilisvirus. Auch eine schwere Plazentarerkrankung und die infolge derselben eintretende Störung der Zirkulation kann, besonders in der ersten Zeit der Gravidität, das Absterben des Fetus zur Folge haben. Die Lues gibt ferner sehr häufig Veranlassung zur Frühgeburt.

Mögen nun die Kinder vorzeitig oder am normalen Schwangerschaftsende geboren werden, so müssen sie nicht notwendig Krankheitssymptome aufweisen, ja man darf behaupten, daß in der Mehrzahl der Fälle die Lues erst nach einer Latenzperiode, meist zwischen der 4. und 8. Lebenswoche, manifest wird. Die Kinder erweisen sich vielfach auch bei genauester Untersuchung anfangs als völlig normal und man darf annehmen, daß auch die inneren Organe in solchen Fällen meist keine anatomisch nachweisbaren luetischen Veränderungen aufweisen. Ein anderes Mal bestehen, ehe die Lues manifest wird, geringgradige uncharakteristische Symptome, etwa eine Coryza, eine leichte Milzvergrößerung. Solche Fälle leiten zur eigentlichen Lues des Neugeborenen hinüber.

Sowohl frühgeborene als reife Kinder weisen manchmal, ohne daß spezifische Integumentveränderungen bestehen, einen auffallend marantischen Habitus auf. Die Haut ist runzelig und welk, der Gesichtsausdruck greisenhaft — ein Bild, wie wir es sonst nur bei älteren schwer geschädigten Säuglingen als höchsten Grad der Atrophie zu sehen gewohnt sind. Solche Kinder sterben häufig kurze Zeit nach der Geburt und die Obduktion ergibt schwere syphilitische Veränderungen der inneren Organe. Wir haben hier den Typus der rein viszeralen Lues vor uns, wie wir ihn auch an den abortierten Früchten beobachten können. Die fetale Syphilis, welche eben hauptsächlich die inneren Organe ergreift, ragt gleichsam in die Extrauterinperiode hinein.

Spezifische Veränderungen in den inneren Organen findet man auch bei den meisten Kindern, welche mit syphilitischen Hautveränderungen geboren werden. Es ist dies eine Eigentümlichkeit der schon während der Neugeborenenperiode manifesten Lues, welche auch den (gegenüber den später in Erscheinung tretenden Formen) meist viel schwereren Verlauf und die schlechtere Prognose erklärt.

Nichtsdestoweniger muß betont werden, daß auch die im Verlauf der ersten Lebenswoche manifest werdenden Formen keineswegs immer Kinder betreffen, denen gewissermaßen äußerlich der Stempel der Viszerallues aufgedrückt ist. Wenn es sich auch oft um untergewichtige, magere, krank aussehende Kinder handelt, so kommen doch auch gar nicht so selten luetische Neugeborene zur Beobachtung, deren Aussehen unmittelbar nach der Geburt durchaus nichts Krankhaftes vermuten läßt. Selbst, wenn das Exanthem zum Vorschein kommt, kann das Bild dem des älteren luetischen Säuglings gleichen, der bekanntlich keineswegs marantisch zu sein braucht, sondern gar nicht selten den allgemeinen Habitus eines gesunden Brustkindes bietet. In solchen Fällen sind die viszeralen Veränderungen geringgradig. Es ist nicht unwichtig, auf dieses Verhalten aufmerksam zu machen, da vielfach der Irrtum verbreitet ist, die post partum manifeste Syphilis müsse stets mit marantischem Aussehen kombiniert sein.

Während bei den mit schwerer allgemeiner Viszerallues behafteten Kindern der Organismus mit Spirochäten überschwemmt ist, so daß man von einer Spirochätensepsis zu sprechen berechtigt ist, beschränken sich in andern Fällen die anatomischen Veränderungen und der Spirochätenbefund nur auf einzelne Organe oder Organsysteme. Es spielt hier wahrscheinlich die Menge des Infektionsmaterials, die Zeit der intrauterinen Infektion, vielleicht auch der Übergang von Immunsubstanzen von der Mutter auf die Frucht eine wichtige Rolle. Auch in der allerersten Lebenszeit kann es vorkommen, daß sich die Lues scheinbar bloß auf Veränderungen der Haut, auf solche des Knochensystems, eines parenchymatösen Organs usw. beschränkt. So kommt es, daß das klinische Bild der Lues auch beim Neugeborenen ungeheuer vielgestaltig ist, daß von der schweren allgemeinen Syphilis alle Übergänge bis zu monosymptomatischen Formen vorkommen und die verschiedenartigsten Kombinationen möglich sind. Die Diagnose der kongenitalen Syphilis ist bald auf den ersten Blick zu stellen, bald kann sie selbst dem Geübten die größten Schwierigkeiten bereiten.

Im folgenden sollen die durch die Syphilis hervorgerufenen Veränderungen der einzelnen Organe, soweit sie beim Neugeborenen vorkommen, besprochen werden.

Haut.

Man kann zwischen diffusen und zirkumskripten Hautveränderungen unterscheiden. Das sog. diffuse flächenhafte Syphilid (Hochsinger) befällt besonders die Gesichtshaut, die Stirngegend, sowie die Umgebung des Mundes. Die befallenen Hautpartien zeigen ein eigentümliches, blaßbräunliches Kolorit. Infolge Brüchigkeit der Haut kommt es sehr leicht zur Bildung von Rhagaden, besonders an den Lippen, der Nase, den Augenlidern. Die zweite Prädilektionsstelle der diffusen Hautinfiltration sind die Handteller und Fußsohlen, welche eine derbe, glänzende, bald mehr rötliche oder blaurötliche, bald mehr kupferrote oder bräunliche Beschaffenheit annehmen. Die Oberfläche ist entweder glatt oder zeigt Risse in den obersten Hornschichten der Epidermis, welche sich zuweilen in großen, lamellösen Schuppen ablöst. Das diffuse flächenhafte Syphilid ist nach Hochsingers Erfahrung niemals angeboren, eröffnet aber sehr häufig den Reigen der kutanen Luesmanifestation. Den bräunlichen Farbenton, welcher dem Hautinfiltrat später ein so charakteristisches Gepräge verleiht, wird man in der ersten Lebenszeit häufig vermissen. Die Haut ist entweder bläulichrot oder zeigt ein von dem gleichzeitig bestehenden Ikterus herrührendes fahlgelbliches Kolorit. Bei der Beurteilung dieser Farbennuancen

ist eine gewisse Vorsicht geboten; denn man findet blaurote Verfärbung der
Hände und Füße, gelegentlich auch einen gewissen Glanz der Haut bei ganz
gesunden Kindern in den ersten Lebenstagen gar nicht selten, besonders bei
niedriger Körpertemperatur.

Von den zirkumskripten Hautveränderungen ist an erster Stelle der
Pemphigus syphiliticus zu erwähnen, jenes luetische Exanthem, das relativ am häufigsten angeboren
vorkommt oder doch schon in
den ersten Tagen in Erscheinung
tritt. Es handelt sich um linsen-
bis hellerstückgroße Blasen,
deren Inhalt eitrig getrübt ist,
deren Boden von einem bräun-
lichroten Infiltrat gebildet wird,
das die Blasen mit einem In-
filtrationsrand umgibt. In seltenen Fällen kann der Blaseninhalt auch hämorrhagisch sein.
Manchmal ist er nicht deutlich
eitrig, sondern bloß milchig getrübt, niemals jedoch serös. Die
Blasen können konfluieren, so
daß beim Einreißen der oft
matschen Blasendecken größere,
unregelmäßig begrenzte, nässende Flächen gebildet werden,
welche von Epidermisfetzen umrahmt sind. Die Pemphiguseffloreszenzen sitzen mit Vorliebe
an den Handtellern und Fußsohlen (Fig. 89), zuweilen bloß
hier, oft aber auch an andern
Körperstellen. Palmae und Plan-

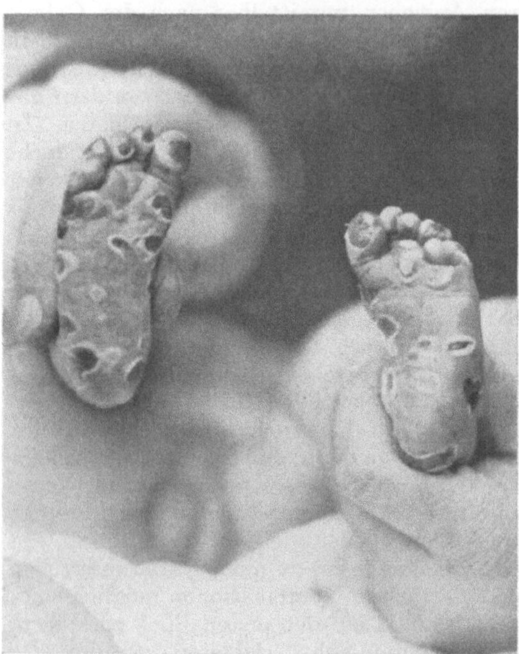

Abb. 89. Pemphigus syphiliticus plantaris.

tae müssen jedoch nicht immer befallen sein; man darf aus ihrem Freibleiben nicht etwa den Schluß ziehen, daß der vorliegende Pemphigus nicht
syphilitischer Natur sein könne. Der typische Pemphigus syphiliticus neonatorum gilt als ominöses Symptom; er findet sich gewöhnlich bei schweren,
letal verlaufenden Fällen.

Außer dem Pemphigus finden sich schon beim neugeborenen Kind
makulo-papulöse Exantheme in Getsalt von hanfkorn- bis linsengroßen
flachen Effloreszenzen von roter oder violettroter Farbe, welche zwar ziemlich scharf umgrenzt sind, sich aber von der hyperämischen Haut des Neugeborenen oft nicht sehr deutlich abheben. Auch diese Effloreszenzen sitzen
gerne an den Fußsohlen und Handflächen, aber auch an den übrigen Teilen
der Extremitäten, am Stamm und im Gesicht. Ihre flache, rundlich gut umgrenzte Gestalt und ein gewisser charakteristischer Glanz ermöglichen die
Diagnose meist ohne besondere Schwierigkeit; das für die syphilitische Papel
sonst so charakteristische bräunliche Infiltrat, welches nach Verdrängung der
Hyperämie sichtbar wird, vermißt man bei den frischen Eruptionen allerdings
recht häufig (Brandweiner). Mitunter sieht man im Zentrum einer größeren
Effloreszenz eine leichte, grau erscheinende Abhebung der Epidermis und
schließlich echte Blasenbildung. So entstehen papulo-vesikulöse, resp.

papulo-pustulöse Exantheme (Abb. 90); die Blasen sind meist kleiner wie bei dem früher erwähnten malignen Pemphigus, ihr Inhalt häufig bloß milchig trüb, seltener ausgesprochen gelb, ihre Decke zart, selten straff gespannt,

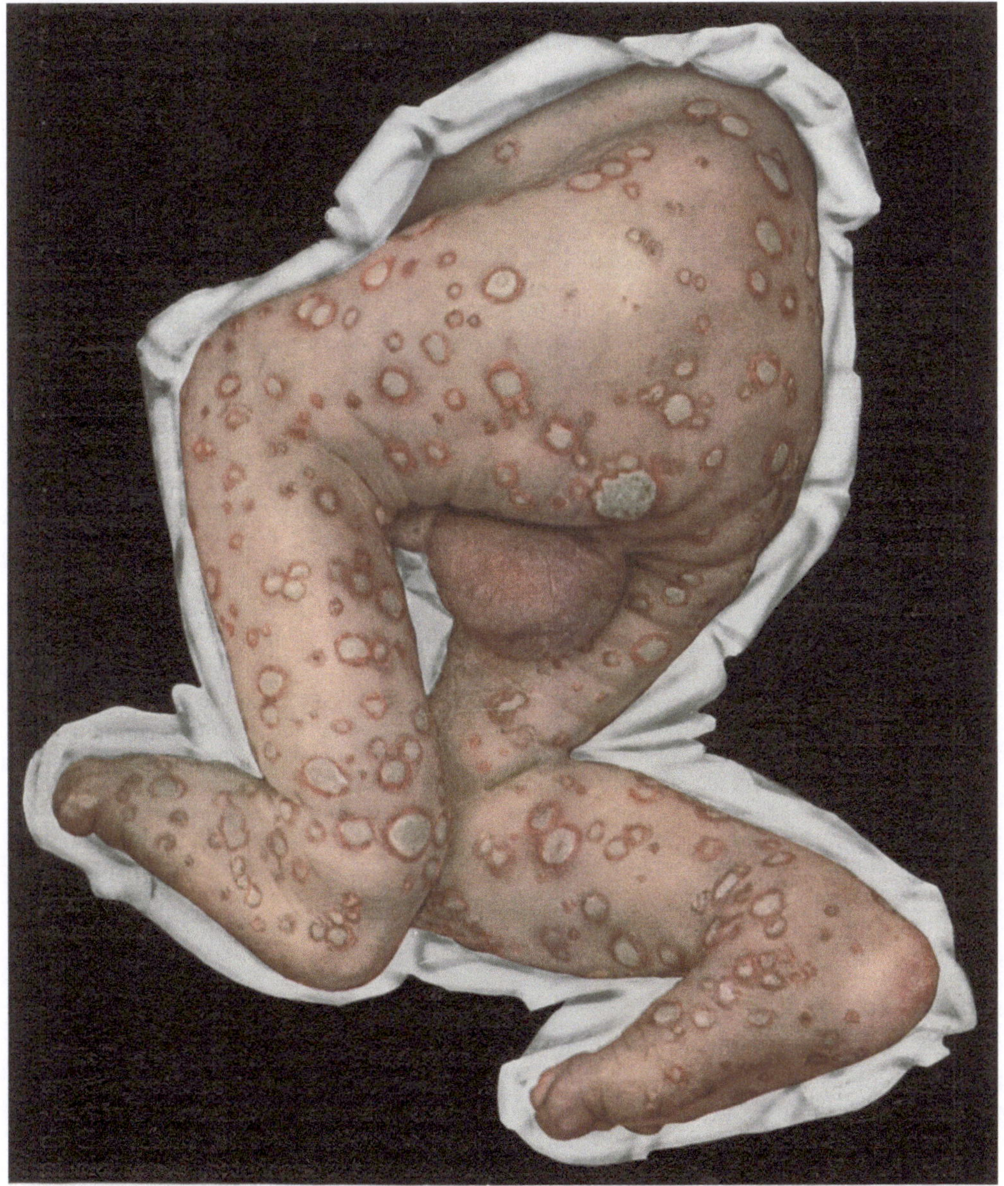

Abb. 90. Papulo-pustulöses Syphilid. (5. Lebenstag.)

gewöhnlich ziemlich weich, häufig an einzelnen Stellen des Blasengrundes adhärent. Diese Exanthemformen findet man gewöhnlich bei den relativ leichteren Fällen.

Man kann, was den äußeren Aspekt betrifft, zwei Grenztypen unterscheiden: untergewichtige, magere, abgezehrt aussehende Kinder mit schweren Hautveränderungen, Infiltraten an den charakteristischen Stellen, ausgedehntem Pemphigus syphiliticus, neben schwerer Rhinitis, leicht erkennbarer Leber- und Milzschwellung usw.; demgegenüber das im allgemeinen gesund aussehende neugeborene Kind mit rosiger, glatter Haut, auf der im Laufe der ersten Tage frische makulo-papulöse oder vesikulöse Effloreszenzen aufschießen, welche die Diagnose einer Lues ermöglichen, die vielleicht früher höchstens auf Grund einer leichten Coryza oder eines geringgradigen Milztumors zu vermuten war.

Schleimhäute.

Die häufigste Schleimhautaffektion ist die Rhinitis syphilitica. Sie gehört zu den wichtigsten Frühsymptomen der Syphilis und ist eines der am seltensten fehlenden Symptome der Syphilis neonatorum. Nach einer statistischen Zusammenstellung von Hochsinger war die Rhinitis unter 65 Fällen 38 mal angeboren, resp. bald nach der Geburt bemerkt worden; 5 mal erschien sie 1 Woche, 4 mal 2, 4 mal 3, 2 mal 4 Wochen post partum. Die Rhinitis syphilitica beruht auf einer häufig schon intrauterin auftretenden hypertrophierenden Entzündung der Nasenschleimhaut mit starker Anschwellung der Nasenmuscheln. Hiedurch werden die Nasenlumina verengt und kommt das so charakteristische schnüffelnde Geräusch beim Atmen zustande. Zu diesem trockenen Schnupfen kann sich eine schleimig-eitrige, nicht selten auch blutige Sekretion hinzugesellen; man hört dann außer dem Schniefen das Rasseln des Sekrets, der Naseneingang ist mit frischem Sekret, Krusten und Borken bedeckt.

Die übrigen sichtbaren Schleimhäute (Mund, Konjunktiva, Vulva) pflegen beim Neugeborenen keine spezifischen Veränderungen zu zeigen.

Äußere Lymphdrüsen.

Multiple Schwellung der äußeren Lymphdrüsen gehört nicht zum gewöhnlichen Bild der kongenitalen Lues; speziell intrauterin scheinen die Lymphdrüsen nicht besonders häufig eine wesentliche Vergrößerung zu erfahren. Die für die Lueserkrankung so charakteristische Schwellung der Kubitaldrüsen findet man zuweilen schon in den allerersten Tagen, besonders dort, wo eine Osteochondritis des unteren Humerusendes besteht. Die Drüschen sind aber meist recht klein (von Hanfkorn- bis Erbsengröße) und können leicht übersehen werden. Man soll in allen verdächtigen Fällen den Sulcus bicipitalis internus genau abtasten. Fühlbare Kubitaldrüsen kommen in so jugendlichem Lebensalter kaum bei einer andern Erkrankung vor als bei Lues.

Nabel und Nabelschnur.

Die syphilitische Nabelschnur zeigt sehr häufig charakteristische Gefäßerkrankungen; sie ist verdickt und hart. Bezüglich des Spirochätengehaltes der Nabelschnur stimmen die Befunde nicht überein. Während Gräfenberg in der Mehrzahl der Fälle Spirochäten nachweisen konnte, fand sie Bab bloß in 9 %. Nach Gräfenberg finden sich die Spirochäten besonders in der Nähe des Hautnabels in großer Menge. Der genannte Autor mißt diesem Befund für die Erkennung einer stattgehabten Infektion des Kindes seitens luetischer Eltern große Bedeutung bei: „Findet man in dem fetalen Ende des Nabelstranges Spirochäten, so ist das Kind infiziert; fällt aber bei anscheinend gesundem Kind der Spirochätennachweis negativ aus, so ist das Kind trotz Lues in der Aszendenz als gesund zu betrachten."

Nach Abfall des Nabelschnurrestes tritt in manchen Fällen eine Verdickung und Rötung der Nabelgegend auf, ohne daß akute Entzündungserscheinungen oder Fieber bestehen. Die Geschwulst zerfällt allmählich unter Hinterlassung eines tiefen, scharfrandigen, schmutzig belegten Geschwürs. Diese Veränderungen, welche nach der histologischen Untersuchung sicher luetischer Natur sind, heilen unter antiluetischer Behandlung rasch ab (Hutinel). Möglicherweise stehen die bei luetischen Säuglingen häufig vorkommenden Pigmentierungen des Nabels mit derartigen spezifischen Vorgängen während der Heilung der Nabelwunde im Zusammenhang.

Die bei luetischen Kindern relativ häufigen Nabelblutungen beruhen wahrscheinlich meist auf Wanderkrankungen der Nabelgefäße, welche der Kontraktion derselben hinderlich sind (Hochsinger). Sie treten gewöhnlich erst nach Abfall des Nabelschnurrestes auf.

Lungen.

Die Lungen sind bei der fetalen Syphilis recht häufig erkrankt. Es handelt sich entweder um „Gummata", meist subpleural gelegene, pfefferkorn- bis bohnengroße Knoten, oder um die als „Pneumonia alba" bezeichnete Infiltration der ganzen Lunge oder größerer Abschnitte derselben. Die „weiße Pneumonie" beruht auf Wucherung und zelliger Infiltration des interstitiellen Gewebes, Wucherungen der Gefäßintima und Exsudation in die Alveolen und Bronchiallumina. Erstreckt sich die Infiltration über große Lungenpartien, so ist die Lebensfähigkeit der Frucht a priori ausgeschlossen. Die meisten Kinder sterben auch, wenn sie lebend geboren werden, kurze Zeit nach der Geburt ab. Deutliche physikalisch nachweisbare Infiltrationserscheinungen bei kongenital luetischen Kindern dürften nur selten von syphilitischen Lungenveränderungen, sondern eher von sekundär entstandenen, nicht luetischen pneumonischen Herden herrühren. Bei geringer Ausdehnung des Prozesses können jedoch auch syphilitische Pneumonien eine längere Lebensdauer erlauben (Fall von Stuhl, 17 Tage altes Kind).

Thymus.

Im Gewebe des Thymus findet man bei syphilitischen Neugeborenen manchmal bis kirschkerngroße, meist aber kleinere, glattwandige, scharfumgrenzte Höhlen, welche eine eiterartige Flüssigkeit enthalten. Es handelt sich um Epithelwucherungen, welche größere oder kleinere, mit Leukozyten angefüllte Hohlräume umschließen. Diese sog. „Duboisschen Abszesse", welche von manchen auf Entwicklungshemmungen zurückgeführt werden, enthalten meist reichlich Spirochäten, wodurch ihre syphilitische Natur wohl sichergestellt ist (Schridde, Simmonds, Rach). Klinische Erscheinungen dieser Affektion sind nicht bekannt.

Zirkulationsapparat.

Im wesentlichen sind es die kleinen Gefäße, welche primär von der Syphilis befallen werden. Durch ihre Erkrankung kommt es einerseits zu Zirkulationsstörungen, zur Bildung koagulationsnekrotischer Herde u. dgl. in den verschiedensten Organen, darunter auch im Herzen und in den größeren Gefäßen, andererseits infolge Erkrankung der Gefäßwand zu Zerreißungen derselben und Blutungen. Letztere findet man nicht nur an ausgesprochen entzündlich veränderten Stellen (hämorrhagische Rhinitis, hämorrhagischer Pemphigus), sondern auch lediglich als Symptome einer hämorrhagischen Erkrankung

(profuse Nasenblutungen, Blutungen aus dem Nabel, Metrorrhagien, Magen-
darmblutungen, Lungenblutungen, Hämatothorax usw.). Ob die sog. „Syphilis
haemorrhagica neonatorum"als reine Form der Syphilis betrachtet werden
darf, ist allerdings fraglich. Man hat in derartigen Fällen Eiterkokken im Blut
gefunden und eine große Reihe von Autoren ist deshalb der Ansicht, daß die
hämorrhagische Form der Syphilis nichts anderes ist als eine Kombination
von Lues mit Sepsis (Swoboda, Finkelstein, Löwenberg, Hochsinger).
Ob diese Annahme für alle Fälle zutrifft, ist noch nicht erwiesen.

Spirochäten wurden in der Wand kleiner Gefäße wiederholt nachgewiesen,
besonders bei in den Organen eingebetteten Gefäßchen. Aber auch die großen
Gefäße (Aorta, Arteria pulmonalis) erweisen sich bei der Lues häufig erkrankt
(C. Bruns). Nach Rach und Wiesner gehören solche Erkrankungen bei luetischen Kindern, welche in den ersten Lebenstagen oder Wochen sterben, sogar
zu den relativ häufigsten Erscheinungen (69—67,4 %), ohne daß die Erkrankungen der Hauptgefäße mit den übrigen luetischen Organveränderungen parallel
verlaufen. Die Erkrankung ist nicht immer bloß auf die äußeren Wandbezirke
beschränkt, sondern kann auch auf die Media übergreifen. Mikroskopisch findet
man Zellinfiltration und Zellwucherung, sowie Obliteration der Vasa vasorum,
auffallenderweise aber meist keine Sprochäten in den Erkrankungsherden, so
daß man die Gefäßveränderungen mit Wahrscheinlichkeit auf toxische Einflüsse
beziehen muß. Rebaudi untersuchte speziell die Aorten von syphilitischen
Feten und Neugeborenen und fand in der Mehrzahl der Fälle eine mehr oder
minder ausgesprochene Vaskulitis der Vasa vasorum mit frischer Zellinfiltration
der Nachbargewebe, der Adventitia und Media (Mesaortitis), in selteneren
Fällen eine Infiltration mit frischer vaskulärer Bindegewebsneubildung, besonders
in der Intima, in welcher jene einen ausgesprochen wuchernden Charakter
annimmt (Panaortitis mit Endaortitis vegetans).

Die Veränderungen der großen Gefäße machen, soviel bekannt ist, beim
jungen Säugling keine klinisch nachweisbaren Erscheinungen, haben somit
mehr ein anatomisches als klinisches Interesse. Doch dürften sie nach der Ansicht von Rach und Wiesner unter Umständen eine Weiterentwicklung erfahren, so daß möglicherweise eine Reihe von juvenilen Arteriosklerosen auf
kongenitaler Syphilis beruhen mag. Daß auch leichtere Formen der Aortitis
die normale Entwicklung der Aorta zu stören vermögen, ist durchaus möglich,
wenn auch klinische Belege hierfür noch fehlen.

Gefäßaffektionen im Bereich des Herzens können die Bildung von multiplen nekrotischen Herden im Myokard zur Folge haben. Außerdem kommen
Veränderungen an den automatischen Herzganglien vor, welche zu plötzlichem Tod luetischer Säuglinge führen können (Hochsinger, Winogradow).

Von einigen Autoren wird der Lues ein gewisser Einfluß auf die Entstehung
von angeborenen Herzfehlern beigemessen. Es handelt sich hierbei wohl meist
um die bekannte Koinzidenz der Syphilis congenita mit Mißbildungen und
Entwicklungshemmungen, nicht um Folgen luetischer Gewebserkrankungen.

Leber.

Die Leber zeigt bei der fetalen Syphilis meist einen besonders reichen
Gehalt an Spirochäten. Da letztere meist durch die Nabelvene in den kindlichen
Körper gelangen, ist es begreiflich, daß die Leber sehr häufig von der
syphilitischen Erkrankung heimgesucht wird.

Die anatomischen Veränderungen in der Leber luetischer Kinder, welche
kurze Zeit nach der Geburt verstorben sind, beruhen in erster Linie auf interstitiellen Entzündungsprozessen, welche sich in einer mächtigen Wucherung
und zelligen Infiltration des Bindegewebes in der Umgebung der Gefäße und

zwischen den Acinis äußern. Es resultiert daraus eine diffuse Vergrößerung und Verhärtung des gesamten Organs. Zuweilen findet man sog. miliare Gummen, kleine bis hirsekorngroße Herde, welche von Granulationsgewebe mit zentralen Nekrosen oder Detritusmassen und Leukocyten gebildet werden.

Nicht immer sind die Veränderungen so schwerer Natur. Auch gutartig verlaufende Fälle weisen sehr häufig eine mehr oder minder ausgesprochene Schwellung der Leber auf. Hochsinger fand ein stärkeres Hervorragen der letzteren über den Rippenbogen in der Mamillarlinie bei kaum 3 % syphilis-unverdächtiger Säuglinge des ersten Lebenshalbjahres gegen 31 % luetischen. Die Leberschwellung ist also, und zwar auch ohne wesentliche Verhärtung des Organs, ein für die Lues charakteristisches Symptom, womit nicht gesagt sein soll, daß es sich regelmäßig findet oder für Lues pathognomonisch ist. Nicht so selten ist auch bei ausgesprochener Syphilis keine Lebervergrößerung nachweisbar; andererseits können auch andere Erkrankungen (wie die Tuberkulose) zu einer solchen führen.

Während die geringgradige Leberschwellung ohne wesentliche Verhärtung eine günstige Prognose gibt — die Schwellung pflegt unter antisyphilitischer Behandlung prompt zurückzugehen —, geben die großen, harten Lebertumoren als Teilerscheinung einer schweren Viszerallues eine sehr schlechte Prognose. Die Leber kann in solchen Fällen einen großen Teil des Bauchraumes ausfüllen und das Abdomen mächtig auftreiben. Die Haut zeigt häufig stark erweiterte Venen. Solche Kinder sind meist nicht lebensfähig. Wenn schwere Formen von Lebererkrankung zur Ausheilung kommen, so sind Schrumpfungsvorgänge zu erwarten, doch sind derartige auf Lues beruhende cirrhotische Prozesse im Säuglingsalter klinisch kaum bekannt. Vielleicht können sich auch hypertrophische, biliäre Cirrhosen auf luetischer Basis entwickeln (s. S. 240).

Mit Lues wurden auch einzelne Fälle von „Ikterus gravis" in kausalen Zusammenhang gebracht (s. S. 422), doch muß betont werden, daß stärkerer Ikterus nicht zum Bild der Lebersyphilis gehört. Man kann nicht einmal behaupten, daß der Ikterus neonatorum in solchen Fällen einen ungewöhnlichen Intensitätsgrad erreicht. Ein starker Ikterus ist nur in jenen Fällen zu erwarten, welche nach syphilitischer Erkrankung der abführenden Gallenwege zur Schrumpfung derselben Veranlassung geben (s. S. 241).

Auf das Vorkommen von isolierter kongenitaler Lebersyphilis macht Lühmann aufmerksam. Er berichtet über drei gut entwickelte Kinder luetischer Mütter, welche äußerlich keine Zeichen von Lues darboten und kurze Zeit nach der Geburt starben. Die Sektion ergab, von der Lebersyphilis abgesehen, keine sonstigen pathologischen Veränderungen. Der Tod dürfte auf plötzliche Stauungen im Gebiet der Pfortader, welche besonders stark befallen war, zurückzuführen sein. Bei zwei der beschriebenen Fälle fand sich auch Ascites. — Über Peripylephlebitis s. S. 243.

Milz.

Der Milztumor gehört zu den konstantesten und diagnostisch wichtigsten Symptomen der kongenitalen Syphilis. Speziell beim Neugeborenen, bei welchem die im späteren Säuglingsalter so häufige Milzvergrößerung auf rachitischer Basis kaum in Betracht kommt, ist der Milztumor, wenn keine septische Erkrankung vorliegt, ein für die Lues recht charakteristisches Symptom. Die Milz luetischer Kinder ist meist ziemlich derb und überragt den Rippenbogen gewöhnlich nur um Weniges. Große Milztumoren sind beim Neugeborenen gewiß äußerst selten. Anatomisch handelt es sich meistens um eine gewöhnliche Hyperplasie der Pulpa. Außerdem findet man nach Schridde sehr häufig myeloische Herde in der Pulpa. Auch echte Splenitis soll vorkommen.

Nieren.

Die Niere ist bei fetaler Syphilis ganz besonders häufig in Mitleidenschaft gezogen. Nach Hecker ist sie, wenigstens was die mikroskopischen Veränderungen betrifft, das am häufigsten befallene Organ (90 %). Wie beim Fetus sind auch beim lebend geborenen Kind die grob anatomischen Veränderungen im ganzen von untergeordneter Bedeutung und bleiben gegenüber den mikroskopischen Befunden an Häufigkeit weit zurück (Hahn). Außer den zirkumskripten miliaren Gummen, den Erweichungsherden, wie wir sie in den meisten inneren Organen finden, und dem „diffusen Syphillom", wie Steffen eine von zirkumskripten Rindenherden ausgehende diffuse Rundzelleninfiltration des Nierengewebes bezeichnet, sind es vor allem die entzündlichen Erscheinungen, welche vom klinischen Standpunkt unser Interesse erregen.

Nach Hahn lassen sich beim lebendgeborenen syphilitischen Säugling folgende Nierenerkrankungen unterscheiden: die akute, subakute und chronische interstitielle und die akute parenchymatöse und hämorrhagische Nephritis.

Die interstitielle Nephritis wird bei der mikroskopischen Untersuchung der Nieren luetischer Säuglinge relativ häufig gefunden (Gallus, Karvonen, Cassel). Es handelt sich um mehr minder ausgesprochene Rundzelleninfiltrate im interstitiellen Gewebe, besonders dem Gefäßbindegewebe entsprechend, eventuell mit konsekutiven Veränderungen der Epithelien. Die interstitiellen Nephritiden verlaufen in der Regel ohne irgendwelche Urinveränderungen oder sonstige, auf eine Nierenerkrankung hinweisende Symptome. Die Diagnose ist während des Lebens im allgemeinen nicht zu stellen. Aus der Häufigkeit des pathologisch-anatomischen Befundes beim luetischen Säugling und der relativen Seltenheit desselben beim älteren Kind darf man schließen, daß die Prognose, wenigstens bei den leichteren Formen, bei entsprechender Behandlung eine günstige ist. Bei schweren Formen besteht die Gefahr, daß es zur Entstehung einer Schrumpfniere kommt.

Die akute parenchymatöse Nephritis ist keine häufige Teilerscheinung der Lues. Finkelstein und Hahn haben drei Fälle von hämorrhagischer Nephritis bei Kindern im Alter von 7, 9 und 10 Tagen beschrieben. Die Erkrankung äußerte sich im Auftreten von Ödemen, Albuminurie und Hämaturie. Die Kinder waren somnolent, sonst bestanden keine urämischen Symptome. Die Nieren erwiesen sich schon bei der Palpation als erheblich vergrößert. Ein Fall kam zur Heilung, zwei Fälle starben nach wenigen Tagen. Die Sektion ergab das Bestehen einer akuten hämorrhagischen Nephritis neben einer interstitiellen. Keines der Kinder hatte vor Ausbruch der Erkrankung Quecksilber erhalten; eine Quecksilbervergiftung war demnach auszuschließen. Hahn glaubt das frühe Auftreten der Erkrankung mit der allgemeinen Erfahrung in Zusammenhang bringen zu dürfen, daß sich die schwersten inneren Organveränderungen am Ende des Fetallebens und im frühesten Säuglingsalter finden, während sie beim älteren Säugling immer seltener und geringgradiger werden.

Bei der Bewertung leichter Grade von Albuminurie für die Diagnose einer syphilitischen Nierenerkrankung muß man in der ersten Lebenswoche mit Rücksicht auf die Albuminurie der Neugeborenen sehr vorsichtig sein. Andererseits muß man bedenken, daß die parenchymatöse Nierenentzündung weitaus seltener vorkommt als die interstitielle, und daß letztere meist ohne Epithelveränderungen und dementsprechend auch ohne Albuminurie verläuft.

Verfasser beobachtete bei einem Kind mit schwerer Viszerallues eine am siebenten Lebenstag einsetzende intensive Hämaturie. Die Sektion ergab parenchymatöse Blutungen in den Nieren.

Nebennieren.

Die Nebennieren sind ein häufiger Fundort für Spirochäten und zeigen in manchen Fällen auch ausgesprochene anatomische Veränderungen. Es handelt sich entweder um typische produktive Entzündung, diffuse interstitielle Wucherung, oder um herdförmig auftretende Nekrosen in der Rindensubstanz (Guleke, Kokudo). Guleke führt die Entstehung der Gummen nicht auf Gefäßveränderungen, sondern auf eine Intoxikation des Parenchyms durch das Syphilisvirus zurück. Esser hatte Gelegenheit, zwei Fälle von Lues congenita klinisch zu beobachten, bei welchen (wie die Sektion ergab) vorwiegend die Nebennieren befallen waren. Die Kinder litten seit Geburt an periodisch auftretendem oder konstantem, von der Nahrungsaufnahme unabhängigem Erbrechen, sowie an kolikartigen Durchfällen. Esser bringt diese Erscheinungen mit einer Insuffizienz der Nebennierenfunktion in Zusammenhang, da er ähnliche Symptome auch bei einem andern Säugling beobachtete, bei welchem die Sektion Residuen einer Nebennierenblutung ergeben hatte.

Darm und Peritoneum.

Syphilitische Erkrankungen des Darms sind selten. Mraček unterscheidet zwei Formen der Enteritis syphilitica. Die Veränderungen betreffen entweder die Umgebung der Peyerschen Plaques (Syphilis annularis intestini), von denen aus es zu diffuser Infiltration der Schleimhaut kommen kann, oder es finden sich regellos verstreute Knötchen, kleine Nekroseherde. Die luetische Enteritis nimmt offenbar von Gefäßerkrankungen ihren Ausgang. Mitunter kommt es zur Geschwürsbildung. E. Fraenkel teilt einen Fall von chronischer fetaler Peritonitis und angeborener ulzeröser Dünndarmsyphilis mit, welch letztere wieder zu einer frischen eitrigen Peritonitis führte, an der das Kind nach fünf Tagen zugrunde ging; in den im Jejunum lokalisierten zirkulären Geschwüren fanden sich massenhaft Spirochäten; der sonstige Obduktionsbefund ergab außer einer nur mikroskopisch nachweisbaren Osteochondritis keine luetischen Organveränderungen.

Auch Baumgarten berichtet über ein Kind mit luetischen Darmgeschwüren und fibrinösen Auflagerungen auf den Darmschlingen und der Leber; das Kind starb gleich nach der Geburt.

Die klinischen Symptome der Enteritis syphitica sind wohl meist sehr wenig charakteristisch. Bei ulzerativen Prozessen ist natürlich die Möglichkeit einer Ausscheidung von eitrig-blutigen Stühlen gegeben.

Die Gefäßerkrankung in der Darmschleimhaut kann auch zu stärkeren Blutungen Veranlassung geben und so zum klinischen Bild einer Melaena führen. Bei vorgeschrittener Erkrankung der Darmwand ist auch die Möglichkeit einer spontanen Darmruptur gegeben.

Nicht allzu selten scheint bei der fetalen Syphilis das Peritoneum zu erkranken (Simpson). Derartige chronische fetale Peritonitiden (s. S. 235) können zur Bildung von Adhäsionen und von Ascites führen. Die Ascitesflüssigkeit enthält zuweilen reichlichst Spirochäten (Gräfenberg).

Bauchspeicheldrüse.

Die Pankreatitis interstitialis ist bei Lues congenita nicht selten. Sie scheint durch die frühzeitig im intrauterinen Leben einsetzende Entwicklung reichlicher Bindegewebsmassen zu einer Entwicklungshemmung oder „Reifungsverzögerung" des Pankreas zu führen, die sich in einem völligen Mangel des sekretorischen Drüsenparenchyms äußert. Langerhanssche Zellinseln sind in solchen Fällen in großer Zahl vorhanden und stehen durchwegs im Zusammenhang mit den Drüsenkanälchen (C. Sternberg). Über klinische Symptome solcher Erkrankungen im Säuglingsalter liegen keine Beobachtungen vor.

Nervensystem.

Gehirn und Meningen scheinen bei der Syphilis congenita in viel höherem Maße und häufiger an dem Krankheitsprozeß beteiligt zu sein als es nach den klinischen Erscheinungen angenommen werden kann.

Meningoenzephalitische Prozesse findet man, wie die Untersuchungen von Ranke, Weyl, Tobler ergeben haben, bei hereditär-luetischen Säuglingen keineswegs selten. Unter den von den genannten Autoren untersuchten Fällen finden sich Früh- und Totgeburten, sowie Kinder, welche kurze Zeit nach der Geburt verstorben waren. Die Veränderungen im Zentralnervensystem verlaufen unter dem Bild produktiver entzündlicher Vorgänge und lymphozytär oder plasmazellulär exsudativer Entzündung in Gestalt von unregelmäßig über das Gehirn verbreiteten Erkrankungen der Pia (Verdickung des Gewebes), zuweilen mit kleinen, enzephalitischen Herden in Rinden- und Marksubstanz. Manchmal findet man auch kleine subpiale Hämorrhagien. Schmeißer fand bei einem luetischen Neugeborenen zwei kleine, von einer pyogenen Membran eingeschlossene, Pia und Hirnmantel betreffende Abszesse, welche reichlich Spirochäten enthielten.

Die meist recht beträchtlichen anatomischen Veränderungen scheinen in der Regel keine auffallenden nervösen Erscheinungen zu verursachen. Auch bei genau beobachteten Fällen bildeten die Gehirnveränderungen meist einen zufälligen Sektionsbefund. Weyl sah nur ein einziges Mal (und zwar bei einem älteren Säugling) einen vorübergehenden eklamptischen Anfall. Heine weist darauf hin, daß luetische Kinder manchmal eine auffallende Unruhe zeigen und besonders des Nachts viel schreien. Er hält das Schreien für den Ausdruck einer meningealen Reizung und rät solche Kinder zu ophthalmoskopieren (s. unten).

Man hat versucht, die Diagnose durch die Lumbalpunktion zu sichern und hat in der Tat bei luetischen Kindern — das jüngste war sieben Tage alt — in der überwiegenden Mehrzahl der Fälle im Lumbalpunktat eine ausgesprochene, oft hochgradige Lymphozytose gefunden (Tobler). Baron kam jedoch auf Grund seiner Untersuchungen zu dem Ergebnis, daß ein positiver zytologischer Befund für Lues nicht beweisend sei. Die Lymphozytose ist zumindest nicht für das Bestehen einer Meningitis beweisend (Merzbacher); hierauf weist der Umstand hin, daß man im Liquor kleine Lymphozyten, im Piaexsudat aber große runde und Plasmazellen zu finden pflegt. Auch der Eiweißgehalt sagt nichts Bestimmtes. Rach konnte bei einem viermonatlichen Kind mit den klinischen Symptomen der Hydrozephalie durch den Spirochätennachweis im trüben Liquor zerebrospinalis intra vitam die Diagnose einer luetischen Meningitis stellen, hebt jedoch hervor, daß die reichliche Anwesenheit von Spirochäten in den entzündlich verdickten Meningen nicht die Regel zu sein scheint. Nach Hochsinger ist im allgemeinen die Lumbalflüssigkeit syphilitischer Kinder, welche Syphilisantikörper enthält und positive Wassermannreaktion zeigt, spirochätenfrei. Immerhin wird man in verdächtigen Fällen nach Spirochäten fahnden müssen. Schridde fand in der Zerebrospinalflüssigkeit eines drei Tage alten Kindes neben Kokken und Stäbchen zwei Spirochäten. Im Gehirn und Rückenmark selbst wurden schon wiederholt Spirochäten nachgewiesen (Simmonds, Ranke, Hedrèn, Dürck, Schmeißer).

Auch gummöse zerebrospinale Meningitiden, sowie miliare Gummen auf dem Ependym der Seitenventrikel sind beschrieben worden.

Die Häufigkeit der meningoenzephalitischen Veränderungen bei luetischen Kindern legt trotz des Fehlens momentan nachweisbarer klinischer Symptome den Gedanken nahe, ob aus ihnen unter Umständen nicht Folgen für die Zukunft resultieren können (geistige Abnormitäten usw.). Sichere Anhaltspunkte hierfür liegen nicht vor. Im allgemeinen scheint die Prognose eine relativ günstige zu sein.

Infolge Endarteriitis der Hirngefäße können verschiedenartige Zirkulationsstörungen und ihre Folgen zustande kommen, doch treten dieselben gewöhnlich erst bei älteren Kindern auf. Rach berichtet über einen Fall von Enzephalomalazie des Stirnhirns bei einem drei Wochen alten Kind, welches von der zweiten Lebenswoche angefangen an Schnüffeln und sanguinolentem Ausfluß aus Nase und Mund gelitten und zuletzt die Mutterbrust nicht mehr genommen hatte. Die Sektion ergab eine Erweichung des ganzen linken Stirnlappens mit Verdickung der Meningen, welche spärlich Spirochäten enthielten.

Die Meningitis serosa interna und externa, welche unter dem Bild des Hydrozephalus verläuft, nach Hochsinger die häufigste in Betracht kommende Affektion des Gehirns, ist nur selten angeboren. Die Kinder haben, wenn es zur Entwicklung der Erkrankung gekommen ist, die ersten Lebenswochen fast stets schon überschritten. Das gilt sowohl von den langsam sich entwickelnden als von den akut auftretenden Formen. Immerhin ist es nicht unmöglich, daß manche rätselhafte Eklampsieformen bei Neugeborenen solchen akuten Ergüssen auf luetischer Basis ihre Entstehung verdanken. Krampfanfälle können vielleicht auch durch eine Pachymeningitis haemorrhagica, wie sie bei älteren hereditär-syphilitischen Säuglingen nicht so selten vorkommt, verursacht werden (Finkelstein).

Wie in den Hirnhäuten findet man auch in den Rückenmarkshäuten einerseits diffuse interstitielle Bindegewebs- und Zellwucherung, andererseit miliare Gummen. Sibelius beschreibt Entwicklungsstörungen der Spinals ganglien bei syphilitischen Neugeborenen, Befunde, welche Zappert als Begleitmerkmal der hereditären Syphilis allerdings nicht in vollem Sinn akzeptiert. Fournier fand bei syphilitischen Totgeborenen eine diffuse Infiltration des Rückenmarks mit embryonalem Gewebe. Eine Myelitis syphilitica findet sich nach Gasne und Gilles de la Tourette beim Neugeborenen und auch beim älteren Kind immer nur sekundär im Anschluß an Hirnsyphilis oder Periostitis vertebralis syphilitica.

Lähmungen spinalen Ursprungs beschreibt R. Peters. Sie kommen zuweilen auch bei Neugeborenen vor, wenn auch seltener als beim älteren Säugling. Es handelt sich bald um totale, bald um partielle schlaffe Lähmungen einer oder beider oberen Extremitäten, welche zuweilen eine eigentümliche „Flossenstellung" annehmen. Die Lähmung kann auch auf die Nackenmuskulatur und auf die unteren Extremitäten übergreifen und mit Sekundärkontrakturen kombiniert sein. Die Erkrankung wird von Peters auf syphilitische Arterienveränderungen mit zerstreuten Erweichungsherden und Schwielenbildung zurückgeführt, doch soll die Prognose bei entsprechender Behandlung eine im allgemeinen günstige sein. Anatomische Belege für das tatsächliche Vorkommen von derartigen luetischen Veränderungen des Rückenmarks wurden bisher noch nicht erbracht.

Scherber will jene Fälle von Parrotscher Lähmung, bei welchen keine Osteochondritis gefunden wird, mit einer toxischen Einwirkung entweder des luetischen Toxins oder der Toxine von im Blut kreisenden Sepsiserregern (mitigierten Streptokokken) auf die Ganglienzellen des Marks und die Spinalganglien in Beziehung bringen.

Augen.

Die anatomischen und histologischen Untersuchungen von Augen luetischer Neugeborener (Bab, Schlimpert) haben ergeben, daß entsprechend der Gefäßversorgung des Auges besonders die Chorioidea reichlich Spirochäten enthält. Von hier aus breiten sich letztere nach vorne zu im Irisstroma, in der Kornea und in den tieferen Skleralschichten aus. Reis fand bei abortierten Früchten parenchymatöse Keratitis und Iritis (s. S. 318). Auch in den Konjunktiven finden sich zuweilen Spirochäten und entzündliche Veränderungen (Conjunctivitis gummosa), ebenso in den Tränendrüsen und den Augenmuskeln. Das bei luetischen Säuglingen wiederholt beobachtete Schielen mag vielleicht mit einer spezifischen Myositis in Zusammenhang stehen.

Relativ leicht scheint der Sehnervenkopf zu erkranken. Die Erkrankung geht wahrscheinlich von den Hirnhäuten aus. Man darf vielleicht annehmen, daß das häufige Vorkommen von Veränderungen im Sehnerven und in der Netzhaut, welche ja ontogenetisch einen Gehirnteil vorstellt, auf die Häufigkeit der früher erwähnten luetischen meningoenzephalitischen Veränderungen hinweise (Japha). Die Neuritis optica, für welche bei jungen Säuglingen kaum eine andere Ätiologie in Betracht kommt wie die Lues, findet sich nach Japha bei ca. 66 %, nach Heine sogar bei fast 83 % der kongenital luetischen Säuglinge. Heine weist darauf hin, daß die Untersuchung des Augenhintergrundes bei syphilitischen Säuglingen, welche viel schreien, fast stets eine Neuritis optica ergibt. Letztere geht dem Auftreten anderer syphilitischer Erscheinungen zuweilen wochenlang voraus. Wenn sonstige Luessymptome fehlen, ist also die ophthalmoskopische Untersuchung diagnostisch sehr bedeutungsvoll. Das jüngste Kind, bei welchem eine Neuritis optica nachgewiesen wurde, war 13 Tage alt.

Hirschberg schildert die Augenhintergrundveränderungen folgendermaßen: Trübung des Sehnerveneintritts und der Netzhaut um denselben. Helle Stippchen im Augengrund, die im Laufe der Zeit an Zahl und Größe zunehmen und schließlich Pigmentablagerungen zeigen. Die Netzhautmitte zeigt frühzeitig graue Verfärbung, die aber später wieder etwas abblassen kann. In der Peripherie finden sich scheckige oder dunkle Herde. Die Erkrankung ist stets doppelseitig, aber nicht immer auf beiden Seiten gleich stark.

Ohren.

Klinisch nachweisbare luetische Ohrerkrankungen kommen beim Neugeborenen nicht vor. Die Otitis media ist keine häufige Komplikation der Rhinitis syphilitica und wohl kaum jemals spezifischen Ursprungs. Nach den Untersuchungen von Mayer können spezifische Prozesse in den Meningen schon bei Kindern in den ersten Lebenstagen mit einer Neuritis nervi acustici einhergehen. Der Prozeß pflanzt sich auf dem Lymphwege ins innere Ohr fort.

Skelett.

Eine der wichtigsten anatomischen Erscheinungen der Lues ist die Osteochondritis syphilitica. Sie ermöglicht oft die anatomische Diagnose, wenn sonstige auf Lues hinweisende Symptome, sei es während des Lebens am Integument, sei es post mortem an den inneren Organen fehlen. Sie findet sich demnach häufig bei solchen Formen, die man als latente Lues zu bezeichnen pflegt.

Die Osteochondritis syphilitica findet sich an den Grenzen von Epi- und Diaphysen der langen Röhrenknochen, sowie an der Knochen-Knorpelgrenze der Rippen. Sie führt zu einer Verbreiterung und unregelmäßigen Gestaltung der Verkalkungszone, welche gegen die Epiphyse zu unscharf abgegrenzt ist und zackige Ausläufer gegen letztere aussendet. In vorgeschrittenen Fällen kommt es zur Etablierung einer als gelber Streifen erkennbaren, breiten, mörtelartigen Zwischenschicht von Bindegewebe und Nekroseherde enthaltendem Granulationsgewebe, welches zungenförmige Fortsätze gegen die Epiphyse vorschiebt und dadurch der sonst geradlinigen gelben Grenzzone ein zackiges Aussehen verleiht. In den erkrankten Partien findet man gewöhnlich mehr oder minder reichliche Spirochäten. Bei höherem Grad der Erkrankung wird durch dieselbe ein Locus minoris resistentiae geschaffen, welcher bei an sich geringfügigen Traumen zur Epiphysenlösung Veranlassung geben kann. Solche können vor oder während der Geburt zustande kommen. Auch der Muskelzug spielt eine bedeutsame Rolle.

Wenn nicht das umliegende Periost ergriffen ist und nicht eine Epiphysenlösung vorliegt, so gelingt der klinische Nachweis der Osteochondritis meist bloß durch das Röntgenverfahren, durch welches die Verbreiterung und die zackige Beschaffenheit der Verkalkungszone sehr deutlich zur Anschauung gebracht werden kann. Die Osteochondritis ist aber sehr häufig mit einer Infiltration des Periosts und der umgebenden Weichteile kombiniert und führt dann zu spindelförmiger Auftreibung der befallenen Partien. Diese Auftreibungen findet man besonders häufig in der Gegend der unteren Humerusepiphyse über dem Ellbogengelenk. Sie sind meist sehr schmerzhaft und häufig mit einem klinisch sehr auffälligen Symptomenbild, der sogenannten Parrotschen Pseudoparalyse vergesellschaftet.

Diese Paralyse kann unter Umständen — und das ist diagnostisch wichtig — als erstes äußerlich wahrnehmbares Symptom der Lues auftreten, in andern Fällen zugleich mit der Eruption eines luetischen Exanthems. Sie kann schon kurze Zeit nach der Geburt, selbst schon am ersten Lebenstag, erkennbar sein (nach einer Statistik von Scherer unter 50 Fällen zweimal) und in solchen Fällen zur Verwechslung mit Entbindungslähmungen Veranlassung geben; gewöhnlich entwickelt sie sich aber später, nach Hochsinger zwischen erster und zwölfter Lebenswoche. Die Lähmung kann sich langsam, aber auch plötzlich einstellen. Das typische Bild der Parrotschen Lähmung besteht darin, daß der befallene Arm nicht die von kleinen Kindern mit Vorliebe eingenommene elevierte Stellung einnimmt, sondern schlaff neben dem Thorax liegt, meist adduziert und etwas proniert. Wenn man den emporgehobenen Arm fallen läßt, so sinkt er schlaff auf die Unterlage zurück. Passive Bewegungen, sowie durch Nadelstiche u. dgl. provozierte aktive Bewegungen, welche meist bis zu einem gewissen Grade möglich sind, werden von lebhaftem schmerzlichen Geschrei begleitet. Die Schmerzhaftigkeit kann auch noch vor Ausbildung der charakteristischen Haltung beobachtet werden, ist also ein wichtiges Frühsymptom, doch muß hervorgehoben werden, daß die Schmerzen in manchen Fällen auch fehlen oder sehr gering sein können. Die Schwellung entwickelt sich meist erst etwas später. Liegt eine Epiphysenlösung vor, so gelingt zuweilen der Nachweis der Krepitation. Häufig findet man die Kubitaldrüsen geschwollen.

Die Lähmungsbilder sind nach Hochsingers Ansicht die Folge einer Muskelerkrankung, welche in den meisten Fällen von entzündlichen Periostaffektionen ihren Ausgang nehmen dürften (Polymyositis syphilitica). Auch das Röntgenbild ergibt, daß die Auftreibung in manchen Fällen vorwiegend die Muskulatur betrifft. Es handelt sich um interstitielle oder auch parenchymatöse degenerative Veränderungen in den Muskeln. Die Nerven sind stets intakt. Insofern hat die Bezeichnung „Scheinlähmung" volle Berechtigung.

Die Prognose der Parrotschen Lähmung ist bei entsprechender Behandlung an sich eine durchaus günstige.

Die diffuse Periostitis an den langen Röhrenknochen, sowie syphilitische Veränderungen der Wirbelsäule, welche schon in frühen Fetalmonaten gefunden werden (Alexander), sind klinisch kaum nachweisbar. Nur die Röntgenuntersuchung kann diesbezüglich einigen Aufschluß geben.

Erkrankungen der Gelenke kommen nur ausnahmsweise zur Beobachtung. Die zuweilen vorkommenden Gelenkseiterungen werden von Heubner und Hochsinger mit Sekundärinfektionen in Beziehung gebracht. Ob diese Annahme für alle Fälle zutrifft, ist fraglich. Marfan beobachtete einen Säugling mit eitrigem Erguß in beiden Kniegelenken; der Eiter war frei von Mikroben, die Affektion heilt auf Quecksilbertherapie hin vollkommen.

Parasyphilitische Erscheinungen.

Die fetale Lues der inneren Organe (Niere, Leber, Lunge, Pankreas etc.) geht nicht allein mit entzündlichen Prozessen einher, sondern führt auch zu Störungen ihrer Entwicklung, ihrer Gewebsbildung. Wie die Tuberkulose, vermag auch die Syphilis das Kind wahrscheinlich durch Toxinwirkung zu schädigen, ohne es tatsächlich zu infizieren. So kommt es gelegentlich zu Entwicklungsstörungen, zu Konstitutionsanomalien, zu Erscheinungen von „Lebensschwäche“ ohne spezifische Organveränderungen. Die Syphilis der Eltern wird vielfach auch für das Zustandekommen von Mißbildungen verantwortlich gemacht.

Die während der Neugeborenenperiode klinisch latente Form der Lues hereditaria und die akquirierte Lues.

Wie schon erwähnt, treten die klinisch nachweisbaren Luessymptome häufig erst nach einigen Wochen scheinbarer Gesundheit auf. Die Ursachen dieser Erscheinung können verschiedenster Art sein. Gewiß liegen in manchen Fällen schon luetische Veränderungen an den inneren Organen vor, welche unbemerkt bleiben. Insbesondere sind es die Anfangsstadien der Osteochondritis, welche zuweilen bei der Obduktion als einziges, aber sicheres Zeichen einer schon bestehenden luetischen Erkrankung gefunden werden. In andern Fällen leidet das Kind schon seit der Geburt an einer Rhinitis oder zeigt eine leichte Milzvergrößerung. In einer Reihe von Fällen darf man aber wohl annehmen, daß die Infektion entweder in den letzten Tagen der Schwangerschaft oder während der Geburt erfolgt sei und daß tatsächlich beim Neugeborenen noch keinerlei luetische Organveränderungen vorhanden sind.

Gräfenberg glaubt, daß es sich in solchen Fällen, besonders wenn die Nabelschnur spirochätenfrei gefunden wird, oft um eine intra oder post partum akquirierte Lues, nicht um eine auf dem Blutwege übertragene Infektion handelt. Er ist der Ansicht, daß speziell die Nasenschleimhaut der Sitz eines Primäraffektes sein könne. Als Stütze seiner Anschauung teilt er folgenden Fall mit: Mutter mit Kondylomen an der Vulva; Nabelschnur spirochätenfrei; Kind gesund, Wassermann negativ. Nach drei Wochen Coryza, Wassermann positiv. Über ein sicher sehr seltenes Vorkommen berichtet Haslund: ein Kind, dessen beide Eltern syphilitisch waren, akquiriert die Lues erst bei der Geburt, und zwar entwickelt sich ein Primäraffekt an einer Wunde im Gesicht, die bei der Geburt durch die Zange gesetzt worden war.

Auf welchem Wege immer die Lues in derartigen Fällen übertragen werden mag, so erhebt sich die Frage, ob es möglich ist, am neugeborenen Kind nachzuweisen, ob es infiziert ist oder nicht. Die Frage erscheint deshalb von Wichtigkeit, da es immerhin vorkommt, daß ein Kind luetischer Eltern dauernd gesund bleibt, insbesondere dann, wenn die Luesübertragung vom Mann auf die bis dahin gesunde Frau in einem späten Stadium der Schwangerschaft erfolgte (postkonzeptionelle Syphilis). Man hat bekanntlich die These aufgestellt, daß gesund erscheinende Kinder syphilitischer Eltern gegen Syphilis immun seien (Profetas Gesetz), doch ist man von der Annahme einer allgemeinen Gültigkeit dieses Gesetzes abgekommen. Gegen die Übertragung einer Immunität von der kranken Mutter auf das Kind spricht wohl schon der Umstand, daß in der allerletzten Zeit der Schwangerschaft und während der Geburt eine Übertragung der Krankheit auf die Frucht möglich ist, also zu einer Zeit, um welche der Übergang von immunisierenden Substanzen natürlich schon stattgefunden haben müßte. Wenn also gesunde Kinder luetischer Frauen nicht erkranken, so hat dies wahrscheinlich darin seinen Grund, daß die Infektionsmöglichkeit, selbst wenn das Kind von der eigenen Mutter gestillt wird, eine recht geringe ist, es sei denn, daß luetische Veränderungen an den Brustwarzen bestehen.

Kann man also ein infiziertes, aber klinisch gesundes, im Inkubationsstadium befindliches Kind als solches erkennen? Die Frage muß im allgemeinen verneint werden. Die Wassermannsche Reaktion fällt in solchen Fällen gewöhnlich negativ aus (Halberstaedter, E. Müller und Reiche, Rietschel). Thomsen und Boas haben den wichtigen Befund erhoben, daß Plazenta und Nabelstrang solcher Kinder, welche nach der Geburt auf Wassermann negativ reagieren, sich aber später als syphilitisch erweisen, luetische Veränderungen zeigen können. Die Wassermannsche Probe sollte deshalb beim neugeborenen Kind immer mit einer Untersuchung des Nabelstrangs und der Plazenta kombiniert sein. Einen gewissen Anhaltspunkt kann auch der Ausfall der Wassermannreaktion bei der Mutter geben. Kinder syphilitischer Mütter, welche unmittelbar nach der Geburt keine Lueserscheinungen zeigen, verbleiben dann viel häufiger gesund, wenn das Blut der Mutter keine positive Reaktion ergibt. (Dies hat allerdings nur dann Geltung, wenn die Mutter nicht kurz vorher antiluetisch behandelt wurde.) Wenn bei neugeborenen Kindern, welche erst nach einigen Wochen Syphilissymptome darbieten, die Wassermannreaktion negativ ausfällt, so gibt es andererseits Kinder, welche bei der Geburt positiv reagieren, ohne später an Syphilis zu erkranken. Die Reaktion schwindet in solchen Fällen kurze Zeit nach der Geburt. Vermutlich handelt es sich um den Übertritt reagierender Substanzen von der Mutter auf den Fetus (Thomsen und Boas, Pillon). Eine negative Reaktion im Nabelschnurblut oder im Blut des Kindes beweist somit nicht, daß das Kind tatsächlich frei von Syphilis ist, resp. bleiben wird; aber auch eine positive Reaktion ist nicht immer ein Beweis für kindliche Lues. Jedenfalls geht aus allen bisherigen Untersuchungen hervor, daß die Wassermannsche Reaktion, welche bei Manifestwerden der Symptome oder kurz vor diesem Zeitpunkt konstant positiv ausfällt, an den klinisch noch gesunden Neugeborenen für die Diagnose einer latenten, später auftretenden Lues, also für die Erkennung einer stattgehabten Infektion, keine sicheren Anhaltspunkte liefert.

Die Stillfrage.

Das Colles-Baumessche Gesetz besagt, daß auch die gesunde, resp. die von Lueserscheinungen dauernd freie Mutter eines hereditär syphilitischen Kindes gegen Syphilis immun ist. Das Profetasche Gesetz lehrt, daß das gesunde Kind einer syphilitischen Mutter gegen Syphilis immun ist. Nun wissen wir aber, daß einerseits das letztere Gesetz wahrscheinlich nicht in vollem Sinn zu Recht besteht, und daß andererseits auch mehrere Ausnahmen vom Collesschen Gesetz mitgeteilt worden sind. Es ist deshalb nicht ohne weiteres klar, ob das Stillen erlaubt ist, wenn nur das Kind erkrankt ist, nicht aber die Mutter oder umgekehrt. Die Stillfrage ist von allergrößter Bedeutung. Denn bei der Prognose der hereditären Lues spielt neben der antiluetischen Therapie die Ernährung eine ganz hervorragende Rolle. Man kann mit Fug und Recht behaupten, daß die Einleitung der künstlichen Ernährung die Prognose auch bei bester Therapie sofort ganz erheblich verschlechtert.

Wenn sowohl Mutter als Kind Erscheinungen von Lues zeigen, soll man natürlich stillen lassen. Ist die Mutter frei von Syphiliserscheinungen, das Kind aber luetisch — ein Fall, der sich relativ häufig ereignet —, so ist sicherlich in der überwiegenden Mehrzahl der Fälle die Mutter nach dem Collesschen Gesetz vor einer Infektion gesichert. Fällt bei der Mutter die Wassermannsche Reaktion positiv aus, so wird man selbstverständlich stillen lassen; fällt sie aber negativ aus, so liegt die Möglichkeit vor, daß es sich um eine der seltenen Ausnahmen vom Collesschen Gesetz handeln könne. Nach Bab soll man dann, wenn das Blut der Mutter weder Antigen (latente Syphilis), noch Antistoff (Immunität) enthält, das Stillen verbieten. Ob man dies tatsächlich tun muß, ist eine andere Frage. Es handelt sich in solchen Fällen meist um keine besonders schwere Lues des Kindes. Fehlen luetische Veränderungen an den Lippen des Kindes, so dürfte die Gefährdung der Mutter beim Anlegen des Kindes keine nennenswerte sein. Trägt man trotzdem Bedenken, oder leidet das Kind an einer hochgradig infektiösen Form der Lues, so kann man die abgepumpte Muttermilch aus der Flasche reichen, ein Verfahren, das bei halbwegs ergiebiger Brust für den Anfang meist eine ausreichende Ernährung ermöglicht, oder wenigstens die Grundlage für ein späteres Allaitement mixte liefert. Auch die Verwendung eines Warzenhütchens ist in solchen Fällen empfehlenswert.

Ist die Mutter syphilitisch, aber das Kind frei von Syphilis, so kann es sich um ein latent syphilitisches oder ein gesundes Kind handeln. Ist letzteres der Fall, so ist in Anbetracht der wahrscheinlich relativ zahlreichen Ausnahmen vom Profetaschen Gesetz — an sich dürfte die Geburt eines gesunden Kindes bei florider Syphilis der Mutter ja wohl ein recht seltenes Ereignis sein — die Möglichkeit einer Infektion von seiten der kranken Mutter gegeben. Da die Wassermannsche Reaktion nicht nur bei gesunden, sondern auch bei jenen Kindern, welche nach einigen Wochen Syphilissymptome zeigen, negativ ausfällt, würde ein allgemeines Stillverbot in solchen Fällen viele Kinder ganz unnötigerweise der für die Prognose so wichtigen natürlichen Ernährung berauben. Man kann unmöglich das Stillen verbieten, weil es sich vielleicht um ein Kind handeln könnte, das dauernd gesund bleibt. Wenn nicht gerade luetische Erscheinungen an den Brustwarzen vorliegen, dürfte übrigens die Gefahr wohl auch für das dauernd gesunde Kind eine geringe sein. Die Milch selbst scheint stets ungefährlich zu sein. In der Milch wurden bisher überhaupt noch nie Spirochäten nachgewiesen. Nach Bab enthält sie sogar reichlich Antistoffe, also spezifische Schutzstoffe, die man geradezu als „Medizin" für das Kind bezeichnen kann.

An dieser Stelle muß auch darauf hingewiesen werden, daß die Verwendung von abgepumpter Frauenmilch, welche man in Wöchnerinnenanstalten von den klinisch syphilisfreien Müttern gewinnt, selbst für den Fall, daß eine oder die andere Person latent syphilitisch sein sollte, kaum irgendwelche Infektionsgefahr für die mit ihr ernährten Kinder bietet. Jedenfalls kann man mit Sicherheit behaupten, daß die Milch einer Wassermann-negativen Frau zur Verfütterung an gesunde Kinder unter allen Umständen tauglich ist.

Man kann also getrost sagen, daß weder die Lues des Kindes für die symptomfreie Mutter, noch die Lues der Mutter für das symptomfreie Kind eine Kontraindikation gegen das Stillen bildet, und daß höchstens in einzelnen Fällen eine vorübergehende Verfütterung abgepumpter Muttermilch oder die Verwendung von Warzenhütchen statt des direkten Anlegens geboten erscheint.

Prognose und Therapie.

Die Lues des älteren Säuglings gibt bei natürlicher Ernährung und entsprechender Therapie im allgemeinen eine günstige Prognose. Bei der Syphilis neonatorum, welche so häufig in schweren viszeralen Veränderungen einhergeht und so häufig frühgeborene, lebensschwache Kinder betrifft, ist die Prognose im allgemeinen eine viel ernstere. Besonders die mit schwerem Pemphigus behafteten Kinder sterben selbst bei sofort eingeleiteter antiluetischer Behandlung und bei Ernährung mit Frauenmilch oft innerhalb der ersten Lebenstage oder Wochen. Eine wesentlich bessere Prognose bieten die Fälle mit makulo-papulösen oder papulo-bullösen Syphiliden, immer vorausgesetzt, daß die inneren Organe nicht zu schwer geschädigt sind.

Sobald die Diagnose Lues gesichert ist, soll sofort mit der antiluetischen Behandlung begonnen werden. Die Frage, ob man gesunde oder symptomfreie Kinder syphilitischer Eltern prophylaktisch behandeln soll, wird von Hochsinger mit nein beantwortet. Er anerkennt nur eine Indikation für die antisyphilitische Behandlung des Neugeborenen mit manifester Lues. Baisch leitet auch bei klinischer Gesundheit des Kindes die antiluetische Therapie ein, sobald das Blut des Kindes eine positive Wassermannsche Reaktion gibt.

Die Quecksilbertherapie. Es kommen im wesentlichen nur zwei Methoden in Betracht, die interne Behandlung und die Injektion. Das derzeit beliebteste Mittel ist das Hydrarg. jod. flav., welches beim Neugeborenen in Dosen von 0,005—0,01 dreimal täglich gegeben wird. Die anderen Quecksilberpräparate (Kalomel, Hydrarg. tannicum oxydul.) sind entbehrlich lich und stehen, wie es scheint, dem Protojoduret nach. Die Injektionskur wird am besten in der Weise vorgenommen, daß man von einer 1 %igen Sublimatlösung 0,1 ccm (= 0,001 g Sublimat), also einen Teilstrich einer Pravaz-schen Spritze, intramuskulär injiziert. Die Injektionen werden 1–2mal wöchentlich vorgenommen. Bei Kindern, welche schlecht schlucken, ist diese Methode, welche eine exakte Dosierung erlaubt, sehr empfehlenswert. Sublimatbäder können bei nässenden Formen, also speziell bei allen mit Blasenbildung einhergehenden Exanthemen mit Erfolg angewendet werden (1 g = 1 Sublimatpastille auf ein Bad von ca. 20 Liter). Ist bei reichlichem Exanthem die Resorptionsfläche relativ groß, so ist wegen der Gefahr einer Sublimatvergiftung Vorsicht geboten (Darmblutung!). Inunktionen sind beim Säugling und ganz besonders beim Neugeborenen wegen der Zartheit der Haut nicht anwendbar. Selbst das Auflegen von kleinen Stücken grauen Pflasters auf Brust oder Rücken muß mit Vorsicht geschehen, da sehr leicht Follikulitiden entstehen können.

Bei der Rhinitis ist eine Salbenbehandlung mit 1—2 %iger gelber oder 5 %iger roter Präzipitatsalbe von Nutzen. Die Salbe wird auf einen mit Faden armierten Wattetampon für eine Stunde in je ein (gereinigtes) Nasenloch eingeführt (Hochsinger). Bei starker Schwellung und Atembehinderung ist die Anwendung von Adrenalin zu empfehlen (Instillation einer Lösung 1 : 5000, oder Salbe). Epiphysäre Schwellungen an den Extremitäten kann man mit einem schmalen Streifen grauen Pflasters bedecken.

Salvarsantherapie. Sie scheint beim Neugeborenen in gewissen Fällen der Quecksilbertherapie bei weitem überlegen zu sein. Baisch hebt hervor, daß selbst bei den malignen Formen des angeborenen Pemphigus, die bisher unserer Therapie völlig trotzten und eine fast absolut letale Prognose ergaben, rasche Heilung eintreten kann. Der momentane Erfolg der Salvarsaninjektion ist auch nach den Erfahrungen des Verfassers meist ein ganz erstaunlich prompter. Die Eruption des Exanthems steht oft schon am folgenden Tag wie mit einem Schlag still, Blasen trocknen ein, Papeln bilden sich zurück und blassen rasch ab. Das Auftreten von Rezidiven dürfte allerdings kaum zu verhindern sein. Will man die Salvarsaninjektion nicht nach einiger Zeit wiederholen, so empfiehlt es sich, später prophylaktisch eine Quecksilbertherapie einzuleiten. Dieses kombinierte Verfahren hat sich auch beim jungen Säugling bestens bewährt.

Mit der Dosierung des Salvarsans soll man beim Neugeborenen nicht allzu zurückhaltend sein. Die anfangs empfohlene Dosis von 0,005 g pro kg Körpergewicht darf man wohl überschreiten. Baisch injiziert sogar 0,15 g. Engelmann empfiehlt Mengen von 0,04—0,1 g und betont, daß man bei schweren Infektionen nicht unter 0,04 herabgehen soll. Als Minimaldosis für ein neugeborenes Kind darf man also etwa die Menge von einem halben Dezigramm bezeichnen.

Als Art der Applikation kommen die intramuskuläre und die intravenöse Injektion in Betracht. Letzteres Verfahren ist natürlich das ideale. Engelmann schlägt folgende Methode vor: Abschnüren des Armes durch einen dünnen Gummischlauch, Freilegung einer Kubitalvene, Einstechen einer starken Kanüle, die durch einen dünnen Gummischlauch mit der 20 ccm fassenden Luerschen Spritze in Verbindung steht. Die Kanüle wird von einer Person fest in der Hand gehalten, während eine zweite durch drehende Bewegungen die Flüssigkeit langsam in den Schlauch preßt. Das Präparat wird in physiologischer Kochsalzlösung gegeben (0,04 : 20). Bei gut ausgebildeten Venen in der Haut des behaarten Kopfes kann man auch eine Kopfvene zur Injektion benützen. Die intramuskuläre (intraglutäale) Injektion hat den Nachteil, daß sie häufig die Bildung von derben Infiltraten oder Nekrosen zur Folge hat, und daß bei Durchbruch eines zerfallenden Infiltrates nach außen die Gefahr einer Sekundärinfektion gegeben ist. Man kann aber wohl, wenn eine intravenöse Injektion aus technischen Gründen nicht möglich ist, diese Nachteile ohne Bedenken unberücksichtigt lassen. Gewöhnlich bilden sich die Infiltrate zurück; auch können durch einen entsprechenden Verband Sekundärinfektionen wohl stets vermieden werden. Zur intramuskulären Injektion verwendet man am besten eine Emulsion des Salvarsans in sterilem Öl, welche in einer sterilisierten Reibschale hergestellt wird. Die Menge des Öles wähle man möglichst gering (5—10 ccm). Im Hinblick auf die Dickflüssigkeit der öligen Emulsion muß man eine Kanüle mit weitem Lumen (etwa eine Lumbalpunktionsnadel) und eine absolut dichte Spritze (Rekordspritze) verwenden [1]).

---

[1]) **Nachtrag bei der Korrektur.** Eine wesentliche Vereinfachung der Methodik bedeutet die Verwendung konzentrierter Salvarsanlösungen, insbesondere aber die des wasserlöslichen Neosalvarsans. Welde (Verhandl. d. Ges. f. Kinderheilk. **29,** Münster 1912) verwendet bei Säuglingen Lösungen von 0,1 g in 2 ccm Injektionsflüssigkeit. Letztere besteht für Altsalvarsan aus 1 ccm frisch destillierten Wassers + 1 ccm physiol. NaCl-Lösung + 0,5—0,8 norm. NaOH, für Neosalvarsan lediglich aus 2 ccm frischen Aqu. dest., so daß also die gesamte Lösung in einer kleinen, 3 ccm fassenden Spritze Raum hat. Welde empfiehlt als beste Art der Applikation die Injektion in die Schädelvenen; bei Verwendung der konzentrierten Neosalvarsanlösung ist aber auch nach intramuskulärer Applikation eine prompte Resorption zu erwarten.

3. Kapitel.

Die Sepsis.

Begriff und Infektionspforten.

Der Begriff „Sepsis" ist ein ziemlich weiter und wenig scharf abgegrenzter. Man pflegt als Sepsis solche bakterielle Allgemeinerkrankungen zu bezeichnen, deren Erreger in erster Linie der Gruppe der gewöhnlichen Eitererreger, angehören, die aber auch durch mannigfache andere Mikroorganismen hervorgerufen sein können, welche von irgend einer Einbruchspforte aus in den Körper gelangen und sich entweder auf dem Blutwege im Organismus ausbreiten oder sich nur in dem der Einbruchspforte entsprechenden Organ ansiedeln und von hier aus toxische Stoffwechselprodukte in Blut gelangen lassen. Die septischen Erkrankungen zerfallen dementsprechend in zwei Gruppen, die auf einer Bakteriämie und die auf einer Toxämie beruhenden Allgemeininfektionen. Innerhalb der ersten Gruppe kann man wieder solche Erkrankungen unterscheiden, bei welchen die ins Blut eingedrungenen Bakterien bloß eine allgemein toxische Wirkung entfalten und solche, bei welchen die Erreger sich in verschiedenen Organen an zirkumskripten Stellen ansiedeln und hier die Bildung multipler metastatischer Krankheitsherde hervorrufen. In letzterem Fall handelt es sich meist um Eiterherde; man spricht dann von Pyämie.

Vom theoretischen Standpunkt müßte man alle durch Mikroben hervorgerufenen Erkrankungen, welche mit Allgemeinsymptomen einhergehen, in den Begriff der Sepsis einbeziehen. Wenn man dies nicht tut, sondern eine ganze Reihe von Erkrankungen ausschaltet, so läßt man sich von klinischen Gesichtspunkten aus leiten. Diejenigen Erkrankungen, welche sich durch ein charakteristisches klinisches Symptomenbild auszeichnen, Erkrankungen, denen in vielen Fällen ein ganz bestimmter, „spezifischer" Erreger entspricht (wie z. B. Typhus, Influenza usw.), pflegt man im allgemeinen nicht der Sepsis zuzuzählen. Dementsprechend rechnet man zu den eigentlichen Sepsiserregern nicht die sogenannten spezifischen Krankheitserreger, sondern solche Mikroorganismen, welche keine spezifischen, sondern sehr verschiedenartige Krankheitserscheinungen hervorrufen, wie dies in erster Reihe bei den Strepto- und Staphylokokken der Fall ist; ihnen gesellt sich der Pneumokokkus hinzu. Ferner zählt man zur Sepsis die durch das Bacterium coli, den Bacillus pyocyaneus und den Friedländerschen Bazillus (Comba) hervorgerufenen Allgemeininfektionen. Der Begriff wird dadurch in ätiologischer Beziehung sehr erweitert. Die Gruppe des Bacterium coli — man pflegt von Koli-Typhus-Gruppe zu sprechen — ist eine sehr umfangreiche und umfaßt viele Arten oder doch Varietäten, Parakoli- und Paratyphusbazillen usw.

Aus der Fülle der ätiologischen Möglichkeiten und der Verschiedenheit der jeweiligen Infektionspforten ergibt sich, daß das, was wir als Sepsis bezeichnen, ein sehr weiter Sammelbegriff ist, der streng genommen nicht mehr bedeutet, als Allgemeinerkrankung auf bakterieller Basis. Wenn man ihn trotzdem aufrechterhalten muß, so geschieht es deshalb, weil man nicht imstande ist, nach den klinischen Bildern die verschiedenen ätiologischen Momente auseinander zu halten und zum Beispiel die Streptämie von der Staphylämie oder Kolibazillämie und den entsprechenden Toxinämien klinisch zu unterscheiden. Die Gifte wirken, wenn auch in verschiedenem Grade, auf dieselben Organe in gleichartig schädigender Weise ein, und dies hat eine gewisse Gleichartigkeit des Krankheitsbildes, wenigstens soweit es die Allgemeinsymptome betrifft, zur Folge.

Die Infektion des Kindes durch die Sepsiserreger kann intrauterin, intra partum oder post partum erfolgen.

Die intrauterine Infektion erfolgt entweder auf plazentarem Wege oder durch das Fruchtwasser. Die Schädigungen, welche der Fetus bei septischen Erkrankungen der Mutter erleidet, dürften im allgemeinen weniger auf einem Übertritt von Bakterien aus dem mütterlichen Blut in den fetalen Kreislauf, als vielmehr auf einer Schädigung durch toxische Substanzen beruhen. Einerseits kreisen im Blut der kranken Mutter keineswegs immer Bakterien und andererseits bildet die Plazenta eine Scheidewand. Dass diese Scheidewand durchbrochen werden kann, wurde bei Besprechung der intrauterinen Übertragung akuter und chronischer Infektionskrankheiten wiederholt erörtert; die Verhältnisse liegen bei den Sepsiserregern ganz analog.

Was den bei Infektionskrankheiten der Mutter häufig eintretenden Fruchttod betrifft, so stirbt der Fetus meist an den Folgen einer Intoxikation oder infolge der durch die mütterliche Krankheit bedingten mangelhaften Ernährung. Nach Schmidlechner geht ein Teil des Toxins aus dem Blut der Mutter in das der Frucht über und verursacht im kindlichen Organismus dieselben Funktionsstörungen, wie in den mütterlichen Organen. Wir hätten es in diesen Fällen mit einer intrauterin übertragenen Toxinämie ohne Übergang von Bakterien zu tun. Aber auch im Falle, daß pathogene Mikroorganismen durch die Plazenta von der Mutter auf den Fetus übergehen, führt die Infektion des Fetus nicht ohne weiteres zu einer spezifischen Erkrankung. Gegen die eigentliche Krankheit der Mutter scheint der Fetus in den ersten embryonalen Entwicklungsstadien durch eine Immunität geschützt zu sein, — eine Immunität, welche man vielleicht auf einen Mangel an spezifischen Zellrezeptoren zurückführen kann. Sie klingt gegen das Ende des Fetallebens zu langsam ab. Erst in den letzten beiden Monaten der Gravidität kommt es zu ausgesprochenen Erkrankungen des Fetus (B. Fischer). Daß aber auch um diese Zeit die Erkrankung an sich noch verhältnismäßig gutartig verlaufen kann, ergibt sich aus der Tatsache, daß die fetalen Entzündungen, welche auf einer intrauterinen Übertragung von Krankheitskeimen beruhen, so folgenschwer sie für das Kind auch sein mögen, sich zur Zeit der Geburt meist im Stadium der Ausheilung befinden oder vollkommen abgelaufen sind.

Die Sepsis der Mutter kann also den Fetus in mehrfacher Weise schädigen, entweder durch die auf mangelhafter Ernährung beruhende Beeinträchtigung seiner Entwicklung, durch einen Übergang von Toxinen aus dem mütterlichen in den kindlichen Kreislauf oder endlich durch eine Infektion mit den Krankheitserregern. Streng genommen ist man nur im letztgenannten Fall berechtigt, von Sepsis zu sprechen.

Die Sepsis kann im Uterus auf plazentarem Wege oder durch das Fruchtwasser übertragen werden. Welche Bedeutung der plazentaren Infektion zukommt, läßt sich schwer beurteilen.

Wie Runge sagt, ist das Material, an welchem mit unseren vervollkommneten Methoden die Frage gelöst werden könnte, heute ein geringes, da dank unserer Asepsis septische Erkrankungen in der Schwangerschaft und unter der Geburt zu den seltenen Vorkommnissen zählen. Nach den Mitteilungen, welche aus der voraseptischen Zeit stammen, aus einer Zeit, in welcher das „Puerperalfieber der Neugeborenen" zu den häufigen Erkrankungen gehörte, sollen bei jenen Kindern, welche durch plazentare Infektion zugrunde gingen, eitrige Pleuropneumonien ein häufiger Befund gewesen sein (Weber). Buhl fand bei totgeborenen Früchten eine sulzig-seröse Infiltration im Binde gewebe um die Nabelgefäße, welche sich durch das subperitoneale Gewebe zur Wirbelsäule, auf das Bindegewebe des Mediastinum und das Interlobulärgewebe der Lungen ausbreitete. Auch Orth deutet einen Fall von Lungenabszeß und Pleuraempyem, das er bei einem nach 3½ Tagen verstorbenen Kind einer septisch erkrankten Mutter feststellen konnte, als durch Plazentarinfektion zustande gekommen. Runge, welcher noch eine Reihe anderer älterer Beobachtungen kritisch referiert, steht ihrer Deutung als Plazentarinfektionen ziemlich skeptisch gegenüber.

Klarer liegen die Verhältnisse bei der Infektion durch das Fruchtwasser. Dieses kann nicht nur nach dem Blasensprung infiziert werden, sondern es kommt auch ein Durchwandern von Bakterien durch die intakten Eihäute vor; Bakterien können auch vom Peritoneum durch die Tube eindringen, in den Eihäuten emporwandern, dieses durchsetzen und so in das Fruchtwasser gelangen (Hellendall).

Wahrscheinlich ist die Gefährlichkeit der mütterlichen Perityphlitis für das Kind auf diese Weise zu erklären. Hellendall weist darauf hin, daß bei den in der Literatur vorliegenden (etwa 110) Fällen von Perityphlitis in der Schwangerschaft die Kinder entweder tot geboren wurden oder kurze Zeit nach der Geburt an septischen Erkrankungen starben.

Die Gefährdung des Kindes durch das infizierte Fruchtwasser geht aus folgender statistischen Zusammenstellung von Lehmann hervor. Bei 59 Geburten mit übelriechendem Fruchtwasser wurden 29 totgeboren (oder tief asphyktisch und nicht wiederbelebt), 4 starben in den ersten Lebenswochen, nur 20 wurden lebend entlassen. Nach anderen Statistiken beträgt die Sterblichkeit der Kinder 18, 19, 22, 43 %.

Die Haupteingangspforte der Infektionserreger dürften in diesen Fällen die Lungen sein. Es ergibt sich dies aus dem relativ häufigen Vorkommen von pneumonischen Herden bei den post partum abgestorbenen Früchten. Die Infektion vom Nabelstrang aus und die des Digestionstraktes ist gegenüber der durch Aspiration zustandekommenden Infektion wahrscheinlich von geringer Bedeutung (Hellendall). Runge ist allerdings der Ansicht, daß die gefundenen Pneumonien häufig nicht als Primärherd, sondern als Metastase einer gewöhnlich vom Nabel ausgehenden Sepsis zu deuten seien.

Während der Geburt kann eine Infektion durch die Übertragung mütterlicher Scheidenkeime. auf das Kind erfolgen. Es kommt in diesen Fällen vorerst meist zu einer Lokalerkrankung, welche wie bei der post partum akquirierten Sepsis den Ausgangspunkt für eine Allgemeinerkrankung bilden kann. Bakterien des Vaginalsekretes können in die Mundhöhle des Kindes gelangen und von hier aus entweder direkt oder von einer Stomatitis ausgehend in den Körper eindringen, sie können verschluckt oder aspiriert werden und die Lungen infizieren oder vom Darmkanal aus in den Organismus aufgenommen werden; sie können von einer Hautverletzung aus in das Körperinnere eindringen usw. Auch für eine Nabelsepsis kann im Moment der Geburt der Grund gelegt werden. Der Befund gleichartiger Bakterien in der mütterlichen Scheide und im Kind beweist das tatsächliche Vorkommen dieses Infektionsmodus (Lindemann und Noack).

So bedeutungsvoll die Infektionen in utero und die sogenannten „obstetrikalen" Infektionen beim Durchtritt des Kindes durch den infizierten Geburtsschlauch auch sein mögen, so treten sie gegenüber den extrauterinen Infektionen an Bedeutung in den Hintergrund. Letztere können von den verschiedensten Stellen des Körpers ihren Ausgang nehmen. Die Bakterien können schon an ihrer Eintrittspforte krankhafte Veränderungen hervorrufen oder auch ohne klinisch nachweisbare Lokalerkrankung, also ohne erkennbaren Primäraffekt in den Körper eindringen (kryptogenetische Sepsis).

Die — sit venia verbo — populärste Eintrittspforte für die septische Erkrankung des Neugeborenen bildet der Nabel. Auf welche Weise die Allgemeininfektion erfolgen kann, wurde bereits bei Besprechung der Nabel- und Nabelgefäßerkrankungen erörtert. Hier sei nur nochmals hervorgehoben, daß insbesondere die Phlebitis umbilicalis fast stets zu sofortiger Sepsis führt, während bei den lokalen Nabelerkrankungen und der Arteriitis gewöhnlich eine gewisse Zeit verstreicht, ehe die Allgemeininfektion eintritt; es sei ferner nochmals betont, daß eine Nabelsepsis vorliegen kann, ohne daß sinnfällige äußere Veränderungen am Nabel vorhanden sind oder wenigstens solche, welche mit der Schwere der Allgemeinerkrankung kongruieren.

Daß durch die physiologische Wunde des Nabels eine Infektion erfolgen kann, liegt dem Verständnis am nächsten. Es hat sich deshalb bei vielen Ärzten die irrige Ansicht eingebürgert, als sei die Sepsis der Neugeborenen so gut wie immer eine Nabelsepsis. Dem muß aufs entschiedenste widersprochen werden. Die falsche Meinung von der dominierenden Rolle des Nabels unter den Infektionspforten der kindlichen Sepsis gibt leicht Veranlassung zu einer höchst einseitigen, für das Wohl des Kindes durchaus unzureichenden Prophylaxe. Es ist ungemein wichtig, die Ärzte und Hebammen darüber aufzuklären, daß die Krankheitserreger auch von einer großen Reihe andrer Einbruchspforten aus in den Körper des Kindes eindringen können.

Die Infektion kann von den verschiedensten Stellen der äußeren Körperoberfläche ihren Ausgang nehmen, von Verletzungen der Haut, welche während der Geburt zustandekommen, von Erosionen und oberflächlichen Epithelverlusten, von Dekubitalgeschwüren, wie man sie z. B. gelegentlich bei unruhigen Kindern über den inneren Malleolen findet. Auch der Intertrigo spielt in dieser Hinsicht eine gewiß nicht zu unterschätzende Rolle. Von all den genannten, an sich harmlosen Affektionen aus können lokale Eiterungsprozesse (Abszesse, Phlegmonen) ihren Ausgang nehmen, und an diese kann sich die allgemeine Sepsis anschließen. In derselben Weise können alle ursprünglich lokalen infektiösen Hautkrankheiten (Pemphigus) die Basis für Allgemeinerkrankungen bilden.

Unter den äußeren Schleimhäuten kommt der Mundschleimhaut als Eintrittspforte der Sepsis die größte Bedeutung zu. Die septischen Mundaffektionen wurden schon früher besprochen; Gaumenflecke, Gaumeneckengeschwüre, Stomatitiden und ihre Folgezustände bilden die Ausgangspunkte, von denen aus die septischen Mikroben den Gesamtorganismus infizieren können. Die Bakterien können (ohne sichtbare Veränderung an der Mundschleimhaut) in die Speicheldrüsen gelangen und hier Entzündungsprozesse hervorrufen. Endlich ist die Möglichkeit einer Allgemeininfektion von der in irgend einer Weise lädierten oder durchgängig gemachten Mundschleimhaut aus auch ohne Primäraffekt nicht von der Hand zu weisen.

Nächst der Mundschleimhaut kommt der Nasen- und Rachenschleimhaut die größte Bedeutung zu. Die Allgemeininfektion kann von einer Coryza oder von einer Rhinitis posterior ihren Ausgang nehmen. Die Rachenmandel ist beim Neugeborenen von weit größerer Bedeutung als die Gaumentonsille. Auch das Mittelohr kann der Ort der Primärerkrankung sein. Von Nase, Rachen und Ohr aus kann es zur Infektion der Meningen kommen und die so entstehende Meningitis der Ausgangspunkt der Sepsis sein. Konjunktiven und Vulva bilden wohl nur selten die Eintrittspforte für Allgemeininfektionen.

Als ungemein wichtige, vielfach unterschätzte Ausgangsstellen einer septischen Allgemeinerkrankung sind die **Schleimhäute des Respirations- und besonders des Digestionstrakts** zu betrachten. Die Bedeutung der bronchitischen Infektion und der pulmonalen Sepsis wurde insbesondere von Fischl hervorgehoben. Er weist darauf hin, daß die Luftinfektion besonders in Spitälern eine wichtige Rolle spielen kann. Die Sepsiserreger können hier aus dem Lochialsekret infizierter Wöchnerinnen stammen; sie bewahren auch noch im eingetrockneten Zustand eine gewisse Zeit hindurch ihre Virulenz, gelangen in den Staub und werden mit diesem von den Kindern inhaliert. Wenn sie in die Lungen eingedrungen sind, so erzeugen sie Bronchitiden mit Epithelnekrosen oder pneumonische Herde und breiten sich auf dem Wege der Lymphbahnen weiter aus. Fischl sah auf diese Weise Strepto-, Staphylo- und Pneumokokkeninfektionen entstehen. Diagnostisch ist zu bemerken, daß nur das Frühauftreten von klinisch nachweisbaren Lungenerscheinungen im Beginn einer Allgemeinerkrankung für das Vorliegen einer auf Inhalation beruhenden Infektion spricht. Der Leichenbefund allein ist nicht maßgebend, da Lungenaffektionen in dem widerstandsschwachen Organismus sehr leicht sekundär entstehen oder auch auf metastatischem Wege zustandekommen können.

Für die Bedeutung der **enterogenen Sepsis** beim Neugeborenen treten insbesondere Czerny und Keller ein. Sie stützen sich dabei auf Beobachtungen, welche gelehrt haben, daß der Darm der Neugeborenen für solche Bakterien durchgängig werden kann, welche die Darmwand älterer Säuglinge, Kinder und Erwachsener oder die von Versuchstieren nicht passieren läßt. Gleichwie der Soor sich in der Mundhöhle des Neugeborenen bei verhältnismäßig geringfügiger Störung des Allgemeinbefindens ansiedeln kann, genügt auch für die Darmschleimhaut eine relativ geringfügige Herabsetzung der Widerstandskraft des Gesamtorganismus, um eine Gewebsveränderung herbeizuführen, welche den Durchtritt von Bakterien ermöglicht. Die genannten Autoren stützen sich vor allem auf die bekannten Befunde von Czerny und Moser, die bei Kindern der ersten Lebenswochen, welche die klinischen Symptome einer Allgemeininfektion zeigten, im kreisenden Blut Mikroorganismen nachweisen konnten. Czerny und Keller messen diesen bakteriellen Befunden eine sehr große Bedeutung bei. Sie sind der Ansicht, daß die Vereiterung von Frakturstellen, die man gelegentlich bei septisch infizierten Kindern nach unkomplizierten Geburtsverletzungen eintreten sieht, durch die in der Blutbahn kreisenden, aus dem Darminnern stammenden Bakterien hervorgerufen wird; sie schließen sich der Ansicht Kaders über das Wesen der Hämatome des Kopfnickers an und führen die von ihm supponierte Infektion der Muskelwunde auf enterale Infektionen zurück; sie sind endlich geneigt, auch manche Nabelgefäßerkrankungen als sekundäre Lokalisationen einer vom Verdauungstrakt ausgehenden Allgemeininfektion an einem Locus minoris resistentiae anzusehen. Wenn Czerny und Keller schließlich auch den Ikterus neonatorum, die Melaena, die Nephrosen mit der enteralen Sepsis in Beziehung bringen, so ist damit die geradezu ungeheure Bedeutung gekennzeichnet, welche sie der enteralen Infektion in der Pathologie des Neugeborenen beimessen.

Daß den vom Darminnern ausgehenden Infektionen in der Pathologie der ersten Lebenstage tatsächlich eine derartig dominierende Bedeutung zukommt, dürfte kaum allgemein anerkannt werden. Daß aber der Verdauungstrakt als Einbruchspforte der septischen Erkrankungen eine viel größere Bedeutung hat, als man bisher gewöhnlich angenommen hat, steht wohl außer Zweifel. Die Schädigung, welche die Darmschleimhaut für Bakterien durchlässig macht, kann teils von den eingedrungenen Mikroben selbst herrühren (wobei das jeweilige Verhältnis zwischen Widerstandskraft und Organismus und Virulenz der Bakterien in Betracht kommt), teils mag auch die durch den physiologischen Reizkatarrh verursachte Schleimhautalteration eine Rolle spielen. Die Diagnose der enteralen Genese einer septischen Erkrankung stößt freilich im Einzelfall auf Schwierigkeiten, und manche kryptogenetische Sepsis mag in diese Rubrik einzureihen sein. Nicht immer müssen schwere Magendarmsymptome auftreten; ihr Fehlen spricht ebensowenig gegen das Bestehen einer septischen Allgemeinerkrankung enteralen Ursprungs, wie ihr Vorhandensein als für letzteren pathognomonisch betrachtet werden darf.

Für das Auftreten schwerer Allgemeinerscheinungen kommt außer dem Durchtritt von Bakterien auch der anderer Substanzen in Betracht, welche im Darminnern entstehen. Die intestinalen Autointoxikationen des späteren Lebens, welche man wahrscheinlich auf die Resorption toxisch wirkender Abbauprodukte zurückführen darf, die durch die Tätigkeit pathogener Bakterien entstehen, mögen auch in der Pathologie des Neugeborenen ihre Analogien haben. Ganghofner und Langer haben nachgewiesen, daß in den allerersten Lebenstagen der Magendarmtrakt für genuine Eiweißkörper durchgängig ist. Wenn dies tatsächlich der Fall ist, so müßten auch andere hochmolekulare Verbindungen die Darmwand des Neugeborenen relativ leicht durchdringen können. Man sollte demzufolge erwarten, daß während der ersten Lebenstage nicht nur enterogene Bakteriämien, sondern auch enterogene Toxinämien und Autointoxikationen verhältnismäßig leicht zustandekommen.

Leider entsprechen der aus theoretischen Überlegungen sich ergebenden Fülle von Möglichkeiten nur äußerst wenige gut fundierte klinische Tatsachen. Chemische Befunde, welche über das Wesen der toxisch wirkenden Substanzen Aufschluß geben könnten, fehlen bei den enterogenen Infektionen und Intoxikationen des Neugeborenen vorläufig vollständig; und auch die bakteriologischen Befunde sind meist recht wenig überzeugend. Findet man im Verlauf einer septischen Erkrankung Streptokokken im Stuhl, so ist dies immerhin ein Hinweis auf ihre enterale Entstehung. Bei den Staphylokokkenbefunden ist die pathologische Bedeutung der im Stuhl nachgewiesenen Bakterien schon wesentlich geringer. Bei den als Kolisepsis bezeichneten Allgemeininfektionen ist bei Fehlen einer anderweitigen Invasionspforte die Annahme einer enteralen Entstehung am naheliegendsten; die Diagnose kann aber hier nur durch den Nachweis von Bakterien im Blut gesichert werden. Exakte bakteriologische Untersuchungen, welche sich allerdings nicht bloß auf die Durchmusterung von Ausstrichpräparaten und die klinisch gebräuchichen Kulturverfahren erstrecken dürften, sowie Studien über die chemischen Vorgänge im Darminnern wären zur Erweiterung unserer Kenntnisse über die enterale Sepsis und Intoxikation dringendst geboten.

Auf dem Wege des Genitaltrakts und durch die Harnwege, welche im späteren Säuglingsalter relativ nicht so selten die Ausgangsstätte für Allgemeininfektionen bilden, dringen die Sepsiserreger verhältnismäßig selten in den Körper des Neugeborenen ein.

Das neugeborene Kind ist für septische Infektionen sehr empfänglich. Die Bakterien finden in seinen Körper relativ leicht Eingang, durch die physiologische Nabelwunde, die leicht vulnerablen Schleimhäute, die zarte, schuppende Haut, der eine eigentliche Hornschichte noch fehlt, den funktionell rückständigen Darm usw. Die eingedrungenen Bakterien und Gifte breiten sich im Körper leicht aus, da die phagozytäre Tätigkeit der Leukozyten noch eine mangelhafte ist. Reaktive Schwellungen der Lymphdrüsen, welche einer Infektion bis zu einem gewissen Grade Einhalt gebieten, pflegen beim Neugeborenen zu fehlen oder geringgradig zu sein. Seine natürliche Resistenz gegenüber den

Sepsiserregern ist eine ganz besonders geringe. Eine mangelhafte Bildung von Schutzstoffen dürfte bei der Ausbreitung der Krankheitserreger im Körper ebenfalls von Bedeutung sein.

Klinische Symptome, Prognose und Therapie.

Die Symptome der septischen Erkrankungen zerfallen in lokale und allgemeine. Die Lokalsymptome gehen von zirkumskripten, anatomisch abgrenzbaren krankhaften Veränderungen einzelner Organe aus und entsprechen teils dem primären Krankheitsherd, von welchem aus die Sepsis entweder direkt oder nach Ausbreitung in die Nachbarschaft ihren Ausgang nimmt, teils den metastatischen, pyämischen Erkrankungen, welche die im Blute kreisenden Bakterien an entfernten Körperstellen hervorrufen.

Die Symptomatik der Lokalerkrankungen findet sich bei Besprechung der Pathologie der einzelnen Organe und Organsysteme erörtert. Es soll deshalb an dieser Stelle nur in Kürze an die septischen Organerkrankungen erinnert und im übrigen auf die entsprechenden Kapitel verwiesen werden.

Digestionstrakt: Septische Erkrankungen der Mundhöhle, Stomatitis, Zahnkeimentzündung, eitrige Sialoadenitis. Septische Gastroenteritis und Melaena, Peritonitis.

Respirationstrakt: Rhinitis anterior und posterior, Otitis, Bronchitis, Pneumonie, Lungenabszeß, eitrige Pleuritis.

Zirkulationsapparat: Eitrige Perikarditis.

Urogenitaltrakt: Pyelocystitis und -nephritis, Nephrosen, Vulvitis, septische Menorrhagie.

Nervensystem: Meningitis, Enzephalitis.

Skelett: Osteomyelitis, eitrige Arthritis.

Haut: Abszesse, Phlegmonen, Pemphigus und andere infektiöse Exantheme. Mastitis.

Nabel: Entzündliche Lokalerkrankungen, Nabelgefäßerkrankungen.

Die Lokalerkrankungen bieten die für sie charakteristischen Symptome und geben dem Einzelfall sein besonderes Gepräge. Das, was wir als septische Komponente des Krankheitsbildes bezeichnen, bezieht sich weder auf die primären, noch auf die metastatischen Lokalerkrankungen, sondern auf die Allgemeinerscheinungen, die durch die Überschwemmung des Organismus mit toxischen Substanzen hervorgerufen werden. Ihre Wirkung ergibt sich bei der Leicheneröffnung aus den allgemeinen diffusen Degenerationen der parenchymatösen Organe.

Die wichtigsten, wenn auch freilich recht unbestimmten Zeichen der Sepsis bestehen in den Veränderungen des Allgemeinzustandes und der äußeren Körperbeschaffenheit. Die Kinder nehmen ein eigentümlich welkes Aussehen an. Ihr Gesichtsausdruck ist müde, apathisch. An Stelle des gesunden Kindergeschreis tritt schmerzliches Wimmern und Stöhnen oder völlig ruhiges Dahinliegen. Der Turgor der Haut wird schlaff, die Hautfarbe anämisch, grau; besteht gleichzeitig Ikterus, so zeigt die Haut ein für die Sepsis sehr charakteristisches fahlgelbliches Kolorit. Inwieweit es sich hierbei um den durch die septische Anämie beeinflußten Ikterus neonatorum, inwieweit um einen echten Ikterus septicus infolge krankhafter Veränderungen in der Leber handelt, ist im Einzelfall schwer zu entscheiden (s. S. 53). Häufig gesellt sich eine leichte cyanotische Verfärbung der distalen Körperteile, manchmal Sklerem und Sklerödem hinzu. Infolge toxischer Gewebseinschmelzung und Wasserverlust einerseits, mangelhafter Nahrungs- und Flüssigkeitsaufnahme andererseits, kommt es zu rascher Abmagerung und Exsikkation. Das Bild, welches schließlich zustande kommt, besitzt, ohne prononcierte Einzelsymptome zu bieten, doch ein recht charakteristisches Gepräge. Man bezeichnet es als „habitus septicus".

Das für die Sepsis des späteren Lebens so charakteristische septische Fieber gehört beim Neugeborenen zu den inkonstantesten Symptomen. Sein Fehlen gestattet niemals, die Diagnose Sepsis auszuschließen. Daß ausgesprochen debile und frühgeborene Kinder nicht fiebern, ist leicht verständlich, wenn man bedenkt, daß man die bei solchen Kindern bestehenden Untertemperaturen auch durch Wärmezufuhr von außen über ein relativ niedriges Niveau oft nicht hinausbringt. Die Wärmeregulierenden Zentren weisen auch gegenüber den septischen Giften eine gerinee Erregbarkeit auf. Die Fieberlosigkeit ist aber nicht nur eine Eigenschaft der zu Untertemperaturen neigenden Kinder; auch relativ kräftige Neugeborene weisen manchmal, besonders bei den reinen Toxinämien, aber selbst auch bei pyämischen Erkrankungen keine oder auffallend geringe oder rasch vorübergehende Temperatursteigerungen auf, welche leicht unbemerkt bleiben können. Manchmal beginnt die Erkrankung mit Fieber und dieses fällt nach relativ kurzer Zeit ab oder verläuft ganz unregelmäßig. Dmgegenüber kommt freilich auch bei der Sepsis der Neugeborenen fieberhaftr Krankheitsverlauf vor. Die Temperaturen können sehr hoch, bis auf 40⁰ und darüber ansteigen. Das Fieber kann intermittierend, remittierend oder kontinuierlich sein. Andauerndes oder nach einiger Zeit wiederkehrendes Fieber ist auch beim Neugeborenen ein wichtiges diagnostisches Zeichen einer Infektion. Schüttelfröste kommen bei jungen Säuglingen niemals vor, hingegen zeigen diese eine auffallende Neigung zu Kollapserscheinungen.

Erscheinungen von seiten des Zentralnervensystems können auf meningitischen oder enzephalitischen Komplikationen beruhen oder auch durch Ödem und Hyperämie der Meningen und nicht in letzter Linie durch toxische Einflüsse hervorgerufen werden. So beobachtet man zuweilen zerebrale Reizsymptome, Aufregungszustände, Aufschreien, Spasmen, Hypertonie, Tremor; im allgemeinen sind aber derartige Reizerscheinungen nicht häufig; mattes Dahinliegen in leichter Benommenheit kommt entschieden häufiger vor.

Zerebralen Ursprungs sind wahrscheinlich auch die Veränderungen des Atemtypus, die man nicht selten beobachten kann: Beschleunigung und meist auffallende Vertiefung der Atemzüge, manchmal ausgesprochene Dyspnoe. Auch das Erbrechen muß man wohl in vielen Fällen als toxisches, zerebrales Symptom auffassen.

Wie bei den parenteralen Infektionen der Säuglinge überhaupt können auch im Verlauf einer nicht enterogenen Sepsis des Neugeborenen sekundäre Diarrhoeen auftreten.

Als recht charakteristische Symptome der Sepsis, die man freilich nur in einer relativ geringen Zahl von Fällen findet, müssen Exantheme bezeichnet werden, welche bald in Gestalt von skarlatiniformen oder morbillösen Erythemen, bald als pustulöse Ausschläge auftreten. Besonders die hämorrhagischen Exantheme sind fast ausnahmslos septischen Ursprungs; man findet purpuraähnliche Effloreszenzen oder größere Suffusionen, manchmal den sehr charakteristischen hämorrhagischen Pemphigus.

Inwieweit die hämorrhagischen Erscheinungen in anderen Organen septischen Ursprungs sein können, wurde schon früher besprochen. Die Blutungen, welche man im Verlauf einer septischen Erkrankung nicht nur an der Haut, sondern auch an den Schleimhäuten und in den inneren Organen findet, beruhen auf einer toxischen Schädigung der Gefäßwände und müssen deshalb ebenfalls den Allgemeinerscheinungen zugezählt werden. Treten bei einem unklaren, an Sepsis erinnernden Zustand Blutungen aus dem Nabel, Hautblutungen, blutiges Erbrechen, Nasenbluten usw. auf, so sind dies ominöse Symptome, welche die Richtigkeit der vermuteten Diagnose erweisen.

Nach den Berichten aus der voraseptischen Zeit (Ritter, Epstein) scheinen bei der hämorrhagischen Sepsis meist die Nabelblutungen im Vordergrund des Krankheitsbildes gestanden zu sein. Ritter berichtete im Jahre 1871 über 190 Fälle von „Blutungen im frühesten Kindesalter", bei denen bloß in 58 Fällen der Nabel nicht beteiligt war; 97 Fälle betrafen den Nabel allein, in 35 Fällen war die Nabelblutung mit anderen Blutungen (aus Mund, Magen, Darm, Hautdecken, Lidbindehaut, äußerem Ohr, Nase, Harnblase, weibl. Genitale) kombiniert. Die Blutungen, welche in einer großen Zahl der Fälle Begleiterscheinungen zweifellos pyämischer Erkrankungen waren, wurden von Ritter als Ausdruck einer auf dem Boden der Pyämie entstehenden „temporären Hämophilie" bezeichnet. Sie traten am häufigsten in der zweiten Lebenswoche auf. Schon darin liegt ein wesentlicher Unterschied gegenüber den „idiopathischen" hämorrhagischen Erkrankungen der ersten Lebenstage.

Der Verlauf der septischen Erkrankungen ist ein ungemein vielgestaltiger. Neben foudroyant verlaufenden Fällen, welche binnen kürzester Zeit zum Tode führen, gibt es subakut und chronisch verlaufende Formen, die sich über Wochen hinziehen können. Die Erkrankung verläuft manchmal in sehr prägnanter Weise, unter hohem Fieber, mit all den geschilderten Allgemeinsymptomen; in andern Fällen ist aber das Krankheitsbild so wenig charakteristisch, daß man bis zuletzt im Zweifel sein kann, ob tatsächlich eine Allgemeininfektion vorliegt, oder nicht etwa bloß eine allgemeine Konstitutionsschwäche, der Folgezustand einer Unterernährung, eine beginnende Ernährungsstörung. Insbesondere bei frühgeborenen Kindern sind derartige symptomlose Krankheitsbilder relativ häufig. Die Diagnose „Sepsis" ist, besonders wenn eine klinisch nachweisbare Lokalerkrankung fehlt, oft ebenso schwer mit Sicherheit zu stellen, wie mit Sicherheit auszuschließen. Unsere klinischen Untersuchungsmethoden geben nur selten entscheidende Aufschlüsse. Auf die Unzuverlässigkeit der Temperaturmessung wurde schon hingewiesen. Der Nachweis eines akuten Milztumors ist zwar ein diagnostisch bedeutungsvolles Symptom, doch muß man sich davor hüten, jede palpable Milz als septischen Milztumor zu deuten. Findet man im Harn eine etwas stärkere Albuminurie, als dem Alter des Kindes entspricht, so kann eine Allgemeininfektion die Ursache sein; es kann sich aber ebenso um eine Folge einer nicht bakteriellen Intoxikation, vielleicht auch der Unterernährung handeln. Die morphologische Untersuchung des Blutes gibt deshalb meist keine sicheren Aufschlüsse, da eine stärkere Leukozytose gerade bei der Sepsis der Neugeborenen meist zu fehlen pflegt. Die Herabsetzung der Gerinnbarkeit des Blutes ist ebenfalls kein für die Sepsis pathognomonisches Symptom wenn man ihr nicht die hämorrhagischen Erkrankungen überhaupt zuzuzählen geneigt ist. Die sichersten Aufschlüsse sind natürlich von der bakteriologischen Untersuchung des Blutes zu erwarten; sie haben auch tatsächlich schon wiederholt die Sicherstellung der Diagnose ermöglicht. Aber, — ganz abgesehen von den Toxinämien, bei welchen keine Bakterien im Blute kreisen, — muß die Blutentnahme, wenn ihr Resultat verwertet werden soll, unter dermaßen sterilen Kautelen vorgenommen werden, daß ihre allgemeine Verwendung zu diagnostischen Zwecken auf erhebliche Schwierigkeiten stößt. So sind wir vielfach darauf angewiesen, uns mit einer Wahrscheinlichkeitsdiagnose zu begnügen.

Die Prognose der septischen Erkrankungen ist eine sehr ernste, wenigstens dort, wo die Sepsis aus dem klinischen Bild mit Sicherheit diagnostiziert werden kann. Die Schädigung des Gesamtorganismus ist in solchen Fällen meist eine so bedeutende, daß eine Restitution nicht mehr möglich ist; selbst dann nicht, wenn es gelänge, die septischen Mikroorganismen aus dem Körper zu entfernen. Demgegenüber steht es aber wohl außer Zweifel, daß leichte oder schleichend verlaufende Infektionen überwunden werden können. Es ist sehr wohl möglich, daß manche während des späteren Säuglingsalters als

Konstitutionsschwäche imponierende Ernährungs- oder Wachstumsstörung, manche Dekomposition oder Pädatrophie in einer unerkannten septischen Infektion der Neugeborenenperiode ihren Ursprung hat, sei es daß es sich um eine „chronische Sepsis" handelt, sei es daß die überwundene Infektion eine Minderwertigkeit und Widerstandsschwäche der Organe zurückgelassen hat.

Die Therapie der manifesten septischen Erkrankungen ist eine recht wenig aussichtsreiche. Mit der Einverleibung von Antiseris hat man bisher keine befriedigenden Erfolge erzielen können. Auch bezüglich der Wirkung anderer gegen die Allgemeininfektion zielender Heilmittel (Kollargol, Elektrargol) ist große Skepsis am Platz. Da sie sicherlich unschädlich sind, kann man und soll man sie in Ermanglung sicherer wirkender Mittel getrost anwenden, entweder intravenös oder subkutan. Wiederholte Kochsalzinfusionen sind sehr zu empfehlen, um der Exsikkation vorzubeugen; vielleicht wirken sie auch im Sinne einer besseren Durchspülung des mit Giftstoffen überladenen Körpers. Aus denselben Gründen ist auch für eine tunlichst reichliche Flüssigkeitszufuhr per os zu sorgen; freilich stößt man hierbei in Anbetracht der geringen Trinkneigung schwer kranker Kinder meist bald auf Widerstand. Gegen die Kollapszustände kämpft man in gewohnter Weise durch Analeptika an (Injektion von Ol. camphor. à 0,5, Digalen $\frac{1}{2}$ ccm, Coffein. natriosalicyl. 0,05 usw.); auch Senfbäder oder Senfwickel sind oft von guter symptomatischer Wirkung. Bei hohem Fieber gelingt es durch kühle Einpackungen gewöhnlich unschwer die Temperatur herabzudrücken.

Einen septisch erkrankten Neugeborenen anders als mit Frauenmilch ernähren zu wollen, muß a priori als aussichtslos bezeichnet werden. Da die Trinkmengen eines solchen Kindes stets sehr geringe sind, wird auch eine relativ milcharme Brust wohl meist genügende Mengen Nahrung zu liefern imstande sein. Die Milch muß in Anbetracht der Trinkschwäche des Kindes gewöhnlich abgezogen verwendet und aus der Flasche oder mit dem Löffel verfüttert werden.

Prophylaxe der Sepsis. Pflege des Neugeborenen.

Obzwar man bei Ausbruch einer klinisch manifesten septischen Erkrankung trotz der düsteren Prognose den Kampf nicht von vornherein aufgeben darf, so dürften doch unsere Bestrebungen, die Sepsis zu heilen, vorläufig wenig aussichtsreich sein. Hierin liegt aber auch gar nicht unsere erste Aufgabe. Wir kennen heute die Mittel und Wege, um das neugeborene Kind vor den in früherer Zeit so verheerend wirkenden septischen Erkrankungen im weitesten Maße zu schützen. Wenn auch heute noch Sepsisfälle vorkommen, so mag dies gewiß zum Teil darin liegen, daß auch unseren prophylaktischen Bestrebungen gewisse Grenzen gezogen sind (Infektionen ante und intra partum). Andererseits kann aber nicht geleugnet werden, daß der Pflege des Neugeborenen nicht immer jene Sorgfalt zugewendet wird, welche ihr in Anbetracht ihrer ganz enormen hygienischen Bedeutung zukommt. Wenn es auch außer unserer Macht liegt, den Menschen vor dem zu bewahren, wozu während seines Fetallebens der Grund gelegt wurde, was durch seine Konstitution bedingt ist, was er von seinen Eltern und Vorfahren ererbt hat und in seiner Anlage auf die Welt mitbringt, so sind wir doch in der Lage, das neugeborene Kind vom ersten Lebenstag an vor jenen Gefahren zu schützen, welche das extrauterine Leben mit sich bringt. Von den drei Gruppen der Ernährungsstörungen des Säuglingsalters (— wir können, den Begriff erweiternd, auch von „Gesundheitsstörungen" sprechen —), den Störungen e constitutione, ex alimentatione und ex infectione, müssen wir nur die ersten als unvermeidlich hinnehmen; die andern beiden können wir hintanhälten: wir müssen dem Kind die optimalsten Ernährungsbedingungen schaffen, indem wir unter allen Umständen die Frauenmilchernährung durchzusetzen bestrebt sind; wir müssen durch Asepsis und Reinlichkeit jede vermeidbare Infektion von ihm fernhalten! Früher oder später wird jeder Mensch, mag er noch so hygienisch leben, den seiner Gesundheit drohenden Gefahren entgegen treten müssen; die Aufgabe der Säuglingspflege ist es, diese Gefahren wenigstens in der ersten Lebenszeit so gut als möglich vom Kind fernzuhalten. Je ungeschädigter es ihnen später zum erstenmal begegnet, desto leichter wird es sie überwinden. Die klinische Erfahrung lehrt, daß bei gesunden Kindern die Resistenz gegenüber alimentären und infektiösen Schädlichkeiten während des ersten Lebensjahres mit zunehmendem Alter ziemlich rasch anzusteigen pflegt, daß sich die Prognose vieler Krankheitszustände, die im ersten Vierteljahr noch sehr ernst ist, im zweiten Viertel- oder Halbjahr wesentlich besser gestaltet. Das neugeborene Kind, für das selbst jeder physiologische Reiz etwas Neues und Ungewohntes darstellt, das unter ganz normalen Verhältnissen eine Rückständigkeit seiner Lebensfunktionen aufweist, ist gegenüber einer großen Zahl von Krankheitsursachen ganz besonders empfindlich und vulnerabel.

Außer den für das Säuglingsalter überhaupt geltenden Regeln der Kinderpflege bedarf es für das neugeborene Kind noch besonderer Vorschriften. Es ist eine Lücke in den Kenntnissen vieler moderner Säuglingspflegerinnen, daß sie über die Eigentümlichkeiten des Neugeborenen und die Besonderheiten, die seine Pflege erheischt, keine praktische Erfahrung besitzen. Außer der Behandlung des Nabelstrangs und der Nabelwunde (s. S. 374) ist es vor allem die Ernährungstechnik während der ersten Stilltage, die insbesondere bei Stillschwierigkeiten eine große Erfahrung und die Kenntnis vieler besonderer Handgriffe erfordert, wie sie nur durch Übung gelernt werden können. Wie wichtig die Tätigkeit der Pflegeperson ist, welche während dieser Zeit der stillenden Mutter behilflich sein soll, wurde bereits früher auseinandergesetzt. Ein weiterer, nicht minder wichtiger Teil der Neugeborenenpflege bezieht sich auf die prophylaktischen Vorkehrungen, welche notwendig sind, um den Infektionen während der Wochenbettsperiode der Mutter vorzubeugen.

Wenn wir vorerst die in Gebäranstalten notwendigen prophylaktischen Maßnahmen ins Auge fassen, so muß als die ideale Einrichtung die absolute Trennung von Wochenbetts- und Kindespflege und die möglichste Trennung der Kinder von den Wöchnerinnen bezeichnet werden. Die Kinder sollen in einem eigenen Zimmer untergebracht sein und nur zu den Mahlzeiten in den mit Wöchnerinnen belegten Raum gebracht werden; sie sollen ein eigenes Pflegepersonal haben, das mit der Pflege der Wöchnerinnen nichts zu tun und nur die Reinigung der Brüste zu besorgen hat. Eine solche, den modernen hygienischen Anforderungen gerecht werdende, für Mütter und Kinder gleich wohltätige Organisation der Wochenbett- und Säuglingspflege findet man leider nicht an allen Entbindungsanstalten. Selbst in großen und modern eingerichteten Frauenkliniken ist es vielfach noch Brauch, daß die Neugeborenen in den Wochenzimmern, und zwar in unmittelbarer Nachbarschaft der Wöchnerinnen untergebracht sind, daß das selbe (quantitativ oft ganz unzureichende) Pflegepersonal Mütter und Kinder zu besorgen hat. Es darf nicht verschwiegen werden, daß solche altmodische Einrichtungen, an welchen man nur aus Sparsamkeitsrücksichten festhält, auf Kosten der Ordnung und Hygiene beibehalten werden, und daß die leider immer noch vorkommenden septischen Erkrankungen der Kinder in erster Linie ihnen zuzuschreiben sein dürften. Wie wünschenswert es wäre, daß hier noch die letzten Reformen geschaffen würden, ergibt sich aus den geradezu wunderbaren Erfolgen, welche die Asepsis der modernen Geburtshilfe auch für die Kinder mit sich gebracht hat. Die während und unmittelbar nach der Geburt zustande kommenden Infektionen sind im allgemeinen wohl auf das erreichbare Minimum reduziert: Infektionen des Kindes durch Instrumente, Wäsche, Verbandmaterial usw. kommen um diese Zeit nur bei grober Verletzung der geburtshilflichen Vorschriften vor. Auch die Häufigkeit der durch infiziertes Genitalsekret zustande kommenden schweren Infektionen der Kinder ist durch die prophylaktischen Regeln bezüglich der Schwangernuntersuchung usw. soweit als möglich herabgedrückt. Aber gerade in dieser Hinsicht sind weitere Vorschriftsmaßregeln dringend geboten. Das Lochialsekret enthält stets Bakterien, welche selbst bei klinisch gesunden Müttern häufig pathogener Art sind, wenigstens für das Neugeborene. Die Kindespflege in Wochenzimmern muß auf diese wichtige Infektionsquelle Rücksicht nehmen. Beschmutzte Vorlagen und Wäschestücke müssen sofort in abgeschlossene Behälter kommen oder sogleich aus dem Zimmer entfernt werden, um ein Eintrocknen des infektiösen Sekretes und die daraus resultierende Luftinfektion zu verhindern. Noch gefährlicher als letztere ist natürlich die direkte Übertragung der Krankheitskeime durch die Hände der Mutter und die der Wochenbettspflegerin, welche bei aller Reinlichkeit mit infektiösem Material in Berührung kommen müssen. Aus diesem Grund soll sich wenigstens die Mutter mit dem Neugeborenen so wenig als möglich befassen; soweit dies nicht zu umgehen ist, muß sie genau darüber informiert werden, daß sie sowohl das Kind als auch ihre Brustwarzen nur mit gut gereinigten Händen berühren darf. Daß die Brüste selbst täglich gründlich gewaschen werden müssen, daß sie mit einem reinen Tuch oder Gazestück oder wenigstens mit tadellos sauberer Leibwäsche bedeckt sein müssen, wurde schon früher erwähnt. Alles, was sonst mit dem Mund des Kindes in Kontakt kommt (Warzenhütchen, Sauger etc.), muß täglich ausgekocht oder im Dampfstrom sterilisiert und in der Zwischenzeit in abgekochtem Wasser oder Borwasser oder in einem reinen Tuch aufgehoben werden.

In manchen Gebäranstalten ist zwar die räumliche Trennung der Kinder von den Müttern nicht durchgeführt, aber wenigstens die Wochenbett- und Kindespflege getrenntem Personal anvertraut. Wo auch dies nicht der Fall ist, müssen die hygienischen Anforderungen, welche an die Pflegepersonen gestellt werden, ganz besonders strenge sein. Leider gelangt man gerade in dieser Hinsicht mit seinen Forderungen und Wünschen bald an die Grenze der Erfüllbarkeit.

In dem Leitfaden der Säuglingspflege von Pescatore-Langstein werden den Pflegerinnen folgende zwei Hauptgebote eingeschärft:

„1. Berühren Sie niemals zwei Kinder nacheinander, ohne sich zwischendurch gründlich die Hände gereinigt zu haben. Mit andern Worten: Nach der Berührung eines jeden Kindes muß ganz mechanisch Ihr Schritt sich mit automatischer Sicherheit dem Waschbecken zuwenden.

2. Jeder Gebrauchsgegenstand, der irgendwie, sei es direkt oder indirekt, mit einem Kinde in Berührung gekommen ist, darf nur noch für dieses Kind benutzt werden, andernfalls wird er vor weiterem Gebrauch gründlich desinfiziert."

Während die zweite dieser „goldenen Regeln der Säuglingspflege in Anstalten" in modernen Entbindungsanstalten befolgt wird oder doch befolgt werden kann, dürfte man mit der ersten Forderung infolge Überbürdung des Personals vielfach auf Widerstand stoßen. Wenn ein Kind im Laufe von 24 Stunden selbst nur sechsmal umgewickelt wird, so müßte sich die Pflegerin, wenn sie allein die Kinder zu besorgen hat, bei einem Zimmerbelag von etwa

20 Wöchnerinnen, mindestens 120 mal im Tag die Hände waschen; hat sie außerdem noch die Wöchnerinnen zu pflegen, so wird selbst bei Unterstützung durch eine Hilfsperson die Mindestzahl der erforderlichen Waschungen mit 200 nicht zu hoch geschätzt sein. Es ist einfach unmöglich, daß hierbei die Reinigung in exakter Weise geschieht.

Wenn die septischen Infektionen trotz dieser äußerst mißlichen Zustände relativ selten vorkommen und nur ausnahmsweise schwerer Art sind, so ist dies, wie früher erwähnt, nur der Asepsis während der Entbindung und der Reinlichkeit der Wochenzimmer zu danken: die Infektionsgelegenheit ist eben eine relativ geringe. Wenn aber die infektiösen Erkrankungen selbst in modernen Gebäranstalten noch nicht zu den ganz seltenen Ausnahmen gehören, so hat dies nur darin seinen Grund, daß hier die Kindespflege noch lange nicht auf dem Niveau steht, das heute für alle Säuglingsanstalten gefordert wird. Es ist dies in Anbetracht der Gefährlichkeit der Infektionen gerade während der Neugeborenenperiode besonders bedauerlich. Und dabei handelt es sich hier nur um eine Geldfrage: sobald die Zahl der Pflegepersonen so weit vermehrt sein wird, daß die modernen, gewiß nicht übertriebenen hygienischen Anforderungen der Säuglingspflege erfüllt werden können, sobald genügende Mengen Wäsche für die Kinder zur Verfügung sein werden, wird auch die (heute vielfach noch um einige Jahrzehnte rückständige) Neugeborenenpflege in Gebäranstalten den Erfolg aufweisen, daß alle Kinder in hygienisch tadellosem Zustand die Anstalt verlassen.

Für die Pflege des Neugeborenen im Privathaus gelten im wesentlichen dieselben Regeln. Da wohl nur selten eine eigene Pflegerin für das Kind zur Verfügung steht, muß darauf geachtet werden, daß die mit der Pflege von Mutter und Kind betraute Hebamme letztere stets zuerst versorgt und sich vor Berührung des Kindes gründlich die Hände wäscht.

Das neugeborene Kind muß, wenn schon nicht gebadet, so doch täglich gründlich gewaschen werden (s. S. 377). Um das Entstehen eines Intertrigo hintanzuhalten, ist ein möglichst häufiges Umwickeln des Kindes in trockene, reine Windeln dringendst geboten. Einpudern mit einer dünnen Schichte Federweiß oder irgend einem Kinderpuder ist bei intakter Haut vielleicht nicht notwendig, schadet aber nicht.

Bezüglich der Kleidung des Neugeborenen gelten dieselben Regeln wie für das Säuglingsalter überhaupt: über die dreieckig zusammengelegte Windel, welche der Haut anliegt, kommt eine kleinere oder quadratisch zusammengelegte Windel und darüber ein Stückchen impermeabler Stoff oder Gummituch, welches nicht zu groß sein darf, nicht zirkulär den Körper einhüllen soll. Zuletzt wickelt man das Kind in das aus weichem Flanell bestehende Wickeltuch, möglichst locker, dabei aber doch genügend fest. Der Oberkörper wird mit Hemdchen und Jäckchen bekleidet. Was die Wickelpolster und Steckkissen betrifft, so sprechen sich die modernen Säuglingsärzte vielfach gegen ihre Verwendung aus; für das neugeborene Kind wird man sie aber wohl bewilligen dürfen, mag auch eine gewöhnliche Decke und ein Kopfkissen genügen. Es ist selbstverständlich, daß das Kind nicht fest eingeschnürt werden soll, daß die leicht flektierten Beine nicht mit Gewalt gerade gestreckt werden dürfen, daß die Ärmchen für gewöhnlich nicht mit eingepackt werden sollen; in Anbetracht der Thermolabilität des jungen Säuglings ist aber die warme Umhüllung des Steckkissens nicht nur für frühgeborene und lebensschwache, sondern auch für ausgetragene kräftige Kinder recht zweckmäßig. Muß man doch bei schwachen Kindern in den ersten Tagen trotz Steckkissen häufig Wärmeflaschen ins Bettchen legen, um die Körpertemperatur auf einem normalen Niveau zu erhalten.

Es scheint fast überflüssig, darauf hinzuweisen, daß der Überzug des Steckkissens waschbar und gleich der übrigen Wäsche von weißer Farbe sein soll, um hierdurch der absoluten Reinlichkeit Gewähr zu leisten. Das ist aber leider durchaus nicht immer der Fall. Man sieht mit Verwunderung, daß selbst in modernst eingerichteten Spitälern die Kinder in die buntesten und bezüglich Reinlichkeit den bescheidensten Ansprüchen nicht Genüge leistenden Wickelpolster eingehüllt sind — bloß deshalb, weil die sparsamen Spitalverwaltungen für die neugeborenen Kinder außer den Windeln keine Wäsche zur Verfügung stellen.

Die Wärme der Kleidung erlaubt es, die gewöhnliche Zimmertemperatur von 15⁰ nicht zu überschreiten. Eine mäßig temperierte Atemluft ist für das Kind unter allen Umständen sehr zuträglich. Durch gründliche Lüftung ist dafür zu sorgen, daß die Zimmerluft stets frisch und rein erhalten wird. Außer der Luft soll auch dem Licht in das Zimmer, in welchem das neugeborene Kind liegt, ungehindert Einlaß gewährt werden (s. S. 64).

Aufgabe des Arztes und der Pflegerin ist es, dafür zu sorgen, daß der Säugling vom ersten Tag seines Lebens an in einem hygienischen Milieu lebt, das keine für das Kind gefährlichen pathogenen Keime enthält. Diesbezüglich sind weniger die Puerperalerkrankungen der Mutter zu befürchten. Vor diesen kann das Kind durch eine gewissenhafte Pflege fast mit absoluter Sicherheit geschützt werden, ohne von der Mutter getrennt werden zu müssen; auch das Stillen bringt ja in solchen Fällen für das Kind meist keine Nachteile mit sich. Viel gefährlicher sind die Erkrankungen der Atmungsorgane, welche zu einer Infektion der Zimmerluft führen, insbesondere die Lungentuberkulose. Es ist von ganz eminenter Bedeutung, daß die Personen, welche das neugeborene Kind umgeben, in dieser Hinsicht gesund sind.

Auch dort, wo den neugeborenen Kindern große Sorgfalt zugewendet wird, sind die in bester Absicht getroffenen Vorsichtsmaßregeln häufig recht verkehrte. Man ängstigt sich vor „Verkühlungen“ und wickelt das Kind in ganz übertriebener Weise ein; man behütet es ängstlich vor frischer Luft und stellt es behutsam ins Dunkle, um seine Augen zu schonen — alles Dinge, welche nicht nur überflüssig sind, sondern direkt schädlich wirken können. Andererseits übersieht man oft, wie verhängnisvoll ein gewöhnlicher Schnupfen oder eine leichte Grippe eines Erwachsenen für einen jungen Säugling sein kann, wie gefährlich ein allzu inniger Kontakt mit der Wöchnerin!

Die Aufklärung über die Regeln der Neugeborenenpflege gehört zu den wichtigsten Aufgaben der Hygiene. Die Prophylaxe, jener vornehmste Zweig der Therapie, muß am ersten Lebenstag beginnen!

Literaturverzeichnis.

Abels, H., Über Manifestwerden von Athyreosis (Myxödem) bei Neugeborenen. Wien. klin. Wochenschr. 1911, S. 1581. — Derselbe, Zur Pathogenese der Mikromelie. Festschr. f. Kassowitz, Berlin 1912, S. 1. — Ablaß, Die Impfung Neugeborener. Inaug.-Diss., Breslau 1889, zit. nach Klotz. — Abrahams (1898), zit. nach Stumpf. — Abramow, Beitrag zur Pathogenese des Ikterus. Virchows Arch. 181, 201, 1905. — Abt, Spontaneous Hemorrhage in new-born children. Journ. Amer. Med. Assoc. 40, I, 1903. — Achalme, zit. nach Herrgott. — Adachi und Fujisawa, Mongolenkinderfleck bei Europäern. Zeitschr. f. Morphol. u. Anthropol. 6, 1903, S. 132. — Adam, C., Über eine neue Behandlungsmethode der Augenblennorrhoe bei Erwachsenen und Kindern. Therap. Monatshefte, März 1908. — Adamkiewicz, Ein Fall von Hebammenpfuscherei. Vierteljahrsschr. f. ger. Med. N. F. 49, 150, 1888. — Afanassiew, M., Über Ikterus und Hämoglobinurie etc. Zeitschr. f. klin. Med. 6, 1883, S. 281. — Ahlfeld, Die Entstehung des Nabelschnurbruchs und der Blasenspalte. Arch. f. Gyn. 11, 85, 1877. — Derselbe, Die Behandlung des Nabelschnurrestes. Zentralbl. f. Gyn. 24, 337, 1900. — Derselbe, Die Zunkunft der nach künstlicher Einleitung der Geburt frühgeborenen Kinder. Zentralbl. f. Gyn. 25, 537, 1901. — Derselbe, Schutz der Neugeborenen während der Abstoßung des Nabelschnurrestes. Zentralbl. f. Kinderheilk. 9, 1, 1904. — Derselbe, Wahre und scheinbare Transposition größerer Körperteile nach Abschnürung durch amniotische Stränge. Mon. f. Geb. u. Gyn. 22, 1905, 191. — Derselbe, Abnabelung, Nabelverband und Behandlung des Nabelschnurrestes. Deutsche med. Wochenschr. 1908, Nr. 6. — Derselbe, Ausgetragene und doch nicht reife Kinder. Zeitschr. f. Geb. u. Gyn. 61, 1908, 463. — Derselbe, Die Behandlung des Scheintods Neugeborener. Zeitschr. f. Geb. u. Gyn. 68, 131, 1911. — Aichel, Beitrag zur Gonorrhöe der Geschlechtsteile des neugeborenen Mädchens. Beitr. z. Geb. u. Gyn. 2, 281, 1889. — Aitken, J., Congenital, hereditary and family Haematuria. Lancet 1909, II, p. 444. — Albers, zit. nach Kreuter. — Albrecht, Über Tuberkulose des Kindesalters. Wien. klin. Wochenschr. 22, 1909, 327. — Albu, Die Bewertung der Viszeralptosis als Konstitutionsanomalie. Berl. klin. Wochenschr. 1909, 289. — Alder, E., Fall von angeborener funktioneller Pylorushyperplasie etc. Jahrb. f. Kinderheilk. 67, E. H. 197, 1908. — Alexander, B., Syphilis der fötalen Wirbelsäule auf Grund der Untersuchungen mit X-Strahlen. Beitr. z. pathol. Anat. u. allg. Path. 52, 1912, 224. — Alexander, G., Die Reflexerregbarkeit des Ohrlabyrinthes am menschlichen Neugeborenen. Zeitschr. f. Sinnesphysiologie 45, 1911, 153. — Allaria, zit. nach Koeppe, Sommerfelds Handb. d. Milchk. Wiesbaden 1907. — Almquist, E., Pemphigus neonatorum bacteriologisch und epidemiologisch beleuchtet. Zeitschr. f. Hygiene 10, 1892, 253. — Alsberg, Über Porencephalie. Arch. f. Kinderheilk. 33, 1902, 120. — Derselbe, Zur Anatomie der Mißbildungen des Urogenitalapparates. Arch. f. Kinderheilk. 30, 1900, 1. — Althoff, Tödliche Blutung aus den Nabelschnurgefäßen eines 12 Tage alten Kindes einer Bluterfamilie. Münch. med. Wochenschr. 1909, 2115. — Altkaufer, Beitrag zur Kasuistik von tödlichen Nabelblutungen bei Neugeborenen. Przegl. Pedj. 1909, H. 4—5. Ref. v. Rozenblat, Jahrb. f. Kinderheilk. 71, S. 235. — Amberg, S. und Morill, M. P., Über die Kreatininausscheidung beim neugeborenen Kinde. Journ. of Biol. Chemistry 3, 1907, 311. Ref. Monatsschr. f. Kinderheilk. 6, 534. — Amerling, Die Viskosität des Blutes bei Neugeborenen. Zentralbl. f. Kinderheilk. 14, 1909, 339. — Anders, Über Melaena neonatorum. Greifswald 1885, zit. nach Shukowsky. — Anders und Morgan, Tetanus neonatorum. Journ. of Amer. med. Assoc. 47, 1906, 25. — Andrei, Beitrag zum Studium der eitrigen Lymphangioitis des Skrotums. Riv. di chir. Ped. Februar 1909. Ref. Jahrb. f. Kinderheilk. 70, 1909, 104. — Andrewes, Angeborene

Tuberkulose beim Menschen. Ref. Deutsche med. Wochenschr. 1903, V.-B. 64. — Antonelli, A., Die vom Tränenkanal ausgehende Conjunctivitis der Neugeborenen etc. Ann. de méd. et chir. inf. 1905, 9. Jahrg. 15. Ref. Arch. f. Kinderheilk. 45, 440. — Archangelsky, W. und Abrikosoff, A., Ein Fall von Myatonia congenita Oppenheim mit Autopsie. Arch. f. Kinderheilk. 56, 1911, 101. — Arkwright, Eine Familienserie tödlicher und gefährlicher Fälle von Ikterus neonatorum. Edinb. med. Journ. 1902, August. Ref. v. Spiegelberg, Jahrb. f. Kinderheilk. 56, 763. — Arneth, Die Leukocytose in der Schwangerschaft während und nach der Geburt und die Leukocytose der Neugeborenen. Arch. f. Gyn. 74, 1905, 145. — Arnold, Die Morphologie der Milch und Kolostrumsekretion. Beitr. z. pathol. Anat. u. allg. Pathol. 38, 1905. 421. — Aronade, Die Tuberkulose des Säuglings. Erg. d. inn. Med. u. Kinderheilk. 4, 1909. 134. — Aronstamm, O., Stoffwechselversuche an Neugeborenen. Arch. f. Kinderheilk. 37, 1903, 66. — Aschner und Grigoriu, Placenta, Fötus und Keimdrüse in ihrer Wirkung auf die Milchsekretion. Arch. f. Gyn. 94, 1911, 766. — Aschoff, Über das Verhältnis der Leber und des Zwerchfells zu den Nabelschnur- und Bauchbrüchen. Virchows Arch. 144, 1896, 511. — Ascoli, Passiert Eiweiß die placentare Scheidewand? Zeitschr. f. physiol. Chem. 36, 1902, 498. — Ashby und Wright, zit. nach Busfield. — D'Astros, L'épistaxis chez le nouveau-né. Arch. d. méd. des enfants V, 1902. Ref. Jahrb. f. Kinderheilk. 56, 121. — Derselbe, Pleuritis bei Neugeborenen. Ped. pratique 1903. Ref. Arch. f. Kinderheilk. 40, 408. — Derselbe, Les oedèmes chez le nouveau-né et les nourrissons. Rev. mens. les maladies de l'enf. 25 Sept. 1907. Ref. L. Ballin Jahrb. f. Kinderheilk. 67, 1908, 234. — Auden, G. A., Diphtherie bei Neugeborenen. The Lancet, 19 April 1902. Ref. Arch. f. Kinderheilk. 38, 1904, 247. — Auerbach, P., Über eitrige Speicheldrüsenentzündung bei Säuglingen. Jahrb. f. Kinderheilk. 72, 1910, 209. — Aufrecht, Akute Leberatrophie bei Sklerema neonatorum. Zentralbl. f. inn. Med. 1896, 273. — Aunders, zit. nach Shukowski.

Bab, H., Bakteriologie u. Biologie der kongenitalen Syphilis. Zeitschr. f. Geb. u. Gyn. 60, 1907, 161. — Derselbe, Spirochätenbefund im menschlichen Auge. Beitrag zur Genese der Augenerkrankungen bei hereditärer Lues. Deutsche med. Wochenschr. 1906, 48, 1945. — Babàk, E., Über die Wärmeregulation der Neugeborenen. Pflügers Arch. 89, 1902, 154, — Bach, Zwei Fälle von angeborenem Herzfehler. Arch. f. Kinderheilk. 50, 1909, 31. — Bade, P., Zur Frühdiagnose der angeborenen Subluxatio und Luxatio coxae. Münch. med. Wochenschr. 1902, 1415. — Bärensprung, Die hereditäre Syphilis. Berlin 1864. Zit. nach Mendelsohn. — Derselbe, Untersuchungen über die Temperaturverhältnisse des Fötus usw. Müllers Arch. f. Anat. u. Physiol. 1851, 156. Zit. nach Jundell. — Bähreke, Diss. Leipzig 1896, zit. nach Vassmer. — Baginsky, Über den plötzlichen Tod im Kindesalter. Zentralzeitg. f. Kinderheilk. 2, 1879, zit. nach Klose. — Derselbe (und Kitasato), Ein Fall von Trismus und Tetanus neonatorum. Berl. klin. Wochenschr. 1891, 176. — Baisch, Erfolge und Aussichten der Behandlung der hereditären Lues. Monatschr. f. Geb. u. Gyn. 34, 1911, 273. — Derselbe, „Melaena". Winckels Handb. d. Geb. III, 254. — Derselbe, Der Pemphigus syphiliticus der Neugeborenen. Münch. med. Wochenschr. 1911, 240. — Baldassari, Über einen Fall von Melaena neonatorum. Gyn. Rundschau 5, 1911, 682. — Balin, Ein Fall von Verblutungstod aus der unterbundenen Nabelschnur. Zentralbl. f. Gyn. 24, 1900, 1125. — Ballantyne, Congenital measles etc. Arch. of Ped. 1893. Ref. Jahrb. f. Kinderheilk. 36, 406. — Ballantyne-Milligan, A case of scarlett fever in pregnancy with infection of the foetus. Transact. of the Edinb. obst. soc. 18, 1892/93, 177. Zit. nach Kehrer. — Ballin, Die Behandlung des Pemphigus neonatorum. Therap. d. Gegenw. Juli 1904, 311. — Derselbe, Zur Ätiologie und Klinik des Stridor congen. Jahrb. f. Kinderheilkunde 62, 1905, 808. — Baguis, Elia, Über die angeborenen geschwulstähnlichen drüsigen Mißbildungen des vorderen Bulbusabschnitts. Gräfes Archiv für Ophthalm. 64, 1906, 187. — Bar et Grandhomme, (Maladie bronzée hématurique). Soc. méd. pratique 1889. Zit. nach Knöpfelmacher. — Derselbe und Renon, Ikterus grav. bei einem Neugeborenen mit Lebersyphilis durch Prot. vulg. Soc. de Biol. Mai 1895. Ref. Arch. f. Kinderheilk. 24. 1907, — Bar, P. et Daunnay, Syphilis. La Clin. inf. 1908, 13. — Baron, Der Eiweißgehalt und die Lymphocyten des Liquor cerebrospinalis bei Säigl. mit Lues congenita. Jahrb. f. Kinderheilk. 69, 1909, 25. — Barneff, zit. nach Wagenmann. — Barrs, A. G., Notes on a case of sclerema neonatorum. Brit. med. Journ. 1889, 994. — Bartel, Ein Beitrag zur Kasuistik der Tumoren der Sakralgegend. Wien. klin. Wochenschr. 1904, 213. — Barth, Über die Inversion des offenen Meckelschen Divertikels usw. Deutsche Zeitschr. f. Chir. 26, 1887, 193. — Basch, Zur Anatomie und Physiologie der Brustwarze. Arch. f. Gyn. 44, 1893, 15. — Derselbe, Beitrag zur Physiologie und Pathologie der Thymus. Jahrb. f. Kinderheilk. 64, 1906, 285. — Derselbe, Über experimentelle Auslösung von Milchabsonderung. Monatsschr. f. Kinderheilk. 8, 1909, 513. — Derselbe, Über experimentelle Milchauslösung und über das Verhalten der Milchabsonderung bei den zusammengewachsenen Schwestern

Blazek. Deutsche med. Wochenschr. 1910, 987. — Derselbe, Einige viskosimetrische Beobachtungen an der Milch des Menschen. Wien. klin. Wochenschr. 1911, 1592. — Derselbe, Die Brustdrüsensekretion des Kindes als Maßstab der Stillfähigkeit der Mutter. Münch. med. Wochenschr. 1911, 2266. — Derselbe und Weleminsky, Über die Ausscheidung von Krankheitserregern durch die Milch. Jahrb. f. Kinderheilk. 47, 1898, 105. — Basset, R., Über Chondrodystrophia foetalis. Monatsschr. f. Geb. u. Gyn. 33, 1911, 563. — Bauer, A., Sklerem eines Neugeborenen. Deutsche med. Wochenschr. 1908, 421. — Derselbe, Nasenbluten eines syphilitischen Neugeborenen. Allg. med. Zentralzeitg. 1904, Nr. 4. — Bauer, Fr., Zur Ätiologie der Melaena neonatorum. Münch. med. Wochenschr. 1904, 1207. — Bauer, J., Das Collessche Gesetz im Lichte der modernen Serumforschung. Wien. klin. Wochenschr. 1908, 1259. — Bauer, Über die Durchgängigkeit des Magendarmkanals für Eiweiß- und Immunkörper und deren Bedeutung für die Physiologie und Pathologie des Säuglings. Arch. f. Kinderheilk. 42, 1905, 399. — Bauereisen, Die Beziehungen zwischen Eiweiß der Frauenmilch und des Serumeiweiß von Mutter und Kind. Arch. f. Gyn. 90, 1910, 349. — Derselbe, Über Tentoriumsrisse beim Neugeborenen. Zentralbl. f. Gyn. 35, 1911, 1148. — Baum, F., Über primäre Ohrspeicheldrüseneiterung und deren Behandlung. Zentralbl. f. d. ges. Therapie 29, 1911. — Baumm, P., Behandlung der Schädelimpressionen des Neugeb. Zentralbl. f. Gyn. 27, 1903, 569. — Baumgarten, Ein Fall von kongenitaler Darmsyphilis. Virchows Arch. 97, 1884, 39. — Baumann, P., Behandlung der Schädelimpressionen des Neugeborenen. Zentralbl. f. Gyn. 27, 1903, 569. — Baumel, L. et Boiadjeff, Ictère bronzée hemaphéique etc. Nouv. Montpellier méd. T. 4, 1895. (Ref. Arch. f. Kinderheilk. 24, 147. — Bayer, H., Zur Therapie der Blennorrhöe mittelst der Blennolenicetsalbe. Münchener med. Wochenschr. 1910, 1010. — Bayer, J., Über Zerreißungen des Nabelstrangs und ihre Folgen f. d. Neugeborenen. Volkmanns Samml. klin. Vortr. Nr. 265, N. F. 8. Serie 1899. — Bayerthal, Über die im frühesten Kindesalter entstehende Meningocele spuria traumatica. Beitr. z. klin. Chir. 7, 1891, 367. — Beaumont, zit. nach Wagenmann. — Beck, S. C., Über das Erythema mycoticum infantile. Dermat. Studien 20, 1907, zit. nach Leiner. — Behan, R. J., Kongenitale elephantiastische Dystrophie. The Journ. of the Amer. med. Assoc. 1908, I, 1033. Ref. Ibrahim Jahrb. 68, 236. — Behm, Über intrauterine Vaccination, über Schutzpockenimpfung Schwangerer und Neugeborener. Zeitschr. f. Geb. u. Gyn. 8, 1882. p. 1. — Behm, Ein Fall von angeborenem Hirnbruch. Münch. med. Wochenschr. 1900, 1069. — Behr, Ein Fall von kongenitaler, fibrös-cystischer Entartung beider Nieren. Jahrb. f. Kinderheilk. 60, 1904, 413. — v. Behring, Allg. Therapie d. Infektionskrankh. Berlin u. Wien 1900. — Derselbe, Tuberkulosebekämpfung. Marburg 1903. — Derselbe, Über alimentäre Tuberkuloseinfektion im Säuglingsalter. Beitr. z. Klin. d. Tuberk. 3, 1905, 83. — Bender, O., Beiträge zur Histologie der Dermatitis exfoliativa. Virchows Arch. 159, 1900, 86. — Bender, W., Melaena neonatorum. Diss. Freiburg i. Baden, 1907. Ref. Arch. f. Kinderheilk. 49, 442. — Beneke, Über die hämorrhagischen Erosionen des Magens. Verhandl. d. Deutsch. path. Gesellsch. Kiel 1908. — Derselbe, Über den Ikterus des Neugeborenen. Münch. med. Wochenschr. 1907, 2023. — Derselbe, Über Tentoriumszerreißungen bei der Geburt sowie die Bedeutung der Duraspannung für chronische Gehirnerkrankungen. Münch. med. Wochenschr. 1910, Nr. 41, 2125. — Derselbe, Über Tentoriumszerreißungen bei der Geburt. Verhandl. d. deutsch. path. Gesellsch. 14, 1910, 182. — Derselbe, Die Entstehung der kongenitalen Atresie der großen Gallenwege. Marburg 1907. — Beneke, R. und Kürbitz, W., Ein Fall von Tuberkulose der Plazentarstelle. Brauers Beitr. z. Klin. d. Tuberk. 9, 1908, 335. — Benfey, A., Über Pyocyaneussepsis. Med. Klinik 1907, Nr. 40, 1199. — Derselbe, Ernährung Neugeborener mit Eiweißmilch. Jahrb. f. Kinderheilk. 75, 1912, 280. — Benjamin, E., Über eine eigenartige Form der Anämie im frühen Kindesalter. Verhandl. d. Gesellsch. f. Kinderheilk. 28, 1911 (Karlsruhe). — Derselbe und Goett, Der sog. Thymusschatten im Thoraxradiogramm des Säuglings. Münch. Ges. f. Kinderheilk. 15. XII. 1911. Ref. Zeitschr. f. Kinderheilk. II, 697. — Berend, N., Die Lage der Neugeborenen in Gebärhäusern und geburtshilflichen Kliniken. Arch. f. Kinderheilk. 28, 1900, 338. — Derselbe, Über die Erkrankungen der Mundhöhle bei Neugeborenen und Säuglingen. Magyar Orvos Lapja 1902, 79. Ref. Torday Jahrb. f. Kinderheilk. 58, 723. — Derselbe, Tuberkulinimpfungen bei 100 Neugeborenen. Ref. Berl. klin. Wochenschr. 1900, 1226. — Derselbe und Rácz, Beitrag zur Frage der Nabelpflege und des Badens der Neugeborenen. Orvosi H tilap 1903, 22—29. Ref. Zentralbl. f. Geb. 28, 1904, 1173. — Berger, Angeborene Lähmung des Levator palpebrae superioris und des Rektus sup. Arch. f. Augenheilk. 17, 1887, 287. — v. Bergmann, Chirurgie des Kopfes. In Bergmann-Bruns-Mikulicz Handb. d. Chir. 1, 1900, Enke. — Beriel, Ein Fall von spontaner Geburtslähmung. Rev. mens. des mal. de l'enf. 1906, 503. — Bernhardt (Entbindungslähmung der unteren Extremitäten). Zit. nach Bruns. — Bernhard, M., Zur Kenntnis der sog. angeb. Muskelschlaffheit, Muskelschwäche. Neurol. Zentralbl. 1907, 1. — Bernhard, L., Über einen Fall von angeborener Kyphose. Arch. f. Kinderheilk. 30, 1900, 31. — Derselbe und Blumenthal,

Zur Kenntnis der kongenitalen Elephantiasis. Deutsche med. Wochenschr. 1902, 50, 900. — Bernhardt, M., Beitrag zur Symptomatologie der Facialislähmung. Berl. klin. Woche 1900, 1029. — Derselbe, Erkrankungen der peripheren Nerven. Nothnagels spez. Path. 2. Aufl., Bd. 2, 481. — Derselbe, Weiterer Beitrag zur Lehre der sog. angeborenen Facialislähmung. Berl. klin. Wochenschr. 1899, 31. — Derselbe, Einseitige angeborene Gesichtsmuskellähmung. Berl. klin. Wochenschr. 1899. — Bernheim, B., An emergency cannula Transfusion in a thirty-six hour old baby suffering from melaena neonat. Journ. of the Amer. med. Assoc. 58, 1912, 1007. — Bernheim v. Kempner, Beitrag zur Ätiologie der Säuglingstuberkulose. Münch. med. Abhandl. Bd. 1, 17. — Bernheimer, zit. nach Eversbusch. — Berster, zit. nach Hecht. — Bertarelli, Über aktive und passive Immunisierung von Neugeborenen und Säuglingen auf dem Wege des Verdauungsorgans. Zentralbl. f. Bakt. 39, Heft 3, 1905, 285. — Berti, G., Mastdarmverschluß bei einem Neugeborenen durch fibrinöse Konkretionen. Arch. f. Kinderheilk. 24, 1897, 463. — Derselbe, Die Theorie von Haushalter und Thiry über die Blutknötchen der Herzklappen Neugeborener. Arch. f. Kinderheilk. 31, 1901, 371. — Derselbe, Intorno alla possibilità di processi tisiogeni congeniti. Bull. delle Sc. med. di Bologna 1882, 29. Zit. nach Cornet. — Bertram, Angeborener doppelseitiger Exophthalmus. Arch. f. Augenheilk. 59, 1909, 378. — Beumer, Zur Ätiologie des Trismus s. Tetanus neonatorum. Zeitschr. f. Hyg. 3, 1888, 242. — Beuthner, Beobachtung über die Nahrungsmengen von Brustkindern etc. Jahrb. f. Kinderheilk. 56, 1902, 446. — Bidone und Gardini, zit. nach Heymann. — de Biehler, Mathilde, Contrib. à l'étude du lait de femme comme source de tuberc. Arch. de méd. des enf. 1908, Nr. 5. — Biffi und Galli, Blut- und Harnuntersuchungen bei Neugeborenen und Säuglingen. Riv. di clin. Ped. Nr. 1, 1908. Ref. Jahrb. f. Kinderheilk. 68, 1908, 234. — Dieselben, Blutuntersuchungen bei Neugeborenen und Säuglingen. Riv. di clin. Ped. 1908. Ref. Arch. f. Kinderheilk. 51, 293. — Billroth, Ein Fall von Meningocele spuria cum fistula ventriculi cerebri. Arch. f. klin. Chir. 3, 1862, 398. — Bing, Zur Kenntnis der Hirschsprungschen Krankheit. Arch. f. Kinderheilk. 44, 1906, 59. — Binz, Perforierendes Magengeschwür bei Neugeborenen. Berl. klin. Woche 1865, 148. — Birch-Hirschfeldt, F. V., Die Krankheiten der Leber. Gerhardts Handb. d. Kinderkrankh. IV/2, Tübingen 1880. — Derselbe, Lehrb. d. spez. path. Anat. — Derselbe, Bemerkungen über die path. Anat. der im Frühjahr d. J. im kgl. Entbindungsinstitut aufgetretenen Massenerkrankungen unter den Neugeborenen. Deutsche med. Wochenschr. 1879, 463. — Derselbe, Die Entstehung der Gelbsucht neugeborener Kinder. Virchows Arch. 87, 1882, 1. — Birk, W., Unterernährung und Längenwachstum beim Neugeborenen. Berl. klin. Wochenschr. 1911, 1227. — Derselbe, Über die Bedeutung der Säuglingskrämpfe für die weitere Entwicklung der Individuen. Med. Klin. 1907, Nr. 12. — Derselbe, Beiträge zur Physiologie des neugeborenen Kindes. I. u. III. Mon. f. Kinderheilk. 9, 279, 595, 1911. IV. Mon. f. Kinderheilk. 10, 1, 1911. — Derselbe, Untersuchungen über den Stoffwechsel des neugeborenen Kindes. Volkmanns Samml. klin. Vortr. Nr. 654/655, 1912, 409. — Derselbe und Edelstein, Beiträge zur Physiologie des neugeborenen Kindes II. Monatsschr. f. Kinderheilk. 9, 505, 1911. — Birnbaum, Beiträge zur Frage der Entstehung und Bedeutung der Leukozytose. Arch. f. Gyn. 74, 1905, S. 206. — Bischoff, Zur Frage des Argentumkatarrhs der Neugeborenen. Zentralbl. f. Gyn. 27, 293, 1903. — Bittner, W., Über eitrige Koxitis bei Säuglingen. Wien. klin. Wochenschr. 1912, 473. — Bjelenky, Zur Frage der Stillungsnot und Stillunfähigkeit. Beitr. z. Geb. u. Gyn. 14, 1909, 274. — Blacker, G. F., Dermatol. soc. of London 1898, Febr. 9. Zit. nach Luithlen. — Bland-Sutton, Gallensteine und Erkrankungen der Gallengänge. Deutsch von O. Kraus, Leipzig u. Wien 1911. — Bloch, P., Abducenslähmung durch Zangengewalt nebst einem Anhang über Augenverletzungen aus gleicher Ursache. Zentralbl. f. prakt. Augenheilk. 15, 1891, 134. — Bloch, W., Über den Pemphigus ac. mal. neon. (non syphil.). Arch. f. Kinderheilk. 28, 1900, 61. — Blumenreich, R., Über die Thymusdämpfung. Virchows Arch. 160, 1900, 35. — Blumenthal, M., Hereditäre angeborene doppelseitige Supinationsstörung des Ellbogengelenks. Zeitschr. f. orthop. Chir. 12, 1904, 181. — Blumenthal, Fr., Über einen Fall von intrauterin entstandenem toxischem bullösem Exanthem. Arch. f. Dermat. u. Syph. 93, 1908, 43. — Derselbe und Hamm, Bakteriologisches und Klinisches über Koli- u. Parakoliinfektionen. Mitteil. a. d. Grenzgeb. 18, 1907, 642. — Bochenski, Über Verbinden der Nabelschnur nach Martin im Verhältnis zu anderen Methoden. Ref. Jahrb. f. Kinderheilk. 55, 221. — Derselbe und Gröbel, Fall von intrauterin akquirierter Pneumonie. Monatsschr. f. Geb. u. Gyn. 22, 1905, 490. — Bock, V., Einfaches Verfahren zum Absaugen der Muttermilch. Deutsche med. Wochenschr. 51, 1908, 2225. — Bock, Luxatio bulbi intra partum. Zentralbl. f. prakt. Augenheilk. 1902. S. 12. — Bohn, H., Die Munkrankheiten. Gerhardts Handb. d. Kinderkrankh. IV, 2, Tübingen 1880. — Derselbe, Die Hautkrankheiten. Gerhardts Handb. d. Kinderkrankh. Nachtr. I, S. 43, Tübingen 1896. — Boissard und Roche, Über ein Hämatom der Nabelschnur. Ref. Monatsschr. f. Geb. u. Gyn. 11, 1900, 1013. — v. Bókay, Beiträge zur Kenntnis der angeborenen äußeren

Hydroceph. Ungar med. Presse IV, 1899. — Derselbe, Beiträge zur Pathologie der Laryng. strid. cong. Arch de méd. des enf. 1909. Ref. Arch. f. Kinderheilk. 57, 1909, 202. — Derselbe, Beiträge zur Klärung des Wesens des Strid. inspir. Orvosi Hetilap 1908, Nr. 52. Ref. Zentralbl. f. Laryng. 1909, 163. — Bollenhagen, Ein Fall Duchennescher Lähmung nach Zangenanlegung. Monatsschr. f. Geb. u. Gyn. 8, 1898, 370. — Bollinger, zit. nach Behm. — Bondi, J., Über den Bau der Nabelgefäße. Monatschr. f. Geb. u. Gyn. 16, 265, 1902. — Derselbe, Zur Anatomie und Physiologie der Nabelgefäße. Zeitschr. f. Geb. u. Gyn. 54, 1905, S. 1. — Derselbe, Anatomie, Physiologie und Pathologie des Amnion und der Nabelschnur. Gyn. Rundschau 1908, 416. — Bondy, O., Über Kutanreaktion bei Neugeborenen. Wien. klin. Wochenschr. 1908, Nr. 49. — Bonhoff und Esch, Über einen Fall von Meningit. purul. bei Neugeborenen infolge rechtseitiger eitriger Mittelohrentzündung. Zeitschr. f. Geb. u. Gyn. 70, 1912, 886. — Bonlay, Angeborener Verschluß der hinteren Öffnung der Nasenhöhlen. Annal. de méd. et chir. inf. 1901, 806. Ref. Arch. f. Kinderheilk. 36, 434. — Bonnaire, zit. nach Stransky. — Derselbe und Durante, Zur Pathogenese der Blutungen der Neugeborenen. Obstétr. 1911. Zentralbl. f. Gyn. 36, 1912, 410. — Borland, H., A case of exophthalmos in the newlyborn. Lancet 1904, II, 1344. — Bosanguet, W. C., A contribution to the statistics of rheumatic. fever. Lancet 4005, ref. nach Schloßmann. — Bossi, L. M., Über die Erblichkeit der Tuberkulose. Arch. f. Gyn. 77, 1906, 21. — Bouchacourt, M. L., Nouvelles recherches sur l'opothérapie placentaire. Compt. rend. Soc. biol. 1902 (1. II.). — Bouchut, Traité des maladies des nouveau-nés, des enf. à la mamelle et de la sec. enfance. 7 Ed. Paris 1879. — Bouisson, De la bile. Montpellier 1843. Zit. nach Quincke-Hoppe-Seyler. — Bowes, A., Ein Fall von spontaner Gangrän im Kindesalter. Lancet, Aug. 1901. Ref. Arch. f. Kinderheilk. 40, 193. — Bra, F. de, Die Melaena neonatorum und ihre erfolgreiche Bekämpfung durch subkutane Gelatineinjektion. Diss. Berlin 1910. Ref. Arch. f. Kinderheilk. 56, 438. — Brandweiner, A., Die Hautkrankheiten des Kindesalters. Leipzig und Wien 1910. — Bracque-Haye und Sabrazès, Angeborene Hypertrophie der Zunge bei einem Neugeborenen. Rev. mens. des mal. de l'enf. 1897. Ref. Arch. f. Kinderheilk. 28, 445. — Braun, H., Über den angeborenen Verschluß des Dünndarms und seine operative Behandlung. Beitr. z. klin. Chir. 34, 1902, 993. — Brauns, Über einen eigenartigen Fall von Häutung bei ein. Neugeb. Dermatolog. Zeitschr. 3. — Brecelj, Über einen pseudodiphtherischen Symptomenkomplex bei Neugeborenen. Jahrb. f. Kinderheilk. 59, 54, 1904. — Brehmer, Über Gonokokkensepsis bei Neugeborenen. Deutsche med. Wochenschr. 1905, 64. — Breisky, Billroths Handb. d. Frauenkrankheiten 1886, 3. Bd. 595. Zit. nach Bunzel. — Breschet, zit. nach Knöpfelmacher. — Breslau, zit. nach Paltauf. — Bretschneider, Beitrag zur kongenitalen Dünndarmatresie. Arch. f. Gyn. 63, 209, 1901. — Derselbe, Die primäre eitrige Parotitis des frühen Säuglingsalters. Arch. f. Kinderheilk. 55, 1911, 199. — Breus, Über Behandlung des Nabelschnurbruchs. Samml. klin. Vortr. N. F. Nr. 77. — Brewitt, Zur Behandlung der Oberarmbrüche Neugeborener. Zentralbl. f. Gyn. 32, 1908, 431. — Brieger und Cohn, Beiträge zur Konzentrierung der gegen Wundstarrkrampf schützenden Stoffe aus der Milch. Zeitschr. f. Hyg. 15, 1893, 439. — Brindeau, Un cas de tuberc. congénital. Bull. de la Soc. d'obst. de Paris Nr. 6, 1900. — Brittin, Hämophilie bei Neugeborenen. Lancet 1908, 18. Juli. Ref. Arch. f. Kinderheilk. 49, 427. — Broekhuizen, (Hydrops. foet. univ.) Diss. Groningen 1908. Zit. nach Nyhoff. — Bruck, Ein Fall von kongenitalem Lebersarkom und Nebennierensarkom mit Metastasen. Jahrb. f. Kinderheilk. 62, 1905, 84. — Brückner, Über die kutane Tuberkulinprobe nach v. Pirquet. Jahrb. f. Kinderheilk. 68, 1908, 261. — Brüning, Beiträge zur Lehre der natürlichen und künstlichen Säuglingsernährung. Zeitschr. f. Tiermed. 10, 1906. — Derselbe, Stillfrauen. Zeitschr. f. Säuglingsschutz 2. — Derselbe und E. Schwalbe, Handb. d. allg. Path. u. d. path. Anat. des Kindesalters I. 1. Wiesbaden 1912. — Brugsch, Th. und Schittenhelm, A., Der Nukleinstoffwechsel und seine Störungen. Jena 1910. — Bruns, C., Über Aortenerkrankungen bei kongenitaler Syphilis. Berl. klin. Wochenschr. 1906, Nr. 8 u. 9. — Bruns, L., Cramer, A., Ziehen, Th., Handb. d. Nervenkrankh. im Kindesalter. Berlin 1912. — Brusin, Meningitis bei Neugeborenen. Ref. Jahrb. f. Kinderheilk. 57, 97. — Buchmann, E., Zur Lehre von der fötalen Lungenatelektase und fötaler Bronchiektasie. Frankfurter Zeitschr. f. Path. 8, 263, 1911. — Bucura, Über den Übergang von Arzneistoffen in der Frauenmilch. Zeitschr. f. exp. Path. u. Ther. 4, 1907, 398. — Buday, zit. nach Sumita. — Budin, Le nourisson. Paris 1900. — Derselbe, Manuel pratique d'Allaitement. Paris 1907. — Buenza, Zur Behandlung des Scheintodes Neugeborener. Zentralbl. f. Gyn. 28, 1907, 1411. — v. Büngner (1891), zit. nach Stumpf. — Bürger, Über einen Fall seltener Mißbildung (Hemignathie). Arch. f. Gyn. 68, 1903, 295. — Bugge, Spontan luskation of bulbus oculi unde födsel. Tidskr. f. d. Nordske laege forening 1906, 879. Zit. nach Wagenmann. — Bugge, Jens, Om medfödt Tuberkulose. Ref. Zentralbl. f. Bakt. 18, 1895, S. 453. — Bumm, E., Grundriß zum Studium der Geburtshilfe, 2. Aufl. Wiesbaden 1903. — Bunch, J. L., Brit. journ. of dermatol. 1898, 145. Zit.

nach Luithlen. — Bunzel, Atresia hymenal. mit Schleimretention bei einem Neugeborenen. Prag. med. Wochenschr. 1900, 349. — Burckhard, G., Beobachtungen über die Gefahren Schultzescher Schwingungen. Münch. med. Wochenschr. 1905, 258. — Burckhardt, A., Zur intrauterinen Vaccination. Deutsch. Arch. f. klin. Med. 24, 1879, 506. — Burdel, zit. nach Küttner. — Busfield, J., A series of cases of icterus neonat in a family. Brit. med. Journ. 1906, I. 20. — Bußmann, Über einen Fall von Hämatom der Nabelschnur. Diss. Berlin 1891. — Bychowski, Reflexstudien I. Deutsch. Zeitschr. f. Nervenheilk. 34, 1908, 116. — Bylsma, Geburtsverletzung des Auges. Wochenschr. f. Therapie u. Hyg. d. Auges 1901. Nr. 45.

Camerer, W., Die chemische Zusammensetzung des Neugeborenen. Zeitschr. f. Biol. 39 u. 40. — Derselbe, Die chemische Zusammensetzung des Neugeborenen. Verhandl. d. Ges. f. Kinderheilk. 17, 181, Aachen 1900. Verhandl. d. Ges. f. Kinderheilk. 18, 201, Hamburg 1901. — Derselbe, Beitrag zur Physiologie des Säuglingsalters. Zeitschr. f. Biol. 39, 1900, 37. — Derselbe, Anwendung und Wirkung des elektrischen Dauerwärmers im Säuglingsalter, besonders bei Frühgeburten. Verhandl. d. Ges. f. Kinderheilk. 28, 1911, 189. — Derselbe, Beitrag zur Physiologie des Säuglings. Zeitschr. f. Biol. 33, 1896, 521. — Derselbe und Söldner, Analysen der Frauenmilch. Zeitschr. f. Biol. 33, 1896. — Campbell, zit. nach Kennedy. — Campo, I microorgan. della bocca dei neonat. ed il loro soiluppo e potere patogeni in rapporto alle prime funzioni della vita. La Pediatr., VII. Ref. Jahrb. f. Kinderheilk. 51, 581. — Canestro, Entzündung d. Highmorshöhle b. Neugeb. Arch. f. Laryngol. 25. 1911. — Capaldi, zit. nach Kehrer. — Carisson, V. P., Beiträge zur Kenntnis der Facialislähmung. Zentralbl. f. Gyn. 36, 1912, 1508. — Carpenter, G. und Sheffield Neave, Mikroskop. und chemische Untersuchung bei einem Fall von Sclerema neonatorum. Lancet 1906, 4325. — Carstanjen, Wie verhalten sich die prozentigen Verhältnisse der verschiedenen Formen der weißen Blutkörperchen beim Menschen unter normalen Verhältnissen? Jahrb. f. Kinderheilk. 52, 1900, 215. — Carter, Obstetrical Paralysis, with reference especially to the pathology and etiology. Boston med. and surg. Journ. 1892. Zit. nach Stransky. — Cassel, Über Nephritis heredo-syphil. bei Säuglingen und unreifen Früchten. Berl. klin. Wochenschr. 1904, 558. — Cassirer, Die vasomotorisch-trophischen Neurosen. 2. Aufl., Berlin 1912. — Cathala, Pemphig. congen. Bull. de soz. d'obstétr. de Paris, 14, 1911, 195. Ref. Zeitschr. f. Kinderheilk. 1. Ref. 758. — Derselbe et Daunay, Les hématies granuleuses, la resistance globulaire à la naissance et pendant les premiers jours. Compt. rend. de la soc. biol. 1908, 801. — Cattaneo, Über einige Reflexe im ersten Kindesalter. Jahrb. f. Kinderheilk. 55, 1902, 458. — Chambrelent, Influenza à forme gastro-intestinale etc. Ref. Jahresber. f. Geb. u. Gyn. 7, 476. Zit. nach Kehrer. — Champetier de Ribes und Seulecq, Behandlung der intestinalen Blutungen der Säuglinge mit Adrenalin. Ref. Zentralbl. f. Gyn. 1907. — Charrin (Maladie bronzé hématique). Thèse de Paris 1873. Zit. nach Knöpfelmacher. — Chassaude-Baroz, Infection des glandes sous-maxillaires chez le nouveau-né. Thèse de Paris 1899. — Chemin, Rev. de l'école d'anthropol. 1899. at. n. Koós. — Chiari, H., Lues hered. mit gummöser Erkrankung des gallenleitenden Apparates und des Magens. Prag. med. Wochenschr. 1885, 461. — Derselbe, Zur Kenntnis der Spaltbildung am Schädel und Frakturen im Kindesalter. Prag. med. Wochenschr. 1899, 121. — Christeanu und Brückner, Die Diphtherie der Neugeborenen. Arch. de méd. des enf. IV, 1901, 659. — Chrobak, R., Begrüßungsansprache bei der gemeinsamen Tagung der pädiatr. Sekt. d. Ges. f. inn. Med. u. Kinderheilk. in Wien mit den ungarischen Kinderärzten. Mitteil. d. Ges. f. inn. Med. u. Kinderheilk. in Wien, 9, 1910, 161. — Churchmann, A case of congen. urethral. strict. with hematuria and symptoms, sugg. renal disease. Bull. of John Hopkins Hosp. July. — Ciechanowski, Über Darmrupturen bei Neugeborenen. Vierteljahrsschr. f. gerichtl. Med. 3 F., 16, 2. — Derselbe und Glinski, Zur Frage der kongenitalen Dünndarmatresien. — Cima, Fr., Bemerkenswerter Fall von angeborenem Wechselfieber. La Pediatr. 1893, I, 8, 9. Ref. Arch. f. Kinderheilk. 18, 121. — Mac Clanahan, H., Hämorrhagien bei Neugeborenen. Journ. of the Amer. med. Assoc. 47, 1145. Ref. Jahrb. f. Kinderheilk. 65, 92. — Clarke, A case of congenit. Atrcsia of the bowel. Lancet 1900, 3965. Ref. Jahrb. f. Kinderheilk. 52, 76. — Clement, L., Gonococcus joint diseases in infant. Brit. med. Journ. 1899. — Cloquet, zit. nach Gerhardts Handb. f. Kinderheilk. — Cohn, M., Zur Morphologie der Milch. Virchows Arch. 162, 1900, 187. — Cohnheim und Soetbeer, Die Magensaftsekretion der Neugeborenen. Zeitschr. f. physiol. Chem. 37, 1903, 467. — Cohnstein, J. und Zuntz, N., Untersuchungen über das Blut, den Kreislauf und die Atmung beim Säugetierfötus. Pflügers Arch. 34, 1884, 173. — Comba, Un caso di septicemia da bacillo di Friedländer in un neonato. Sperimentale 50, 1896, 20. — Derselbe und Mensi, Sklerem der Neugeborenen. Ref. Monatsschr. f. Kinderheilk. 10, 1911, Ref. 248. — Comby, Chronische spinale Muskelatrophie der Neugeborenen. Arch. de méd. des enf. 1905, 544. — Derselbe, La Pleurésie purulente chez les nouveau-nés. Arch. de méd. des enf. 12, 1909, 394. Ref. Jahrb. f. Kin.

derheilk. 71, 357. — Commandeur, Atresia vaginae hymen. mit Hydrokolpos. Ann-de méd. et chir. inf. 1904, 376. Ref. Arch. f. Kinderheilk. 42, 282. — Cordes, L., An-geborener Verschluß des Duodenums. Arch. of Pediatr. 1901, 401. — Cornet, G., Die Tuberkulose. 1. Hälfte. 2. Aufl., Wien 1907. — Couvelaire, A., Hématome du cordon ombilical. Compt. rend. de la soc. d'obstétr. de gyn. et de Paed. de Paris 1902, 146. — Derselbe, Dégénérescence kyst. congen. du poumon. Ann. de gyn. et d'obstétr. 1903. — Derselbe, Hémorrhagies du systeme nerveus central des nouveau-nés. Ann. de gyn. et d'obst. 49, 1903, 235. — Cousins, Remarks on congen. cysts of the tongue. Brit. med. Journ. 1902. — Coverton, C. F., Melaena. The Canadia Med. Assoc. Journ. 2, 1912, 131. — Cozzolino, Zur Pathogenese der Ödeme bei Neugeborenen. La Ped. 1903. Ref. Arch. f. Kinderheilk. 40, 207. — Cramer, H., Der Argentumkatarrh der Neugeborenen. Arch. f. Gyn. 59, 1899, 165. — Derselbe, Über die Nahrungsaufnahme der Neugeborenen. Deutsche med. Wochenschr. 2, 1900, 32. — Derselbe, Zur Mechanik und Physiologie der Nahrungsaufnahme der Neugeborenen. Volkmanns Samml. klin. Vortr. 263, 1900. — Derselbe, Der Meconiumpfropf der Neugeborenen. Deutsche med. Wochenschr. 1900, 194. — Derselbe, Grundsätze des Geburtshelfers für die erste Ernährung des Kindes. Münch. med. Wochenschr. 1900, 1585. — Derselbe, Zur Stoffwechselgleichung bei Neu-geborenen. Arch. f. Kinderheilk. 32, 1901, 1. — Derselbe, Zur Energiebilanz bei Neu-geborenen. Münch. med. Wochenschr. 1903, Nr. 27. — Derselbe, Gibt es vom Darm ausgehende septische Infektionen bei Neugeborenen? Arch. f. Kinderheilk. 42, 1905, 321. — Derselbe, Einige Bemerkungen über die Funktion der weiblichen Brustdrüse. Monats-schr. f. Geb. u. Gyn. 26, 1907, 367. — Derselbe, Zur Diätetik der Frühgeburt. Monats-schr. f. Kinderheilk. 6, 1908, 489. — Derselbe, Zur Physiologie der Milchsekretion. Münch. med. Wochenschr. 1909, 1521. — Crandall, J. W., Inanitionsfever. Arch. of Ped. 1899, 174. — Credé, D., Verhütung der Augenentzündung der Neugeborenen. Berlin 1884. — Credé-Hörder, C., Über nicht gonorrhoische Ophthalmoblennorrhoe der Neugeborenen und Säuglinge. Deutsche med. Wochenschr. 1913, 74. — Cruse, P., Über Sklerodermie bei Säuglingen. Jahrb. f. Kinderheilk. 13, 1879, 35. — Derselbe, Beitrag zur Kenntnis des Icterus neonatorum. Arch. f. Kinderheilk. 1, 1880, 353. — Cruveiller, zit. nach Forgue, Cystes hydatiques du foie. Grancher, Comby, Marfan. Traité des malad. de l'enf. Paris 1897, III. — Cullingworth, zit. nach Merkel. — Curschmann, Ziems-sens Path. u. Therap. II, 2, 305. Zit. nach Behm. — Cushing, Surgical intervention for intracraniell hemorrhages of the newborn. Amer. Journ. of med. Scienc. 1905. — Czerny, A., Über die Brustdrüsensekretion der Neugeborenen und über das Verhältnis der sog. Kolostrumkörperchen zur Milchsekretion. Festschr. f. Henoch, Berlin 1890. — Derselbe, Exsudative Diathese, Skrofulose und Tuberkulose. Jahrb. f. Kinderheilk. 70, 1909, 529. — Derselbe, Säugling, Arzt und Pflegerin. Festschr. zur Eröffnung des kaiserl. Augusta-Viktoria-Hauses in Berlin. — Derselbe, Sind adenoide Wucherungen angeboren? Monatsschr. f. Kinderheilk. 10, 1911, 162. — Derselbe und A. Keller, Des Kindes Ernährung, Ernährungsstörungen und Ernährungstherapie. Leipzig u. Wien 1901—1912. — Derselbe und Moser, P., Klinische Beobachtungen an magendarm-kranken Kindern im Säuglingsalter. Jahrb. f. Kinderheilk. 38, 1894, 430. — Czyze-witz, Lädierte Wirbelsäule bei einem Neugeborenen. Zentralbl. f. Gyn. 33. 1909, 308. —

Danyau, Bull. de la soc. de chir. II., zit. nach Stransky. — Davis, E. v., Toxämie und Eklampsie bei Neugeborenen. Journ. of the Amer. med. Assoc. 158, 1912, 1676. — Dauchez, Les Paralysies obstétricals. Ann. de gyn. 1891. Zit. nach Stransky. — Delamare und Dieulafé, zit. nach Ibrahim. — Délestre, Étude sur les infect. des prématurés. Thèse de Paris 1901. Zit. nach Czerny-Keller. — Demélin et Gueniot, P., Les paralysies faciales des nouveau-nés. L'Obstétr. 1906. — Dementjeff, Die Methoden und die Bedeutung der mikrochemischen Untersuchung der Kinderfäzes. Diss. Petersburg 1900. Zit. nach Gundobin. — Demme, Krankheiten der Schilddrüse. Gerhardts Handb. der Kinderheilk. Tübingen 1876. — Derselbe, Plötzliche Todesfälle im Kindesalter. 27. Ber. d. Jennerschen Kinderspitals in Bern 1889. — Derselbe (Dünndarmstenose), zit. nach Kreuter. — Derselbe, Über eine Parotitisepidemie. Wien. med. Blätter 1888, Nr. 51. — Democh, Genuine Schrumpfniere im Säuglingsalter. Arch. f. Kinderheilk. 33, 1902, 284. — Dent, zit. nach Ibrahim. — Deutsch, A., Tuberkulose und Stillen. Münch. med. Wochenschr. 1910, 1335. — Deutsch, A. (und Oppenheim), Ein Fall von Defektbildungen infolge amniotischer Verwachsungen. Mitteil. d. Ges. f. inn. Med. u. Kinderheilk. 11, 1912, 135. — Deutschmann, R., Über Arthritis blennorrhoica. Gräfes Arch. 36, 1890, 109. — Dew, zit. nach E. Holt. — Dickie, D., Angeborene Miß-bildung des Ösophagus. Brit. med. Journ. of childr. Dis. 1906. — Dienst, A., Neuere Unter-suchungen über das Wesen der Eklampsie. Volkmanns Samml. klin. Vortr. 1902, 342. — Derselbe, Über den Verbreitungsweg des Eklampsiegiftes bei der Mutter und ihrer Leibes-frucht. Monatsschr. f. Geb. u. Gyn. 19, 1904, 1. — Dietel, Zentralbl. f. Gyn. 1896, 1144. — Dietrich, A., Über kongenitale Tuberkulose. Berl. klin. Wochenschr. 1912, 877. — Dieudonné, Über die Vererbung der Agglutinine bei choleraimmunisierten Meerschweinchen.

Festschr. d. phys. med. Ges. Würzburg 1899. Zit. nach Pfaundler. — Dimmer, F., Prophylaxe der Blennorrhöe der Neugeborenen. Med. Blätter 33, 1, 1911. — Dittrich, Über die mit der Geburt in Zusammenhang stehenden Eindrücke und Verletzungen des kindlichen Schädels. Wien. klin. Wochenschr. 1892, 473. — Derselbe, Geburtsverletzungen bei Neugeborenen und deren forensische Bedeutung. Vierteljahrsschr. f. ger. Med. 3. F. 9, 1895, 325. — Derselbe, Über einen ursprünglich als Verletzung angesehenen kongenitalen Kutisdefekt am Scheitel eines Neugeborenen. Vierteljahrsschr. f. ger. Med. 3. F., 1895. — Dobatowkin, Zur Frage über die chemische Zusammensetzung des Unterhautfettgewebes der Kinder. Diss. Petersburg 1900. Zit. nach Gundobin. — Döbeli, Emil, Ein Beitrag zur künstlichen Ernährung Neugeborener. Korrespondenzbl. f. Schweiz. Ärzte 1910, Nr. 16. — Dörner, Nebennierenblutungen bei Neugeborenen. Vierteljahrsschr. f. ger. Med. 26, 1903, 272. — Dohrn, R., Über die Größe des respiratorischen Luftwechsels in den ersten Lebenstagen. Zeitschr. f. Geb. u. Gyn. 32, 1895, 25. — Doléris, Epidemie von Blutungen aus der Vulva bei neugeborenen Mädchen. Ref. Zentralbl. f. Gyn. 22, 1898, 1066. — Dollinger, Die Behandlung der Oberschenkel- und Oberarmfrakturen. Deutsche Zeitschr. f. Chir. 65, 1902, 570. — Dorf, S., Kasuistischer Beitrag zur Kenntnis der Geburtsverletzungen der Neugeborenen. Wien. klin. Wochenschr. 1906, Nr. 9. — Dorland, W. A. N., Intra-uterine Ophthalmia neonatorum. Journ. of the Amer. med. Assoc. 57, 1911, 1285. — Dubler, Eine eigentümliche Cyste in der Bauchhöhle eines Neugeborenen. Virchows Arch. 111, 1888, 567. — Dubois, H., Die Riesenkinder vom geburtshilflichen Standpunkt. Thèse de Paris 1907. Zit. nach Oyamada. — Dürck, Über intrauterine Typhus- und Mischinfektion der Neugeborenen. Münch. med. Wochenschr. 1896, 842. — Dück, Über akute knötchenförmige syphilitische Leptomeningitis. Verhandl. d. deutsch. path. Ges. 12. 1908. S. 211. — Dürig, Fr., Über den Einfluß des Selbststillens der Mutter auf die Neugeborenen in den ersten Lebenstagen. Zeitschr. f. Geb. u. Gyn. 62, 1908, 224. — Dufour, Warmhaltung von Frühgeburten durch Einwicklung in Gummistoff. Gaz. des hop. 1909, Nr. 11. — Derselbe, Traitement de l'oedéme et du scleréme idiopath. des nouveau-nés deb. Ann. de méd. et de chir. infant. 15, 1911, 555. Ref. Zeitschr. f. Kinderheilk. 2, 115. — Duguid, W. R., A series of cases of icterus neonat. in a family. Brit. med. Journ. 1906, I, 319. — Duplay et Reclus, Traité de chir. 1898, V, 291. — Durante, Quatre cas d'hémorrhagie mortelle non traumatique du foie etc. Bull. de la soc. d'obst. de Paris, 14, 1911, 354. — Derselbe, (Schiefhals), Ann. de gyn. 1898. (zit. nach Pincus). — Durante Durando, Raynaudsche Gangrän. Ref. Brit. med. Journ. 1898. Zit. nach Galewsky. — Durlacher, Über die Lebensfähigkeit Neugeborener bei sehr großen inoperablen Nabelschnurbrüchen. Münch. med. Wochenschr. 1908, 565. — Dusser, Thèse de Paris 1889. Zit. nach Shukowsky. — Duverger, Cinq cents ophthalmo-réactions négatives chez des nouveau-nés. Ann. de gyn. et d'obst. 1909, 423. — Duvernay, Lymphangitis gangraenosa des Skrotums eines Neugeborenen. Gaz. hebdomadaire de méd. et de chir. 1902, 82. Ref. Arch. f. Kinderheilk. 40, 206. — O'Dwyer, Kongenitale Stenose des Larynx. Ref. Arch. f. Kinderheilk. 28, 287. — Dzierzgowski, Zur Frage der Vererbung von künstlicher antidiphtheritischer Immunität. Ref. Zentralbl. f. Bakt. 30, 1901, 884. — Derselbe, Ein Beitrag zur Frage der Vererbung der künstlichen Diphtherie-Immunität. Ref. Zentralbl. f. Bakt. 30, 191, 263.

Eckerlein, Zur Kenntnis des Atmungsmechanismus der Neugeborenen. Zeitschr. f. Geb. u. Gyn. 19, 1890, 120. — Eckstein, G., Fall von geheilter Entbindungslähmung. Prag. med. Wochenschr. 1911, 37. — Derselbe, Akute Osteomyelitis im frühesten Säuglingsalter. Ref. Wien. klin. Wochenschr. 1912, 943. — Effron, Raissa, Über angeborene idiopathische Herzhypertrophie. Diss. Zürich 1903. Zit. nach Hedinger. — Ehrendorfer, Zur Kenntnis des Caput succedaneum. Arch. f. Gyn. 80, 1906, 32. — Ehrhard, O., Hepato-Cholangio-Enterostomie bei Aplasie aller großen Gallengänge. Zentralbl. f. Chir. 34, 1907, 42. — Ehrlich, P., Über Immunität durch Vererbung und Säugung. Zeitschr. f. Hyg. 12, 183, 1892. — Derselbe und Brieger, Über die Übertragung von Immunität durch Milch. Deutsche med. Wochenschr. 1892, 393. — Derselbe und Hübener, Über die Vererbung der Immunität bei Tetanus. Zeitschr. f. Hyg. 18, 1894. 51. — Ehrlich und Wassermann, Über die Gewinnung von Diphtherieantitoxinen aus Blutserum und Milch immunisierter Tiere. Zeitschr. f. Hyg. 18, 1893. 235. — Ehrmann, Zwei Fälle von Ichthyosis cong. bei Geschwistern. Arch. f. Dermat. 81, 1906, 410. — Eichelberg, Über das Kolostralfett des Menschen. Arch. f. Kinderheilk. 43, 1906, 200. — Eicke, Nabelabfall und Nabelheilung etc. Zeitschr. f. Geb. u. Gyn. 63, 1908, 639. — Derselbe, Zur Histologie und Pathologie der Sakraltumoren. Beitr. z. Geb. u. Gyn. 14, 1909, 476. — v. Eiselsberg, Die Krankheiten und Verletzungen der Schilddrüse. Handb. d. prakt. Chir. 2, 1900, 318. — v. Eisler, M. und Sohma, M., Untersuchungen über den Opsoningehalt des Blutes gesunder, immunisierter Mütter und Neugeborener. Wien. klin. Wochenschr. 1908, 684. — Elgart, J., Osteomyelitis beim Neugeborenen. Wien. med. Wochenschr. 1901, 49. — Eller, R., Ein Fall von Meningocele nach Zangengeburt. Deutsche med. Wochenschr. 1904, Nr. 10. — Elliot, zit. nach Galewski. — Elschnig,

Über Neugeborenen-Blennorrhöe. Prag. med. Wochenschr. 1908, 1. — Elze, E., Methode der Behandlung der Ophthalmoblennorrhöe gon. bei Neugeborenen. Wochenschr. f. Ther. u. Hyg. d. Auges 7, 1897. — Engel, C. S., Über die Anwendung der Schultzeschen Schwingung bei Bronchiolitis und kat. Pneumonie eines jungen Kindes. Deutsche med. Wochenschr. 1903, 161. — Engel, E., Kindliche Knochenbrüche unter der Geburt. Diss. Berlin 1905. Ref. Arch. f. Kinderheilk. 45, 462. — Engel, S., Über die Pathogenese des Hydrocephalus int. cong. und dessen Einfluß auf die Entwicklung des Rückenmarks. Arch. f. Kinderheilk. 42, 1905, 161. — Derselbe, Über die Quellen des Milch- und Kolostralfettes etc. Arch. f. Kinderheilk. 43, 1906, S. 204. — Derselbe, Anatomische Untersuchungen über die Grundlagen für die Leistungsfähigkeit der weiblichen Brustdrüse. Monatsschr. f. Geb. u. Gyn. 23, 1906, 431. — Derselbe, Weibliche Brust. Pfaundler-Schloßmanns Handb. d. Kinderheilk. 2. Aufl., I, 156, Leipzig 1910. — Derselbe, Über einige Fragen der Frauenmilchsekretion, insbesondere über die Sekretion des Milchfettes. Arch. f. Kinderheilk. 53, 1910, 241. — Derselbe und Bauer, Erfahrungen mit der Pirquetschen Tuberkulinreaktion. Berl. klin. Wochenschr. 1907, 1169. — Derselbe und Bode, Zur Kenntnis des Fötalfettes. Monatsschr. f. Kinderheilk. 8, 1909, 618. — Engelmann, F., Die Sauerstoffdruckatmung zur Bekämpfung des Scheintodes Neugeborener. Zentralbl. f. Gyn. 35, 1911, 7. — Engelmann, W., Über die Gelatinebehandlung bei Melaena neonatorum. Deutsche med. Wochenschr. 1910, 1133. — Derselbe, Zur Technik der Salvarsaninjektion bei der Behandlung von Neugeborenen. Zentralbl. f. Gyn. 36, 1912, 65. — Engstler, Über den Fußsohlenreflex und das Babinskiphänomen bei 1000 Kindern der ersten Lebensjahre. Wien. klin. Wochenschr. 1905, 567. — Derselbe, Über den Lückenschädel Neugeborener und seine Beziehung zur Spina bif. Arch. f. Kinderheilk. 40, 1905, 322. — Epstein, A., Zur Ätiologie der Blutungen im frühesten Kindesalter. Jahrb. f. Päd. 1876, 134. — Derselbe, Septische Erkrankungen der Schleimhäute bei Kindern. Prag. med. Wochenschr. 1879, 321. — Derselbe, Über Pseudodiphtheritis septikämischen Ursprungs bei Neugeborenen und Säuglingen. Jahrb. f. Kinderheilk. 39, 1895. — Derselbe, Über den blauen Kreuzfleck und andre mongoloide Erscheinungen bei europäischen Kindern. Jahrb. f. Kinderheilk. 63, 1906, 60. — Derselbe, Das Ohrringstechen und seine Gefahren, insbesondere die tuberkulöse Ansteckung der Stichöffnungen. Festschr. für Kassowitz, S. 43. Berlin 1912. — Eppinger, H., Ikterus. Erg. d. inn. Med. u. Kinderheilk. 1, 1908, 107. — Erdely, Sind adenoide Wucherungen angeboren? Jahrb. f. Kinderheilk. 73, 1911, 611. — Erdheim, Beitr. z. Anat. d. menschl. Epithelkörperchen. Zeitschr. f. Heilk. (path. Anat.) 1904. — Ernst, P., Intrauterine Typhusinfektion einer lebensfähigen Frucht. Zieglers Beitr. z. path. Anat. 8, 1890, 188. — Eröß, J., Geschwulst der Ohrspeicheldrüse. Jahrb. f. Kinderheilk. 19, 1883, 345. — Derselbe, Untersuchungen über die normalen Temperaturverhältnisse der Neugeborenen in den ersten acht Lebenstagen. Jahrb. f. Kinderheilk. 24, 1886, 189. — Derselbe, Untersuchungen bzgl. der Temperaturverhältnisse frühzeitig geborener Säuglinge. Arch. f. Gyn. 27, 1886, 350. — Derselbe, Vergleichende Untersuchungen über die antipyretische Wirkung des Antipyrins, Chinins und lauwarmer Bäder bei fieberhaften Neugeborenen. Jahrb. f. Kinderheilk. 32, 1891, 68. — Derselbe, Kasuistische Beiträge zu den Krankheiten der Neugeborenen. Jahrb. f. Kinderheilk. 35, 1893, 45. — Derselbe, Tonsillitis follicul. der Neugeborenen. Ungar. med. Presse 1898, Nr. 8. — Derselbe, Ein Fall von im Fötalleben geheilter Spina bifida. Jahrb. f. Kinderheilk. 50, 1899, 434. — Erskine (1902), zit. nach Stumpf. — Esch, P., Über Krämpfe bei Neugeborenen. Arch. f. Kinderheilk. 88, 1909, 60. — Derselbe, Zur Klinik der Sclerema neonatorum. Zentralbl. f. Gyn. 32, 1908, 1003. — Derselbe, Über Kernikterus des Neugeborenen. Zentralbl. f. Gyn. 32, 1908. — Derselbe, Über Eklampsia neonatorum. Zeitschr. f. Geb. u. Gyn. 65, 1910, 52. — Escher, Zur Frage der angeborenen Rachitis. Jahrb. f. Kinderheilk. 56, 1902, 613. — Escherich, Th., Darmbakterien des Säuglings. Stuttgart 1886. — Derselbe, Über die Saugbewegungen bei Neugeborenen. Münch. med. Wochenschr. 1888, 687. — Derselbe, Die Einrichtungen der Säuglingsabteilung im Annakinderspital nebst Beschreibung einer neuen Brutkammer für frühgeborene und lebensschwache Kinder. Mitteil. d. Ver. d. Ärzte in Steiermark 1900, Nr. 3. — Derselbe, Diskussion über den gegenwärtigen Stand der Lehre vom Phemphigus. Verhandl. d. 5. deutsch. Dermatol.-Kongr. — Derselbe, Über das Vorkommen von Duktusgeräuschen bei Neugeborenen. Festschr. f. A. Jacobi, New York 1900, 327. — Derselbe, Die Tetanie der Kinder. Wien u. Leipzig 1909. — Derselbe und Schick, B., Scharlach. Wien u. Leipzig 1912. — Esser, Sclerema neonatorum oedematosum im Zusammenhange mit ausgedehnter Lungenblutung. Münch. med. Wochenschr. 1900, 352. — Derselbe, Enteritis syphilit. unter dem Bilde der Melaena neonatorum. Arch. f. Kinderheilk. 32, 1901, 177. — Derselbe, Die Ruptur des Duct. art. Bot. Arch. f. Kinderheilk. 33, 1902, 398. — Derselbe, Osteogenesis imperfecta. Münch. med. Wochenschr. 1904, 23. — Derselbe, Zur Kenntnis der kongenitalen Nebennierenlues. Münch. med. Wochenschr. 1908, 1170. — Estor, Guide pratique de chir. inf. Paris 1904. Zit. nach Sittler. — Eversbusch, Die Augen-

erkrankungen im Kindesalter. Pfaundler-Schloßmanns Handb. d. Kinderheilk. 6,
Leipzig 1912. — Eversmann, J., Beitrag zur Frage der Ätiologie der Entbindungslähmungen der oberen Extremitäten. Arch. f. Gyn. 68, 1903, 143. — Ewald, Erkrankungen
der Schilddrüse. Nothnagels spez. Path. u. Ther. 22, 1896. — Exner, A., Über basale
Cephalocelen. Deutsche Zeitschr. f. Chir. 90 1907, 23.

Fabre und Thévenot, Le goître chez le nouveau-né. Lyon méd. 1907. Virchows
Jahresber. 42, 777. — Dieselben, Quatre observat. de goître parenchym. chez le
nouveau-né. Arch. de méd. des inf. 10, 1907, 403. Ref. Jahrb. f. Kinderheilk. 68, 235.
— Dieselben, La congestion de la glande thyroide chez le nouveau-né. Arch. de
méd. des enf. X, 1907, 257. — Derselbe et Jarricot, Deux cas d'hématurie chez
le nouveau-né. Bull. de soc. d'obst. de Paris 14, 1911. 196. — Fage, Luxation du
globe oculaire chez un nouveau-né. Arch. d'ophthalm. 27, 1907, 516. — Fahr, Über
die sog. Klappenhämatome am Herzen der Neugeborenen. Virchows Arch. 184. 1906.
274. — Falk, O., Fall von spinaler Kinderlähmung bei einem 15 Tage alten Kinde.
Münch. med. Wochenschr. 1897. Nr. 23. — Falkenheim, Über partiellen Riesenwuchs.
Verhandl. d. 27. Vers. d. Ges. f. Kinderheilk. Königsberg 1910, S. 184. — Derselbe und
Askanazy, Perforationsperitonitis bei einem Neugeborenen mit Verkalkung des ausge-
tretenen Mekoniums. Jahrb. f. Kinderheilk. 34, 1892, 71. — Falloux, C. (Facialisparesen).
Thèse de Paris 1909. — Faragò, Über das Verhalten einiger Reflexe bei Neugeborenen. Arch.
f. Kinderheilk. 8, 1887, 385. — Fede, zit. nach Kassowitz. — Fedele, Su di uno caso di
tetano d. neon. curato colle iniez. sottocut. d. acido fenico. La Ped. 1905, Nr. 6. — Feer,
Festschr. f. Hagenbach-Burckhardt, 103. Zit. nach Kassowitz. — Derselbe, Weitere
Beobachtungen über die Nahrungsmengen von Brustkindern. Jahrb. f. Kinderheilk. 56, 1902,
421. — Derselbe, Nahrungsmengen eines gesunden Brustkindes. Jahrb. f. Kinderheilk. 64,
1906, 355. — Fehling, H., Über die Anwendung von Arzneimitteln bei Stillenden und den
Einfluß der Milch auf den Säugling. Arch. f. Gyn. 27, 1886, 331. — Fehrsen, A. O. M.,
The haemoglobin and corpuscular content of the blood of the newborn. Journ of physiol.
30, 1903, 322. — Feis, O., Ein Fall von in utero erworbener Blennorrhoea neon. gonorrh.
Zentralbl. f. Gyn. 16, 1892, 873. — Derselbe, Die Temperaturverhältnisse in der ersten
Lebenswoche. Arch. f. Gyn. 43, 1893, 463. — Feitler, Über Nabelversorgung. Wien.
klin. Wochenschr. 1908. Nr. 18. — Ferreira, Akute Herzdilatation und Blausucht bei
Neugeborenen. Path. inf. 1906, 11. Ref. Jahrb. f. Kinderheilk. 65, 629. — Fessenko,
Journ. d. norm. u. path. Histol. 1873. (Russisch.) Zit. nach Gundobin. — Feucht-
wanger, A., Beitrag zur Ätiologie der erworbenen Asphyxie der Neugeborenen. Münch.
med. Wochenschr. 1908, Nr. 16. — Fiedler, (Dünndarmatresie). Arch. f. Heilk. 5, 1864.
Zit. nach Kreuter. — Fiedler, K., Ein ideales Leistenbruchband für Säuglinge. Zentralbl.
f. Chir. 33, 1906, 1161. — Fiedler, L., Zur Therapie der größeren Nabelschnurbrüche.
Deutsche med. Wochenschr. 1907, 105. — Fieux, Über den Einfluß des Antipyrins auf
die Laktation. Rev. internat. de méd. et de chir. prat. 1887, Nr. 18. Zit. nach Thiemich.
— Finck, J., Die Therapie des Klumpfußes Neugeborener. Zeitschr. f. orthop. Chir. 13,
1904, 386. — Finder, G., Kehlkopfuntersuchungen und die hauptsächlichsten Kehlkopf-
erkrankungen bei Kindern. Berl. med. Wochenschr. 1906, 1459. — Finger, E., Die Ge-
schlechtskrankheiten. 6. Aufl. Leipzig u. Wien 1908. — Finkelstein, H., Zur Kenntnis
seltener Erkrankungen der Neugeborenen. Berl. klin. Wochenschr. 1895, 496. — Derselbe, Die durch Geburtstrauma hervorgerufenen Krankheiten des Säuglings. Berl.
Klinik, Heft 168, 1902. — Derselbe, Lehrb. d. Säuglingskrankh. Berlin 1905—1912.
— Finizio, Su di un caso di ittiosi fetale grave. La Ped. VIII, 1900. Ref. Jahrb. f.
Kinderheilk. 54, 103. — Derselbe, Über milcherzeugendes Vermögen der Galega officin.
Ref. Monatsschr. f. Kinderheilk. 4, 230. — Finsterer, H., Beitrag zur Kasuistik und Thera-
pie des Nabelschnurbruches. Wien. klin. Wochenschr. 1906, 795. — Fiori, Übergang von
Masern von Mutter auf Kind durch die Placenta. Gazz. degli osped. 1900, Nr. 69. Zit.
nach Kehrer. — Firbas, Zur Klinik und Therapie der Schilddrüsenerkrankungen im
Kindesalter. Jahrb. f. Kinderheilk. 41, 1896, 281. — Fischer, B., Über fötale Infektions-
krankheiten und fötale Endocarditis. Frankfurt. Zeitschr. f. Path. 7, 1911, 83. —
Fischer, J., Beitrag zur Melaena neonatorum. Wien. med. Presse 1904, Nr. 52. —
Fischer, K., Struma cong. der Neugeborenen, operativ behandelt. Beitr. z. klin. Chir.
54, 1907, 161. — Fischer, O., Beitrag zur Kasuistik und Ätiologie des Hydrops foet. uni-
vers. Zeitschr. f. Geb. u. Gyn. 69, 1911, 78. — Fischer, W., Die angeborene allgemeine
Wassersucht. Deutsche med. Wochenschr. 1912, 411. — Derselbe, Hydrocephalus nach
Dura- und Gehirnblutungen bei Säuglingen. Zeitschr. f. Kinderheilk. 2, 1911, 298. —
Fischl, R., Über septische Infektion der Säuglinge mit gastro-intestinalen, resp. pulmo.
nalen Symptomen. Zeitschr. f. Heilk. 15, 1894, 1. — Derselbe, Über Schutzkörper im
Blute Neugeborener. Jahrb. f. Kinderheilk. 41, 1896, 193. — Derselbe, Quellen und
Wege der septischen Infektion bei Neugeborenen. Volkmanns Samml. klin. Vortr.
Nr. 220, 1898. — Derselbe, Zur Kenntnis der Encephalitis bei Säuglingen. Jahrb. f.
Kinderheilk. 49, 1899, 58. — Derselbe, Neueres zur Pathogenese der Rachitis. Arch.

f. Kinderheilk. 31, 1901, 389. — Fisher, Augenhintergrundveränderungen bie Geburtsverletzungen. Ref. klin. Monatsbl. f. Augenheilk. 46, 1908, 562. — Flensburg, Studier öfver urinsyre-infarcten, urinsediment och albuminurin. Stockholm 1893. Nord. med. ark. 1894. Zit. nach Czerny-Keller. — Flesch, Prognose des Trismus, Tetanus neonat. und infant. mit Berücksichtigung der Serotherapie. Deutsche med. Wochenschr. 1905, Nr. 5 u. 6. — Flesch, H. und Winternitz, A. M., Über Teratome der Schilddrüse und ihre operative Behandlung. Jahrb. f. Kinderheilk. 62, 1905, 410. — Flick, C., Ein neuer Nabelverband. Klin.-Ther. Wochenschr. 1900, 768. — Flügge, Über die Bedeutung der Thymusdrüse für die Erklärung plötzlicher Todesfälle. Vierteljahrsschr. f. ger. Med. u. Chir. III, 1903. — Derselbe, Erwiderung auf Behrings Arbeit über Tuberkulose. Beitr. z. Klin. d. Tuberk. 101, 109, 121. — Förster, Über Thermometermessungen bei Kindern. Journ. f. Kinderkrankh. 39, 1862. — Forest, Eine Verbesserung der Milchpumpe. Münch. med. Wochenschr. 1905, 1149. — Derselbe, Diphtherie und Croup bei Neugeborenen. Arch. f. Kinderheilk. 42, 1905, 75. — Fothergill, W. E., Congen. goitre. Brit. med. Journ. 1903, 847. Ref. Arch. f. Kinderheilk. 40, 234. — Fränkel, E., Über einen Fall von angeborener Dünndarmsyphilis. Münch. med. Wochenschr. 1907, 1576. — Derselbe und Kiderlen, Zur Lehre vom Übergang pathogener Mikroorganismen von der Mutter auf den Fötus. Fortschr. d. Med. 7, 641. — Francioni, C., Sepsis aus diphtherieähnlichen Bazillen bei einem Säugling mit klinischen Erscheinungen von Winckelscher Krankheit. Monatsschr. f. Kinderheilk. 7, 1909, 717. — Frank, Über den Wert der einzelnen Reifezeichen der Neugeborenen. Arch. f. Gyn. 48, 1895, 163. — Frank, E., Zur Ätiologie der Facialislähmung nach Spontangeburten. Zentralbl. f. Gyn. 25, 1901, 509. — v. Franqué, Über tödliche Affektionen der Magen- und Darmschleimhaut, nebst Bemerkungen zur Melaena neonatorum. Beitr. z. Geb. u. Gyn. 10, 1907, 187. — Freeman, K. G., Ein Fall von angeborener Stenose des Duodenums. Arch. of. Ped. 1910. Ref. Jahrb. f. Kinderheilk. 71, 774. — Freund, Ein Fall von kongenitaler interstitieller Hepatitis mit Anomalie der Gallenausführungsgänge. Jahrb. f. Kinderheilk. 9, 1876, 178. — Freund, H. W., Die Beziehungen der Schilddrüse zu den weiblichen Geschlechtsorganen. Deutsche Zeitschr. f. Chir. 18, 1883, 213. — Freund, W., Zur Path. des Längenwachstums bei Säuglingen usw. Jahrb. f. Kinderheilk. 70, 1909, 753. — Derselbe, Über eine klinisch bemerkenswerte Form der Kopfbehaarung bei Säuglingen. Monatsschr. f. Kinderheilk. 9, 1910, S. 62. — Friedjung, J. K., Erysipel eines Neugeborenen mit ausgedehnter Gangrän. Ausgang in Heilung. Arch. f. Kinderheilk. 25, 1898, 27. — Derselbe, Hereditäre Syphilis. Gyn. Rundschau 2, 1908, 615. Gyn. Rundschau 3, 1909, 859. — Derselbe Das chronische idiopathische Genitalödem junger Säuglinge. Wien. klin. Wochenschr. 1906, 732. — Derselbe, Krankheiten der Thymus etc. Pfaundler-Schloßmanns Handb. d. Kinderheilk. III, 2. Aufl. Leipzig 1910. — Friedmann, Experimentelle Studien über die Erblichkeit der Tuberkulose. Zeitschr. f. klin. Med. 43, 1901, 11. — Fritsch, Gerichtl. Geburtshilfe. P. Müllers Handb. 3, 637. — Fröhlich, Th., Zwei Fälle von hereditärer familiärer kongenitaler (?) Nephritis. Ref. Monatsschr. f. Kinderheilk. 4, 1905, 681. — Fromme, Über Oedema lymphangiectatic. bei Neugeborenen. Arch. f. Kinderheilk. 41, 1905, 357. — Fronz, E., Über Tetanus im Kindesalter. Jahrb. f. Kinderheilk. 40, 1895, 133. — Frost, A., Is the Milk of Eklamptic mothers toxic? Arch. of Ped. 29, 1912, 55. — Fuchs, H., Zur Hygiene der ersten Lebenstage. Münch. med. Wochenschr. 1899, 697. — Derselbe, Über Riesenwuchs bei Neugeborenen etc. Münch. med. Wochenschr. 1903, 1411. — Fuchsig, Ein Fall von Atresia et Hypoplasia ilei cong. etc. Deutsche Zeitschr. f. Chir. 66, 1903, 364. — Fürst, L., Die Largin-behandl. der Ophthalmoblen. neon. Zentralbl. f. Kinderheilk. 6, 1901, 81. — Fürst, M., Ein Fall von Struma cong. bei elterlicher Syphilis. Berl. klin. Wochenschr. 1898, 1016. — Fürth, Die Erkrankungen des Nabels bei Neugeborenen. Wien. Klin. 1884, 351. — Füster, Otto, Experimentelle Beiträge zur Frage des Vorkommens von Tuberkelbazillen im Kolostrum und Muttermilch. Wien. klin. Wochenschr. 1906, 588. — Füth, H., Über eine angeborene Geschwulstbildung perithel. Natur am Oberkieferzahnfleisch eines zweitägigen Mädchens. Beitr. z. Geb. u. Gyn. 6, 1902, 82. — Füth, R., Radialislähmung und Oberarmbruch bei der Armlösung. Zentralbl. f. Gyn. 33, 1909, 1201. — Fuhrmann, E., Beitrag zur Gelatinebehandlung bei Meläna. Münch. med. Wochenschr. 1902, 1459. — Derselbe, Über die angeborene relative Pylorusstenose bei Säuglingen. Jahrb. f. Kinderheilk. 66, 1907, 329. — Fujisawa, K., Sog. Mongolengeburtsfleck der Kreuzhaut bei europäischen Kindern. Jahrb. f. Kinderheilk. 62, 1906, 222. — Fullerton, Respiratory spasm followed by cessation of breathing in a recently born child. Brit. med. Journ. 1904. I. 124. — Funaro, R., L'elettrocardiogramma dell adulto e del bambino. Riv. di Clin. Ped. 8, 1910, Nr. 6. — Derselbe, und Nicolai, Das Elektrodiagramm der Säuglinge. Ref. Zentralbl. f. Physiol. 22, 1909, 58. — Furmann, Die Reflexe der Säuglinge. Diss. Petersburg 1903. Zit. nach Gundobin.

Gärtner, F., Multiple Atresien und Stenosen des Darmes. Jahrb. f. Kinderheilk. 20, 1883, 403. — Gärtner, J., Identischer Bakterienbefund bei zwei Melänafällen Neugeborener. Arch. f. Gyn. 45, 1894, 272. — Galatti, D., Über Behandlung des

Nabelstranges mit Bolus. Verhandl. d. Ges. f. Kinderheilk. 25, Köln 1908, 339. — Derselbe, Über Nabelversorgung. Gyn. Rundsch. 2, 1908, 818. — Gallatia, E., Sophol als Vorbeugungsmittel bei Ophthalmoblenn. neonat. Wien. med. Wochenschr. 1908. 294. — Gallus, Interstitielle Nephritis bei Lues congenit. Diss. Kiel 1893. Zit. nach Hahn. — Ganghofner, Plötzliche Todesfälle im Kindesalter. Verhandl. d. Ges. f. Kinderheilk. 19, Karlsbad 1902. — Derselbe und Langer, Über die Resorption genuiner Eiweißkörper im Magendarmkanal neugeborener Tiere und Säuglinge. Münch. med. Wochenschr. 1904, 1497. — Garrod, A., Sclerema neonatorum. Brit. med. Journ. 1895, I, 926. — Gasne, zit. nach R. Peters. — Gast, Experimentelle Beiträge zur Lehre von der Impfung. Schmidts Jahrb. 1879, Nr. 201. — Gaszynski, Die Rettung scheintoter Neugeborener mittelst einer neuen Methode der künstlichen Atmung. Nowiny lekarskie 1905, Nr. 1. Ref. Jahrb. f. Kinderheilk. 62, 451. — Gaus, F., Über Nahrungsausnutzung der Neugeborenen. Jahrb. f. Kinderheilk. 55, 1902, 129. — Gautier, (Masern), zit. nach Jürgensen-Pirquet. — Derselbe, (Parotitis), zit. nach Schottmüller. — Gayet, Thèse de Paris 1909, zit. n. Comby. — Geill, Die Ruptur innerer Organe bei Neugeborenen. Ref. Monatsschr. f. Geb. u. Gyn. 10, 658. — Gein, Zur Frage über die physikalische und chemische Eigenschaft des Harnes Neugeborener. Diss. Petersburg 1904. Zit. nach Gundobin. — Geipel, P., Studien über Säuglingstuberkulose. Zeitschr. f. Hyg. u. Infektionskrankh. 53, 1906. — Geiser, D., Ein Beitrag zum Skleroedema neonatorum. Monatsschr. f. Geb. u. Gyn. 35, 1912, 76. — Genersich, Bauchfellentzündung bei Neugeborenen infolge von Perforation des Ileums. Virchows Arch. 126, 1891, 485. — v. Genser, Th., Untersuchung des Sekrets der Brustdrüse (Galaktostase) eines neugeborenen Kindes. Jahrb. f. Kinderheilk. 9, 1876, 160. — Gertler, N., Beitrag zu den Krankheiten des Nabels der Neugeborenen. Klin.-Ther. Wochenschr. 1898, 1236. — Geßner, W., Über die paraportale Resorption bei Neugeborenen. Münch. med. Wochenschr. 1904, 1962. — Derselbe, Ist v. Behrings Tuberkulosetheorie vom rein klinischen Standpunkte aus begründet? Zentralbl. f. inn. Med. 25, 1904, 785. — Geyl, Die Ätiologie der sog. puerperalen Infektion des Fötus und des Neugeborenen. Arch. f. Gyn. 15, 1880, 384. — Derselbe, Eine periphere Facialisparese bei einem Neugeborenen nach einer durchaus normalen Geburt. Zentralbl. f. Gyn. 1896. 634. — Ghon, A., Fall von akuter und subakuter miliarer Tuberkulose. Mitteil. d. Ges. f. inn. Med. u. Kinderheilk. in Wien, 7, 1908. — Derselbe, Der primäre Lungenherd b. d. Tuberkulose d. Kinder. Wien 1912. — Gigli, Instrument zur Kompression der Nabelschnur. Ref. Monatsschr. f. Geb. u. Gyn. 16, 1902, 659. — Gilbert, W., Über Behandlung der Blennorrhoea neonatorum mit Rinderserum. Münch. med. Wochenschr. 1908, Nr. 30. — Gilles de la Tourette, zit. nach R. Peters. — Giorgi, Lymphogene Tuberkulose bei einem Neugeborenen. La Ped. 1909, 9. Ref. Arch. f. Kinderheilk. 44, 431. — Göppert, Über Hirschsprungsche Krankheit. Arch. f. Verdauungskrankh. 5, 1899. — Gött, Über einen seltenen Lähmungstyp nach Geburtstrauma. Jahrb. f. Kinderheilk. 69, 1909, 422. — Goislard, Contribution à l'étude des ictères d'origine infect. Thèse des Paris 1900. — Goldreich, L., Meningit. bei Neugeborenen. Jahrb. f. Kinderheilk. 56, 1902, 808. — Goldzieher, Kryptophthalmus bilat. Pester med. chir. Presse 1903. — Goller, Über einen Fall von kongenitalem reinem Sarkom der Parotis. Diss. Würzburg 1898. — Goodall, Should eclamptic mothers nurse their newborn? Arch. of Ped. 28, 1911, 13 und Amer. Journ. of obstetr. 1911, 11. — Gorup-Besanez, Arch. f. phys. Heilk. VIII. Zit. nach Thiemich. — Goto, M., Bemerkenswerte gonorrhoische Affektion beim Neugeborenen. Ref. Zeitschr. f. Kinderheilk. Ref. 2, 1912, 39. — Gräfenberg, Über den Zusammenhang angeborener Mißbildung mit kongenitaler Syphilis. Deutsche med. Wochenschr, 1908, 37. — Derselbe, Der Einfluß der Syphilis auf die Nachkommenschaft. Arch. f. Gyn. 87, 1909, 190. — v. Graff, Angeborene Hyperplasie der einen Lunge bei gleichzeitiger rudimentärer Bildung der anderen. Münch. med. Wochenschr. 1905, 598. — Graham, E. A., The Pathogenesis of the hemorrhagic diseases of the newborn. Journ. of experim. med. XV, 1912, 4. — Grandall, zit. nach Pies. — Grandidier, Die Hämophilie oder die Bluterkrankheit. Leipzig 1855. — Grawitz, Über angeborene Bronchiektasie. Virchows Arch. 82, 1880, 217. — Greef, Beitrag zur Haemophilia neonatorum. New Yorker med. Wochenschr. 1901. Ref. Arch. f. Kinderheilk. 36, 428. — Greff, Über Prophylaxe und Therapie der Augeneiterung der Neugeborenen. Ther. d. Gegenw. 1908. — Green (1899), zit. nach Stumpf. — Green, R., and Swift, J. R., Hämorrhagische Erkrankung der Neugeborenen. Boston med. and surg. Journ. 1911, 454. Ref. Jahrb. f. Kinderheilk. 74, 345. — Gregor, K., Ein Fall von angeborener Mißbildung der Luftröhre. Jahrb. f. Kinderheilk. 49, 1899, 123. — Derselbe, Der Fettgehalt der Frauenmilch und die Bedeutung der physiologischen Schwankung desselben in Bezug auf das Gedeihen des Kindes. Samml. klin. Vortr. N. F., 302, 1901. — Greiffenberg, Extopia cordis subthoracica bei lebendem Kinde. Zeitschr. f. Geb. u. Gyn. 62, 1908, 453. — Griffith, Amyotonia cong. Arch. f. Kinderheilk. 54, 1910, 241. — Gröné, O., Ein neuer Fall von Facialisparese nach spontaner Geburt. Zentralbl. f. Gyn. 25, 1901, 1245. — Grosser, O., Über Zwerchfellhernien. Wien. klin. Wochenschr. 1899, 655. — Grünbaum, D., Milchsekretion nach Kastration. Deutsche med. Wochenschr. 1907, 1038. — Grüneberg, Zur Behandlung der hämorrhagischen Diathese bei Neugeborenen. Münch. med. Wochenschr. 1908, 1079. — Derselbe, Demonstration einer kongenitalen Verengerung am Colon descendens. Münch. med. Wochenschr. 1899, 496. — Grünfelder, Bromkalzium i. d. Behandl. d. Laryngospasmus u. d. Tetanie. Therap. Monatsh. 27, 1913, 416. — Grulee, Eklampsie der Mutter als Ursache früher Nephritis im Kindesalter. Arch. of Ped. 1907. — Gudden, H., Das Verhalten der Pupillen bei Neugeborenen und im ersten Lebensjahr. Münch. med. Wochenschr. 1910, 405. — Guinon, Sur une cause de vomissement du nouveau-né. Rev. mens. des malad. de l'enf. XXII, 1904. Ref. Jahrb. f. Kinderheilk. 61, 912. — Guleke, Das Verhalten der Nebennieren bei kongenitaler Syphilis. Virchows Arch. 173, 1903, 519. — Gundobin, N. F., Die Besonderheiten des Kindesalters. Deutsche Ausg. v. S. Rubinstein, Berlin 1912. — Gutzeit, Beitrag zur operativen Behandlung des Nabelschnurbruches. Deutsche Zeitschrift f. Chir. 73, 1904, 49.

Haab, zit. nach Dimmer. — Haas, Gangrän der Zehen bei einem Neugeborenen. Soc. pour l'Étude des mal. des enf. London 1903. Ref. Arch. f. Kinderheilk. 40, 206. — Haberda, Die fötalen Kreislaufwege der Neugeborenen und ihre Veränderungen nach der Geburt. Wien 1896. — v. Haberer, Parotishämangiom. Arch. f. klin. Chir. 93, 1910, 817. — Hacker, zit. nach Kreuter. — Hadlich, R. und Grosser, P., Über den Aminosäurengehalt des Kinder- und Säuglingsharnes. Jahrb. f. Kinderheilk. 73, 1911, 421. — Hagenbach, Symmetrische Lymphangiome der Mundspeicheldrüsen. Deutsche Zeitschr. f. Chir. 93, 1908, 478. — Hagenbach-Burckhardt, E., Über Pemphig. contagios. Jahrb. f. Kinderheilk. 57, 1903, 521. — Hahn, Beitrag zur klinischen Kasuistik des kongenitalen Kehlkopfstridors. Ref. Zentralbl. f. Laryng. 1909, 163. — — Hahn, R., Über fötale und infantile Nierensyphilis. Zeitschr. f. Kinderheilk. Ref. 2, 1912, 161. — Halban, Die innere Sekretion von Ovarium und Placenta und ihre Bedeutung für die Funktion der Milchdrüsen. Arch. f. Gyn. 75, 1905, 353. — Halberstädter, E. Müller und Reiche, Über Komplementbindung bei Syphilis heredit. usw. Berl. klin. Wochenschr. 1908, 1917. — Halberstädter, L. und S. v. Prowazek, Über Chlamydozoenbefunde bei Blennorrh. neon. non gonorrh. Berl. klin. Wochenschr. 1909, 1839. — Hamburger, E. W., Untersuchungen über die Ausscheidung von Quecksilber während des Gebrauchs von Merkurialkuren. Prag. med. Wochenschr. 1877, 69. — Hamburger, F., Zur Ätiologie der Meningitis im Kindesalter. Zeitschr. f. Heilk. 26, 1905, 188. — Derselbe, Ein Fall von angeborener Tuberkulose. Brauers Beitr. z. Klin. d. Tuberk. 5, 1906, 197. — Derselbe, Über Eiweißresorption beim Säugling. Verhandl. d. Ges. f. Kinderheilk. 23, Stuttgart 1906, S. 103. — Derselbe und Sperk, Magenverdauung bei neugeborenen Brustkindern. Jahrb. f. Kinderheilk. 62, 495. — Hamill, Nebennierenblutungen. Arch. of Ped. 1901. — Derselbe, Sinusthrombose. Arch. of Ped. 1903. Zit. nach Ziehen. — Hamm und Schrumpf, Beitrag zur Frage des Übergangs von Mikroorganismen von Mutter auf Fötus. Zentralbl f. Bakt. 43, 1907, 307. — Hammer, F., Beitrag zur Pathologie der Neugeborenen. Zeitschr. f. Geb. u. Gyn. 50, 1903, 213. — Hammer, H., Kasuistik der kongenitalen Darmokklusionen. Prag. med. Wochenschr. 1895, 353. — Hammerschlag, Über Diagnose und Therapie des Hydrocephalus. Monatsschr. f. Geb. u. Gyn. 27, 1908, 415. — Hannes, Ersatz des Argent. nitr. durch das Sophol in der Ophthalmoblennorrhoeprophylaxe. Zentralbl. f. Gyn. 35, 1911, 20. — Derselbe, Zur Pathologie und Therapie des Nabelschnurbruchs. Münch. med. Wochenschr. 1911, 2664. — Derselbe, Zur Frage der Beziehungen zwischen asphyktischer und schwerer Geburt und nachhaltigen psychischen und nervösen Störungen. Zeitschr. f. Geb. u. Gyn. 68, 1911, 689. — Hanssen, Prolapsus uteri bei einem Neugeborenen. Münch. med. Wochenschr. 1897, 1040. — Hansteen, Histologische und bakteriologische Momente zur Ätiologie der Derm. exfol. neon. Arch. f. Derm. 1900. (Kaposi-Festschrift) 135). — Harbitz, Über Osteogenesis imperfecta. Zieglers Beitr. 30, 1901, 605. — Harras, P. und Suchier, W., Über ein Angiom der Parotis. Deutsche med. Wochenschr. 1911, 499. — Hartmann, Fraktur des kindlichen Schädels bei spontaner Geburt. Vierteljahrsschr. f. ger. Med. 1911. — Hartz, Abnabelung und Nabelerkrankung. Monatsschr. f. Geb. u. Gyn. 22, 1905, 77. — Hasbend, Sur un cas de syphilis contractée au moment même de la naissance. Ann. de dermat. et de Syph. 2, 1911. — Hasse, C., Der Ikterus neonatorum. Jahrb. f. Kinderheilk. 69, 1909, 625. — Hassenstein, W., Ungewöhnliche Formen diphtherischer Erkrankung übertragen durch eine Hebamme. Deutsche med. Wochenschr. 1899, 406. — Hauch, Über Clavikularfrakturen Neugeborener bei Geburt in Schädellage. Zentralbl. f. Gyn. 29, 1905, 1025. — Derselbe, (Schädelimpression). L'obstétr. 1911. Zit. nach Soli. — Haudeck, M., Zur Behandlung des angeborenen Klumpfußes. Zeitschr. f. orthop. Chir. 25, 1910, 716. — Haug, zit. nach Urbantschitsch. — Haus, G., Ichthyosis congen. Ref. Jahrb. f. Kinderheilk. 55, 1902, 600. — Hauser, Ein Fall von Stenocardia cordis beim Kind. Deutsche med. Wochenschr. 1899, 453. — Derselbe, Ätiologie und Infektionsmodus der Kindertuberkulose.

Monatsschr. f. Kinderheilk. 5, 1906, 125. — Hauser, H., Atresia duodeni als Todesursache bei einem Neugeborenen. Monatsschr. f. Geb. u. Gyn. 34, 1911, 678. — Haushalter et Spillmann, Quelques cas de sclérod. et de Vitiligo chez les enf. Nouv.
Iconographie d. la Salpétrière, XII, 1899, 197. Zit nach Cassirer. — Haußmann,
Die Bindehautinfektion der Neugeborenen. Stuttgart 1882. Zit. nach Runge. — Haw-
thorne, C. O., Fall von Arthritis bei Blenn. neon. Lancet 1902, I, 1529. — Hayashi, A.,
Stauungslunge bei Offenbleiben des Ductus Botalli. Mon. f. Kinderheilk. 11, 1912, 224.
— Hayashi, K. und Matsuoka, M., Über intra partum entstandene Unterschenkel-
fraktur. Arch. f. klin. Chir. 98, 1912, 417. — Hayem, Du sang. Paris 1899. — Heaton,
Congenit. round-celled sarcoma of the liver. Transact. of the Path. Soc. London 1898. —
Hecht, A. F., Die Reduktion als Lebensfunktion der Milch. Arch. f. Kinderheilk. 38, 1903,
349. — Derselbe, Die Fäzes des Säuglinges und Kindes. Berlin und Wien 1910. —
Derselbe, Über die physiologischen Herzschallverhältnisse im Kindesalter. Wien. med.
Wochenschr. 1913, 3. — Derselbe, Der Mechanismus der Herzaction im Kindesalter
etc. Erg. d. i. Med. u. Kinderheilk. 11, 1913, 324. — Hecker, J., Beitrag zur Histologie
und Pathologie der kongenitalen Syphilis, sowie zur normalen Anatomie des Fötus und
Neugeborenen. Deutsch. Arch. f. klin. Med. 61, 1898, 1. — Hecker, R., Die Erkennung
der fötalen Syphilis. Deutsche med. Wochenschr. 1902, 808. — Derselbe, Neueres zur
Pathologie der kongenitalen Syphilis. Jahrb. f. Kinderheilk. 51, 1900. — Derselbe,
Erkennung der fötalen Syphilis. Verhandl. d. Ges. f. Kinderheilk. Hamburg 18, 1901,
245. — Hecker und Buhl, Die akute Fettdegeneration der Neugeborenen. Klin. d.
Geburtskunde, I, 1861, 296. — Hedinger, Primäre angeborene Herzhypertrophie.
Virchows Arch. 178, 1904, 264. — Derselbe, Mors thymica bei Neugeborenen.
Jahrb. f. Kinderheilk. 63, 1906, 308. — Derselbe, Über den Zusammenhang der Dermat.
exfoliat. neon. mit dem Pemph. acut. neon. Arch. f. Derm. 80, 1906, 349. — Hedrén,
G., Untersuchungen über Spirochaete pallida bei kongenitaler Syphilis. Zentralbl. f.
Bakt. 1. Abt. 46, 232. — Hegar, Über Stillunfähigkeit, bedingt durch schlechte Ent-
wicklung der Brust. 81. Vers. Deutsch. Naturf. u. Ärzte in Salzburg 1909. — Derselbe,
Über Stillunfähigkeit und ungenügende Stillfähigkeit aus anatom.-physiol. Gründen.
Beitr. z. Geb. u. Gyn. 15, 1910, 201. — Heidemann, Über Gewichtsschwankungen Neu-
geborener. Monatsschr. f. Geb. u. Gyn. 33, 1911, 168. — Heim u. John, Verwendbar-
keit von caseinangereicherter Kuhmilch. Zeitschr. f. Kinderheilk. 4, 1912, 1. — Heimann,
Die Tränenschlaucheiterung der Neugeborenen. Deutsche med. Wochenschr. 1903, 86. —
Heimann, Fritz, Zur Lehre des Ikterus neonatorum. Zeitschr. f. Geb. u. Gyn. 49, 1911,
165. — Heine, Beitrag zur Prognose und Symptomatologie der hereditären Lues im Säuglingsalter. Jahrb. f. Kinderheilk. 72, 334. — Heitz, J., Transmission placentaire du bacille
de Koch au foetus etc. Rev. de la tuberc. T. 9, 1902, 271. Ref. Zentralbl. f. Bakt. 33,
Ref. 1903, 148. — Helbich, Die Bedeutung der Molkenreduktion für die Ernährung junger
Säuglinge. Jahrb. f. Kinderheilk. 71, 1910, 655. — Derselbe, Zur Physiologie der Milchsekretion. Monatsschr. f. Kinderheilk. 10, 1911, 391. — Helbing (Elephantiasis cong.).
Zit. nach Noeggerath. — Helferich, Behandlung der Oberschenkelbrüche bei Neugeborenen. Münch. med. Wochenschr. 1909, 2641. — Hellendall, H., Hereditäre
Schrumpfniere im frühen Kindesalter. Arch. f. Kinderheilk. 22, 1897, 61. — Derselbe,
Zur obligaten Crédéisierung des Neugeborenen. Monatsschr. f. Geb. u. Gyn. 28, 1908, 283.
Derselbe, Zur postoperativen Parotitis. Med. Klin. 1908, 451. — Derselbe, Resultate mit meinem neuen Verfahren der Crédéisierung des Neugeborenen in der Anstalts-
und Hebammenpraxis. Med. Klin. 1908, 1610. — Derselbe, Über die Bedeutung
des infizierten Fruchtwassers für Mutter und Kind. Beitr. z. Geb. u. Gyn. 10,
1906, 320. — Derselbe, Weitere Erfahrungen mit meiner Methode der Crédéisierung.
Zentralbl. f. Gyn. 35, 1911, 1453. — Heller, A., Die Schicksale atelektatischer Lungenabschnitte. Deutsch. Arch. f. klin. Med. 36, 1885, 189. — Derselbe, Über den Volvulus
des Sigmoideums und die Hirschsprungsche Krankheit. Münch. med. Wochenschr.
1911, 1059. — Heller, F., Fieberhafte Temperaturen bei neugeborenen Kindern in den ersten
Lebenstagen. Zeitschr. f. Kinderheilk. 4, 1912, 55. — Hengge, Gefahren der Schultzschen
Schwingungen. Münch. med. Wochenschr. 1904, 2134. — Derselbe, Zur Frage der
Schultzeschen Schwingungen. Münch. med. Wochenschr. 1905, Nr. 14. — Derselbe,
Pemph. neonat. sive contagios. Monatsschr. f. Geb. u. Gyn. 19, 1904, 53. — Henoch, E., Vor-
lesungen über Kinderkrankheiten. 11. Aufl. Berlin 1903. — Hennig, Die Krankheiten der
Thymusdrüse. Gerhardts Handb. d. Kinderheilk. Nachtrag III, 1893. — Henning (1895),
zit. nach Stumpf. — v. Herff, Zur Verhütung der gonorrhoischen Ophthalmoblennorrhoe
mit Sophol. Münch. med. Wochenschr. 1906, Nr. 20. — Derselbe, Suspensionsapparat bei
Humerusfrakturen. Oberrhein. Ges. f. Geb. u. Gyn. Baden-Baden 1907, siehe Oeri. — Derselbe, Über den Wert neuerer Maßregeln gegen die Bindehautgonorrhöe der Neugeborenen
usw. Münch. med. Wochenschr. 1909, Nr. 46. — Herheimer, Über zwei Fälle von Angiom
der Parotis. Zentralbl. f. allg. Path. u. path. Anat. 19, 1908, 709. — Hermann, E., und
J. Neumann, Über die Lipoide der Gravidität und deren Ausscheidung nach voll-

endeter Schwangerschaft. Wiener klin. Wochenschr. 1912. 1558. — Herrgott, A., Beiträge zur Ätiologie der gastro-intest. Hämorrhagien bei Neugeborenen. Zentralbl. f. Gyn. 19, 1895, 975. — Herrgott, H., Considérations sur l'érysipèle chez de nouveau-né. La pathol. infant. 1908, Nr. 7. — Hervieux, zit. n. Luithlen. — Herweg, Solide Nabelschnurtumoren. Arch. f. Gyn. 89, 1909, 317. — Hery, Sur l'allaitement des nouveau-nés. Thèse de Paris 1897. Zit. nach Pies. — Heß, A. F., A study of icterus neonatorum by means of the duodenal catheter. Amer. Journ. of diss. of childr. 3, 1912, 314. — Heß, C., Über die Augeneiterung der Neugeborenen. Med. Klin. 1905, 61. — Hesselberg, C., Die menschliche Schilddrüse in der fötalen Periode und den ersten sechs Monaten. Frankf. Zeitschr. f. Path. 5, 1910, 322. — Heubner, O., Lehrb. d. Kinderheilk., Leipzig 1903. — Derselbe, Über angeborenen Kernmangel. Charité-Ann. 25, 1900, 211. — Derselbe, Das Elektrodiagramm des Säuglings und Kindes. Monatsschr. f. Kinderheilk. 7, 1908, S. 1. — Derselbe und Heubner, W., Zur Lehre von der energetischen Bestimmung des Nahrungsbedarfs beim Säugling. Jahrb. f. Kinderheilk. 72, 1911, 121. — Heubner, W., Über die Phosphorausscheidung bei Neugeborenen. Arch. f. exp. Path. u. Pharm. 62, 1910, 253. — Hewetson, J. T., Congenital goitre. Brit. med. Journ. 1903, I, 657. — Heydrich, E., Seltene Verletzungen des Kindes während der Geburt. Zentralbl. f. Gyn. 1890, 109. — Heymann, Über Methoden und Indikationen der künstlichen Unterbrechung der Schwangerschaft. Arch. f. Gyn. 59, 1899, 404. — Derselbe, Neuere Arbeiten über die physiologische Blutbeschaffenheit der Schwangeren und Neugeborenen. Folia haematolog. 3, 1906, 7. — Hildebrand, Über doppelseitiges Caput obstip. Deutsche Zeitschr. f. Chir. 45, 1897, 584. — Hildebrandt, P., Zur Lehre von der Milchabsonderung. Hofmeisters Beitr. 5, 1904, 464. — Himmelheber, Das Gedeihen der Brustkinder. Med. Klin. 36, 1906, 937. — Hinselmann, H., Vernix caseosa pellicularis. Deutsche med. Wochenschr. 1911, 2438. — Derselbe, Über angeborene Sekretstauung in den Talg- und Schweißdrüsen. Arch. f. Derm. 111, 1912, 611. — Hinsdale, G., Encephalitis purul. bei einem Neugeborenen infolge Nabelinfektion. Lancet 1899. II. 1030. — Hirsch, E., Zur Kasuistik des Morbus Recklinghausen im Kindesalter. Prag. med. Wochenschr. 1911, 375. — Hirsch, J., Die physiologische Gewichtsabnahme der Neugeborenen. Berl. klin. Wochenschr. 1910, 11. — Hirsch, M., Zur Kritik der Schultzeschen Schwingungen. Deutsche med. Wochenschr. 1912, Nr. 10. — Hirschberg, J., Über Entzündungen der Netzhaut und des Sehnerven bei kongenitaler Lues. Deutsche med. Wochenschr. 1906, 746. — Hoche, Entzündliche Nabelerkrankungen Neugeborener in der Praxis einer Hebamme. Vierteljahrsschr. f. ger. Med. 3. F., 27, 1904, 173. — Hocheisen, Ein Fall von Gonokokkämie bei einem Säugling mit Blennorrhöe. Arch. f. Gyn. 79, 1906, 415. — Hochheim, K., Über einen Befund in den Lungenvenen Neugeborener etc. Orth-Festschr. Ref. Arch. f. Kinderheilk. 40, 205. — Hochsinger, K., Die Auskultation des kindlichen Herzens. Wien 1890. — Derselbe, Syph. congen. und Tuberk. Wien. med. Blätter 1894, 255. — Derselbe, Zur Kenntnis des nasalen Ursprungs der Melaena neonatorum. Zentralbl. f. Gyn. 1898, 1167. Wien. med. Presse 1897, 556. — Derselbe, Die hereditäre Nasensyphilis der Neugeborenen und Säuglinge. Festschr. f. J. Neumann, Leipzig und Wien 1900. — Derselbe‘ Über hereditäre Frühsyphilis. Verhandl. d. Ges. f. Kinderheilk. 19, Karlsbad 1902, 227. — Derselbe, Strid. congen. und Thymushypertrophie. Verhandl. d. Ges. f. Kinderheilk. 20, Kassel 1903, 61. — Derselbe, Über Osteopsathyrosis foetalis. Verhandl. d. Ges. f. Kinderheilk. 1908, Köln 233. — Derselbe, Frühzeitige hochgradige Kraniotabes. Mitteil. d. Ges. f. inn. Med. u. Kinderheilk. Wien 8, 1909, 22. — Derselbe, Syphilis. Pfaundler-Schloßmanns Handb. d. Kinderheilk. 2. Aufl., II, S. 411, Leipzig 1910. — Derselbe, Erkrankungen des Kreislaufsystems. Ebenda III, S. 457. — Derselbe, Über angeborenen Lückenschädel. Beibl. z. d. Mitteil. d. Ges. f. inn. Med. u. Kinderheilk. Wien 10, 1911, 112. — Hock und Schlesinger, Hämatologische Studien. Wien 1892. — Hoeffel, Hautdefekt auf dem Rücken eines Neugeborenen. Deutsche med. Wochenschr. 1909, 1773. — Hoeniger, E., Über die ephemere traumatische Glykosurie bei Neugeborenen. Deutsche med. Wochenschr. 1911, S. 500. — Hoerder, C., Wesen und Bekämpfungsmethoden der Asphyxia neonatorum. Med. Klin. 1909, 1657. — Hörder, Prophylaxe und Therapie der Ophthalmoblennorrhöe der Neugeborenen. Münch. med. Wochenschr. 1911, 1667. — Hofbauer, Über Verletzungen der kindlichen Halswirbelsäule bei schwierigen Extraktionen am Beckenende. Zentralbl. f. Gyn. 31, 1907, 354. — Hoffa, Die Erfolge der Anstaltspflege von kranken und gesunden Säuglingen. Arch. f. Kinderheilk. 54, 1910, 140. — Derselbe, Ein Fall von intra partum entstandener Unterschenkelfraktur. Jahresber. f. Geb. u. Gyn. Nr. 11. Zit. nach Jäger. — Hoffmann, A., Meine Behandlung der Schädelimpressionen der Neugeborenen. Med. Klin. 1911, 1772. — Hoffmann, K., Kasuistischer Beitrag zur Frage der kongenitalen Dünndarmatresien. Gyn. Rundsch. 6, 1912, 173. — Hofmann, A., Vereinfachtes Extensionsverfahren. Münch. med. Wochenschr. 1907, 1688. — v. Hofmann, (Nabelschnur). Österr. Jahrb. f. Päd. 2, 1877. Zit. nach Bondi. — Hofmann-Kolisko, Lehrb. d. gerichtl. Med., 9. Aufl., Berlin u. Wien 1903. — Hofmeier, M., Die Gelbsucht der

Neugeborenen. Zeitschr. f. Geb. u. Gyn. 8, 1882, 287. — Hofmeier, zit. nach
Czerny-Keller. — Hofmokl, zit. nach Loránd. — Hofstätter, Über Ophthalmo-
blennorrhoea neonatorum. Gyn. Rundsch. 5, 1911. 411. — Derselbe, Über Parotitis
suppurat. im Säuglingsalter. Gynäkologische Rundschau 4, 1910, 547. — Derselbe,
Hämatom des Musc. masseter, eine typische Geburtsverletzung. Beitr. z. Geb. u. Gyn.
16, 1911, 332. — Hohlfeld, Über Osteogenesis imperfecta. Münch. med. Wochenschr.
1905, Nr. 7. — Derselbe, Über den Fettgehalt des Kolostrums. Verhandl. d. Ges. f. Kinderheilk. 23, Stuttgart 1906, 141. — Derselbe, Über die Bedeutung des Kolostrums.
Arch. f. Kinderheilk. 46, 1907, 161. — Derselbe, Zur Ätiologie der Larynx- und Trachealstenosen im Säuglingsalter. Verhandl. d. Ges. f. Kinderheilk. 25, Köln 1908, 326. — Holt,
E., Inanitionfever. Arch. of Ped. 1895. — Derselbe, Diseases of Infancy and Childhood.
5 Ed. New York and London 1909. — Derselbe, Beobachtungen über die Behandlung
gastrointestinaler Blutungen bei Neugeborenen mit Nebennierenextrakt. Arch. of Ped.
1902. Nr. 4. — Holtschmidt, Die subkutane Gelatineinjektion bei Melaena neonatorum.
Münch. med. Wochenschr. 1902, 13. — Holzbach, E., Die intrauterin erworbene Ophthalmoblennorrhöe der Neugeborenen. Monatsschr. f. Geb. u. Gyn. 27, 1908, 96. — Derselbe, Über den Wert der Merkmale zur Bestimmung der Reife des Neugeborenen. Monatsschr. f. Geb. u. Gyn. 24, 1906, 429. — Homans, zit. nach Schottmüller. — Honl, J.,
Bull. internat. de l'acad. de scienc. de l'emp. Franc Jos. I, Prague 1894. Zit. nach
Cornet. — Huber, zit. nach Hecht. — Huebschmann, P., Über Ichthyosis congen.
Arb. a. d. Geb. d. path. Anat. u. Bakt. 6, 1908, 500. — Hueltl, Durch Operation geheilter
Nabelschnurbruch. Jahrb. f. Kinderheilk. 53, 1901, 211. — Hüffel, Fall von Icterus
gravis. Münch. med. Wochenschr. 1909, 393. — v. Hüttenbrenner, A., Die Darm-
stenosen im Kindesalter. Jahrb. f. Kinderheilk. 9, 1876, S. 1. — Hugounenq, Über
den Gehalt des Fötus an Salzen. — Ref. Jahrb. f. Kinderheilk. 51, 121. — Humbert,
Contr. l'étude de l'ichthyose foetale. Thèse. Genève 1906. Zit. nach Huebschmann. —
Hunziker, Die Teratome der Schilddrüsenggend in path.-anat. und klin. Beziehung.
Beitr. z. Geb. u. Gyn. 13, 1909, 448. — Hutinel, V., Les maladies des enfants. Paris
1909. — Derselbe, Syphilitische Nabelgeschwüre bei Neugeborenen. Ref. Arch. f. Kinderheilk. 38, 288. — Derselbe, Eitrige Parotitis. Les malad. des enf. III, 1909.

     Ibrahim, Über Milchpumpen und deren Anwendung. Münch. med. Wochenschr.
1904. 1056. — Derselbe, Klinische Beiträge zur Kenntnis der zerebralen Diplegien des
Kindesalters und der Mikrocephalie. Jahrb. f. Kinderheilk. 60, 1904, 731. — Derselbe,
Ein Beitrag zur Pathogenese der Hirschsprungschen Krankheit. Deutsche med. Wochenschr. 1905, 905. — Derselbe, Die Säuglingstuberkulose etc. Beitr. z. Klin. d. Tuberk.
4, 1905, 23. — Derselbe, Die Pylorusstenose der Säuglinge. Ergebn. d. inn. Med. u.
Kinderheilk. I, 1908, 208. — Derselbe, Neuere Forschungen über die Verdauungs-
physiologie im Säuglingsalter. Verhandlg. d. Ges. f. Kinderheilk. 25, Köln 1908, 21.
— Derselbe, Zur Verdauungsphysiologie des menschlichen Neugeborenen. Zeitschr. f.
physiol. Chem. 64, 1910, 95. — Derselbe, Chronischer Ikterus infolge angeborener
Mißbildung der Gallenwege. Münch. Ges. f. Kinderheilk. 18. III, 1910. — Derselbe,
Zur Prognose der tuberkulösen Infektion im frühen Säuglingsalter. Beitr. z. Klin. d.
Tuberkulose 2. 1, 1911, 117. — Derselbe, Über eine Soormykose der Haut im frühen
Säuglingsalter. Arch. f. Kinderheilk. 55, 1911, 91. — Derselbe und Kopez, Die Magen-
lipase beim menschlichen Neugeborenen. Zeitschr. f. Biol. 53, 201. — Isbister, Fract.
of the Thigh in the newborn. Brit. med. Journ. 1909, 951. — Isenschmied, R., Zur
Kenntnis der menschlichen Schilddrüse im Kindesalter etc. Frankf. Zeitschr. f. Path. 5,
1910, 205. — v. Ittalie, L., Der Übergang von Heilmitteln in der Milch Zit. nach Bucura.

     Jacobi, Relat. du premier cas connu de tub. chez un foetus hum. Congr. tub.
1891, 327. Zit. nach Cornet. — Jacobius, Beobachtungen an stillenden Frauen.
Arch. f. Kinderheilkunde 48, 1908, 67. — Jacoby, Über den Riesenwuchs der Neugeborenen. Arch. f. Gyn. 74, 1905, 536. — Jaeckle, Über die Zusammensetzung des
menschlichen Fettes. Zeitschr. f. physiol. Chem. 53, 1902, 53. — v. Jäger, E., Über die
Einstellung des dioptrischen Apparates. Wien 1861. — Jäger, F., Über kindliche Oberarmfrakturen bei Spontangeburten. Gyn. Rundschau 6, 1912, 511. — Jäger, O., Über
Melaena neonatorum. Gyn. Rundschau 2, 1908, 537. — Jägeroos, Methode der Nabelabklemmung, kombiniert mit der Unterbindung. Ref. Zentralbl. f. Gyn. 1911, 13. —
Jaeggy, E., Zentralbl. f. Gyn. 1907, 1060. — Jakesch, Ein Fall von Hydrops univ. der
Frucht und Hydrops placentae. Zentralbl. f. Gyn. 2. 1878. 619. — Japha, Ein Fall von Polyarthritis rheum. Berl. klin. Wochenschr. 1900, 1161. — Derselbe, Augenhintergrunds-
befunde bei hereditärer Syphilis. Deutsche med. Wochenschr. 1911, 543. — Jarisch, A.,
Die Hautkrankheiten. Wien 1900. — Jaschke, Die Bedeutung des Selbststillens im Kampf
gegen die Säuglingssterblichkeit. Monatsschr. f. Geb. u. Gyn. 28, 1908, 172. — Derselbe, Stauungshyperämie als ein die Milchsekretion beförderndes Mittel. Med. Klin.
1908, 254. — Derselbe, Eine neue Milchpumpe. Zentralbl. f. Gyn. 33, 1909, 556. —
Derselbe, Zur Physiologie und Technik der natürlichen Ernährung der Neugeborenen.

Monatsschr. f. Geb. u. Gyn. 29, 1909, 677. — Derselbe, Zur Frage der anatomisch begründeten Stillunfähigkeit. Zentralbl. f. Gyn. 35, 1911, 58. — Derselbe, Neue Erfahrungen in der Technik der Ernährung etc. Monatsschr. f. Geb. u. Gyn. 35, 1912, 60. — Jastrowitz, Studien über die Encephalitis und Myelitis des ersten Kindesalters. Arch. f. Psych. 2, 1870 u. 3, 1871. — Jehle, L., Über die Agglutinationskraft und den Bakterienbefund in Föten typhuskranker Mütter. Wien. klin. Wochenschr. 1902, Nr. 20. — Joachimsthal, Über angeborene Defektbildungen am Oberschenkel. Arch. f. Gyn. 65, 1902, 113. — Derselbe und Cassierer, Über amniotische Furchen und Klumpfuß nebst Bemerkung über Schädigung peripherer Nerven durch intrauterin entstandene Schnürfurchen. Deutsche med. Wochenschr. 1905, Nr. 31. — Johnson, Kongenitale Cyste an der Zungenbasis. Lancet Nr. 3945. Ref. Jahrb. f. Kinderheilk. 51, 584. — Jolly, E., Über infant. Entbindungslähmung. Charité-Ann. 21, 1896, 635. — Jones, R., On the treatment of fracture of the femur in the newly-born. Brit. med. Journ. 1908, I, 1358. — Jonkowsky, Hydrocephal. und Zirbeldrüsentumor bei einem Neugeborenen. Rev. mens. des mal. de l'enf. 1901. Ref. Arch. f. Kinderheilk. 36, 424.— Joseph, E., Über angeborene bösartige Neubildungen. Deutsche med. Wochenschr. 1903, Nr. 35. — Jovane, A., Störungen in der Saugtätigkeit bei Neugeborenen. La Ped. 1903. Ref. Arch. f. Kinderheilk. 40, 202. — Joube, zit. nach Hunziker. — Jürgensen-v. Pirquet, Masern. Wien 1911. — Juhle, Beitrag zur Kenntnis der Hypertrophia mammae. Nord. med. Ark. 45, 1913. — Jurewitsch, Über den vererbten und intrauterinen Übergang d. agglutierenden Eigensch. d. Blutes. Zentralbl. f. Bakt. 33, 1903, 76.

Kader, Das Caput. obstip. musc. Beitr. z. klin. Chir. 17, 1897, 173; 18, 1898, 207. — Kaltenbach, R., Ist Erysipel intrauterin übertragbar? Zentralbl. f. Gyn. 44, 1884, 689. — Derselbe, Dehnungsstreifen in der Halshaut des Fötus. Zentralbl. f. Gyn. 12, 1888, 497. — Kalb, O., Über angeborene multiple, symmetrisch gruppierte Narbenbildungen im Gesicht. Zentralbl. f. Gyn. 33, 1909, 929. — Kamann, K., Über Melaena spuria. Gyn. Rundschau 1, 1907, 569. — Derselbe, Der angeborene Kropf und die Schilddrüsenschw. der in Gesichtslage geborenen Kinder. Wien. klin. Rundschau Nr. 16, 1903, 280. — Kamen, Die Ätiologie der Winckelschen Krankheit. Zieglers Beitr. 14, 1893, 132. — Kaniky, Ph. und Sutton, R. L., Epidermidolysis bullosa congenita. Monatsh. f. prakt. Dermatol. 50, 1910. — Kaposi, Lehrb. d. Hautkrankh. — Karnitzki, Das Blut des gesunden Kindes. Diss. Petersburg 1901. Zit. nach Gundobin. — Karpa, P., Zwei Fälle von Dünndarmstenose. Virchows Arch. 185, 1906, 208. — Karvonen, Die Nierensyphilis. Dermat. Zeitschr. 5, 1898, 602; 7, 1900, 770. — Kasel und Mann, Beitrag zur Lehre der Gruber-Widalschen Serumdiagnose etc. Münch. med. Wochenschr. 1899, 581. — Kassowitz, K. und B. Schick, B., bisher nicht veröffentlicht. — Kassowitz, M., Praktische Kinderheilkunde. Berlin 1910. — Derselbe, Rachitis bei Neugeborenen. Jahrb. f. Kinderheilk. 76, 1912, 369; 77, 1913. — Kaufmann, Lehrb. d. path. Anat. 5. Aufl. Berlin 1909. — Derselbe, Untersuchungen über die sog. fötale Rachitis (Chondrodystrophia foet.). Berlin 1892. — Kaupe, W., Eine neue Milchpumpe. Münch. med. Wochenschr. 1907, 126. — Derselbe, Zur Ätiologie des Pemphigus neon. non syph. Münch. med. Wochenschr. 1907, 1036. — Kehrer, F. A., Studien über den Icterus neonatorum. Österr. Jahrb. f. Ped. 2, 1872, 71. Ref. Schmidts Jahrb. 156, 116. — Derselbe, Das Caput obstipum. Beitr. z. Geb. u. Gyn. 11, 1907, 179. — Kehrer, E., Über kongenitale Defekte am Schädel inf. amniot. Verwachsungen. Monatsschr. f. Geb. u. Gyn. 31, 1910, 183. — Derselbe, Über Paresen des Nervus facialis nach Spontangeburten. Zentralbl. f. Gyn. 25, 1901, 1082. — Derselbe, Der plazentare Stoffaustausch in seiner physiologischen und pathologischen Bedeutung. Würzb. Abhandl. 7, Heft 2, 3. — Keller, R., Zwei Fälle von kongenitalem Sakraltumor. Arch. f. Gyn. 85, 1908, 555. — Derselbe, Zur Kenntnis der kongenitalen Hautdefekte am Kopf der Neugeborenen. Vierteljahrsschr. f. ger. Med. 1908, Heft 2. — Derselbe, Zur Ätiologie neugeborener Klumpfüße und Gelenkkontrakturen. Arch. f. Gyn. 67, 1902, 477. — Kennedy, R., Suture of the brachial Plexus in birth Paralysis of the upper extr. Brit. med. Journ. 1903, I. 289. — Derselbe, Further notes on the treatment of birth paralysis of the upper extr. by suture of the 5. and 6. cerv. nerves. Brit. med. Journ. 1904, II, 1065. — Kermauner. Zur Kenntnis der Verdauungsstörungen im ersten Lebensalter. Arch. f. Gyn. 75, 1905, 212. — Derselbe, Das Gedeihen der Brustkinder in Gebärhäusern und der Einfluß des Fiebers der Wöchnerin auf dasselbe. Jahrb. f. Kinderheilk. 66. 1907. 16. — Derselbe, Über angeborenen Verschluß des Duodenums. Virchows Arch. 207, 1912, 348. — Derselbe und Orth, Beiträge zur Ätiologie epidemisch in Gebäranstalten auftretender Darmaffekte bei Brustkindern. Zeitschr. f. Heilk. 26, 1905, 194. — Kern, W., Über den Umbau der Nebenniere im extrauterinen Leben. Deutsche med. Wochenschr. 1911, 971. — Kersten, Über einen angeborenen Verschluß im unteren Ileum. Berl. klin. Wochenschr. 1907, 1377, 43. — Kerr, M., Spoon-shapped indetations in the skulls of the newb. Brit. med. Journ. 1901, I. 139. — Kien, G., Zwei Fälle eigentümlicher Schwellung der Parotis bei Neugeborenen. Zeitschr. f. Geb. u. Gyn. 1901, 46, 259. — Derselbe, Die

Masern in Straßburg usw. Jahrb. f. Kinderheilk. 63, 1906, 139. — Kilham, E. und Mercelis, E., Hämorrhagische Erkrankungen der Neugeborenen. Arch. of Ped. 161, 1899. Ref. Arch. f. Kinderheilk. 31, 143. — King, zit. nach Shukowsky. — Kirchgeßner, Über einen Fall von subkutanem Emphysem bei Neugeborenen. Beitr. z. Geb. u. Gyn. 9, 1905, 164. — Kirstein, Der Verschluß des Ductus art. Botalli. Arch. f. Gyn. 90, 1910, 303. — Kleinschmidt, Hirschsprungsche Krankheit unter dem Bilde des unstillbaren Erbrechens. Monatsschr. f. Kinderheilk. 9, 1910. — Derselbe, Die Bakterizidine in Frauen- und Kuhmilch. Monatsschr. f. Kinderheilk. 10, 1911, 254. — Derselbe, Über Hirschsprungsche Krankheit. Erg. d. inn. Med. und Kinderheilk. 9, 1912, 300. — Klementowsky, Osteogingivitis gangraen. neonat. Ber. d. Moskauer Findelanstalt. 1876. Zit. nach Swoboda. — Klemm, Zur Biologie des natürlich ernährten Säuglings. Arch. f. Gyn. 82. 1907. 28. — Klimoff, Die bakteriziden und hämolyt. Eigensch. des fötalen Blutes. Diss. Petersburg 1907. zit. nach Gundobin. — Klose, H., Über Thymusforschung und ihre Bedeutung für die Kinderheilkunde. Arch. f. Kinderheilk. 55, 1911, 1. — Derselbe und Vogt, H., Klinik und Biologie der Thymusdrüse. Beitr. z. klin. Chir. 69, 1910, 1. — Klotz, Max, Die Impfung im ersten Lebensjahr. Berl. klin. Wochenschr. 1910, Nr. 16. — Knapp, Der Scheintod der Neugeborenen. 2., klin., Teil. Wien, 1904. — Derselbe, Über pathol.-anat. Befunde an Lungen asphyktischer Neugeborener. Wien. klin. Wochenschr. 1906. 1369. — Derselbe, Fall von Facialisparese bei einem Neugeborenen nach spontaner Geburt. Zentralbl. f. Gyn. 1896, 705. — Kneise, Bakterienflora der Mundhöhle des Neugeborenen vom Moment der Geburt an. Beitr. z. Geb. u. Gyn. 4, 1901, 130. — Knöpfelmacher, W., Erkrankungen des Neugeborenen. PfaundlerSchloßmanns Handb. d. Kinderheilk. 2. Aufl. I, 309, Leipzig 1910. — Derselbe, Die Ätiologie des Icterus neonatorum. Jahrb. f. Kinderheilk. 67, 1908, 36. — Derselbe, Das Verhalten der roten Blutkörperchen bei Neugeborenen mit Rücksicht auf den Icterus neonatorum. Wien. klin. Wochenschr. 1896, 43. — Derselbe, Der „habituelle Icterus gravis" und verwandte Krankheiten bei Neugeborenen. Erg. d. inn. Med. u. Kinderheilk. 5, 1910, 205. — Derselbe, Untersuchungen über das Fett im Säuglingsalter und über das Fettsklerem. Jahrb. f. Kinderheilk. 45, 1897, 177. — Derselbe, Über die Auslösung der Milchsekretion bei Mutter und Kind. Jahrb. f. Kinderheilk. 56, 1902, 791. — Derselbe, Zirkumskriptes Ödem der Regio pubica. Mitteil. d. Ges. f. inn. Med. u. Kinderheilk. 5, 1906, 125. — Derselbe, Die Entstehung des Icterus neonatorum. Wien. med. Wochenschr. 1907, 19. — Derselbe und Lehndorff, Das Hautfett im Säuglingsalter. Zeitschr. f. exp. Path. u. Ther. 2, 1905. 133. — Dieselben, Komplementablenkung bei Müttern hereditär syphilitischer Säuglinge. Wien. med. Wochenschr. 1908, 610. — Derselbe und Leiner, Dermat. exfol. neon. Jahrb. f. Kinderheilk. 60, 1904, 178. — Koblanck, Über Pemphigus neonatorum. Zeitschr. f. Geb. u. Gyn. 57, 1906, 339. — Koch, M. und Rabinowitsch, Die Tuberkulose der Vögel etc. Virchows Arch. 190 B, 1907. 246. — Kockel, R., Beitrag zur Kenntnis der angeborenen Endokarditis. Verhandl. d. Ges. deutsch. Naturf. u. Ärzte, Köln 1902, 80, II, 2, 39. — Kocks, Doppelseitigkeit des Herpes zoster faciei und der Fall Kalb. Zentralbl. f. Gyn. 1909, 1232. — König, Über Thymusexstirpation. Zentralbl. f. Chir. 1897. 605. — Königstein, Untersuchungen an den Augen neugeborener Kinder. Med. Jahrb. d. k. k. Ges. d. Ärzte in Wien. Wien 1881. Zit. nach Stumpf-Sicherer. — Köppe, Zur Kenntnis der Hirschsprungschen Krankheit. Monatsschr. f. Kinderheilk. 6, 1907. — Derselbe, „Physikalische Verhältnisse" in Sommerfelds Handb. d. Milchkunde. Wiesbaden 1909. — Koester, H., Über muskulären Schiefhals. Deutsche med. Wochenschr. 1895, 117. — Kohts, zit. nach Jürgensen-Pirquet. — Derselbe, Über Entbindungslähmungen. Deutsch. Arch. f. klin. Med. 58, 1897, 257. — Kokubo, K., Über die kongenitale Syphilis der Nebennieren. Zentralbl. f. allg. Path. 14, 1903, 666. — Kolaczek, Kritisches zu den sog. Adenomen (Küstner) am Nabel des Kindes. Virchows Arch. 69, 1877, 537. — Konjetzny, Über die Hirschsprungsche Krankheit etc. Beitr. z. klin. Chir. 73, 1911, 155. — Derselbe, Zur Pathogenese und path. Anat. der sog. Hirschsprungschen Krankheit. Münch. med. Wochenschr. 1911, 14. — Konow, P., Hernia diaphragmatica. Norsk magazin for Loegevidenskaben 1906, 267. Ref. Jahrb. f. Kinderheilk. 67, 1909. — v. Koos, Über den sog. Mongolenfleck auf Grund von 30 Fällen. Arch. f. Kinderheilk. 52, 1910, 1. — Koppen, Über einen Fall von Atrophia nervi optici und Mikrophthalmus im Anschluß an eine Läsion der Sehnerven intra partum. Ophthalm. Klin. 1902, Nr. 20. — Kosminski, Ein Fall von Melaena neonatorum. Ref. Zentralbl. f. Gyn. 21, 1898, 1401. — Kotscharowski, Der Harn des Neugeborenen und seine Toxizität. Inaug.-Diss. Petersburg 1899. (Russisch.) Zit. nach Gundobin. — Kovalevsky, O. und Moro, E., Über zwei Fälle von Koliseptikämie bei Neugeborenen. Klin.-therap. Wochenschr. 1901, Nr. 50. — Kownatzki, Zur Verbreitungsweise des Pemph. neon. Münch. med. Wochenschr. 1907, 1923. — Krämer, C., Die kongenitale Tuberkulose. Brauers Beitr. z. Klin. d. Tuberk. 9, 1908, 199. — Kramer, Ein Fall von angeborener (intrauteriner) kompl. Fraktur des Unterschenkels. Münch. med. Wochenschr. 1900, 1239. — Krause, L., Prolapsus uteri compl. bei einem neugeborenen Kind. Zentralbl. f. Gyn. 21, 1897, 417. — Derselbe, Demonstration eines angeborenen Sarkoms bei einem Neugeborenen. Sitzg. d. Ver. Sächs.-Thüring. Kinderärzte 1900. Zit. nach Odstrčil. Krauße, F., Beitrag zur Lehre von den kongenitalen Herzfehlern und ihrer Koinzidenz mit anderen Mißbildungen. Jahrb. f. Kinderheilk. 62, 1905, 37. — Kratter, Zur Kenntnis der forensischen Bedeutung der Geburtsverletzungen. Vierteljahrsschr. f. ger. Med. 3. F. 13, 1897, 356. — Kreidl und Lenk, Vergleichende Viskositätsbestimmungen der Milch mit Hilfe ihrer kapillaren Steighöhe. Wien. klin. Wochenschr. 1911, 1667. — Kreidl und Mandl, Über den Übergang der Immunhämolysine von der Frucht auf die Mutter. Wien. klin. Wochenschr. 1904, 22. — Kretz, Angina und septische Infektion. Zeitschr. f. Heilk. 28 (path. Anat.), 1907, 296. — Kreuter, E., Über die Ätiologie der kongenitalen Darmatresien. Arch. f. klin. Chir. 73, 1904, 1009. — Derselbe, Die angeborenen Verschließungen und Verengerungen des Darmkanals. Deutsche Zeitschr. f. Chir. 79, 1905, 1. — Kreutzmann, Albuminurie während der Schwangerschaft ohne Konvulsionen seitens der Mutter, aber mit folgender Eklampsie der Neugeborenen. Arch. of Ped. 1898, 673. Ref. Arch. f. Kinderheilk. 28, 317. — Kroenig und Füth, Vergleichende Untersuchungen über den osmotischen Druck im mütterlichen und kindlichen Blute. Monatsschr. f. Geb. u. Gyn. 13, 1901, 39. — Krömer, Hämatom der Nabelschnur. Zeitschr. f. Geb. u. Gyn. 67, 1910, 206. — Krüger, Über die zur Nahrung Neugeborener erforderlichen Milchmengen. Arch. f. Gyn. 7, 1875, 59. — Krukenberg, Zit. nach Naumann. — Kühne, M., Über zwei Fälle kongenitaler Atresie des Ostium venos. dextrum. Jahrb. f. Kinderheilk. 63, 1906, 235. — Küß, G., De l'hérédité parasitaire de la tuberc. humaine. Paris 1898. — Küstner, O., Das Adenom und die Granulationsgeschwulst am Nabel des Kindes. Virchows Arch. 69, 1877, 286. — Derselbe, Beitrag zur Lehre von der puerperalen Infektion der Neugeborenen. Arch. f. Gyn. 11, 1877, 256. — Derselbe, Über die Verletzungen der Extremitäten des Kindes bei der Geburt. Volkmanns Vortr. A. F. Nr. 167, 1880. — Derselbe, Verletzungen des Kindes bei der Geburt. Müllers Handb. d. Geb. 3, 1889, 282. — Küttner, Verletzungen und Erkrankungen der Speicheldrüsen. Handb. d. prakt. Chir. Bd. 1, Stuttgart 1900. — Kuh, R., Die kongenitalen Luxationen des Kniegelenks. Prag. med. Wochenschr. 1911, 517. — Kuliga, Zur Genese der kongenitalen Dünndarmstenosen und -Atresien. Beitr. z. path. Anat. u. allg. Path. 33, 1903, 481. — Kundrat, Über die intermeningealen Blutungen Neugeborener. Wien. klin. Wochenschr. 1890, 887. — Kunn, Über angeborene Beweglichkeitsdefekte des Auges. Beitr. z. Augenheilk. 1895, 1897. — Kurashige, Über das Vorkommen der Tuberkelbazillen im strömenden Blute der Tuberkulösen. Zeitschr. f. Tuberk. 18, 1912. 403. — Derselbe, Mayeyama und Yamada, Ausscheidung der Tuberkelbazillen aus der Milch tuberkulöser Frauen. Zeitschr. f. Tuberk. 18, 1912, 433. — Kußmaul, Untersuchungen über das seelische Leben des neugeborenen Menschen. Leipzig 1896. — Kuttner, Kritische Betrachtungen über den augenblicklichen Stand der Rekurrensfrage. Arch, f. Laryng. 18. Zit. nach Trumpp. — Kutvirt, Über das Gehör Neugeborener und Säuglinge. Passows Beitr. 4, 166. Ref. Zentralbl. f. Kinderheilk. 16, 1911, 430.

Labhardt und Wallart, Über Pemph. neonat. simplex congen. Zeitschr. f. Geb. u. Gyn. 61, 1908, 600. — Labordé, Zit. nach Knapp. — Lachs, J., Die Temperaturverhältnisse bei den Neugeborenen in ihrer ersten Lebenswoche. Volkmanns Samml. klin. Vortr. Nr. 307, 1901, 485. — Laconture, Contrib. à l'étude anatomique des vestiges du canal péritonéovag. Diss. Bordeau. Zit. nach Bondi. — Lagrèze, C., Über habituellen Ikt. grav. bei Neugeborenen. Beitr. z. Geb. u. Gyn. 10, 1906, 57. — Lahmer, Zur Behandlung der Melaena neonatorum. Prag. med. Wochenschr. 1900, 183. — Lambert, S. W., Melaena neonat. with report of a case cured by transfusion. Med. Rec. 73, 1908, 885. — Landau, H., Streckbett für Oberschenkelfrakturen bei Säuglingen. Deutsche med. Wochenschr. 1904, 1847. — Landois, Zur Physiologie der Neugeborenen. Monatsschr. f. Geb. u. Gyn. 22, 1905, 194. — Lange, Über Entbindungslähmungen des Armes. Münch. med. Wochenschr. 1912, 1421. — Lange, F. und Spitzy, H., Chirurgie und Orthopädie im Kindesalter. Pfaundler-Schloßmanns Handb. d. Kinderheilk. V, Leipzig 1910. — Langer, Zur Resorption des Kolostrums. Verhandl. d. Ges. f. Kinderheilk. 24. Dresden 1907, S. 70. — Langstein, L., Die Energiebilanz des Säuglings. Erg. d. Physiol. v. Asher-Spiro, 4, 1905, 851. — Derselbe, Notiz über die Behandlung der Dermatitis exfol. Therap. Monatsh. 1907. — Derselbe, Erkrankungen des Urogenitalsystems. Pfaundler-Schloßmanns Handb. d. Kinderheilk. 2. Aufl., IV, S. 1, Leipzig 1910. — Derselbe und L. F. Meyer, Säuglingsernährung und Säuglingsstoffwechsel. Wiesbaden 1910. — Derselbe und Niemann, Ein Beitrag zur Kenntnis der Stoffwechselvorgänge in den ersten 14 Lebenstagen. Jahrb. f. Kinderheilk. 71, 1910, 604. — Derselbe und Soldin, M., Über die Anwesenheit von Erepsin im Darmkanal des Neugeborenen resp. Fötus. Jahrb. f. Kinderheilk. 68, 1908, 9. — Lannelongue et Frémont, Arch. général. de Méd. 1888, I. 36, zit. nach Runge. — Laroyenne, (Maladie bronzée hématique). Thèse de Lyon 1873. Zit. nach Knöpfelmacher. — Larrabee, Hämophilia in the newly-born with report of a case. Amer. Journ. of Med. Sc. 81, 1906, 497. — Lateiner, M., Ein Fall von angeborener Ösophagusatresie mit Trachealkommunikation. Wien. klin. Wochenschr. 1909, 2, 53. — Laur, H. G., Intrauterine Übertragung von Masern im Inkubationsstadium. Inaug.-Diss. München 1909. Ref. Zentralbl. f. Kinderheilk. 17, 1912, 118. — Laure, Des résultats fournis par la pésée quotidienne chez les nouveau-nés. Thèse de Paris 1889. Zit. nach Czerny-Keller. Lawatschek, Rud., Ein Fall von Hämatomyelie mit kompl. Leitungsunterbrechung bei einem Neugeborenen. Arch. f. Kinderheilk. 56, 1911, 1. — Lebedeff, Über die intrauterine Übertragung des Erysipels. Zeitschr. f. Geb. u. Gyn. 12, 1886, 321. — Lederer, R. und Przibram, L., Experimenteller Beitrag zur Frage über die Beziehungen zwischen Placenta und Brustdrüsenfunktion. Pflügers Arch. 134, 1910, 531. — Legge, S. C., Calciumchloride in Melaena neonatorum. The Brit. med. Journ. 1908, I, 1173. — Lehle, A., Ein Fall von Raynaudscher Krankheit im Säuglingsalter. Diss. Münch. 1906. Ref. Zentralbl. f. Kinderheilk. 6, 1907 (Netter). — Derselbe, Zur Prophylaxe der Ophthalmoblenn. neonat. Münch. med. Wochenschr. 1912, 2161. — Lehmann, F., Über einen Fall von Tuberkulose der Placenta. Deutsche med. Wochenschr. 1893, 200. — Derselbe, Weitere Mitteilungen über Placentatuberkulose. Berl. klin. Wochenschr. 1894, Nr. 26 u. 28. — Derselbe, Über Geburten mit übelriechendem Fruchtwasser. Arch. f. Gyn. 78, 1906, 198. — Lehndorff, Hämatologie der Neugeborenen. Sammelref. Gyn. Rundschau 1, 1907—6, 1912. — Leichtenstern, Über Verengerungen des Darms. Ziemssens spez. Path. u. Ther. Zit. nach Kuliga. — Leiner, Hautkrankheiten der Neugeborenen. Sammelref. in d. Gyn. Rundsch. 1, 1907, 805; 2, 1908, 441; 3, 1909, 454; 4, 1910, 606; 5, 1911, 896. — Leiner, C., Über eigenartige Erythemtypen und Dermatitiden des frühen Säuglingsalters. Leipzig u. Wien 1912. — Leither, C. Peter, Drei Fälle von Geburtslähmung. Ped. VI, 1898, 10. — Leitner, Über angeborene Krankheiten des Auges. Jahrb. f. Kinderheilk. 57, 1903, 325. — Lempp, K., Über Endokarditis im Säuglingsalter. Monatsschr. f. Kinderheilk. 6, 1907, 78. — Lengfellner, Der Fuß des Neugeborenen und seine Behandlung. Med. Klin. 1910, 218. — Leo, Untersuchungen über Indikanurie in der ersten Kindheit. Verhandl. d. Ges. f. Kinderheilk. 23, Stuttgart 1906, 281. — Leopold, Über Verletzungen von Mutter und Kind durch die Kopfzange. Zentralbl. f. Gyn. 1902, 431. — Derselbe, Augenentzündung der Neugeborenen und 1% Höllensteinlösung. Münch. med. Wochenschr. 18, 1906. — Lepage, Un cas de hernie diaphragmatique chez un nouveau-né. Ann. de gyn. et d'obstr. Oct. 1903. — Lequeux, P., Zwei Fälle von Staphylokokkeninfektion der Speicheldrüsen bei Neugeborenen. Bull. de la soc. d'obstétr. de Paris 1909, Nr. 3. Ref. Arch. f. Kinderheilk. 52, 421. — Derselbe, Lähmung des unteren Facialisastes bei einem durch Kaiserschnitt entwickelten Kind. Soc. d'obstétr. de gyn. et de paed. de Paris. Ref. Zentralbl. f. Gyn. 33, 1909, 547. — Lereboullet, zit. nach Leuret. — Leroux, zit. nach Cornet. — Lesage et Demelin, De l'ictère du nouveau-né. Rev. de méd. 1898, 1. — Lespinasse, Fischer and Wolfer, Hemorrhages of the new-born infant. Treatments by direct Transfusion of Blood. Surg. Gyn. and Obstr. Chicago January 1911, XXII, 40. — Lesser, zit. nach Preyer. — Leube, Über Nabelschnurversorgung des Neugeborenen. Zentralbl. f. Gyn. 25, 1901, 862. — Derselbe, Über Nabelschnurversorgung der Neugeborenen. Zentralbl. f. Gyn. 35, 1911, 1347. — Derselbe, Über die Bekämpfung der Tuberkulose im Kindesalter. Münch. med. Wochenschr. 1912, 31/32. — Derselbe und Wilkinson, zit. nach Merkel. — Leuenberger, Beitrag zur placentaren und kongenitalen Tuberkulose. Beitr. z. Geb. u. Gyn. 15, 1910, 456. — Leuret, Etude sur la pathogénie de l'ictère des nouveau-nés. Arch. de méd. des enf. 8, 23. Ref. Jahrb. f. Kinderheilk. 62, 1905, 109. — Derselbe, Sur l'ict. hémolytique des nouveau-nés. s. Folia haematol. 1908, 86. — Levaditi, zit. nach Finger. — Levy, E., Über intrauterine Infektion mit Pneumon. croup. Arch. f. exp. Path. u. Pharm. 26, 1890, 155. — Lévy, G., Cytopronostie de la lactation. Thèses Lyon 1903. — Lewitt, E., Ein Beitrag zu den Angiomen der Parotis. Berl. klin. Wochenschr. 1908, 258. — Leyden, Ein Beitrag zur Lehre von der gonorrhoischen Affektion der Mundhöhle bei Neugeborenen. Zentralbl. f. Gyn. 18, 1894, 185. — Lieber, Anna, Zur Kasuistik der Struma congen. Wien. med. Wochenschr. 1908, 340. — Liedig, Zur Kenntnis der kongenitalen Hautdefekte am Kopf des Neugeborenen. Zeitschr. f. Medizinalbeamte 1908, 17. Ref. Arch. f. Kinderheilk. 49, 445. — Liepmann, Die Ätiologie der kongen. Zwerchfellhernien. Arch. f. Gyn. 68. 1903. 780. — Lieven, Zur Path. des Hydrops foet. univ. Zentralbl. f. Gyn. 35, 1911, I, 804. — v. Limbeck, Zur Kenntnis der Encephalitis congenit. und ihrer Beziehung zur Porencephalie. Prag. Zeitschr. f. Heilk. 7, 1886, 87. — Lindemann und Noack, Der Übergang mütterlicher Scheidenkeime auf das Neugeborene und indirekt auf die Mutter. Zentralbl. f. Gyn. 36, 1912, 991. — Lindfors, A. O., Zur Lehre von den angeborenen Hirnbrüchen und deren chirurgische Behandlung. Volkmanns Samml. klin. Vortr. N. F. 1898 222/223. — Lindner, R., Übertragungsversuch von gonokokkenfreier Blen. neonat. auf Affen. Wien. klin. Wochenschr. 1909, 1555. — Linzenmeier, G., Sepsis bei Neugeborenen ausgehend von den Bednarschen Aphthen. Zentralbl.

f. Gyn. 35, 1911, 1681. — Lissauer, Zur Kenntnis der Nebennierenblutungen. Virchows Arch. 193, 1908, 137. — Lißmann, Verblutungstod neugeborener Kinder. Wien. klin. Rundsch. 1908, 645. — Litten, zit. nach G. Behrend, Beitrag zur Lehre vom Pemphigus. Arch. f. Derm. u. Syph. 11, 1879, 191. — Litzmann, C. C. Th., Ein Beitrag zur spinalen Lähmung bei Neugeborenen. Arch. f. Gyn. 16, 1880, 87. — Lobstein, zit. nach Lissauer. — Lönnberg, J., Eine Serie Gefrierdurchschnitte durch eine Kopfgeschwulst. Monatsschr. f. Geb. u. Gyn. 17, 1903, 175. — Löwenberg, Syph. haemorrhagica neonat. St. Petersb. med. Wochenschr. 1900, 27/28. — Löwenstein, Über die Hirschsprungsche Krankheit. Zentralbl. f. allg. Path. u. path. Anat. 18, 1907, 23. — Lomer, Herpes zoster bei einem vier Tage alten Kind. Zentralbl. f. Gyn. 13, 1889, 778. — Derselbe, Masern in der Schwangerschaft. Zentralbl. f. Gyn. 13, 1889, 826. — Lommel, F., Zur Behandlung der Leukämie und Pseudoleukämie mit Röntgenstrahlen. Münch. med. Wochenschr. 1905, 1904. — Longo Tamajo, Fr., La diffusione della tuberc. nei neonat. Riv. di clin. ped. 9, 1911, 473. — Longuet, zit. nach Ullmann. — Lorand, Beitrag zur Kenntnis des Cephalhaematoma externum. Monatsschr. f. Kinderheilk. 5, 1907, 119. — Lorey, Die Frage der künstlichen Frühgeburt mit besonderer Berücksichtigung der späteren Schicksale des Kindes. Arch. f. Gyn. 71, 1904. 316. — Lotheisen, Über Nabelschnurbruch. Wien. klin. Rundschau. 1903, 757. — Loveth-Morse, Gelbsucht bei Neugeborenen. Boston med. and surg. Journ. 1910, I, 238. Ref. Jahrb. f. Kinderheilk. 73, 363. — Loviot, Ann. de gyn. 43, 1895, 506. Zit. nach Füth. — Ludwig, Facialisparese nach Spontangeburt. Monatsschr. f. Geb. u. Gyn. 8, 1898, 61. — Lühmann, B., Eine neue Art von Gefäßerkrankung der Leber bei kongenitaler Lues. Beitr. z. Geb. u. Gyn. 17, 1912, 233. — Lubarsch, Die pathologische Bedeutung der Thymus. Jahreskurse f. ärztl. Fortbild. 1912, 56. — Lugenbühl, Die operative Behandlung der Struma congen. Beitr. z. Chir. 14, 1895, 713. — Luithlen, Dermatitis exfol. Ritter. Arch. f. Derm. u. Syph. 47, 1899, 324. — Derselbe, Die Zellgewebsverhärtungen der Neugeborenen. Wien. Hölder 1902. — Lyle, B., Kongenitale Tuberkulose. Ref. Zentralbl. f. inn. Med. 1900, 1242.

Macdonald, A., A case of antenatal pneumonia. Brit. med. Journ. 1911, II, 1247. — Machell, H. T., Spontane Hämorrhagie beim Neugeborenen. The Canada Lancet April 1908. Ref. Monatsschr. f. Geb. u. Gyn. 27, 1908. — Mackenzie, Zit. nach Birch-Hirschfeld, — Maerklein, J. R., Eingeklemmte angeborene Nabelhernie. Journ. of Amer. med. Assoc. 55, 1910, II, 1558. Ref. Jahrb. f. Kinderheilk. 73, 504. — Magnus, G., Nebennierenblutungen bei Neugeborenen. Berl. klin. Wochenschr. 1911, 1119. — Magnus, Die Blindheit, ihre Entstehung und Verhütung. Breslau 1883. Zit. nach Runge. — Mainzer, M., Ein Fall von Elephant. cong. Deutsche med. Wochenschr. 1899, 436. — Makai, A., Tumoren der Nebenniere mit Metastasenbildung bei Neugeborenen. Pester med.-chir. Presse 1907, Nr. 19. — Malgaigne, Rev. méd. chir. de Paris IX. 358. Zit. nach Lugenbühl. — Marburg, Zur Klinik und Pathogenese der Myatonia congen. Arb. a. d. Wien. neurol. Inst. 19, 1912, 133. — Marchand, Demonstr., München. med. Wochenschr. 1903. Nr. 8. — Marckwald, Ein Fall von Atresia oesophagi, duodeni, recti congen. Münch. med. Wochenschr. 1894, 265. — Derselbe, Ein Fall von epidemischer Dysenterie beim Fötus. Münch. med. Wochenschr. 1901; 1920. — Marcus, Über Nabelabklemmung. Deutsche med. Wochenschr. 1909, 803. — Marek, R., Über einen mit gutem Erfolg operierten geplatzten Nabelschnurbruch. Wien. klin. Wochenschr. 1910. 854. — Marfan, A. B., Handb. d. Säuglingsernährung. Übers. v. R. Fischl, Leipzig u. Wien. 1904. — Derselbe, Eitriger Erguß beider Knie bei einem Neugeborenen, der von syphilitischer Pseudoparalyse befallen ist. Ann. de méd. et chir. inf. 1906, 1. Mai. — Derselbe, Die kongenitale Rachitis. Semaine méd. 1906, 10. Oct. Ann de méd. et chir. inf. 1908, 15 Nov. — Derselbe, Cornage congen. chronique. Ann. de méd. et chir. II, 1905, Jänner. — Marion, Du sarcome de la longue. Rev. de chir. 1897, Nr. 3. — Markoc, H., Francis und Schley W. Scott, The Sacrococcygeal dimples, sinuses and cysts. The Amer. Journ. of med. Scienc. 1902. Ref. Jahrb. f. Kinderheilk. 56, 125. — Marsh, Congen. absence of the entire oesoph. The Amer. Journ. of the Med. Sc. 1902. August. — Marshall, C. F., Die paterne Übertragung der Syphilis. Brit. Journ. of child. dis. 9, 1912, 204. — Marshall, E., Rheumatismu in a yong infant. Arch. of Ped. 16, 1899, 686. — Marshall, zit. nach Hildebrandt. — Marthin, A., Scott, Adenom beider Nebennieren bei Neugeborenen. Arch. of Ped. 1901. Ref. Arch. f. Kinderheilk. 36, 435. — Martin, Die Versorgung des Nabels des Neugeborenen. Berl. klin. Wochenschr. 1900, Nr. 8. — Derselbe, Zur Nabelschnurversorgung des Neugeborenen. Monatsschr. f. Geb. u. Gyn. 12, 1900, 762. — Martin, G., Stillvermögen. Arch. f. Gyn. 74, 1905, 513. — Massin, Ein Fall von angeborenem Epitheliom, entstanden aus den Schmelzorganen. Virchows Arch. 136, 1894, 328. — Mathes, Gefrierpunktserniedrigung des mütterlichen und kindlichen Blutes. Zentralbl. f. Gyn. 25, 1901. 866. — Materna, L., Auto-Adreninintoxikation bei beiderseitiger Nebennierenblutung. Zieglers Beitr. zur path. Anat. u. allg. Path. 48, 1910, 236. — Mattei, R., Über die Häufigkeit und Ursache der einfachen Kongestion und Hämorrhagie der Nebennieren. Ref. Schmidts Jahrb. 129, 1866, 308. — Mattencii, Ectopia cordis congen. bei lebender

Frühgeburt. Gazetta degli ospedali 1903. Ref. Arch. f. Kinderheilk. 40, 234. — Matzenauer, Zur Frage der Identität des Pemphigus neonatorum und der Impet. contag. Wien.
klin. Wochenschr. 1900, 1077. — Mauthner, Krankheiten des Gehirns und Rückenmarks
bei Kindern. Wien 1844. — May, C., Beitrag zum habituellen Icterus grav. der Neugeborenen. Arch. f. Kinderheilk. 56, 1911, 313. — Mayer, A., Über das Vorkommen
von Gallensäuren in der Frauenmilch. Berl. klin. Wochenschr. 1907, 27. — Mayer, K.,
Beitrag zur Infektion von Mutter auf Kind im Wochenbett. Med. Klin. 1908, 1027. —
Derselbe, Über Extremitätenmißbildungen bei Neugeborenen. Monatsschr. f. Geb.
u. Gyn. 31, 1910, 70. — Mayer, Histologische Untersuchungen zur Kenntnis der Entstehung der Taubheit infolge angeborener Syphilis. Arch. f. Ohrenheilk. 77, 189. — Mayerhofer, E., Chemische Teilerscheinungen im Harn gesunder und kranker Säuglinge. Zeitschr. f. Kinderheilk. 1, 487. — Mayerhofer, E. und Przibram, E., Ernährungsversuche
bei Neugeborenen mit konservierter Frauenmilch. Wien. klin. Wochenschr. 1909, 911.
— Maygrier und Schwab, zit. n. Oberwarth. — Meckel, H., Char.-Ann. A. F. IV.
1853. 218. — Meier, K., Beitrag zur Mel. ver. neon. Diss. Zürich 1902. Ref. Monatsschr.
f. Kinderheilk. 1, 173. — Meinert und Rietschel, Über das Stillvermögen der Mütter
aus den Kreisen der Kinderärzte (nach einer Enquete). Verhandl. d. Ges. f. Kinderheilk.
26, Salzburg 1909, 254. — Menabuoni, Beitrag zur Erforschung der mongolischen blauen
Kreuzflecke bei europäischen Kindern. Monatsschr. f. Kinderheilk. 5, 1907, 509. — Mendelssohn, L., Über die Apoplexie der Thymusdrüse. Arch. f. Kinderheilk. 44, 1906,
1. — Mensi, Über die Resistenz der roten Blutkörperchen der normalen und ikterischen
Neugeborenen. La Ped. 1909. Ref. Jahrb. f. Kinderheilk. 70, 104. — Derselbe, Über
die Nephritis der Neugeborenen und der Säuglinge. Riv. di clin. ped. 1903, Nr. 8. Ref.
Arch. f. Kinderheilk. 44, 1906, 235. — Derselbe, Über den arteriellen Blutdruck bei normalen und ikterischen Neugeborenen. Riv. di clin. ped. 1908. Ref. Jahrb. f. Kinderheilk.
69, 1909, 351. — Derselbe, Über eine neue Ätiologie und path. Auffassung des Ikterus
der Neugeborenen. Riv. di clin. ped. 1910. Ref. Jahrb. f. Kinderheilk. 72, 505. —
Merdner, Der Mekoniumpfropf und seine Bedeutung in gerichtsärztlicher Hinsicht. Prag.
med. Wochenschr. 1909, 671. — Merkel, Über die Vererbung der Präzipitinreaktion.
Münch. med. Wochenschr. 1904, Nr. 8. — Merkel, H., Die Geschwülste des Kindesalters.
Handb. d. allg. Path. u. path. Anat. des Kindesalters v. Brüning-Schwalbe. Wiesbaden 1912. — Méroz-Tydman, Die Schilddrüse des Neugeborenen, besonders in Genf.
Rev. méd. de la Suisse romande 1910. Ref. Arch. f. Kinderheilk. 56, 229. — Merzbacher, Beziehungen der Syphilis zur Lymphozytose der Zerebrospinalflüssigkeit und
zur Lehre von der meningitischen Reizung. Zentralbl. f. Nervenheilk. u. Psych. 1905. —
Derselbe. Histologie und histopath. Arb. f. Nißl. 3, 1909. — Meusburger, Ein Fall
von Duodenalatresie etc. Virchows Arch. 199, 1910, 401. — Mettler, Zur Therapie
der Melaena neonatorum. Gyn. Rundsch. 2, 1908, 640. — Meyer, A., Angeborene Atresie
der Gallenwege. Ref. Zentralbl. f. allg. Path. u. path. Anat. 19, 565. — Meyer, v. E.,
Über eine basale Hirnhernie in der Gegend der Lamina cribrosa. Virchows Arch. 120,
1890, 309. — Meyer, L., Durchreißungen der harten Hirnhäute. 14. Kongr. d. deutsch.
Ges. f. Gyn. 1911. — Meyer, L. F., Über den Hospitalismus der Säuglinge. Berlin 1913.
— Derselbe und Rietschel, H., Zur Kenntnis des Glykokollabbaues bei den schweren
Ernährungsstörungen des Säuglings. Biochem. Zeitschr. 3, 1907, 31. — Meyer, R., Zur
Kenntnis einiger Schädelanomalien der Neugeborenen. Arch. f. Gyn. 96, 1912, 280. —
Mikulicz, Über die Exstirpation des Kopfnickers bei muskulärem Schiefhals, nebst Be-
merkungen zur Pathogenese dieses Leidens. Zentralbl. f. Chir. 22, 1895, 1. — Derselbe
und Kümmel, Die Krankheiten des Mundes. 1898. — Miller, Arb. d. Ges. d. Kinderärzte zu Moskau 1894. Zit. nach Gundobin. — Milo, Torticollis muscularis. Ref. Jahrb.
f. Kinderheilk. 58, 710. — Minot, zit. nach Shukowsky. — Miron, Der Tetanus der
Neugeborenen im Verhältnis zur Sterblichkeit der Kinder. Ref. Schmidts Jahrb. 281,
1904, 206. — Miserocchi, Fall von Tetanus neonat., geheilt nach der Methode von Bac-
celli. Riv. di clin. ped. 1906, 11. — Miura, K., Ist der Dünndarm imstande Rohrzucker
zu invertieren? Zeitschr. f. Biol. 32, 1895, 266. — Mochez, zit. nach Zlocisti. — Moebius, Über angeborene doppelseitige Abducens-Facialis-Lähmung. Münch. med. Wochenschr. 1888, Nr. 6 u. 7. — Möller, G., Bericht über die Influenzaepidemie im Februar 1900
in der geburtshilfl. Klin. in Greifswald. Deutsche med. Wochenschr. 1900, 467. — Mohr,
Über Unterschiede des mütterlichen und kindlichen Serums in seiner antitryptischen Wirkung. Diss. Würzburg 1907. Ref. Arch. f. Kinderheilk. 51, 280. — Moll, L., Die blut-
stillende Wirkung der Gelatine. Wien. klin. Wochenschr. 1903, Nr. 44. — Derselbe,
Zur Technik der Bierschen Hyperämie für die Behandlung der Mastitis nebst vorläufiger
Bemerkung über die Anwendung derselben zur Anregung der Milchsekretion. Wien. klin.
Wochenschr. 1906, Nr. 17. — Momidlowsky, Über das Verhalten des Indikans bei Kindern. Jahrb. f. Kinderheilk. 36, 1893, 193. — Money, A., A case of sclerema neonat.
Lancet 1889, I, 226. — Monsarrat, K., A Specimen of so called congen. Haematoma
of the Sternocl. Lancet 1900, II, 1501. — Montalcini, zit. nach Küstner. — Moore

and Warfield, Fetal ichthyosis. Amer. Journ. of med. sc. 1906, 131. — Morand, zit. nach Hunziker. — Morax, Die nicht gonorrhoische Augenentzündung bei Neugeborenen. Ann. de gyn. 1911. Ref. Deutsche med. Wochenschr. 1911, 1367. — Morison, Suprarenal Haemorrh. in an infant, its relation to haemophilia. Lancet 1908, 1620. — Moro, E., Erkrankungen der Mundhöhle. Pfaundler-Schloßmanns Handb. d. Kinderheilk. II, S. 1, 2. Aufl. — Derselbe, Untersuchungen über diastatische Fermente etc. Jahrb. f. Kinderheilk. 47, 1898, 342. — Derselbe, Über Gesichtsreflexe bei Säuglingen. Wien. klin. Wochenschr. 1906, 137. — Derselbe, Fötale Chondrodystrophie und Thyreodysplasie. Jahrb. f. Kinderheilk. 67, 1907, 642. — Morse, Fötaler und infantiler Typhus. Arch. of Ped. 1900, Nr. 12. Ref. Arch. f. Kinderheilk. 34, 434. — Derselbe, The blood platelets in normal women in obstetrical patient and in the newborn. Boston med. and surg. Journ. 166, 1912, 448. — Mosenthal, H. O., Transfusion as a cure for Melaena neonat. Journ. of the Amer. med. Assoc. I, 1910, 1613. — Moser, P., Masern. Pfaundler-Schloßmanns Handb. d. Kinderheilk. III, 2. Aufl. — Moß, W. L., and Gilien, J. John Hopkins Hosp. Bull. XXII, 1911, 272. — Mossé und Cattula, zit. nach Eiselsberg. — Moussons, Angeborene Trachealstenose. Ref. Arch. f. Kinderheilk. 55, 412. — Mracek, Die Enteritis bei Lues hereditaria. Vierteljahrsschr. f. Derm. u. Syph. 1883. Zit. nach Esser. — Mühlmann, Die Temperatur der Neugeborenen. Arch. f. Kinderheilk. 23, 1897, 291. — Müller, E., Durstfieber bei Säuglingen. Berl. klin. Wochenschr. 1910, 673. — Müller, Über die wechselseitige Beziehungen zwischen Kopfform und Geburtsmechanismus. Arch. f. Gyn. 82, 1907, 410. — Müller, O., Haemophilia congen. Tödliche Blutung aus den Augebindehäuten. Arch. f. Gyn. 44, 1893, 269. — Derselbe, Ein Fall von angeborener Hymenalzyste. Arch. f. Gyn. 44, 1893, 263. — Müller, P., Die Puerperalinfektion der Neugeborenen. Gerhardts Handb. f. Kinderheilk. II, S. 159, Tübingen 1877. — Derselbe, Über die Red. des Cholesterins zu Koprosterin im menschlichen Darmkanal. Zeitschr. f. phys. Chemie 29, 1900, 129. — Müller, S., zit. nach Sumita. — Muggia, Über die eitrige Kieferhöhlenentzündung der Neugeborenen. La Ped. 1909. Ref. Jahrb. f. Kinderheilk. 70, 1909, 103. — Mingazzini, Beitrag zum klin.-anat. Studium der Mikrocephalie. Monatsschr. f. Psych. und Neurol. 7, 1900, 429. — Muus, N. R., Über die embryonalen Mischgeschwülste der Leber. Virchows Arch. 155, 1899, 401. — Derselbe, Klavikularfrakturen Neugeborener bei Geburt in Schädellage. Zentralbl. f. Gyn. 27, 1903, 689. — Mya, G., Pylorusstenose und Sanduhrmagen nach fötaler Peritonitis mit angeborenem Herzfehler. Monatsschr. f. Kinderheilk. 4, 1906, 341.

Nacke, W., Einige Bemerkungen zu den Aufsätzen v. Ahlfeld „Die Behandlung des Scheintods Neugeborener". Zeitschr. f. Geb. u. Gyn. 68, 1911, 713. — Nahm, Über den habituellen Icterus gravis der Neugeborenen. Münch. med. Wochenschr. 1909, 139. — Nathan, Osteogenesis imperfecta. The Amer. Journ. of the scienc. 1905. — Nattan-Larrier u. Brindeau, Compt. rend. soc. biol. 1906, t. 60. — Nau, Ann. de la soc. obstétr. 1905. Zit. nach Kassowitz. — Naumann, L., Über maligne Blennorrhöe d. Neugeborenen. Wien. klin. Wochenschr. 1907, 1580. — Naumoff, Über einige pathologische Veränderungen im Augengrund bei neugeborenen Kindern. Arch. f. Ophthalmologie 36, 1890, 1880. — Nauwerk, C. und Flinzer, E., Paratyphus und Melaena der Neugeborenen. Münch. med. Wochenschr. 1908, 1217. — Neelsen, F., Ein Fall von Elephantiasis congen. mollis. Berl. klin. Wochenschr. 1882, 36. — Neisser, Über einseitige Lungenatrophie und angeborene Bronchiektasie. Zeitschr. f. klin. Med. 42, 1901, 88. — Neu, cit. n. O. Jäger. — Neuburger, Fall von Arthritis bei Blennorrhöe. Münch. med. Wochenschr. 1903. 355. — v. Neugebauer, F., Welchen Wert hat die Kenntnis des Hermaphroditismus für den praktischen Arzt? Volkmanns Samml. klin. Vortr. Nr. 393 (Serie XIV, Heft 3), 1905. — Neujeau, V., Bakteriologische Untersuchung des Genitalsekrets neugeborener Mädchen. Beitr. z. Geb. u. Gyn. 10, 1906, 408. — Neukirch, Ikterische Zellen im Blut bei Icterus gravis neonatorum. Zeitschr. f. klin. Med. 74, 1912, 380. — Neumann, J., Über Keratosis universalis congen. Arch. f. Dermat. u. Syph. 61, 1902, 163. — Derselbe, Zur Übertragung der Tuberkulose bei der rituellen Zirkumzision. Wien. med. Presse 1900, Nr. 13. — Neumann, H., Fall von angeborener Leberzirrhose. Berl. klin. Wochenschr. 1893, Nr. 19. — Neumann, Ein Fall von Sklerodermie. Arch. f. Kinderheilk. 24, 1898, 24. — Derselbe und Oberwarth, Einiges über die Pflege der Neugeborenen. Ther. d. Gegenw. 1901, 551. — Neurath, R., Paralytische Äquivalente der Kinderepilepsie. Zeitschr. f. Kinderheilk. 5, 1912, 64. — Netter, Compte rendu de la soc. d. biol. 1889, 9, III. — Newell, F. S., Ein Fall von hämorrhagischer Erkrankung bei Neugeborenen mit Erfolg durch direkte Transfusion behandelt. Boston med. and surg. Journ. 1910, II, 435. Ref. Jahrb. f. Kinderheilk. 73, 362. — Newton, Depression des Parietalbeins bei einem Neugeborenen. Trepanation. Brit. med. Journ. 1907. II. 318. Newton, Pitt, Sarcoma of the liver and suprarenal in a baby. Transact. of the Path. Soc. London 1898. — Nicod d'Arbent, Über den Kropf des Neugeborenen. Ref. Schmidts Jahrb. 30, 1841, 49. — Nicoll, zit. nach Baumm. — Nieberding, Über Melaena neonatorum. Centralbl. f. Gyn. 12, 1888, 279. — Niederhof, G., Ein Fall von intrauterin erworbener Streptokokkenpneumonie bei stehender Blase. Diss. Frei-

burg 1909. — Niemann, A., Über den Purinstoffwechsel des Kindes. Jahrb. f. Kinderheilk.
71, 1910, 286. — Nikitin, Der Ductus Arantii bei Kindern. Diss. Petersburg 1901. Zit.
nach Gundobin. — Noack, F., Der Übergang von mütterlichen Scheidenkeimen auf
das Kind während der Geburt. Zeitschr. f. Geb. u. Gyn. 72. — Nobécourt et Merklen,
Arch. de méd. des enf. 3, 1900, 663. — Derselbe et Tixier, Traitement de l'hémophilie
congen. et du purpura par les injections de peptone de Witte. La path. inf. 8, 1911, 25.
— Derselbe et Vitry, Polyarthrite suppurée au cours de l'ophthal. purulente du nouveau-né etc. Soc. de Péd. de Paris 1903. — Derselbe et Roger Voisin, Double par-
otitide suppurée à staphylocoques dorés chez un nouveau-né etc. Soc. de péd. de Paris
1901. Zit. nach Hutinel. — Noeggerath, C. T., Ein Fall von Eleph. congen. Berl.
klin. Wochenschr. 1908, 1261. — Nohl, E., Erysipelas neonat. gangraenosum. Münch. med.
Wochenschr. 1904, 1648. — Nohl, F., Gelatinebehandlung der Melaena neonatorum vera
und der Omphalorrhagia idiopathica. Diss. Berl. 1910. Ref. Arch. f. Kinderheilk. 56,
438. — Nonewitsch, Über tuberkulöse Milch. Ref. Zentralbl. f. Bakt. 29, 955. — Nonne,
M., Vier Fälle von Elephantiasis cong. heredit. Virchows Arch. 125, 1891, 189. — Nord-
gren, R. E., Ein Fall von kongenitaler spastischer Pylorushypertrophie. Nord. med.
Arch. 1902. Ref. Jahrb. f. Kinderheilk. 57, 384. — Nordheim, Beobachtungen an einem
natürlich ernährten Kind. Jahrb. d. Kinderheilk. 56, 86, 1902. — Nothmann, Laktase
und Zuckerausscheidung bei Frühgeborenen. Monatsschr. f. Kinderheilk. 8, 1909, 377. —
Novak und Ranzel, Über den Tuberkelbazillennachweis in der Placenta tuberkulöser
Mütter. Wien. klin. Wochenschr. 1910, 657. — Dieselben, Beitrag zur Kenntnis der
Plazentartuberkulose. Zeitschr. f. Gyn. 67, 1910, 719. — Nunn, Akute Arthritis als Kom-
plikation bei Ophthalmia neonatorum. Lancet 1907. II. 717. — Nyhoff, Zur Path. des
Hydrops foetus univers. Zentralbl. f. Gyn. 35, 1911, 808.

Oberndorfer, zit. n. Trumpp. — Oberwarth, E., Über angeborene Agenesie einer
Lunge. Jahrb. f. Kinderheilk. 60, 1904, 383. — Derselbe, Über eine seltene kleine, am Leben
gebliebene Frühgeburt. Jahrb. f. Kinderhk. 60, 1904, 377. — Derselbe, Pflege u. Ernährung
d. Frühgeburt. Erg. d. inn. Med. u. Kinderhk. VII. Berlin 1911, 191. — Odstrčil, J., Über
einen seltenen Fall von primärem multiplem Riesenzellensarkom d. Haut usw. Arch. f. Derm.
u. Syph. 111, 1912, 869. — Oeri, Beitrag zur chirurgischen Behandlung Neugeborener.
Beitr. z. Geb. u. Gyn. 13, 1909, 309. — v. Oettingen, Über die Behandlung des Klumpfußes bei Säuglingen. Med. Klin. 1908, 1785. — Offergeld, Zur Behandlung asphyktischer Neugeborener mit Sauerstoffinfusionen. Zentralbl. f. Gyn. 30, 1906, 1417. — Derselbe, Luxatio genus lateralis. Deutsche med. Wochenschr. 1909, 39. — Ogata, M., Neue
Methoden zur Wiederbelebung scheintot geborener Kinder. Beitr. z. Geb. u. Gyn. 12,
1908, 79. — Olshausen, Über die nachträgliche Diagnose des Geburtsverlaufs aus den
Veränderungen am Schädel des neugeborenen Kindes. Volkmanns Samml. klin. Vortr.
8 (Gyn. Nr. 3). — Derselbe, Zur Wiederbelebung asphyktischer Neugeborener. Zeitschr. f. Geb. u. Gyn. 68, 1911, 597. — Opitz, E., Zur Physiologie der Milchsekretion und
der Ernährung des Neugeborenen in den ersten Lebenstagen. Med. Klin. 1911, 1483. —
Oppenheim, Über allgemeine und lokale Atonie der Muskulatur im frühen Kindesalter.
Monatsschr. f. Psych. u. Neurol. 8, 1900, 232. — Derselbe, Lehrb. d. Nervenkrankh.
3. Aufl., Berlin 1902. — Oppenheim, Diskussionsbemerkungen zu A. Deutsch. — Oppenheimer, K., Über das Verhältnis des Nahrungsbedarfes zu Körpergewicht und Körperoberfläche der Säuglinge. Zeitschr. f. Biol. 24, 1901, 147. — Derselbe, Über den Nahrungs-
bedarf debiler Kinder. Monatsschr. f. Kinderheilk. 6, 1908, 92. — Orban, Vorkommen
von Laktase im Dünndarm. Prag. med. Wochenschr. 1899, 427. — Orgler, cit. n.
Langstein und Niemann. — Oriola, J. P., Ein Fall frühzeitiger Zahnung. Ref.
Jahrb. f. Kinderheilk. 65, 235. — Orlowski, F. S., Nabelbehandlung nach Bar. Ref.
Jahrb. f. Kinderheilk. 74, 1911, 346. — Orth, Arch. d. Heilk. 13, 1872, 265. Zit. nach
Runge. — Derselbe, Über das Vorkommen von Bilirubinkristallen bei neugeborenen
Kindern. Virch. Arch. 63, 1875, 447. — Ostermayer, Fall von Pemphigus neona-
torum etc. Arch. f. Derm. u. Syph. 67, 1903, 109. — Ostrčil, Über die Vitalität frühge-
borener Kinder. Monatsschr. f. Geb. u. Gyn. 22, 1905, 45. — Ostwald, E., Zur Gelatine-
behandlung bei Melaena neonatorum. Münch. med. Wochenschr. 1902, Nr. 47. — Oui,
Difficultés de la suction chez un nouveau-né. Ann. de gyn. 30, 1903. Ref. Jahrb. f.
Kinderheilk. 59, 141. — Derselbe, (Melaena). Zit. nach Shukowsky. — d'Outrepont,
cit. n. Oberwarth. — Oyamada, M., Über Riesenkinder. Beitr. z. Geb. u. Gyn. 17,
1912, 93.

Palm, Beitrag zur Vakzination Schwangerer, Wöchnerinnen und Neugeborener. Arch.
f. Gyn. 62, 1901, 348. — Paltauf, A., Die spontane Dickdarmruptur der Neugeborenen.
Virchows Arch. 111, 1888, 461. — Pankow, Zur Frage der kongenitalen Übertragung der
Tuberkulose. Monatsschr. f. Geb. u. Gyn. 32, 1910, 579. — Parrot (Rückenmarkverletzung),
Union méd. 1870. Zit. nach Litzmann. — Derselbe (Tubulhématie rénale), Arch. de phys.
norm. et path. 5, 1873, 512. Zit. nach Knöpfelmacher. — Derselbe et Robin, A., Note
sur la présence de masses jaunes dans l'urine des nouveau-nés atteints d'ictère. Rev. mens.

de méd. et de chir. 3, 1879, 374. — Derselbe et Troisier, Note sur l'anatomie pathol. de la paralysie faciale des nouveau-nés. Arch. de Tocologie 1897. Zit. nach Henoch. — Parry, A., Gastro-Intestinal Haemorrhage in a newly-born child; treatment by large doses of Calcium Chlorid. Recovery. Lancet 1898, II, 144. — Partsch, Verletzungen und Krankheiten der Mundhöhle. Handb. d. prakt. Chir. I, 986. Stuttgart 1900. — Pasini, A., Il pemfigo epidemico dei neonati. Giorn. ital. di mal. ven. e di pell. 1903, 226. — Passini, F., Über den normalen Großzehenreflex bei Kindern. Wien. klin. Wochenschr. 1900, Nr. 41. — Derselbe, Über anaerobisch wachsende Darmbakterien. Jahrb. f. Kinderheilk. 73, 1911, 284. — Paterson, Stridor laryngis congen. Brit. med. Journ. 1906, II, 1447. Ref. Jahrb. f. Kinderheilk. 65, 92. — Paul, Doppelseitiger Nierentumor etc. Transact. of the Path. Soc. of London 37, 1886, 292. — Pauli, Übergang der Salizyl-säure in die Milch der Wöchnerinnen. Diss. Berlin 1879. Zit. nach Thiemich. — Paulin, Jens, Tetanus neonatorum. Ref. Jahrb. f. Kinderheilk. 67, 107. — Paulsen, Ein Fall von tödlich verlaufender spontaner Nabelblutung bei einem hämophilen Neugeborenen. Münch. med. Wochenschr. 1900, 1597. — Derselbe, Über gonorrhoische Exantheme bei Neugeborenen. Münch. med. Wochenschr. 1901, 25. — Derselbe, Ein Fall von gonor-rhoischen Gelenk- und Hautmetastasen im Anschluß an Blennorrhoea neonatorum. Münch. med. Wochenschr. 1900, 35. — Pautz, W. und Vogel, Einwirkung der Magen- und Darm-schleimhaut auf einige Biosen. Zeitschr. f. Biol. 32, 1895, 304. — Peiper, E., Zur Ätio-logie des Trismus s. Tetanus neonatorum. Deutsch. Arch. f. klin. Med. 47, 1891, 183. — Peiser, A., Die fötale Peritonitis. Beitr. z. klin. Chir. 60, 1908, 168. — Peiser, J., Über das habituelle Erbrechen der Säuglinge. Berl. klin. Wochenschr. 1907, Nr. 29. — Derselbe, Über angeborene Bronchiektasie. Monatsschr. f. Kinderheilk. VIII, 1910, 602. — Derselbe, Über Lungenatelektasen. Jahrb. f. Kinderheilk. 67, 1908, 589. — Pelte-sohn, Über einen Fall von Peroneuslähmung durch eine amniotische Schnürfurche. Berl. klin. Wochenschr. 1912, 13, 599. — Penkert, Thymustod bei Neugeborenen. Zentralbl. f. Gyn. 35, 1911, 649. — Pepper, A study of congen. sarcoma of the Liver and suprarenal with report of case. Amer. Journ. of med. Science 1901, März. — Peritz, Die Nerven-krankheiten des Kindesalters. Berlin 1912. — Perlin, A., Beitrag zur Kenntnis der physio-logischen Grenzen des Hämoglobingehalts und der Zahl der Blutkörperchen im Kindesalter. Jahrb. f. Kinderheilk. 58, 1903, 549. — Perot, Infection de la glande parotide chez le nouveau-né. Thèse de Paris 222. Ref. Frommels Jahrb. üb. d. Fortschr. d. Geb. 1904, 1073. — Perret, Le nourrisson né avant terme. Son hygiène générale et alimentaire. Prophylaxe de traitement de la faiblesse congen. Rev. d'hyg. et de méd. infant 1903, 2. — Perrin de la Touche, zit. nach Richter. — Perrot, zit. nach Hutinel. — Petermüller, F., Neue Beiträge zur Behandlung des Nabelschnurrestes der Neugeborenen. Monatsschr. f. Geb. u. Gyn. 34, 1911, 207. — Peters, R., Über Erkrankungen des Rückenmarks bei hereditär-syphilitischen Neugeborenen und Säuglingen. Jahrb. f. Kinderheilk. 53, 1901, 307. — Derselbe, Die angeborenen Fehler und Erkrankungen des Auges. Cohens Verlag Bonn. — Derselbe, Eine Verletzung der Hornhaut durch Zangenentbindung mit anatomischem Befund. Arch. f. Augenheilk. 56, 1906, 311. — Peters, Malaria bei einem Kind, wahr-scheinlich intrauterinen Ursprungs. J. Hopkins Hosp. Bull. 1902, Juni. Zit. nach Pies. — Petrone, Oedema chron. congen. La Péd. 1907. — Petruschky, Tuberculosis, Vol. 7, Nr. 5. — Pfannenstiel, J., Über den habituellen Icterus gravis der Neugeborenen. Münch. med. Wochenschr. 42, 1908, 43. — Pfaundler, M., Physikalisch-chemische Untersuchungen am Kinderblut. Verhandl. d. Ges. f. Kinderheilk. 21, Breslau 1904, 24. — Derselbe, Die Antikörperübertragung von Mutter auf Kind. Arch. f. Kinderheilk. 47, 1908, 260; 48, 1908, 245. — Derselbe, Physiologie der Laktation in Sommerfelds Handb. d. Milchk. Wiesbaden 1909. — Derselbe, Pylorusstenosen im Säuglingsalter. Pfaundler-Schloßmanns Handb. d. Kinderheilk. 2. Aufl., III, 193. Leipzig 1901. — Derselbe, Über die Behandlung der Lebensschwäche. Münch. med. Wochenschr. 29—31, 1907, 1417. — Derselbe, Diathesen in der Kinderheilk. Verhandl. d. deutsch. Kongr. f. inn. Med. 28, Wiesbaden 1911. — Pfisterer, Obstipation inf. Darmabknickung. Jahrb. f. Kinderheilk. 65, 1907, 160. — Pforte, Zwei seltene bei der Extraktion entstandene kind-liche Verletzungen. Gyn. Rundschau 2, 1908, 285. — Philipp, Diskussion zu Simmonds. Münch. med. Wochenschr. 1902, 1440. — Pick, Ernst, Über die Entstehung von Ikterus. Wien. klin. Wochenschr. 1894, 478. — Pinard, Zit. nach Martin. — Piering, Erfolg-reiche Laparotomie einer ruptierten Nabelschnurhernie. Zit. nach Lotheisen. — Pies, W., Über intrauterine Übertragung von Malaria. Monatsschr. f. Kinderheilk. 9, 1911, 51. — Derselbe, Über die Dauer, die Größe und den Verlauf der physiologischen Abnahme des Neugeborenen. Monatsschr. f. Kinderheilk. 9, 1911, 514. — Pillon, Wasser-mannsche Reaktion bei Neugeborenen. Lyon méd. 117, 1911, 112. Ref. Ibrahim, Jahrb. f. Kinderheilk. 75, 1912, 646. — Pincus, L., Zur Anatomie und Genese der Kopf-nickergeschwulst der Neugeborenen. Zentralbl. f. Gyn. 29, 1905, 618. — Derselbe, Ge-burtsverletzungen des M. sternocleidomastoideus. Zeitschr. f. Geb. u. Gyn. 31, 1895, 1712. — Pinzani, E., Über den Übergang des Morphins in die Frauenmilch. Gaz. degli

Osp. 1889. Ref. Malys Jahrb. üb. 1889. Zit. nach Thiemich. — Derselbe, Über die Ausscheidung von Antipyrin durch die Milchdrüse bei stillenden Frauen. Ref. in Malys Jahrb. f. 1890. Zit. nach Thiemich. — v. Pirquet, C., Klinische Studien über Vaccination. Leipzig u. Wien 1907. — Derselbe, s. Jürgensen-Pirquet. — Pittaluga, Blutuntersuchungen bei Neugeborenen. La Med. de los Ninos 1904, 5 (spanisch). Ref. v. Neter. Arch. f. Kinderheilk. 41, 289. — Planchu und Richard, Der Kropf bei Neugeborenen. Gaz. des Hôp. 80, 1907, 639. — Dieselben, Kropf bei Neugeborenen. La Path. inf. IV, 7. Ref. Arch. f. Kinderkrankh. 48, 97. — Derselbe und Rendu, Ikterus mit Cyanose bei Neugeborenen. La Path. inf. IV. Ref. Arch. f. Kinderheilk. 48, 96. — Derselbe et Devin, Le prématuré de mère tuberc. Lyon méd. 116, 1911, 72. Ref. Ibrahim. Zeitschr. f. Kinderheilk. I, 496. — Plant, Klinische und anatomische Beobachtungen über einen Fall von primärem Leberkarzinom. Arch. f. Kinderheilk. 43, 1906, 249. — Plappart, C., Nabelgangrän, zirkumskripte Peritonitis, Perforation, Intussuszeption des Darmes etc. Jahrb. f. Kinderheilk. 6, 1863, 171. — Pokrowski, Über Temperaturmessungen bei Neugeborenen. Diss. Petersburg 1903. (Russ.) Zit. nach Gundobin. — Polano, Über Pflege und Ernährung frühgeborener und schwächlicher Säuglinge. Münch. med. Wochenschr. 1903, 1498. — Derselbe, Experimenteller Beitrag zur Biologie der Schwangerschaft. Habilitationsschr. Würzburg 1904. — Politzer, L. M., Fall einer akuten Leberatrophie bei einem Neugeborenen. Jahrb. f. Kinderheilk. 3, 1860, 40. — Pollak, L., Ein Beitrag zur Kenntnis der Myatonia cong. Oppenheim. Arch. f. Kinderheilk. 53, 1910. — Pollak, R., Über Säuglingstuberkulose. Brauers Beitr. z. Klin. d. Tuberk. 19, 1911, 373. — Pollmann, L., Ein Fall von Leukämie bei Neugeborenen. Münch. med. Wochenschr. 44, 1898. — Polosson, zit. nach Planchu-Richard. — Pommer, Rachitis und Osteomalacie. 1885. — Ponfick, Ein Fall von angeborener primärer Atrophie der rechten Lunge. Virchows Arch. 50, 1870, 633. — Poppel, zit. nach Seitz. — Popper, Die Formelemente des Kolostrums. Arch. f. d. ges. Physiol. 105, 1904. — Porak, Ch., Considérations sur l'ictère des nouveau-nés et sur le moment où il faut pratiquer la ligature de cordon ombilical. Rev. mens. de méd. et chir. 2, 1878, 334. — Derselbe, Über Omphalotrypsie. Ref. Zentralbl. f. Gyn. 25, 1901, 1239. — Porak, A. et Durante, Des dystrophies osseuses congén. Ann. de la soc. obstétr. de France. Paris 1905. — Dieselben, Nabelinfektion. Arch. de méd. des enf. 1901, Juni. Zit. nach Arch. f. Kinderheilk. 35, 1903, 474. — Dieselben, Des infections ombilicales. Archives de méd. des enf. 1, 1901. Ref. Jahrb. f. Kinderheilk. 55, 222. — Derselbe und Katz, Hämorrhagischer Erguß im rechten Seitenventrikel bei einem Neugeborenen. Compt. rend. de la soc. d'obstr. à Paris, 1901, Mai. Ref. Arch. f. Kinderheilk. 36, 431. — Portal, zit. nach Birch-Hirschfeld. — Pospischil, zit. nach Schick. — Poten und Griemert, Die Pirquetsche Tuberkulinprobe bei Neugeborenen und deren Müttern. Deutsche med. Wochenschr. 1909, 22, 983. — Pott, R., Über Tentoriumzerreißung bei der Geburt. Zeitschr. f. Geb. u. Gyn. 69, 1911, 674. — Poult, J., Ein Teratom der Thyreoidea. Virchows Arch. 181, 1905, 101. — Preisich, Angeborener doppelter Klappenverschluß des Duodenums. Jahrb. f. Kinderheilk. 57, 1903, 346. — v. Preuschen, Verletzungen des Kindes bei der Geburt als Ursache von Melaena neonatorum. Festschr. d. Ges. f. Geb. u. Gyn. in Berlin. Wien 1894. — Preyer, W., Die Seele des Kindes. 8. Aufl. bearb. v. K. L. Schaefer, Leipzig 1912. — Prochownik, Zur Behandlung der Asphyx. neonat. Zentralbl. f. Gyn. 224, 1894. — Proebsting, zit. nach Ganghofner. — Prout, Med. chir. transact., Vol. VIII, 1898, 526. Zit. nach Czerny-Keller, I, 216. — Pupovac, D., Ein Fall von Teratoma colli mit Veränderungen in den regionären Lymphdrüsen. Arch. f. klin. Chir. 53, 1896, 59.

Quincke, H., Über die Entstehung der Gelbsucht Neugeborener. Arch. f. exp. Path. u. Pharm. 19, 1883, 34. — Derselbe und Hoppe-Seyler, G., Die Krankheiten der Leber. Nothnagels spez. Path. u. Ther. 18, I, Wien 1899. — Quisling, N. A., Klinische Studien über den Icterus neonatorum. Arch. f. Kinderheilk. 17, 1894, 32.

Rabinowitsch, L., Die Infektiosität der Milch tuberkulöser Kühe etc. Zentralbl. f. Bakt. 34, 225. — Rach, F., Zur Kenntnis der luetischen Leptomeningitis bei Säuglingen. Jahrb. f. Kinderheilk. 75, 1912, 222. — Derselbe und Wiesner, Weitere Mitteilungen über die Erkrankung der großen Gefäße bei kongenitaler Lues. Wien. klin. Wochenschr. 1907, Nr. 18. — Radwansky, Prolapsus uteri bei einem Neugeborenen. Münch. med. Wochenschr. 1898, 53. — Ravogli, ref. Monatsh. f. Derm. 35, 1902. Zit. nach Hedinger. Roehlmann, E., Physiologisch-psychologische Studien über die Entwicklung der Gesichtswahrnehmungen bei Kindern und bei operierten Blindgeborenen. Zeitschr. f. Phys. u. Psych. d. Sinnesorg. 2, 1891, 53. — Derselbe und Witkowski, Über atypische Augenbewegungen. Du Bois Reymonds Arch. f. Physiol. 1877, 454. — Rahm, O., Über die operierte Behandlung der Meningocele sp. traum. Beitr. z. chir. Klin. 16, 1896, 257. — Randohr, Ein Fall von angeborenem multiplem Angiosarkom. Virchow Arch. 73, 459. — Ranke, Über Gewebsveränderungen im Gehirn luetischer Neugeborener. Neurol. Zentralbl. Nr. 354, 1907, 112—118, 157—165. — Derselbe, Über Gehirnveränderungen bei angeborener Syphilis. Zeitschr. f. Erforschg. u. Behandlg. d. jugendl. Schwachsinns, 2, 1908. — Raschkow, Über die Bedeutung der künstlichen Frühgeburt bei Beckenenge für die Erhaltung des Kindeslebens. Diss. Kiel 1901. Zit. nach Ahlfeld. — Rauber, zit. nach Pfaundler. — Raudnitz, R., Zur Kasuistik des Ikterus bei Neugeborenen. Prag. med. Wochenschr. 1884, 105. — Derselbe, Hämorrhagien der Thymus. Arch. f. Kinderheilk. 4, 21, 1883. — Rautmann, H., Über Blutbildung bei fötaler allgemeiner Wassersucht. Zieglers Beitr. 54, 1912, 332. — Reardon, Angeborener Stridor. Amer. Journ. of med. sc. Aug. 1907. Ref. Jahrb. f. Kinderheilk. 68, 487. — Rebaudi, zit. nach Lehndorff. — Rebaudi, Die Aortitis bei kongenital-syphilitischen Kindern. Monatsschr. f. Geb. u. Gyn. 35, 1912, 681. — v. Recklinghausen, F., Über Spina bifida. Virch. Arch. 105, 1886,, 243. — v. Recklinghausen, H., Über die Atmungsgröße der Neugeborenen. Pflügers Arch. 62, 1896, 451. — Reese, zit. n. Wagenmann. — Reich, Hub., Berl. klin. Wochenschr. 1878, Nr. 37. Zit. nach Runge. — Reifferscheid, K., Über intrauterine Atembewegungen des Fötus. Deutsche med. Wochenschr. 19, 1911, 877. — Reiß, E., Untersuchungen über Blutkonzentration. Jahrb. f. Kinderheilk. 70, 1909, 311. — Rehn, Die Thymusstenose und der Thymustod. Verhandl. d. deutsch. Ges. f. Chir. 1906, 364. — Remlinger, Contrib. expérim. à l'étude de la transmission héréd. de l'immunité etc. Ann. Pasteur 1899. Zit. nach Pfaundler. — Rentoul, Fracture in utero. Brit. med. Journ. 1912, II, S. 13. — Reuben, M., Hereditäre Syphilis und Wassermannsche Reaktion. Med. Rec. 1911, 14. Okt., 804. Ref. Arch. f. Derm. u. Syph. 112, 1912, 735. — Reusing, Beiträge zur Physiologie der Neugeborenen. Zeitschr. f. Geb. u. Gyn. 33, 1895, 36. — v. Reuß, A., Über das Vorkommen von Glykokoll im Harn des Neugeborenen. Zeitschr. f. Kinderheilk. 3, 1911, 286. — Derselbe, Indikanurie bei Neugeborenen. Zeitschr. f. Kinderheilk. 3, 1911, 12. — Derselbe, Kongenitale Hautdefekte am Schädel eines Säuglings. Mitteil. d. Ges. f. inn. Med. u. Kinderheilk. 11, 1912, 27. — Derselbe, Zur Frage der Albuminurie der Neugeborenen. Verhandl. d. Ges. f. Kinderheilk. 29, Münster 1912, 145. — Derselbe, Über transitorisches Fieber bei Neugeborenen. Zeitschr. f. Kinderh. 4, 1912, 32. — Derselbe, Über die Bedeutung der Unterernährung in der ersten Lebenszeit. Zeitschr. f. Kinderheilk. 4, 1912, 499. — Rettig, Paul, Über Caput obstip. muscul. Diss. Halle 1909. Ref. Arch. f. Kinderheilk. 55, 285. — Reyher, Über den Fettgehalt der Frauenmilch. Jahrb. f. Kinderheilk. N. F. 61, 601. — Reynès, H., Un cas d'occlusion intestinale paralytique chez un nouveau-né. La Path. inf. 38, 1911, 254. — Ribemond, zit. nach Knapp und Holt. — Richter, Plötzliche Todesfälle im Kindesalter. Verhandl. d. Ges. f. Kinderheilk. Karlsbad 19, 1902, 63. — Richter, B., Über Pemphigus neonatorum. Dermat. Zeitschr. 8, 1902. — Richmond, Kongenitale spontane Gangrän. Lancet 1901. Ref. Arch. f. Kinderheilk. 30, 193. — Ricker, Über die hämorrhagische Infarzierung des Nierenlagers usw. Beitr. z. path. Anat. u. allg. Path. 50, 1911, 598. — Rieck, Die Versorgung des Nabels der Neugeborenen. Monatsschr. f. Geb. u. Gyn. 11, 1900, 918. — Riecke, Über Ichthyosis congenita. Arch. f. Dermat. 54, 1900, 289. — Rieder, H., Beitrag zur Kenntnis der Leukozytose etc. 1892. — Riese, E., Behandlung der Schenkelbrüche Neugeborener durch permanente Extension. Deutsche med. Wochenschr. 1904, 1539. — Rieländer, Der Kohlensäuregehalt des Blutes in der Nabelschnurvene. Monatsschr. f. Geb. u. Gyn. 25, 1907. — Riether, G., Klavikularfrakturen Neugeborener bei spontaner Geburt. Wien. klin. Wochenschr. 1902, 619. — Rietschel, Über kongenitale Tuberkulose. Jahrb. f. Kinderkrankh. 70, 1909, 62. — Derselbe, Über den Infektionsmodus bei der kongenitalen Syphilis. Med. Klin. 1909, 658. — Rille, Diskussion zu Caspary, Über Dermatitis exfoliativa univers. Verhandl. d. Kongr. d. Deutsch. Dermat. Ges. 1898. Arch. f. Derm. 47, 1899, 267. — Rilliet et Barthez, Traité clin. et pract. des malad. des enf. 2 Ed. Paris 1853. — v. Rindfleisch, zit. nach Cornet. — Ringel, Zur Kasuistik der angeborenen Nabelschnurbrüche. Münch. med. Wochenschr. 1907, 1679. — Ritter v. Rittershain, Die exfoliative Dermatitis jüngerer Säuglinge usw. Zentralzeitg. f. Kinderheilk. 2, 1878 und Arch. f. Kinderheilk. 1, 1880, 53. — Rivière, Paul, Über nicht bazilläre Veränderungen an Neugeborenen von tuberkulösen Müttern. Ref. Zentralbl. f. Gyn. 1903, 1147. — Röder, H., Die Ruptur des Ductus art. Botalli. Arch. f. Kinderheilk. 30, 1900, 157. — Römer, P. H., Über die intra- und extrauterine Antitoxinübertragung von der Mutter auf ihre Nachkommen. Berl. klin. Wochenschr. 1901, 46. — Derselbe, Über den Übergang von Toxinen und Antikörpern in die Milch und ihre Übertragung auf den Säugling durch die Verfütterung solcher Milch. Sommerfelds Handb. d. Milchkunde. Wiesbaden 1909. — Rößle, Robert, Beitrag zur Pathologie der Nebennieren. Münch. med. Wochenschr. 1910, 1380. — Röthler, G., Ein Fall von Buhlscher Krankheit. Deutsche med. Wochenschr. 1911, 545. — Derselbe, Über seltene Infektionen Neugeborener. Deutsche med. Wochenschr. 1910, 1813. — Roger und Garnier, Passages des Bacilles de Koch dans le lait d'une femme tuberculeuse. Compt. rend. de la soc. biol. 1900, 175. — Rohde, O., Zur Behandlung der Entbindungslähmung. Zentralbl. f. Kinderheilk. 1909, 119. — Rommel, O., Die Leistungsfähigkeit der weiblichen Brustdrüse. Münch. med. Wochenschr. 1905, 10. —

Derselbe, Frühgeburt und Lebensschwäche. Asphyxie und Atelektase. Sklerödem und
Sklerem. Pfaundler-Schloßmanns Handb. f. Kinderheilk. I, 398, 2. Aufl. — Rosen-
stern, Über Inanition im Säuglingsalter. Erg. d. inn. Med. u. Kinderheilk. 7, 1911,
332. — Rosenhaupt, Lebende Amelos-Mißbildung, zugleich ein Beitrag zu ihrer Ätiologie. Arch. f. Kinderheilk. 51, 101, 1909. — Rosenstern, J., Untersuchungen über die
Pepsinsekretion des gesunden und kranken Säuglings. Berl. klin. Wochenschr. 1908, 542.
— Rosinski, Über gonorrhoische Erkrankungen der Mundschleimhaut bei Neugeborenen.
Zeitschr. f. Geb. u. Gyn. 22, 1891. — Derselbe, Über die Schädelverletzungen, im besonderen die Impression bei Beckenendlage. Zeitschr. f. Geb. u. Gyn. 26, 1893, 255. — Ro-
stoski und Funck, Diskussion über Vererbung. Verhandl. d. 22. Kongr. f. inn. Med.
1905, 118. — Rothe, Ein nach Leberresektion geheilter Fall von Nabelschnurbruch. Beitr.
z. klin. Chir. 33, 1902, 136. — Rothmann, zit. nach Ullmann. — Rothschild, Ch.,
Neues Verfahren zur Nabelschnurunterbindung. Gyn. Rundschau 1910. — Derselbe,
Zur Therapie des Stridor insp. cong. Arch. f. Kinderheilk. 52, 1910, 130. — Rott, F.,
Beitrag zur Wesenserklärung der physiologischen Gewichtsabnahme des Neugeborenen.
Zeitschr. f. Kinderheilk. 1, 1910, 43. — Derselbe, Über das Wesen und die Behandlung des
nervösen Erbrechens im Säuglingsalter. Autoref. Zeitschr. f. Kinderheilk. Ref. 1, 1912, 374.
— Derselbe, Zur Ernährungstechnik frühgeborener Säuglinge. Zeitschr. f. Kinderheilk.
4, 1912. — Ruckert, zit. nach Merckel. Brüning-Schwalbes Handb. — Roulland,
Thèse de Paris 1884. Zit. nach Stransky. — Rübsamen, W., Über Schilddrüsenerkran-
kungen in der Schwangerschaft. Arch. f. Gyn. 98, 1912, Heft 2. — Rühle, Zur Entstehungs-
weise und Prognose der Entbindungslähmungen. Beitr. z. Geb. u. Gyn. 8, 1904, 64. —
Rühle, Über Ikterus gravis Neugeborener. Monatsschr. f. Geb. u. Gyn. 13, 1901, 622. —
Ruge, Über Verletzungen des Kindes durch die Extraktion bei ursprünglicher oder durch
die Wendung herbeigeführter Beckenendlage. Zeitschr. f. Geb. u. Gyn. 1, 1876, 68. —
Runge, M., Die Krankheiten der ersten Lebenstage. 3. Aufl. Stuttgart 1906. — Der-
selbe, Anat. Befunde bei Neugeborenen. Char.-Ann. 7, 1882, 714. — Derselbe, Die
Nabelerkrankungen der Neugeborenen. Berl. klin. Wochenschr. 1909, 1122. — Derselbe,
Mitteilungen über intrauterine Übertragbarkeit des Erysipels. Zentralbl. f. Gyn. 8, 1884,
761. — v. Rundstedt, Über Melaena neonat. Arch. f. Gyn. 89, 1909, 105. — Rupprecht,
Über multiple isolierte Risse in der Descem. Membran als Geburtsverletzung. Klin.
Monatsbl. f. Augenheilk. 46, 1908, 134. — Rusz, E., Die physiologischen Schwankungen
der Refraktion und der Viskosität des Säuglingsblutes. Monatsschr. f. Kinderheilk. 10,
1911, 360. — de Ruyter, Kongenitale Geschwulst der Leber und beider Nebennieren.
Arch. f. klin. Chir. 40, 1890, 98.

Saar, v., Kongenitales Cystadenom der rechten Parotis. Prag. med. Wochenschr.
1904, 675. — Sabrazès et Leuret, Hématies granuleuses et polychromatophilie dans
l'ictère des nouveau-nés. Compt. rend. de la soc. biol. 1908, 423. — Sacchi, E., Di
unraris. caso di lipoadenoma acinoso congen. della parotide. Gazz. di osp. Milano 1893,
627. — Sachs, Lehrb. d. Nervenkrankh. des Kindesalters. 1897. — Sachs, B., Schädigungen des kindlichen Schädels während der Geburt. Journ of the Amer. med. Assoc.
47, 1527. Ref. Jahrb. f. Kinderheilk. 65, 91. — Sadoffsky, Zur Frage über die Gewichtszunahme und -abnahme Neugeborener. Diss. Petersburg 1904. Zit. nach Gundobin.
— Sänger, Über Leukämie bei Schwangeren und angeborener Leukämie. Arch. f. Gyn. 33.
1888. 161. — Derselbe und Klopp, Zur anatomischen Kenntnis der angeborenen
Bauchcysten. Arch. f. Gyn. 16, 1880, 415. — Salge, Über den Durchtritt von Antitoxin
durch die Darmwand des menschlichen Säuglings. Jahrb. f. Kinderheilk. 60, 1904, 1. —
Derselbe, Kann eine an Scharlach erkrankte Mutter stillen? Berl. klin. Wochenschr.
1905, 1149. — Salomon et Madsen, Recherche s. l. marche de l'immunité active contre
la diphthérie. Ann. de l'inst. Pasteur 11, 1897. — Salzmann, Über Melaena neonatorum.
Diss. Jena 1898. — Salus, H., Masern in der Schwangerschaft. Prag. med. Wochenschr.
1899, 236. — Samelson, S., Beitrag zur Physiologie der Ernährung von frühgeborenen
Kindern. Zeitschr. f. Kinderheilk. 2, 1911, 18. — Sandner, C., Ein Fall akutester tödlicher
Hämoglobinurie beim Neugeborenen. Münch. med. Wochenschr. 1886, 421. — Schabort,
Beitrag zur Kenntnis der Darmstörungen der Säuglinge. Monatsschr. f. Geb. u. Gyn.
24, 1906, 29. — Schäfer, F., Ein Fall von angeborener Pylorusstenose (Typus Landerer-
Maier) beim Säugling etc. Jahrb. f. Kinderheilk. 76, 1912, 695. — Schäffer, Über Blut-
ergüsse in den Wirbelkanal und deren Ursachen. Arch. f. Gyn. 53, 1897, 278. — Schanz,
Zur Augenentzündung der Neugeborenen. Münch. med. Wochenschr. 1907, 2329. —
Scharfe, H., Der Ductus Botalli. Beitr. z. Phys. u. Path. s. Verschl. Beitr. z. Geb.
u. Gyn. 3, 1900. — Schatz, Korrespondenzbl. d. allg. Mecklenburgschen Ärztevereins.
1895, 165. — Schauta, F., Lehrb. d. ges. Gyn. 2. Aufl. Leipzig u. Wien 1897. — Scheffzek, Zur Behandlung der Schädelimpression der Neugeborenen. Deutsche med. Wochenschr. 1908, Nr. 36. — Scheib, Über Osteogenesis imperfecta. Beitr. z. klin. Chir. 26,
1900. 93. — Scheib, A., Meningitis suppurativa bedingt durch Bact. lactis aerog. Prag. med.
Wochenschr. 1900, 169. — Derselbe, Über intrauterine Erysipelinfektion der Neu-

geborenen. Zeitschr. f. Geb. u. Gyn. 58, 1906, 258. — Schelble, H., Einiges über künstliche Ernährung von Neugeborenen im Spital und im Privathaus. Monatsschr. f. Kinderheilk. 8, 1909, 611. — Schenk, F., Untersuchungen über das biologische Verhalten des mütterlichen und kindlichen Blutes und über Schutzstoffe der normalen Milch. Monatsschr. f. Geb. u. Gyn. 19, 1904, 159. — Derselbe, Über den Übergang von Anaphylaxie von Vater und Mutter auf das Kind. Münch. med. Wochenschr. 1910, 2514. — Scherbak, Eine Vereinfachung der Milchpumpe nach Jaschke. Zentralbl. f. Gyn. 34, 1910, 1594. — Scherenziss, zit. nach Gundobin. — Scherer, F., Die Respiration des Neugeborenen und Säuglings. Jahrb. f. Kinderheilk. 43, 1896, 471. — Derselbe, Die Parrotschen Pseudoparalysen bei angeborener Syphilis. Jahrb. f. Kinderheilk. 55, 1902, 556. — Schick, B., Die Röteln. Erg. d. inn. Med. u. Kinderheilk. 5, 1910, 280. — Schicke, Melaena neonatorum spuria. Diss. Marburg 1902. Zit. nach Kamann. — Schiff, E., Beiträge zur quantitativ chemischen Zusammensetzung des im Lauf der ersten Lebenstage entleerten Harnes. Jahrb. f. Kinderheilk. 35, 21, 1893. — Derselbe, Neuere Beiträge zur Hämatolyse der Neugeborenen mit besonderer Rücksicht auf die Abnablungszeit. Jahrb. f. Kinderheilk. 34, 1892, 159. — Derselbe, Neuere Beiträge zur Hämatologie der Neugeborenen. Jahrb. f. Kinderheilk. 54, 1901, 1. — Derselbe, Beiträge zur Chemie des Blutes der Neugeborenen. Jahrb. f. Kinderheilk. 64, 1906, 409. — Schiller, A., Zur Pathologie und Therapie der laktierenden Mamma. Monatsschr. f. Kinderheilk. 9, 1911, 613. — Schimmelbusch, Operative Entfernung eines Tumors am Halse eines Neugeborenen. Berl. klin. Wochenschr. 1894, 17. — Schindler, Meningocele spuria traumatica. Sammelref. Zeitschr. f. Kinderheilk. 3, Ref. 1912. — Schittenhelm, A., und Schmid, J., Ablauf des Nukleinstoffwechsels in menschlichen Organen. Zeitschr. f. exp. Path. u. Ther. 4, 1907, 424. — Derselbe, und Wiener, K., Über das Vorkommen und die Bedeutung von Allantoin im menschlichen Urin. Zeitschr. f. physiol. Chem. 63, 1909, 283. — Schlank, J., Klinische und experimentelle Untersuchungen zur Behandlung der Nabelschnur. Ref. Jahrb. f. Kinderheilk. 73, 361. — Schleißner, Favus beim Neugeborenen. Arch. f. Dermat. 54, 1900, 104. — Schlesinger, Erkrankungen der Thymus bei der hereditären Syphilis. Arch. f. Kinderheilk. 26, 1899, 205. — Schlichter, Beitrag zur Ätiologie der Säuglingsdiphtherie. Arch. f. Kinderheilk. 14, 1892, 129. — Schlimpert, Path.-anat. Befunde an den Augen bei zwei Fällen von Lues congen. Deutsche med. Wochenschr. 1906, 1942. — Derselbe, Über Plazentartuberkulose. Arch. f. Gyn. 90, 1910, 121. — Schloß, E., Die chemische Zusammensetzung der Frauenmilch. Monatsschr. f. Kinderheilk. 9, 1910, 636. — Schloß, O. M. and Commiskey, J. J., Spontaneous Hemorrhage in the newborn. Amer. Journ. of Diseases of childr. 1, 1911, 276. — Dieselben, The Etiology and Treatment of the so-Called Hemorrhagic. Disease of the newborn. Amer. Journ. of Dis. of childr. 3, 1912, 216. — Derselbe, und Crawford, J. L., Der N-, P- und Purinstoffwechsel beim Neugeborenen. Amer. Journ. of Dis. of childr. 1, 1911, 203. Ref. Jahrb. f. Kinderheilk. 75, 379. — Schloßmann, Zur Frage der natürlichen Ernährung des Säuglings. Arch. f. Kinderheilk. 30, 1900, 288. — Derselbe, Über akuten Gelenkrheumatismus und symptomähnliche Erkrankungen des frühen Kindesalters. Monatsschr. f. Kinderheilk. 1, 1903, 305. — Derselbe, Über die Leistungsfähigkeit der weiblichen Milchdrüsen etc. Monatsschr. f. Geb. u. Gyn. 17, 1903, 1311. — Derselbe, Die Tuberkulose als Kinderkrankheit. Münch. med. Wochenschr. 1909, 398. — Derselbe, Tuberkulose. Pfaundler-Schloßmanns Handb. d. Kinderheilk. II, 488, 2. Aufl. — Schlüter, R., Die fötale tuberkulöse Infektion. Leipzig u. Wien 1902. — Schmeichler, L., Über Chlamydozoenbefunde bei Neugeborenen mit nicht gonorrhoischer Blennorrhöe. Berl. klin. Wochenschr. 1909, 2057. — Schmeisser, H., Über akute syphilitische Meningoencephalitis bei Neugeborenen. Zieglers Beitr. 53, 1912, 151. — Schmid, Tod eines zweitägigen Kindes an Struma congen. Intrauterine Therapie der Struma. Ref. Monatsschr. f. Kinderheilk. 3, 394. — Schmid. A. und Pflanz, Über das Verhalten der Frauenmilch zum Diphtherietoxin. Wien. klin. Wochenschr. 1896, 955. — Schmid, H., Ozetbäder bei frühgebor. Kindern. Münch. med. Wochenschr. 1912, 1848. — Schmidlechner, Übergang der Toxine von der Mutter auf die Frucht. Zeitschr. f. Geb. u. Gyn. 52, 377, 1904. — Schmidt, Beiträge zur Kenntnis des Mekonium. Vierteljahrsschr. f. gerichtl. Med. 13, 1897, 320. — Schmidt, A., Angeborene multiple Hirnnervenlähmung mit Brustmuskeldefekt. Deutsche Zeitschr. f. Nervenheilk. 10, 1897, 400. — Schmidt-Rimpler, Erkrankungen des Auges. Nothnagels spez. Path. u. Ther. 21, 1898. — Schmorl, Path.-anat. Untersuchungen über Puerperaleklampsie. Leipzig 1893. — Derselbe, Diskussion zum Vortrag von Rietschel. Münch. med. Wochenschr. 1909, 1281. — Derselbe, Nebennierenblutungen bei Neugeborenen. Gyn. Ges. zu Dresden, 18. X. 1900. — Derselbe, Fünf Fälle von Meläna. Ref. Monatsschr. f. Geb. u. Gyn. 13, 1901, 261. — Derselbe und Birch-Hirschfeld, Übergang von Tuberkelbazillen aus dem mütterlichen Blut auf die Frucht. Zieglers Beitr. 9, 1891, 428. — Derselbe und Kockel, Die Tuberkulose der menschlichen Plazenta etc. Zieglers Beitr. 16, 1897, 339. — Schneider, K., Über ein mächtig entwickeltes kongenitales Kystadenom der Schilddrüse. Prag.

med. Wochenschr. 1903, 221. — Schnitzlein, Fall v. kongen. Atresie d. Duodenums mit totaler Durchtrennung des Darmkanals. Beitr. z. Chir. 36. 1912. — Schnorf, Physik.-chem. Untersuchungen physiol. und pathol. Kuhmilch. Schweiz. Arch. 46, 1904, 197. — Schoemaker, J., Über die Ätiologie der Entbindungslähmungen, speziell der Oberarmparalysen. Zeitschr. f. Geb. u. Gyn. 41, 1899, 33. — Schoeppler, Über Melaena neonatorum. Zentralbl. f. allg. Path. u. path. Anat. 21, 1910, 289. — Scholl, zit. nach Schick. — Schottelius (Stenosen und Atresien des Ileum), Mitteil. a. d. path. Inst. Marburg, Cassel 1881. Zit. nach Kreuter. — Schottmüller, H., Parotitis epidem. Wien 1904. — Schreiber, Zur Behandlung der Oberschenkelbrüche bei Neugeborenen. Münch. med. Wochenschr. 1909, 2532. — Schridde, H., Die angeborene allgemeine Wassersucht. Münch. med. Wochenschr. 1910, 397. — Derselbe, Kapitel „Thymus". Lehrb. d. spez. path. Anat. v. Aschoff. Jena 1909. — Schröder, H., zit. nach Stumpf. — Schrumpf, P., Zwei Fälle von Endometritis decid. tuberculosa etc. Zieglers Beitr. 42, 1907. — Schüller, Drei Fälle von Entbindungslähmung am Arme. Wien. klin. Wochenschr. 1902, Nr. 37. — Schütz, A., Zur Kenntnis der natürlichen Immunität des Kindes im ersten Lebensjahr. Jahrb. f. Kinderheilk. 61, 1905, 122. — Schütz, J., Die Diätetik der Neugeborenen. Gyn. Rundsch. I, 1907, 472. — Schütze, Über Facialislähmung bei Neugeborenen. Diss. Königsberg 1891. Schulte, Fr., Demonstration eines Neugeborenen mit Hautdefekten am Schädel. Deutsche med. Wochenschr. 1909, 86. — Schultze, B. S., Druckmarke rechts am Hinterhaupt. Kontraktur des rechten Sternocl. und Lähmung des rechten Facialis nach spontaner Geburt aus erster Schädellage. Zeitschr. f. Geb. u. Gyn. 31, 1898, 225. — Derselbe, Experimentelle Prüfung verschiedener Methoden künstlicher Atmung Neugeborener. Beitr. z. Geb. u. Gyn. 3, 1900, 325. — Derselbe, Die angeblichen Gefahren und die sicheren Vorteile der künstlichen Atmung durch Schwingungen des tief scheintoten Kindes. Münch. med. Wochenschr. 1905, Nr. 6. — Derselbe, Zur Behandlung des Scheintods Neugeborener. Zeitschr. f. Geb. u. Gyn. 68, 1911, 591. — Schultze, F., Über Befunde von Hämatomyelie und Oblongatablutungen mit Spaltbildungen bei Dystokien. Deutsche Zeitschr. f. Nervenheilk. 8, 1896, 1. — Schumacher, H., Beitrag zur Frage des Übergangs der im Serum gesunder und typhuskranker Wöchnerinnen enthaltenen Agglutinine auf den kindlichen Organismus. Zeitschr. f. Hyg. 37, 1901, 323. — Schubert, G., Riesenwuchs bei Neugeborenen. Monatsschr. f. Geb. u. Gyn. 23, 1906, 453. — Derselbe, Behandlung der Melaena neonatorum mit Gelatineinjektionen. Zentralbl. f. Gyn. 31, 1907, 201. — Scipiades Die Ophthalmoblennorrhöe und das Argent. acet. Zentralbl. f. Gyn. 33, 1909, 89. — Derselbe, Beiträge zur Physiologie des Blutes der Neugeborenen in den ersten 10 Lebenstagen. Arch. f. Gyn. 70, 1903, 630. — Seefelder, Zur Prophylaxe der Blennorrhöe der Neugeborenen. Münch. med. Wochenschr. 1907, 475. — Derselbe, Über fötale Augenentzündungen. Deutsche med. Wochenschr. 1908, 1233. — Seeligmüller, A., Über Sympathikusaffektionen bei Verletzungen des Plexus brachialis. Berl. klin. Wochenschr. 1870, 313. — Derselbe, Über Lähmungen, welche Kinder intra partum akquirieren. Berl. klin. Wochenschr. 1874, 500. — Seiffert, zit. nach Hannes. — Seitz, L., Physiologie und Diätetik, Pathologie und Therapie der Neugeborenen. Scheintod der Neugeborenen. v. Winckels Handb. d. Geburtsh. Bd. 2 u. 3. Wiesbaden 1904—1907. — Derselbe, Über die durch intrauterine Gehirnhämorrhagie entstandenen Gehirndefekte und Encephalitis congen. Arch. f. Gyn. 83, 1907, 701. — Derselbe, Über Hirndrucksymptome bei Neugeborenen inf. intrakranieller Blutung und mechanischer Hirninsulte. Arch. f. Gyn. 82, 1907, 528. — Derselbe, Über operative Behandlung intrakranieller Blutungen bei Neugeborenen. Zentralbl. f. Gyn. 31, 1907, 921. — Derselbe, Einige Bemerkungen zu Offergelds Aufsatz. Zentralbl. f. Gyn. 31, 1907, 185. — Derselbe, Über Lokalisation und klinische Symptome intrakranieller Blutergüsse Neugeborener. Münch. med. Wochenschr. 1908, Nr. 12. — Sellheim, H., Physiologie der weiblichen Geschlechtsorgane. Nagels Handb. d. Physiol. 2, 86. Braunschweig 1907. — Seux, Recherches sur les maladies des enfants nouveau-nés. Paris 1855. Zit. nach Unger. — Sheffield, H. B., Tetanismus. Arch. of Ped. 1910, 622. Ref. Jahrb. f. Kinderheilk. 72, 738. — Sheill, S., Notes on a Rare Case of Congenital Haematoma. Lancet 1911, II, 363. — Shirlaw, J. J., Case of congenit. hydronephrosis, nephrotomy and drainage, recovery. Brit. med. Journ. 1901, II, 1462. — Shukowski, Angeborener syphilitischer Pemphigus ohne Affektionen der Fußsohlen und Handteller. Arch. f. Kinderheilk. 34, 1902, 272. — Derselbe, Angeborene Verengerung der Därme. Ref. Jahrb. f. Kinderheilk. 58, 323. — Derselbe, Tumor des Mesenteriums und Impermeabilität des Darmes bei Melaena neonatorum. Ref. Jahrb. f. Kinderheilk. 57, 1903, 104. — Derselbe, Ein Fall von Hämothorax nicht traumatischen Ursprungs bei einem Neugeborenen. Ref. Jahrb. f. Kinderheilk. 58, 319. — Derselbe, Kongenitales Sarkom der Nebenniere bei einem achttägigen Kinde. Jahrb. f. Kinderheilk. 69, 1909, 213. — Derselbe, Metrorrhagia neonatorum. Ref. Jahrb. f. Kinderheilk. 57, 105. — Derselbe, Perforationsperitonitis bei einem Neugeborenen. Ref. Jahrb. f. Kinderheilk. 57, 1903, 365. — Derselbe, Ein Fall von Metrorrhagia neonatorum auf luetischer Basis. Arch. f. Derm. u. Syph. 75. — Derselbe, Tetanus neonatorum und ein Fall von Heilung desselben durch Behringsches Serum. Petersburg. Ärztezeitg. XIII, Nr. 1. Autoref. Jahrb. 64, 1906, 392. — Derselbe, Melaena neonatorum. Arch. f. Kinderheilk. 45, 1907, 321. — Derselbe, Über Lebercysten im Kindesalter. Arch. f. Kinderheilk. 50, 1909, 110. — Derselbe, Zur Ätiologie des Strid. insp. cong. Jahrb. f. Kinderheilk. 73, 1911, 459. — Derselbe, Über einen Fall von kongenitaler Syphilis mit hämorrhagischer Pemphigusform. Ref. Jahrb. f. Kinderheilk. 57, 118. — Derselbe, Ein Fall von Röteln bei einem Neugeborenen. Ref. Jahrb. 58, 874. — Derselbe, Angeborene Erweiterung des Dickdarms, Hypertrophie des ganzen Darms etc. Ref. Jahrb. f. Kinderheilk. 58, 993. — Sibelius, Zur Kenntnis der Entwicklungsstörungen der Spinalganglienzellen bei hereditären-luetischen mißbildeten und anscheinend normalen Neugeborenen. Deutsche Zeitschr. f. Nervenheilk. 20, 1902, 35. — v. Sicherer, Ophthalmoskopische Untersuchungen Neugeborener. Sitzungsber. d. Ophthalm. Ges. Heidelberg 1907. — Sidler-Huguenin, Geburtsverletzungen des Auges. Korrespondenzbl. f. Schweiz. Ärzte 33, 1903, 169. — Siebold, zit. nach Quincke u. Hoppe-Seyler. — Siefart, Ödem der Plazenta und fötale Leukämie. Monatsschr. f. Geb. u. Gyn. 8, 1898, 215. — Siegert, Über das Verhalten der festen und flüssigen Fettsäuren im Fett des Neugeborenen. Hofmeisters Beitr. I, 183. — Derselbe, Die kutane Tuberkulinreaktion (v. Pirquet) etc. Deutsche med. Wochenschr. 1908, 1665. — Siegmund, A., Der Milchmangel der Frauen, heilbar durch Thyreoidin. Zentralbl. f. Gyn. 34. 1910, 1390. — Silbermann, O., Über Melaena vera neonatorum. Jahrb. f. Kinderheilk. 11, 1877, 378. — Derselbe, Über Bauchfellentzündung Neugeborener. Jahrb. f. Kinderheilk. 18, 1882, 420. — Simmonds, M., Über Nebennierenblutung. Münch. med. Wochenschr. 1902, 1441. — Derselbe, Über kongenitale primäre Herzhypertrophie. Münch. med. Wochenschr. 1899, 108. — Derselbe, Die Thymus bei kongenitaler Syphilis. Virch. Arch. 194 (Beiheft), 1908, 213. — Derselbe, Über den diagnostischen Wert des Spirochätennachweises bei Lues congenita. Münch. med. Wochenschr. 1906, 1302. — Simmons, Ch. C., Zwei Fälle von intrakranieller Hirnblutung beim Neugeborenen. Boston med. and surg. Journ. 166, 1912, 43. — Simon, S., Zur Stickstoffverteilung im Urin bei Neugeborenen. Zeitschr. f. Kinderheilk. 2, 1911, 1. — Simonini, Stenose des Ductus choledochus bei einem Neugeborenen. La ped. 1907, Nr. 5. — Derselbe, Leberangiom bei ikterischen Neugeborenen. La ped. 1910. Ref. Jahrb. f. Kinderheilk. 71, 507. — Simonsohn, zit. nach Ibrahim. — Simpson (Struma cong.), zit. nach Hewetson. — Simpson, Fall von intrauteriner Peritonitis. Ref. Zentralbl. f. Gyn. 1877, 48. — v. Sinety, Recherches sur la mamelle des enfants nouveaunés. Arch. de physiol. 1875, 291. — Sittler, P., Kongenitale Nabelschnurhernie; Spontanheilung. Münch. med. Wochenschr. 1909, 340. — Derselbe, Übertragung von Diphtherie durch dritte Personen. Münch. med. Wochenschr. 1906, 863. — Derselbe, Die wichtigsten Bakterientypen der Darmflora beim Säugling. Würzburg 1909. — Derselbe, Ascites bei Neugeborenen durch mehrmalige Punktion geheilt. Münch. med. Wochenschr. 1910, 134. — Sitzenfrey, A., Hydromeningocele aus einer Encephalocystocele hervorgegangen mit kongenitalen Hautdefekten. Beitr. z. Geb. u. Gyn. 14, 1909, 434. — Derselbe, Die Lehre von der kongenitalen Tuberkulose. Berlin 1909. — Derselbe, Ödem der Plazenta und kongenitale Nephritis mit hochgradigem universellem Ödem bei Zwillingen von einer an akuter Nephritis leidenden Mutter. Zentralbl. f. Gyn. 34, 1910, 1381. — Sjöqvist, zit. nach Flensburg. — Skormin, Über die verschiedenen Formen des Ikterus im Säuglingsalter. Jahrb. f. Kinderheilk. 46, 1902, 176. — Slingenberg, Über Hämolyse in Beziehung zum Icterus neonatorum. Arch. f. Gyn. 93, 1911, 87. — Smith, E., zit. nach Trumpp. — Snell, Avulsion of the eyeball. Ophth. Review 28, 1903. Zit. nach Wagenmann. — Snow, J. M., Akuter rekurr. Respirationsstillstand bei Neugeborenen mit Bulbärsymptomen. Arch. of Ped. 1901, Nr. 10. — Sobernheim, G., Spirillosen. Handb. d. path. Mikroorgan. v. Kolle-Wassermann, 1. Erg.-Bd., Jena 1907. — Söldner, Die Aschenbestandteile des neugeborenen Menschen und der Frauenmilch. Verhandl. d. Ges. f. Kinderheilk. 19, Karlsbad 1902, 154. — Sohma, Über die Ausscheidung von Antitoxin und Präzipitinogen durch die Milchdrüse bei passiv immunisierten Müttern. Monatsschr. f. Geb. u. Gyn. 30, 1909, 475. — Soli, T., Beitrag zur chirurgischen Behandlung der Schädelimpressionen bei Neugeborenen. Arch. f. Gyn. 97, 1912, 283. — Soltmann, Sclerema neonatorum. Eulenburgs Enzyklop. 18, 1889, 345. — Derselbe, Experimentelle Studien über die Funktionen des Großhirns der Neugeborenen. Jahrb. f. Kinderheilk. 9, 1876, 106. — Derselbe, Über das Hemmungsnervensystem des Neugeborenen. Jahrb. f. Kinderheilk. 11, 1878, 101. — Somma, Arch. de path. inf. 1884. Zit. nach Hedinger. — Sommer, C., Über die Körpertemperatur beim Neugeborenen. Deutsche med. Wochenschr. 1880, 569. — Sorgente, Sopra un caso di morbo di Ritter. Riv. di clin. ped. 9, 1911, 473. Ref. Zeitschr. f. Kinderheilk. Ref. I, 757. — Späther (Atresie des Ileum), Diss. Bonn 1904. Zit. nach Kreuter. — Sperk, B., Mongolenfleck. Mitteil. d. Ges. f. inn. Med. u. Kinderheilk. in Wien, 4, 1905, 207. — Spiegelberg, H., Über den Harnsäureinfarkt der Neugeborenen. Arch. f. exp. Path. u. Pharm. 41, 1898, 428. — Derselbe, Fall von Melaena neonatorum mit außergewöhnlichem Sitz der Blutungsquelle. Prag. med. Wochenschr. 1898, 61. — Spieler, F., Tetanus neonatorum. Sammelref. Gyn. Rundsch. I, 1907, 886. — Derselbe, Ein Fall von angeborener traumatischer Radialislähmung. Wien. klin. Wochenschr. 1903, 139. — Spietschka, Über einen Fall von Elephantiasis congen. Arch. f. Derm. u. Syph. 23, 1891, 745. — Derselbe, Zur Frage der angeborenen Rachitis und der Phosphorbehandlung. Jahrb. f. Kinderheilk. 59, 1904, 335. — Spillmann, Le rachitisme, 1901. Zit. nach Kassowitz. — Spirlas, Über einen Fall von kongenitaler Verengerung und vielfachen Verschlüssen des Dickdarms bei einem Neugeborenen. Festschr. f. v. Orth 1903, 490. — Spitzy, s. Lange und Spitzy. — Spolverini und Barbieri, Über die angeborenen Herzfehler. Jahrb. f. Kinderheilk. 56, 1902, 472. — Sprecher, F., Favus bei Neugeborenen. Arch. f. Derm. 99, 1910, 389. — Ssladkoff, Der Blutdruck beim Kinde. Diss. Petersburg 1903. Zit. nach Gundobin. — Ssesenewski, Über die Albuminurie der Neugeborenen. Diss. Petersburg 1902. Zit. nach Gundobin. — Ssokolow, Mors thymica et Asthma thymicum bei Kindern. Arch. f. Kinderheilk. 57, 1911, 1. — Derselbe, Eine Methode der künstlichen Atmung bei Kindern. Monatsschr. f. Kinderheilk. 10, 1912, 457. — Ssumzoff, Der Harnsäureinfarkt der Neugeborenen. Diss. Petersburg 1904. Zit. nach Gundobin. — Ssytscheff, Messungen der Körperoberfläche und des Körperumfanges bei Kindern. Diss. Petersburg 1902. Zit. nach Gundobin. — Stäubli, Über die Bildung von Typhusagglutininen und dessen Übergang von der Mutter auf die Deszendenten. Zentralbl. f. Bakt. 36, 291. — Derselbe, Zur Frage der biologischen Beziehung zwischen Mutter und Kind. Arch. f. Kinderheilk. 49, 1909, 321. — Stamm, C., Über kongenitalen Larynxstridor. Münch. med. Wochenschr. 1898, Nr. 38. — Stamm, Krämpfe bei Neugeborenen. Arch. f. Kinderheilk. 58, 1912, 1. — Starck, W., Ernährung mit abgezogener Muttermilch. Münch. med. Wochenschr. 1898. — Stargardt, Vers. d. ophth. Ges. Heidelberg 1908. Zit. nach Halberstädter und Prowazek. — Stauber, A., Über das embryonale Auftreten diastatischer Fermente. Pflügers Arch. 114, 1906, 619. — Steele, Pleuritis bei Neugeborenen. The Philad. med. Journ. 1898. Ref. Arch. f. Kinderheilk. 28, 296. — Steffen, Geschwülste im Kindesalter. 1905. — Stein, A., Über Facialis- u. Hypoglossusparesen nach Spontangeburt. Zentralbl. f. Gyn. 28, 1905, 321. — v. Steinbüchel, Über Nabelschnurbruch und Blasenbauchspalte mit Kloakenbildung von seiten des Dünndarms. Arch. f. Gyn. 60, 1900, 465. — Steinhardt, Ein Fall von Hernia ventral. lateralis congen. Jahrb. f. Kinderheilk. 56, 1902, 220. — Stephan, zit. nach Kehrer. — Stern, A., Zur Behandlung verkümmerter, hohler und wunder Brustwarzen. Münch. med. Wochenschr. 1911, 25. — Stern, M. A., Schnupfen der Neugeborenen und seine Behandlung. Ref. Jahrb. f. Kinderheilk. 51, 585. — Sternberg, C., Über die akute myeloische Leukämie. Wien. klin. Wochenschr. 1911, 1623. — Sternberg, M. und Latzko, W., Klinisch-physiologische Studien über einen Hemicephalus. Deutsche Zeitschr. f. Nervenheilk. 24, 1903, 254. — Sticker, G., Der Keuchhusten. 2. Aufl. Wien 1911. — Stieda, C., Über die Bestimmung der Stillfähigkeit nebst Statistik der Beschaffenheit der weiblichen Brust zum Stillen. Beitr. z. Geb. u. Gyn. 16, 1911, 274. — Still, G. F., Biliary Calculi in children. Path. Soc. Trans. 50, 1899, 151. — Stilling, Osteogenesis imperfecta. Virch. Arch. 115, 1889. — Stoeckel, W., Geburtsstörungen inf. von Anomalien der Eihäute und der Nabelschnur. In v. Winckels Handb. d. Geb. II, 3. Wiesbaden 1905. — Stoeckel, Fall von intrauteriner Übertragung der Tuberkulose von der Mutter auf das Kind. Sitzungsber. d. Fränkisch. Ges. f. Geb. u. Gyn. 24. X. 1903. Zentralbl. f. Gyn. 28, 672, 733, 1904. — Stöltzner, W., Fötales Myxödem und Chondrodystrophia foetalis hyperplastica. Jahrb. f. Kinderheilk. 50, 1899, 106. — Stoerk, Über Nierenveränderungen bei Lues congenita. Wien. klin. Wochenschr. 1901, 958. — Derselbe, Ein Fall von blasiger Mißbildung der Lunge. Wien. klin. Wochenschr. 1897, 25. — Stolper, Die angeborenen Geschwülste der Kreuzsteißbeingegend. Deutsche Zeitschr. f. Chir. 50, 1899, 207. — Derselbe, Über Entbindungslähmungen. Monatsschr. f. Geb. u. Gyn. 14, 1901, 49. — Stolte, Das frühzeitige Sterben zahlreicher Kinder in einer Familie. Jahrb. f. Kinderheilk. 73, 1911, 164. — Stolzenberg, Zerreißungen der intervertebralen Gelenkkapseln der Halswirbelsäule. Berl. klin. Wochenschr. 1911, 1740. — Stolz, Zur Abnabelung der Neugeborenen. Wien. klin. Wochenschr. 1901. Nr. 5. — Derselbe, Ein Nabelschnurbruch mit Darmfistel und Nabelschnurcyste. Gyn. Rundsch. 6, 1912, 131. — Stoos, Zur Ätiologie und Pathologie der Anginen, der Stomatitis aphth. und des Soor. Mitt. a. klin. u. med. Instituten der Schweiz III, 1. Zit. nach Finkelstein. — Stransky, E., Entbindungslähmungen der oberen Extremitäten beim Kind. Zentralbl. f. d. Grenzgeb. d. inn. Med. u. Chir. 5, 1902, 497. — Straßmann, P., Zur Lehre des Blutkreislaufs beim Neugeborenen. Berl. klin. Wochenschr. 1894, 499. — Derselbe, Anatomische und physiologische Untersuchungen über den Blutkreislauf der Neugeborenen. Arch. f. Gyn. 45, 1894, 393. — Derselbe, Der Verschluß des Ductus Botalli. Beitr. z. Geb. u. Gyn. 6, 1902, 98. — Derselbe, (1903), zit. nach Stumpf. — Strawinsky, zit. nach Bondi. — Strelitz, Ein Fall v. Winckelscher Krankheit. Arch. f. Kinderheilk. 11, 1890, 11. — Stratz, Zur Frage vom intrauterinen Erysipel. Zentralbl. f. Gyn. 9, 1885, 213. — —

— Strauß, Angeborene Tuberkulose. Zeitschr. f. Fleisch- u. Milchhyg 1910, 129. Ref. Zentralbl. f. Tuberkuloseforschung 5, 1911, 234. — Stuhl, C., Natürliche Schwierigkeiten beim Stillen. Deutsche med. Wochenschr. 1909, 1062. — Derselbe, Lues congenita im Bilde lymphatischer Leukämie bei einem Neugeborenen. Deutsche med. Wochenschr. 1906, 16. — Derselbe, Zur Behandlung der intra partum entstandenen Humerusfrakturen. Deutsche med. Wochenschr. 1907, Nr. 3. — Stumpf, M., Beitrag zur Kenntnis der Beeinflussung der Kopfform durch die Geburtswege. Arch. f. Gyn. 82, 1907, 215. — Derselbe, Verletzungen des Kindes. v. Winckels Handb. d. Geb. III, 3, 482. Wiesbaden 1907. — Derselbe und v. Sicherer, Über Blutungen im Auge der Neugeborenen. Beitr. z. Geb. u. Gyn. 13, 1909, 408. — Stumpf, R., Über Ict. neonat. und Nabeleiterung. Wien. klin. Rundsch. 1910, 44. — Sugai, T., Leprabazillen im Blute von leprösen Neugeborenen. Mitteil d. med. Ges. zu Tokio 25, 1911, 1. Ref. Zeitschr. f. Kinderheilk. Ref. II, 242, 1912. — Sultan, G., Zur Kenntnis der Halscysten und Fisteln. Deutsche Zeitschr. f. Chir. 48, 1898, 113. — Sumita, M., Über die angebliche Bedeutung von Schilddrüsenveränderungen bei Chondrodystrophia foetalis und Osteogenesis imperfecta. Jahrb. f. Kinderheilk. 73, 1911, 50. — Derselbe, Beitrag zur Lehre von der Chondrodystrophia foetalis und Osteogenesis imperfecta. Deutsche Zeitschr. f. Chir. 107, 1910, 1. — v. Sury, Die spontane Darmruptur bei Neugeborenen. Vierteljahrsschr. f. ger. Med. 43, 1912, 91. — Sutherland, G. A., Ödeme seit der Geburt bestehend. Brit. med. Journ. of childr. dis. 1908. Ref. Jahrb. f. Kinderheilk. 68, 734. — Svehla, Experimenteller Beitrag zur Kenntnis der inneren Sekretion der Thymus, der Schilddrüse und der Nebennieren von Embryonen und Kindern. Arch. f. exp. Path. u. Pharm. 43, 1900, 321. — Swain, Murphy and Jacobson, A Case of Hemorrhagic Disease in the newborn with Transfusion from the Father. Boston med. and surg. Journ. 161, 1909, 407. — Swoboda, N., Gibt es eine Melaena vera? Prag. med. Wochenschr. 1909, Nr. 49. — Derselbe, Gangränöse Zahnkeimentzündung im ersten Säuglingsalter. Ber. d. Ges. f. Kinderheilk. 21, Breslau 1904, 94. — Derselbe, Teratoma colli strumam cysticam simulans. Wien. klin. Wochenschr. 1896. — Szalardi, Geheilter Fall von Tetanus neonatorum. Jahrb. f. Kinderheilk. 62, 1905, 225. — Szydlowski, Beitrag zur Kenntnis des Labenzyms nach Beobachtungen an Säuglingen. Jahrb. f. Kinderheilk. 34, 1892, 411.

Takasu, K., Blutuntersuchungen bei japanischen Kindern. Arch. f. Kinderheilk. 39, 1904, 346. — Tandler, J., Zur Entwicklungsgeschichte des menschlichen Duodenums im frühen Embryonalstadium. Morphol. Jahrb. 1902. — Tapret, (Schädelimpressionen). Journ. of med. et chir. prat. 1877. Zit. nach Soli. — Taussig, Cong. fetal cysts of the neck obstructing labor. Amer. Journ. of obstetr. 1905. — Teuffel, Zur Entwicklung der elastischen Fasern in der Lunge der Fötus und des Neugeborenen. Arch. f. Anat. u. Physiol (anat. Abt.) 1902. — Teuffel, R., Zur Pathologie des Hydrops foet. univers. Zentralbl. f. Gyn. 35. 1911, 406. — Theodor, F., Angeborene Aplasie der Gallenwege, verbunden mit Leberzirrhose. Arch. f. Kinderheilk. 49, 1909, 358. — Theremin, F., Über kongenitale Okklusionen des Dünndarms. Deutsche Zeitschr. f. Chir. 8, 1877, 34. — Thévenot, Goîtres et congestions de la thyréoïde ch. l. nouveau-né. L'obstétr. 1909, 208. — Thiemich, Zur Kenntnis der Fette im Säuglingsalter. Zeitschr. f. physiol. Chem. 26. 1898. 189. — Derselbe, Über die Herkunft des fötalen Fettes. Zentralbl. f. Physiol. 1899, Nr. 26. — Derselbe, Über die Diagnose der Imbezillität im frühen Kindesalter. Deutsche med. Wochenschr. 1900, 34. — Derselbe, Klinische Beobachtungen über die motorischen Rindenfelder beim Säugling. 73. Vers. deutsch. Naturf. u. Ärzte. Hamburg 1901. — Thiercelin et Londe, T., Deux nouv. cas de tub. cong. Méd. mod. 1893, Nr. 32, 563. Zit. nach Cornet. — Thieß, Prophylaxe der Blennorrhöe der Neugeborenen. Münch. med. Wochenschr. 1906, Nr. 33. — Thomas, Masern. Ziemssens Handb. d. spez. Path. u. Ther. 2. Leipzig 1877. — Thomsen, Fall von Gallenstein bei einem Neugeborenen etc. Edinburgh hosp. Reports V. Ref. Arch. f. Kinderheilk. 28, 452. — Thomson, J., On infantile respiratory spasm. Edinb. med. Journ. 1892. — Derselbe und Boas, Die Wassermannsche Reaktion bei angeborener Syphilis. Arch. f. Derm. u. Syph. 111, 1912, 91. — Derselbe, and Buchanan, Macr. a. micr. prepar. to illustr. the effect of injuries to the eye of the child during labour. Ophth. Review. 1903, 141. — Dieselben, Obstetr. injuries of the cornea. The ophthalmoscope. Revue générale d'ophthalm. 1905, 457. — Dieselben, Four cases of injuries of the eyes of the child during labour. The ophthalmoscope 1907, 186. Zit. nach Wagenmann. — Thorner, Ein Fall von Pneumonia crouposa cong. Diss. München 1884. Zit. nach Bochenski-Gröbel. — Tiboul, Über die Behandlung des Sclerema neonatorum. Riv. di clin. ped. 1908. Ref. Jahrb. f. Kinderheilk. 69, 351. — v. Tischendorff, Enterostomie bei angeborener Atresie des Ileums. Zentralbl. f. Chir. 14, 1887, Beilage, S. 69. — Tissier, Recherches sur la flore normale et pathologique du nourisson. Paris 1900. — Tobeitz, A., Zwei Fälle von angeborener Atresie des Ileums. Arch. f. Kinderheilk. 7, 1886, 117. — Tobler, Über Lymphozytose der Cerebrospinalflüssigkeit bei kongenitaler Syphilis und ihre diagnostische Bedeutung. Jahrb. f. Kinderheilk. 64, 1906, S. 1. — Derselbe, Über kongenitale Muskelatonie (Myatonia cong. Oppenheim). Jahrb. f. Kinderheilk. 66, 33, 1907. — Toch, S., Beiträge zur Kasuistik der extrapharyngealen und extrapharyngeal beginnenden Diphtheritis. Prag. med. Wochenschr. 1896, 409. — Derselbe, Über Herpes tonsur. bei Neugeborenen. Arch. f. Derm. u. Syph. 32, 1895, 365. — Török, L., Lehrb. d. Haut- u. Geschlechtskrankh., herausgeg. v. Prof. Riecke. Zit. nach Leiner. — Toporski, Über angeborene Stenose des Pylorus bei Säuglingen infolge von Entwicklungsstörungen des Darmkanals. Jahrb. f. Kinderheilk. 72, 1910, 285. — v. Torday, Ein durch Gelatineeingießung geheilter Fall von Melaena neonatorum. Autoref. Jahrb. f. Kinderheilk. 57, 1902, 104. — Derselbe, Über die Rhinitiden der Säuglinge. Jahrb. f. Kinderheilk. 64, 1906, 273. — Torkel, K., Angeborene hochgradige Erweiterung des Dünndarms ohne Stenose. Deutsche med. Wochenschr. 1905, 344. — Townsend, The hemorrhagic diseases of the newborn. Arch. of Ped. 1894, 559. — Towsend, Fall von kongenitaler Pylorusstenose. Boston med. and surg. Journ. 1908, I, 483. — Trautenroth, Pemphigus neonatorum periumbilicalis. Diss. Marburg 1892. Zit. nach Seitz. — Trumpp, J., Blutdruckmessungen an gesunden und kranken Säuglingen. Jahrb. f. Kinderheilk. 63, 1906, 43. — Derselbe, Über eine anatomisch und klinisch bemerkenswerte Anomalie des Laryngotrachealrohres etc. Arch. f. Kinderheilk. 50, 1909, 242. — Derselbe, Viskosität, Hämoglobin- und Eiweißgehalt des kindlichen Blutes. Verhandl. d. Ges. f. Kinderheilk. Salzburg 1909, 290. — Derselbe, Viskosimetrische Studien. Jahrb. f. Kinderheilk. 73. 1911, E.-H., S. 136. — Derselbe, Rektrale Schleimpfropf und Darmstenosen bei Neugeborenen. Jahrb. f. Kinderheilk. 76, 1912, 678. — Tschistowitsch, Zur Frage der angeborenen Rachitis. Virchows Arch. 148, 1897. — Tuley, Hemorrhag. diseases of the newborn. Journ. of the Amer. med. Assoc. 1908, 2215. — Turner u. Ashby, Brit. med. Journ. 1906, II, 1405.

Ubbels, Vergleichende Untersuchungen vom mütterlichen Blut etc. Dissert. Gießen. Zit. nach Heymann. — Uffenheimer, A., Experimentelle Studien über die Durchgängigkeit des Magendarmkanals neugeborener Tiere für Bakterien und genuine Eiweißstoffe. Arch. f. Hyg. 55. — Derselbe, Zur Frage der intestinalen Eiweißresorption. Jahrb. f. Kinderheilk. 64, 1906, 383. — Ullmann, Entleerungen von Schleimkonkretionen bei einem Neugeborenen. Deutsche med. Wochenschr. 1897, 37. — Ulrich, Refraktion und Papilla optica der Augen des Neugeborenen. Diss. Königsberg 1884. Zit. nach Stumpf-Sicherer. — Unger, L., Beiträge zur Pathologie und Klinik des Neugeborenen. I. Myxödem und Mongolismus. II. Status thymico-lymphaticus. Beibl. z. d. Mitteil. d. Ges. f. Med. u. Kinderheilk. in Wien 11, 1912, 58. III. Melaena vera. Wien. klin. Wochenschr. 1912, Br. 39. IV. Icterus neonatorum. Zeitschr. f. Kinderheilk. 5, 1912, 312. — Unger, M., Fötale Peritonitis. Monatsschr. f. Geb. u. Gyn. 29, 1909, 583. — Urbantschitsch, V., Lehrb. d. Ohrenheilk. 5. Aufl., Wien 1910, S. 324.

Vaillard, Sur l'hérédité de l'immunité acquise. Ann. de l'inst. Pasteur 11, 1896. — Vallois, Pemphigus contagios des nouveau-nés. Montpellier Méd. 1903, Nr. 21. — Vanecek (1895), zit. nach Stumpf. — Variot, Rétrécissement cong. et spasme du pylore chez les nouveau-nés. Gaz. des hôp. 1903, 69. — Derselbe, Die Größen- und Gewichtszunahme beim Neugeborenen. Ann. de méd. et chir. inf. 1908. — Derselbe und Bonniot, Wurzellähmung der unteren Extremitäten infolge Geburtstrauma. Ann. de méd. et de chir. inf. 1910. — Vaßmer, Über Melaena neonatorum. Arch. f. Gyn. 89, 1909, 275. — Veace, V., Les kystes séreux cong. du cou. Arch. de méd. des enf. 6, 1903. Ref. Jahrb. f. Kinderheilk. 58, 729. — Veeder and Austin, Multiple cong. Hemangioendotheliomes of the liver. Amer. Journ. of the med. scienc. 143, 1912, 143. — Veit, J., Schädelfissuren bei normalem Becken durch Darreichung von Sec. cornut. Zeitschr. f. Geb. u. Gyn. 3, 1878, 253. — Vernier, zit. nach Oppenheim. — Veszprémi, Fall von angeborener Tuberkulose. Budapesti orvosi Ujsag 1904. Ref. Jahrb. f. Kinderheilk. 61, 539. — Veverka. Über die Prophylaxe der Augenblennorrhöe bei Neugeborenen durch Protargol. Die Heilkunde 1903. — Vicarelli, Giorn. della R. acc. di med. di Torino. (Zit. nach Soli). — de Vicariis, Recherches sur le sang des enfants prématurés. Rev. mens. du mal. de l'enf. 1906, 145. — Vieillard und Le Mée, Angeborene Obliteration des Ösophagus. Rev. mens. des mal. de l'enf. 1906. Ref. Jahrb. f. Kinderheilk. 67, 108. — Viereck, Beitrag zur Hämatologie der Neugeborenen. Diss. Rostock 1903. Zit. nach Heymann. — Vierordt, K., Physiologie des Kindesalters. Gerhardts Handb. d. Kinderkrankh. 1, 1. Abt. 2, 1881, S. 386. — Villemain, zit. nach Oberwarth. — Vincent, B., Blood Transf. f. hemorrh. dis. of the newborn etc. Boston med. and surg. Journ. 116, 1912, 627. — Virchow, Kongenitale Encephalitis und Myelitis. Virchows Arch. 38, 1867, 129. — Derselbe, Ges. Abhandl. Zit. nach Birch-Hirschfeld. — Völcker, F., Das Caput obstipum, eine intrauterine Belastungsdeformität. Tübingen 1901. Zit. nach Kehrer. — Vömel, Ein neuer Nabelverband. Zentralbl. f. Gyn. 34, 1910, 813. — Vörner, Über zirkumskripte kongenitale Defekte der Kutis und Subkutis. Arch. f. Derm. u. Syph. 66, 1903, 407. — Vogel, G., Facialisparese nach Spontangeburt. Monatsschr. f. Geb. u. Gyn. 12, 1900, 609. — Derselbe, Angeborene glücklich operierte Meningocele und sekundäre Hydrocephalie. Monatsschr. f. Geb. u. Gyn. 11, 1900, 889. — Vogt, H., Zur Kenntnis der Stickstoffverteilung im Säuglingsharn. Monatsschr. f. Kinderheilk. 8, 1909, 57. — Derselbe, Infantile Beweglichkeitsdefekte im Bereich der Hirnnerven. Lewandowskys Handb. d. Neurol. II, 1, 268. — Voron, Tödliche Darmblutung bei einem Neugeborenen durch Ulzeration des Duodenums. Bull. de la soc. d'obstétr. de Paris 1909. Ref. Arch. f. Kinderheilk. 55, 413. — Vorpahl, F., Fall von Melaena neonatorum hervorgerufen durch Blutung aus angeborenen Phlebektasien des Ösophagus. Arch. f. Gyn. 96, 1912, 377. — van Vyve, G., Der Eisengehalt des Blutes Neugeborener. Thèse de Paris 1902. Ref. Arch. f. Kinderheilk. 39, 427.

Waeber, P., Ein Fall von Hämophilie bei einem Neugeborenen. Gyn. Rundsch. 6, 1912, 207. — Wagenmann, Die Verletzungen des Auges. Gräfe-Saemisch's Handb. d. Augenheilk. 2. Aufl., Leipzig 1910, Bd. 9, 5. Abt., S. 813. — Walcher, Eine Abnahme der Stillfähigkeit unserer Frauen aus anatomischen Gründen existiert nicht. Münch. med. Wochenschr. 47, 1908, 2440. — Walton, The etiology of obstetr. paralysis. Boston med. and surg. Journ. 1896. Zit. nach Stransky. — Walz, Zur Diagnose der kongenitalen Dünndarmatresie. Münch. med. Wochenschr. 1906, 21. — Warfield, L. M., The different. leucoc. in the newborn. Amer. med. (Philadelphia) 1902. Ref. Monatsschr. f. Kinderheilk. 1, S. 88. — Wassermann, Über eine epidemieartig aufgetretene septische Nabelinfektion Neugeborener, ein Beweis für die pathogene Wirksamkeit des Bac. pyocyan. beim Menschen. Virchows Arch. 156, 1901, 342. — Waterhouse, R., Fall von Sclerema neonatorum. Lancet 1906, II, 1282. Ref. Jahrb. f. Kinderheilk. 65, 91. — Watson, zit. nach Sticker. — Weber, Beitrag zur pathol. Anat. d. Neugeborenen. 2. Lief., Kiel, 1852, S. 17. Zit. nach Runge. 3. Lief., S. 56. Zit. nach Birch-Hirschfeld. Weber, W., Zur Kasuistik der angeborenen Atresie des Duodenums. Med. Klin. 1910, Nr. 33 u. 34. — de Wecker, zit. n. Wagenmann. — Weckerling, G., Über die Abhängigkeit der Zeit des Abfalls des Nabelschnurrestes von der Art der Abnabelung, der Behandlung der Nabelwunde und einigen anderen Momenten. Diss. Heidelberg 1908. Ref. Jahrb. f. Kinderheilk. 68, 478. — Wegelius, Untersuchungen über die Antikörperübertragung von Mutter auf Kind. Arch. f. Gynäkologie, 94, 1911, 265. — Wehrli, Über d. Bez. d. während d. Geburt entstehenden Retinalblutungen z. Pathogenese d. Glioma retinae. Korr.-Bl. f. Schweizer Ärzte 35, 1905. 43. — Weichselbaum, A., Über die Infektionswege der menschlichen Tuberkulose. VI. Internat. Tuberkulosenkonferenz, Wien 1907. — Weigert, Doppelseitiger Nierentumor bei einem Neugeborenen. Virchows Arch. 67, 1876, 492. — Weigert, R. und Steinitz, F., Stoffwechselversuch an Säuglingen mit exsudativer Diathese. Monatsschr. f. Kinderheilk. 9, 1910, 385. — Weil, H., Über die Bedeutung des Mekoniumpfropfes bei Neugeborenen. Deutsche med. Wochenschr. 1902, Nr. 43. — Derselbe, Drei Fälle von Schädelimpression des Neugeborenen. Deutsche med. Wochenschr. 1903, Nr. 27. — Weill et Thevenot, Des éléments figurés du colostrum et du lait chez la femme. Arch. de méd. des enf. 8, 1903. — Weinberg, Die Frage des Schicksals der Kinder tuberkulöser Mütter und der künstliche Abortus. Brauers Beitr. z. Klin. d. Tuberk. 11, 1908, 299. — Derselbe, Die familiäre Belastung der Tuberkulose. Brauers Beitr. d. Klin. d. Tuberk. 7, 1907, 257. — Weinland, Beitrag zur Frage des Verhaltens des Milchzuckers im Körper. Zeitschr. f. Biol. 38, 1899, 16. — Weiß, S., Ein Beitrag zur Technik des Stillens. Arch. f. Kinderheilk. 52, 1910, 301. — Weiß und Klingenhöfer, Über Arthritis nach Conj.-blennorrhöe. Monatsbl. f. Augenheilk. 1897. — Weißbart, M., Gewichtsbestimmung während einer Stillperiode nebst Bemerkungen über Nährmittel für Stillende. Jahrb. f. Kinderheilk. 72, 1911, 309. — Weißenberg, Die Körperproportionen des Neugeborenen. Jahrb. f. Kinderheilk. 64, 1906, 839. — Weißwange und Rietschel, Über Eklampsie bei Mutter und Kind. Münch. med. Wochenschr. 1909, 366. — Weltmann, O., Nebennierenhämatome. Wien. klin. Wochenschr. 1911, 728. — Wentworth, A. H., The cause of infantile atrophy. Journ. of Amer. med. Assoc. 1907, II, 204. — Wermel, Über den gegenwärtigen Stand der Frage vom Icterus neonatorum. Russ. Arch. f. Path. 7. Ref. Frommels Jahresber. 1898, S. 640. — Wernicke, Über die Vererbung der künstlich erzeugten Diphtherieimmunität. Festschr. z. Feier d. med.-chir. Friedr. Wilh.-Inst. 1895. Zit. nach Pfaundler. — Wernstedt, W., Fall von multiplen kongenitalen Dünndarmatresien nebst abnormem Verlauf des Duodenums. Jahrb. f. Kinderheilk. 64, 1906, 377. — Derselbe, Über spastische Pyloruskontraktionen des Säuglings und angeborene Pylorusstenose. Monatsschr. f. Kinderheilk. 8, 1910, 524. — Wertheimber, Über die erythematöse Zungenrandentzündung der Säuglinge. Münch. med. Wochenschr. 1894, 928. — Westermann, Verschluß d. D. choledoch. b. Neugeb. Ref. Jahrb. f. Kinderheilk. 59. 518. — v. Westphalen, Doppelte Ruptur der Nabelvene mit Hämatombildung bei spontaner Geburt. Zentralbl. f. Gyn. 26, 1902, 297. — Wettwer, Fall von kongenitaler Choledochuscyste. Diss. Göttingen 1907. — Weyl, B., Großhirnbefunde bei hereditär-luetischen Säuglingen. Jahrb. f. Kinderheilk. 68, 1908, 444. — Wicherkiewicz, Avulsio bulbi während der Geburt. Postep. okul. 1904, Nr. 3 u. 4. Zit. nach Wagenmann. — Wichura, Zwei Fälle von Anencephalie. Jahrb. f. Kinderheilk. 1902, 56, 131. — Wickham Legg, Cases of congenital Pemphigus persistent from birth.

The Barthol. Hosp. Reports 19. Zit. n. Labhart-Wallart. — Widerhofer, H., Die Krankheiten am Nabel des Neugeborenen. Jahrb. f. Kinderheilk. 5, 1862, 181. — Derselbe, Carcinoma crûdum congenitum. Jahrb. f. Kinderheilk. Alte Reihe II. 194. — Wiesner, R., Über Erkrankungen der großen Gefäße bei Lues congenita. Zentralbl. f. allg. Path. u. path. Anat. 16, 1905. — Wieland, E., Über angeborenen Weichschädel. Verh. d. Ges. f. Kinderheilk. Köln 1908, 247. — Derselbe, Über die klinische Rachitisdiagnose bei Neugeborenen und die Frühdiagnose der Säuglingsrachitis. Korrespondenzbl. f. Schweiz. Ärzte 1908, Nr. 12. — Derselbe, Über sog. angeborene und frühzeitig erworbene Rachitis. Jahrb. f. Kinderheilk. 67, 1908, 675. — Derselbe, Klinische und anatomische Untersuchung über sog. angeborene und frühzeitig erworbene Rachitis. Jahrb. f. Kinderheilk. 70, 1909, 539. — Derselbe, Über Wesen und Bedeutung der kraniellen Ossifikationsdefekte Neugeborener. Autoref. Jahrb. f. Kinderheilk. 71, 1910, 504. — Wilke, Kongenitales Rundzellensarkom, primär in Leber und Nebenniere entstanden. Jahrb. f. Kinderheilk. 70, 1909, 209. — Wilkins, H., Subkutanes Emphysem bei Neugeborenen. Brit. Journ. of childr. dis. 8, 70, 1901. Ref. Jahrb. f. Kinderheilk. 73, 504. — v. d. Willigen, A. M., Pokken in der Zwangerschap. Nijderlandsch Tijdschr. f. Genesk. 1, 1895, 11. — Willim, Augeneiterung der Neugeborenen. Klin. Monatsbl. f. Augenheilk. 48, II, 417. — v. Winckel, Über eine bisher nicht beschriebene endemisch aufgetretene Erkrankung Neugeborener. Deutsche med. Wochenschr. 1879, 303. — Derselbe, Lehrb. d. Geb. Leipzig 1889. — Derselbe, Über angeborene solide Geschwülste des perennierenden Teils der Nabelschnur. Samml. klin. Vortr. N. F., Nr. 140, 1895. — Winkler, H., Eine angeborene Zwerchfellshernie mit bemerkenswerten Mesenterialverh. etc. Frankf. Zeitschr. f. Path. 6. — Winogradow, zit. n. Hochsinger. — Winternitz, Ein Beitrag zur Kenntnis der Dermatitis exfol. Ritter. Arch. f. Derm. u. Syph. 44, 1898. — Wintersteiner, Beitrag zur Kenntnis der Geburtsverletzungen des Auges. Zentralbl. f. Augenheilk. 2, 1899, 443. — Wirtz, A., Thrombose der Vena cava inf., der Venae renales und supraren. sin. mit tödlichem Ausgang bei einem 15tägigen Säugling. Jahrb. f. Kinderheilk. 72, 1911, 467. — Wittner, Ein Fall von Hämophilie bei einem Neugeborenen. Allg. Wien. med. Zeitg 1898, Nr. 18. Ref. Jahrb. f. Kinderheilk. 50, 178. — Witzel, O., Hemicephalus mit großen Lebercysten. Zentralbl. f. Gyn. 4, 1880, 561. — Whipple, G., Hemorrhagic disease. Arch. of Intern. Med. 9, 1912, 356. — White, Glifford, Kind mit kongenitalem Morbus Basedowi. Journ. of obstetr. and gyn. of the brit. empire 1912. Ref. Zentralbl. f. Gyn. 1912, 176. — Wölfler, A., Über die Entwicklung und den Bau des Kropfes. Berlin 1883. — Woino-Oranski, Diss. Petersburg 1892. Zit. nach Gundobin. — Wolczynski, Intern. klin Rundsch. 1893, 960. — Wolde, Behandlung des Nabelschnurrestes nach Ahlfeld. Zentralbl. f. Gyn. 35, 1911, 505. — Wolf, G., Ammenwahl und Ammenbehandlung. Leipzig und Wien 1911. — Wolff, B., Weitere experimentelle Beiträge zur Physiologie des Fruchtwassers. Arch. f. Gyn. 89, 1909. — Wolff, Br., Über Augenverletzungen des Kindes bei der Geburt. Festschr. f. Hirschberg 1905. — Wolff, M., Über Vaccination neugeborener Kinder. Virchows Arch. 117, 1889, 357. — Wolffberg, Zur Behandlung der Blennorrhoea neonatorum. Münch. med. Wochenschr. 1911, 1514. — Wolfsohn, Diss. Leipzig 1900, zit. n. Vassmer. — Wolkenstein, G., Fall von Diphtherie bei einem 7 Tage alten Kind. Sem. méd. Ref. Arch. f. Kinderheilk. 44, 182. — Wollstein, M., Kongenitale Tuberkulose. Arch. of Ped. 1905. Ref. Arch. f. Kinderheilk. 44, 404. — Wronka, Beitrag zur Kenntnis der angeborenen Leberkrankheiten. Diss. Breslau 1872. Zit. nach Skormin. — Wunsch, M., Multiple kongenitale Kontrakturen. Arch. f Kinderheilk. 31, 1901, 161. — Derselbe, Über einen angeborenen Bildungsfehler der Speiseröhre. Med. Klin. 1907, 14. — Würtz, Mißbildung als Ursache unstillbarer Blutung bei Neugeborenen. Med. Klin. 1908, 1967. — Wutz, Über Urachus und Urachuscysten. Virchows Arch. 92, 1883, 387. — Wyß, Über kongenitale Duodenalatresien. Beitr. z. klin. Chir. 26, 1900, 631.

Yanase, J., Über Epithelkörperchenbefunde bei galvanischer Übererregbarkeit der Kinder. Jahrb. f. Kinderheilk. 67, 1908, E.-H., S. 57. — Yamagiwa, Zur Kenntnis des primären parenchymatösen Leberkarzinoms. Virchows Arch. 206, 1911, 437. — Young, E. B. and Richards, E. F., Hämorrhagische Erkrankung bei Neugeborenen. Boston med. and surg. Journ. I, 1910, 47. Ref. Jahrb. f. Kinderheilk. 73, 362.

Zadek, Über hämorrhagische Erosionen und Magengeschwüre und ihre Beziehungen z. Melaena neon. Arch. f. Verdauungskrankheiten 18, 785, 1912. — Zancarini, Zur Behandlung der Oberschenkelbrüche bei Neugeborenen. Münch. med. Wochenschr. 1909, 46. — Zangemeister, Über die Behandlung des Scheintodes Neugeborener. Zentralbl. f. Gyn. 27, 1903, 1162. — Derselbe, und Th. Meißl, Vergleichende Untersuchungen über mütterliches und kindliches Blut usw. Münch. med. Wochenschr. 1903, Nr. 16. — Zappert, Über Genitalblutungen neugeborener Mädchen. Wien. med. Wochenschr. 1903, 1478. — Derselbe, Über dem Mongolengeburtsfleck analoge Stirnflecke neugeborener Kinder. Wien. med. Wochenschr. 1906, 2056 und 2106. — Derselbe, Organische Erkrankungen des Nervensystems. Pfaundler-Schloßmanns

Handb. d. Kinderheilk. IV, 141, 2. Aufl., Leipzig 1910. — Derselbe, Über infantilen Kernschwund. Erg. d. inn. Med. u. Kinderheilk. 5, 1910, 305. — Derselbe, Einige Befunde an Spinalganglien von Kindern. Mitteil. d. Ges. f. inn. Med. u. Kinderheilk. in Wien 11, 1912, 35. — Derselbe und Hitschmann, Über eine ungewöhnliche Form des angeborenen Hydrocephalus. Arb. a. d. Inst. f. Anat. u. Physiol. d. Zentralnervensystems. Wien 1899. — Derselbe und Jolles, A., Über Untersuchungen der Milch beider Brüste. Wien. med. Wochenschr. 1903, S. 1914. — Zarfl, M., Zur Kenntnis des primären tuberkulösen Lungenherdes. Zeitschr. f. Kinderheilk. 5, 1912, 303. — Derselbe, Ein Fall von kongenitaler Tuberkulose. Mitteil. d. Ges. f. inn. Med. u. Kinderheilk. in Wien 11, 1912, 221. — Derselbe, Ein Fall von angeborener Darmstenose. Mitteil. d. Ges. f. inn. Med. u. Kinderheilk. in Wien 11, 1912, 130. — Derselbe, Demonstration zweier Säuglinge mit Mongolenflecken. Mitteil. d. Ges. f. inn. Med. u. Kinderheilk. in Wien. 11, 1912, 129. — Derselbe, Eitrige Hüftgelenksentzündung im frühesten Säuglingsalter. Mitteil. d. Ges. f. inn. Med. u. Kinderheilk. in Wien 11, 1912, 189. — Derselbe, Nekrotisierende Zahnkeimsentzündung im frühesten Säuglingsalter. Mitteil. d. Ges. f. inn. Med. u. Kinderheilk. in Wien 12, 1913, 51. — Zemann, A., Sophol als Prophylakt. gegen Blennorrhoea neonatorum. Gyn. Rundsch. 5, 1911, 799. — Zentmayer, W., Atresie des Tränennasengangs bei Neugeborenen etc. Journ. of the Amer. med. Assoc. 1908, II, 188. — Ziehen, s. Bruns etc. — Zillmer, Über Operation einer Nabelschnurhernie mit Resektion des vorgefallenen Leberlappens. Zeitschr. f. Geb. u. Gyn. 51, 1904, 338. — Zillner, E., Ruptura flexurae sigmoidis intra partum. Virchows Arch. 96, 1881, 307. — Zinsser, A., Über Schädelbrüche Neugeborener bei Spontangeburten. Charité-Ann. 35, 1911, 492. — Zipperling, Über eine bes. Form motorischer Reizzustände bei Neugeborenen (sog. „Stäupchen)." Zeitschr. f. Kinderheilk. Orig. 5, 1912, 31. — Zlocisti, Wer darf stillen? Med. Klin. 1906, 1090. — Zuccola, Fall von Leukämie bei einem Neugeborenen. La ped. 8, 1904. Ref. Arch. f. Kinderheilk. 41, 153. — Zuckerkandl, E., Über Zytodiagnostik des Kolostrums. Wien. klin. Wochenschr. 1905, 869. — Zuckerkandl. O., zit. n. Bókay. — v. Zumbusch, L., Ein atypischer Fall von Ichthyosis cong. Wien. klin. Wochenschr. 1905. Nr. 12. — Zuntz, L., Stoffaustausch zwischen Mutter und Frucht. Oppenheims Handb. d. Biochemie, Jena 1912. — Zweifel, Untersuchungen über den Verdauungsapparat der Neugeborenen. Berlin 1874. — Zweifel, P., Die Verhütung der Augeneiterung Neugeborener. Zentralbl. f. Gyn. 1912 881. — Derselbe, Bolus alba als Träger der Infektion. Münch. med. Wochenschr. 1910, 1787.

Autorenregister.

Abels 148, 149, 337, 338.
Ablaß 434.
Abrahams 173.
Abramow 52, 53, 54.
Abrikosoff 316.
Abt 398.
Achalme 445.
Adachi 347.
Adam 326.
Adamkiewicz 155.
Afanassiew 56.
Ahlfeld 128, 129, 144, 174, 221, 247, 248, 250, 255, 329, 347, 375, 376, 377, 379.
Aichel 300.
Aitken 295.
Albers 226.
Albrecht 454.
Albu 296.
Alder 224.
Alexander, B. 474.
— G. 65.
Allaria 70.
Almquist 359.
Althoff 411.
Altkaufer 411.
Amberg, S. 16.
Amerling 37.
Anders 441.
Anderson 432.
Andrei 357.
Andrewes 451.
Antonelli 327.
Archangelsky 316.
Arkwright 422.
Arneth 36, 39.
Arnold 69.
Aronstamm 22, 90.
Arzt 434.
Aschner 78.
Aschoff 328, 379.
Ascoli 431.
Ashby 225, 423.
Askanazy 237.
D'Astros 275, 410.
Auden 438.
Auerbach 207.
Aufrecht 239.
Aunders 401.
Austin 242.
Avellis 262.

Bab 459, 464, 472, 476.
Babak 18, 131.
Bach 289.
Bade 331.
Bähreke 404.
Bärensprung 44, 240, 266.
Baguis 318.
Baginski 258, 266, 405, 406, 441.
Baisch 398, 402, 477, 478.
Baldassari 415.
Ballantyne 196, 434, 435, 447.
Ballin 261, 262, 364.
Bar 351, 359, 375, 405, 421.
Barbieri 290.
Barneff 194.
Baron 218, 470.
Barrs 370.
Bartel 342.
Bartenstein 259.
Barth 222.
Barthez 439.
Basch 60, 61, 70, 81, 82, 102, 103, 118.
Bauer, A. 369, 370.
— Fr. 403.
— J. 453, 459.
Bauereisen 29, 37, 76, 184, 185, 186.
Baum 208.
Baumel 422.
Baumgarten 449, 469.
Baumm. 90, 171.
Bayer, J. 323, 326, 384.
— K. 382.
Bayerthal 173.
Beaumont 194.
Beck 160, 357.
Bednař 198, 199.
Behan 374.
Behm 434.
Behr 296.
v. Behring 432, 456.
Bender 364.
Beneke 185, 230, 241, 403, 422, 423, 457.
Benfey 124, 314.
Benjamin 263, 292.
Berend 217, 364, 378, 453.
Berger 194.
v. Bergmann 309.
Beriel 168.

Bernhard, M. 328, 374.
Bernhardt 167, 312, 316.
Bernheim 416, 455.
Bernheimer 326.
Berster 31.
Bertarelli 29, 433.
Berti 220, 292, 451.
Bertram 319.
Beumer 441.
Beuthner 90, 92.
Bidone 34.
Biedert 122.
de Biehler 455.
Biffi 34, 58.
Bigelow 420.
Billroth 173.
Bing 239.
Binz 402.
Birch-Hirschfeld 51, 54, 239, 420, 449, 452, 457.
Birk 4, 12, 13, 15, 16, 17, 20, 74, 115, 132, 133, 134, 139, 143, 144, 372.
Birnbaum 35, 174, 192.
Bischoff 323.
Bittner 340, 341.
Bjelenky 109.
Bland-Sutton 240.
Bloch 194, 363.
Blühdorn 417.
Blumenreich 264.
Blumenthal 331, 360, 374.
Boas 475.
Bochenski 272.
Bock, V. 114, 194.
Bohn 198, 359.
Bohrenträger 337.
Boissard 171, 384.
Bojadieff 422.
Bókay 261, 296, 315.
Bollenhagen 164.
Bollinger 433.
Bondi, J. 411.
— O. 453.
Bonhoff 314, 328.
Bonlay 257.
Bonnaire 140, 317, 409.
Bonniot 166.
Borland, H. 319.
Bosanguet 341.
Bossi 454.
Bouchut 43, 49, 439.

Bouisson 240.
Bowes 356.
de Bra 416.
Bracque-Haye 207.
Brandweiner 462.
Brat 252.
Braun 228, 229.
Brauns 351.
Brecelj 199, 268.
Brechet 49.
Brehmer 341.
Breisky 301.
Breslau 237.
Bretschneider 207, 208, 227.
Breus 382.
Brewitt 149.
Brieger 432.
Brindeau 207, 451.
Brittin 414.
Brockhuizen 373.
Bruck 242.
Brückner 438, 453.
Brüning 115.
Brugsch 20.
Bruns, C. 466.
— L. 164, 167, 193.
Brusin 314.
Buchanan 194.
Buchmann 269.
Bucura 83, 253.
Buday 340.
Budin 5, 113, 122, 134, 138, 139, 144.
v. Büngner 182.
Bürger 204.
Bugge 194, 451, 457.
Buhl 418, 480.
Bumm 7, 8, 151, 158, 169, 170.
Bunch 370.
Bunzel 301.
Burckhardt 434.
Burdal 206.
Burkhard 255.
Busfield 423.
Bußmann 384.
Bychowski 63.
Bylsma 195.

Cadet 35.
Calmette 453.
Camerer 3, 6, 10, 18, 71, 72, 90, 142.
— sen. 18.
Campbell 165.
Campo 200.
Canestro 259.
Capaldi 432.
Carpenter 370.
Carstanjen 35, 36.
Carter 160.
Cassel 468.
Cassirer 317, 371.
Cathala 35, 359.
Cattaneo 63.
Cattula 282.
Cavazzani 338.

Chambrelent 439, 440.
Champetier de Ribes 417.
Charrin 133, 421.
Chemin 347.
Chiari 173, 229, 243.
Christeanu 438.
Chrobak 118, 120.
Churchman 299.
Ciechanowski 237.
Cima 447.
Mc Clanahan 398.
Clarke 273.
Clement 341.
Cloquet 206.
Cohn 68, 69, 433.
Cohnheim 27.
Comba 479.
Comby 275, 316.
Commandeur 281, 301.
Commiskey 298, 413, 414, 416.
O'Connor 174.
Cornet 453.
Cousins 203.
Couvelaire 189, 269, 384.
Covernton 416.
Cozzolino 373.
Cramer 18, 22, 31, 66, 77, 81, 82, 90, 92, 121, 122, 135, 138, 217, 220, 323.
Crandall 428.
Credé 180, 322, 323.
Credé-Hörder 326.
Cruse 48, 49, 51, 370.
Cruveiller 242.
Cullingworth 221.
Curschmann 433.
Cushing 192.
Czerny, A. 2, 19, 20, 31, 53, 54, 68, 75, 76, 83, 85, 86, 87, 116, 122, 133, 138, 140, 148, 209, 217, 218, 259, 291, 375, 406, 483.
Czyzewitz 174, 193.

Danyau 162.
Dauchez 162.
Daunay 35.
v. Davis 304.
Delamare 225.
Délestre 135.
Demélin 239, 422.
Dementjeff 26, 31.
Demme 228, 275, 275, 279, 280, 439.
Democh 295.
Deneke 90.
Dent 225.
Deutsch 344, 456.
Deutschmann 341.
Devin 457.
Dew 252.
Dickie 222.
Dienst 239, 304, 408.
Dietel 404.
Dietrich 451, 453.
Dieudonné 432.

Dieulafé 225.
Dimmer 322, 326.
Dittrich 155, 172, 173, 342.
Dobatowkin 11.
Döbeli 122, 123.
Dörner 408.
Dohrn 44, 270.
Doléris 409.
Dollinger 178, 179, 180.
Dorf 155.
Dorland 321.
Dubler 237.
Dubois 1.
Dürck 470.
Dürig 110.
Dürk 440.
Dufour 142, 369.
Duguit 423.
Dungern 405.
Duplay 207.
Durante 157, 334, 356, 393, 394, 409.
Durlacher 380.
Dusser 401, 402.
Duverger 453.
Duvernay 357.
O'Dwyer 268.
Dzierzgowski 432.

Eckerlein 44.
Eckstein 176.
Edelstein 17, 89, 118.
Edgeworth 168.
Effron Raissa 282.
Ehrendorfer 153.
Ehrhard 242.
Ehrlich 75, 431, 432, 433.
Ehrmann 348.
Eichelberg 73.
Eicke 342, 377.
v. Eisler 433.
Elgart 340.
Eller 173.
Elliot 363.
Elsässer 50.
Elschnig 325, 326.
Elze 326.
Engel, E. 182.
— S. 70, 73, 75, 89, 105, 107, 110, 190, 453.
Engelmann, F. 254.
— W. 477.
Engstler 63, 333.
Eppinger sen. 292.
— H. 50, 52.
Epstein 199, 200, 201, 301, 347, 405, 411, 420, 457, 487.
Erdely 259.
Erdheim 305.
Ernst 242, 440.
Eröß 44, 45, 141, 203, 207, 296, 427.
Erskine 154.
Esch 295, 304, 314, 328, 369, 422, 423.

Escher 334.
Escherich 32, 33, 63, 81, 127,
    140, 141, 202, 281, 285,
    305, 306, 359, 363, 364,
    377, 392, 393, 437, 455.
Esser 274, 285, 340, 368, 469.
Estor 380.
Eversbusch 317, 324, 325, 326.
Eversmann 162.
Exner 308.

Fabre 277, 281, 409.
Fage 194.
Fahr 292.
Falk 316.
Falkenhain 237.
Falloux 167.
Faragó 63.
Fede 334.
Fedele 443.
Feer 90, 124, 260, 334.
Fehling 10, 83.
Fehrsen 34, 35.
Feis 46, 321.
Feitler 376.
Felsenreich 323.
Ferreira 283.
Fessenko 125.
Feuchtwanger 314.
Fiedler, A. 229, 244.
— L. 382, 407.
Fieux 83, 161.
Finck 176, 330.
Finder 261.
Finger 459.
Finizio 28, 334, 348.
Finkelstein 96, 122, 123, 139,
    140, 144, 200, 201, 211,
    228, 232, 237, 259, 260,
    261, 267, 268, 272, 295,
    297, 364, 365, 368, 369,
    371, 372, 373, 387, 390,
    392, 393, 394, 405, 420,
    466, 468, 471.
Finsterer 381.
Fiori 435.
Firbas 281.
Fischer, B. 286, 440, 480.
— J. 414.
— K. 281, 282.
— W. 190, 293, 373.
Fischl 34, 313, 334, 438.
Fisher 195.
Flensburg 20.
Flesch 278, 441.
Flick 377.
Flinzer 405, 440.
Flügge 266.
Foà 407.
Fochier 281.
Förster 46.
Foltanek 356.
Forest 113, 438.
Fothergill 278.
Fournier 471.
Fränkel 440, 469.

Francioni 420.
Frank 128, 129, 167, 168.
v. Franqué 403.
Franz 416.
Frémont 391.
Freund, H. W. 277, 281.
— W. 144, 240.
Friedjung 264, 371, 446.
Friedmann 449.
Friedrich 431.
Fritsch 160, 162, 173, 185.
Fröhlich 295.
Fromme 372.
Fronz 442.
Frost 118.
Fuchs 1, 49.
Fuchsig 229.
Fürst, L. 324.
— M. 282.
Fürth 389.
Füster 455, 456.
Füth, H. 37, 203.
— R. 178.
Fuhrmann 64, 416.
Fujisawa 347.
Fullerton 261.
Funaro 39.
Funck 432.
Furmann 62, 63.

Gaertner, Fr. 229.
— J. 406.
Galatti 376.
Galattia 324.
Galli 34, 58.
Gallus 468.
Ganghofner 29, 484.
Gardini 34.
Garnier 455.
Garrod 370.
Gasne 471.
Gast 434.
Gaszynski 250.
Gaus 89, 90, 92, 375.
Gautier 435, 436, 439.
Gayet 275.
Geill 196.
Gein 17, 22, 26.
Geipel 449.
Geiser 369.
Genersich 237.
v. Genser 60.
Genzner 66.
Gertler 387.
Geßner 30, 376.
Geyl 168, 273.
Ghon 454, 455.
Gigli 375.
Gilbert 325.
Gilien 398.
Gilles de la Tourette 471.
Giorgi 455.
Göppert 234.
Göring 194.
Gött 174, 193, 264.

Goislard 422.
Goldreich 314.
Goldzieher 318.
Goller 207.
Goodall 118, 295.
Gorup-Besanez 83.
Goto 341.
Gottlieb 83.
Gräfenberg 459, 464, 469, 475.
v. Graff 57, 269.
Graham 398, 415.
Gram 32.
Grandall 447.
Grandhomme 421.
Grandidier 411, 414.
Grasberger 32.
Grawitz 269.
Greef 398, 410.
Green 182.
— K. 416.
Greff 325.
Gregor 268.
Greiffenberg 282.
Griemert 453.
Griffith 316.
Grigoriu 78.
v. Groër 438.
Gröné 168.
Grosser 16, 242.
Groß 27.
Gruber 111, 205.
Grünbaum 78.
Grüneberg 228, 398, 416.
Grünfelder 191.
Grulee 295.
Gudden 64.
Guinon 211.
Guleke 469.
Gundobin 1, 5, 9, 12, 14, 17,
    20, 21, 26, 30, 34, 36, 43,
    44, 53, 62, 125, 430.
Gutzeit 381.

Haab 323.
Haas 356.
Haberda 30, 284.
v. Haberer 207.
Hacker 223.
Hadlich 16.
Hagenbach 207.
Hagenbach-Burckhardt 358.
Hahn 468.
Halban 78, 277, 300, 371, 409,
    410, 415, 430.
Halberstaedter 327, 460, 475.
Hamburger, E. W. 83.
— F. 27, 29, 451.
Hamill 314.
Hammer 230, 239, 242.
Hammerschlag 315.
Hannes 256, 324, 379, 380.
Hanßen 301.
Hansteen 364.
Harbitz 338.
Harras 207.
Hartmann 172, 173.

Hartge 28.
Hartz 377.
Hasbend 475.
Hasse 50, 51.
Hassenstein, W. 387.
Hauch 171, 175.
Haudeck 330.
Haug 328.
Haus 348, 350.
Hauser 226, 268.
Haushalter 370.
Haußmann 321.
Hawthorne 341.
Hayashi, A. 272.
— K. 182.
Hayem 34, 35.
Heaton 242.
Hecht 32, 40, 41, 43, 74, 290, 291.
Hecker 1, 129, 277, 340, 419, 468.
Hedinger 263, 266, 267, 282, 363, 365.
Hedrèn 470.
Hegar 108, 110.
Heidemann 2, 3.
Heim 124.
Heimann 34, 36, 56, 327.
Heine 470, 472.
Heitz 451.
Helbich 123, 134, 137.
Helbing 374.
Helferich 180.
Hellendall 218, 234, 481.
Heller 232, 234.
— F. 228.
Hengge 255, 408.
Hennig 160, 207.
Henning 182, 263.
Henoch 168, 240, 359, 402, 417.
v. Herff 179, 324.
Herheimer 207.
Hermann 74.
Herrgott, A. 403.
— H. 446.
Hertoghe 111.
Hervieux 368.
Herweg 384.
Hery 2.
Hesselberg 276, 278, 279.
Heß, A. F. 58.
— C. 325.
Heubner, O. 39, 89, 92, 121, 122, 133, 144, 260, 308, 312, 333, 410, 424, 441, 447, 473.
— W. 17, 89.
Hewetson 278.
Heydrich 275.
Heymann 34, 37, 144.
Hildebrand 156.
Hildebrandt, P. 77.
Himmelheber 86.
Hinselmann 344, 345, 351.
Hiosdale, G. 314.

Hirsch, A. 59.
— E. 348.
— J. 3.
— M. 255.
Hirschberg 321, 472.
Hitschmann 315.
Hochsinger 41, 262, 263, 268, 288, 292, 333, 335, 338, 340, 398, 451, 459, 461, 464, 465, 466, 467, 470, 471, 473, 474, 477.
Hoche 388.
Hocheisen 322, 341.
Hochheim 273.
Hock 35.
Hoeffel 344.
Hoeniger 25.
Hoerder 253.
Hörder 324, 326.
Hofbauer 174, 192.
Hoffa 123, 182.
Hoffmann, A. 171, 458.
— K. 229.
v. Hofmann 411.
Hofmann 194, 342.
Hofmann-Kolisko 155.
Hofmeier 13, 24, 34, 56.
Hofmokel 160.
Hofstätter 157, 207, 208, 327.
Hohlfeld 73, 76, 268, 340.
Holt 398, 412, 413, 417, 428.
Holtschmidt 404.
Holzbach 129, 130, 321.
Homans 439.
Honl 451.
Hoppe-Seiler 242.
Horbaczewski 20.
Horn 376.
Huber 30.
Hübener 431.
Huebschmann 348, 350.
Hueltl 382.
Hüffel 422.
Hüter 427.
v. Hüttenbrenner 229.
Hugounenz 11.
Humbert 348.
Hunziker 144, 280.
Huppert 48.
Hutinel 207, 465.

Ibrahim 26, 27, 28, 113, 224, 225, 241, 357, 453.
Illner 90.
Isbister 181.
Isenschmied 276, 278.
v. Ittalie 83.
Jacobi 451.
Jacobius 112.
Jacobson 398, 416.
Jacoby 1.
Jaeckle 11.
v. Jäger, E. 320.
Jäger, F. 176.
— O. 416.
Jägeroos 375.

Jaeggy 27.
Jakesch 292.
Japha 341, 472.
Jarisch 348, 358.
Jarricot 409.
Jaschke 85, 86, 90, 102, 108, 110, 112, 114.
Jastrowitz 313.
Jehle 440.
Joachimsthal 317, 330.
John 124.
Johnson 206.
Jolly 161, 164.
Jones 181.
Jonkowsky 315.
Joseph 431.
Joube 280.
Juhle 62.
Jurewitsch 432.

Kader 155, 156, 483.
Kalb 355.
Kaltenbach 154, 444.
Kamann, D. 398.
— K. 277.
Kamen 420.
Kan 42.
Kaniky 360.
Kaposi 363.
Karnitzki 37.
Karpa 226.
Karvonen 468.
Kasel 432.
Kassowitz, K. 436.
— M. 120, 122, 332, 334, 335, 338.
Katz 189.
Kaufmann 241, 336, 337.
Kaumheimer 164.
Kaupe 113.
Kehrer 49, 51, 58, 102, 103, 156, 167, 255, 305, 342, 343, 434, 440.
Keller, A. 2, 15, 19, 20, 31, 83, 85, 86, 116, 122, 133, 138, 140, 209, 218, 321, 330, 375, 406, 483.
— R. 342.
Kennedy 161, 162, 165, 214.
Kerl 434.
Kermauner 136, 226, 230, 380.
Kern 406.
Kerr 171.
Kersten 230.
Kiderlen 440.
Kien 206, 435.
Kilham 398, 405.
King 401.
Kirchgeßner 274.
Kirmisson 317.
Kirstein 284.
Kitasato 441.
Kleinschmidt 232, 233, 433.
Klementowsky 202.
Klemm 90.
Klimoff 430.

Klingenhöfer 341.
Klose 263, 264.
Klotz 434.
Knapp 168, 245, 246, 249, 250, 253.
Kneise 200.
Knöpfelmacher 11, 31, 48, 50, 51, 52, 53, 55, 56, 57, 58, 61, 363, 385, 387, 411, 149, 421, 423, 445, 459.
Koblanck 300, 359, 360.
Kockel 286, 440, 449, 452, 457.
Kocks 356.
König 265.
Königstein 320, 323.
Köppe 70, 232.
Koester 155, 156, 157.
Kohts 435.
Kokubo, K. 469.
Kolaczek 391.
Kolisko 155.
Konjetzny 232.
Konow 243.
v. Koos 347.
Kopec 28.
Koppen 195.
Kosminski 414.
Kotscharowski 12, 14, 17, 22, 23, 26.
Kovalevsky 218, 297.
Kownatzki 359.
Kraemer 449.
Kramer 332.
Kraus 344.
Krause 301.
Krauße 293, 347.
Kratter 155, 176, 196.
Kreidl 70, 431.
Kreuter 222, 223, 226, 228, 229, 230.
Kreutzmann 304.
Kretz 203.
Krömer 384.
Kroenig 37.
Kröning 218.
Kroenlein 173.
Krüger 90.
Krukenberg 321.
Kühne 290.
Kümmel 207, 208.
Kürbitz 457.
Küstner, O. 154, 170, 173, 176, 178, 180, 186, 273, 278, 324, 391.
Küß 454.
Küttner 206.
Kuh 331.
Kuliga 226, 229.
Kundrat 183, 187, 271, 403.
Kurashige 456.
Kußmaul 63, 64, 66.
Kuttner 261.
Kutvirt 65.

Labhardt 359.
Laborde 252.
Lachs 45, 46.
Laconture 384.
Lagrèze 423.
Lahmer 398.
Lambert 398, 416.
Landau 181, 402.
Landois 3.
Lange 176, 177, 195, 328.
Langer 11, 29, 281, 484.
Langstein 12, 13, 17, 19, 27, 89, 92, 116, 118, 121, 133, 299, 300, 365, 490.
Lannelongue 391, 453.
Laroyenne 421.
Larrabee 144.
Lateiner 222.
Latzko 303.
Laur 435.
Laure 2.
Lawatschek 193.
Lebedeff 444.
Lederer 79.
Legge 417.
Lehle 324.
Lehmann 451, 481.
Lehndorff 11, 35, 459.
Leichtenstern 229.
Leiner 345, 350, 352, 353, 354, 355, 363.
Leitner 317.
Lemaire 133.
Lempp 291.
Lengfellner 331.
Lenk 71.
Leo 26.
Leopold 323.
Lepage 243.
Lequeux 168, 209.
Lereboullet 58.
Leroux 451.
Lesage 239, 422.
Lespinasse 416.
Lesser 65.
Leube 221, 375.
Leuenburger 450.
Leuret 35, 57, 58.
Levaditi 458.
Levy, E. 272.
Lévy, G. 70.
Lewitt 207.
Leyden 201.
Lieber 277, 281.
Licdig 342.
Liepmann 243.
Lieven 295.
v. Limbeck 313.
Lindemann 481.
Lindfors 309.
Lindner 327.
Linzenmeier 200.
Lissauer 407.
Lißmann 411.
Litten 363, 364.
Litzmann 193.

Lobstein 407.
Lönnberg 151.
Löwenberg 466.
Löwenstein 233.
Lomer 435.
Lommel 293.
Londe 457.
Longo Tamajo 453.
Longuet 220.
Lorand 159.
Lorey 144.
Loser 355.
Lotheisen 381.
Loveth-Morse 240.
Loviot 178.
Lubarsch 267.
Lucksch 419.
Ludwig 167.
Lühmann 467.
Lugenbühl 281.
Luithlen 363, 364, 367, 368, 369.
Lyle 450.

Macdonald 272, 278.
Machell 398.
Mackenzie 242.
Madsen 433.
Maerklein 380.
Magnus 321, 406, 407, 408.
Mainzer 374.
Makai 294.
Malgaigne 281.
Mandl 431.
Mann 432.
Marburg 316.
Marchand 232.
Marckwald 229, 440.
Marcus 376.
Marek 382.
Marfan 105, 122, 334, 335, 474.
Marion 203.
Markoc 311.
Marsh 223.
Marshall 341.
Marshall-Hall 250.
Marthin 297.
Martin 375.
— G. 110.
Martius 448.
Massin 203.
Materna 407, 408.
Mathes 37.
Matsuoka 182.
Mattei 406.
Mattencii 281.
Matzenauer 359, 458.
Mauthner 193.
May 423.
Mayer 472.
Mayer, A. 119.
— K. 198, 204.
Mayerhofer 26, 113.
Mayeyama 456.

Maygrier 144.
Meckel 48.
Le Mée 222.
Meier, K. 402.
Meinert 110, 141.
Meißl 35.
Menabuoni 347.
Mendelssohn 266.
Mensi 55, 58, 367, 368.
Mercealis 398, 405.
Merdner 220.
Merkel 453.
Merklen 421.
Méroz-Tydman 276.
Merzbacher 313, 470.
Meurer 155.
Meusburger 230.
Mettler 416.
Meyer, A. 240.
— E. 276, 308.
— H. 83.
— L. F. 13, 121, 123, 124, 133, 144.
— R. 332, 394.
— S. 160.
Michel 17, 138.
Mikulicz 155, 156, 166, 207.
Miller 21.
Milligan 437.
Milo 156.
Minkowski 53.
Minot 401.
Miron 441.
Miserocchi 443.
Miura 27.
Mochez 117.
Moebius 312.
Möller 439.
Mörner 24.
Mohr 432.
Moll 112, 415.
Momidlowski 26.
Money 370.
Montalcini 320.
Moore 348, 349.
Morand 280.
Morax 327.
Morgan 441.
Morill 16.
Morison 407, 408.
Moro 28, 33, 63, 218, 297.
Morse 36, 440.
Mosenthal 416.
Moser 76, 406, 435, 483.
Mossé 281.
Moß 398.
Moussons 268.
Mraček 469.
Mühlmann 44.
Müller 9.
— E. 428, 460, 475.
— Fr. 31, 294.
— O. 301, 410.
— P. 427.
— S. 340.
v. Müller 191.

Muggia 258.
Murphy 398, 416.
Muus 174, 296.
Mya 224, 235.

Nacke 250.
Nahm 422, 423.
Nathan 340, 459.
Nau 334.
Naumann 321.
Naumoff 195.
Nauwerck 405, 440.
Neelsen 374.
Neißer 269.
Netter 262, 273.
Neu 415.
Neuburger 341.
v. Neugebauer 302.
Neujeau 300.
Neukirch 240, 293.
Neumann, H. 138, 240.
— J. 74, 348, 370, 405, 457.
Neurath 307, 371.
Newell 416.
Newton 171.
Nicholson 405.
Nicod d'Arbent 281.
Nicolai 39.
Nicoll 171.
Nieberding 403.
Niederhof 273.
Niemann 12, 13, 14, 15, 17, 19, 20.
Nikitin 30.
Noack 200, 202, 300, 481.
Nobécourt 133, 207, 341, 416, 421.
Noeggerath 374.
Nohl, E. 445.
— F. 411, 415.
Nonewitsch 456.
Nonne 374.
Nordheim 96.
Nothmann 25, 27.
Novak 450.
Nunn 341.

Oberndorfer 230.
Oberwarth 129, 130, 133, 134, 138, 139, 142, 143, 144, 269.
Odstrčil 347.
Oeri 179, 181.
v. Oettingen 330.
Offergeld 249.
Ogata 252, 255.
Olshausen 7, 9, 176, 253, 386.
Opitz 51, 52, 90.
Oppenheim 63, 138, 162, 164, 166, 191, 344.
Oppenheimer 133.
Orban 27.
Orgler 12.
Oriola 204.
Orlowski 376, 405.

Orth 48, 214, 481.
Osler 186.
Ostermayer 361, 363.
Ostrčil 144.
Ostwald 416.
Otto 35.
Oui 401.
d'Outrepont 144.
Oyamada 1.

Palm 434.
Paltauf 237.
Pankow 454.
Parrot 48, 168, 193, 421.
Parry 417.
Partsch 203.
Pasini 359.
Passini 26, 32, 33, 216.
Paterson 262.
Paul 296.
Pauli 83.
Paulin 441.
Paulsen 341, 411.
Pautz 27.
Peiper 441.
Peiser 200, 235, 236, 269, 270, 271.
Peltesohn 317.
Penkert 267.
Penndecerf 375.
Pepper 242.
Peritz 63, 165.
Perlin 35.
Perot 208.
Perret 134.
Perrin de la Touche 263.
Perrot 207.
Petermöller 376, 377.
Peters 161, 194, 318, 327, 447, 471.
Petersen 157.
Petrone 371.
Petruschky 453.
Pfannenstiel 423.
Pfaundler, L. 140.
— M. 37, 69, 78, 79, 81, 127, 134, 138, 139, 141, 144, 146, 148, 224, 397, 430, 431, 432.
Pfisterer 233.
Pflanz 433.
Pforte 179, 180.
Philipp 406.
Pick 53, 363.
Piering 382.
Pies 2, 3, 5, 115, 447.
Pillon 475.
Pinard 376.
Pincus 156.
Pinzani 83.
v. Pirquet 197, 434, 436.
Pittaluga 36.
Planchu 281, 457.
Plant 242.
Plappart 389.
Pokrowski 43, 46.

Polano 139, 141, 432.
Politzer 239.
Pollak 316.
Pollmann 293.
Polosson 281.
Pommer 334.
Pomorski 404.
Ponfick 269.
Poppel 256.
Popper 48, 69.
Porak 49, 189, 334, 393, 394.
Portal 240.
Pospischil 437.
Poten 453.
Potpeschnigg 434.
Pott 185.
Poult 280.
Preisiels 226.
v. Preuschen 402, 404.
Preyer 63, 64, 65, 66.
Pridham 435.
Prochownik 250, 253.
Proebsting 263.
Prout 16.
Provázek 327.
Przibram 113.
Pupovac 280.

Quincke 50, 58, 242.
Quinquand 427.
Quisling 49.

Rabinowitsch 455.
Rach 374, 465, 466, 470.
Racz 378.
Radwansky 301.
Rahm 173.
Randohr 242, 347.
Ranke 470.
Ranzel 450.
Raselkow 144.
Rauber 79.
Rauchfuß 284, 292.
Raudnitz 56, 240, 266.
Rautmann 293, 373.
Reardon 262.
Rebaudi 36, 466.
Recklinghausen 270, 272, 333, 348.
Reese 194.
Rehn 264.
Reich 455.
Reiche 460, 475.
Reifferscheid 247.
Reiß 37.
Remlinger 432.
Rentoul 332.
Reuben 459.
Reussing 13, 14, 22, 58, 90.
Rettig 156.
Reyher 86, 113.
Reynès 235.
Ribemond 253.
Richard 281.
Richards 398.
Richmond 356.

Richter 263, 363.
Ricker 408.
Rieck 375.
Riecke 348.
Rieder 39.
Rieländer 38.
Riese 181.
Riether 174, 176.
Rietschel 13, 110, 295, 450, 453, 459, 460, 475.
Rille 363.
Rillier 401.
Rilliet 439.
v. Rindfleisch 451.
Ringel 382.
Ritter v. Rittershain 361, 363, 364, 409, 410, 411, 420, 487.
Robin 48.
Roche 384.
Röder 284, 285, 286.
Roehlmann 63.
Römer 29, 30, 432, 433.
Rößle 407.
Röthler 405, 419, 438.
Roger 455.
Rohde 165.
Rommel 129, 133, 140.
Rosenau 432.
Rosenhaupt 329.
Rosenstern 27, 116.
Rosinski 172, 201.
Rostoski 432.
Roth 221.
Rothe 381.
Rothmann 144, 220, 316.
Rothschild 268, 375.
Rott 38, 89, 118, 136, 212.
Roulland 161.
Rubner 89.
Ruckert 296.
Rübsamen 263, 278, 282.
Rühle 162, 422.
Ruge 193.
v. Rundstedt 403.
Runge 60, 61, 246, 250, 375, 376, 386, 388, 390, 392, 393, 394, 419, 420, 444, 455, 480, 481.
Rupprecht 195.
Rusz 38.
Ruyter 242.

v. Saar 207.
Sabouraud 451.
Sabrazès 35, 207.
Sacchi 207.
Sachs 165.
Sadoffsky 3, 125.
Sänger 293.
Salge 29, 133, 437.
Salomon 433.
Salus 436.
Salzmann 414.
Samelson 133.

Sandner 420.
Saxl 191.
Schabort 214.
Schäfer 224.
Schäffer 192, 224.
Schanz 325.
Scharfe 284.
Schattenfroh 32.
Schauta 9, 155, 376.
Scheffzek 171.
Scheib 340.
— A. 314, 444.
Schelble 123.
Schenk 243, 432, 433.
Scherbak 114.
Scherenziß 35, 57.
Scherer 18, 44, 470, 473.
Schick 437, 438.
Schicke 398.
Schiff 15, 17, 22, 23, 33, 35, 36, 37, 39.
Schiller 105, 106.
Schimmelbusch 281.
Schindler 173.
Schittenhelm 16, 20, 21.
Schlank 376.
Schleißner 357.
Schlesinger 266.
Schley 311.
Schlichter 437.
Schlimpert 449, 472.
Schloß, E. 73, 74, 75.
— O. 398, 413, 414, 416.
Schloßmann 80, 81, 89, 100, 106, 341, 448, 456, 457.
Schlüter 450.
Schmeichler 327.
Schmeißer 470.
Schmid 282, 433.
— H. 143.
Schmidlechner 480.
Schmidt 31, 312.
Schmidt-Rimpler 195.
Schmorl 239, 406, 422, 449, 452, 457.
Schneider 253, 280.
Schnitzlein 230.
Schnorf 70.
Schoemaker 161.
Schoeppler 403, 404.
Scholl 437.
Schottelius 229.
Schreiber 453.
Schridde 293, 373, 465, 467, 470.
Schröder 155.
Schrumpf 457.
Schubert 1, 416.
Schüller 161, 162, 165.
Schütz, A. 84.
— J. 100.
Schütze 168.
Schulte 342.
Schultze, B. S. 161, 168, 245, 248, 250, 253, 255, 257.
— F. 192.

Schumacher 432, 433.
Schwab 144.
Scipiades 34, 35, 324.
Seefelder 318, 324.
Seeligmüller 161, 162, 168.
Seiffert 380.
Seitz 184, 185, 186, 188, 190, 192, 222, 245, 248, 249, 250, 254, 256, 313, 375.
Sellheim 77.
Selter 96.
Senlecq 417.
Senn 340.
Seux 49.
Sheffield 370.
Shirlaw 296.
Shukowski 154, 237, 242, 262, 267, 268, 297, 399, 401, 402, 408, 409, 417, 437, 442.
Sibelius 471.
v. Sicherer 320.
Sidler-Huguenin 195.
Siebold 242.
Siefart 292.
Siegert 11.
Siegmund 111.
Silbermann 35, 51, 57, 238, 401.
Silvester 250, 253.
Simmonds 282, 403, 408, 465, 470.
Simmons 192.
Simon, S. 12, 15, 16, 19.
Simonini 242.
Simonsohn 225.
Simpson 229, 235, 278, 469.
v. Sinety 60.
Sittler 32, 33, 243, 380, 438.
Sitzenfrey 295, 342, 344, 449, 450, 452, 453, 457.
Sjöqvist 14, 15.
Skormin 56, 239, 241, 242.
Slingenberg 57.
Smith 196.
Snell 194.
Snow 306.
Sobernheim 459.
Soetbeer 27.
Söldner 10, 71, 72.
Sohma 433.
Soldin 27.
Soli 171, 172.
Soltmann 62, 367, 369.
Somma 266.
Sommer 46.
Sorgente 363.
Späther 229.
Sperk 27, 347, 435, 439.
Spiegelberg 21, 402.
Spieler 317.
Spietschka 334, 374.
Spillmann 334, 370.
Spirlas 228.
Spitzy 162, 165, 167, 175, 176, 179, 181, 182, 205, 222, 231, 281, 297, 298, 330, 331.

Spolverini 290.
Sprecher 357.
Ssesenewski 23.
Ssladkoff 43.
Ssokolow 252, 262, 264, 267.
Ssumzoff 20.
Ssytscheff 10.
Stäubli 432, 433.
Stamm 261, 306.
Starck 115.
Stargardt 327.
Stauber 28.
Steele 481.
Steffen 296, 468.
Stein 168.
v. Steinbüchel 380.
Steinhardt 243.
Steinitz 12.
Stephan 168.
Stern 103, 104, 259.
Sternberg, C. 293, 470.
— M. 308.
Sticker 439.
Stieda 109.
Still 240.
Stilling 340.
Stoeckel 384.
Stöltzner 124, 338.
Stoerk 269.
Stolper 161, 162, 341.
Stolte 147.
Stoltzenberg 174, 192, 193.
Stolz 375, 384.
Stoos 201.
Stransky 161, 162, 164, 165.
Straßmann, R. 155, 284.
Stratz 444.
Strauß 452.
Strawinsky 411.
Strelitz 420.
Stuhl 102, 177, 275, 465.
Stumpf, M. 7, 83, 155, 160, 174, 182, 320.
Suchier 207.
Sugai 457.
Sultan 206.
Sumita 337, 338, 339, 340.
v. Sury 237.
Sutherland 371.
Sutton 360.
Swain 398, 416.
Swift 416.
Swoboda 202, 280, 344, 398, 466.
Szalardi 443.
Szydlowski 27.

Takasu 34, 35.
Tandler 230, 241.
Tapret 171.
Tarnier 139, 401.
Tavel 405.
Teuffel 255.
Theodor 240, 241.
Theremin 228, 229.

Thévenot 70, 277, 281.
Thiemich 11, 63, 67, 83, 306.
Thiercelin 457.
Thieß 324.
Thoma 284.
Thomas 435.
Thomsen 475.
Thomson 194, 224, 240, 261.
Thorner 272.
Tiboul 369.
v. Tischendorf 228.
Tissier 31, 32, 33.
Tixier 416.
Tobeitz 229.
Tobler 316, 470.
Toch 357, 387.
Török 351.
Toporski 227.
v. Torday 257, 416.
Torkel 234.
Townsend 401.
Trautenroth 388.
Troisier 168.
Trumpp 34, 37, 38, 44, 220, 227, 228, 229, 261, 262.
Tschistowitsch 334.
Tuley 398.
Turner 261.

Ubbels 37.
Uffenheimer 29, 84.
Ullmann 220.
Ulrich 320.
Unger, L. 49, 53, 57, 265, 267, 401, 406, 416.
Unger, M. 236.
Urbantschitsch 328.

Vaillard 431, 433.
Valois 359.
Vaneček 182.
Variot 6, 122, 166, 261, 262.
Vaßmer 399, 401, 402.
Veeder 242.
Veit 172, 373.
Velden, van der 74.
Vernier 168.
Veszprémi 452.
Veverka 324.
Vicarelli 171, 172.
de Vicariis 35, 130.
Vieillard 222.
Viereck 34.
Vierordt 43.
Villemain 144.
Vincent 416.
Virchow 21, 51, 279, 313, 392, 407.
Vitry 341.
Völcker 157.
Vömel 377.
Vörner 342.
Vogel 27, 168, 309.
Vogt 12, 13, 166.
Vorpahl 402.
van Vyve 37.

Waeber 411, 413, 414.
Wagenmann 194.
Walcher 102, 110.
Wallart 359.
Wallich 196.
Walton 161.
Walz 227.
Warfield 36, 348, 349.
Wassermann 273, 393, 433.
Waterhouse 370.
Watson 439.
Weber 51, 226, 480.
de Wecker 194.
Weckerling 375.
Wegelius 431.
Wehrli 320.
Weigert 12, 296.
Weil 220.
Weill 70.
Weinberg 457.
Weinland 27.
Weiß 341.
— S. 114, 115,
Weißbart 96.
Weißenberg 6.
Weißwange 295.
Welde 478.
Weleminsky 118.
Weltmann 408.
Wentworth 27.
Wermel 51, 54, 55.
Wernicke 341.
Wernstedt 224.
Wertheimber 201.
Westermann 241.
v. Westphalen 62, 384.

Wettwer 241.
Weyl 470.
Whipple 409, 414.
White 276, 439.
Wicherkiewicz 194.
Wichura 308.
Wickham-Leg 359.
Widerhofer 221, 389, 394.
Wieland 333, 334, 335.
Wiener 16.
Wiesner 466.
Wilke 242.
Wilkins 275.
Wilkinson 221.
v. d. Willigen 433.
Willim 324.
v. Winckel 1, 143, 180, 277, 384, 414, 418, 419, 420, 421, 437.
Winkler 243.
Winogradow 466.
Winter 174.
Winternitz 278, 280.
Wintersteiner 195.
Wirtz 291.
Witkowski 63.
Wittner 414.
Witzel 242.
Wölfler 279, 447.
Woino-Oranski 35.
Wolczynski 420.
Wolde 378.
Wolf 125.
Wolff 193, 194, 373, 433.
Wolffberg 326.
Wolfsohn 404.

Wolkenstein 438.
Wollstein 450.
Wolter 458.
Wronka 240.
Wright 423.
Wunsch 222, 330.
Würtz 96.
Wutz 297.
Wyß 230.

Yamada 347.
Yamagiwa 242.
Yanase 305.
Young 398.

Zadek 403.
Zancarini 180.
Zangemeister 35, 253.
Zappert 119, 190, 191, 192, 312, 315, 347, 371, 409, 471.
Zarfl 202, 203, 234, 340, 341, 347, 452, 453, 455.
Zeman 324.
Zentmayer 327.
Ziegler 286.
Ziehen 183, 308, 309, 311.
Zillmer 381.
Zillner 237.
Zinsser 172.
Zipperling 307.
Zlocisti 112, 119.
Zuccola 293.
Zuckerkandl, E. 69, 70.
— O. 296.
v. Zumbusch 348.
Zweifel 28, 324, 376.

Sachregister.

Abepithymie 407.
Ablatio retinae 195.
Abnabelung 375.
— und Asphyxie 254.
— und Gewichtsabnahme 3.
— und Blutkörperchen 20, 34.
— und Kohlensäuregehalt des Blutes 38.
— und Ikterus neonatorum 56.
Achillessehnenreflex 63.
Achondroplasie 336.
Achsendrehung des Darmes, fetale 228, 229, 232, 236, 237, 292.
Adenoide Vegetationen 259, 261.
Adenoma umbilici 391.
Adrenalin bei Blutungen 417.
Adreninvergiftung bei Nebennierenblutungen 407.
Agglutinine, Übertragung von Mutter auf Kind 432, 433, 440.
Agnathie 204.
Akne neonatorum 344.
Albumin der Milch, Resorption 29.
Albuminurie des Neugeborenen 23 ff., 294.
— bei Nierenerkrankungen 294.
— bei Sepsis 487.
Alienie 293.
Alkohol, bei Stillenden 83.
Allaitement mixte 124.
Allantois 297, 384, 392.
Amblyopie 320.
Amelie 329.
Amme 124 ff.
— Beurteilung nach den Kolostralzellen 69, 70.
Ammenaustauschversuch 432.
Ammenwechsel 215.
Amnionnabel 382.
Amniotische Umschnürungen und Verwachsungen 168, 317, 329, 331, 333, 343, 344.
Amputationen, intrauterine 329.
Anämie 292.

Anämie nach Melaena 400.
Anenzephalie 65, 307.
Anetodermia maculosa 344.
Angiome 346.
— intrauterin abgeheilte 344.
Ankyloblepharon 318.
Ankyloglossum 101, 203.
Anlegen des Kindes 84 ff., 97.
Anophthalmus 319.
Antikörper, Durchtritt durch die Darmwand 29, 431.
— Übergang von Mutter auf Kind 431 ff.
Antitoxin, Übergang auf das Kind 432, 433.
Anus, Atresien 230, 231.
Aorta, syphilitische Erkrankung der 466.
Aplasia cutis congenita 344.
Aplasien und Dysplasien im Zentralnervensystem 311.
Apnoe 246.
Argentumkatarrh 323.
Arhythmie, physiologische 43.
— bei Asphyxie 247.
— bei Reizleitungsstörung 291.
Arnethsches Blutbild 36.
Arteriitis umbilicalis 392.
— — und Peritonitis 236.
Arthritis, eitrige 340, 341.
— gonorrhoische 341.
— rheumatische 341.
— syphilitische 474.
— tuberkulöse 453.
Arzneiexanthem 360.
Arzneistoffe, Übergang in die Milch 83.
Aschenzusammensetzung des Neugeborenen und Fetus 10, 11.
Ascites 243, 469.
Asphyxie 244 ff., 283.
— bei Atelektasen 270, 271.
— bei Bronchiektasie 268.
— erworbene 247.
— und Entbindungslähmung 161.
— Folgen der 255 ff.
— bei Frühgeborenen 132, 143.

Asphyxie bei intrakraniellen Blutungen 186.
— livida und pallida 248.
— und Melaena 403.
— bei Schädeltraumen 247.
— bei Stauungslunge 272.
— bei Thymusvergrößerung 266.
— bei Wirbelsäulenverletzung 174.
— bei Zwerchfellhernien 243.
Aspiration intra partum 247.
— bei Frühgeborenen und Benommenen 132, 273.
— bei Darmatresie 223, 228.
Aspirationspneumonie 188, 273.
Asthma thymicum 265.
Atembewegungen, intrauterine 247.
Atemfrequenz 44.
Atmung 44.
— s. auch Respiration.
Atmungsstörungen bei Frühgeborenen 132.
— bei retrosternaler Struma 268.
— bei intrakraniellen Blutungen 187.
— s. auch Asphyxie, Stridor.
Atmungszentrum 270, 274.
— bei Frühgeborenen 132, 143.
— bei Asphyxie 245.
— bei intrakraniellen Blutungen 174, 187.
Atonie der Kardia 211.
Atresien des Genitaltrakts 298, 301.
— der Harnwege 297, 298.
— des Verdauungstraktes 222 ff., 236, 237.
Atrophie nach Sepsis 394, 488.
Auge, Physiologie 63 ff.
— Geburtsverletzungen 193 ff.
— Erkrankungen 317 ff., 472.
Augenlider 194.
Augenmuskellähmungen 194, 316.
Ausgetragene und doch nicht reife Kinder 128, 148.

Autointoxikationen, enterale 216, 428, 484.

Babinskischer Reflex 63.
Backhausmilch 121.
Bad bei Asphyxie 250.
— erstes 46.
— überwarmes 139, 143.
— und Körpertemperatur 45.
— und Nabelverheilung 377.
Bakterien im Blut 487.
— Einwanderung in denDarm 32, 33.
— in der Mundhöhle 33, 200.
— im weiblichen Genitale 300.
Bakterium coli 32, 33, 440, 479.
Bakterizidine, Übertragung a. das Kind 433.
Basedowsche Krankheit 276.
Bauchblasenspalte 297.
Bauchbruch, seitlicher 243.
Bauchdeckenreflex 63.
Bauchdeckenperforation 380, 389.
Bauchhöhle, Blutungen in die 196, 292.
Bauchmuskeldefekte 243.
Bazillus acidophilus 33.
— bifidus 33.
— perfringens s. Gasphleg-monebazillus.
— pyocyaneus 393.
Bednaŕsche Aphthen 198, 199, 201.
Bilanzstörung 219.
Bilirubin s. Gallenfarbstoff.
Biersche Stauung bei Erysipel 447.
— — bei Hypogalaktie 112.
— — bei Mastitis 62, 106.
Blase, Lähmung der, bei Rückenmarksverletzungen 193.
Blasensprung, vorzeitiger, und Asphyxie 246.
Blennorrhoea umbilicalis 385, 386.
Blut 33 ff.
— Alkaleszenz 37.
— chemische Bestandteile 37.
— Gerinnungszeit 413, 414, 487.
— spezifisches Gewicht 37.
— Kohlensäuregehalt 38.
— osmot. Verhältnisse 37.
— Refraktometrie 38.
— Viskosität 37, 38.
Blutdruck 43, 44.
Blutfarbstoff s. Hämoglobin.
Blutgefäße, Erkrankungen 133.
— bei Frühgeborenen 133.
— bei Lues 465, 468, 471.
Blutkörperchen, rote 34 ff.
— — Resistenz 57.

Blutkörperchen, rote, und Ikterus 34, 35, 56, 57.
— weiße, s. Leukozyten.
Blutkrankheiten 292, 293.
Blutplättchen 36.
Blutschatten 35, 57.
Bluttransfusion 416.
Blutungen 396ff.
— Bauchhöhle 196, 292.
— Epithelkörperchen 305.
— aus dem Gehörgang 413.
— Genitale 409, 410.
— Haut 400, 412.
— und Ikterus 55, 56.
— intrakranielle 183 ff., 408.
— Konjunktiva 320, 410.
— Lunge und Pleura 195, 256, 274, 369, 408.
— Leber 196, 409.
— Magendarmtrakt s. Melaena.
— Mund 400.
— Nabel 487.
— Nase 398, 400, 410.
— Nebenniere 407.
— Niere 409.
— parenchymatöse 402.
— Perikard 256.
— Retina 320.
— undSchultzesche Schwingungen 255.
— septische 486, 487.
— und Stauung 256.
— Wirbelkanal 174, 192, 408.
Bohnsche Knötchen 198.
Bradykardie bei Asphyxie 245, — 247.
— bei Reizleitungsstörung 291.
Bronchiektasie, fetale 269.
Bronchitis 273, 274.
Brust, Form der 101.
Brustdrüse, kindliche 59 ff.
— — Sekret 61.
— — Entzündung 61.
— — Hypertrophie 62.
— — bei Frühgeborenen 130.
— weibliche, anatomischer Bau 77, 107.
— — Auslösung der Sekretion 78, 79.
— — Erhaltung der Sekretion 137.
— — künstliche Entleerung 85, 112 ff.
— — leicht- und schwergebende 80, 81, 106, 107.
— — Milcharmut s. Hypogalaktie.
— — Qualität 107.
— — Schwangerschaftshypertrophie 77.
Brustdrüsensekretion, Parallelismus zwischen kindlicher und mütterlicher 61.
Brustscheue Kinder 101, 102.

Brustwarzen, Abhärtung während der Schwangerschaft 102.
— Empfindlichkeit 87.
— Erektion 81.
— Formfehler 101, 102.
— Reinigung 87.
— Rhagaden 103ff.
Brustwarzenhütchen 86, 102 ff. 113.
Buhlsche Krankheit 240, 418, 419, 423, 424.
Buttermilch 123, 139.

Caput obstipum congenitum 156, 157.
— — und Entbindungslähmung 162.
— succedaneum 151.
— — Verwechslung mit der Fruchtblase 155.
Chlorkalivergiftung u. Struma 278.
Chloroformintoxikation 415.
Choanen, angeborener Verschluß der 257.
Cholämie 423.
Cholangitis 241.
Chondrodystrophie 336ff.,340.
Chorioidealrisse 195.
Chvosteksches Phänomen 304.
Clavicularfraktur 174 ff., 196, 275.
Cocain gegen Erbrechen 212.
Comedones neonatorum 344.
Conjunctiva s. Konjunktiva.
Contusio cerebri 196.
Colles-Baumessches Gesetz 475, 476.
Couveuse humide 140.
Couveusen 139.
Couveusenzimmer 141.
Coxitis 340.
Credésches Verfahren 322.
— — Modifikationen 323ff.
Croup 268, 438.
Cutis testacea 351.
Cyanoseanfälle bei Frühgeborenen 132, 143, 285.
— bei angeborenen Herzfehlern 286 ff.
— bei Ikterus 239.
— bei Rhinitis 258.
— unklarer Ätiologie 421,424.
Cyanosis afebrilis icterica cum Haemoglobinuria 419.
Cystenniere 296.
Cystitis 297.

Dakryozystoblennorrhoea 327.
Darmbakterien 32ff., 214, 216.
Darmentleerungen 30 ff.
— bluthaltige 214, 218 (s. a. Melaena).
— bei Dyspepsie 213, 214.

Darmentleerungen bei Enteritis und enteraler Infektion 216 ff.
— bei Ikterus 47, 48, 240, 241.
Darmerkrankungen 212 ff.
Darmkatarrh s. Dyspepsie.
— bei künstlicher Ernährung 219.
Darmruptur 196, 236.
Darmspasmen 232, 234, 235.
Darmsteifung 227, 233.
Darmwand, Durchlässigkeit der 28 ff., 433, 484.
Dauerbad, Winckelsches 143.
Debilitas vitae s. Lebensschwäche.
Dehnungstreifen am Hals 154.
Dekomposition 219, 488.
Dentitio praecox 204.
Dermatitis atrophicans 344.
— der Nabelgegend 388.
— erysipelatosa 363.
— exfoliativa 361 ff.
Dermographismus 287.
Desquamation, physiologische 46.
— gesteigerte 350, 351.
Dextrokardie 243.
Diastase 28.
Diathesen 148 ff.
— exsudative 115, 116, 148, 149, 215, 259, 354.
— hämorrhagische 397, 414.
— neuropathische 147, 211.
— spasmophile 304.
Dickdarm, Atresien und Stenosen 228.
— Erkrankungen 213, 440.
— Erweiterung 231 ff.
Diphtherie 387, 437, 438.
Diphtherietoxin, Reaktion des Neugeborenen auf subkutane Einverleibung 438.
Divertikel, Meckelsches 221, 222, 229, 237, 391.
Druckmarken, Druckspuren 153, 154.
Ductus arteriosus Botalli 133, 283 ff.
— — — Aneurysma 285.
— — — Apertur 285, 290.
— — — Ruptur 285.
— — — Thrombose 292.
— — — Verschluß 284.
— omphalomesentericus 221, 229, 379.
— venosus Arantii 30, 50, 283.
Dünndarm, Atresien und Stenosen 226 ff.
— Erkrankungen 213.
— Erweiterung 234, 235.
— Geschwüre 402 ff.
Dysenterie 214, 440.
Dyspnoe bei Peritonitis 236.
— bei Rhinitis 258.
— bei Trachealstenosen 208.

Dyspepsie 147, 213 ff.
— und Erythema toxicum 354.
— und Ikterus neonatorum 51, 52.

Echinokokkenzysten in der Leber 242.
Einschlußblennorrhoe 327.
Eisenbedarf des Fetus 11.
Eiweißabbau 19.
— im Darm 27.
Eiweißmilch 123, 124, 219.
Eiweißrahmmilch 124.
Eklampsia (gravidarum), Leberdegeneration 239.
— (—) Nebennierenblutung 408, 415.
— (—) Nephritis 295.
— (—) und Stillen 118.
— neonatorum 118.
— infantum s. Krämpfe.
Ektopia der Baucheingeweide 380.
— testis 298.
— vesicae 297.
Ektromelie 329.
Ekzem 355.
Elektrische Behandlung der Entbindungslähmung 165.
— Untersuchung 164, 165, 304.
Elektrokardiogramm, normales 34, 39.
— — bei Reizleitungsstörung 291.
Elephantiasis 374.
Embolie 356.
— retrograde 403.
Emphysem 274.
— bei Lufteinblasung 225, 275.
— subkutanes 194, 274.
Empyem der Highmorshöhle 259.
— des Thorax 275, 481.
Endarteriitis syphilitica 468.
Endokarditis fetale 286, 440.
— akute 291.
Energiequotient 92.
— bei Frühgeborenen 133, 134.
Energiewert der Frauenmilch 89.
Entbindungslähmung (s. a. Plexuslähmung) 160 ff.
— der unteren Extremitäten 166.
Enteritis 216 ff.
— fetale 220, 229.
— hämorrhagische 399.
— bei Influenza 439.
— membranacea 220.
— septische 217, 486.
— syphilitische 469.
Enterokinase 27.

Enterokokkus 32, 33, 214.
Enzephalitis 313.
— syphilitische 470 ff.
Enzephalokele 308 ff.
Enzephalomalazie 471.
Eosinophile Leukozyten 36.
Epidermoid 342.
Epidermolysis bullosa hereditaria 360.
Epignathie 204.
Epilepsie 191, 307.
Epispadie 298, 301.
Epistaxis s. Nase.
Epithelkörperchen 305.
Epithelperlen 198.
Erbsches Phänomen 304.
Erbrechen 210 ff.
— bei Atresien und Stenosen 223 ff.
— bei Frühgeborenen 136, 137.
— habituelles 211.
— hämorrhagisches 210, 400, 417, 487.
— bei enteraler Infektion 217, 218.
— bei Nebennierenlues 469.
— pylorospastisches 211, 225.
— unstillbares 211.
Erepsin 27.
Ernährung des Kindes 68 ff.
— — — an der Brust 82 ff.
— — — Technik der Brusternährung 82 ff.
— — — künstliche 117 ff.
— der Frühgeborenen 134 ff.
— Schwierigkeiten s. Stillschwierigkeiten.
Ernährung der Mütter während der Schwangerschaft 11.
— — im Wochenbett und während der Stillzeit 83, 111.
Ernährungsstörungen 209.
Erstickungsgefahr bei Aspiration 132, 247.
— bei Nasenanomalien 257.
— bei Ösophagusatresie 223.
— bei Schilddrüsentumoren 268, 280, 281.
— bei Stridor cong. 262.
— bei Thymusvergrößerung 265, 266.
Erysipel 444 ff.
— intrauterin entstandenes 444.
— und Peritonitis 236.
— nach septischer Stomatitis 200.
— der Mutter 117.
Erythema, glutaeale 355.
— mykoticum 357.
— neonatorum 46, 351 ff., 367.
— bei Frühgeborenen 130.
— toxicum neonatorum 352 ff.

Erythrodermia desquamativa 355.
Erziehung des Kindes 87.
Exantheme, lokalisierte 355.
— septische 486.
Excoriatio umbilici 385.
Exophthalmus 194, 319.
Exsikkationsfieber 428.
Extremitäten, Mißbildungen der unteren 182.

Fäulnisvorgänge im Darm 26, 31, 216.
Favus 357.
Fazialislähmung, traumatische, nach Zangengeburten 167.
— bei eitriger Parotitis 208.
— bei intrakraniellen Hämatomen 167, 168.
— kongenitale 312.
— nach Spontangeburten 167 ff.
Fazialisphänomen 63, 187, 304.
Fermente 26 ff.
Fett des Neugeborenen 11.
— Beziehungen zum Milchfett 11.
— der Kolostralmilch 73.
Fettabbau im Darm 28.
Fettarmut des Frühgeborenen 129.
Fettdegeneration, akute 418.
Fettsäuren, flüchtige, im Körperfett 11.
Fettsklerem 366.
Fetus, Kreislauf des 283.
Fibromatosis 348, 374.
Fieber und Krämpfe 306.
— bei Melaena 401.
— bei Sepsis 486.
— transitorisches 45, 96, 97, 425 ff.
Fissuren des Schädeldachs 172.
Flüssigkeit, Fütterung von indifferenter 86, 87.
— Zufütterung 98.
Flüssigkeitsbedarf 92, 96.
Follikulitis 357.
Fontanelle, Verschiedenheiten der großen 332.
Foramen, ovale 283, 286.
Frakturen, intrauterine 331, 332.
Frauenmilch 68 ff. (s. a. Kolostralmilch).
— Antikörper 432, 433, 476.
— Beschaffung von abgezogener 112 ff., 476.
— spezifisches Gewicht 70.
— konservierte 113.
— Nährwert 89.
— Nachfütterung von abgepumpter 98 ff.
— Viskosität 70, 71.

Frauenmilch, Stoffwechsel bei Ernährung mit reifer 12, 16.
Freimachen der Lutfwege bei Asphyxie 249.
Freßreflex, Oppenheims 63.
Fruchttod, intrauteriner, bei Hydrops fet. univ. 373.
— — bei Ichthyosis congenita 348.
— — bei Perityphlitis der Mutter 481.
— — bei Sepsis 480.
— — bei Syphilis 460.
— — bei Variola 434.
Fruchtwasser, infiziertes 481.
— und enterale Infektion 218.
— und Nabelerkrankungen 393.
Frühgeborenes Kind 127 ff.
— — Atelektasen 270.
— — Gefäßzerreißlichkeit 320.
— — Laktosurie 25, 27.
— — Pneumonien 273, 274.
— — von tuberkulösen Müttern 457.
Frühgeburt, Ursachen der 128, 129, 460.
— künstliche 144.
Fungus umbilici 390.
Furunkulosis 357, 364.
Fuß des Neugeborenen 331.

Galaktorrhoe 188.
Galle, Polycholie und Pleiochromie bei Ikterus neonatorum 55, 57.
— Viskosität 52.
Gallenfarbstoff im Darminhalt 30, 31, 32, 58.
— in den oberen Darmabschnitten bei Ikterus neonatorum 58.
— im Blut 58, 59.
— im Harn 25, 48, 58, 241.
— in der Leber 57, 58.
Gallengänge 51.
— Katarrh und Ikterus 51.
— angeborene Enge 51.
— Atresien und Stenosen 241.
— Zysten 241.
Gallenkapillaren bei Ikterus neonatorum 52, 53.
Gallensteine 240.
Gangrän des Nabelstrangs 385.
— spontane 356.
Gasaustausch zwischen Mutter und Kind 246.
Gasphlegmonebazillus 32, 33, 216, 219.
Gaswechsel 17, 18, 44, 270.
Gaumeneckengeschwüre 198, 199, 201.
Gaumenflecke 198.
Gaumenmandeln 303.
— Diphtherie 438.

Gaumenspalte 204, 223.
Gavage 136.
Geburtsgeschwulst 150 ff.
— Nekrose der 153.
— Blutung in der 153, 412.
Geburtsgewicht 1.
— Wiedererreichung desselben 5, 108, 147.
Geburtsstauung, Folgen der 256.
— und Albuminurie 24.
— und hämorrhagische Erkrankungen 403.
— und Ikterus 55, 56.
— und Zerebralsymptome 190.
Geburtsverletzungen 150 ff.
— des Auges 193.
— der äußeren Weichteile 150.
— in der Brust- und Bauchhöhle 195.
— der Knochen 169.
— Muskeln 155.
— Nerven 160.
— des Periosts 157.
— im Zentralnervensystem 182.
Gefäße, Anomalien der großen 290.
— Erkrankungen 292, 465.
— Zerreißlichkeit 186.
Gehirnblutung 189.
Gehörorgan 65 (s. a. Ohr).
Gelatinetherapie 415, 416.
Gelenke, Ankylosen 330.
— Erkrankungen 340, 341, 474.
Gelenkspyämie 341.
Genitalblutungen 409, 487.
Genitalien, Anomalien und Erkrankungen 298.
— Geburtsverletzungen 155.
— äußere, bei Frühgeburten 130.
Genitalödeme 370 ff.
— chronisch idiopathisches 371.
Geruchssinn 65, 66.
Geschlechtsbestimmung bei Scheinzwittern 302.
Geschlechtsentwicklung, vorzeitige 62.
Geschmackssinn 65.
Gesichtslage, Entbindungslähmung bei 164.
— Geburtsgeschwulst 77, 151 ff.
— Konfiguration des Kopfes 8.
— und Struma 277.
Gesichtsreflexe 63, 66.
Gesichtssinn 63, 64.
Gesichtsspalten 204, 205.
Gewebszerfall während der physiologischen Gewichtsabnahme 4, 19.
Gewicht bei der Geburt 1.

Gewicht und Ikterus neonatorum 48.
— Frühgeborener 129, 144.
— der inneren Organe 9.
Gewichtsabnahme, physiolog. 2ff.
— bei Ikterischen 49.
— bei transitorischem Fieber 428.
Gewichtskurve während der ersten Wochen 2ff., 93ff.
— bei Konstitutionsschwäche 147.
Gewichtsminimum 2.
Gingivitis 202.
Glaskörperblutungen 195.
Glaukom, angeborenes 319.
Glissonsche Kapsel, Ödem der 51.
Glossitis marginalis erythematosa 201.
Glykosurie, traumatische 25.
Gonoblennorrhoe des Auges 320ff.
— intrauterine 321.
— Prophylaxe 322ff.
Gonokokkämie 322.
Gonorrhoische Erkrankungen des Auges 320ff.
— — der Gelenke 322.
— — der Haut 201, 357.
— — des Mundes 201.
— — der Nase 258.
— — des Ohres 328.
Granuloma umbilici 391.
Grippe 272, 439.
Großhirn, Aplasien und Dysplasien 311.
Gummen der Leber 467.
— der Nebennieren 469.
— der Nieren 468.
— im Zentralnervensystem 470, 471.

Haare 46.
Habitus septicus 486.
Hämatemesis s. Erbrechen.
Hämatokele 299.
Hämatom, intrakranielles 182 u. f.
— der Nebenniere 196, 406ff., 469.
— subperiostales 157.
— des Sternocleidomastoideus 155.
Hämatomyelie 192.
Hämatothorax 408.
Hämaturie 292, 295, 409, 419, 421, 467.
Hämoglobin im Blut 33, 34.
— freies, im Blut bei Ikterus neonatorum 57.
— im Plasma 38, 55, 57.
Hämoglobinurie 295, 419, 421.
Hämolysine, Übergang von Mutter auf Kind 432, 433.

Hämoperikard 404.
Hämophilie 414.
— „temporäre" 487.
Hämophthalmus 195.
Hämorrhagien s. Blutungen.
Hämorrhagische Erkrankungen 397ff.
Halbmonde im Kolostrum 69, 70.
Halsfisteln, angeborene 205.
Halszysten 205.
Hand, Luxation der 180.
Harn 22ff.
— Acetonkörper 25.
— Allantoin 16.
— Aminosäuren 15, 16, 239.
— Ammoniak 15.
— Blut 292, 295, 409, 421, 468.
— Chloride 17.
— Eiweiß 23ff., 274ff.
— Eiweißfällende Substanzen 24.
— Farbe 23.
— bei Frühgeborenen 133.
— Gallenfarbstoff 25, 58, 240, 243, 412.
— spezifisches Gewicht 23.
— Glykokoll 16.
— Glykuronsäure 26.
— Hämoglobin 295, 419, 421.
— Harnsäure 13ff.
— Harnstoff 13ff.
— Indikan 25, 26.
— bei Ikterus neonatorum 48.
— Konzentration 23.
— Kreatinin 16.
— Leuzin 239.
— Menge 22.
— Milchzucker 25.
— Oxyproteinsäure 16.
— Phosphate 17.
— Polypeptide 16.
— Purinbasen 14, 15, 20.
— Reststickstoff 16.
— Sediment 26.
— Stickstoffverteilung 13ff.
— Sulfate 17.
— Toxizität 26.
— Tyrosin 239.
— Urobilin 25, 28.
— Zahl der Entleerungen 22.
— Zucker 25.
Harnblase, abnorme Kommunikation 230.
— Ektopie 297.
— Entzündung 297.
— Lähmung 193.
Harninfarkt 21.
Harnröhre, Anomalien der 230, 298.
Harnsäureinfarkt 14, 20, 21, 25, 39.
Harnsäurestoffwechsel 19ff.
Hasenscharte 204.

Haut 46ff., 342ff.
— bakterielle u. mykotische Erkrankungen 357.
— Blutungen 400, 412.
— Defekte und Narben 342ff.
— Emphysem 194, 274.
— Farbe 46, 485.
— Gangrän 356.
— Nekrosen 292.
— syphilitische Erkrankungen 461ff.
— Tumoren 347.
— Turgor 4.
Hautanhängsel 330, 347.
Hautnabel 383.
Hemignathie 204.
Hemimelie 329.
Hemmungszentren 62.
Hepatitis, diffuse 394.
Hermaphroditismus 302.
Hernien 243, 244, 378.
Herpes tonsurans 357.
— zoster 355, 356.
Herz, Anomalien 283ff.
— Arhythmie 191.
— Elektrokardiographische
— Untersuchung 39, 40, 291.
— Hypertrophie 282, 288.
— luetische Erkrankungen 466.
— physikalischeUntersuchung 40, 41.
— Physiologisches 39ff.
— Rhythmus 41, 42.
— Überleitungsstörung 290.
— Vergrößerung 268, 282, 288.
Herzblock 290.
Herzfehler 286ff., 293, 440, 466.
Herzgeräusch 287ff.
Herzklappen, Entzündung 286, 291, 440.
— sog. Hämatome 292.
Herzmassage 250.
Herzmechanismus, Störungen des 290.
Herztätigkeit bei Asphyxie 248.
— bei Frühgeborenen 132, 133.
Hexenmilch 61.
Highmorshöhle, Empyem der 259.
Hirnabszeß, syphilitischer 470.
Hirnblutung 189.
Hirnbruch s. Enzephalokele.
Hirndruck bei intrakraniellem Hämatom 186ff.
Hirnerschütterung 190.
Hirnnervenlähmungen, kongenitale 312.
Hirnrinde, Erregbarkeit der 62.
Hirschsprungsche Krankheit 231ff.

Hoden, Lageanomalien 298.
Hohlwarzen 101.
Hüftgelenk, Entzündung 340.
— Luxation 180.
Hufeisenniere 296.
Humerus s. Oberarm.
Hydranenzephalie 315.
Hydroenzephalokele 308.
Hydrokele 298.
— Verletzung bei der Entbindung 155.
Hydrokystome der Haut 345.
Hydromikrozephalie 315.
Hydronephrose 296.
Hydrophthalmus 319.
Hydrops fetus universalis 293, 295, 373.
Hydrozephalus 190, 314ff.
— nach Operation von Hirnbrüchen und Spina bifida 309, 311.
— syphilitischer 471.
— Kornealtrübungen bei 318.
Hygroma colli congenitum 205.
Hymenalmembran, unperforierte 301.
Hymenalzyste 301.
Hypernephrom 242.
Hypertrichosis 347.
Hypogalaktie 107ff.
— Behandlung der 110ff.
Hypoglossuslähmung 168.
Hypospadie 298.
Hypothermie 130, 131, 139ff.

Ichthyosis congenita 348ff.
— sebacea 350.
— vulgaris 348, 351.
Ictère bronzée 394.
— — haematique 422.
Idiotie 173, 191, 203, 257, 313, 314.
Ikterus, verschiedene Formen von 239.
— bei Gallengangsanomalien 241.
— bei Gallensteinen 240.
— bei hämorrhagischen Erkrankungen 412.
— infectiosus 239.
— katarrhalis 51, 240.
— pleiochromicus 56.
— septicus 394, 423, 485.
— bei Typhus 440.
— gravis 421ff., 467.
— neonatorum 47ff.
— — Blut beim 34, 35, 36, 39.
— — bei Frühgeborenen 130.
— — Harn 25, 47, 58.
— — Stühle 47, 58.
Immunisierung intrauterine 431.
— — durch die Milch 432.

Immunität 430ff.
— gegen Masern 436.
— gegen Röteln 437.
— gegen Scharlach 437.
— gegen Diphtherie 438.
Impfung 434.
Impressionen des Schädels 169ff.
Impetigo contagiosa 359.
Inanition, Bedeutung der 115 u. f.
Inanitionsfieber 428.
Indikanurie 25, 26.
Infektion, aerogene 258, 439, 455, 483.
— enterale 216ff., 237, 483.
— — und Ikterus 53, 54.
— — und Melaena 406.
— erste des Darmes 32, 33, 54.
— extrauterine 481ff. (s. a. Sepsis).
— intra partum 258, 481.
— intrauterine 217, 235, 272, 286, 313, 314, 321, 359, 434, 435, 437, 440, 444, 449ff., 458ff., 481ff.
Infektionskrankheiten 430ff.
— akute 433ff.
— chronische 448.
— Stillen bei 117, 436, 437, 438, 447, 455, 475ff.
Influenza 286, 439.
— Konjunktivitis 326.
— Otitis 328.
Infusion, subkutane 138, 417.
Intertrigo 335.
Intoxikation 424.
— enterale 484.
— bei hämorrhagischen Erkrankungen 415.
— bei Ikterus gravis 423.
— intrauterine 239, 295, 303, 373, 480.
Intubation bei Asphyxie 253.
— bei Stridor congenitus 263, 265, 269.
— bei Struma 281.
Invagination 229.
Iris, Farbe 64.
— Anomalien und Erkrankungen 319.
Isthmusstenose 289.

Jaschkesche Milchpumpe 114.
Jejunum, Erweiterung des 234.

Kalkbedarf des Fetus 10.
Kalorien s. Frauenmilch, Kolostralmilch, Energiebedarf.
Kalzine 192.
Kalziumtherapie bei Krämpfen 191.

Kalziumtherapie bei hämorrhagischen Erkrankungen 417.
— bei Stridor congenita 262.
Karzinome des Magendarmtrakts 221.
— der Niere 296.
Kasein-fettangereicherte Kuhmilch 124.
Katarakta 319.
Kehlkopf, Diphtherie 438.
— Mißbildungen 268.
— Schilddrüsenpapillom 276.
— bei Stridor congenitus 261.
— Tumoren 267, 268.
Kellersche Malzsuppe 123, 124.
Kephalhämatom 157ff., 172.
— doppeltes und dreifaches 158.
— vereitertes 160.
Kephalhaematoma internum 160, 172.
Kephalhydrokele 172.
Keratitis 318.
Kernikterus 422.
Kernschwund, infantiler 312.
Keuchhusten 439.
Kiefer, Anomalien 204.
— Erkrankungen 202, 259.
Kiemengangszyste 205.
Kinderlähmung, zerebrale 191, 312, 313.
— spinale 314.
Kindeslage, Einfluß der auf das Zustandekommen von Entbindungslähmungen 161.
Klappenhämatome 292.
Kleidung 46, 491.
— Frühgeborener 141.
Klumpfuß 317, 330.
Klumphand 317, 330.
Klumpkesche Lähmung 163.
Kniegelenksluxation 182.
Knochendefekte 329, 330.
Knochenerkrankungen 333ff.
— syphilitische 472ff.
— tuberkulöse 453.
Knochenkerne bei Frühgeborenen 130.
Knochenverletzungen 169ff.
Körpermaße 6.
— bei Frühgeborenen 129.
Körperoberfläche 10.
Körperproportionen 6ff.
— bei Frühgeborenen 129.
Körpertemperatur 44ff., 93ff. (s. a. Fieber).
— Einfluß des Bades auf die 45.
— Labilität 45.
— Niveau 45.
— bei Frühgeborenen 131.
Kohlehydrate, Abbau im Darm 27.

Kohlehydratreiche Nährgemische 123, 124.
Koliken 214, 215.
Kolitis 213, 440.
Kolobom, Lid- 317.
— Iris- 318.
— der Chorioidea 319.
Kolon, Erweiterung des 231 ff.
Kolostralmilch 68 ff., 79, 80.
— Bedeutung derselben 75 ff.
— Beziehungen zum Blutserum 75.
— biologische Eigenschaften 75, 76.
— Fermente 74.
— Immunsubstanzen 74 ff.
— Nährwert 89.
— purgierende Wirkung 76, 214.
— Stoffwechsel bei Ernährung mit derselben 12, 16.
— Zellen 69, 70.
Kolostrumeiweiß, Resorption von 29.
Kolostrumkörperchen 68, 69.
Konjunktiva, Anomalien 318.
— Blutungen 194, 256, 320, 410.
Konjunktivitis (s. a. Gonoblennorrhoe) 320 ff., 326.
Konstitution, Bedeutung der 146.
Konstitutionskrankheiten 149.
Konstitutionsschwäche 146, 486.
Kontraindikationen gegen das Stillen s. Stillkontraindikationen.
Kopfblutgeschwulst s. Kephalhämatom.
Kopfgeschwulst 151.
Kornea, Anomalien und Erkrankungen 318, 322, 327.
— Geburtsverletzungen 195.
Krämpfe 303 ff.
— funktionelle 303 ff.
— bei intrakraniellen Verletzungen 183, 187, 190.
— bei Ikterus gravis 422.
— bei Hydrozephalus 315.
— bei Meningitis 314.
— organische 307.
— bei Sepsis 306.
Kraniotabes 334, 335.
Kreislauf, fetaler 283.
Kremasterreflex 63.
Kropf 278 (s. a. Struma).
Kryptorchismus 298.
Kryptophthalmus 318.
Kuhmilch s. Ernährung, künstliche.
Kuhpockenimpfung 434.
Kubitaldrüsen 464, 473.
Kuppenweichschädel 333.
Kutisnabel 383.
Kyphose 328.

Labferment 27.
Lähmungen (s. a. Entbindungslähmungen, Paraplegie, Kinderlähmung)
— bei intrakraniellen Verletzungen 188.
— spinale, luetische 471.
— poliomyelitische 316.
— traumatische 193.
— Parrotsche 417, 473.
Länge und Längenwachstum 6.
— — bei Frühgeborenen 129.
Laktagoga 111.
Laktase 27.
Laktation, Ursachen 77 ff.
— Ingangkommen 79, 80.
Laktosurie 25, 27.
Landerer-Meyersche Pylorusstenose 224.
Lanugo 47, 130.
— im Mekonium 31, 227.
Larosanmilch 124.
Laryngitis 259, 262, 268, 438.
Laryngospasmus 268, 305.
Lebensschwäche 127, 128, 146 ff.
— parasyphilitische 474.
— paratuberkulöse 457.
Lebenspotential 127.
Leber, anatomische Eigentümlichkeiten 50, 51.
— Abszesse 394.
— Atrophie 239, 240, 418, 421.
— Cirrhosen 240.
— Cysten 242.
— degenerative Prozesse 239.
— Erkrankungen 238 ff.
— Hämatome 409.
— Hyperämie 54, 55.
— Insuffizienz 19, 30, 238.
— und Ikterus neon. 53 ff.
— Rupturen 196.
— Tumoren 242.
— Syphilis 466, 467.
— Vergrößerung 229, 293, 467.
Lebergefäße 243.
Leistenbruch 243.
Leptomeningealblutung 183, 191.
Lepra 457.
Leukämie 292, 293.
Leukozyten, Formen 36.
— prozent. Verhältnis 36.
— Zahl 35, 36, 39.
— im Kolostrum 69, 70.
Leukozytenzerfall und Harnsäureinfarkt 20.
Leukozytose 20, 35, 39.
Lichen urticatus 355.
Lichtempfindung 63, 64.
Lichtreflex der Pupillen 64.
Lichtscheu 64.
Lidbewegungen 64.

Lidschluß, reflektorischer 64.
Liebigsuppe 123, 124.
Linse, Anomalien und Erkrankungen 319.
— Verletzungen 195.
Lipase 28.
Lippenphänomen 63.
Liquor cerebrospinalis bei intrakraniellen Blutungen 189.
Littlesche Krankheit 191, 313.
Lückenschädel 333.
Luftinsufflationen 253.
Luftschlucken und Erbrechen 211.
Lumbalpunktion 189, 192, 314, 315, 316, 470.
Lunge, Anomalien und Erkrankungen 269 ff.
— Agenesie, Hyper- u. Hypoplasie 269.
— Blutungen 270, 274, 369.
— Entzündungen 272 ff. (s. a. Pneumonie).
— Entfaltung 44, 270.
— Emphysem 225, 274.
— intrauterine Infektion 480.
— Kapazität 270.
— Ödem 270.
— Tuberkulose 451, 454, 455.
— Syphilis 465.
— Verletzungen 196.
Lungenatelektasen 270 ff., 285.
— bei Asphyxie 256.
— bei Frühgeborenen 132.
— bei intrakraniellen Blutungen 187.
— erworbene 271.
Lutscher 98, 212.
Luxatio bulbi 194.
— coxae congenita 332.
— kongenitale 331.
Lymphadenitis 357.
Lymphangoitis 357.
Lymphdrüsen, Hyperplasie 267.
— Syphilis 644.

Magen-Darmtrakt, Blutungen 398 ff.
— Erkrankungen 209 ff.
— Geschwüre 402, 403.
Magensaft 27.
— peptische Wirkung bei der Geschwürsbildung 403.
— toxinhemmende Kraft 84.
Magenphlegmone 200.
Magitotsche Falte 81.
Mahlzeiten, Dauer der 88, 97.
— Einteilung 97, 98.
— Zahl 84 ff., 97, 100.
Makroglossie 203.
Maladie bronzée haematique und haematurique 421.
Malaria 293, 447.

Maltase 27.
Markscheidenbildung, mangelhafte 62, 63.
Masern 435, 436.
Massage der Brust 112.
Masseterhämatom 157.
Masses jaunes im Harnsediment 26, 48.
Mastdarm, Atresien 230, 231.
— Lähmung 193.
— Schleimkonkretionen 220.
Mastitis 104, 106, 107.
— neonatorum 61, 62.
Meckelsches Divertikel 221, 222, 229, 391.
Megalophthalmus 319.
Megakolon congenitum 231 ff.
Mekonium 30 ff.
— Bakterien 32, 33.
— Bestandteile 31.
— Beimengung zum Fruchtwasser 247.
— farbloses 241.
— Lanugohaare 31, 227.
— Menge 3, 31.
— und Ikterus neon. 58.
— verkalktes 237.
Mekoniumkörperchen 31.
Mekoniumpfropf 30, 220.
Melaena 398 ff., 483.
— Ätiologie 402.
— bei Darmsyphilis 469.
— idiopathica 399.
— intrauterine 398, 404.
— Mortalität 401.
— spuria 104, 398.
— vera 398 ff.
Melaenabazillus 405.
Meningealblutungen s. Blutungen.
Meningitis, eitrige 292, 314, 328.
— fetale 313, 314.
— syphilitische 470.
Meningitische Erscheinungen bei „Kernikterus" 422.
Meningoenzephalitis 312, 314, 470.
Meningokele 160, 308, 310.
— spuria traumatica 172.
Meteorismus 233 ff.
Mikrognathie 204, 267.
Mikromelie 336, 340.
Mikrophthalmus 318, 319.
Mikrozephalie 315.
Milcheinschuß 80, 81, 85, 106.
— Zellen beim 69, 70.
— Stillschwierigkeiten zur Zeit desselben 106.
— Verband 85.
— verspäteter 108.
Milchmangel s. Hypogalaktie.
Milchpumpen 85, 113.
Milchziehflasche 115.
Miliaria 344, 345.
Milien 344, 345.

Milz, funktionelle Bedeutung 293.
— Fehlen 293.
— Tumor 293, 467, 487.
— Verletzungen 196.
Minderwertigkeit, konstitutionelle 144, 146 ff.
Miosis, bei unterer Plexuslähmung 163.
— bei intrakraniellen Blutungen 188.
Mittelohrentzündung s. Otitis.
Mongolenfleck 347.
Mongolismus 149, 286, 318.
Morbus coeruleus 287.
Morbilli 435, 436.
Morphium, Übergang in die Milch 83.
Mumps 439.
Mundhöhle, Bakterien 33, 200.
— Anomalien 203 ff., 267.
— Erkrankungen 197 ff.
— Reinigung 85, 86, 200.
— schmerzhafte Affektionen als Saughindernis 101.
— Tumoren 203, 308 (Enzephalokele basalis).
— Verletzungen 155, 398.
Mundphänomen 63.
Mundschleimhaut, Hyperämie, Blutungen 197, 410.
Mundspeicheldrüsen, Anomalien 205, 206.
— Entzündungen 207, 208.
— Tumoren 206, 207.
Muskelatrophie, kongenitale 316.
Muskeldefekte 312.
Muskelverletzungen 155 ff.
Muzinurie 23.
Myatonia congenita 316.
Mydriasis bei intrakraniellen Hämatomen 188.
— bei Nebennierenhämatomen 407.
Myelitis syphilitica 471.
Myelodysplasie 311.
Myelokele 310.
Myelozystokele 310.
Mykosen der Haut 357.
Myokarditis 286.
— syphilitica 466.
Myositis fibrosa 156.
— syphilitica 472, 473.
Myxödem, kongenitales 149.

Nabel, Adenom 391.
— Anomalien 221, 297, 378 ff.
— Blutungen 394, 411, 465, 487.
— Diphtherie 387.
— Erkrankungen 385 ff.
— Gangrän 236, 388, 389.
— Geschwüre 387, 465.
— Geschwülste 390.

Nabel, Granulom 390, 391.
— Influenza 439.
— Nässen 385.
— Syphilis 465.
— Tetanus 441.
Nabelgefäße 411.
— Blutungen 411.
— Erkrankungen 392 ff., 483.
Nabelklemmen 375, 376.
Nabelpflege 374 ff.
Nabelringbruch 244.
Nabelschnur, Hämatom 384.
— Hindernisse im Bereich derselben u. Asphyxie 246.
— Knoten 385.
— Tumoren 384.
— Varikositäten 385.
— Verletzungen 383.
Nabelschnurblut 35, 36.
— Gallenfarbstoff in demselben 59.
Nabelschnurbruch 378 ff.
Nabelschnurgeräusch 248.
Nabelschnurrest, Blutungen 411.
— Gangrän 385.
Nabelschnurserum, Injektion bei Melaena 416.
Nabelschnurtorsion 229.
Nabelsepsis 388, 393, 394, 419, 482.
Nabelverband 244, 376 ff.
Nägel der Finger und Zehen bei Frühgeburten 130.
Nährklysmen mit Frauenmilch 137, 444.
Nährmaltose, Loefflunds 123.
Nährquotient 92.
Nährzucker, Soxhlets 123.
Nahrungsbedarf 88 ff.
Naevi 318, 346, 347.
— Frühgeborener 133 ff.
Narben, angeborene 342.
Nase und Nasenrachenraum, Anomalien und Erkrankungen 257 ff.
— Blutungen 398, 410, 487.
— Diphtherie 438.
— Enzephalokele basalis 308.
Nasenreflex 66.
Nebenhöhlenerkrankungen 199, 259.
Nebennieren, Hämatom 196, 406 ff., 469.
— Syphilis 469.
— Tuberkulose 452.
— Tumoren 242, 297.
Neosalvarsan 478.
Nephritis 294.
— akute, hämorrhagische 468.
— interstitielle 288.
— mütterliche, und Stillen 118.
— — Einfluß auf das Kind in utero 294, 373.

Nephrose 294.
Nerven, Physiol. 62 ff.
— angeb. Defekte 312.
— Verletzungen einzelner 178
  (s. a. Entbindungsläh-
  mung).
Nervenkrankheiten nach intra-
  kraniellen Blutungen 190,
  191.
Nervennaht 165.
Nervosität 211.
Netzhautablösung 195.
Netzhautblutungen 195.
Neubildungen, Einfluß mütter-
  licher maligner auf das
  Kind 431.
Neuritis optica 472.
— nervi acustici 472.
Neurofibromatosis 348.
Neuropathische Konstitution
  147, 211.
Niere, Anomalien 297.
— Blutungen 409, 468.
— Erkrankungen 294 ff.
— Ruptur 196.
— Syphilis 468.
— Tumoren 296 ff.
— Zysten 296.
Nierenbecken 297.
Nierensteine 296.
Nystagmus, vom Ohrlabyrinth
  auslösbarer 65.
— bei intrakraniellen Häma-
  tomen 188.

Oberarm, Frakturen 166, 177.
— Epiphysentrennung 166,
  176, 177.
Oberkiefer, Erkrankungen 259.
Oberschenkelfraktur 180 ff.
Obstipation 219, 233 ff.
Ödem (s. a. Sklerödem), akutes, angioneurotisches 371.
— allgem., idiopathisches 372.
— chronicum congenitum 372.
— Genital- 370 ff.
— lymphangiectaticum 373.
— bei Nephritis der Mutter
  373.
— nach Wasser- und Salz-
  darreichung 372.
— toxisches 373.
— universelles 373.
Ölsäure im Körperfett 11.
Ösophagotrachealfistel 223.
Ösophagus, Atresie und -ste-
  nose 222, 223.
— Blutung 402.
Ohr 65.
— Erkrankungen 327, 472.
Ohrmuschel, Abreißung durch
  die Zange 155.
— bei Frühgeburten 130.
Okulomotoriuslähmung 168,
  312.

Oligodaktylie 330.
Omphalitis 387, 388.
— katarrhalis 385, 386.
— und Peritonitis 236.
Omphalorrhagie 411.
Ophthalmoblennorrhoe s. Go-
  noblennorrhoe.
Ophthalmoplegie 312.
Opsonine, Übergang mütter-
  licher auf das Kind 433.
Optikus, kongenit. Atrophie
  195.
— Anomalien der Papille 319.
— Stauung 320.
— syphilit. Erkrankungen
  472.
— Verletzungen 195.
Orbita, Anomalien und Er-
  krankungen 319.
— Verletzungen 173, 194.
Osteochondritis syphilit. 471,
  472 ff.
Osteogenesis inperfecta 336,
  338 ff.
Osteogingivitis gangraenosa
  202.
Osteoid, physiologisches 335.
Osteomyelitis d. Oberkiefers
  259.
— des Oberschenkels 340.
Osteopsathyrosis 338.
Osteosklerosis 336.
Ostitis, tuberkulöse 453.
Otitis media 327, 328.
Otorrhoe 328.
Ozetbad bei Asphyxie 250.
— bei Frühgeborenen 143.
— bei Lungenatelektasen 271.
— bei Pemphigus 365.

Pachymeningitis haemorrha-
  gica 314, 471.
Pankreas 27, 229, 230.
— Entzündung 469.
Panophthalmie 322.
Paracholie der Leberzelle 53.
Parakoliinfektion 479.
Paraplegie 193.
Parasyphilis 474.
Paratuberkulose 457.
Paratyphus 405, 440, 479.
Parotis, angeborene Vergröße-
  rung 206.
— Hämangiom 206.
— Tumoren 207.
Parotitis epidemica 439.
— purulenta 207, 208.
Patellarreflex 62.
Paukenhöhle 65.
— Erkrankungen 327, 328.
Pediculosis 357.
Pemphigus acutus 358.
— benignus 358 ff.
— congenitus 359.
— contagiosus 358, 361.

Pemphigus exfoliativus 360.
— foliaceus 360.
— haemorrhagicus 486.
— infantum 359.
— malignus 360.
— neonatorum 357 ff., 365.
— periumbilicalis 388.
— syphiliticus 462, 477.
Pepsin 27.
Periarteriitis umbilicalis 392.
Perikarditis, eitrige 291.
Peristaltik, sichtbare 233, 235.
Peritonitis, akute 236, 237,
  380, 389, 445.
— fetale 229, 235, 236, 469.
Perityphlitis, Einfluß der müt-
  terlichen auf das Kind 481.
Peronäuslähmung 317.
Perspiratio insensibilis 18.
Pertussis 439.
Pflege der Neugeborenen 489.
— in Gebäranstalten 489.
— im Privathaus 491.
— des Frühgeborenen 139 ff.
Pfortader, Erkrankungen im
  Bereich der 243.
Pharyngitis 259.
Phimose 299.
Phlebitis umbilicalis 394.
Phlegmone 364.
— der Nabelgegend 388.
Phokomelie 329.
Phosphate im Harn 17.
Phosphorlebertran 334, 336.
Pigmentierungen der Haut
  346, 347.
— des Gaumens 407.
Pirquetsche Reaktion 453.
Plattfuß 331.
Plazenta, Bedeutung bei In-
  fektionskrankheiten 431.
— bei Lepra 458.
— Malaria 447.
— bei Tuberkulose 448 ff.
— bei Sepsis 480.
— Syphilis 459 ff.
Placenta praevia 246.
Plazentalösung, vorzeitige 246.
Plazentarblut und Ikterus
  neonatorum 56.
Plazentasekretin 79.
Pleiochromie der Galle 55.
Pleuralblutungen 195, 256,
  369.
Pleuritis 275, 481.
Pleuropneumonie 480, 481.
Plexuslähmung, obere 163.
— untere 163.
— Kombinationen 164.
— totale 164.
— doppelseitige 164.
— rudimentäre 164.
Pneumokokkenkonjunktivitis
  327.
Pneumokokkenpneumonie 272.
Pneumokokkensepsis 273, 479.

Pneumonie, kongenitale 272, 480.
— p. p. akquirierte 273, 275.
— syphilitische (weiße) 465.
Pneumothorax 275.
Pocken 433 ff.
Polioenzephalitis 314.
Poliomyelitis 166, 316.
Polycholie 55.
Polydaktylie 330.
Polygnathie 204.
Porenzephalie 173, 190, 313.
Präputium, Blutungen aus dem 410.
Präzipitine, Übergang mütterlicher auf das Kind 432.
Profetas Gesetz 475, 476.
Promontorium, Nekrosen dch. Druck desselben 154.
— Exostosen desselben und Fazialislähmung 168.
— und Schädelimpressionen 140.
Pseudocroup 268.
Pseudodiphtherie, Epsteinsche 199.
Pseudohermaphroditismus 301, 302.
Pseudoparalyse, Parrotsche 471, 473.
Psychosen, mütterliche und Stillen 118.
Ptosis 168, 312.
Puerperalerkrankungen, septische und Stillen 117.
Pulsfrequenz 43.
— Verlangsamung bei Asphyxie 245, 247.
Pupillen 64.
— Anomalien 319.
— bei intrakraniellen Hämatomen 188.
Pupillarmembran 319.
Purpura 276, 293, 412.
Pyämie 259, 275, 291, 314, 341, 479.
Pyelocystitis 297, 311.
Pyelonephritis 297.
Pylorus, Atresie 223.
— Spasmus 224 ff.
— Stenosen 224, 226.
Pyodermie 364.
Pyorrhoea umbilici 386.
Pyozephalus 313.

Quecksilbertherapie der Lues congenita 477.
Quinckesche Erkrankung 371.

Rachen, Diphtherie 438.
— Phlegmone 199.
Rachenmandel 203, 259.
Rachenreflex 63.
Rachitis, kongenitale 333 ff.
— sog. fetale 336.

Radialislähmung 317.
Radiusfraktur 180.
Rahmverdünnungen 121.
Ranula 206.
Raynaudsche Krankheit 356.
Reflexe 62, 63, 66, 67, 308, 315.
Reflexerregbarkeit bei Asphyxie 248.
— bei Frühgeborenen 131, 132, 145.
— bei intrakraniellen Verletzungen 187.
Reife 128, 129.
Reifezeichen 129.
Rektum s. Mastdarm.
Rekurrenslähmung 268.
Resistenz gegen Infektionen 430 ff.
Resorption, paraportale 30.
Respiration (s. a. Atmung), künstliche 250 ff.
Respirationsstoffwechsel 17, 18.
Respirationstrakt, Erkrankungen des 244 ff.
Retina s. Netzhaut.
Rhagaden der Brustwarzen 87, 103 ff., 398.
Rhinitis 107, 257, 328.
— diphtheritica 410.
— posterior 259.
— syphilitica 464, 477.
Riesenkinder 1.
Rippenfrakturen 174.
Rosenkranz, rachitischer 334.
Rotlauf s. Erysipel.
Rubeolen 437.
Rückenmark, Blutungen 192, 193.
— Erkrankungen 316.
— bei Syphilis 471.

Saccharase 27.
Sakraltumoren 341.
Salvarsan 477.
Salzsäure im Magen 27.
Salzstoffwechsel 16, 17.
Sarkomatosis cutis 347.
Sarkomphalos 390.
Sauerstoffdruckatmung 254.
Sauerstoffinfusion 249.
Sauerstoffinhalation bei Frühgeborenen 143, 144.
Sauerstoffinsufflation 253.
Saugakt 81, 82, 345.
Saughütchen s. Brustwarzenhütchen.
Saugreflex 66, 67.
— angeborenes Fehlen desselben 101.
Säurebildung, vermehrte, im Darm 214.
Schädelformen 9.
Schädelfrakturen 172, 173.
Schädelhöhle, Verletzungen in der 182 ff.

Schädelimpressionen 169 ff.
Schädelkonfiguration 7 ff.
Schädelmaße 9.
Schädelnähte 332, 333.
Schädelveränderungen, angeborene 332, 333.
Schädelverletzungen, absichtlich beigebrachte 173.
Schambein, Fraktur 174.
Schamlippen, Schwellung der großen 300.
Scharlach 437.
Scheide s. Vagina.
Scheintod s. Asphyxie.
Schilddrüse 9, 275 ff.
— Entzündung 276.
— Epitheldegeneration 276.
— Hyperfunktion 276, 338.
— Hypoplasie (und -funktion 149, 276, 349, 367.
— Lageanomalien 268, 276.
— der Schwangeren 277.
— Vergrößerung, passagere 276, 277.
— Teratome 279.
Schleimhäute, physiologischer Katarrh der 404.
Schleimkonkretionen im unteren Darm 220.
Schluckreflex 66, 67.
Schmerzempfindung 66.
Schnürfurchen, amniotische 317.
Schrumpfniere 295, 468.
Schultergelenk, Luxation 176.
— Distorsion 166, 176, 177.
Schultergürtel, Verletzungen 176.
Schultzesche Schwingungen 192, 251, 255, 275, 408.
Schutzstoffe der Milch 432, 433, 476.
— — Resorption 29.
Schwangerschaftsnephritis 294, 304.
Schwangerschaftsreaktionen 61, 277, 409.
Schweißdrüsenzysten 345.
Seborrhoea squamosa 350.
Seborrhoisches Ekzem 355.
Sehnerv s. Optikus.
Sehvermögen 63, 64.
Sekretin 27.
— der Plazenta 79.
Sepsis 479 ff.
— Diagnose 485 ff.
— enterale 216 ff., 237, 418, 420, 422, 483.
— extrauterin akquirierte 481 ff.
— hämorrhagische 405, 409, 410, 411, 486, 487.
— und Ikterus gravis 423.
— intrauterine (s. Infektion).
— intra partum akquirierte 481.

Sepsis kryptogenetische 427, 482, 484.
— nasale 258, 482.
— orale 198, 199, 202, 482.
— Prophylaxe 488.
— pulmonale 273, 481, 483.
Serumtherapie bei Diphtherie 438.
— bei hämorrhagischen Erkrankungen 406.
— bei Tetanus 443.
Sialoadenitis purulenta 207, 208.
Sinnesorgane 63 ff.
Sinusthrombose 314, 328.
Sinusverletzungen 183, 184.
Skarlatina 437.
Skelett, Anomalien und Erkrankungen 328 ff., 472.
— Verletzungen 169,
Sklerema adiposum 366 ff.
— — bei Frühgeborenen 130.
Sklerodermie 370.
Sklerödem 367 ff.
Sklerödemartige Zustände entzündlicher Ätiologie 369.
Skoliosen 328.
Skrotum 298.
Somnolenz 273.
— Frühgeborener 131.
— bei intrakraniellen Verletzungen 187, 190.
Sondenfütterung 136.
Soor 201, 202, 207.
Sophol 324.
Spasmen des Pylorus 224 ff.
— des Darmes 232, 235.
Spasmophylie 304.
Speicheldrüsen s. Mundspeicheldrüsen.
Speichelfisteln 206.
Speichelgangszysten 206.
Speichelsteine 206.
Sphazelus 385.
Spina bifida 301, 310, 311, 333.
Spirochaete pallida 459.
— Ascitesflüssigkeit 469.
— Auge 472.
— Blut 461.
— Blutgefäße 466.
— Darmgeschwüre 469.
— Gehirn 471.
— Leber 466.
— Lumbalflüssigkeit 470.
— Nabelschnur 464.
— Plazenta 459, 460.
— Thymus 465.
Spitzfuß 331.
Spontangangrän 356.
S romanum, Abknickung des 232.
Stäupchen 307.
Staphylokokkeninfektion 479.
Status thymicolymphaticus 267.
Stauung s. Geburtsstauung.

Stauungsekchymosen 256, 413.
Stauungslunge 271.
Stauungspapille 193.
Steckkissen 491.
Steißlage, Schädelform 9.
— Geburtsgeschwulst 151.
Stenosen im Verdauungstrakt 222 ff.
Sterben, frühzeitiges zahlreicher Kinder 147.
Sternokleidomastoideus, Verletzungen 156, 157, 483.
Stickstoffverteilung im Harn 13 ff.
Stickstoffwechsel 12 ff.
Stillfähigkeit 109 ff.
Stillfrauen 115.
Stillkontraindikationen 117 ff. 436, 437, 438, 439, 447, 455, 475.
Stillprognose 70, 107.
Stillschwierigkeiten 77, 81, 99 ff.
— seitens des Kindes 99 ff.
— seitens der Mutter 101 ff.
— bei Rhinitis 258.
Stoffwechsel 10 ff.
— Besonderheiten desselben bei Neugeborenen 18 ff.
Stoffwechselversuche 12, 16.
Stoffzerfallsperiode 19.
Stomatitis aphthosa 200.
— gonorrhoica 201.
— katarrhalis 200.
— septica 199.
— ulcerosa 200.
Streptokokkeninfektionen 479.
— -empyeme 275.
— -enteritis 217.
— -peritonitis 237.
— -pneumonie 273.
Stridor congenitus 259 ff.
— — seltenere Ursachen 267, 268.
— — bei Schilddrüsenvergrößerung 268, 280.
— laryngis inspiratorius benignus 260 ff.
— thymicus 262 ff.
Struma congenita, im engeren Sinn 278 ff.
— — im weiteren Sinn 276 ff.
— — endolaryngeale 276.
— — retrosternale 268, 276.
Stuhl s. Darmentleerungen.
Sturzgeburt, Schädelverletzungen bei 173.
Sublingualis, Submaxillaris s. Mundspeicheldrüsen.
Superdesquamatio membranacea 351.
Symblepharon 318.
Symmelus 329.
Syndaktylie 330.
Syphilis, akquirierte 474.
— hereditäre und latente 474.

Syphilis kongenitale 458 ff.
— Auge 318, 472.
— Blutgefäße 292, 465.
— Cirrhosen 240.
— Darm 469.
— Frühgeburt 128, 460.
— Fruchttod 460.
— Gallengänge 241.
— Hämatothorax 408.
— Hämoperikard 409.
— haemorrhagica 466.
— Hauterkrankungen 461 ff.
— Herz 466.
— Herzfehler 286.
— Ikterus gravis 422.
— Infektionsmodus 458, 459.
— Keratitis 318.
— Leber 240, 243, 466.
— Lungen 465.
— Lymphdrüsen 464.
— Meningitis 312.
— Milz 293, 467.
— Myositis 157.
— Nabelblutung 411.
— Nabelschnur 464.
— Nebenniere 469.
— Nervensystem 470 ff.
— Nieren 468.
— Ohren 472.
— Pankreas 469.
— Periphlebitis 243.
— Peripylephlebitis 243.
— Peritonitis 235, 469.
— Rhinitis 258.
— Schleimhäute 464.
— Skelett 472 ff.
— Struma 278.
— Therapie 477 ff.
— Thymus 27.
— und Stillen 117, 475.
Syringomyelie 192.

Talgdrüsenzysten 344.
Tastsinn 66.
Taubheit, angeborene 65.
Teleangiektasien der Haut 346.
Temperatur s. Körpertemperatur.
Temperatursinn 66.
Tentoriumzerreißungen 184 ff.
Teratome, der Schilddrüsengegend 279.
— der Sakralgegend 341, 342.
Tetanie 304 ff.
Tetanus neonatorum 303, 440 ff.
— uteri 246.
Thermolabilität der Frühgeborenen 130, 131.
Thrombosen 292, 295.
— im Ductus Botalli 292, 403.
— der Nabelvene 403.
Thromboarteriitis umbilicalis 392.
Thymus, Größe 9, 263.
— „Apoplexien" 266.

Thymus, Duboissche Abszesse 465.
— Exstirpation 264, 265, 269.
— Palpation, Perkussion 264.
— Röntgenbild 263.
— Veränderungen bei Ichthyosis congen. 350.
— Vergrößerung 263 ff.
Thymustod 266, 267.
Thymusstridor 262 ff.
Thyreoidea s. Schilddrüse.
Thyreoidin, gegen Hypogalaktie 111.
— gegen Struma congen. 282.
Tibia, Verkrümmung der 331.
Tonsillen s. Gaumen- und Rachenmandel.
Tonsillitis 203.
— diphtheritica 438.
Torticollis s. Caput obstipum.
Toxine, Durchtritt durch die Darmwand 29.
— Übergang in die Milch 84.
Trachea, Abplattung durch die Thymus 262, 269.
— Kommunikation mit der Speiseröhre 222, 223.
Trachealkatheter 249, 253.
Trachealstenose, angeborene 268.
Tracheitis 259, 269.
Tracheotomie 253, 266, 281.
Tränenabsonderung 66.
Tränenbeinfraktur 173, 194.
Tränenwege 318, 327.
Trichterbrust 329.
Trinkmengen 88 ff.
— bei künstlicher Ernährung 121, 122.
— an der Amme 126.
— bei Frühgeborenen 133 ff.
Trinkschwäche 99, 100.
Trismus 188, 441.
Trousseausches Phänomen 304, 305.
Trypsin 27.
Tubulhaematie renale 421.
Tuberkelbazillen 448 ff.
— latente 449.
— im Blut 450.
— in der Plazenta 450.
— in der Milch 455.
— in inneren Organen 451, 452.
Tuberkulide 452, 453.
Tuberkulinreaktion 435, 454.
Tuberkulose 448 ff.
— akquirierte 454 ff.
— kongenitale 449 ff.
— Infektionswege 448 ff.
— der Plazenta 450.
— Prophylaxe 454 ff.
— und Stillen 117, 454.
Typhus 440.
Überdruckapparat 253.
Übererregbarkeit, elektrische 304.

Übererregbarkeit, mechanische 187, 305.
Überfütterung 87.
Übergangskatarrh 213.
Übergangsmilch 71 ff., 75, 80.
Übergangsstühle 32, 216.
Überhitzung i. d. Couveuse 141.
Ulcera des Darmes, bei Malaena 402.
— — bei Syphilis 469.
— pterygoidea 198, 199.
Ulcus umbilici 387.
Unterarm, Verletzungen 179, 180.
Unterernährung 115, 116 (s. a. Inanition).
Unterkiefer, Frakturen und Luxationen 173.
Unterschenkel, Verletzungen 182.
Untertemperaturen, am ersten Tag 45, 46.
— bei Frühgeborenen 130, 131, 139.
Urachusfistel 222, 297.
Urachuszyste 297.
Urethralstrikturen 298.
Ureter 297.
Urobilin und Urobilinogen 25, 58, 216.
Urogenitaltrakt, Erkrankungen 294 ff.
Uterusprolaps 301.

Vagina, Atresien und abnorme Kommunikationen 231, 301.
— Bakterien 300.
Vaginalblutung 409.
Vagitus uterinus 248.
Vakzination 434.
Variola 433, 435.
Varizellen 435.
Vasokonstriktorenkrampf bei intrakraniellem Hämatom 187.
Vasomotorenzentrum, Verletzung des u. Melaena 404.
Verdauung 26 ff.
— Fermente 27 ff.
— Störungen 209.
Verkühlung 492.
Vernix caseosa 46.
— pellicularis 351.
Volvulus 229.
Vorderscheitelbeineinstellung und Fazialislähmung 167.
Vulva, Schwellung u. Schleimsekretion 300.
— Bakterien 300.
Vulvovaginitis 300.

Wägungen, vierstündliche 4, 5.
Wärmeabgabe 10.
Wärmedecke, elektrische 142.
Wärmeflaschen 141, 142.
Wärmekammer 140.

Wärmepflege Frühgeborener 139 ff.
— bei Sklerem 369.
Wärmeregulation 18, 46.
— bei Frühgeborenen 131.
Wärmewanne 142, 143.
Warzen s. Brustwarzen.
Wassergehalt des Körpers 10.
Wassermannsche Reaktion 459, 460, 475, 476.
— — in der Lumbalflüssigkeit 470.
Wasserretention in der ersten Woche 4, 92, 122.
Wassersucht, angeborene, allgemeine 373.
Wasserverlust während der Abnahme 4.
Weichschädel 333.
— und Netzhautblutungen 320.
Weichteilverletzungen, intrauterine 155.
Wickelpolster 491.
Wiederbelebungsverfahren 249 ff.
Winckelsche Krankheit 239, 240, 287, 419, 420, 423.
Wirbelsäule, Beweglichkeitsbeschränkung 330.
— Syphilis 471, 474.
— Verkrümmungen 328.
— Verletzungen 174, 193.
Wolfsrachen s. Gaumenspalte.
Xerosebazillen bei Konjunktivitis 326.
Zähne, angeborene 204.
Zahnfleisch, Blutungen 410.
— peritheliale Tumoren 203.
Zahnkeimentzündung, gangränöse 202.
Zentralnervensystem 62 ff.
— Rückständigkeit desselben bei Frühgeborenen 131 ff.
— Verletzungen 182 ff.
Zirkulationsapparat 39 ff.
— Erkrankungen 282 ff.
Zirkumzision, Blutungen bei derselben 414.
— Infektion mit Diphtherie 438.
— — mit Tuberkulose 438.
Zunge, Blutungen 410.
— und Stridor 267, 268.
— Tumoren 203, 267.
Zungenbändchen 81.
— Kürze desselben 101, 103.
— Verletzungen 155.
Zungenrandentzündung siehe Glossitis.
Zungenspalte 204.
Zungentraktionen 252.
Zwerchfellhernie 243.
Zwergwuchs 336 ff.
Zwillingsschwangerschaft 129.
Zwitter 301.
Zyklopie 204.

Die spinale Kinderlähmung. Eine klinische und epidemiologische Studie von Prof. Dr. Eduard Müller, Direktor der Medizinischen Universitäts-Poliklinik in Marburg. Mit Unterstützung von Dr. med. M. Windmüller, Assistenzärztin der Poliklinik. Mit 21 Textabbildungen und 2 Tafeln. 1910. Preis Mk. 6,—.

Die epidemische Kinderlähmung (Heine-Medinsche Krankheit). Von Prof. Dr. Paul H. Römer, Abteilungsvorsteher am Institut für Hygiene und experimentelle Therapie in Marburg. Mit 57 Textabbildungen. 1911.
Preis Mk. 10,—; in Leinwand gebunden Mk. 11,—.

Die akute Poliomyelitis bezw. Heine-Medinsche Krankheit. Von Dr. Ivar Wickman, Privatdozent am Karolinischen Institut in Stockholm. Mit 12 Textabbildungen und 2 Tafeln. 1911. Preis Mk. 5,—.

Zeitschrift für Kinderheilkunde. Herausgegeben von H. Finkelstein, L. Langstein, M. v. Pfaundler, C. Frhr. v. Pirquet, B. Salge. 1. Originalienteil. 2. Referateteil redigiert von Dr. Hans Bahrdt. Der Preis jedes Originalienbandes von 500—650 Seiten beträgt 18 Mk., jedes Referatenbandes von 800—1000 Seiten 28 Mk,—.

Bibliographie der gesamten Kinderheilkunde für das Jahr 1912. Herausgegeben von der Redaktion des Referatenteils der „Zeitschrift für Kinderheilkunde" (Dr. H. Bahrdt.) 1913. Preis Mk. 18,—; gebunden Mk. 20,50.

Zentralblatt für die gesamte Gynäkologie und Geburtshilfe sowie deren Grenzgebiete. Herausgegeben von O. Beuttner-Genf, A. Döderlein-München, Ph. Jung-Göttingen, B. Krönig-Freiburg, C. Menge-Heidelberg, O. Pankow-Düsseldorf, E. Wertheim-Wien, W. Zangemeister-Marburg. Redigiert von E. Runge-Berlin und W. Zangemeister-Marburg. Erscheint seit Februar 1913 in wöchentlichen Heften.
Der Preis des Bandes von 800—1000 Seiten beträgt Mk. 28.—.

Geburtenrückgang und Bekämpfung der Säuglingssterblichkeit. Von Dr. jur., Dr. med. h. c. von Behr-Pinnow, Kabinettsrat a. D. 1913.
Preis Mk. 2,—.

Säuglingsfürsorge und Kinderschutz in den europäischen Staaten. Ein Handbuch für Ärzte, Richter, Vormünder, Verwaltungsbeamte und Sozialpolitiker, für Behörden, Verwaltungen und Vereine. Unter Mitwirkung hervorragender Fachleute des In- und Auslandes herausgegeben von Prof. Dr. Arthur Keller-Berlin und Prof. Chr. J. Klumker-Frankfurt a. M. I. Band: Spezieller Teil. Erste und zweite Hälfte. Mit 79 in den Text gedruckten Figuren. 1912.
Preis Mk. 62,—; in Halbleder gebunden Mk. 67,—.
Einzelne Teile oder Bände werden nicht abgegeben!